Langenbeck's Archives of Surgery

vereinigt mit Bruns' Beiträge für Klinische Chirurgie

Supplement I · Forumband 1999

Springer

Berlin
Heidelberg
New York
Barcelona
Hongkong
London
Mailand
Paris
Singapur
Tokio

Chirurgisches Forum '99

für experimentelle und klinische Forschung

116. Kongreß der Deutschen Gesellschaft für Chirurgie
München, 06.04. – 10.04.1999

Herausgeber

D. Rühland
Präsident des 116. Kongresses
der Deutschen Gesellschaft für Chirurgie

M. Rothmund
Vorsitzender der Sektion Chirurgisches Forum

W. Hartel
Generalsekretär der Deutschen Gesellschaft für Chirurgie

Schriftleitung

H. G. Beger unter Mitarbeit von
D. Birk und L. Staib

Forum-Ausschuß:

D. Rühland, Singen
(Vorsitzender)
A. Encke, Frankfurt
W. Hartel, Westerstetten
M. Rothmund, Marburg

H. G. Beger, Ulm
(Vorsitzender des Wissenschaftlichen
Beirates)
M. H. Büchler, Bern
V. Bühren, Murnau
I. Göber, Wien
U. T. Hopt, Rostock
M. D. Menger, Homburg
K. Meßmer, München
E. Neugebauer, Köln
L. Sunder-Plassmann, Ulm

Herausgeber:

Professor Dr. D. Rühland
Chefarzt der Chirurgischen Klinik
Hegau-Klinikum Singen GmbH
Virchowstr. 10, 78224 Singen

Professor Dr. M. Rothmund
Leiter der Klinik für Allgemeinchirurgie
Zentrum Operative Medizin I
Philipps-Universität
Baldingerstraße, 35043 Marburg

Professor Dr. W. Hartel
Generalsekretär
der Deutschen Gesellschaft
für Chirurgie
Steinhölzle 16, 89198 Westerstetten

Schriftleitung:

Professor Dr. Hans G. Beger
Chirurgische Klinik I
Klinikum der Universität Ulm
Steinhövelstraße 9, 89075 Ulm

Mitarbeiter der Schriftleitung:

Dr. D. Birk
Dr. L. Staib

Chirurgische Klinik I
Klinikum der Universität Ulm
Steinhövelstraße 9, 89075 Ulm

Mit 76 Abbildungen und 79 Tabellen

ISSN 0303-6227 (Chirurgisches Forum für experimentelle und klinische Forschung)
ISSN 1432-9336 (Supplement I/Forumband)

ISBN 3-540-65669-3   Springer-Verlag Berlin Heidelberg New York

Die Deutsche Bibliothek – CIP-Einheitsaufnahme
Chirurgisches Forum für Experimentelle und Klinische Forschung <1999, München>:
Chirurgisches Forum '99 für Experimentelle und Klinische Forschung : München, 06.–10.04.1999 / Hrsg.: D.
Rühland ... – Berlin ; Heidelberg ; New York ; Barcelona ; Hongkong ; London ; Mailand ; Paris ; Singapur ; Tokio :
Springer, 1999
   Kongress der Deutschen Gesellschaft für Chirurgie ; 116)
   (Langenbeck's Archives of Surgery : Supplement : 1, Forumband ; 1999)
   ISBN 3-540-65669-3
116. Chirurgisches Forum für Experimentelle Forschung <1999, München>: Chirurgisches Forum '99 für Experi-
mentelle und Klinische Forschung. – 1999

Herstellung: ProduServ GmbH Verlagsservice, Berlin
Satz: Fotosatz-Service Köhler GmbH, Würzburg
SPIN: 10708189   24/3135-5 4 3 2 1 0 – Gedruckt auf säurefreiem Papier

Rudolf Pichlmayr (1932 – 1997)

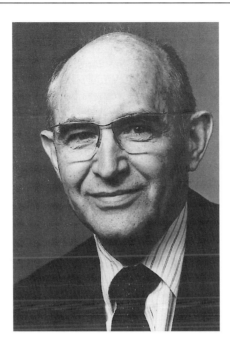

Auch eineinhalb Jahre nach seinem plötzlichen Tod ist das Bild Rudolf Pichlmayr's bei wohl allen, die ihn gekannt haben, speziell aber Mitarbeitern und Patienten lebendig und stimulierend geblieben! Ihm den Forschungsband der Deutschen Chirurgen zu widmen, bringt ihn wieder unter uns mit seinem unnachahmlichen Wesen, seinem unermüdlichen Einsatz für seine Patienten, für den chirurgischen Nachwuchs und die Forschung und seinem letzlich großartigen klinischen Werk, das die Transplantationschirurgie in Deutschland in einen gebührenden Stand versetzte.

Rudolf Pichlmayr wurde in München als Sohn des Medizinaldirektors Dr. Rudolf Pichlmayr und seiner Frau Leonore geboren. Dort besuchte er die Schule, bestand das Abitur am Wilhelmsgymnasium und studierte Medizin in den Jahren 1951 – 1956. Fast ist es als typisch zu bezeichnen, wenn er seinerzeit in der Kinderchirurgie der Universität München bei Prof. Oberniedermeier über das Thema „Eine eigenartige bisher nicht bekannte Form des Zwerchfellhochstandes" promovierte. Noch während des Studiums heiratete er seine Kommilitonin, Frau Ina Rohrmann, mit der er fast 42 Jahre lang eine beispielhafte Ehe führte, ebenso wie eine erfolgreiche forschungsbezogene Zusammenarbeit in den sich begegnenden Gebieten der Anästhesiologie und der chirurgischen Intensivmedizin.

Die Münchener Ausbildung am Klinikum Rechts der Isar führte ihn nach Ableistung der Medizinalassistentenzeit im Pathologischen Institut (Prof. L. Burkhardt) und der Chirurgischen Klinik (Prof. G. Maurer) an die Chirurgische Universitätsklinik der Ludwig-Maximilians-Universität zu Prof. Rudolf Zenker. Über viele Jahre wurde dieser sein hochgeschätzter klinischer Lehrer, wobei dessen Vision von einer die klinische Arbeit begleitende experimentelle Forschung für ihn prägend wurde! Die sich in München stürmisch entwickelnde Herzchirurgie und die im Labor von Prof. Walter Brendel blühende experimentelle Forschung lenkten seine wissenschaftliche Orientierung auf die Transplantationschirurgie.

Die Grundlagen der immunsuppressiven Therapie mit Einsatz von Cortison und Azathioprin waren durch David Hume, Thomas Starzl, Roy Calne und Jolen Najarian in die klinische Realität umgesetzt. Im Brendel'schen Labor wurde mit der Herstellung des Antilymphozytenglobulins ein weiteres potentes Immunsuppressivum entwickelt, das auch seinen Einsatz bei der ersten Herztransplantation in Südafrika fand.

Die Untersuchungen zur „Wirkungsweise des heterologen Antihunde-Lymphozytenserums bildeten die Habilitationsschrift von Rudolf Pichlmayr. Es war seine erste weltweit beachtete Arbeit (Surgery, Vol. 61, 774–783 (1967)) und brachte ihm den Hochangesehenen „von Langenbeck-Preis" der Deutschen Gesellschaft für Chirurgie ein. Sein erstes Doktorandenteam mit Kurt Wonigeit, G. Tidow und E. Wagner sammelte sich um ihn und wechselte mit ihm im Mai 1968 an die neu gegründete Medizinische Hochschule Hannover. Der Lehrstuhlinhaber war damals Prof. Hans G. Borst, der eine besondere Departmentstruktur entwickelte und Rudolf Pichlmayr die Rolle des Abdominal- und Transplantationschirurgen anbot – ein Glücksfall für beide! Nach Einrichtung der Medizinischen Hochschule Hannover und nach Gründung des zweiten Lehrstuhls für Chirurgie an der MHH konnte sich entwickeln, was der Spezialisierung in der Chirurgie in Klinik und Forschung endlich Rechnung trug. Mit Berufung des Unfallchirurgen H. Tscherne war eine besondere Organisationsform gelegt, die Hannover als das „linke Department Chirurgie Hannover" (Zitat H. G. Borst) apostophierte, gleichzeitig aber Leistung und Fortschritt als Programm festschrieb.

Es war der Zeitpunkt, in dem das Werk beginnen konnte, wobei der goßzügig geschnittene Rahmen sehr bald sekundär wurde. Es waren Geist und Persönlichkeit, die sich in der Chefetage etablierten und beispielhaft auf die neu hinzuströmenden Jungchirurgen wirkte.

Die Fortführung des experimentellen Labors durch Kurt Wonigeit und die Einbindung der klinischen Arbeitsgruppen speziell in der Nieren- und Lebertransplantation durch B. Grotelüschen, G. Tidow, A. Coburg und H. Bockhorn verdeutlichte die wissenschaftliche Zielsetzung der jungen Klinik. Die ersten Arbeiten zur Organperfusion der Leber und zur Bedeutung der Lymphozytären Antigene auf die Abstoßung erschienen in den Forumsbänden von Langenbecks Archiv. 1975 wurde die erste und bis heute erfolgreiche Lebertransplantation durchgeführt; ein stimulierendes Ereignis, das den Grundstein für Deutschlands erfolgreichstes Lebertransplantationsprogramm bildete.

Es wäre einseitig, hier zu übersehen, daß durch Pichlmayr in der gleichen Zeit auch die Grenzen der Allgemeinen/Onkologischen Chirurgie versetzt wurden z. B. durch die erweiterten Resektionen des Magens und des Rektums. Transplantationschirurgie diente ihm als Vervollständigung der Allgemeinchirurgie! Seine Maxime des „bestmöglichen Vorgehens" beinhaltete stets beides: Den Anspruch und die erfolgreiche Umsetzung! Dies konnte nur an einer fortgesetzten Aufarbeitung und Analyse der Komplikationen und der Grenzen des Vorgehens erreicht werden. Beides vermittelte er vielen seiner Schüler. Nach vielen Besprechungen, Darstellungen und suchenden Diskussionen wies sein oft kurzes: „Tut's was, lest's was, macht's was" in die neue Richtung. Für ihn waren diese Aufmunterungen ebenso verbindlich wie für seine engeren Mitarbeiter, die stets „alles tun durften, was der Chef wollte" (Zitat R. Zenker). Für viele bleibt vor allem der persönliche Dialog unvergessen, der sich an der ursprünglichen Bedeutung des griechischen Wortes orientierte, was soviel heißt wie: Denken, Überlegen.

Trotz der stets wachsenden klinischen Aufgaben fand er die Zeit und Energie, das bisher einzige deutschsprachige Buch „Transplantationschirurgie" in der Reihe der Kirschner'schen Operationslehre zu verfassen. Gleichermaßen mit der Operationslehre „Bauchhöhle" sind diese Bände die Grundlagenbücher seiner chirurgischen Tätigkeit. Zunächst mit B. Grotelüschen, später mit D. Löhlein, verfaßte er die „Chirurgische Therapie", die eine ideale Kombination aus klinischem Wissen und praktischem Vorgehen darstellt.

Die erste Kinderlebertransplantation führte er 1979 in Hannover durch und gründete darauf mit M. Burdelski als pädiatrischem Partner das erfolgreichste Kinderlebertransplantationsprogramm in Deutschland. Der Wegbereiter hierfür war das bereits begonnene Kindernierentransplantationsprogramm mit den pädiatrischen Partnern M. Brodehl und G. Offner.

Die Entwicklung der Organspende in einer organisierten und für alle Zentren verfügbaren Form geht hauptsächlich auf Rudolf Pichlmayr's Kooperation mit Eurotransplant und dem Kuratorium für Dialyse und Transplantation zurück, wobei er in dem damaligen Geschäftsführer und späteren Vorstandsvorsitzenden, Dr. M. Ketzler, einen gleichorientierten Partner fand. Die Einbeziehung aller am Transplantationswesen beteiligten Fachkollegen führte Dank seiner zählen Bemühungen zur Gründung einer wissenschaftlichen Fachgesellschaft der „Deutschen Transplantationsgesellschaft". Ihr erster Präsident wurde Rudolf Pichlmayr. In dieser Entwicklung türmten sich die Aufgaben um die lange diskutierten ethischen und rechtlichen Aspekte des Transplantationsgesetzes. Mehrere, wesentliche Kommentare stammen aus seiner Feder, die „bestmöglich" nach allen Seiten abgesichert waren und sich vor allem an den juristischen Standpunkten in Abstimmung mit dem zum Freund gewordenen Juristen H. L. Schreiber aus Göttingen abstimmten. Erschrocken über die zum Teil aufgewühlte emotionalisierte Diskussion um den Hirntod stellte Rudolf Pichlmayr den Standpunkt aller Chirurgen klar: Der Hirntod entspricht dem Individualtod eines Menschen. Wäre dieser nur ein unumkehrbarer Beginn eines „Sterbeprozesses" wäre eine Organentnahme ausgeschlossen!

Die Etablierung der Transplantationschirurgie sah er in der Gründung seines („aber auch anderer") schwerpunktbezogenen Transplantationsforschungszentrums. Die finanzielle und organisatorische Realisierung eines solchen Projektes, seine interdisziplinäre Integration und die forschungsbezogene Interaktion harren noch der Lösung! Die Errichtung eines Sonderforschungsbereiches, der DFG, dessen Sprecher er war, war ein legitimer Schritt in diese Richtung und verlor mit ihm den kompetenten Steuermann. Kernstück des Sonderforschungsbereiches bildete die Grundlagenforschung, die in kleinen Einzelschritten die Problematik der Organkonservierung, der Abstoßungsdiagnostik, Behandlung und der Verhütung von Rezidiverkrankungen geführt hat. Über 100 Beiträge sind in den Jahren seines Wirkens im Chirurgischen Forum aus seiner Klinik publiziert worden. Auch für ihn war es ein Fortschritt, wenn seine Ergebnisse in Vorträgen und Publikationen von den Assistenten weitergetragen wurden. Seine persönliche „dedication" galten für alle sichtbar seiner Arbeit, seinen Patienten und seinen Schülern! Die Facetten der menschlichen Kommunikation waren ihm bestens vertraut und sein deutlich zurückhaltendes Wesen ließ manche Kontroverse erträglich erscheinen. Im Gegenzug war er in seinen Zielen keineswegs „soft", aber „wohl eher beharrlich"!

Dies betraf organisatorische ebenso wie wissenschaftliche Belange. Es war ein langer Weg, bis die Leberchirurgie in der Split-Transplantation oder der Ex situ-Operation gipfelte. Insofern haben sich seine Spuren fachlich und menschlich tief eingeprägt. Die höchsten Ehrungen der Fachgesellschaften, auch in England und Amerika, einzelner Stiftungen und des Staates zeigte er sich in jeder Form als würdig und wurde ein souveräner Präsident der Chirurgischen Gemeinschaft.

Seine Schüler und Fachkollegen haben ihn im vergangenen Jahr durch ein eigenes Symposium geehrt. Die dargestellten Themen aus Klinik und Forschung einbezogen alle seine Mitarbeiter der früheren und der jetzigen Jahre. Ein eigener „Forumsband" wäre durchaus entstanden. Ihm den vorliegenden Band und die Beiträge alle zu widmen, bestätigt sein Wirken als einer der bedeutendsten „Meister der Chirurgie", der viele Bereiche eindrucksvoll beherrschte.

Diese Zeilen mögen uns ein wenig innehalten lassen, um zu spüren, wen wir alle – insbesondere aber seine Familie – verloren haben. Zugleich ersteht er aber vor unserem Auge und unterbricht das Zögern mit seinem unvergleichlicheren: Gehens's, machts's was! – und so wird es weitergehen in der Chirurgie.

C. E. Broelsch   *Hamburg*

Inhaltsverzeichnis

I. Perioperative Pathophysiologie I

II. Leber – Galle – Pankreas

III. Traumatologie I

IV. Chirurgische Onkologie: Ösophagus

V. Plastische Chirurgie

VI. Chirurgische Onkologie: Kolon/Rektum

VII. Endokrine Chirurgie

VIII. Laparoskopische und Endoskopische Chirurgie (MIC)

IX. Transplantation-Immunologie I

X. Chirurgische Onkologie: Pankreas

XI. Traumatologie II

XII. Chirurgische Onkologie: Evaluation neuer Therapieprinzipien

XIII. Ösophagus-Magen-Darm I

XIV. Transplantation-Immunologie II

XV. Ösophagus-Magen-Darm II

XVI. Schock-Sepsis I

XVII. Schock-Sepsis II

XVIII. Chirurgische Onkologie: Molekulare Mechanismen

XIX. Schock-Sepsis III

XX. Chirurgische Onkologie: Leber

XXI. Transplantation-Klinik I

XXII. Transplantation-Klinik II

XXIII. Klinische Studien

XXIV. Perioperative Phathophysiologie II

XXV. Chirurgische Onkologie: Mikrometastasierung von Karzinomen

XXVI. Fritz-Lindner Preis – Preisträgersitzung

XXVII. Gefäß

Bradykininwirkung in der Pathophysiologie des hepatischen Ischämie-/Reperfusionsschadens

Effect of bradykinin in the pathophysiology of hepatic ischemia/reperfusion injury

H. Freise, D. Palmes, H. U. Spiegel

Klinik und Poliklinik für Allgemeine Chirurgie, Abteilung Chirurgische Forschung
Westfälische Wilhelms-Universität Münster

Einleitung

Die dominierenden Faktoren des hepatischen Ischämie- und Reperfusionsschadens sind die Freisetzung von Sauerstoffradikalen, die Mikrozirkulationsstörung mit sinusoidaler Vasokonstriktion und die Aktivierung des unspezifischen Immunsystems [1].

Bradykinin ist ein potentes vasodilatierendes Peptid und spielt eine bedeutende Rolle als Mediator der akuten unspezifischen Immunreaktion. In Herzischämiemodellen wirkt exogenes Bradykinin kardioprotektiv. Die präischämische Gabe von ACE-Hemmern hat eine ähnliche therapeutische Wirkung, die durch Bradykininrezeptorblockade wieder aufgehoben wird [2]. Entgegengesetzte Befunde ergeben sich bei der Untersuchung der ischämischen Schädigung des Pankreas. Hier zeigen Bradykininrezeptorantagonisten positive Effekte, während die Zufuhr von Bradykinin negative Auswirkungen hat [3].

Ziel der vorliegenden Untersuchung ist es, die bisher weitgehend unbekannten Auswirkungen von Bradykinin auf die Pathophysiologie der normothermen hepatischen Ischämie intravitalmikroskopisch zu untersuchen. Eine Potenzierung der Bradykininwirkung erfolgt durch die Inhibition des Abbaus mit dem ACE-Hemmer Ramiprilat, ihre Elimination durch den Bradykinin-2-Rezeptorantagonisten HOE 140.

Material und Methode

20 weibliche Wistar-Ratten (200–250 g) wurden randomisiert einer von 4 Versuchsgruppen (n = 5) zugeteilt: I Scheinoperation, II Ischämie ohne Therapie, III Ischämie

mit 30 µg/kg KG Ramiprilat i.v. (Hoechst), IV Ischämie mit 30 µg/kg KG Ramiprilat und 50 µg/kg KG HOE 140 (Hoechst). Nach 12-stündiger Nahrungskarenz erfolgte eine Ätherinhalationsnarkose. Im Anschluß an die Anlage eines ZVK wurde eine mediane Laparotomie durchgeführt und ein portocavaler Shunt zur intestinalen Dekompression plaziert. Bei den Tieren der Gruppen II – IV wurde eine 30-minütige normotherme Leberischämie durch ein Pringelmaneuver induziert und 30 bis 90 min nach Reperfusion eine intravitalmikroskopische Untersuchung durchgeführt. Zur Kontrastverstärkung wurden 2 µmol/kg KG Natriumfluoreszein (Sigma) und zur Darstellung der Leukozyten 2 µmol/kg KG Rhodamin 6G (Sigma) in den ZVK appliziert. Pro Versuchstier wurden 10 halbe Azini und 10 Zentralvenen in 670-facher Vergrößerung aufgezeichnet und off-line mit einem digitalen Bildauswertungssystem (AnalySIS, SIS) ausgewertet. Zur Beurteilung der Mikrozirkulation wurden die durchschnittliche periportale Sinusoidweite sowie die sinusoidale Perfusionsrate bestimmt. Als Maß für die Leukozyten-Endothelzellinteraktion diente die Anzahl fest adhärenter Leukozyten (Sticker). Die statistische Auswertung erfolgte mittels ANOVA-Test und Bonferroni Test. Als signifikant gilt ein $p < 0,05$. Im folgenden sind alle Ergebnisse als Mittelwert ± SEM angegeben.

Ergebnisse

Die untherapierte Ischämie (II) führt zu einer signifikanten sinusoidalen Vasokonstriktion auf $4,8 ± 0,1$ µm und einem deutlichen Abfall der Perfusionsrate auf $81,7 ± 0,9$ %. Die ACE-Blockade durch 30 µg/kg KG Ramiprilat (III) verhindert nahezu vollständig die Ausprägung dieser ischämiebedingten Mikrozirkulationsstörung. Die Gefäßweite beträgt hier $6,3 ± 0,1$ µm, die Perfusionsrate erreicht $92,8 ± 0,3$ % (* pII – III < 0,05). Bei gleichzeitiger hochselektiver Bradykinin-2-Rezeptorblockade

Mikrozirkulation

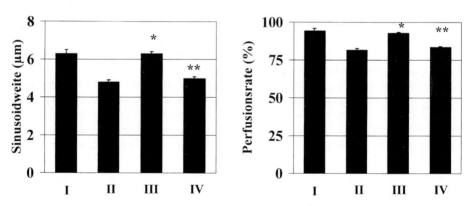

Abb. 1. Sinusoidweite (µm) und Perfusionsrate (%) der Gruppen (n = 5) I Scheinoperation, II Ischämie ohne Therapie, III Ischämie mit 30 µg/kg KG Ramiprilat i. v., IV Ischämie mit 30 µg/kg KG Ramiprilat i. v. und 50 µg/kg KG HOE 140 i. v. (* pII – III < 0,05) (** pIII – IV < 0,05); Darstellung: Mittelwert ± SEM

Leukozytenaktivierung

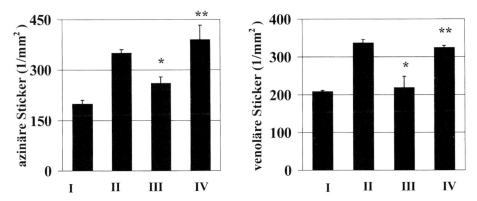

Abb. 2. Azinäre und venoläre Sticker (l/mm²) der Gruppen (n = 5) **I** Scheinoperation, **II** Ischämie ohne Therapie, **III** Ischämie mit 30 µg/kg KG Ramiprilat i. v., **IV** Ischämie mit 30 µg/kg KG Ramiprilat i. v. und 50 µg/kg KG HOE 140 i. v. (*pII – III < 0,05) (**pIII – IV < 0,05); Darstellung: Mittelwert ± SEM

mit 50 µg/kg KG HOE 140 (IV) ergeben sich trotz ACE-Blockade wieder die typischen postischämischen Schädigungen (** pIII – IV < 0,05) (Abb. 1). Das Ausmaß der Leukozyten-Endothelzell-Interaktion steigt nach unbehandelter Ischämie sowohl im Azinus (349 ± 10/mm²) als auch in den Venen (336,7 ± 9,1/mm²) erheblich an. Durch die Gabe von Ramiprilat (III) wird die pathophysiologisch bedeutsame Leukozytenaktivierung gößtenteils verhindert [260,7 ± 19,0 bzw. 218,6 ± 29,5/mm² (*)]. Erfolgt gleichzeitig eine B-2-Rezeptorblockade (IV) liegt die Anzahl der adhärenten Leukozyten wieder im Bereich der untherapierten Ischämie (**) (Abb. 2).

Diskussion

An der Pathogenese des Reperfusionsschadens sind vor allem drei Faktoren beteiligt: die Freisetzung von Sauerstoffradikalen, die postischämische Mikrozirkulationsstörung und die Reaktion der zellulären Bestandteile des unspezifischen Immunsystems mit einer Aktivierung von Kupffer-Zellen und neutrophilen Granulozyten.

Die Gabe von Ramiprilat zeigt in der intravitalmikroskopischen Untersuchung eine signifikante Hepatoprotektion nach 30-minütiger normothermer Ischämie. Die Mikrozirkulationsstörung und die Steigerung der Leukozyten-Endothelzellinteraktion konnten weitgehend verhindert werden. Die Effekte waren durch HOE 140 antagonisierbar.

Da Ramiprilat im Gegensatz zu anderen ACE-Hemmern keine SH-Gruppe enthält, ist eine Eigenwirkung als Sauerstoffradikalenfänger unwahrscheinlich. Hierdurch konnte die Wirkung der ACE-Blockade isoliert betrachtet werden. Die Antagonisierbarkeit durch den Bradykinin-2-Rezeptorantagonisten HOE 140 weist darauf hin, daß

4

in erster Linie eine verstärkte Bradykininwirkung für die Organprotektion verantwortlich ist. Durch die ACE-Blockade kommt es zum verlangsamten Abbau von Bradykinin, dessen Wirkung am B-2-Rezeptor somit verstärkt wird. Zum einen wird hierdurch die Freisetzung von NO stimuliert [4] und zum anderen die Ausschüttung von Endothelin inhibiert [5]. Gerade die Wiederherstellung dieses Gleichgewichts ist von entscheidender Bedeutung für die Aufrechterhaltung einer physiologischen Mikrozirkulation und die Therapie des hepatischen Reperfusionsschadens [6]. Darüber hinaus kommt es zu Veränderungen in der Freisetzung von wichtigen Mediatoren der unspezifischen Immunreaktion. Auf der einen Seite steht die vermehrte Freisetzung von inflammatorisch wirkenden Substanzen wie Plättchenaktivierender Faktor (PAF) oder Thromboxan. Dem gegenüber steht jedoch die Bildung von vasodilatierendem Prostaglandin E 2 (PGE2) und Prostacyclin. Deren stark antiaggregatorische Wirkung bietet auch die Erklärung für die reduzierte Leukozytenaktivierung [7].

Mit den gezeigten zirkulationsprotektiven und antiinflammatorischen Wirkungen erscheint die Verstärkung der Bradykininwirkung geeignet, um frühzeitig an zentraler Stelle an den wichtigsten pathophysiologischen Faktoren des Ischämie und Reperfusionsschadens der Leber einzugreifen. Hierfür steht mit den ACE-Hemmern eine Klasse von sehr sicheren, nebenwirkungsarmen und preiswerten Medikamenten zur Verfügung.

Zusammenfassung

Der hepatischen Ischämie- und Reperfusionsschaden ist durch Mikrozirkulationsstörungen und inflammatorischen Reaktionen des unspezifischen Immunsystems charakterisiert. Bradykinin ist eines der wichtigsten vasodilatierenden Peptide. Darüber hinaus hat es durch den Eingriff in den Arachidonsäurestoffwechsel und die Freisetzung weiterer Mediatoren große Bedeutung als Modulator der unspezifischen Immunreaktion. In dieser Studie wurde die Wirkung von endogenem Bradykinin durch eine Abbauhemmung mittels einer ACE-Blockade verstärkt. Auf diese Weise konnten die intravitalmikroskopisch beobachtete postischämische Mikrozirkulationsstörung und die verstärkte Leukozyten-Endothelzell-Interaktion fast vollständig verhindert werden. Durch die Antagonisierung mit HOE 140 wurde der Bradykinin-2-Rezeptor als Mediator dieser Wirkung identifiziert. Der ACE-Hemmer Ramiprilat bietet somit einen effizienten, preiswerten und sicheren Therapieansatz für die wichtigsten pathogenetischen Faktoren des hepatischen Ischämie- und Reperfusionsschadens.

Abstract

Background/Aim: Ischemia/reperfusion injury is crucial for the organ function after warm and cold ischemia. Increased effects of bradykinin via the B-2-receptor have shown beneficial effects after cardiac ischemia while deteriorating postischemic pancreatic microcirculation. In this study, the widely unknown effects of bradykinin and the role of the bradykinin-2-receptor in the pathophysiology of the hepatic reperfusion injury were investigated.

Materials and Methods: 20 Wistar rats were assigned to 4 groups (n = 5): **I** Sham operation, **II** untreated ischemia, **III** ischemia with 30 µg/kg b.w. Ramiprilat for inhibition of bradykinin degradation, **IV** ischemia with 30 µg/kg b.w. Ramiprilat and 50 µg/kg b.w. HOE 140, used for the selective antagonism of the bradykinin-2-(B-2)-receptor. A 30-minute's warm hepatic ischemia was induced, and 30 to 90 min after reperfusion an intravital microscopic investigation of microcirculation and leukocyte activation was performed.

Results: Compared to Sham operation (**I**), untreated ischemia (**II**) led to a sinusoidal vasoconstriction and a decreased perfusion rate. The leukocyte sticking increased both in the acinus and the postsinusoidal venoles. The ACE-inhibition (**III**) almost completely prevented these damages with almost physiological sinusoidal width and perfusion rate ($*$pII–III < 0.05). The postischemic increase in leukocyte activation in the acinus and the venoles was markedly reduced ($*$pII–III < 0.05). Under a simultaneous B-2-receptor-antagonism the typical postischemic microcirculatory findings reoccured ($**$pIII–IV < 0.05).

Conclusion: The ACE-inhibitor Ramiprilat significantly protects the liver after a 30-minute's warm ischemia. Its therapeutic effects were almost completely antagonizable by the B-2-receptor-blockage by HOE 140. Consequently, it can be assumed that the enhanced effects of bradykinin result in protection of microcirculation and reduction of leukocyte activation. This may be mediated by the regulation of endothelin secretion and the antiaggregatory effects of prostaglandins. In conclusion, the ACE inhibitor Ramiprilat is an effective and secure option for the treatment of the hepatic ischemia/reperfusion injury.

Literatur

1. Clavien PA, Harvey PRC, Strasberg SM (1992) Preservation and reperfusion injuries in liver allografts – An overview and synthesis of current studies. Transplantation 53(5):957–978
2. Linz W, Wiemer G, Schölkens BA (1997) Beneficial effects of bradykinin on myocardial energy metabolism and infarct size. Am J Cardiol 80(3A):118A–123A
3. Hoffmann TF, Steinbauer M, Waldner H, Messmer K (1996) Exogenous bradykinin enhances ischemia/reperfusion injury of pancreas in rats. J Surg Res 62(1):144–151
4. Linz W, Wiemer G, Schölkens BA (1996) Role of kinins in the pathophysiology of myocardial ischemia. In vitro and in vivo studies. Diabetis 45 Suppl 1:S51–S58
5. Brunner F, Kukovetz WR (1996) Postischemic antiarrythmic effects of Angiotensin Converting Enzyme inhibitors – role of suppression of endogenous endothelin secretion. Circulation 94:1752–1761
6. Uhlmann D, Scommotau S, Witzigmann H, Hauss J, Spiegel HU (1997) Die Rolle des Endothelin/Stickstoffmonoxid-Gleichgewichtes im Ischämie/Reperfusionsschaden der Leber. Langenbecks Arch Surg Chirurgisches Forum 98:329–333
7. Schror K (1992) Role of prostaglandins in the cardiovascular effects of bradykinin and Angiotensin Converting Enzyme inhibitors. J Cardiovasc Pharmacol 20 Suppl 9:S68–S73

Korrespondenzadresse: Hendrik Freise, Klinik und Poliklinik für Allgemeine Chirurgie, Abteilung Chirurgische Forschung, Waldeyerstraße 1, 48149 Münster

Nicht-Parenchymzellen der Leber induzieren eine Steigerung der Phosphoenolpyruvat-Carboxykinase (PEPCK) Aktivität und der Albuminsynthese kultivierter Hepatozyten

Non-parenchymal liver cells induce an increase in hepatocellular albumin secretion and PEPCK-activity

P. M. Markus, P. Krause, I. Probst *, K. Ries *, A. Wilhelm, H. Becker

* Abt. f. Allgemeinchirurgie u. Abt. Biochemie
  Georg-August Universität Göttingen

Einführung

Die Gluconeogenese und die Albuminsynthese sind entscheidende Stoffwechselleistungen der intakten Leberzelle. Bisher ist nicht bekannt ob und wie Nicht-Parenchymzellen (NPZ) der Leber (Ito-, Kupffer- und sinusoidale Endothelzellen) Einfluß nehmen auf die Albuminsynthese und die Phosphoenolpyruvat-Carboxykinase (PEPCK) -Aktivität, dem Schlüsselenzym der Gluconeogenese.

Methodik

Rattenhepatozyten wurden mittels Zweiphasen-in-situ-Kollagenase Perfusion der Leber gewonnen [1]. NPZ wurden durch differentielle Zentrifugation von Hepatozyten getrennt. NPZ Kulturen wurden in serumfreien Medium angezogen und nach 7 Tagen mit Hepatozyten kokultiviert [2]. Nach 24 h wurden die Zellen über 6 h mit Glucagon induziert und die PEPCK mittels enzymatischem Test gemessen [3].

Für die Albuminbestimmung wurden Kokulturen angelegt und Albumin im Kulturüberstand täglich über 10 Tage im Sandwhich-ELISA gemessen.

Ergebnisse

Die Albuminwerte im Kulturüberstand isolierter Hepatozyten resp. in Kokulturen lagen am Tag 1, 3, 5, 7 und 9 bei 36,9 ± 6,5; 34,4 ± 4,8; 4,8 ± 0,9; 1,6 ± 0,8; 0,6 ± 0,4 resp. 21,6 ± 3,5; 22,1 ± 2,3; 24,7 ± 4,1; 20,4 ± 1,5 und 9,6 ± 2,2 mg/ml. Ab Tag 5 zeigten sich damit signifikant höhere Werte für die NPZ/Hepatozyten-Kokulturen im Vergleich zu Reinkulturen. NPZ Kontrollen lagen immer unter 0,11 mg/ml Albumin.

Die PEPCK-Aktivität von Hepatozyten + NPZ stieg von 0,36 ± 0,06 auf 2,76 ± 0,12 (Glucagon ind.) signifikant stärker als die Aktivität in Reinkulturen von 0,23 ± 0,06 auf 0,77 ± 0,17 U/mg DNA.

8

Zusammenfassung

Die Albuminsekretion in Kokulturen lag ab dem 5. Tag signifikant über den Hepatozytenreinkulturen. Im Falle der PEPCK, dem Schlüsselenzym der Gluconeogenese, konnte ebenfalls eine Steigerung der Enzymaktivität in Kokulturen gegenüber Reinkulturen nachgewiesen werden.

Schlußfolgerung

Die Versuche zeigen die Bedeutung der NPZ für die Albuminsynthese und die Gluconeogenese der Hepatozyten. Bei einem akuten oder chronischem Leberversagen wird die reduzierte Stoffwechselleistung der Leber nicht nur durch eine Schädigung des Hepatozyten selbst, sondern vermutlich auch durch eine Schädigung der NPZ verursacht.

Abstract

Non-Parenchymal liver cells induce an increase in hepatocellular albumin secretion as well as in hepatocellular PEPCK-activity, the key enzyme of gluconeogenesis.

Literatur

1. Seglen PO (1976) Preparation of isolated rat liver cells. Methods Cell Biol 13 : 29–83
2. Ries K (1998) Erhalt der Glucagon-induzierbaren Phosphoenolpyruvat-Carboxykinase-Aktivität durch Kokultivierung von Hepatozyten mit den Nicht-Parenchymzellen der Leber. Med. Dissertation, Göttingen
3. Seubert W and Huth W (1965) On the mechamism of gluconeogenesis and its regulation. Biochem Z 343 : 176–191

Korrespondenzadresse: PD Dr. P. M. Markus, Abt. für Allgemeinchirurgie, Georg-August Universität Göttingen, Robert Kochst. 40, 37075 Göttingen

Mikrozirkulation und Exkretionsfunktion der Leber nach intestinaler Ischämie und Reperfusion

Microcirculation and excretory function of the liver after intestinal ischemia and reperfusion

I. Leister[1], E. M. Mbachu[1], P. M. Markus[1], S. Samel[2], S. Post[2], H. Becker[1]

[1] Abteilung für Allgemeinchirurgie, Georg-August-Universität Göttingen
[2] Chirurgische Universitätsklinik Mannheim

Einleitung

Noch heute beträgt die Letalität der akuten intestinalen Ischämie über 60% [1]. Die Auswirkungen der intestinalen Ischämie betreffen jedoch auch entfernte Organsysteme bis hin zum Multiorganversagen. In der vorliegenden Studie sollen die pathophysiologischen Auswirkungen der intestinalen Ischämie und Reperfusion (I/R) auf die Mikrozirkulation und die Exkretionsfunktion der Leber am Rattenmodell untersucht werden.

Methodik

Unter Pentobarbitalnarkose (50 mg/kg) wurden Wistar-Ratten (n = 8) unter hämodynamischem Monitoring laparotomiert. Durch Abklemmen der A. mesenterica superior wurde für 40 min. eine Darmischämie induziert. Der Ductus choledochus wurde kanüliert. Nach einer Phase der Reperfusion von 60 Minuten schloß sich die intravitalmikroskopische Untersuchung der Leber an. Die Kontrollgruppe wurde in gleicher Weise jedoch ohne Abklemmen der A. mesenterica superior präpariert. Gemessen wurde die sinusoidale Perfusionsrate, der kontinuierliche Gallefluß sowie die mikrovaskuläre Leukozyten-Adhärenz in Sinusoiden und postsinusoidalen Venolen.

Ergebnisse

Die Ischämie und anschließende Reperfusion des Dünndarms bewirkt eine signifikante Reduktion der sinusoidalen Perfusionsrate (%) der Leber und des Galleflußes (μl/min) (p < 0,01 vs. Kontrolle, Wilcoxon-Test):
Die Anzahl wandadhärenter Leukozyten war sowohl in den Sinusoiden des Leberläppchens (Kontrolle: 28 ± 1; I/R: 133 ± 12), als auch in den postsinusoidalen Venolen (Kontrolle: 162 ± 5; I/R: 638 ± 18) signifikant erhöht (p < 0,01).

Tabelle 1. Sinusoidale Pefusionsrate (%) und Gallefluß (µl/min)

| Sinusoidale Perfusionsrate (%) MW ± SEM: | | | Gallefluß (µl/min.) MW ± SEM: | |
periportal:	midzonal:	perizentral:	0–40 min.	40–100 min.
Kontrolle: 97,4 ± 0,3	98,1 ± 0,1	98,9 ± 0,1	Kontrolle: 15,4 ± 0,3	14,2 ± 0,3
I/R: 57,3 + 0,8	68,9 ± 0,7	85,1 ± 1,2	I/R: 11,5 ± 0,4	11,1 ± 0,2

MW = Mittelwert, SEM = standard error of the mean.

Diskussion

Die beschriebenen Veränderungen in der Leber nach erfolgter Reperfusion unterstützen die Bedeutung des Reperfusionsschadens [2] auch hinsichtlich eines von der Ischämie und anschließenden Reperfusion nicht unmittelbar betroffenen Organs.

Der deutlich stärker ausgeprägte Perfusionsschaden im periportalen, nicht aber im perizentralen Bereich der Sinusoide kann möglicherweise auf ein „Clearing" toxischer Metabolite zurückgeführt werden. Weiterhin sind rheologische Determinanten, wie der nach perizentral zunehmende Gefäßdurchmesser und der weniger gewundene Verlauf der Sinusoide sowie die Lokalisation der von Kupfferschen Sternzellen in der Peripherie in Betracht zu ziehen.

Zusammenfassung

In der vorliegenden Studie sollen die pathophysiologischen Auswirkungen der intestinalen Ischämie auf die Mikrozirkulation und die Exkretionsfunktion der Leber am Rattenmodell untersucht werden. Durch Abklemmen der A. mesenterica superior wurde für 40 Minuten eine Darmischämie induziert. Nach einer Phase der Reperfusion von 60 Minuten schloß sich die intravitalmikroskopische Untersuchung der Leber an. Gemessen wurde die sinusoidale Perfusionsrate, getrennt für die *periportale*, die *midzonale* und die *perizentrale* Region, der Gallefluß sowie die mikrovaskuläre Leukozyten-Adhärenz in Sinusoiden und postsinusoidalen Venolen.

Die durch Ischämie mit nachfolgender Reperfusion (I/R) des Darmes induzierte Perfusionsstörung der Leber nimmt von *periportal* (I/R: 57,3 % ± 0,8) nach *perizentral* (I/R: 85,1 % ± 1,2) ab; vs. Kontrolle: 98,2 % ± 0,3; p < 0,01. Der Gallefluß ging sowohl in der Phase der Ischämie (11,5 µl/min ± 0,4; Kontrolle 15,4 µl/min ± 0,3) als auch in der Phase der Reperfusion (11,1 µl/min ± 0,2; Kontrolle: 14,2 µl/min ± 0,3) signifikant zurück (p < 0,01).

Die beschriebenen Veränderungen in der Leber verdeutlichen die Auswirkungen der intestinalen Ischämie/Reperfusion auch auf Organe, die primär nicht betroffen waren.

Abstract

Background: In the present study the pathophysiological influence of intestinal ischemia on the hepatic microvascular perfusion and the excretory function of the liver in the rat model are investigated.

Method: Intestinal ischemia was induced by clamping of the superior mesenteric artery for 40 minutes. After 60 minutes of reperfusion intravital microscopy of the left liver lobe was performed. The sinusoidal perfusion rate was measured separately for the *periportal*, the *midzonal* and the *pericentral* region, as well as the bile flow and the microvascular leukocyte-adhearence in sinusoids and postsinusoidal venules.

Results: Intestinal ischemia-reperfusion (I/R) resulted in a reduction of hepatic microvascular perfusion which is more pronounced in the *periportal* (I/R: 57.3% ± 0.8) area of the liver sinusoids, but to a lesser extend in the *pericentral* (I/R: 85.1% ± 1.2) region; vs. control: 98.2% ± 0.3; $p < 0.01$. The bile flow decreased in the phase of ischemia (11.5 µl/min ± 0.4; control 15.4 µl/min ± 0.3) as well as during of reperfusion (11.1 µl/min ± 0.2; control: 14.2 µl/min ± 0.3) ($p < 0.01$).

Conclusions: Alterations in hepatic microvascular perfusion and bile flow following intestinal ischemia/reperfusion indicate that organs which are not primarily involved may also be affected.

Literatur

1. Grothus F, Bektas H, Klempnauer J (1996) Surgical therapy of acute mesenteric ischemia. Langenbecks-Arch-Chir 381 (5): 275–82
2. Post S, Meßmer K (1996) Die Rolle des Reperfusionsschadens. Der Chirurg 67: 318–323

Korrespondenzadresse: Dr. med. Ingo Leister, Abteilung für Allgemeinchirurgie, Georg-August-Universität, 37075 Göttingen

Therapie von Mikrozirkulationsstörungen durch Infusion eines kleinen Volumens hypertoner Kochsalzlösung („Small-Volume Resuscitation") bei akuter experimentell induzierter Pankreatitis

Treatment of microcirculatory disorders by administration of a small volume hypertonic saline ("Small-Volume Resuscitation") in acute experimental pancreatitis

O. Mann[1], W. Tiefenbacher[1], C. Schneider[1], D. Kluth[2], J. R. Izbicki[1] und C. Bloechle[1]

[1] Abt. für Allgemeinchirurgie, Universitäts-Krankenhaus Hamburg-Eppendorf
[2] Abt. für Kinderchirurgie, Universitäts-Krankenhaus Hamburg-Eppendorf

Einleitung

Die Kaskade pathophysiologisch relevanter Vorgänge, welche bei der akuten Pankreatitis zu einer Zerstörung des Organs bis hin zur hämorrhagischen Nekrose führen, sind noch immer weitestgehend unklar. Als ein pathogenetisch relevanter Faktor wurden Mikrozirkulationsstörungen charakterisiert [3, 4, 5, 7]. In experimentellen Untersuchungen konnte bei durch einen hämorrhagischen Schock induzierten Mikrozirkulationsstörungen durch eine therapeutische Small-Volume Resuscitation (SVR), d.h. durch die Gabe eines kleinen Volumens einer stark hypertonen Kochsalzlösung, eine adäquate Reperfusion des Pankreas erzielt werden [8].

Ziel dieser Studie war es die prophylaktische, sowie die therapeutische Wirkung einer Small-Volume Resuscitation im Modell der ödematösen, der intermediären und der hämorrhagisch-nekrotisierenden akuten Pankreatitis zu untersuchen.

Methodik

Weibliche Wistar-Ratten (200–250 g) wurden nach 24stündigem Fasten, bei freiem Zugang zu Wasser zufällig 11 Gruppen (je n = 8) zugeteilt. Nach Narkotisierung mit Thiobutabarbital und Ketamin (40 bzw. 10 mg/kg KG ip.) wurde eine Tracheostomie angelegt. In die A. carotis comm. und die V. jugularis int. wurde je ein Katheter plaziert und der mittlere arterielle Druck (MAP) und der zentralvenöse Druck (ZVD) kontinuierlich abgeleitet. Die arterielle O_2-Sättigung (aSO_2) wurde pulsoximetrisch an der Pfote bestimmt. Ringer-Laktat wurde als Flüssigkeitsersatz infundiert, um den MAP und Herzfrequenz konstant zu halten. Die rektale Körpertemperatur wurde während des gesamten Versuches konstant bei 37 °C gehalten.

Bei den Tieren mit intraduktaler Injektion wurde nach Laparotomie ein Katheter (Länge: 3 cm, Außendurchmesser: 0,8 mm. Volumen: < 0,1 ml) transduodenal in den Pankreasgang plaziert. Der Pankreas-Gallen-Gang wurde im Leberhilus temporär unterbunden. Nach einer Äquilibrationszeit von 15 min wurde den Kontrolltieren Kochsalzlösung (0,9%, 0,4 ml, über 5:25 min, Injektionsdruck: 25 mmHg) oder Na-

Taurocholat (4%, 0,4 ml, über 5:25 min. 25 mm Hg) intraduktal injiziert zur Induktion einer schweren hämorrhagisch-nekrotisierende Pankreatitis. Die Gruppe der intermediären Pankreatitis erhielt Glycodeoxycholsäure (10 mmol/l, 1,0 ml/kg KG, über 5 min., 25 mm Hg) intraduktal und Cerulein (5 µ/kg KG/Std. für 6 Std.) intravenös infundiert. Versuchstieren bei denen eine ödematöse Pankreatitis vorgesehen war, wurde Cerulein (5 µ/kg KG/Std. für 6 Std.) intravenös infundiert.

Die Behandlung erfolgte bei den Tieren mit hämorrahgisch-nekroisierender Pankreatitis mittels Infusion einer 7,5% NaCl-Lösung (4 ml/kg KG) 5 min vor Pankreatitisinduktion bei prophylaktischer und 5 min nach bei therapeutischer Intervention. Die Gruppen mit intermediärer und ödematöser Pankreatitis erhielten die Behandlung (7,5% NaCl-Lösung 4/2* ml) beginnend 30 min nach Induktion, dann jeweils nach 60* min. Mit einem Fluoreszenz-Mikroskop wurde in-vivo die Mikrozirkulation in ductusnahen Arealen des Pankreaskopfes (Ort der maximalen Schädigung nach intraduktalen Applikation von Gallesalzen) beobachtet und auf Videoband aufgezeichnet. Als Leukozytenmarker wurde Acridine Orange (1%, 1,2 ml kg^{-1} KG i.v.) injiziert. Jedes Organ wurde zunächst auf eine Beeinträchtigung des kapillären Blutflusses oder eine Blutung hin untersucht, welche zu einem Ausschluß des Tieres führte. Zu jedem Zeitpunkt wurde eine Arteriole, eine Venole und 1 bis 3 Kapillarfelder im Pankreaskopf untersucht.

Der kapilläre Fluß wurde anhand einer semiquantitativen Skala von 0 bis 4 bestimmt (0 = komplette Stase; 1 = stockender langsamer Fluß; 2 = kontinuierlicher langsamer Fluß; 3 = schneller Fluß: einzelne Blutzellen gerade noch verfolgbar; 4 = sehr schneller Fluß, einzelne Zellen nicht mehr erkennbar) [5]. Die Anzahl der perfundierten Kapillaren wurde bestimmt und im Verhältnis zur Gesamtzahl der Kapillaren in einem definierten Untersuchungsareal gesetzt. Die Leukozytenadhärenz wurde als prozentualer Anteil der am Endothel postkapillärer Venolen für mindestens 30 sek anheftenden Leukozyten am Gesamtquerschnitt der Venole berechnet. Der Beobachtungszeitraum war 60 min für die hämorrhagisch-nekroisierende Pankreatitis und je 360 min für die intermediäre, sowie die ödematöse Verlaufsform. Danach erfolgte die Entnahme des Pankreas zur histopathologischen Beurteilung. Als Kriterien wurden Ödem, nekrotisch veränderte Azini, Hämorrhagien/Fettgewebsnekrosen, sowie leukozytäre Infiltrate herangezogen und jeweils mit einer Punkteskala von 0 bis 4 Punkten bewertet. Die jeweiligen Punkte wurden addiert. Der Höchstwert lag damit bei 16 Punkten [6].

Parametrische Daten wurden als Mittelwerte ± Standartabweichung und nichtparametrische Daten als Mediane dargestellt. Normalverteilung wurde durch den Kolmogorov-Smirnov-Test geprüft. Statistische Signifikanz wurde durch ANOVA Analyse und den Wilcoxon Rank Test berechnet. Das Signifikanzniveau wurde als $p < 0,05$ festgelegt.

Ergebnisse

Intraduktale Kochsalz-Injektion: Bei den Kontrolltieren mit intraduktaler Kochsalz-Injektion blieb die Mikrozirkulation nahezu vollständig erhalten. Darüber hinaus kam es zu einer minimalen Leukozytenadhärenz (14% des Ausgangswertes). Der mediane histopathologische Schädigungsgrad lag bei 0,5 Punkten.

Hämorrhagisch-nekrotisierende Pankreatitis: In der Kontrollgruppe kam es zu einem totalen Zusammenbruch der kapillären Mikrozirkulation und einer Leukozytenadhärenz von 74%. Der histopathologische Schädigungsgrad betrug 12,5 Punkte. Für die Gruppe mit therapeutischer Intervention 5 min nach Pankreatitisinduktion fanden sich keine signifikanten Unterschiede in den von uns erhobenen Untersuchungsparametern.

Bei der Gruppe mit prophylaktischer Behandlung 5 min vor Pankreatitisinduktion war die Kapillarperfusion in 55% der beobachteten Felder erhalten. Der Kapillarfluß in den Feldern mit erhaltener Kapillarperfusion war nach Versuchsende Stadium 1, bei einer Kapillardichte von 76% ($p < 0,01$). Die Leukozytenadhärenz lag bei 45% ($p < 0,01$). Der histopathologische Schädigungsgrad betrug 8,0 Punkte ($p < 0,01$).

Intermediäre Pankreatitis: Bei den Versuchstieren mit SVR konnte der Anteil perfundierter Kapillaren auf 55,0% vs. 23,3% ($p < 0,05$) verbessert werden, bei einem kapillären Fluß von 2 vs.1 in der Kontrollgruppe. Die Leukozytenadhärenz war 40,0% vs. 51,7% ($p < 0,05$). Das Ausmaß der histologischen Organschädigung betrug 6,0 vs. 9,0 Punkte bei den Kontrolltieren ($p < 0,05$).

Ödematöse Pankreatitis: Nach 360 min war die Kapillardichte bei Kontrollen und in der Therapiegruppe gleichermaßen nahezu vollständig erhalten. Die Leukozytenadhärenz war 19,8% in der Kontrollgruppe und unterschied sich nicht signifikant von der Therapiegruppe. Der Histoscore betrug 4,5 vs. 4,5 Punkte (n. s.).

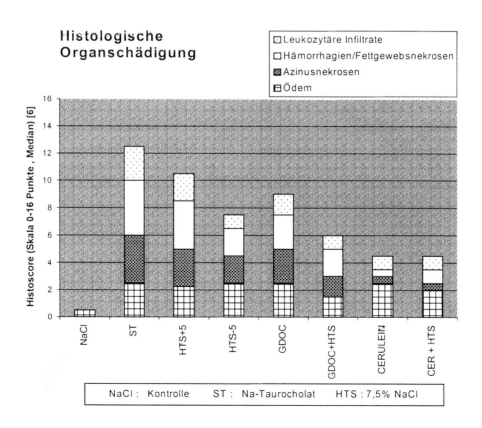

Die Vasokonstriktion der Interlobulararteriolen konnte in keiner der Gruppen durch die SVR beeinflußt werden.

Diskussion

In der durch Na-Taurocholat induzierten schweren hämorrhagisch-nekrotisierenden Pankreatitis kommt es innerhalb von wenigen Minuten zu einem totalen Zusammenbruch der Mikrozirkulation in Pankreaskopfbereich und der Ausbildung von hämorrhagischen Nekrosen [2].

Dies konnte durch eine therapeutische Small-Volume Resuscitation, mit Infusion der hypertonen Kochsalzlösung nach Eintreten der kompletten Stase nicht verhindert werden. Nach prophylaktischer Intervention hingegen konnte die Mikrozirkulation deutlich verbessert werden und das Ausmaß der histologischen Organschädigung signifikant gesenkt werden. Für das Modell der intermediären Pankreatitis konnte eine Verbesserung der Mikrozirkulation durch eine therapeutische Small-Volume Resuscitation erzielt werden. Bei der leichten ödematösen Pankreatitis zeigte sich kein signifikanter Unterschied hinsichtlich der von uns untersuchten Parameter.

Das Ausmaß der Nekrosen im Pankreas und im peripankreatischen Gewebe scheint der maßgebliche Faktor für tödliche septische Komplikationen zu sein [1]. Da sich die Gewebenekrosen über einen Zeitraum von Tagen entwickeln, sollte es möglich sein, zu Beginn der Erkrankung durch eine Small-Volume Resuscitation den Krankheitsverlauf zumindest günstig zu beeinflussen.

Zusammenfassung

Die prophylaktische und therapeutische Wirkung der Infusion eines kleinen Volumens einer stark hypertonen Kochsalzlösung (Small-Volume Resuscitation) auf die Mikrozirkulation wurde bei der akuten Pankreatitis unterschiedlicher Schweregrade untersucht. Nach Infusion von entweder NaCl (0,9%, 0,4 ml; i.d.) oder Na-Taurocholat (4%, 0,4 ml; i.d.), oder Glycodeoxycholsäure (10 mmol/l, 1,0 ml/ kg KG; i.d.) und Cerulein (5 µ/kg KG/Std., i.v.), oder nur Cerulein (5 µ/kg KG/Std., i.v.) wurde die in-vivo Mikrozirkulation des Pankreaskopfes nach Applikation des Leukozytentracers Acridine Orange mit einem Fluoreszenzmikroskop beobachtet und auf Videoband aufgenommen. Bei der *hämorrhagisch-nekrotisierenden Pankreatitis* in der Gruppe mit prophylaktischer Behandlung 5 min vor Pankreatitisinduktion blieb die Kapillarperfusion in 55% der beobachteten Felder erhalten. Der Kapillarfluß war nach Versuchsende Stadium 1, bei einer Kapillardichte von 76%. Die Leukozytenadhärenz lag bei 45%. Der histopathologische Schädigungsgrad betrug 8,0 Punkte. In der Kontrollgruppe kam es zu einem totalen Zusammenbruch der Mikrozirkulation. Die Gruppe mit therapeutischer Behandlung 5 min nach Pankreatitisinduktion unterschied sich nicht signifikant von der Kontrollgruppe. Für die *intermediäre Pankreatitis* betrug die Kapillardichte 55,0% vs. 23,3%, bei einem kapillären Fluß von 2 vs.1 in der Kontrollgruppe. Die Leukozytenadhärenz war 40,0% vs. 51,7%. Das Ausmaß der histologischen Organschädigung betrug 6,0 vs. 9,0 Punkte. Bei der *ödematöse Pankreatitis* blieb die Kapillardichte bei Kontrollen und in der Therapiegruppe gleichermaßen nahezu vollständig erhalten. Die Leukozytenadhärenz war 19,8% in der Kontrollgruppe und unterschied sich nicht signifikant von der Therapiegruppe. Der Histoscore betrug 4,5 vs. 4,5 Punkte. Die Therapie mit Small-Volume Resuscitation reduziert die venuläre Leukozytenadhärenz, erhält die Mikrozirkulation und reduziert die Organschädigung bei der ödematösen und der intermediären Pankreatitis, für die hämorrhagisch-nekrotisierenden Pankreatitis gilt dies nur für die prophylaktische Intervention.

Abstract

Background: The prophylactic and therapeutic effect of a small volume of hypertonic saline (small-volume resuscitation) on pancreatic microcirculation was observed in acute pancreatitis of graded severity.

Methods: The pancreatitis was induced by infusion of normal saline (0.9%, 0.4 ml; i.d.), taurocholic acid (4%, 0.4 ml), the combination of glycodeoxycholic acid (10 mmol/l, 1.0 ml/kg KG) and cerulein (5 µl/kg KG/Std., i.v.), or cerulein (5 µl/kg KG/Std., i.v.) alone. After injecting Acridine Orange to label leukocytes, pancreatic microcirculation was observed in-vivo with a epiluminescent microscope and recorded on videotape.

Results: In *hemorrhagic necrotizing pancreatitis* receiving prophylactic treatment 5 min prior to induction of the pancreatitis, microcirculation was preserved in 55% of capillary fields. The capillary flow rate was 1 and the number of perfused capillaries 76%. Postcapillary venular leukocyte adherence was 45% of vein cross section. The median histopathologic damage scored 8 points. In controls a complete microcirculatory breakdown was observed and in the group with treatment 5 min after induction of the pancreatitis no significant difference was detected. In *intermediate pancreatitis* the number of perfused capillaries remained 55.0% vs. 23.3%, at a capillary flow rate of 2 vs.1 in controls. Leukocyte adherence was 40.0% vs. 51.7%. The histopathologic damage scored 6.0 vs. 9.0 points. In *cerulein pancreatitis* the number of perfused capillaries was equally preserved in both groups. Leukocyte adherence was reduced to 19.8% in controls and not significantly different in treated animals.

Conclusion: Treatment with small-volume resuscitation reduces leukocyte adherence, preserves microcirculation and prevents pancreatic injury in intermediate pancreatitis. In hemorrhagic necrotizing pancreatitis, however, only exerted beneficial effects.

Literatur

1. Beger HG, Büchler M (1988) Diagnostic strategies of the pancreas. Langenbecks-Arch-Chir Suppl 2: 441–447
2. Bloechle C, Kusterer K, Kuehn R, Schneider C, Knoefel WT, Izbicki JR (1998) Inhibition of bradykinin B2-receptor mediated capillary stasis and postcapillary leukocyte adherence prevents pancreatic tissue injury in experimental acute pancreatitis in rats. Am J Physiol 274: G42–51
3. Klar E, Herfarth C, Messmer K (1990) Therapeutic effect isovolemic hemodilution with dextran 60 on the impairment of pancreatic microcirculation in acute biliary pancreatitis. Ann Surg 211:346–353

18

4. Knoefel WT, Kollias N, Warshaw AL, Waldner H, Nishioka NS, Rattner DW (1996) Pancreatic microcirculatory changes in experimental panreatitis of graded severity in the rat. Surgery 116:904–913
5. Kusterer K, Enghofer M, Zendler S, Bloechle C, Usadel KH (1991) Microcirculatory changes in sodium taurocholate-induced pancreatitis in rats. Am J Physiol 260: G346–G351
6. Schmidt J, Rattner DW, Lewandrowski K, Compton CC, Mandavilli U, Knoefel WT, Warshaw AL (1992) A better model of acute pancreatitis for evaluating therapy. Ann Surg 215:44–56
7. Schmidt J, Fernandez-del C, Rattner DW, Lewandrowski K, Messmer K, Warshaw AL (1993) Hyperoncotic ultrahigh molecular weight dextran solutions reduce trypsinogen activation, prevent acinar necrosis, and lower mortality in rodent pancreatitis. Am-J-Surg 165:40–45
8. Vollmar B, Preissler G, Menger MD (1996) Small-volume resuscitation restores hemorrhage-induced microcirculatory disorders in rat pancreas. Crit Care Med 24:445–450

Korrespondenzadresse: PD Dr. C. Blöchle, Abt. für Allgemeinchirurgie. Universitäts-Krankenhaus Hamburg-Eppendorf, Martinistraße 52, 20246 Hamburg.

Einfluß des Operationstraumas auf die intestinale Mukosa-Proteinsynthese

Effect of elective surgery on protein synthesis in intestinal mucosa

Peter Rittler[1], Wolfgang H. Hartl[1], Hans Demmelmair[2], Berthold Koletzko[2], Friedrich W. Schildberg[1]

[1] Chirurgische Klinik und Poliklinik, Klinikum Großhadern
[2] Kinderklinik und Kinderpoliklinik im Dr. von Haunerschen Kinderspital, Klinikum Innenstadt, Ludwig-Maximilians Universität München

Mit Unterstützung durch die Deutsche Forschungsgemeinschaft (DFG Ha 1439/4-1)

Einleitung

Die Mukosa des Gastrointestinaltrakts spielt eine wichtige Rolle in der Pathophysiologie des chirurgischen Patienten. Postoperativ muß die intestinale Mukosabarriere soweit wie möglich aufrecht erhalten werden, um die Translokation von Bakterien und deren Toxinen zu verhindern, die ganz wesentlich zur Entstehung des Mehrfachorganversagens beiträgt [1]. Nach resezierenden Darmeingriffen ist eine adäquate Steigerung der intestinalen Proliferation erforderlich, damit verletzte Darmstrukturen komplikationslos abheilen können und um das Auftreten von Anastomoseninsuffizienzen zu verhindern [2]. Die Anastomosenheilung und die Aufrechterhaltung der intestinalen Integrität hängen ganz wesentlich von einer Steigerung der Proteinsynthese ab. Diese ist Grundvoraussetzung für Zellteilung und -proliferation [3], und für die Produktion neuer Struktursubstanzen wie Kollagen [2].

Bisher existieren aus technischen Gründen keine Untersuchungen zur humanen intestinalen Proteinsynthese in situ. Ziel der vorliegenden Untersuchung war es, unter Verwendung der Stabile-Isotopen-Technik [4] die fraktionelle Proteinsyntheserate (fPSR) in einer Kontrollgruppe und unmittlebar nach größeren Abdominaleingriffen bei Patienten mit Ileostoma bzw. Kolostoma zu untersuchen.

Material und Methodik

Patientengut: Untersucht wurden vier Patientengruppen, die hinsichtlich Alter, Körpergewicht, Körpergröße und Ernährungszustand (body mass index) vergleichbar waren. Als Kontrollkollektiv dienten Patienten, bei denen vor mindesten sechs Monaten ein Ileostoma (n = 7) bzw. ein Kolostoma (n = 6) angelegt worden war. Alle Kontrollpatienten waren zum Zeitpunkt der Untersuchung tumorfrei und hatten ihr Ausgangskörpergewicht wieder erreicht. Die anderen beiden Patientengruppen wurden unmittelbar in der Ebbe-Phase nach resezierenden Dickdarmeingriffen untersucht, die bei vorbestehender Tumorerkrankung notwendig geworden waren. Alle Eingriffe waren kurativ und beinhalteten die Anlage eines Ileostomas (n = 7) bzw. Kolostomas

20

(n = 6). Die Untersuchung war durch die örtliche Ethikkommission genehmigt (Nr. 134/97).

Studienablauf: Alle Patienten wurden nach Übernachtfasten untersucht. Das Kontrollkollektiv erhielt vor der Studie eine reguläre Krankenhauskost, die frisch-operierten Patienten wurden vor der Untersuchung mit etwa 25 Kcal/kg KG/Tag ernährt, wobei die Hälfte der Kalorien jeweils enteral bzw. parenteral verabreicht wurde. Am Morgen des Studientages wurde mit einer kontinuierlich intravenösen Tracerinfusion begonnen (1-^{13}C-Leuzin, 0,16 μmol/kg/min, Prime-Dosis 9,6 μmol/kg), die präoperativ über sechs, postoperativ über 10 Stunden fortgeführt wurde. Mukosabiopsien erfolgten am Stoma nach drei, sechs bzw. 10 Stunden.

Analysen und Berechnungen: Die Aufbereitung der Mukosabiopsien, die Ionen-Austauschchromatographie, die Derivatisierung der Aminosäuren und die Massenspektrometrie erfolgte wie kürzlich beschrieben [4]. Die Anreicherung des Protein-gebundenen Tracers (ZProt) wurde mittels Gaschromatographie-Isotopenverhältnis-Massenspektrometrie, die des Tracers im Pool der freien intrazellulären Aminosäuren (ZAA) mittels Gaschromatographie-Quadrupol-Massenspektrometrie bestimmt. Aus dem Anstieg von ZProt im Untersuchungszeitraum und aus dem mittleren intrazellulären Tracerangebot ZAA wurde die fraktionelle Proteinsyntheserate in %/h berechnet.

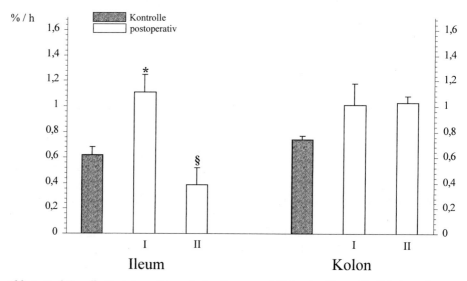

Abb. 1. Fraktionelle Proteinsyntheserate im Ileum und Kolon im Kontrollkollektiv und postoperativ nach Übernachtfasten (I) und 20-stündiger Nahrungskarenz (II). *) p < 0.01 vs Kontrolle; §) p < 0.01 vs I

Ergebnisse

Postoperativ beobachteten wir eine signifikante Zunahme der fPSR im Ileum (1,11 ± 0,14%/h (Mittelwert ± SEM), p < 0.01 vs Kontrolle 0,62 ± 0,06%/h, Abb.1). Die fPSR im Kolon änderte sich nicht signifikant (1,01 ± 0,17%/h, n.s. vs Kontrolle 0,74 ± 0,09%/h). Während der 10-stündigen Nüchternperiode fanden wir postoperativ einen signifikanten Abfall der fPSR im Ileum (0,39 ± 0,13%/h, p < 0,01 vs basal 1,11 ± 0,14%/h), jedoch nicht im Kolon (1,03 ± 0,05%/h, n.s. vs basal 1,01 ± 0,17%/h).

Diskussion

Die Ursache für die gesteigerte fPSR im Ileum dürfte einerseits in einer erhöhten Enterozytenaktivität liegen, die sich aus einer Zunahme von Proliferationsrate und Enzymsynthese erklärt [5], andereseits im Bereich des Stomas auch eine erhöhte Fibroblastentätigkeit (Kollagensynthese) beinhalten [6]. Unter konventioneller postoperativer Ernährungstherapie war diese kompensatorisch erhöhte Stoffwechselaktivität nur im Ileum, jedoch nicht im Kolon zu beobachten. Diese Bevorzugung des Dünndarms entspricht tierexperimentellen Studien zur Kollagensynthese [6] und den klinischen Erfahrungen hinsichtlich der Häufigkeit von Anastomoseninsuffizienzen [7]. Der Abfall der fPSR im Ileum während der Studie unterstreicht die gesteigerte Abhängigkeit von einer kontinuierlichen Nahrungszufuhr. Die inadequate Reaktion des Kolons auf ein chirurgisches Trauma trotz standardisierter Ernährung kann die unbefriedigenden klinischen Ergebnisse der künstlichen postoperativen Ernährungstherapie [8] erklären und legt nahe, alternative Ernährungskonzepte zu überprüfen.

Zusammenfassung

Die intestinale Proteinsynthese spielt eine wichtige Rolle bei der Aufrechterhaltung der Mukosabarriere und bei der Verhinderung postoperativer Anastomoseninsuffizienzen. Wir untersuchten die Mukosa-Proteinsynthese mittels Stabiler-Isotopen-Technik im Ileum und Kolon nach elektiven abdominal-chirurgischen Eingriffen. Im Vergleich zu einem Kontrollkollektiv stieg die Proteinsyntheserate im Ileum postoperativ an, blieb jedoch im Kolon unverändert. Somit scheint die proliferative Reaktion nur im Dünndarm postoperativ adäquat ausgeprägt zu sein. Dort ist jedoch eine Abhängigkeit von der Kalorienzufuhr festzustellen. Diese Befunde können die bekannten klinische Ergebnisse erlären, nach denen die Insuffzienzrate von Dünndarmanastomosen deutlich unter der von Dickdarmanastomosen liegt.

Abstract

Background/aim: Intestinal mucosa plays an important role in maintenance of the intestinal barrier function and in prevention of postoperative anastomotic leakage. An adequate acceleration of intestinal proliferation and collagen synthesis is essential for an effcient healing of injured bowel. These processes require a suffcient rise in protein synthesis. Thus far, post-surgical changes in intestinal protein synthesis have not been studied.

Methods: Ileum and colon mucosa protein synthesis were examined in control subjects and in patients after curative abdominal surgery. Mucosa biopsies could be obtained via ileostomies (control n = 6, post-surgery n = 6) and colostomies (control n = 6, post-surgery n = 6). Protein synthesis was measured by the incorporation of $1\text{-}^{13}C$-leucine into mucosa protein. Enrichment of free intracellular amino acids was taken as an indicator of the true precursor pool enrichment. During continuous iso-tope infusion, tissue samples were obtained after three, six and ten hours to generate baseline data and data after a prolonged fasting period.

Results: During isotope infusion, the enrichment in the free intracellular amino acid pool remained constant indicating a steady state in the precursor pool enrich-ment. Compared to controls, postoperative patients demonstrated a rise in ileum protein synthetic rate ($1.11 \pm 0.14\%/h$, $p < 0.01$ vs controls 0.62 ± 0.06), whereas only minor changes were observed in the colon ($1.01 \pm 0.17\%/h$, not significant vs 0.74 ± 0.09). Prolonged fasting reduced protein synthesis postoperatively in the ileum ($0.39 \pm 0.13\%/h$, $p < 0.01$ vs baseline 1.11 ± 0.14), but not in the colon ($1.03 \pm 0.05\%/h$, not significant vs baseline 1.01 ± 0.17).

Conclusion: These data demonstrate that the proliferative response is only adequate in small bowel, in which it is, however, also sensitive to fasting. These data may explain the well-known clinical finding that the risk of anastomotic leakage is markedly lower in small than in large bowel.

Literatur

1. Livingston DH, Deitch EA (1995) Multiple organ failure: a common problem in surgical inten-sive care unit patients. Ann Med 27: 13–20
2. Thornton FJ, Barbul A (1997) Healing in the gastrointestinal tract. Surg Clin North Am 77: 549–573
3. Pardee AB (1989) G1 events and regulation of cell proliferation. Science 246: 603–608
4. Hartl WH, Demmelmair H, Jauch KW, Schmidt HL, Koletzko B, Schildberg FW (1997) Deter-mination of protein synthesis in human rectal cancer in situ by continuous $1\text{-}^{13}C$-leucine infusion. Am J Physiol 272: E 769–E 802
5. L'Hirondel C, Doe WF, Peters TJ (1976) Biochemical and morphological studies on human jejunal mucosa maintained in culture. Clin Sci Mol Med 50: 425–428
6. Martens MFWC, Hendriks T (1991) Postoperative changes in collagen synthesis in intestinal anastomoses of the rat: differences between small and large bowel. Gut 32: 1482–1487
7. Hesp WLEM, Lubbers EJC, de Boer HHM, Hendriks T (1986) Anastomotic insufficiency in small bowel surgery: incidence and treatment. Langenbecks Arch Chir 368: 105–111
8. Klein S, Alpers DA, Grand RJ, Levin MS, Lin HC, Mansbach CM, Burant C, Reeds P, Rombeau JL (1998) Advances in nutrition and gastroenterology: summary of the 1997 A.S.P.E.N. workshop. J Parent Ent Nutr 22: 3–13

Korrespondenzadresse: Dr. med. Wolfgang H. Hartl, Chirurgische Klinik, Klinikum Grosshadern, Marchioninistr. 15, D-81377 München

Verbesserung der reduzierten postoperativen Granulozytenfunktion durch G-CSF bei Patienten mit Ösophaguskarzinom

Improvement of the reduced postoperative granulocyte function by G-CSF in patients with esophageal cancer

H. Schäfer[1], G. Mansmann[2], G. Grass[1], K. Hübel[2], A. H. Hölscher[1], A. Engert[2]

[1] Klinik und Poliklinik für Visceral- und Gefäßchirurgie
[2] Medizinische Klinik I; Universität zu Köln, Köln

Einleitung

Obgleich das Ösophaguskarzinom mit einer Häufigkeit von 0,8–2 % unter den malignen Neubildungen eine untergeordnete Position einnimmt, kommt dieser Erkrankung wegen ihrer schlechten Prognose eine besondere Bedeutung zu. Zur schlechten Prognose trägt unter anderem auch die hohe Krankenhausmortalität von 6–18 % bei [5]. Die Rate postoperativer Komplikationen wird mit 37–73,2 % angegeben [2, 3]. Neben schweren chirurgischen Komplikationen wie Anastomoseninsuffizienzen und Nachblutungen sind Herzrhythmusstörungen, pulmonale Infektionen und andere Entzündungen wie Abszesse, Mediastinitis und Pleuraempyeme besonders häufig. 41 % der postoperativen Todesfälle ließen sich auf Pneumonien zurückführen [7]. Die Sepsis als schwerste Form der infektiösen Komplikationen fand sich in 2,1–12 % der Fälle und ist mit einer hohen Mortalität behaftet [3].

In verschiedenen Studien wurde bei Patienten mit Ösophaguskarzinom eine Suppression der zellulären und humoralen Immunantwort beobachtet. Neutrophile Granulozyten wiesen eine Dysfunktion auf, die einerseits durch eine verminderte bakterizide Aktivität, andererseits durch eine überschießende Produktion inflammatorisch wirkender Substrate charakterisiert war [9].

Ziel der vorliegenden Untersuchung war es, nachzuweisen, ob durch eine perioperative Gabe von G-CSF bei Patienten mit einem Ösophaguskarzinom die Granulozytenfunktion verbessert werden kann.

Material und Methoden

Die Granulozytenfunktion von insgesamt 22 Patienten mit einem Ösophaguskarzinom UICC Stadium I–III wurde perioperativ untersucht. Die Operationstechnik war entweder die transthorakale oder transmediastinale Ösophagektomie mit Magenhochzug (n = 20) oder Koloninterposition (n = 2). Zwei Tage (d-2) vor der Operation wurde mit der Behandlung mit G-CSF (300 µg bei einem Körpergewicht ≤ 75 kg, 480 µg bei einem Körpergewicht > 75 kg, n = 10) oder Placebo (0,9 % NaCl, 1,0 bzw.

24

1,6 ml, n = 12) begonnen. Die tägliche subkutane Bolus-Gabe des Studienmedikamentes erfolgte bis zum Tag 7 nach der Operation. Stiegen die Leukozytenzahlen über 75 000/µl wurde die Gabe unterbrochen und erst wieder fortgesetzt, wenn die Leukozytenzahl unter 37 500/µl gefallen war. Das Auftreten einer Infektion, die antibiotisch behandelt werden mußte, führte ebenfalls zum Abbruch der G-CSF-Gabe. An den Tagen d-2 (vor der ersten Gabe), d1, d3, d6 und d10 wurde heparinisiertes, venöses Blut für die Granulozyten-Funktionsuntersuchungen gewonnen.

Oxidativer Burst: 100 µl Vollblut wurden bei 37 °C mit 1 µl 2'7'-Dichlorofluoreszein-diacetat (DCF-DA) (Molecular Probes Europe BV, Leiden, Niederlande) inkubiert; nach 15 min wurden die Granulozyten durch Zugabe von Phorbolmyristatacetat (PMA), (Sigma, St. Louis, USA) stimuliert. Nach weiteren 15 min wurde eine Erythrozytolyse durchgeführt, die Probe fixiert und die Fluoreszenz im Durchflußzytometer bestimmt (angegeben in Skaleneinheiten, SKE). Um eine Aussage zur Voraktivierung der Granulozyten treffen zu können, wurde in einem weiteren Ansatz N-Formyl-met-leu-phe zur Stimulierung im Vergleich mit einer Negativprobe (Inkubation von DCF-DA für 30 min bei 30 °C) verwendet.

Statistik: Die Daten wurden in einer Datenbank erfaßt und die statistische Kalkulation mit Stat View 5.0 (SAS Institute Inc., USA) vorgenommen. Im Rahmen der explorativen Statistik wurden die beiden Gruppen zu allen Zeitpunkten mittels des Student's T-Test verglichen. Ein Vergleich der Messungen zu den verschiedenen Zeitpunkten innerhalb einer Gruppe wurde mittels einer ANOVA-Analyse durchgeführt. Unterschiede wurden als signifikant angenommen für $p < 0,05$.

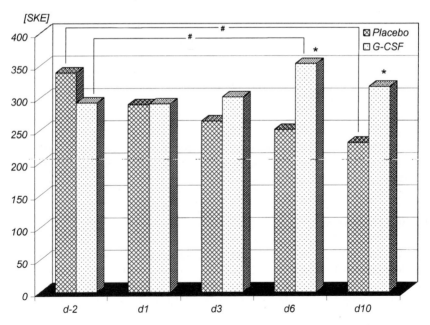

Abb. 1. Oxidativer Burst in Skaleneinheiten (SKE). *: $p < 0,05$ (Student t-Test), #: $p < 0,05$ (ANOVA)

Ergebnisse

Der oxidative Burst war am zehnten postoperativen Tag im Vergleich zum Ausgangs-wert (231,1 vs. 339,0 SKE; p = 0,035) in der Gruppe der Placebo behandelten Patienten signifikant erniedrigt (Abbildung 1). Im Gegensatz dazu zeigte die G-CSF behandelte Gruppe einen postoperativen Anstieg des oxidativen Burst, der sich nach Absetzen des Wirkstoffes wieder zurückbildete. Der oxidative Burst unterschied sich zwischen den Tagen d-2 und d6 signifikant (292,4 vs. 352,8; p = 0,024). An den Tagen d6 und d10 waren die Unterschiede zwischen Placebo- und Verum-Gruppe statistisch signifi-kant (d6: 251,7 vs. 352,8; p = 0,0023; d10: 231,1 vs. 317,8; p = 0,0359).

Diskussion

Bei Patienten mit Ösophaguskarzinom ist die zelluläre und humorale Immunantwort präoperativ vermindert und wird durch das operative Trauma zusätzlich gestört. Die Störung der Granulozytenfunktion konnte in unseren Untersuchungen anhand der postoperativen Verminderung des oxidativen Burst nachgewiesen werden. Mit der granulozytären Dysfunktion ist eine Häufung postoperativer infektiöser Komplika-tionen beobachtet worden. Gleichzeitig tritt in der Regel eine Leukozytose auf, die je-doch nicht zu einer Verbesserung der Granulozyten-Funktion führt [10]. G-CSF ist in der Lage, die Granulozyten-Funktion (Bakterizidität) zu steigern [8].

In der vorliegenden Untersuchung konnte der oxidative Burst durch die periopera-tive Gabe von G-CSF signifikant gesteigert werden.

Die Steigerung der Immunkompetenz durch G-CSF-Gabe bei nicht neutropeni-schen Patienten konnte bereits in verschiedenen klinischen Studien nachgewiesen werden. So konnte in einer randomisierten Studie bei 756 Patienten mit ambulant er-worbener Pneumonie ein günstigerer Krankheitsverlauf durch die kombinierte Gabe von G-CSF und Standardantibiose erreicht werden [6]. Die perioperative Gabe von G-CSF in einer Phase II-Studie beim Ösophaguskarzinom senkte die postoperative Infektionsrate auf 10,5 %, während in der retrospektiv analysierten Vergleichsgruppe mehr als ein Drittel der Patienten Infektionen entwickelten [4].

Sowohl die vorliegenden Ergebnisse dieser Phase II-Studie, als auch der verbesserte oxidative Burst scheinen den gewählten Ansatz zu bestätigen. In einer laufenden pro-spektiv randomisierten, kontrollierten Studie soll dieses Ergebnis überprüft werden.

Zusammenfassung

Hintergrund: Das Auftreten schwerer postoperativer Infektionen bei Patienten mit Ösophaguskarzinom trägt wesentlich zur hohen postoperativen Morbidität und Mor-talität bei. Ein möglicher Faktor hierbei ist die reduzierte bakterizide Aktivität der neutrophilen Granulozyten bei diesen Patienten und eine daraus resultierende ver-minderte Immunkompetenz. Bekannt ist, daß Granulozyten Kolonie-stimulierender Faktor (G-CSF) die Granulozyten-Funktion (Phagozytose, oxidativer Burst) verbes-sern kann. Ziel dieser Studie war es, den Einfluß der perioperativen G-CSF-Gabe auf die Granulozytenfunktion zu untersuchen.

Material und Methoden: 22 Patienten wurden perioperativ 2 Tage vor bis 7 Tage nach der Operation mit G-CSF (300 µg ≤ 75 kg, 480 µg > 75 kg) oder Placebo (0,9 % NaCl, 1,0 bzw. 1,6 ml) behandelt. An den Tagen d-2, d1, d3, d6 und d10 wurde heparinisiertes, venöses Blut für die Durchflußzytometrie gewonnen. Für die Bestimmung des oxidativen Bursts wurde die Bildung 2'7'-Dichlorofluoreszein nach Stimulation mit Phorbolmyristatacetat gemessen.

Ergebnisse: Der oxidative Burst war in der Gruppe Placebo behandelter Patienten postoperativ signifikant erniedrigt (d-2 vs. d10; p = 0,035). Im Gegensatz dazu zeigte die G-CSF behandelte Gruppe einen Anstieg des oxidativen Burst (d-2 vs. d6; p = 0,024), der sich nach Absetzen des Wirkstoffes wieder zurückbildete. Die Unterschiede zwischen den beiden Gruppen waren an den Tagen d6 und d10 statistisch signifikant.

Schlußfolgerungen: Der oxidative Burst und Phagozytoserate der Granulozyten ist bei Patienten mit Ösophaguskarzinom nach Ösophagektomie vermindert. Die perioperative Gabe von G-CSF erhöht den oxidativen Burst. Die durch G-CSF-Gabe verbesserte Fähigkeit, Superoxid zu bilden, ist Voraussetzung für die Steigerung der Bakterizidität der Granulozyten und kann somit möglicherweise zur Verminderung der postoperativen Infektionsrate nach Ösophagektomie beitragen. Zur Beurteilung der klinischen Wertigkeit müssen die Ergebnisse einer laufenden Phase-III-Studie abgewartet werden.

Abstract

Background: Development of life threatening infections contributes substantially to postoperative morbidity and mortality after surgery for esophageal cancer. Reduced bactericidal activity may be one factor leading to diminished immune competence. It is well known that Granulocyte colony-stimulating-factor (G-CSF) is able to enhance the function of neutrophil granulocytes. Aim of this study was to investigate the influence of perioperative application of G-CSF on the function of neutrophil granulocytes in patients undergoing esophagectomy.

Materials and Methods: 22 patients have been treated perioperatively from two days before until day 7 after operation with G-CSF (300 µg (75 kg, 480 µg > 75 kg) or placebo (0.9 % NaCl, 1.0 respectively 1.6 ml). Heparinized blood was collected on day d-2, d1, d3, d6 and d10 for flow cytometric analysis. To determine the oxidative burst the generation of 2'7'-Dichlorofluorescein after simulation with phorbolmyristatacetat was measured.

Results: Postoperative oxidative burst was significantly reduced in placebo treated patients (d-2 vs. d10; p = 0.035). In contrast oxidative burst increased in the G-CSF treated group (d-2 vs. d6; p = 0.024) and decreased when treatment was stopped. The differences between both groups were significant on days d6 and d10.

Conclusion: The oxidative burst is reduced in patients with esophageal cancer after esophagectomy. Perioperative application of G-CSF increases oxidative burst. The improved ability to generate superoxide is essential to improve bactericidal activity of granulocytes. This may contribute to reduction of the rate of postoperative infections after esophagectomy. To conlcude the clinical value of an ongoing phase III study we need to expect the outcome of the patients.

Literatur

1. Andoh A, Fujiyama Y, Kitoh K, Hodohara K, Bamba T, Hosoda S (1991) Flow cytometric assay for phagocytosis of human monocytes mediated via Fc gamma-receptors and complement receptor CR1 (CD35). Cytometry 12:677–686
2. Bartels H, Thorban S, Siewert JR (1993) Anterior versus posterior reconstruction after transhiatal oesophagectomy: a randomized controlled trial. Br J Surg 80:1141–1144
3. Fujita H, Kakegawa T, Yamana H, Shima I, Toh Y, Tomita Y, Fuji T, Yamasaki K, Higaki K, Noake T, Ishibashi N, Mizutani K (1995) Mortality and morbidity rates, postoperative course, quality of life, and prognosis after extended radical lymphadenectomy for esophageal cancer. Comparison of three field lymphadenectomy with two-field lymphadenectomy. Ann Surg 222:654–662
4. Hübel K, Schäfer H, Mansmann G, Lentini S, Hölscher AH, Diehl V, Engert A (1997) A phase II study of perioperative treatment with granulocyte-colony-stimulating factor (G-CSF) in patients with esophageal cancer: enhanced neutrophil function and reduced infectious complications after esophagectomy. Onkologie 10 (Suppl. 1): 4
5. Hurt R (1991) Surgical treatment of carcinoma of the oesophagus. Thorax 46:528–535
6. Nelson S, Farkas S, Fotheringham N, Ho H, Marrie T, Movahed H (1996) Filgrastim in the treatment of hospitalized patients with community acquired pneumonia (CAP). The 1996 international conference of the American Thoracic Society, 11–15 May 1996. New Orleans (USA)
7. Postlethwait RW (1983) Complications and death after operations for esophageal carcinoma. J Thorac Cardiovasc Surg 85:827–831
8. Roilides E, Walsh TJ, Pizzo PA, Rubin M (1991) Granulocyte colony-stimulating factor enhances the phagoctic and bactericidal acitivity of normal and defective human neutrophils. J Infect Dis 163:579 583
9. Saito T, Shigemitsu Y, Kinoshita T, Shimoda K, Miyahara M, Kobayashi M (1992) Impaired neutrophil bactericidal activity correlates with the infection occuring after surgery for esophageal cancer. J Surg Oncol 51:159–163
10. Solomkin JS, Nelson RD, Chenoweth DE, Solem LD, Simmons RL (1984) Regulation of neutrophil migratory function in burn injury by complement activation products. Ann Surg 200:742–746

Korrespondenzadresse: Dr. med. Hartmut Schäfer, Klinik und Poliklinik für Visceral- und Gefäßchirurgie, Universität zu Köln, Joseph-Stelzmann-Str. 9, 50931 Köln

Begünstigt die postoperative Erhöhung der intestinalen Permeabilität die Entstehung eines Multiorganversagens?

Is a postoperative increase in intestinal permeability a risk factor for the development of multiorgan failure?

N. Runkel, C. Isbert, D. Jargon, R. Nuck[1], C. Spies[2], J. D. Schulzke[3], M. Fromm[4], H. J. Buhr

Chirurgische Klinik I
[1] Institut für Molekularbiologie und Biochemie
[2] Klinik für Anästhesiologie
[3] Medizinische Klinik, Schwerpunkt Gastroenterologie
[4] Institut für klinische Physiologie, Universitätsklinikum Benjamin Franklin, Freie Universität Berlin, Hindenburgdamm 30, 12200 Berlin

Einleitung

Nach großen Operationen wird gelegentlich eine überschießende Immunantwort beobachtet, die als SIRS („systemic inflammatory response syndrome") bezeichnet und als wichtige Ursache des Multiorgan-Dysfunktionssyndroms (MODS) angesehen wird. Der Pathomechanismus dieses frühpostoperativen SIRS ist nicht bekannt. Bei der Darm-Sepsis Hypothese geht man davon aus, daß der Zusammenbruch der intestinalen Barriere mit konsekutiver bakterieller Translokation ein früher Schritt in the Entwicklung des SIRS ist. Eigene Ergebnisse zeigten, daß sich die intestinale Barriere in Abhängigkeit vom Ausmaß des operativen Traumas verändert [1]. Die vorliegende Studie untersucht den Zusammenhang zwischen Barriereverlust und Risiko eines MODS.

Krankengut und Methodik

In die Studie wurden Patienten mit elektiven, großen Abdominaleingriffen aufgenommen. Ausschlußkriterien waren Resektionen im Bereich des oberen Gastrointestinaltrakts und Dünndarms, bekannte schwere internistische Begleiterkrankungen wie Niereninsuffizienz, Stoffwechselerkrankungen, chronische entzündliche Darmerkrankungen und Voroperationen. Untersucht wurden 36 Patienten, 24 Männer und 12 Frauen, mit einem mittleren Alter von 68 Jahren: 12 Aorteneingriffe, 19 colorektale Resektionen, 5 Ösophagektomien. Der klinische Verlauf wurde mittels APACHE II und dem MODS-Score nach Goris täglich dokumentiert. Als Indikator der bakteriellen Translokation wurde Endotoxin im Serum mittels des chromogenen Endpunkttests (QCL-1000, Bioproducts, Boehringer Ingelheim) untersucht. Als „Sepsismediatoren" wurden stellvertretend Interleukin 6 und 8 im Serum mittels mechanisierter Festphasen-Cheminumineszenz-Immunoassay der Firma DPC gemessen. Die Analyse der intestinalen Barrierefunktion erfolgte mit oralen Zuckerpermeabilitätstests. Dabei wurden die nicht-resorbierbaren Zucker Lactulose (15 g), Mannitol (0,5 g), Phamnose (2 g) und Xylose (1 g) in wässeriger Lösung oral verabreicht. Die

Urinausscheidung der Zucker wurde als Maß für die „Durchlässigkeit" der Mukosa mittels HPLC gemessen. Die Labordaten wurden präoperativ und am 1., 3., 5. und 10. Tag nach Operation erhoben. Der Gruppenvergleich erfolgte mit dem Mann-Whitney-U Test.

Ergebnisse

Die Patienten wurden retrospektiv entsprechend dem frühpostoperativen Verlauf in Gruppe 1, bestehend aus 10 Patienten mit APACHE II > 10 und Goris > 5, und Gruppe II, bestehend aus 26 Patienten mit APACHE II < 10 und Goris < 5, eingeteilt. Chirurgisch-septische Komplikationen traten in Gruppe I nicht auf, jedoch verstarben insgesamt 6 Patienten, fünf davon am MODS. Im Gegensatz dazu wurden in Gruppe II keine „major" Komplikationen beobachtet. Die Gruppen waren präoperativ bezüglich der Il6/Il8- und Endotoxinwerte und der Urinsekretion der Testzucker vergleichbar. Am ersten postoperativen Tag waren die Serumkonzentrationen von Il6 und Il8 in beiden Gruppen signifikant erhöht. Danach blieben die Cytokine in Gruppe I hochpathologisch, während sie in Gruppe II abfielen und signifikant niedriger bzw. im Normbereich lagen. Ein vergleichbarer Verlauf wurde auch beim Endotoxin beobachtet. Die Ergebnisse der Zuckerpermeabilitätstests verhielten sich ähnlich. Der Xylose/Laktulose Quotient (Norm > 22) betrug in Gruppe I vs. Gruppe II am 1. postoperativen Tag $0,8 \pm 0,2$ vs $3,3 \pm 1,3$, am 3. Tag $1,4 \pm 0,4$ vs $5,8 \pm 1,4$, am 5. Tag $2,5 \pm 0,8$ vs. $9,9 \pm 2,2$ und am 10. Tag $6,2 \pm 1,5$ vs $19,4 \pm 1,4$.

Diskussion

Der klinische Verlauf nach schweren Eingriffen ist häufig durch ein SIRS kompliziert, das als Vorstufe des MODS angesehen wird, Die Mechanismen dieses Prozesses sind unbekannt, möglicherweise führt das Operationstrauma selbst zu einer übersteigerten Cytokinaktivierung. Umstritten ist die „Darm-Multiorganversagen" Hypothese, die den Intestinaltrakt in den Mittelpunkt der Entwicklung des SIRS stellt. Nach dieser Hypothese kommt es zu einem Zusammenbruch der intestinalen Barriere mit Translokation von darmständigen Bakterien und deren Toxinen in die Lymph- und Blutbahn mit konsekutiver inflammatorischer Antwort und sepsis-ähnlichem Krankheitsbild. Dieser Prozess konnte tierexperimentell z. B. bei akuter Pankreatitis [2] nachgewiesen werden, während die klinischen Studien dazu z. T. sehr widersprüchlich sind. Eigene Daten zeigten, daß die intestinale Permeabilität in Abhängigkeit vom Ausmaß der Operation frühpostoperativ ansteigt – auch bei unkompliziertem Verlauf [1]. In der vorliegenden Arbeit wurde versucht, Permeabilität (Zuckertest), Translokation (Endotoxin) und Cytokinaktivierung (Il 6,8) mit dem klinischen Verlauf nach ausgedehnten Eingriffen zu korrelieren. Die Definition des Einschlußkriteriums „ausgedehnter Eingriff" orientierte sich an den Erfahrungen der vorausgegangenen Studie [1], so daß das breite Spektrum einer chirurgischen Klinik dargestellt werden konnte, mit Ausnahme von Operationen am oberen Gastrointestinaltrakt, die wegen der Permeabilitätstests ausgeschlossen werden mussten. Die Daten wurden retrospektiv stratefiziert, um eine Patientengruppe mit Multiorganversagen von einer

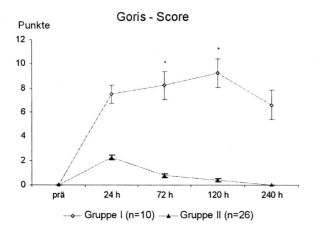

Goris - Score

—◇— Gruppe I (n=10) —▲— Gruppe II (n=26)

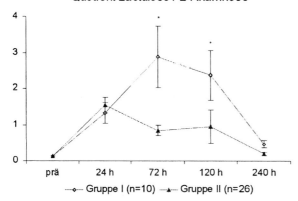

Quotient Lactulose / L-Rhamnose

—◇— Gruppe I (n=10) —▲— Gruppe II (n=26)

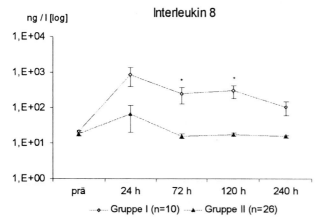

Interleukin 8

—◇— Gruppe I (n=10) —▲— Gruppe II (n=26)

Abb. 1. Verlauf des Goris-Scores (oben), des Laktulose/Rhamnose Quotienten (Mitte) und des Serum I18 (unten) in Gruppe I (APACHE II > 10, Goris > 5) und Gruppe II (APACHE II, < 10, Goris < 5)

32

Gruppe mit unkompliziertem Verlauf unterscheiden zu können. Die Ergebnisse bestätigen, daß Patienten, die ein Multiorganversagen entwickeln, eine persistierende Erhöhung der intestinalen Permeabilität, des Endotoxins und der Interleukine haben. Aus den Quotienten von Permeabilitätsmarkern für den transzellulären und parazellulären Weg (Molekülradius Xylose < Rhamnose < Laktulose) ergeben sich Hinweise auf eine parazelluläre Barrierestörung im Sinne einer Schädigung der tight junctions [3]. Die Letalität war mit 60% in dieser Gruppe sehr hoch, wobei die Todesursache bei 5/6 Verstorbenen ein Multiorganversagen ohne chirurgisch-septische Ursache war. Diese Beobachtungen sind mit der „Darm-Multiorganversagen"-Hypothese sehr gut vereinbar und weisen darauf hin, daß das intestinale Versagen im Sinne einer Störung der Barrierefunktion als pathogenetischer Faktor von SIRS und MODS betrachtet werden kann und somit ein wichtiger Risikofaktor für Patienten darstellt.

Zusammenfassung

Bei 36 Patienten mit ausgedehnten Abdominaleingriffen wurde der postoperative Verlauf mit den Veränderungen der intestinalen Barriere, bestimmt durch orale Zuckerpermeabilitätstests, der bakteriellen Translokation, bestimmt durch Serum-Endotoxin, und der Aktivierung proinflammatorischer Cytokine, bestimmt durch Serum I16 und I18, korreliert. Patienten (n = 26) mit unkompliziertem Verlauf wiesen nur eine temporäre Erhöhung dieser Werte unmittelbar nach der Operation auf, während Patienten (n = 10) mit hohem APACHE II und Multiorgan-Score eine massive und persistierende Erhöhung dieser Werte aufwiesen. Die Schädigung der intestinalen Barriere scheint somit ein pathogenetischer Faktor von SIRS/MODS zu sein.

Abstract

Background and Methods: The clinical course after major abdominal surgery was correlated with changes of intestinal barrier function, measured with non-absorbable sugars, with bacterial translocation, detected by serum-endotoxin, and with activation of proinflammatory cytokines, measured by I16 and I18 in 36 patients.
Results: Patients (n = 26) with an uncomplicated course had a transient increase in these parameters, whereas patients (n = 10) with high APACHE II (> 10) and multiorgan failure scores (Goris > 5) had persistantly high values.
Concluison: The disruption of barrier function appears to be a pathogenetic factor of postoperative SIRS/MODS.

Literatur

1. Isbert C, Runkel N, Ehrenberg T, Schulzke JD, Nuck R, Fromm M, Buhr HJ (1998) Evaluierung und Charakterisierung von intestinalen Barrierestörungen nach operativen Eingriffen. Z Gastroenterol (Suppl 1) 36:94–99
2. Runkel N, Rodriguez L, LaRocco M, Moody FG (1995) Pathways of pancreatic infection in acute pancreatitis in opossums. Am J Surg 169:227–232
3. Bjarnason I, Macpherson A, Hollander D (1995) Intestinal permeability: An overview. Gastroenterol 108:1566–81

Reduktion sekundärer Pankreasinfektionen bei akuter Pankreatitis durch Verbesserung der intestinalen Mikrozirkulation

Improvement of colonic capillary blood flow reduces bacterial translocation in acute pancreatitis

G. Eibl, Th. Foitzik, B. Forgacs, J. Wagner[1], M. Kirchengast[2], H. J. Buhr

Chirurgische Klinik I und
[1] Abteilung für Mikrobiologie, Universitätsklinikum Benjamin Franklin, Freie Universität Berlin und
[2] Knoll AG, Ludwigshafen

Einleitung

Die akute schwere Pankreatitis ist u.a. durch Mikrozirkulationsstörungen gekennzeichnet. Durch therapeutische Maßnahmen, wie z.B. isovolämische Hämodilution [1] oder Endothelin-Rezeptor-Blockade [2], konnte eine Verbesserung des pankreatischen Blutflusses erzielt werden. Die Verbesserung der Mikroperfusion ging mit einer verminderten Progression der Pankreasnekrosen, sowie mit einer Verbesserung des Überlebens einher [2]. Ein direkter Zusammenhang zwischen dem Ausmaß der Pankreasnekrosen und der Mortalität ist jedoch durch neuere klinische und experimentelle Untersuchungen in Frage gestellt worden [3]. Haupttodesursache der akuten schweren Pankreatitis ist das Multiorganversagen, in dessen Pathogenese Mikrozirkulationsstörungen der betroffenen Organe eine wichtige Rolle spielen. Mikrozirkulationsstörungen sind bei akuter schwerer Pankreatitis nicht nur auf das Pankreas beschränkt, sondern sind zumindest in experimentellen Studien auch in anderen Organen nachweisbar [4]. Das Ziel der vorliegenden Studie war deshalb zu untersuchen, ob auch andere Organe von therapeutischen Maßnahmen zur Verbesserung der Mikrozirkulation des Pankreas profitieren. Als Maßnahmen zur Verbesserung der pankreatischen Mikrozirkulation wurde die isovolämische Hämodilution und die Endothelin-Rezeptor-Blockade verwendet. Bezüglich des potentiellen systemischen Effektes dieser therapeutischen Maßnahmen wurde die Wirkung auf den kapillären Blutfluß im Colon und auf die intestinale Barrierefunktion untersucht.

Material und Methoden

Die akute nekrotisierende Pankreatitis wurde unter sterilen Bedingungen bei 54 männlichen Sprague Dawley Ratten (300–350 g) durch eine standardisierte intraduktale Gallesalzinfusion über 10 Minuten, gefolgt von einer 6-stündigen intravenösen Infusion mit Caerulein induziert [5]. Danach wurden die Tieren in drei Versuchsgruppen randomisiert. Gruppe 1 erhielt als Kontrollgruppe physiologische Kochsalzlösung 0,9 % (8 ml/kg), Gruppe 2 eine isovolämische Hämodilution mit Hydroxyethylstärke (8 ml/kg) und Gruppe 3 erhielt den spezifischen Endothelin-Rezeptor-Antagonisten LU 135252 (50 mg/kg). Alle Versuchgruppen erhielten nach Verabreichung der Testsubstanzen eine Flüssigkeitssubstitution mit Ringer Lactat (4 ml/kg/h) über 18 Stunden. Danach wurden die Tiere relaparotomiert und der kapilläre Blutfluß im Kolon durch Intravitalmikroskopie, wie in früheren Publikationen ausführlich beschrieben, bestimmt. Während des Beobachtungszeitraumes wurden die Tiere engmaschig kardiorespiratorisch überwacht. Tiere, die während des Versuchszeitraumes kardiorespiratorisch instabil waren, wurden von der weiteren intravitalmikroskopischen Bestimmung des kapillären Blutflusses ausgeschlossen. In einer zweiten Versuchsserie wurden die Tiere 4 Tage nach Randomisation und Therapie relaparotomiert und die Bakterienzahl in mesenterialen Lymphknoten und im Pankreas durch standardisierte mikrobiologische Techniken bestimmt.

Ergebnisse

Im Vergleich zu gesunden Tieren kam es bei der akuten nekrotisierenden Pankreatitis zu einer deutlichen Verminderung des kapillären Blutflusses (nl/min) im Kolon (2,3 ± 0,03 vs. 1,3 ± 0,04). Sowohl die isovolämische Hämodilution mit HAES (1,5 ± 0,05 vs. 1,3 ± 0,04; p < 0,05), als auch die spezifische Endothelin-Rezeptoren-Blockade (1,5 ± 0,04 vs. 1,3 ± 0,04; p < 0,05) verbesserten den kapillären Blutfluß (nl/min) im Kolon signifikant. Die Verbesserung des Kolonmikroperfusion war mit einer Stabilisierung der intestinalen Barrierefunktion verbunden. Bei den Kontrolltieren mit schwerer akuter Pankreatitis konnten pro Gramm Gewebe im Median 40 200 „colony forming units" (CFU) in mesenterialen Lymphknoten (MLK) und 27 440 CFU im Pankreas gefunden werden. Sowohl die isovolämische Hämodilution mit HAES (2150 CFU in MLK; p < 0,05 und 1500 CFU im Pankreas; p < 0,05), als auch die Endothelin-Rezeptoren-Blockade (4700 CFU in MLK; p < 0,05 und 2400 CFU im Pankreas; p < 0,05) führten zu einer signifikanten verminderten bakteriellen Translokation. Zwischen der isovolämischen Hämodilution und der Endothelin-Rezeptoren-Blockade zeigten sich weder beim kapillären Blutfluß im Kolon, noch bei der bakteriellen Translokation signifikante Unterschiede.

Diskussion

Mit der vorliegenden Studie konnten wir zeigen, daß die isovolämische Hämodilution und Endothelin-Rezeptoren-Blockade den kapillären Blutfluß nicht nur im Pankreas, sondern auch im Kolon verbessern. Die Verbesserung der Mikroperfusion des Kolons ging mit einer Stabilisierung der intestinalen Barrierefunkion einher, die sich in einer verminderten Translokation von Bakterien aus dem Kolon in die mesenterialen Lymphknoten und in das Pankreas niederschlug. Diese Ergebnisse unterstützen die Hypothese des systemischen Mikrozirkulations-Dysfunktions-Syndroms bei der schweren Pankreatitis und zeigen, daß sich Maßnahmen zur Verbesserung der

Mikroperfusion auch günstig auf die Mikrozirkulation und Funktion extrapankreatischer Organe auswirken. Da in vergangenen Studien gezeigt werden konnte, daß nicht die Pankreasnekrosen per se, sondern das Multiorganversagen die Haupttodesursache der akuten Pankreatitis sind [4], scheinen diese systemischen Effekte der Hauptgrund für die Verringerung der Mortalität zu sein.

Zusammenfassung

Mikrozirkulationsstörungen bei schwerer akuter Pankreatitis werden nicht nur Im Pankreas, sondern auch in anderen Organen gefunden, wo sie zur Entwicklung des Multiorgandysfunktionssyndrom eine Rolle spielen. Das Ziel der vorliegenden Studie war zu untersuchen, ob Maßnahmen, die bekanntermaßen die Mikrozirkulation im Pankreas verbessern, auch zur Verbesserung der Kolonmikroperfusion führen und ob dies mit einer Stabilisierung der intestinalen Barrierefunktion einhergeht. Die akute nekrotisierende Pankreatitis wurde durch intraduktale Gallesalzinfusion und anschließender Caerulein-Infusion induziert. Der Effekt einer isovolämischen Hämodilution und einer Endothelin-Rezeptor-Blockade auf den kapillären Blutfluß im Kolon und auf die bakterielle Translokation wurde überprüft. Beide Maßnahmen steigerten signifikant den verminderten kapillären Blutfluß im Kolon. Diese Verbesserung war mit einer signifikant verringerten Translokation von intestinalen Bakterien in mesenteriale Lymphknoten und in das Pankreas verbunden. Diese Ergebnisse bestätigen die Hypothese des Mikrozirkulations-Dysfunktions-Syndrom bei schwerer Pankreatitis und lassen vermuten, daß Therapien zur Verbesserung der Mikrozirkulation der Entwicklung des Multiorgan-Dysfunktions-Syndrom durch Verbesserung von Organfunktionen entgegenwirken.

Abstract

Background: In severe acute pancreatitis microcirculatory disorders are not confined to the pancreas, but can also be found in other organs, where they are thought to contribute to the multi organ dysfunction syndrome. The aim of the present study was to investigate whether therapy known to improve pancreatic microcirculation also enhances colonic perfusion and whether enhanced colonic capillary blood flow is associated with stabilization of intestinal barrier function.

Methods: Acute necrotizing pancreatitis was induced by retrograde intraductal bile salt infusion followed by exocrine hyperstimulation with intravenous infusion of cerulein. We investigated the effect of hemodilution therapy and endothelin-receptor-blockade on colonic microperfusion and bacterial translocation.

Results: Both measures significantly enhanced impaired colonic capillary blood flow. This was associated with reduced translocation of bacteria from the gut into mesenteric lymph nodes and the pancreas.

Conclusion: Our results further underline the hypothesis of the systemic microcirculatory disorders syndrome in severe acute pancreatitis and suggest that therapeutic measures aimed at improving microcirculation stabilize impaired organ function thereby counteracting the multi organ dysfunction syndrome in severe acute pancreatitis.

36

Literatur

1. Klar E, Foitzik T, Buhr HJ, Messmer K, Herfarth C (1993) Isovolemic hemodilution with dextran 60 as treatment of pancreatic ischemia in acute pancreatitis. Ann Surg 217:369–374
2. Foitzik T, Faulhaber J, Hotz HG, Kirchengast M, Buhr HJ (1998) Endothelin receptor blockade improves fluid sequestration, pancreatic capillary blood flow and survival in severe experimental pancreatitis. Ann Surg (in press)
3. Banks PA, Tenner S, Noordhoek EC, Sica G, Feng S, Zinner M (1996) Does pancreatic necrosis predict severity in patients with acute pancreatitis? (abstract) Digestion 57:218
4. Hotz HG, Foitzik T, Rohweder J, Schulzke JD, Fromm M, Runkel NSF, Buhr HJ (1998) Intestinal microcirculation and gut permeability in acute pancreatitis. Early changes and therapeutic implications. J Gastrointest Surg (in press)
5. Schmidt J, Rattner DW, Lewandrowski K, Compton CC, Mandavilli U, Knoefel WT, Warshaw AL (1992) A better model of acute pancreatitis for evaluating therapy. Ann Surg 215:44–56

Korrespondenzadresse: Dr. med. G. Eibl, Chirurgische Klinik I, Universitätsklinikum Benjamin Franklin, Freie Universität Berlin, Hindenburgdamm 30, 12200 Berlin
E-mail: eibl@zedat.fu-berlin.de

Die Blockade von Endothelin-A- nicht aber Endothelin-B-Rezeptoren vermindert das Capillary Leakage bei der akuten Pankreatitis

Blockade of endothelin-A receptors but not endothelin-B receptors reduces capillary leakage in acute pancreatitis

Th. Foitzik, G. Eibl, M. Kirchengast[1] und H. J. Buhr

Chirurgische Klinik I, Universitätsklinikum Benjamin Franklin,
Freie Universität Berlin und
[1] Knoll AG, Ludwigshafen

Einleitung

Die Folgen der erhöhten Kapillarpermeabilität mit Flüssigkeitsverlusten aus dem Intravasalraum (klinische Zeichen: Hämokonzentration, Hypovolämie, Oligurie) und Flüssigkeitsansammlungen im Dritten Raum (klinische Zeichen: retroperitoneale Exsudate, Pleuraergüsse, Lungenödem, Aszites, Anasarka) stellen ein Hauptproblem in der Frühphase der schweren akuten Pankreatitis (AP) dar. Als Auslöser der erhöhten Kapillarpermeabilität kommen verschiedene vasoaktive Mediatoren in Frage (z. B. Prostaglandin, Platelet-Activating-Factor, Endothelin) [1]. Experimentell konnte durch Blockierung vasoaktiver Mediatoren nicht nur das Capillary Leakage vermindert werden, es zeigten sich auch Verbesserungen in der Lungen-und Nierenfunktion [2]. Im Tiermodell der akut nekrotisiernden Pankreatitis der Ratte besonders wirkungsvoll war die Blockade von Endothelin (ET) durch einen Endothelin-A-Rezeptorantagonisten [3]. Ziel der vorliegenden Studie war es, herauszufinden, ob die Stabilisierung der erhöhten Kapillarpermeabilität bei der AP durch den oben genannten Endothelin-Antagonisten tatsächlich auf der selektiven Blockade der ET-A-Rezeptoren beruht, oder eine Blockierung der ET-B-Rezeptoren die gleichen Effekte zeigt.

Methode

Induktion einer schweren akuten Pankreatitis (AP) bei 36 Ratten (290–320 g) durch eine standardisierte intraduktale Gallesalzinfusion (10 mM Glykodeoyxcholsäure) und exokrine Hyperstimulation (5 µg/kgKG Caerulein iv). Während der AP-Induktion Randomisierung der Versuchstiere zur Therapie mit (A) dem selektiven ET-A-Rezeptorenblocker LU-135252 (Knoll AG; 30 mg/kg; iv Bolus), (B) dem selektiven ET B-Rezeptorenblocker A-192621 (Abott Lab.; 0,03 mg/kg/min), oder (C) Kochsalz. Gesunde schein-operierte Tiere dienten als zusätzliche Kontrollen. Nach 6 Stunden erfolgte die Relaparotomie der Versuchstiere zur Intravitalmikroskopie. Die Bestimmung der Kapillarpermeabilität erfolgte 30 Minuten nach Gabe des Plasmamarkers FITC-Dextran 150 in der exponierten Mukosa des Colon descendens. Die Quantifizie-

Tabelle 1. Effekte der Blockade von Endothelin-A (ET-A-RA) und Endothelin-B-Rezeptoren (ET-B-RA) bei gesunden Kontrolltieren und Tieren mit Pankreatitis [m ± SEM] auf die Kapillarpermeabilität (Kap.Perm) im Kolon [%] und den Hämatokrit (Hkt)

Ergebnisse:	Scheinoperierte Tiere			Akute Pankreatitis		
	NaCl	ET-A-RA	ET-B-RA	NaCl	ET-A-RA	ET-B-RA
Kap. Perm.[a]	78 ± 3	67 ± 3	102 ± 7 [b,c]	248 ± 6	82 ± 8 [b]	236 ± 9 [c]
Hkt (%)	48 ± 1	47 ± 1	52 ± 1 [b,c]	55 ± 1	51 ± 1 [b]	56 ± 2 [c]

[a] Anstieg der perivaskulären Fluoresceinintensität (%) 30 Min. nach Plasmamarkergabe.
[b] $p < 0,05$ vergl. mit NaCl.
[c] $p < 0,05$ ET-A-RA vs. ET-B-RA.

rung der Plasmamarker-Extravasationen wurde off-line von den aufgezeichneten Bildsequenzen (pro Tier 8–10 Felder mit jeweils 8–12 Kapillaren) mit Hilfe eines Computer-assistierten Bildanalyse-Systems (CAP-ImageR; Digital Image Analysis; Zeintl, Heidelberg) vorgenommen (ausführliche Beschreibung der Methodik in [3]).

Ergebnisse (Tabelle 1)

Die ET-A-Rezeptorenblockade reduziert die erhöhte Kapillarpermeabilität bei der akuten Pankreatitis signifikant, bei gesunden Tieren hat sie keinen Effekt. Die Endothelin-B-Rezeptorenblockade erhöht die Kapillarpermeabilität bei bei gesunden Tieren, bei Tieren mit Pankreatitis hat sie keinen Effekt.

Zusammenfassung und Schlußfolgerung

Die vorliegenden Untersuchungen zeigen, daß das Endothelinsystem bei der Regulierung der Kapillarpermeabilität eine wichtige (bisher nicht bekannte) Rolle spielt. Bei der akuten Pankreatitis wird die erhöhte Kapillarpermeabilität im Kolon durch Endothelin-A Rezeptorenblockade, nicht aber durch Endothelin-B-Rezeptorenblockade wirkungsvoll vermindert. Im Hinblick auf eine therapeutische Beeinflussung des Capillary Leakage bei der schweren akuten Pankreatitis müssen die Faktoren identifiziert werden, die ET bzw. die verschiedenen ET-Rezeptoren aktivieren bzw. blockieren.

Abstract

We have previously shown that blockade of endothelin (ET) stabilizes (increased) capillary permeability in severe acute pancreatitis (AP). The present study evaluates whether this is a specific effet of endothelin-A or endothelin-B receptor blockade. The experiments demonstrate that ET-A receptor blockade significantly reduces capillary permeability in the colonic mucosa in rats with severe AP, while having no effect in healthy control animals. In contrast, ET-B-receptor blockade increases permeability in healthy animals, in AP it has no effect. The results allow for the following conclusions: (1) The endothelin system plays an important role in regulating capillary permeability; (2) in severe acute pancreatitis capillary leakage can effectively be treated by blocking endothelin-A, but not ET-B receptors, which may explain different results reported for different (non-selective) ET antagonists. (3) Further characterization of the ET-system, factors activating ET and agents (selectively) blocking ET receptors is necessary to better understand to role of ET in regulating capillary permeability.

Literatur

1. Foitzik Th, Faulhaber J, Hotz HG, Kirchengast M, Buhr HJ. Endothelin-1 triggert die Ausbildung der schweren Pankreatitis. Langenbecks Arch Chir Suppl I (Forumsband 1997): 749–753
2. Foitzik Th, Hotz HG, Eibl G, Faulhaber J, Kirchengast M, Buhr HJ. Endothelin-Rezeptoren-blockade bei akuter Pankreatitis – Verbesserung der Mikrozirkulation und Verminderung der Kapillarpermeabilität auch außerhalb des Pankreas. Langenbecks Arch Chir Suppl I (Forumsband 1998): 427–431
3. Foitzik T, Eibl G, Hotz HG, Hotz B, Kirchengast M, Buhr HJ. Therapy of microcirculatory disorders in acute pancreatitis. What is more effective – Platelet activating factor- or endothelin receptor blockade? J Gastrointest Surg 1999 (in Druck).

Korrespondenzadresse: PD Dr. Th. Foitzik, Chir. Klinik I, Universitätsklinikum Benjamin Franklin, Freie Universität Berlin, Hindenburgdamm 30, D-12 200 Berlin; Fax: (030) 8445 2740; e-mail: foitzik@ukbf.fu-berlin.de

In vitro und in vivo Wirkung von Endothelin-1 (ET-1) und eines selektiven ET-A Rezeptorantagonisten (ET-RA) auf die intestinale Kontraktilität bei experimenteller Pankreatitis

In vitro and in vivo effect of endothelin-1 (ET-1) and an ET-A selective endothelin receptor antagonist (ET-RA) on intestinal contractility in a rat model of acute pancreatitis

G. Kolb, N. Runkel, K. Bössenrodt, T. Foitzik, M. Kirchengast[1], H. J. Buhr

Chirurgische Klinik I, Universitätsklinikum Benjamin Franklin der Freien Universität Berlin, Hindenburgdamm 30, 12200 Berlin
[1] Fa. Knoll AG, Ludwigshafen

Einleitung

Die Störung der Darmmotilität bei der akuten nekrotisierenden Pankreatitis (ANP) gilt als ein wichtiger Faktor für die bakterielle Translokation. Eigene Voruntersuchungen haben gezeigt, daß die Motilitätsstörungen durch Volumentherapie oder durch enterale Gabe von Gallen /Pankreasfermenten nur partiell verbessert werden kann. Daher muß nach weiteren Therapiestrategien gesucht werden. In dieser Studie wurde erstmals die Wirkung von Endothelin, einem bekannten Vasokonstriktor der glattmuskulären Gefäßwand, auf die Darmkontraktilität untersucht.

Methodik

Bei nüchtern gesetzten männlichen Sprague-Dawley Ratten (250–350 g) erfolgte über eine intraductale Gallensalzinfusion (1,25 mg/kgKG) und anschließender Hyperstimulation des Pankreas mit 5 µg/kgKG Cerulein intravenös über 6 h die Induktion einer akut nekrotisierenden Pankreatitis. Die Kontrolltiere wurden entsprechend scheinoperiert und erhielten eine intraductale und intravenöse NaCl-Infusion.

Versuch A (in vitro Gabe der Substanzen): Gruppe I: ANP + ET-1 (1 nmol/50 ml), Gruppe II: Schein-OP + ET-1 (1 nmol/50 ml), Gruppe III: ANP + ET-RA (10^{-4} mol/50 ml), Gruppe IV: Schein-OP + ET-RA (10^{-4} mol/50 ml); jeweils n = 6.

Versuch B (in vivo Gabe der Substanzen): Gruppe I: ANP + NaCl (1,5 ml/kgKG h als Dauerinfusion), Gruppe II: Schein-OP + NaCl (1,5 ml/kgKG h als Dauerinfusion), Gruppe III: ANP + ET-1 (0,5 nmol/kgKG h als Dauerinfusion), Gruppe IV: Schein-OP + ET-1 (0,5 nmol/kgKG h als Dauerinfusion), Gruppe V: ANP + ET-RA (10^{-4}mol/kgKG als iv-Bolus alle 12 h), Gruppe VI: Schein-OP + ET-RA (10^{-4} mol/kgKG als iv-Bolus alle 12 h); jeweils n = 6.

24 h nach Induktion der Pankreatitis wurden die Tiere getötet und es wurden Ileumvollwandstreifen (10 mm × 5 mm) entnommen. Die isometrische Kontraktilitätsmessung (in g) erfolgte in einem 4-Kanal-Organbad nach SCHULER. Die Stimulation der Muskelstreifen erfolgte mit Carbachol in einer Dosierung von 10^{-6} mol/l

Tabelle 1. Kontraktilität (in g) nach in vivo Gabe von NaCl/ET-1/ET-RA

	NaCl in vivo	ET-1 in vivo	ET-RA in vivo
ANP	1,70 g + 0,31[a]	1,36 g + 0,33[a]	2,29 g + 0,38[b]
Kontrolle	2,79 g + 0,43	1,70 + 0,31[a]	2,34 g + 0,23

[a] p < 0,05 vs. NaCl-Kontrollgruppe.
[b] p < 0,05 vs. ANP-NaCl-Gruppe.

Tabelle 2. Gesamtletalität in den Untersuchungsgruppen

	Letalität (%)
NaCl-Gruppe	50,0[a]
ET-1-Gruppe	56,3[a]
ET-RA-Gruppe	0

[a] p < 0,05 vs. NaCl-Kontrollgruppe.

Ergebnisse

Versuch A: In vitro führt ET-1 bei ANP- und Kontrolltieren zu einer Kontraktion (1,0 g + 0,46 bzw. 1,12g + 0,58), die im Mittel 64,2 % bzw. 60,5 % der maximalen Carbachol-Stimulation beträgt. ET-RA bewirkt in vitro eine komplette Relaxation nach Carbachol-Stimulation.

Versuch B: Die ANP vermindert die Kontraktilität. Die in vivo Gabe von ET-1 verstärkt diesen Effekt zusätzlich. Auch bei den Kontrolltieren wirkt ET-1 signifikant kontraktilitätsvermindernd. Im Gegensatz dazu führt die ET-RA-Gabe bei den ANP-Tieren zu einer fast vollständigen Normalisierung der Kontraktilität. Die Ergebnisse sind in Tabelle 1 aufgelistet. Weiterhin konnte in der Gruppe der ANP-Tiere, die mit ET-RA behandelt wurden, eine signifikante Senkung der Letalität der ANP-Tiere beobachtet werden (Tabelle 2).

Diskussion

Bisher konnten drei verschiedene Endothelin-Isopeptide (ET-1, ET-2, ET-3) und zwei Endothelin-Rezeptoren (ET-A, ET-B) charakterisiert werden. Der ET-A Rezeptor wird relativ selektiv von ET-1 aktiviert und bewirkt eine Konstriktion in der Gefäßmuskulatur, während der ET-B Rezeptor unselektiv in der Gefäßmuskulatur zu einer Relaxation führt. Die Wirkung von Endothelin hängt damit von der Verteilung der Endothelinrezeptoren ab [1, 2]. Wir konnten zeigen, daß ET-1 in vitro auch an der glatten Darmmuskulatur nach einer transienten Relaxation zu einer Konstriktion führt. Die kurzfristige Relaxation wird über den ET-B Rezeptor ausgelöst und der anschließende dominierende kontraktilitätssteigernde Effekt erfolgt über die Besetzung der ET-A Rezeptoren in der glatten Muskulatur. Dieser Effekt konnte in vitro sowohl bei den Tieren mit einer akuten nekrotisierenden Pankreatitis, als auch bei den Kontrolltieren in einem vergleichbaren Ausmaß nachgewiesen werden. Die akute nekrotisierende Pankreatitis verursacht eine Verminderung der intestinalen Kontraktilität. Dieser Effekt konnte durch die in vivo Gabe weiter verstärkt werden. Die Therapie der ANP-Tiere mit ET-RA konnte dagegen die Kontraktilität weitgehend normalisieren. Die gegensätzlichen Ergebnisse der in vitro und in vivo Messungen weisen darauf hin, daß die in vivo Effekte, die nach der Applikation von ET-1 bzw. ET-RA überwiegend auf indirektem Wege zustande kommen. Eine mögliche Erklärung für diese Ergebnisse bei den ANP-Tieren könnte z. B. eine Verbesserung der intestinalen Mikrozirkulation durch die Gabe von ET-RA sein, die sich dann auch auf die intestinale Kontraktilität auswirkt.

Zusammenfassung

Die Wirkungen von ET-1 und ET-RA vitro und in vivo sind gegensätzlich. ET-1 löst in vitro eine Kontraktion aus und wirkt in vivo kontraktilitätsvermindernd. ET-RA führt in vitro zu einer kompletten Relaxation und in vivo neben der Senkung der Letalität zu einer weitgehenden Normalisierung der Kontraktilität. ET-RA scheint somit in vivo eine protektive Wirkung auf die intestinale Funktion bei der ANP zu haben. Auf welche Weise dieser Effekt zustande kommt ist unklar. Eine mögliche Erklärung, könnten andere systemische Wirkungen von ET-RA sein z. B. eine Verbesserung der intestinalen Mikrozirkulation sein, die den direkten relaxierenden Effekt überwiegen.

Abstract

The effects of ET-1 and ET-RA in vitro and in vivo are contrary. In vitro ET-1 induces contraction but in vivo ET-1 reduces intestinal contractility in ANP. ET-RA induces in vitro complete relaxation. In vivo ET-RA improves both intestinal contractility and letality in ANP.

ET-RA seems to have a protective effect on intestinal function in ANP. The mechanism of this protective action is unknown, however, other systemic effects of ET-RA such as improvement of microcirculation may overweigh the direct relaxing effects on the small bowel.

Literatur

1. Goto K, Hama H, Kasuya Y (1996) Molecular Pharmacology and Pathophysiological Significance of Endothelin. Jpn. J. Pharmacol. 72 : 261–290
2. Rae GA, Calixto JB, Orléans-Juste P (1995) Effects and mechanisms of action of endothelins on non-vascular smooth muscle of the respiratory, gastrointestinal and urogenital tracts. Regulatory Peptides 55 : 1–46

Korrespondenzadresse: Dr. Gert Kolb, Abteilung für Allgemein-, Gefäß- und Thoraxchirurgie, Freie Universität Berlin, Hindenburgdamm 30, 12200 Berlin

Akute Pankreatitis: Prädiktion schwerer und septischer Krankheitsverläufe mittels intramukosaler PH-Messung im Sigma

Prediction of severe and septic courses of acute pancreatitis by noninvasive intramucosal PH-measurements of the sigma

J. Werner[1], T. Keck[1], J. Schmidt[1], C. Kuntz[1], M. M. Gebhard[2], M. Aulmann[3], E. Klar[1]

[1] Chirurgische Klinik,
[2] Abteilung für Experimentelle Chirurgie und
[3] Labormedizin, Universität Heidelberg

Einleitung

Die Prognose der akuten Pankreatitis ist vor allem von septischen Komplikationen abhängig, welche die hohe Mortalitätsrate der akuten nekrotisierenden Pankreatitis bestimmt [1]. Der Ursprung der Bakterien der im Rahmen der Pankreatitis auftretenden Infektionen ist vor allem der Darm [2]. Neuere Untersuchungen zeigen, daß bei kritisch kranken Patienten eine Permeabilitätssteigerung der Darmmukosa mit konsekutiver Translokation von Darmbakterien vorliegt, während unter normalen Bedingungen die Translokation von Bakterien durch die intakte Mukosa verhindert wird [3]. Ein bedeutender Risikofaktor für einen Mukosaschaden und konsekutiv erhöhter Permeabilität der Darmbarriere scheint die Hypoperfusion und Ischämie des Darmes zu sein [4, 5]. Weitere Studien zeigen, dass vermehrte Leukozytenadhäsionen in der Mikrozirkulation eine Verschlechterung der Perfusion durch Widerstandserhöhung erzeugen und zusätzlich die Produktion von Sauerstoffradikalen, proteolytischen Enzymen über Endothelschäden zur Mikrozirkulationsstörung des Darmes beitragen [6]. Zur Zeit ist keine Diagnostikum als zuverlässiger Prädiktor von schweren und komplikationsreichen Krankheitsverläufen akzeptiert. Die intramukosale pHi-Messung des Sigmas ist eine nichtinvasive Methode zur Bestimmung des pH-Wert der Darmmukosa, welcher indirekt auch Aufschluß über die Darmdurchblutung gibt.

In der vorliegenden Studie wurde die nicht invasive pHi-Messung des Sigmas mit der nur experimentell durchführbaren Intravitalmikroskopie als Methode bei der Beurteilung der Darmischämie und -perfusion verglichen. Zusätzlich sollten die Experimente klären, ob die intramukosale PH-Messung des Sigmas (pHi) schwere nekrotisierende Verläufe der akuten Pankreatitis diagnostizieren und von milden Verläufen differenzieren kann, ob septische Verläufe frühzeitig erkannt werden können, um so rechtzeitig therapeutische Massnahmen einleiten zu können.

Methode

Die intramukosale Bestimmung des pH-Wertes des Sigmas (pHi) wurde bei männlichen Wistar-Ratten zum Zeitpunkt 0, und 1, 3, 6, 12, und 24 Stunden, sowie 1 und 7 Tage nach Induktion einer milden ödematösen oder einer schweren nekrotisierenden Pankreatitis durchgeführt und mit Kontrolltieren (Ringerinfusion i.v.) verglichen (n = 20 pro Gruppe; Induktion unter Narkose mit Pentobarbital und Ketamin i.m.). Die milde Pankreatitis wurde mittels Caerulein 5 µg/kg/Std über 6 Stunden induziert und die nekrotisierende Pankreatitis mittels primärer intraduktaler Infusion von Glykodeoxycholsäure und anschließender Caerulein i.v.-Infusion [7]. Der pHi wurde mittels eines Sigmoid Katheters (TRIP, Tonometrics, Inc., MA, USA) gemessen. Hierzu wurden die Tiere vor der Messung mittels eines Mikroklysmas abgeführt und die Sonde für 30 Minuten im Sigma belassen. Die indirekte Bestimmung des intramukosalen pH-Wertes erfolgte durch die Henderson-Hasselbalch-Gleichung mit dem auf ein „steady-state (ss)" umgerechneten PCO_2-Wert der Tonometrie- bzw. Sondenprobe und dem Wert der Bikarbonatkonzentration (HCO_3) einer gleichzeitig entnommenen arteriellen Blutprobe [pHi = 6,1 + $\log_{10}$ × ((HCO_3)/(1,29 × $PCO_{2(ss)}$ × 0,03))].

Zusätzlich wurde intravitalmikroskopisch (n = 6 je Gruppe) der Blutfluß und die Leukozyten-Endothel-Interaktionen (Leukozytenroller = Leukozytengeschwindigkeit < 66 % der Erythrozytengeschwindigkeit; Sticker = Leukozytenadhärenz > 30 Sekunden) in postkapillären Venolen des Darmes bei milder und schwerer Pankreatitis mittels off-line Computeranalyse ermittelt [8] und mit den pHi-Werten korreliert.

Der Gewebeschaden von Pankreas und Darm wurde histologisch mittels eines Scoring-Systems auf Entzündung und zelluläre Schäden evaluiert (Skala: 0–3) [7] und zusätzlich anhand der Leukozyteninfiltration (Myeloperoxidaseaktivität nach Klebanoff) [8] ermittelt (n = 10 je Gruppe). Die Translokation von Bakterien und vermehrte Permeabilität des Darmes wurde durch bakteriologische Aufarbeitung der mesenterialen Lymphknoten untersucht.

Die Ergebnisse sind als Mittelwert ± SEM (standard error of the mean) angegeben. Die statistische Auswertung erfolgte mittels ANOVA und t-Test.

Ergebnisse

Der intramukosale pH-Wert des Sigmas ist bei Kontrolltieren und bei Ratten nach Induktion einer milden Pankreatitis zu jedem Zeitpunkt im Vergleich zum Ausgangswert konstant (7,36 ± 0,27). Die Mikrozirkulation des Darmes war bei Tieren mit milder Pankreatitis ebenfalls zu keinem Zeitpunkt im Vergleich zu Ringerkontrolltieren verändert. Dieses galt sowohl für die Perfusion, als auch für die Anzahl der Leukozytenroller und -sticker. Auch die Darmhistologie zeigte keinerlei Infiltration mit Leukozyten oder eine zelluläre Schädigung der Darmmukosa auf. Die bakteriologische Untersuchung der mesenterialen Lymphknoten ergab ebenfalls keinerlei Wachstum, so daß trotz signifikanter lokaler Pankreasschädigung bei ödematöser Pankreatitis im Vergleich zu Kontrolltieren (Entzündung, p < 0,05; Nekrose, p < 0,05; Myeloperoxidaseaktivität, p < 0,05) keine Schädigung des Darmes vorlag und auch kein septisches Krankheitsbild auftrat.

Im Gegensatz zu diesen Ergebnissen bei milder Caerulein-induzierter Pankreatitis, waren die intramukosalen pH-Werte des Sigmas bei der schweren nekrotisierenden Pankreatitis bereits 3 Stunden nach Beginn der Induktion signifikant erniedrigt (pH = 7,13 ± 0,47; p < 0,01). Diese pH-Verminderung blieb bis zu 24 Stunden nach Induktion der akuten Pankreatitis bestehen, normalisierte sich aber bei den überlebenden Tieren bis zum 3. Tag fast vollständig (p < 0,05 im Vergleich zu Kontrolltierwerten) und waren nach 7 Tagen vollständig unauffällig. Im Gegensatz dazu kam es bei den sterbenden Tieren zu einer besonders starken Verringerung des pHi-Wertes (pH < 7,1). Der intravitalmikroskopisch gemessene intramukosale Blutfluß war bereits 1 Stunde nach Induktion signifikant vermindert (p < 0,01) und die Leukozytenadhäsionen signifikant vermehrt (Roller, p < 0,01; Sticker p < 0,05). Diese Mikrozirkulationsveränderungen waren über 24 Stunden zu beobachten. Die bakteriologischen Untersuchungen der mesenterialen Lymphknoten ergaben positive Kulturen sowohl 1 Tag, als auch 7 Tage nach Induktionsbeginn. Alle üblichen Darmbakterien waren in den Kulturen zu finden. E. coli, Enterokokken und Propionibacterium species waren in fast allen Kulturen vorhanden. Die histologische Evaluierung des Pankreas zeigte eine massive Entzündungsreaktion und Nekroseausbildung (p < 0,001 im Vergleich zur milden Pankreatitis). Der Darm war ebenfalls sowohl massiv mit Leukozyten infiltriert (Myeloperoxidaseaktivität p < 0,01 im Vergleich zu Kontrolltieren) als auch histologisch sichtbar geschädigt (Entzündung p < 0,05).

Diskussion

Die Prognose der akuten Pankreatitis ist vor allem von septischen Komplikationen abhängig, welche die Ursache der hohen Mortalität der akuten nekrotisierenden Pankreatitis ist [1]. Die milde ödematöse Pankreatitis verläuft jedoch unkompliziert und ist mittels konservativer Therapie gut zu behandeln. Ein diagnostischer Test, welcher schon früh im Verlauf oder sogar schon bei der ersten Vorstellung des Patienten in der Notaufnahme schwere, komplikationsreiche Verläufe vorhersagen kann, existiert nicht. Unsere Untersuchungen haben gezeigt, daß die nichtinvasive intramukosale pHi-Messung des Sigmas mittel eines Tonometrie Katheters bei Ratten milde und schwere Verläufe der akuten Pankreatitis schon sehr früh differenzieren kann. Bei dem verwendeten Modell der schweren nekrotisierenden Pankreatitis konnte bereits nach 3 Stunden eine pH-Wertreduktion festgestellt werden. Zu diesem Zeitpunkt ist die Mortalität dieses Modells noch 0%, während sie nach 24 Stunden bei 70% liegt. Die Ergebnisse zeigen ebenfalls, daß die pH-Reduktion der Mukosa der bakteriellen Translokation und morphologisch faßbaren Darmschäden vorausgehen und der Schaden somit zu diesem Zeitpunkt noch reversibel ist. Nach früher Diagnose eines zu erwartenden schweren Krankheitsverlaufes könnten somit die therapeutischen Maßnahmen intensiviert und damit die Überlebensrate verbessert werden.

Nachweisbare Bakterien in Infektherden bei Multiorganversagen, Sepsis oder der akuten Pankreatitis sind typische Darmkeime [2]. Neuere Untersuchungen zeigen, daß bei kritisch kranken Patienten eine Permeabilitätssteigerung der Darmmukosa mit konsekutiver Translokation von Darmbakterien vorliegt, während unter normalen Bedingungen die Translokation von Bakterien durch die intakte Mukosa verhindert wird [3]. Die nekrotisierende Pankreatitis führte im Gegensatz zu der ödematösen Pankreatitis in unseren Versuchen zu einer Translokation von Bakterien aus dem Darm in die mesenterialen Lymphknoten. Obwohl der Mechanismus der zur Translokation führt nicht eindeutig geklärt ist, spielt die Minderperfusion der Mukosa eine zentrale Rolle [4, 5]. Unsere Studie zeigt, daß bereits eine Stunde nach Induktion einer schweren Pankreatitis die Mukosaperfusion vermindert ist. Dieses führt bereits früh zu ischämischen Schädigung des Gewebes. Zusätzlich stellten wir bereits zu diesem Zeitpunkt vermehrte Leukozytenadhäsionen in der Mikrozirkulation des Pankreas fest. Leukozyten führen zum einen durch die Verminderung der Gefäßdurchmesser zu einer zusätzlichen Verschlechterung der Mikrozirkulation und damit Ischämie, und haben zusätzlich durch ihre Produktion von Sauerstoffradikalen und proteolytischen Enzymen endothelschädigende Effekte [6, 9]. Diese Effekte nehmen mit zunehmender Dauer der akuten Pankreatitis zu. Die Leukozyten vermittelte Toxizität ist jedoch nicht nur auf die Mikrozirkulation beschränkt, sondern besteht nach Infiltration der Gewebe weiter. Die intestinale Schädigung der Darmmukosa scheint somit Ischämie- und Leukozytenvermittelt zu sein.

Die in dieser Studie beobachtete Reduktion des pH-Wertes 3 Stunden nach Induktion einer schweren nekrotisierenden Pankreatitis ist offensichtlich Folge des verminderten Blutflusses und somit ein indirekter Parameter für die Mukosadurchblutung. Die Verminderung des pHi-Wertes zeigt verläßlich schwere Krankheitsverläufe der akuten Pankreatitis an. Da der Mukosa pH-Wert des Sigmas bei allen nicht überlebenden Tieren besonders stark vermindert war (pH < 7,1), ist ein pH-Wert von < 7,1 in unserem Modell als cut-off-Wert für einen irreversiblen Schaden anzusehen. Somit ist die pHi-Messung eine geeignete Methode die Prognose der akuten Pankreatitis früh einzuschätzen.

Zusammenfassung

Die Prognose der akuten nekrotisierenden Pankreatitis ist vor allem von septischen Komplikationen abhängig. Die Sepsis bei kritisch kranken Patienten ist durch Ischämie und Permeabilitätssteigerung der Darmmukosa mit konsekutiver Translokalisation von Darmbakterien bedingt. Ein Prädiktor dieser schweren Krankheitsverläufe ist bisher nicht bekannt. Die nichtinvasive intramukosale pH-Messung des Sigmas bei akuter Pankreatitis zeigt durch erniedrigte Werte zuverlässig schwere Krankheitsverläufe an. Die Erniedrigung des mukosalen pH-Wertes ist Konsequenz der mukosalen Minderperfusion und zeitlich vor der Permeabilitätsstörung der Mukosa, der bakteriellen Translokation und Sepsis zu beobachten. Aufgrund der einfachen Anwendbarkeit auch beim Menschen, sollte die intramukosale pH-Messung klinisch als Diagnostikum bei akuter Pankreatitis evaluiert werden.

Abstract

Background: The prognosis of acute pancreatitis is mainly dependent on septic complications. Sepsis is characterized by intestinal ischemia, and subsequent mucosal barrier failure and bacterial translocation. Unfortunately, a predictor of severe fatal disease does not exist.

Methods and results: Decreased intramucosal pH of the sigma assessed by a non-invasive sigmoid catheter postively predicted severe courses of acute pancreatitis in rats. The reduction of pHi is the consequence of decreased mucosal perfusion and can be observed long before failure of the mucosal barrier, bacterial translocation and sepsis.

Conclusion: As pHi-measurements are simple and noninvasive, clinical evaluation should be performed in humans with acute pancreatitis.

Literatur

1. Renner IG, Savage WT, Pantoja JL, Renner VJ (1985) Daeth due to acute pancreatitis: aretrospective analysis of 405 autopsy cases. Dig Dis Scie 30:1005
2. Beger HG, Bittner R, Block S, Buechler M (1986) Bacterial contamination of pancreatic necrosis: a prospective clinical study. Gastroenterology 91: 433
3. Moody FG, Haley-Russel D, Muncy DM (1995) Intestinal transit and bacterial translocation in obstructive pancreatitis. Dig Dis Scie 40: 1798-1804
4. Haglund U (1993) Systemic mediators released from the gut in critical illness. Crit Care Med 21:15-18
5. Werner J, Secchi A, Schmidt J, Schmidt H, Gebhard MM, Herfarth Ch, Klar E (1996) Reduction of intestinal blood flow during experimental necrotizing pancreatitis. Gastroenterology 110:A442
6. Kurtel H, Fujimoto K, Zimmermann BJ, Granger DN, Tso P (1991) Ischemia-reperfusion induced dysfunction: role of neutrophils. Am J Physiol 261: G490-G494
7. Schmidt J, Rattner DW, Lewandrowski KB, Compton CC, Mandavilli U, Knöfel WT, Warshaw AL (1992) A better model of acute pancreatitis for evaluating therapy. Ann Surg 215: 44-56
8. Klebanoff SJ, Waltersdorph AM, Rosen H (1984) Antimicrobial activity of myeloperoxidase. Meth. Enzymol. 105:399-403
9. Schmidt-Schönberg GW (1993) The damaging potential of leukocyte activation in the microcirculation. Angiology 121:45-56

Korrespondenzadresse: Dr. Jens Werner, Chirurgische Universitätsklinik Heidelberg, Im Neuenheimer Feld 110, D-69120 Heidelberg, Telefon 06221-566110, Fax 06221-565450.

Therapie der akuten nekrotisierenden Pankreatitis mit Antithrombin III

Therapy of acute necrotizing pancreatitis with Antithrombin III

H. Mayer[1], A. Stalmann[1], T. Keck[1], M.M. Gebhard[2], Ch. Herfarth[1], E. Klar[1]

[1] Abteilung für Allgemeine Chirurgie, Unfallchirurgie und Poliklinik; Chirurgische Universitätsklinik Heidelberg (Ärztlicher Direktor: Prof. Dr. Ch. Herfarth)
[2] Abteilung für Experimentelle Chirurgie; Chirurgische Universitätsklinik Heidelberg (Ärztliche Direktorin: Prof. Dr. M.M. Gebhard)

Einleitung

In der Therapie der akut nekrotisierenden Pankreatitis gibt es bis heute keine gesicherte ursächliche Behandlungsform [7]. Moderne Erkenntnisse zur Pathogenese der Erkrankung vor allem auf dem Sektor der Entzündungsmediatoren haben in den klinischen Alltag bisher keinen Eingang gefunden, auch wenn deren entscheidende Rolle vor allem bei der Entstehung von Organkomplikationen gesichert ist [4]. Eines der Systeme, das dabei im Mittelpunkt des Interesses steht ist das Arachidonsäuresystem. Innerhalb dieses Sysetms gibt es neben proinflammatorischen Mediatoren auch Komponenten wie beispielsweise das Prostazyklin, das über eine verminderte Aktivierung von Leukozyten die Entzündungsreaktion bremsen kann. Eine physiologische Substanz, die in hohen Konzentrationen in der Lage ist, die Freisetzung von Prostazyklin aus Endotheien zu steigern ist das Antithrombin III (AT III) [8,6].

Ziel der vorliegenden Arbeit war es, in einem Tiermodell der akut nekrotisierenden Pankreatitis die therapeutische Wirkung einer erhöhten Plasmaaktivität von AT III zu überprüfen. Es sollte der Einfluß der Substanz auf die mikrozirkulatorischen Veränderungen und auf das Überleben der Tiere überprüft werden.

Methodik

Für die Tierversuche lag die Genehmigung des zuständigen Regierungspräsidiums Karlsruhe vor.

Bei männlichen Wistar-Ratten von 230 bis 270 g wurde nach einer Phase von 12 Stunden Nüchternheit eine akute nekrotisierende Pankreatitis [5] induziert.

Die Narkose wurde mit Pentobarbital 10 mg/kg KG i.p. und Ketamin 40 mg/kg KG i.m. eingeleitet und durch regelmäßige Nachinjektionen i.v. aufrechterhalten.

Nach Narkoseeinleitung wurde ein arterieller Katheter in die linke Arteria carotis und ein venöser Katheter in die rechte Vena jugularis implantiert. Anschließend wurde eine mediane Laparotomie durchgeführt und der im duodenalen C liegende Pankreaskopf aufgesucht. Nach transduodenaler Punktion des Pankreasganges wurden 1,25 ml/kg KG einer GDOC (Glucodesoxycholsäure)-Lösung (10 mmol/l) in den Gang injeziert. Gleichzeitig wurde eine sechstündige intravenöse Infusion von Caerulein (5 µg/kg KG × h) gestartet. Anschließend wurde das Abdomen verschlossen und die Tiere blieben bei ausreichender Analgesie ohne weitere Manipulation im Käfig sitzen. Fünf Stunden nach Beginn der Induktion wurde die Therapie eingeleitet und die weiteren Untersuchungen durchgeführt.

Dosisfindungsstudie: In einer Vorstudie wurden 8 Tiere mit unterschiedlichen Dosen von AT III (Kybernin, Firma Centeon) fünf Stunden nach Induktion der Pankreatitis behandelt. Eine Stunde nach Behandlungbeginn wurde den Tieren Blut entnommen und die Konzentration von AT III mittels eines handelüblichen Essays für humanes AT III bestimmt.

Überlebensversuche: Für die Überlebensversuche wurde bei jeweils 10 Tieren eine akute Pankreatitis nach oben genanntem Schema induziert und nach fünf Stunden eine Therapie mit 125 I.E. AT III/kg Körpergewicht bzw. reiner Infusion (Ringer-Lösung) durchgeführt. Anschließend wurden die Tiere über 24 Stunden beobachtet und der Todeszeitpunkt dokumentiert.

Untersuchungen zur Mikrozirkulation: Für die Untersuchungen zur Quantifizierung der Mikrozirkulation wurde bei jeweils sechs Tieren eine akute Pankreatitis nach oben genanntem Schema induziert und 4,5 Stunden nach Induktionsbeginn eine erneute mediane Laparotomie durchgeführt. Anschließend wurde die Ratte auf die linke Seite gelagert und das duodenale C einschließlich des Pankreas auf eine speziell konstruierte, beheizbare Tierbühne ausgelagert. Unter dosiertem Zug wurde somit das Pankreas in einem auf 37 °C temperierten Wasserimmersionsbad spannungsarm horizontal vor dem Körper aufgespannt. Auf dieser Bühne liegend kam das Tier unter das Fluoreszenzmikroskop (Spezialanfertigung Fa. Leica, Bensheim). Nach einer 30-minütigen Äquilibrierungszeit erfolgte die Intravitalmikroskopie. Die Bestimmung der kapillären Erythrozytengeschwindigkeit geschah mit Fluorescein-markierten autologen Erythrozyten, die Markierung der Leukozyten zur Bestimmung der Leukozyten-Endothel-Interaktion mit Rhodamin 6G. Nach der ersten intravitalmikroskopischen Datenerhebung erfolgte die Therapie mit 125 I.E. AT III /kg Körpergewicht bzw. Plazebo (Ringer-Lösung). 30 Minuten und 60 Minuten nach Therapiebeginn wurde erneut eine intravitalmikroskopische Untersuchung der Mikrozirkulation durchgeführt. Anschließend wurden die Tiere euthanasiert und das Pankreas zur Histologie entnommen.

Die Auswertung der aufgenommenen Videobänder erfolgte off-line mit Hilfe eines computergestützten Auswertungssystems (Capimage, Fa. Zeintl, Heidelberg). Die Erythrozythengeschwindigkeit und Leukozyten-Endothel-Interaktion (Rolling und Sticking) wurden nach Standardverfahren bestimmt [3].

Ergebnisse

Dosisfindungsstudie: In der Dosisfindungsstudie konnte gezeigt werden, daß mit einer Dosierung von 125 I.E. AT III eine Stunde nach Gabe ein Plasmaspiegel von 200% erreicht werden kann.

Überlebensversuche: Für das Überleben ergab sich ein tendentieller Vorteil für die Therapiegruppe mit 60% vs. 40%. Dieser Unterschied war nicht signifikant.

Untersuchungen zur Mikrozirkulation: 60 Minuten nach Therapie mit AT III konnte in den Pankreaspapillaren eine signifikant höhere Erythrozytengeschwindigkeit von $0,53 \pm 0,12$ mm/s im Vergleich zur Plazebogruppe mit $0,34 \pm 0,07$ mm/s ermittelt werden ($p < 0,05$). Die funktionelle Kapillardichte betrug in der Therapiegruppe 112 ± 18 mm/mm^2 vs. 63 ± 19 mm/mm^2 in der Plazebogruppe ($p < 0,01$). Für die Anzahl festanhaftender Leukozyten wurden Werte von $4,6 \pm 2,6$/100 µm × 30 s bzw. $12 \pm 4,1$/100 µm × 30 s ermittelt (Therapie vs. Plazebo $p < 0,01$). Kein signifikanter Unterschied konnte für die rollenden Leukozyten festgestellt werden.

Diskussion

Bei der akut nekrotisierende Pankreatitis spielen neben der auslösenden Noxe vor allem beim Übergang in die nekrotisierende Pankreatitis Ischämie und Reperfusion eine zentrale Rolle in der Pathogenese [2]. Dies führt zu einer Mikrozirkulationsstörung, die zusätzlich durch Sauerstoffradikalbildung, Permeabilitätssteigerung, Leukozytenaktivierung, -margination und -extravasation sowie Gewebshypoxie mit weiterer Zellschädigung verstärkt wird [2, 3].

Nur frühzeitige therapeutische Maßnahmen sind in der Lage, das Ingangkommen dieser Ischämie-getriggerten Entzündungsreaktion zu bremsen. Prostazyklin ist ein Prostanoid, das die Leukozytenaktivierung blockiert und damit an einer entscheidenden Stelle im Entzündungsmechanismus einzugreifen. Dieser Effekt wurde bereits in experimentellen Studien zur Endotoxinämie sowie bei Ischämie/Reperfusion gezeigt [6, 1]. Daher erschien es naheliegend, für die Therapie der akuten Pankreatitis eine Substanz zu wählen, die die endogene Ausschüttung von Prostazyklin erhöht. Eine solche Substanz stellt das auch physiologisch verfügbare AT III dar. AT III initiiert in höherer Konzentration durch eine Bindung an Rezeptoren von Endothelzellen die Ausschüttung von Prostazyklin [8, 6].

Im Rahmen der vorliegenden Arbeit sollte daher der Einfluß einer auf ca. 200 % erhöhten Plasmaaktivität von AT III auf den Verlauf der akuten Pankreatitis in einem Modell der biliären Pankreatitis mit definierter Mortalität evaluiert werden. Es zeigte sich eine signifikant verbesserte Mikrozirkulation als Ausdruck der verminderten Leukozytenaktivierung. Die Leukozyten-Endothel-Interaktion als eine Hauptdeterminante der Mikroperfusion konnte durch die AT III-Therapie signifikant reduziert werden. Es resultierte eine signifikante Steigerung der Kapillarperfusion und funktionellen Kapillardichte. Für das Überleben der Tiere konnte lediglich eine positive Tendenz in der Gruppe der AT III-behandelten Tiere bei nicht signifikantem Unterschied festgestellt werden.

Diese Befunde decken sich nicht ganz mit einer Arbeit von Yamaguchi et al., in der konnte nur durch eine Kombinationstherapie bestehend aus AT III und C1-Esterase-Inhibitor eine signifikante Verbesserung bei nekrotisierender Pankreatits erreicht werden. AT III als Monotherapeutikum führte zu keinem verbessertem Überleben [8]. Der Grund für diesen diskrepanten Befund könnte in dem dort verwendeten Taurocholat-Modell der Pankreatitis liegen. Dieses Modell erzeugt die Maximalvariante einer Pankreatitis, die mit Verläufen beim Menschen in keinster Weise zu korrelieren sind. Das von uns favorisierte Pankreatitis-Modell zeigt ein mehr attenuiertes, dem menschlichen Verlauf ähnlicherem Outcome [5]. Daher sollte man in diesen unterschiedlichen Ergebnissen keinen Widerspruch sehen.

Im Rahmen der hier vorliegenden Studie konnte durch eine Therapie mit AT III die Mikrozirkulationsstörung bei akut nekrotisierender Pankreatitis limitiert werden. Ebenfalls konnte das Überleben tendentiell verbessert werden. Ausgehend von diesen Daten ist der Stellenwert eines zumindest hochnormalen AT III-Spiegels in der Pankreatitistherapie wahrscheinlich.

Zusammenfassung

In der vorliegenden Untersuchung sollte der Einfluß einer therapeutischen Verabreichung des antiinflammatorisch wirksamen Antithrombin III (AT III) auf den Verlauf der akut nekrotisierenden Pankreatitis evaluiert werden.

In männlichen Wistar-Ratten mit 250 g Gewicht wurde durch intraduktale Injektion von Glucodesoxycholsäure (GDOC) und Dauerinfusion von Caerulein eine nekrotisierende Pankreatitis ausgelöst. Es wurden Überlebensversuche und intravitalmikroskopische Untersuchungen in jeweils zwei Gruppen durchgeführt. Gruppe 1 erhielt 5 Stunden nach Induktion 125 I. E. AT III verabreicht, Gruppe 2 Plazebo (Ringerlösung).

60 Minuten nach Therapiebeginn mit AT III konnte eine signifikant verbesserte mittlere kapilläre Erythrozytengeschwindigkeit und funktionelle Kapillardichte gemessen werden. Für die Leukozyten-Endothel-Interaktion in postkapillären Venolen konnte ebenfalls eine signifgikante Verbesserung festgestellt werden. Für das Überleben ergab sich ein tendentieller, nicht signifikanter Vorteil für die Therapiegruppe mit 60 % vs. 40 %.

Im Rahmen der hier vorliegenden Studie konnte durch eine Therapie mit AT III die Mikrozirkulationsstörung bei akut nekrotisierender Pankreatitis limitiert werden. Ebenfalls konnte das Überleben tendenziell verbessert werden. Ausgehend von diesen Daten muß man eine Bedeutung eines zumindest hochnormalen AT III-Spiegels im Rahmen der Pankreatitistherapie postulieren.

Abstract

Background: In the current study the antiinflammatory influence of antithrombin III (AT III) therapy on necrotizing pancreatitis was investigated.

Methods: In male Wistar rats (250 g) necrotizing pancreatitis was induced by intraductal injection of glucodesoxycholic acid and intravenous infusion of cerulein.

In two experimental groups therapy with 125 IU per kg bodyweigth of AT III was compared with placebo (Ringer's solution). Survival and pancreatic microcirculation as quantified by intravital microscopy were measured.

Results: 60 minutes after the beginning of AT III therapy in pancreatic capillaries there was found a significant higher erythrocyte velocity and functional capillary density. ($p < 0.01$). Leukocyte-endothelium-interaction was also improved significantly in the AT III-group. Survival was not significantly different but there was a tendency for longer survival with AT III therapy.

Conclusion: This study was able to show that the therapy with AT III can improve the microcirculatory disorder in necrotizing pancreatitis.

Based on these data a therapeutic increase of plasma AT III-levels may influence the outcome of necrotizing pancreatitis.

Literatur

1. Erlansson M, Bergqvist D, Persson NH, Svensjo E (1991) Modification of postischemic increase of leukocyte adhesion and vascular permeability in the hamster by Iloprost. Prostaglandins. 41:157–168
2. Klar E, Messmer K, Warshaw AL, Herfarth C (1990) Pancreatic ischaemia in experimental acute pancreatitis: mechanism, significance and therapy. Br J Surg 77:1205–1210
3. Menger MD, Bonkhoff H, Vollmar B (1996) Ischemia-reperfusion-induced pancreatic microvascular injury. An intravital fluorescence microscopic study in rats. Dig Dis Sci 41:823–830
4. Norman J (1998) The role of cytokines in the pathogenesis of acute pancreatitis. Am J Surg 175:76–83
5. Schmidt J, Rattner DW, Lewandrowski K, Compton CC, Mandavilli U, Knoefel WT, Warshaw AL (1992) A better model of acute pancreatitis for evaluating therapy. Ann Surg 215:44–56
6. Uchiba M, Okajima K, Murakami K, Okabe H, Takatsuki K (1996) Attenuation of endotoxin-induced pulmonary vascular injury by antithrombin III. Am J Physiol 270:L921–930
7. Uhl W, Muller CA, Buchler MW (1997) Therapie der akuten Pankreatitis. Ther Umsch 54:645–648
8. Yamaguchi H, Weidenbach H, Luhrs H, Lerch MM, Dickneite G, Adler G (1997) Combined treatment with C1 esterase inhibitor and antithrombin III improves survival in severe acute experimental pancreatitis. Gut 40:531–535

Korrespondenzadresse: Dr. med. Herbert Mayer, Abteilung für Allgemeine Chirurgie, Unfallchirurgie und Poliklinik, Chirurgische Universitätsklinik, Im Neuenheimer Feld 110, 69120 Heidelberg Telefon: 06221/566204, Fax: 06221/565781

Cytokinfreisetzung nach hepatischer Kryotherapie in einem Rattenmodell

Cytokine release following hepatic cryotherapy in a rat model

J. K. Seifert[1,2], E Bolton[1], Th Junginger[2], D. L. Morris[1]

[1] UNSW Department of Surgery, St. George Hospital, Sydney, Australia
[2] Klinik für Allgemein- und Abdominalchirurgie der Johannes Gutenberg-Universität Mainz

Einleitung

Die Kryotherapie hat in der Behandlung von primären und sekundären Lebertumoren in den letzten 10 Jahren zunehmend Bedeutung erlangt [3–5]. Die mit der Methode verbundene Mortalität und Morbidität ist gering [4]; Einzelfälle eines Syndroms von Multiorganversagen und Gerinnungsstörungen bis hin zur Verbrauchskoagulopathie, ähnlich dem septischen Schock, jedoch ohne entzündlichen Fokus wurden nach Kryotherapie beschrieben [4, 8]. Dieser sogenannte Kryoschock [1] war für den Tod von 2 Patienten nach großvolumigen Einfriervorgängen an der Leber verantwortlich [8]. In einer weltweiten Umfrage unter Kryotherapiezentren wurde der Kryoschock bei 21 der 2173 erfaßten Patienten (1%), vor allem nach großvolumigen Einfriervorgängen beobachtet, wobei 6 dieser 21 Patienten im postoperativen Verlauf verstarben [6]. Ziel dieser Untersuchung war es ein Tiermodell dieses sogenannten Kryoschockphänomens zu etablieren.

Methodik

Die Versuche wurden durch die örtliche Ethikkomission (UNSW Animal Care & Ethics Committee) genehmigt. Als Versuchstiere dienten 75 weibliche, 10–12 Wochen alte Sprague-Dawley Ratten mit einem Gewicht von 206–338 Gramm. Die Tiere wurden unter Inhalationsnarkose mit Halothan laparotomiert.

Die Ratten wurden 5 Gruppen zu je 15 Tieren zugeteilt: 1.) Laparotomie und Lebermobilisation; 2.) Einmalige Kryochirurgie von 25% des Lebervolumens; 3.) Zweimalige Kryochirurgie von 25% des Lebervolumens; 4.) Einmalige Kryochirurgie von 50% des Lebervolumens; 5.) Zweimalige Kryochirurgie von 50% des Lebervolumens. Zur Kryochirurgie wurde ein auf flüssigem Stickstoff basierendes Kryotherapiesystem (LCS 3000, Spembly Ltd., England) mit einer 3-mm-Kryosonde verwendet. Die Leber wurde durch Auflegen der aktivierten Sonde auf die Oberfläche des jeweiligen Leberlappens eingefroren.

Präoperativ wurden Blutproben (0,5 ml) aus der Schwanzvene entnommen. Zur Schmerztherapie wurde Buphrenorphin (0,3 mg/kg Körpergewicht s. c.) verabreicht.

Postoperativ wurden nach 4, 8 und 24 Stunden bei je 5 Tieren pro Gruppe Blutproben von 3ml mittels Herzpunktion unter erneuter Narkose gewonnen. Unmittelbar danach wurden die Tiere getötet. Das Serum wurde mittels kommerziell erhältlicher ELISA-Kits auf Tumor-Nekrose-Faktor-alpha (TNF-α) und Interleukin-6 (IL-6) untersucht (Biosource, USA). Die Ergebnisse werden als Mittelwert (± Standardfehler) angegeben. Der Mann-Whitney U-Test wurde zur Berechnung der Signifikanz von Unterschieden zwischen den Gruppen verwendet.

Ergebnisse

5 Tiere erholten sich nicht von der Narkose und weitere 4 Tiere hatten präoperativ erhöhte Serum-TNF-α Spiegel und wurden von der Analyse ausgeschlossen. Die postoperativen TNF-α und IL-6 Spiegel für die einzelnen Gruppen sind in den Tabellen 1 und 2 aufgeführt. 4 Stunden und 8 Stunden postoperativ waren die TNF-α-Spiegel nach Einfrieren von 50% der Leber signifikant höher als nach Einfrieren von 25% der Leber (p = ,04 und p = ,001). Die TNF-α und IL-6-Spiegel nach 4 h waren signifikant höher nach doppelten als nach einfachem Einfrieren von 50% der Leber (p = ,025 und p = ,05). Für alle Gruppen gemeinsam bestand eine gute Korrelation der jeweiligen postoperativen Serum-GOT-Spiegel, als Maß des Lebertraumas, mit den gemessenen TNF-α (Pearson Korrelation = ,712; Signifikanz < ,001, n = 66) und IL-6-Spiegeln (Pearson Korrelation = ,852; Signifikanz < ,001, n = 66).

Tabelle 1. Serum-Tumor Nekrose Faktor-alpha (TNF-α)-Spiegel nach hepatischer Kryotherapie in den verschiedenen Versuchstiergruppen. Mittelwert (Standardfehler)

Gruppe	Serum-TNF-α [pg/ml]		
	4 h	8 h	24 h
1	0 (0) (n = 4)	0 (0) (n = 5)	0 (0) (n = 5)
2	10,1 (4,2) (n = 5)	7,2 (7,2) (n = 5)	1,1 (1,1) (n = 3)
3	19,4 (12,0) (n = 5)	0,7 (0,5) (n = 5)	7,8 (7,8) (n = 5)
4	17,1 (4,0) (n = 5)	58,4 (30,5) (n = 4)	7,3 (7,3) (n = 5)
5	91,9 (21,7) (n = 3)	35,8 (15,8) (n = 5)	37,9 (20,2) (n = 2)

Tabelle 2. Serum Interleukin-6 (IL-6)-Spiegel nach hepatischer Kryotherapie in den verschiedenen Versuchstiergruppen. Mittelwert (Standardfehler).

Gruppe	Serum-IL-6 [ng/ml]		
	4 h	8 h	24 h
1	0 (0) (n = 4)	0 (0) (n = 5)	0 (0) (n = 5)
2	627 (63) (n = 5)	215 (22) (n = 5)	0 (0) (n = 3)
3	1458 (711) (n = 5)	242 (34) (n = 5)	0 (0) (n = 5)
4	496 (90) (n = 5)	1653 (546) (n = 4)	282 (54) (n = 5)
5	2955 (645) (n = 3)	1472 (734) (n = 5)	493 (427) (n = 2)

Diskussion

Hepatische Kryotherapie verursacht die Freisetzung von TNF-α und IL-6 in einem Rattenmodell. Größere Einfriervolumen und doppelte Einfriervorgänge führen zu vermehrter Cytokinfreisetzung. Die postoperativen Serum-GOT-Spiegel, als Maß des Lebertraumas, korrelieren gut mit dem Ausmaß der Cytokinfreisetzung. Diese Assoziation konnte kürzlich auch in einer klinischen Studie nachvollzogen werden [7]. TNF-α und IL-6 scheinen Schlüsselmediatoren in der Pathogenese des septischen Schocks zu sein [2]. Die Ergebnisse dieser Untersuchung unterstützen die Hypothese, daß das klinisch dem septischen Schock ähnelnde Kryoschock-Phänomen ebenfalls cytokinvermittelt ist und von dem Einfriervolumen und der Anzahl der Gefrierzyklen abhängt.

Zusammenfassung

Hintergrund/Zielsetzung: Ein Tiermodell des sogenannten Kryoschockphänomens sollte etabliert werden.

Methodik: 75 Sprague-Dawley Ratten wurden in 5 Gruppen eingeteilt und die Leber in unterschiedlichem Ausmaß einer Kryotherapie unterzogen. Prä- und postoperativ zu unterschiedlichen Zeitpunkten entnommene Blutproben wurden auf TNF-α und IL-6 untersucht.

Ergebnisse: 4 und 8 Stunden postoperativ waren die TNF-α-Spiegel nach Einfrieren von 50 % der Leber signifikant höher als nach Einfrieren von 25 % der Leber (p = 0,04 und p = 0,001). Die TNF-α und IL-6-Spiegel nach 4 h waren signifikant höher nach doppelten als nach einfachem Einfrieren von 50 % der Leber (p = 0,025 und p = 0,05). Für alle Gruppen bestand eine gute Korrelation der postoperativen S-GOT-Spiegel, als Maß des Lebertraumas, und der gemessenen S-TNF-α und S-IL-6-Spiegel.

Schlußfolgerung: Diese Ergebnisse unterstützen die Hypothese, daß das Kryoschockphänomen cytokinvermittelt ist und von dem Einfriervolumen und der Anzahl der Gefrierzyklen abhängt.

Abstract

Background/aim: We aimed to establish an animal model of the so called cryoshock phenomenon.

Methods: 75 Sprague-Dawley rats were divided into 5 groups and underwent hepatic cryoablation of different magnitudes. Pre- and postoperative blood samples were taken at different times and analysed for TNF-α and IL-6.

Results: TNF-α-levels at 4 h and 8 h postoperatively were significantly higher following freezing of 50 % of the liver volume than following freezing of 25 % of the liver volume (p = 0.04 and p = 0.001). TNF-α and IL-6-levels 4 h postoperatively were significantly higher following double freezing of 50 % of the liver volume than following single freezing (p = 0.025 and p = 0.05). Postoperative serum-AST levels, as a measure of liver trauma, were associated with postoperative TNF-α and IL-6-levels.

60

Conclusion: These results support the hypothesis that cryoshock is cytokine mediated and associated with the volume of freezing and the number of freeze thaw cycles.

Literatur

1. Morris DL, Ross WB, Iqbal J, McCall JL, King J, Clingan PR (1996) Cryoablation of hepatic malignancy: An evaluation of tumour marker data and survival in 110 patients. GI Cancer 1:247–251
2. Nathan C, Sporn M (1991) Cytokines in context. J Cell Biol 113:981
3. Seifert JK, Cozzi P, Morris DL (1998) Cryotherapy for neuroendocrine liver metastases. Semin Surg Oncol 14:175–183
4. Seifert JK, Junginger Th, Morris DL (1998) A collective review of the world literature on hepatic cryotherapy. J R Coll Surg Edinb 43:141–154
5. Seifert JK, Morris DL (1998) Prognostic factors following cryotherapy for hepatic metastases from colorectal cancer. Ann Surg 228:201–208
6. Seifert JK, Morris DL. A world survey on the complications of hepatic and prostate cryotherapy. World J Surg (im Druck)
7. Seifert JK, Stewart G, Hewitt PM, Bolton EJ, Junginger T, Morris DL. Interleukin-6 and Tumour Necrosis Factor-alpha levels following hepatic cryotherapy are associated with volume and duration of freezing. World J Surg (im Druck)
8. Weaver ML, Atkinson D, Zemel R (1995) Hepatic cryosurgery in treating colorectal metastases. Cancer 76:210-214

Korrespondenzadresse des Erstautors: Dr. med. Joachim Kai Seifert, Klinik und Poliklinik für Allgemein- und Abdominalchirurgie der Johannes Gutenberg-Universität Mainz, Langenbeckstr. 1, D-55101 Mainz

Neue Ergebnisse zur Ätiologie der extrahepatischen Gallengangatresie im Tiermodell

New results for the etiology of extrahepatic biliary atresia in a murine model

P. Szavay, G. Czech-Schmidt, C. Petersen

Abt. Kinderchirurgie der Medizinischen Hochschule Hannover, 30625 Hannover

Einleitung

Die EHBA (extrahepatic biliary atresia) tritt bei Menschen mit einer Häufigkeit von 1:15000 Lebendgeburten in den ersten Lebensmonaten auf [1]. und verläuft ohne chirugische Intervention letal. Die Pathogenese der EHBA ist unbekannt. Als mögliche Ursachen werden eine peri- bzw. postnatale Läsion, eine pränatale Fehlentwicklung oder eine genetische Disposition postuliert (2–4). Die Virusinfektion als Ursache der EHBA konnte trotz Virus- und Antikörpernachweises in Patientenproben bislang nicht bewiesen werden [5]. Aufgrund von Beobachtungen, daß nach einer Rhesus Rotaviren-Infektion bei neugeborenen Balb/c-Mäusen eine EHBA induziert wird [6], wurde in unserer Arbeitsgruppe ein Tiermodell etabliert [7], das eine sehr hohe morphologische Übereinstimmung mit der EHBA des Menschen aufweist. Neue Ergebnisse zu der Ätiologie der EHBA in diesem Tiermodell werden in dieser Studie präsentiert.

Material und Methoden

Virus und Infektion der Mäuse: Alle Infektionsversuche wurden mit einem Rhesus Rotavirus (RRV) der Serogruppe 3 (MMU 18006) durchgeführt, das vom Stuhl eines Rhesusaffen isoliert wurde und bei der Impfstoffentwicklung eingesetzt wird. Die Infektion der Tiere erfolgte i.p. (intraperitoneal) mit 20 µl der Virussuspension mit einem RRV-Titer von 10^6 PFU/ml.

Virustitration: In den mit MA-104 Zellsuspensionen (Bio Whittaker, Walkesville) bestückten 96-Loch-Mikrotiterplatten mit flachem Boden wurden die zu testenden Virus- und Organsuspensionen in einer logarithmischen Verdünnungsreihe zur Basis 10 hinzugefügt und 4 Tage im Brutschrank inkubiert. Nach dieser Inkubationszeit wurden die Plaques ausgezählt" und der Titer in PFU/ml angegeben.

Herstellung der Organsuspensionen: Die Organe der Versuchstiere wurden in EDM Medium (eagle's minimum essential medium, dulbeccos modification) aufgenommen und mit Ultraschall homogenisiert. Diese 10%igen Suspensionen wurden 10 min bei 2000 UpM zentrifugiert und der Überstand zur Virustitration verwendet.

Neutralisationstest (NT): Die zu testenden Seren wurden für 30 min bei 56 °C inaktiviert, danach wurde eine Verdünnungsreihe hergestellt, von der dann jeweils 10 µl mit einer gleichen Menge einer eingestellten Virussuspension (50 PFU/Loch) für 60 min im Brutschrank inkubiert wurde. Danach wurde der Ansatz mit MA-104-Zellen bestückt und 4 Tage im Brutschrank inkubiert. Die Auswertung erfolgte nach dem gleichen Prinzip wie bei der Virustitration durch das Auszählen der PFU.

Ergebnisse

1. *Infektionszeitpunkt und Morbidität:* Es wurden neugeborene Balb/c-Mäuse zu unterschiedlichen Zeitpunkten nach der Geburt (1, 2 und 3 Tage post partum) infiziert und über einen Zeitraum von 4 Wochen beobachtet.

   Die Zahl der Erkrankungsfälle und die Letalitätsrate nahm mit zunehmenden Alter der Tiere zum Zeitpunkt der Infektion ab (Tabelle 1).

   Bei der virologischen Untersuchungen der am ersten Lebenstag infizierten Tiere konnte ein RRV-Titer in der Leber, der Milz und im Gehirn von 10^5–10^6 PFU/ml bestimmt werden. Diese Titer wurde sowohl bei den erkrankten als auch bei den gesundgebliebenen Tieren gemessen.

Tabelle 1. Abhängigkeit der Erkrankungs- und Letalitätsrate vom Infektionszeitpunkt

RRV-Infektion (Tag p.p.)	Tierzahl	Erkrankte Tiere	Letalitätsrate der erkrankten Tiere
1	28	24 (86%)	24 (100%)
2	20	13 (65%)	9 (65%)
3	8	1 (13%)	0 (0%)

RRV-Infektion (Tag p.p.)-Rhesus Rotavirus-Infektion, Tag post partum.

Tabelle 2. Abhängigkeit des Virustiters und des Antikörper-Titers vom Infektionszeitpunkt und dem asymptomatischen bzw. symptomatischen Infektionsverlauf

RRV-Infektion (Tag p.p.)	Tierzahl	Krankheits-symptome	Virustiter in der Leber (PFU/ml)	Virustiter in der Milz (PFU/ml)	Virustiter im Gehirn (PFU/ml)	NT
1	24	(+)	10^4–10^6	(–)–10^5	10^3–10^6	1:8
1	4	(–)	(–)–10^6	(–)–10^6	10^4–10^6	1:8
3	13	(+)	10^3	10^2–10^3	10^3–10^5	1:8–1:64
3	7	(–)	10^3–10^6	(–)–10^5	10^3–10^6	1:4–1:64

RRV-Infektion (Tag p.p.)-Rhesus Rotavirus-Infektion, Tag post partum.
(+)-symptomatischer Infektionsverlauf.
(–)-asymptomatischer Infektionsverlauf.
PFU/ml-plaque forming unit/ ml.

Die serologische Bestimmung von neutralisierenden Antikörpern zeigte bei allen Tieren, die am ersten Tag infiziert wurden einen maximalen Titer von 1:8. Wurden die Tiere erst am 3. Tag infiziert, so variierte sowohl bei den gesundgebliebenen als auch bei den erkrankten Tieren der Titer zwischen 1:4 und 1:64 (Tabelle 2).

2. *Pränatale Infektion:* Es wurden geschlechtsreife Balb/c-Weibchen infiziert und anschließend verpaart. 16 Tiere (2 Würfe) dieser infizierten Balb/c-Mütter wurden am ersten Lebenstag infiziert, 18 Tiere (3 Würfe) wurden nicht infiziert. Weitere 4 Würfe (19 Tiere) von nichtinfizierten Muttertieren wurden am ersten Lebenstag infiziert und von persistent infizierten Muttertieren mit neutralisierenden Antikörpern (Titer = 1:128-1:256) aufgezogen.

Die Kontrollgruppe bestand aus einem Wurf (7 Tiere) eines nicht infizierten Muttertieres, der am ersten Lebenstag infiziert wurde.

Nur in der Kontrollgruppe und bei den Tieren, die von persistent infizierten Muttertieren aufgezogen wurden, konnten die üblichen Erkrankungs- und Letalitätsraten beobachtet werden; alle anderen Tiere blieben gesund.

Obwohl ein Ausbleiben von Krankheitssymptomen und ein fehlender mikroskopischer Nachweis von Veränderungen an den Gallengängen beobachtet wurde, konnte bei allen Tieren durch die Virustitration von Leber, Milz und Gehirn RRV nachgewiesen werden. Aus der Höhe der Virusreplikation und dem Titer der neutralisierenden Antikörper ließen sich keine Unterschiede erkennen, die auf eine Korrelation dieser Titer mit der Behandlungsweise der beiden Gruppen (nicht infizierte und infizierte Würfe) schließen lassen. Die maximalen Titerhöhen der Virusreplikation in Organen wurden hier nicht erreicht, und im Vergleich zu der Kontrollgruppe wurde hier eine Virustiterreduktion von bis zu 2 Logarithmusstufen verzeichnet (Tabelle 3).

Auch durch eine Infektion eines Weibchens in der Endphase der Trächtigkeit (6 Tage präpartal) und durch eine nachfolgende Infektion des Wurfes (4 Tiere) am ersten Lebenstag ließen sich keine Krankheitssymptome hervorrufen.

Tabelle 3. Einfluß der präpartalen Infektion der Muttertiere auf die RRV-Replikation und die neutralisierenden Antikörper-Titer der postpartal infizierten bzw. nicht infizierten Würfe

Infektion der Würfe	Muttertier infiziert	Tierzahl	Virustiter in der Leber (PFU/ml)	Virustiter in der Milz (PFU/ml)	Virustiter im Gehirn (PFU/ml)	NT
(+)	(+)	16	10^4	n. u.	$10^3 - 10^4$	1:32-1:64
(−)	(+)	18	$10^3 - 10^4$	10^2	$10^2 - 10^4$	1:32-1:64
(+)	(−)	19	$(-) - 10^6$	$(-) - 10^6$	$10^4 - 10^6$	1:32-1:64
(+) Kontrolle	(−)	7	$10^1 - 10^6$	$10^1 - 10^6$	$10^4 - 10^6$	1:2-1:8

(+)-Infektion des Wurfs/Muttertier vor Verpaarung infiziert.
(−)-keine Infektion des Wurfs/Muttertier nicht infiziert.
PFU/ml-plaque forming unit/ml.

Diskussion

Die Infektion neugeborener Balb/c-Mäuse am ersten Lebenstag ergibt eine Erkrankungsrate für eine EHBA von 86 %. Mit zunehmendem Alter der Tiere sinkt diese auf 65 % am 2. Tag und auf 13 % am 3. Tag ab. Diese besondere Bedeutung des Infektionszeitpunktes ist noch deutlicher in der Letalitätsrate zu erkennen, die von 100 % (Infektion am 1. Tag) auf 0 % (Infektion am 3. Tag) absinkt.

Die Rolle des Interferonsystems [8] und die präventive Wirkung einer Interferon Alpha Behandlung bei der EHBA in unserem Mausmodell [9], sind als Hinweise auf einen noch nicht charakterisierten Faktor zu werten. Bei Balb/c-Mäusen wird dieser erst postpartal in den ersten Lebenstagen aktiviert und scheint bei der Verhinderung des Auftretens einer EHBA eine zentrale Rolle zu spielen.

Das noch nicht ausreichend aktive Immunsystem scheint aber postpartal ein Fenster zu haben, in dem eine virusinduzierte EHBA auftreten kann.

Aus der Bestimmung der neutralisierenden Antikörper im Serum bei den am ersten Lebenstag infizierten Tiere läßt sich kein Hinweis auf ihre protektive Wirkung bei der Abwehr des Virus ableiten. Sowohl bei den erkrankten als auch bei den gesundgebliebenen Tieren wurden gleich hohe Titer neutralisierender Antikörper gemessen. Auch die Höhe des Virustiters in der Leber, der Milz und im Gehirn verdeutlicht, daß die Virusreplikation durch die neutralisierenden Antikörper nicht beeinflußt wurde.

Die Virusreplikation in Organen von Tieren, die erst am 3. Tag infiziert wurden und bei denen trotz eines sehr niedrigen Antikörper-Titers eine drastische Reduktion der Erkrankungsfälle und ein völliges Ausbleiben einer EHBA beobachtet wurde, zeigt, daß auch hier den Antikörpern eine untergeordnete Rolle bei der Auseinandersetzung mit dieser Infektion zukommt.

Durch die Beobachtungen, daß die EHBA bei neugeborenen Tieren nicht ausgelöst werden kann, wenn das Muttertier bis zu 6 Tagen präpartal immunisiert wird, wird deutlich, daß in diesem EHBA-Modell-vergleichbar mit den Literaturangaben [10] – ein ausreichender Schutz nur durch eine Immunisierung der trächtigen Muttertiere zu erreichen ist.

Der Schutz der neugeborenne Tiere nicht präpartal infizierter Muttertiere besteht erst bei einer Infektion ab dem 3. Lebenstag. Es muß sich daher um ein sehr schnell aktiv werdendes System handeln.

Zusammenfassung

Im murinen Infektionsmodell zur EHBA (extrahepatic biliary atresia) konnten wir neue Ergebnisse aufzeigen.

Es wurde der Einfluß des Zeitpunktes der Infektion untersucht aber auch der Unterschied bei Infektion der Muttertiere oder der neugeborenen Mäuse bezüglich der Auslösung einer EHBA. Nur durch eine Infektion am ersten Lebenstag können Krankheitsverläufe ausgelöst werden, die dem Bild einer EHBA entsprechen.

Mit zunehmenden Alter der Tiere sinkt die Morbidität für eine EHBA, so daß Tiere, die erst am 3. Lebenstag infiziert werden, keine EHBA mehr aufweisen. Eine präpartale Infektion der Muttertiere löst keine EHBA bei den neugeborenen Mäusen aus. Von den bis zu 6 Tagen präpartal infizierten Muttertieren wird auf die Neugeborenen ein Schutz übertragen, so daß bei diesen Tieren durch eine Infektion mit RRV keine EHBA induziert werden kann. Der hier beobachtete Schutz der neugeborenen Mäuse wird nur diaplazentar übertragen. Für einen passiven Schutz vor der EHBA reichen die mit Kolostrum und der Muttermilch auf die Neugeborenen übertragenen Antikörper nicht aus.

Die hepatotrope Wirkung von RRV (Rhesus Rotavirus) scheint daher abhängig von der Immunkompetenz der Tiere.

Abstract

Background: In an infectious animal model intraperitoneal infection of newborn BALB/c mice with rhesus rotavirus (RRV) induced cholestasis leading to extrahepatic biliary atresia. We could show new results concerning the etiology of EHBA in this model.

Methods: The influence of time of infection and the application of RRV either prenatal or to the newborn mice was investigated.

Results: We found that only when infected on day 1 post partum, we could initiate a disease process in the newborn mice. Morbidity is reduced with increasing age at time of infection. Thus, mice infected on day 3 post partum did not acquire EHBA. Infection of the mother prepartum did not lead to EHBA in newborn mice. The antibodies received from the mother through the placenta protected the newborn mice even when they were infected post partum. The antibodies received through breastfeeding do not even passively protect newborn mice from infection.

Conclusion: In conclusion it seems to be a question of the immuno-competence of the newborn animal wether the hepatotrophic impact of rhesus rotavirus-infection leads to EHBA or not.

Literatur

1. Houwen RH, Kerremans II, van Steensel-Moll HA, van Romunde LK, Bijleveld CM, Schweizer P (1988) Time-spacing distribution of extrahepatic biliary atresia in the Netherlands and West Germany. Z Kinderchir 43:68–71
2. Tan CE, Driver M, Howard ER, Moscoso J (1994) Extrahepatic biliary atresia: a first-trimester event? Clues from light microscopy and immunohistochemistry. J Pediatr Surg 29:808–814
3. Landing BH (1974) Consideration of the pathogenesis of neonatal hepatitis, biliary atresia and choledocal cyst – the concept of infantile obstructive cholangiopathy. Prog Pediatr Surg 6:113–139
4. Hays DM (1973) Biliary atresia: the current state of confusion. Surg Clin North Am 53:1257–1273
5. Morecki R, Glaser J, Johnson AB, Kress Y (1983) Evidence for reovirus type 3 in the porta hepatis of a patient with extrahepatic biliary atresia: An immunocytochemical and ultrastructural study. Hepatology 3:316
6. Riepenhoff-Talty M, Schaekel K, Clark HF, Mueller W, Uhnoo I, Rossi T, Fisher J, Ogra PL (1993) Group A rotavirus produce extrahepatic biliary obstruction in orally inoculated newborn mice. Pediatr Res 33:394–399
7. Petersen C, Biermanns D, Kuske M, Schaekel K, Meyer-Junghaenel L, Mildenberger H (1997) New aspects in a murine infectious model for extrahepatic biliary atresia. J Pediatr Surg 32:1190–1195

8. Binder D, Fehr J, Hengartner H, Zinkernagel RM (1997) Virus-induced Transient Bone Marrow Aplasia: Major Role of Interferon-alpha/beta during Acute Infection with the Noncytopathic Lymphocytic Choriomeningitis Virus. J Exp Med 185:517–530
9. Petersen C, Bruns E, Kuske M, v. Wussow P (1997) Treatment of Extrahepatic Biliary Atresia with Interferon-alpha in a Murine Infectious Model. Pediatr Res 42:623–628
10. Bachmann PA, Hess RG Comparative aspects of pathogenesis and immunity in animals (1982) Virus infections of the gastrointestinal tract. Tyrrell DAJ, Kapikian AS, Marcel Dekker, New York, 361

Dieses Forschungsprojekt wird von der Deutschen Forschungsgemeinschaft gefördert.

Korrespondenzadresse: Dr. med. Philipp Szavay, Abt. Kinderchirurgie, Medizinische Hochschule Hannover, Carl-Neuberg-Str. 1, 30625 Hannover, Telefon: 0511-532-9060, Fax: 0511-532-9059, E-Mail: Szavay.Philipp@mh-hannover.de

Die Arthrofibrose – die Folge einer durch T-Zellen vermittelten Immunreaktion?*

Arthrofibrosis – Result of a T cell mediated immune response?

U. Bosch[1], J. Zeichen[1], P. Lobenhoffer[2], M. van Griensven[1]

[1] Unfallchirurgische Klinik, Medizinische Hochschule Hannover, 30623 Hannover
[2] Klinik für Unfall- und Wiederherstellungschirurgie, Krankenhaus Henriettenstiftung, 30171 Hannover

Einleitung

Die primäre Arthrofibrose ist eine gravierende Komplikation nach Verletzungen und operativen Eingriffen an Gelenken. Im Mittelpunkt der bisherigen klinischen Studien standen Untersuchungen nach Kapsel-Bandverletzungen am Kniegelenk [5–7]. Hauptsymptom ist die persistierende, teils schmerzhafte Einschränkung der Gelenkbeweglichkeit aufgrund einer exzessiven Fibrosierung im Rahmen reparativer Prozesse. Davon zu unterscheiden sind Einschränkungen der Gelenkbeweglichkeit durch eine sekundäre Arthrofibrose aufgrund einer lokalen Problematik, wie z.B. einer fehlerhaften Transplantatplazierung beim Ersatz des vorderen Kreuzbandes [7]. Während es für die Behandlung der sekundären Arthrofibrose klare Konzepte gibt, ist die Therapie der primären Arthrofibrose schwierig. Die kausale und formale Pathogenese der primären Arthrofibrose sind weitgehend unbekannt. Histologische Untersuchungen zeigen neben einer Fibrosklerose eine Synoviahyperplasie sowie lymphoplasmazelluläre Infiltrate als Hinweis für eine chronische inflammatorische Reaktion. Pathogenetisch könnte dies Ausdruck eines immunreaktiven Prozesses sein. Die phänotypische Charakterisierung von synovialen Zellen bei Synovitiden unterschiedlicher Genese ergab Hinweise für eine zellvermittelte Immunreaktion als typisches Reaktionsmuster des Synovialgewebes [3]. Für die Induktion einer zellvermittelten Immunreaktion sind allgemein die Antigenpräsentation via MHC-Klasse II-Moleküle und die Aktivierung von T-Helferzellen von entscheidender Bedeutung [1].

Das Ziel der immunhistochemischen Untersuchung war daher der Nachweis und die Lokalisation einer durch T-Zellen vermittelten Immunreaktion im Synovialgewebe von Patienten mit primärer Arthrofibrose.

* Gefördert durch die Deutsche Gesellschaft für Unfallchirurgie e. V.

Methodik

Im Rahmen der Arthrolyse wegen symptomatischer Arthrofibrose des Kniegelenkes nach Kapsel-Bandverletzungen wurden bei 7 Patienten (Alter: $\varnothing$ 31,8 Jahre, 18–50 Jahre) Gewebeproben entnommen. Zwischen Trauma und Arthrolyse lagen im Mittel 16,4 Monate (4–48 Monate). Der mittlere Bewegungsumfang der Kniegelenke betrug präoperativ 77,8° (70–110°). Andere entzündliche Erkrankungen wurden anamnestisch ausgeschlossen. Lokale, intraartikuläre Ursachen für eine sekundäre Arthrofibrose lagen nicht vor. Die Gewebeproben wurden standardisiert aus dem Hoffaschen Fettkörper und aus interkondylär lokalisiertem hyperplastischem Synovialgewebe entnommen. Die Proben wurden in 5%igem Formalin fixiert und in Paraffin eingebettet. Von allen Proben wurde eine HE-Färbung angefertigt. Der immunhistochemische Nachweis von MHC-Klasse II positiven Zellen, von CD68+, CD83+, CD3+, CD4+, CD25+ sowie von CD20+-Zellen erfolgte mit monoklonalen Antikörpern (Serotec, Oxford, England) und der ABC-Methode. Die Proben wurden nach Blockade der endogenen Peroxidase mit dem primären Antikörper über Nacht bei 4 °C inkubiert. Nach Spülung mit Phosphatpufferlösung wurden die Proben mit einem biotinylierten Ziege-anti-Kaninchen-Antikörper für 30 Minuten bei 37 °C inkubiert. Nach Inkubation mit dem Streptavidin-Biotin-Peroxidase-Komplex über 30 Minuten folgte die Detektion anhand der Farbreaktion mit 3,3-Diaminobenzidintetrahydrochlorid (DAB) oder 3-Amino-9-äthylcarbazol (AEC). Für die Negativ-Kontrolle wurde der primäre Antikörper durch Kaninchenserum ersetzt. Zum Vergleich dienten Gewebeproben aus Kniegelenken ohne makroskopisch erkennbarem pathologischen Befund.

Ergebnisse

Kontrollgewebe: Die Kontrollpräparate zeigen die typische Histomorphologie der Membrana synovialis [2]. In der ein- bis dreilagigen synovialen Deckzellschicht finden sich sowohl CD68+ als auch MHC-Klasse II positive Zellen (Makrophagen). Im subsynovialen Bindegewebe sind zahlreiche Kapillaren und wenige fibrohistiozytäre Zellen zu erkennen. Positive Immunreaktionen finden sich nur ganz vereinzelt in wenigen Gesichtsfeldern.

Arthrofibrosegewebe: Neben der Fibrosklerose findet sich eine synoviale Hyperplasie mit einer mehrlagigen Gruppierung von Synovialzellen. Das subsynoviale Bindegewebe ist deutlich verbreitert, zell- und gefäßreich und weist vornehmlich perivaskulär lymphoplasmazelluläre Infiltrate auf. Mit zunehmendem Zeitintervall zwischen Trauma und Arthrolyse nahm die Infiltration von Entzündungszellen ab. Im hyperplastischen Synovialgewebe sind die MHC-Klasse II positiven Zellen deutlich vermehrt. Positive Reaktionen zeigen vornehmlich synoviale Makrophagen (CD68+) und subsynoviale dendritische Zellen (CD83+). Diese sind von einer mäßigen bis moderaten CD3+-Zellinfiltration umgeben. Dort finden sich auch vermehrt CD4+-T-Zellen. Positive Reaktionen für CD25 und CD20 weisen auf aktivierte T-Zellen und B-Lymphozyten hin.

Diskussion

Die Ursachen der primären Arthrofibrose werden noch kontrovers diskutiert [5, 6]. Ihre formale Pathogenese ist letztendlich nicht geklärt. Die histologischen Befunde der eigenen Studie geben Hinweise auf eine Immunpathogenese. Die lymphoplasmazellulären Infiltrate können Ausdruck der Aktivierung immunsensitiver Zellen im Rahmen eines immunreaktiven Prozesses sein. Die vermehrte Vaskularität und Proliferation von Zellen sowie die vermehrte extrazelluläre Matrix werden als Folge dieses Prozesses gesehen. Der vermehrte Nachweis von positiven Reaktionen für MHC-Klasse II bei synovialen Makrophagen und dendritischen Zellen sowie der vermehrte Nachweis von T-Helferzellen im Arthrofibrosegewebe wird als Ausdruck einer zellvermittelten Immunreaktion gewertet. Im Rahmen eines traumatischen Ereignisses werden Proteine (Antigene/Autoantigene) von MHC-Klasse II positiven Zellen prozessiert und T-Helferzellen präsentiert. Die dadurch regulierte Aktivierung und Proliferation von T-Helferzellen führt potentiell zur Aktivierung und Differenzierung von B-Lymphozyten und reziprok zur Stimulierung von Makrophagen. Zytokine, freigesetzt aus aktivierten Zellen, wirken chemotaktisch auf andere Entzündungszellen und stimulieren Fibroblasten im Synovialgewebe zur Proliferation und vermehrten Synthese von Matrixproteinen. Immunhistochemisch wurde eine vermehrt positive Reaktion für PDGF und TGF-β in synovialen Fibroblasten und Makrophagen nach Verletzung des vorderen Kreuzbandes nachgewiesen [4]. Unbeantwortet bleibt derzeit noch durch welche Stimuli der immunpathologische Prozess bei der primären Arthrofibrose ausgelöst wird und welche Faktoren für die Persistenz der inflammatorischen Reaktion im Arthrofibrosegewebe verantwortlich sind. Eine veränderte Immunantwort mit unterschiedlicher Aktivierung von Subtypen der T-Helferzellen könnte eine Ursache für die gesteigerte Zell- und Gefäßproliferation sowie für die vermehrte Synthese von extrazellulärer Matrix sein.

Zusammenfassung

Ziel: Immunhistochemischer Nachweis einer durch T-Zellen vermittelten Immunreaktion als Ursache einer primären Arthrofibrose.

Methodik: Bei 7 Patienten (Alter: $\varnothing$ 31,8 Jahre, 18–50 Jahre) wurden im Rahmen einer operativen Arthrolyse wegen symptomatischer Arthrofibrose des Kniegelenkes nach Kapsel-Bandverletzungen Gewebeproben entnommen. Im Mittel lagen zwischen Trauma und Arthrolyse 16,4 Monate (4–48 Monate). Der mittlere Bewegungsumfang der Kniegelenke betrug präoperativ 77,8° (70–110°). Andere entzündliche Erkrankungen wurden anamnestisch ausgeschlossen. Die Proben wurden formalinfixiert und in Paraffin eingebettet. Routinemäßig wurde eine HE-Färbung angefertigt. Die immunhistochemische Darstellung von MHC-Klasse II+ und von CD68+, CD83+, CD3+, CD4+, CD25+ und CD20+-Zellen erfolgte mit der ABC-Methode und DAB- oder AEC-Färbung. Die Zellkerne wurden mit Hämalaun gegengefärbt. Als Kontrolle dienten Gewebeproben aus Kniegelenken ohne pathologischem Befund.

Ergebnisse: Im Arthrofibrosegewebe findet sich eine synoviale Hyperplasie mit lympho-plasmazellulären Infiltraten als Zeichen einer chronischen inflammatorischen Reaktion. Insbesondere synoviale Makrophagen (CD68+) und subsynoviale

70

dendritische Zellen (CD83) zeigen eine starke Expression von MHC-Klasse II Antigenen. Diese sind von Rundzellinfiltraten mit CD4+-T-Zellen umgeben. Dort finden sich auch vermehrt Zellen mit positiven Reaktionen für CD3, CD25 und CD20.

Schlußfolgerung: Die Befunde sprechen für eine durch T-Zellen vermittelte Immunreaktion in der Pathogenese der Arthrofibrose. Die Induktion der Immunantwort könnte über die Präsentation von Antigenen durch MHC-Klasse II positiven Zellen erfolgen. Die dadurch regulierte Aktivierung von T-Helferzellen führt zur Aktivierung anderer Zellen und letztendlich zur vermehrten Synthese von extrazellulärer Matrix.

Abstract

Aim: Detection of a T cell mediated immune response as a cause of arthrofibrosis.

Methods: Tissue samples were taken from 7 patients (mean age: 31.8 years; range 18–50) undergoing open arthrolysis of the knee joint because of symptomatic arthrofibrosis following ligament injuries. The average time interval between trauma and arthrolysis was 16.4 months (range 4–48 m). Before arthrolysis, the mean range of motion was 77.8 °C (70–110°). Any other inflammatory disease was excluded by history. Tissue samples were fixed in formalin and embedded in paraffin. Sections were stained with HE. Monoclonal antibodies were used for immunohistological localization of MHC class II expressing cells as well as CD68, CD83, CD3, CD4, CD25 and CD20 positive cells. The ABC reaction and DAB or AEC were used for immunostaining and hemalum for counterstaining. Synovial tissue samples from 5 knees without any pathology served as controls.

Results: Arthrofibrotic tissue revealed synovial hyperplasia, fibrotic enlargement and infiltration of inflammatory cells. Expression of MHC class II indicating antigen-presenting cells is increased in synovial macrophages (CD68+) and dendritic cells (CD83+). Positive immunostaining for CD4 (helper T cells) was also increased and mainly present around MHC class II expressing cells. There were also CD3+, CD25+ and CD20+ cells.

Conclusion: A T cell mediated immune response may play a crucial role in the mechanism of arthrofibrosis. MHC class II expressing cells can present antigens that are recognized by helper T cells. This promotes an immune response followed by stimulation of other cells and formation of extracellular matrix.

Literatur

1. Auffray C, Strominger JL (1987) Molecular genetics of the human histocompatibility complex. Adv Human Genet 15:197–247
2. Henderson B, Pattipher ER (1985) The synovial lining cell: Biology and pathobiology. Semin Arthritis Rheum 15:1–32
3. Lindblad S, Klareskog L, Hedfors E, Forsum U, Sundstrom C (1983) Phenotypic characterization of synovial tissue cells in situ in different types of synovitis. Arthritis Rheum 26:1321–1332
4. Murakami S, Muneta T, Furuya K, Saito I, Miyasaka N, Yamamoto H (1995) Immunhistologic analysis of synovium in infrapatellar fat pad after anterior cruciate ligament injury. Am J Sports Med 23:763–768

5. Noyes FR, Wojtys EM, Marshall M (1991) The early diagnosis and treatment of developmental patella infera syndrome. Clin Orthop 265:241–252
6. Paulos LE, Rosenberg TD, Drawbert JP, Manning J, Abbott P (1987) Infrapatellar contracture syndrome: An unrecognized cause of knee stiffness with patella entrapment and patella infera. Am J Sports Med 15:331–341
7. Shelbourne KD, Patel DV, Martini DJ (1996) Classification and management of arthrofibrosis of the knee after anterior cruciate ligament reconstruction. Am J Sports Med 24:857–862

Korrespondenzadresse: Prof. Dr. med. Ulrich Bosch, Unfallchirurgische Klinik, Medizinische Hochschule Hannover, Carl-Neuberg-Straße 1, 30625 Hannover

Eignung von Titanprüfkörpern unterschiedlicher Oberflächenbeschaffenheit als BMP-Träger – eine tierexperimentelle Studie im orthotopen Lager des Riesenkaninchens

Efficacy of titanium implants of different surfaces as BMP-carriers – An animal study at the orthotopic implant bed of giant rabbits

St. A. Esenwein[1], C.-H. Hartwig[2], Sa. Esenwein[3], G. Herr[4], W. Küsswetter[3], G. Muhr[1]

[1] Berufsgenossenschaftliche Kliniken Bergmannsheil, Universitätsklinik der Ruhr-Universität Bochum, Chirurgische und Unfallchirurgische Klinik mit Poliklinik, Bürkle-de-la-Camp-Platz 1, 44789 Bochum
[2] Orthopädische Abteilung am Michaelis-Krankenhaus Hamburg, Am Weiher 7, 20255 Hamburg
[3] Orthopädische Klinik und Poliklinik der Eberhard-Karls-Universität Tübingen, Hoppe-Seyler-Straße 3, 72076 Tübingen
[4] Klinik für Unfallchirurgie der Justus-Liebig-Universität Gießen, Laboratorium für Experimentelle Unfallchirurgie, Kerkrader Straße 9, 35394 Gießen

Einleitung

Ein weltweites Interesse an der Entwicklung neuer zementfreier Implantatfixationstechniken ist vor allem durch die Tatsache begründet, daß in der Traumatologie und orthopädischen Chirurgie die Anzahl der implantierten Hüft- und Knieendoprothesen jährlich steigt und daß in der Zahnmedizin sowie in der Mund-, Kiefer- und Gesichtschirurgie immer vielfältigere therapeutische Anwendungsmöglichkeiten für zementfreie Implantate bestehen. Die Kontaktfläche zwischen Implantat und Knochen ist oftmals klein, weshalb eine gute knöcherne Einheilung des Implantates für das Langzeitergebnis eine wesentliche Rolle spielt. Die dauerhafte Fixation zementfreier Prothesenkomponenten in das knöcherne Implantatlager und damit der Erfolg der Versorgung hängt entscheidend von den Grenzflächenverhältnissen von Implantat und Knochen ab (Pillar et al., 1986). Die dauerhafte knöcherne Osseointegration kann nur gelingen, wenn eine mechanisch stabile Situation ohne Mikrobewegungen des Implantates vorliegt.

Bisher sind zahlreiche osteogenetische Wachstumsfaktoren aus der Knochenmatrix verschiedener Spezies isoliert, teilweise schon sequenziert und auf gentechnischem Weg synthetisiert worden (Wozney, 1989; Wang et al., 1990). Diese sogenannten bone morphogenetic proteins (BMPs) führen in Kombination mit einem Trägermaterial nach Implantation im ektopen Lager zu einer Knochenneubildung (Herr et al., 1996). Die Zukunft der Forschung gehört der Kombination von BMPs mit in der Endoprothetik und zahnärztlichen Chirurgie gebräuchlichen Implantatoberflächen, um diese als sogenannte „BMP-Carrier" zu nutzen und dadurch neue, osteoinduktive Oberflächeneigenschaften zu erzielen. Dieses Verfahren soll zu einer schnelleren und verbesserten Implantatfixation innerhalb des Knochenlagers führen und damit die Langzeitstabilität der Implantate verbessern.

Methodik

In der vorliegenden tierexperimentellen Studie soll geklärt werden, inwieweit durch die zusätzliche BMP-3-Beschichtung von Titanprüfkörpern mit in der Endoprothetik und zahnärztlichen Chirurgie gebräuchlichen porösen Oberflächen (Hydroxylapatit-beschichtung – IIA und Aufrauhung durch Korundstrahlung – kor) eine schnellere knöcherne Einheilung der Trägermaterialien erzielt werden kann. Die zeitabhängige BMP-induzierte Osteoneogenese in Abhängigkeit von den verschiedenen Implantat-oberflächen soll näher untersucht und die Spaltheilung beurteilt werden. Hierzu wurden 30 von insgesamt 60 zylinderförmigen Titanprüfkörpern mit einer Hydro-xylapatit- beziehungsweise einer korundgestrahlten Oberfläche mit jeweils 230 µg porcinem, hochgereinigtem BMP-3-Präzipitat beschichtet. Die Isolierung und Auf-reinigung des Wachstumsfaktors BMP-3 erfolgte aus längsgespaltenen Diaphysen schlachtfrischer Schweinefemora. Jeweils ein beschichtetes und ein unbeschichtetes Kontrollimplantat wurden unter Spaltbildung von 1 mm in das Patellagleitlager des rechten bzw. linken Hinterlaufes von 30 Riesenkaninchen implantiert. Um die zeitab-hängige Knochenneubildung in unmittelbarer Umgebung der Prüfkörper bestimmen zu können, betrug die Liegezeit der Implantate 14, 35 bzw. 56 Tage. Mittels konventio-neller Röntgentechnik unter Verwendung von Mammographiefilmen wurden Über-sichtsaufnahmen der entnommenen Präparate zur Beurteilung der Knochenstruktu-ren und der Implantatlage angefertigt. Von allen Explantaten wurden nach Fixation in Alkohol und Einbettung in Methylmethacrylat Seriensägeschnitte hergestellt und die Implantateinheilung und Knochenneubildung im Spalt lichtmikroskopisch beurteilt. Ein Bildanalyseprogramm ermöglichte darüberhinaus die histomorphometrische Auswertung der Knochenneubildung im Spalt.

Ergebnisse

Alle nach dem Zufallsprinzip ausgewählten Prüfkörper waren radiologisch knöchern in den Femura integriert. Die quantitativ-histomorphometrische Auswertung zeigte in den ersten 5 Wochen bei den BMP-3-beschichteten Implantaten im Vergleich zu den unbeschichteten Kontroll-Implantaten eine vermehrte Knochenneubildung. (2 Wo.: HA + BMP 2,5× mehr als HA; kor + BMP 1,5× mehr als kor; 5 Wo.: HA + BMP 2,4× mehr als HA; kor + BMP 3× mehr als kor). Nach 8 Wochen war der BMP-Effekt in der HA-Gruppe nicht mehr und in der korund-Gruppe nur noch schwach nach-weisbar (8 Wo.: HA + BMP in etwa gleich wie HA; kor + BMP 1,6× mehr als kor). Die statistische Auswertung der 5-Wochen-Gruppe mittels T-Test für verbundene (ab-hängige) Stichproben zeigte im Vergleich zu den jeweiligen unbeschichteten Kontroll-implantaten eine signifikant bessere Osseointegration (p < 0,01). Die lichtmikrosko-pische Auswertung zeigte nach 2 Wochen sowohl in der HA- als auch in der korund-Gruppe Knorpelsäume in Kontakt mit der Implantatoberfläche, die nach 5 Wochen zunehmend mineralisierten und nach 8 Wochen eine bindegewebsfreie Osseointegration der Implantate gewährleisteten.

Diskussion

Die Entwicklung eines Implantates, welches durch Abgabe osteoinduktiver Proteine seine eigene knöcherne Fixation verstärkt und beschleunigt, ist im Hinblick auf die Langzeitstabilität von großem Interesse. In der vorliegenden Untersuchung konnte gezeigt werden, daß die Beschichtung von Implantatoberflächen mit dem Wachstumsfaktor BMP-3 unter Erhalt der osteogenen Aktivität des Proteins möglich ist. Dadurch können metallischen Implantaten Eigenschaften verliehen werden, durch die sie in der Lage sind, im orthotopen Lager ihre eigene knöcherne Fixierung zu induzieren. Eine Oberflächenvergrößerung des Implantates durch dreidimensionale, interkonnektierende Poren begünstigt die osteogene Potenz des aufgebrachten Wachstumsfaktors, und es kommt zu einer geregelten Freisetzung des BMPs aus dem Carrier. Außerdem ist eine geeignete Geometrie für die Osteoneogenese und dem damit verbundenen Einwachsen von Mediatorzellen gegeben. Das aus Schweineknochen isolierte BMP-3 zeigt eine transspeziesspezifische Wirksamkeit ohne Nachweis von immunologischen Abwehrreaktionen. Bei der Wirkung des Proteins handelt es sich nicht um die Auslösung eines Wachstums- oder Differenzierungsvorganges einer bestimmten Zellpopulation durch Einwirken eines exogenen Reizeinflusses, sondern lediglich um eine induktiv vermittelte Osteostimulation (Rueger, 1991; Reddi,1995). Dabei werden im einwachsenden Binde- und Knochengewebe vorhandene pluripotente prädeterminierte und determinierte Zellen (IOPC und DOPC) induziert (Owen, 1995).

In unserem Versuch findet im ersatzstarken Lager des Riesenkaninchens durch die implantatvermittelte BMP-3-Applikation eine Knochenstimulation statt, die sich in einer gesteigerten Knochenneubildungsrate im Spalt bei beiden Implantattypen manifestiert und zu einer Verbreiterung der Knochen-Implantat-Kontaktzone führt. Durch das Einwachsen der Knochentrabekel in die entsprechend aufbereitete Oberfläche des Implantatmaterials (bone ingrowth) wird dabei eine Minimierung der Relativbewegungen zwischen Implantat und Knochen erreicht (Stallforth und Blömer, 1994). Die vorliegenden quantitativen und histologischen Ergebnisse führen somit zu dem Schluß, daß sich beide der hier verwendeten Implantatoberflächen als Trägermaterialien für BMPs eignen und bestätigen die Annahme, daß unter Zusatz von BMP-3 eine stabilere Implantatfixation erzielt werden kann. Die vorgenannten Resultate lassen daher einen optimistischen Ausblick auf die zukünftige klinische Anwendung der BMPs zu.

Zusammenfassung

Hintergrund/Ziel dieser Studie: Die erfolgreiche Kombination osteoinduktiver Faktoren mit Prothesenimplantaten kann ihre therapeutische Anwendung zur Verbesserung des knöchernen Einwachsverhaltens und der Langzeitstabilität der gewahlten Materialien finden.

Methoden: Im Rahmen dieser Studie wurde an 30 adulten Riesenkaninchen unter Verwendung von Ti-6Al-4V-Prüfkörpern die Kombinationsfähigkeit von BMP-3 mit unterschiedlichen in der Endoprothetik und zahnärztlichen Implantologie gebräuchlichen Oberflächen (Hydroxylapatitbeschichtung beziehungsweise Korundstrahlung) zur Optimierung der Osteoinduktivität und Beschleunigung der knöchernen Einheilung der Implantate im Femurkondylus der Tiere untersucht.

Ergebnisse: Die Beschichtung mit BMP-3 führte nach press-fit-Implantation bei beiden Prüfkörpergruppen zu einer verbesserten Osseointegration, die histomorphologisch und histomorphometrisch nachweisbar ist. Die statistische Auswertung mittels T-Test für verbundene (abhängige) Stichproben zeigte 5 Wochen post implantationem eine signifikant höhere Knochenneubildungsrate der BMP-3-beschichteten korundgestrahlten beziehungsweise hydroxylapatitbeschichteten Ti-6Al-4V-Prüfkörper im Vergleich zu den jeweiligen unbeschichteten Kontrollimplantaten (p < 0,01). Eine bessere Osseointegration wurde bei den hydroxylapatitbeschichteten im Vergleich zu den korundgestrahlten Implantaten erzielt.

Schlußfolgerung: Unsere Ergebnisse weisen darauf hin, daß Composite-Metallimplantate, wie sie in der Endoprothetik und zahnärztlichen Implantologie verwandt werden, als BMP-3-Carrier geeignet sind und daß der induzierte Prozeß der Osteoneogenese auch durch die chemische Zusammensetzung und die Struktur der Implantatoberfläche beeinflußt wird.

Abstract

Background/Aim of the Study: The successful combination of osteoinductive factors with prosthetic implants may have therapeutic applications to improve their bony ingrowth and long term stability. We examined the suitability of metal implants of different surfaces and structures as carriers of BMP-3 and how the osteogenic activity of such composite implants is influenced by the chemical composition and structure of the implant surface.

Methods: In this study in 30 adult giant rabbits the ability of BMP-3 in combination with Ti alloy implants (Ti-6Al-4V) of different surfaces and structures (hydroxyapatite-coated or corundum-blasted) used in endoprosthetic and dental implantology was tested to optimize osteoinductivity and to accelerate bony ingrowth of the implants in the femoral condyles of the animals.

Results: Coating with BMP-3 led in both groups with different implant surfaces after press-fit-implantation to a histologically and histomorphometrically detectable better osseointegration of the implants compared to the non-coated implants of the same type. Statistic evaluation using the T-Test for matched samples showed 5 weeks after implantation a significant higher volume of new formed bone for BMP-3-coated corundum-blasted or hydroxyapatite-coated Ti-6Al-4V implants compared to the refering non-coated controls (p < 0,01). Better osseointegration was achieved in the hydroxyapatite-coated implants than in the corundum-blasted implants.

Conclusion: Our findings indicate that composite metal implants used in endoprosthetic and dental implantology are suitable carriers of BMP-3 and that the induced process of new bone formation is also influenced by the chemical composition and the structure of the implant surface.

Literatur

Herr G, Hartwig C-H, Boll C, Küsswetter W (1996) Ectopic bone formation of BMP and metal implants in rats. Acta Orthop Scand 67:606–610

Owen M (1995) Bone morphogenetic proteins, bone marrow stromal cells and mesenchymal stem cells. Clinic Orthop 313:115–119

Pillar RM, Lee JM, Maniatopoulus C (1986) Observations on the effect of movement on bone ingrowth into porous-surfaced implants. Clin Orthop 208:108–113

Rueger JM (1991) Osteoinduktive Knochenmatrixextrakte und hochgereinigte Matrixfraktionen: Knochenersatzmittel? Hefte zur Unfallheilkunde 216:45–57

Reddi AH (1995) Bone morphogenetic proteins, bone marrow stromal cells and mesenchymal stem cells. Clin Orthop 313:115–119

Stallforth H, Blömer W (1994) Biomechanical and technological aspects of cementless hip implants, 2–10. In: Weller S, Volkmann R (Hrsg) The Bicontact Hip Implant System. Thieme, Stuttgart, New York

Wang EA, Rosen V, D'Allesandro JS, Bauduy M, Cordes P, Harada T, Israel DJ, Hewick RM, Kerns KM, La Par P, Luxenberg DP, Mc Quaid D, Moutsatsos IK, Nove J, Wozney JM (1990) Recombinant human bone morphogenetic protein induces bone formation. Proc Natl Acad Sci USA 87:2222–2224

Wozney JM (1989) Bone morphogenetic proteins. Prog Growth Factor Rs 1:267–280

Korrespondenzadresse: Dr. med. Stefan A. Esenwein, Berufsgenossenschaftliche Kliniken Bergmannsheil, Universitätsklinik der Ruhr-Universität Bochum, Chirurgische und Unfallchirurgische Klinik mit Poliklinik, Bürkle-de-la-Camp-Platz 1, 44789 Bochum

Die limitierte Wellenplattenosteosynthese zur kontrollierten mechanischen Stimulation der Frakturheilung an der Schafstibia

Limited wave plate osteosynthesis for controlled mechanical stimulation of fracture repair in the sheep tibia

M. P. Hahn, B. Clasbrummel, O. Russe, G. Muhr

BG-Kliniken Bergmannsheil (Direktor: Prof. Dr. med. G. Muhr), Universitätsklinik, Bürkle-de-la-Camp-Platz 1, 44789 Bochum

Einleitung

Im Gegensatz zu einer allzu rigiden Bruchstabilisierung werden heute mehr dynamische Fixationsverfahren verwendet, welche Mikrobewegungen zulassen und die Knochenbruchheilung via Kallogenese fördern [1–7]. Durch eine Wellenplatte definierter Vorbiegung können Mikrobewegungen kontrolliert werden. Während überbrückende Plattenosteosynthesen von Mehrfragmentfrakturen in der Regel mit einer schnellen kallösen Bruchheilung einhergehen, sieht man bei einfachen Querbrüchen häufig eine verzögerte Knochenbruchheilung. Ob eine Abstützung der bis auf den Bruch intakten Kortikalis an der Platte hierfür verantwortlich ist, ist bisher unbekannt. Durch eine Modellierung von Osteosyntheseplatten am biomechanischen Modell der Schafstibia soll der Effekt kontrollierter Mikrobewegungen gezeigt werden.

Material und Methode

3 Gruppen (n = 5) zweijähriger männlicher Schafe wurden in Spinalanästhesie an der linken Tibia querosteotomiert (Osteotomiespalt 3 mm) und mit einer schmalen 9-Loch LC-DCP versorgt. Die drei mittleren Schrauben ($2^1/_2$ Schaftbreiten) wurden nicht besetzt. Durchgeführte Osteosynthesen: Gruppe 1: gerade Platte; Gruppe 2: limitierte Wellenplatte mit einer Wellenhöhe von 1,5 mm. Gruppe 3: gerade Platte, 20 Knochenbohrungen im Osteotomiebereich. Vorher durchgeführte in vitro-Messungen von Gruppe 1 und 2 zeigten bei 20 kg axialer Belastung Mikrobewegungen von 0,3 rsp. 0,6 mm im plattenfernen Osteotomiespalt. Röntgenuntersuchungen wurden in jeder 2. Woche durchgeführt. Nach 10 Wochen (Versuchsende) folgte eine nichtzerstörende biomechanische und eine histologische (Ladewig) Untersuchung. Zur biomechanischen Messung der Biegesteifigkeit verwendeten wir eine neu konstruierte Apparatur zur querkraftfreien Vier-Punkt-Biegung.

80

Ergebnisse

Röntgen: Gruppe 2 zeigte gegenüber Gruppe 1 eine stärkere und frühzeitigere Kallus-bildung, was durch osteodensitrometrische Analyse der Röntgenbilder quantifiziert werden konnte. Die Knochenbohrungen in Gruppe 3 führten zu einer langstreckigen Stimulation der Kallogenese.

Biegesteifigkeit: Gruppe 2 zeigte eine signifikant stärkere Biegesteifigkeit gegen-über Gruppe 1 und 3.

Histologie: In den drei Gruppen war in Längsschnitten senkrecht zur Plattenebene eine kallöse Bruchheilung zu sehen. Gruppe 2 zeigte vermehrt Kallus sowohl platten-fern als auch plattennah gegenüber Gruppe 1. Die Knochenbohrungen in Gruppe 3 führten zu keiner vermehrten Kallogenese im Frakturbereich.

Diskussion

Das wichtigste Ergebnis dieser Arbeit ist, daß eine mechanische Modulation von Osteosyntheseplatten die Knochenbruchheilung erheblich beeinflussen kann. Insbe-sondere wurde gezeigt, daß eine limitierte Wellenplattenosteosynthese mit einer er-höhten Kallogenese und beschleunigten Bruchheilung unter der Platte einhergeht. Um bei Querfrakturen Mikrobewegungen zuzulassen, sollten Querfrakturen 1) bruchnah schaftbreit nicht verschraubt werden und 2) die Platte dem Knochen bruchnah schaftbreit nicht aufliegen.

Zusammenfassung

Eine differenzierte mechanische Umgebung hat eine erhebliche Wirkung auf die Frakturheilung. Am Beispiel der querosteotomierten Schaftibia wird eine gerade Osteosyntheseplatte mit einer limitierten Wellenplatte verglichen (n = 5). In dieser Studie kann gezeigt werden, daß bei der limitierten Wellenplatte eine deutlich verbes-serte Kallogenese und Knochenbruchheilung auftritt.

Abstract

A different biomechanichal environment markedly modulates the mechanical cha-racteristics of fracture repair. In this study we compared a plate osteosynthesis with a limited wave plate osteosynthesis in the sheep tibia (n = 5). Callus formation and the potential of fracture repair were markedly enhanced when the limited wave plate was used.

Literatur

1. Cheal EJ, Mansmann KA, DiGioia III AM, Hayes WC, Perren SM (1991) Role of interfragmentary strain in fracture healing: ovine model of a healing osteotomy. J Orthop Res, 9:131–142
2. Clasbrummel B, Muhr G, Goodship AE (1997) Zeitabhängige mechanische Stimulation in der enchondralen Frakturheilung beim Schaf. Biomed Tech Bd 42: 521–522
3. Claudi BF, Oedekoven G (1991) „Biologische" Osteosynthesen. Chirurg, 62:367–377
4. Goodship AE, Kenwright J (1985) The influence of induced micromovement upon the healing of experimental tibial fractures. J Bone Joint Surg [Br], 67(4):650–655
5. Kenwright J, Goodship AE (1989) Controlled mechanical stimulation in the treatment of tibial fractures. Clin Orthop 241:36–47
6. McKibbin B (1978) The biology of fracture healing in long bones. J Bone Joint Surg [Br], 60: 150–162
7. Wallace AL, Draper ERC, Strachan RK, McCarthy ID, Hughes SPF (1991) The effect of devascularisation upon early bone healing in dynamic external fixation. J Bone Joint Surg [Br], 73(5):819–825

Korrespondenzadresse: PD Dr. med. Michael P. Hahn, BG-Kliniken Bergmannsheil, Universitätsklinik, Bürkle-de-la-Camp-Platz 1, 44789 Bochum

Langzeitkonservierung mit UW versus EC verbessert die Revaskularisierung des transplantierten Knochens

Long term preservation with UW solution versus EC improves revascularization of transplanted bone

M. H. Kirschner[1,2], L. Suess[1], A. Wanders[3], A. G. Harris[1], F. Krombach[1], G. O. Hofmann[4], K. Meßmer[1]

[1] Institut für Chirurgische Forschung,
[2] Chirurgische Klinik und Poliklinik und
[3] Pathologisches Institut der Ludwig-Maximilians-Universität München, Klinikum Großhadern
[4] Berufsgenossenschaftliche Unfallklinik Murnau

Einleitung

Zur Überbrückung langstreckiger Röhrenknochendefekte und zur Wiederherstellung der Gelenkfunktion nach Trauma wurde durch die allogene Transplantation vaskularisierter Knochen und Gelenke eine neue Behandlungsalternative geschaffen [1, 2]. Die Konservierung solcher Transplantate ist ein klinisches Problem, das bislang nicht untersucht wurde. Ziel war es deshalb, im tierexperimentellen Modell die Frage nach einer geeigneten Perfusionslösung für solche Knochentransplantate zu prüfen. In einem ersten Schritt sollten zunächst die Konservierungslösungen, die in der Transplantationschirurgie bevorzugt zum Einsatz kommen, untersucht werden.

Methodik

Knochenentnahme und Präparation: In Allgemeinanaesthesie wurden T-zell-defizienten Nacktmäusen 36 h vor Transplantation (Tx) beide Femora entnommen. Die Weichteile wurden abpräpariert, die Knochen perfundiert und die Tiere getötet. Die Femora wurden in Scheiben von $300 \pm 10\,\mu m$ Dicke geschnitten und in den Perfusionslösungen Euro-Collins (EC, n = 10) bzw. University of Wisconsin-Solution (UW, n = 7) bei 4 °C konserviert.

Knochentransplantation: Zum Zeitpunkt 0 erfolgte in Narkose die Implantation einer Rückenhautkammer [3] auf vergleichbare Empfängertiere sowie die Tx des konservierten Knochens in die Rückenhautkammer.

Follow-up: 3, 6, 8, und 10 Tage nach Tx wurden Untersuchungen mittels Intravitalmikroskopie durchgeführt. Am 14. Tag nach Tx wurden Präparate für Licht- und Elektronenmikroskopie entnommen und die Tiere getötet.

Intravitalmikroskopie: 5 Minuten vor der Untersuchung wurde den Tieren zur Visualisierung von neugebildeten Gefäßen der Plasmamarker FITC Dextran 150000 i. v. über die Schwanzvene verabreicht (0,05 ml einer 5%-igen Lösung). Die Tiere wurden unter dem computergesteuerten Intravitalmikroskop untersucht, die mit einer Camera erzeugten Bilder auf Videobänder aufgezeichnet und später mit einem com-

84

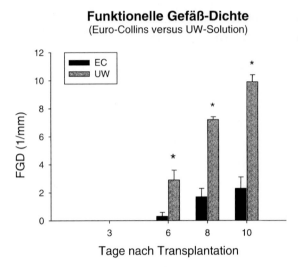

Funktionelle Gefäß-Dichte
(Euro-Collins versus UW-Solution)

Abb. 1. Vergleich der Perfusionslösungen Euro-Collins (EC) und
University of Wisconsin-Solution
(UW). Dargestellt ist die Funktionelle Gefäß-Dichte (FGD) an den
Tagen 3, 6, 8 und 10 nach 36 h Konservierung bei 4 °C und Transplantation. Alle Werte in der UW-
Gruppe sind gegenüber der
EC-Gruppe signifikant erhöht
(* = p < 0,05).

putergestützten Analysesystem (Cap Image®) off-line ausgewertet. Zielparameter
war die Funktionelle Gefäßdichte (FGD) als Maß für die durch das Knochengewebe
induzierte Angioneogenese [1/mm]. Von den Präparaten wurden Stufenschnitte
angefertigt und in H.E. gefärbt. Zur Vitalitätsbestimmung wurde das Verhältnis der
vitalen zu den avitalen Knochenzellen bestimmt.

Statistik: Alle Daten sind angegeben als MW ± SEM. Die Gruppenvergleiche
wurden mit dem Kruskal-Wallis- und dem Student-Newman-Keuls-Test durchgeführt.

Ergebnisse

Am Tag 3 nach Tx war in keiner der beiden Versuchsgruppen Angioneogenese zu verzeichnen. Die Mittelwerte der FGD bei Konservierung mit UW lagen am Tag 6 bei
2,9 ± 0,7/mm vs. 0,3 ± 0,3/mm (EC), am Tag 8 bei 7,2 ± 0,2/mm vs. 1,7 ± 0,6/mm (EC)
und am Tag 10 bei 9,9 ± 0,5/mm vs. 2,3 ± 0,8/mm (EC) (Abb. 1). Die hier angegebenen
Unterschiede sind statistisch signifikant (p < 0,05). Die Vitalität des Knochens korrelierte entsprechend den Werten der FGD.

Diskussion

Mit der Durchführung der allogenen Tx von gefäßgestielten Femurdiaphysen und
Kniegelenken am Menschen stellte sich wie bei der Organtransplantation das Problem der Transplantatkonservierung. In wenigen experimentellen Studien wurden
zwar Konservierungszeit, -temperatur bzw. Preservationslösungen untersucht [4–6].
Die Experimente erfolgten jedoch weder systematisch, noch mit einheitlichen

Parametern für die Qualität der Konservierung. Funk et al. hatten erstmals gezeigt, daß Knochentransplantate im Rückenhautmuskel des Syrischen Goldhamsters revaskularisiert werden, jedoch ohne die Möglichkeit der exakten Quantifizierung der Angioneogenese [7]. Leunig et al. konnten im Rückenhautkammermodell der Nacktmaus den Grad der Angioneogenese als Qualitätsparameter für die Konservierung von Knochen etablieren [8]. Allerdings diente in diesem Modell neonataler Knochen als Transplantat. Darüber hinaus wurden Konservierungsmedien untersucht, welche bei nicht gefäßgestielten Transplantaten aus der Knochenbank zum Einsatz kommen. Wir entwickelten daher ein Versuchsmodell, in dem, weitgehend frei von immunologischen Vorgängen, die Revaskularisierung adulten Knochens als Parameter für die Qualität des konservierten Knochens meßbar ist [9]. Untersucht wurden die zwei in der klinischen Transplantationschirurgie am häufigsten verwendeten Perfusionslösungen (University-of-Wisconsin-Solution versus Euro-Collins-Lösung). Wir fanden innerhalb der beiden Gruppen jeweils eine kontinuierliche Zunahme der FGD über die Zeit und an drei von vier Untersuchungszeitpunkten signifikant höhere Werte in der UW-Gruppe versus EC. Experimentell ist die Langzeitkonservierung (36 h) von Knochentransplantaten mit UW-Lösung der mit Euro-Collins-Lösung überlegen.

Zusammenfassung

Hintergrund: Ein wesentliches Problem der Unfall- und Wiederherstellungschirurgie ist die Rekonstruktion von Röhrenknochen und Gelenken. Deshalb wurden unlängst allogene vaskularisierte Knochen- und Gelenktransplantationen am Menschen durchgeführt.

Ziel: Es sollte die Effizienz der Konservierungslösungen University of Wisconsin (UW) und Euro-Collins (EC) für die allogene Knochensegment- und Gelenktransplantation untersucht werden.

Methoden: Die Untersuchungen wurden im Rückenhautkammermodell an der T-zell-defizienten Nacktmaus durchgeführt. Nach Konservierung für 36 Stunden bei 4 °C mit UW vs. EC wurde der Knochen in den Rückenhautmuskel transplantiert und die Funktionelle Gefäßdichte als Parameter für die Revaskularisierung des Transplantates mittels Intravitalmikroskopie an den Tagen 3, 6, 8 und 10 nach Transplantation (Tx) evaluiert.

Ergebnisse: Zu den Untersuchungszeitpunkten 6, 8 und 10 Tage nach Tx fanden sich in der UW-Gruppe signifikant höhere Werte für die Angioneogenese verglichen mit EC.

Schlußfolgerung: Im experimentellen Modell ist UW hinsichtlich der Langzeitkonservierung des transplantierten Knochens Euro-Collins überlegen.

Schlüsselwörter: Knochentransplantation-Konservierungslösung – Mikrozirkulation

Abstract

Background: Trauma surgery lacks a substitute for the reconstruction of long bones and joints. Allogenic bone and joint transplantation in humans has recently been performed to restore length and function of the lower extremity.

Aim: To evaluate the efficacy of University of Wisconsin (UW) and Euro-Collins (EC) as preservation solutions for allogenic vascularized bone and joint transplantation.

Methods: The studies were carried out using a skinfold chamber model in T-cell-deficient nude mice. After preservation for 36 hours at 4 °C with UW vs. EC bone was transplanted into the chamber tissue (striated muscle). Functional vessel density (FVD) was determined as a measure of the revascularization of the transplanted bone using intravital microscopy on days 3, 6, 8 and 10 post-transplantation.

Results: The mean values of the FVD were significantly higher on days 6, 8 and 10 post-transplantation in the UW group compared with the EC-group.

Conclusions: In this experimental model UW solution is superior to EC with respect to the long term preservation of transplanted bone.

Key-words: bone transplantation-preservation solution – microcirculation

Literatur

1. Kirschner MH, Wagner FD, Nerlich A, Land W, Bühren V, Hofmann GO (1998) Allogenic vascularized grafting of bone segments under immunosuppression. Clinical results in the transplantation of femoral diaphyses; Transpl Int 11:195–203
2. Hofmann GO, Kirschner MH, Wagner FD, Brauns L, Gonschorek O, Bühren V (1998) Allogeneic vascularized grafting of human knee joints under postoperative immunosuppression of the recipient; World J Surg 22:818–823
3. Endrich B, Asaishi K, Götz A, Meßmer K (1980) Technical report – a new chamber technique for microvascular studies in unanesthetized hamsters; Res Exp Med 177:125–134
4. Berggren A, Weiland AJ, Östrup LT, Dorfman H (1981) The effects of storage media and perfusion on osteoblast and osteocyte survival in free composite bone grafts; J Microsurgery 2:273–282
5. Suzuki K (1991) Cold ischemic damage to bone; J Reconstr Microsurg 7:179–185
6. Moran CG, Adams ML, Wood MB (1993) Preservation of bone graft vascularity with the University of Wisconsin Cold storage solution; J Orthop Res 11:840–848
7. Funk W, Endrich B, Messmer K (1986) A novel method for follow-up studies of the microcirculation in non-malignant tissue implants; Res Exp Med 186:259–270
8. Leunig M, Yuan F, Berk DA, Gerweck LE, Jain RK (1994) Angiogenesis and growth of isografted bone: Quantitative *in-vivo* assay in nude mice; Lab Invest 71:300–307
9. Kirschner MH, Nolte D, Leiderer R, Wanders A, Schütze E, Hofmann GO, Meßmer K (1997) A novel model to study the microcirculation of transplanted bone in adult nude mice; Eur Surg Res Suppl 1:100–101

Korrespondenzadresse: Dr. med. Martin H. Kirschner, Chirurgische Klinik u. Poliklinik der Ludwig-Maximilians-Universität, Klinikum Großhadern, Marchioninistraße 15, D-81 377 München

Das Projekt Knochen- und Gelenktransplantation wird unterstützt vom Hauptverband der gewerblichen Berufsgenossenschaften, St. Augustin/Bonn, und vom Verband der Lebensversicherungsunternehmen e. V. in Deutschland, Dr. Karl-Wilder-Stiftung.

Der Verlust des Suppressorgens p53 führt zu einer verzögerten Wundheilung

Lack of p53 impairs wound healing

F. Rösken[1], M. Koschnick[2], B. Mayer[3], M. D. Menger[3], W. E. Mutschler[2], N. Pallua[1], R. G. Hanselmann[2]

[1] Klinik Für Plastische Chirurgie, Hand- und Verbrennungschirurgie, RWTH Aachen, Aachen
[2] Klinik für Unfall-, Hand- und Wiederherstellungschirurgie, Universitätskliniken des Saarlandes, Homburg/Saar
[3] Institut für Klinisch – Experimentelle Chirurgie, Universität des Saarlandes, Homburg/Saar

Einleitung

p53 ist von entscheidender Bedeutung für die Regulation der Angiogenese [1]. Neuere Untersuchungen deuten darauf hin, daß p53 die Expression des antiangiogenetischen Proteins Thrombospondin 1 (TSP 1) und des angiogenetisch wirkenden Wachstumsfaktors VEGF beeinflußt [2]. So konnten in vitro Studien zeigen, daß ein Mangel an p53 zu einer gesteigerten Expression von VEGF führt und damit vergesellschaftet auch zu einer deutlich gesteigerten Endothelzellproliferation. Da die Angiogenese einen zentralen Mechanismus der Wundheilung darstellt, war es Ziel unserer Untersuchungen der Frage nachzugehen, inwieweit p53 den Heilungsprozeß beeinflußt.

Methodik

Zur Setzung eines standardisierten Wundefekts ($\varnothing$ 3 mm) wurde an 12 anästhesierten (Ketavet/Rompun) B6C57 Mäusen (wild-typ und p53 knock-out; jeweils n = 6; eine Wunde je Ohr) die Epidermis und das subkutane Gewebe unter Schonung der darunterliegenden Strukturen zirkulär exzidiert. Nach iv. Injektion des Fluoreszenzmarkers FITC-Dextran (MG 150 000) wurden mittels Intravitalmikroskopie vor und direkt nach Wundsetzung sowie an Tag 1 und an jedem dritten Tag bis Tag 18 der Grad der Reepithelialisierung und Neovaskularisation dokumentiert und anschließend planimetrisch mit Hilfe eines computergestüzten Auswertesystems quantifiziert. Darüberhinaus wurde die Expression von VEGF und TSP-1 immunhistochemisch analysiert.

Ergebnisse

Das Fehlen des Suppressorgens p53 in knock-out Mäusen resultierte in einer signifikanten Reduktion der Neovaskularisation im Wundgebiet (9d: 23,8 % ± 3,1 vs. 59,8 % ± 2,9) und damit einhergehend in einer deutlich verzögerten Wundheilung (9d: 38,9 % ± 4,2 vs. 79,6 % ± 3,3) im Vergleich zu den Versuchstieren, die eine reguläre

Expression von p53 aufwiesen (wild-typ). Die immunhistochemische Analyse zeigte eine ausgeprägt verminderte Expression von VEGF im Wundgewebe der p53 defizienten Versuchstiere verglichen mit wild-typ Mäusen. Im Gegensatz dazu fand sich bei Expression von TSP-1 kein Unterschied zwischen den Gruppen.

Diskussion

p53 defiziente Mäuse weisen eine signifikant verzögerte Neovaskularisation und Epithelialisation der Wundfläche auf. Im Gegensatz zu den in vitro Ergebnissen anderer Arbeitsgruppen konnten wir keinen positiven Effekt auf die Endothelzell- und Epithelzellproliferation in unserem Modell nachweisen. Daher sind wir der Überzeugung, daß p53, neben seiner Rolle als Regulationsprotein der Angiogenese, einen wichtigen Transkriptionsfaktor repräsentiert. Im Rahmen der Wundheilung wäre hierbei das DNA – Reparatursystem zu erwähnen, welches für die Integrität des Zellgenoms von proliferierenden Zellen von zentraler Bedeutung ist und von dem bekannt ist, daß es, zumindest teilweise, durch p53 aktiviert wird (MSH-2-Gen) [3]. Daraus ergibt sich, daß ein Verlust dieses Proteins zu schwerwiegenden Störungen der Gewebereparation führt.

Zusammenfassung

Unsere in vivo Untersuchungen zur Bedeutung von p53 im Rahmen der Gewebereparation zeigen, daß p53, neben seiner Rolle als Regulationsprotein der Angiogenese, einen, für den regulären Ablauf der Wundheilung wichtigen Transkriptionsfaktor repräsentiert, dessen Mangel zu schwerwiegenden Störungen des Geweberegenerationsprozesses führt.

Abstract

p53 represents an important regulatory mechanism of angiogenesis. Since angiogenesis is essential for wound healing and the development of granulation tissue, the aim of our study was to investigate the role of p53 during tissue repair.

In a standardized wound healing model, tissue repair of wild-type and p53 knockout mice was investigated by intravital microscopy.

Complete p53 deficiency in knock-out mice resulted in a significant decreased neovascularisation of the wound area and, consequently, in an impaired tissue repair compared to wild-type mice.

Complete p53 deficiency leads to a significant impaired neovascularisation and epithelialisation of the wound area. In contrast to previously published results of in vitro investigations concerning the role of p53 in the regulation of angiogenesis, our data clearly suggest that this particular mechanism does not sufficiently promote endothelial cell proliferation in vivo, at least in our model. Therefore, we conclude that p53 is, beyond its role in control of angiogenesis, an important transcription factor, which is involved in the regulation of a variety of intra- and intercellular processes which are essential for the local coordination of wound healing. As a consequence, the lack of p53 causes tremendous alterations in the process of regular tissue repair.

Literatur

1. Dameron KM, Volpert OV, Tainsky MA, Bouck N (1994) Control of angiogenesis in fibroblasts by p53 – Regulation of Thrombospondin-1. Science 265:1582–1584
2. Bouck N (1996) p53 and angiogenesis. Biochem Biophys Acta 1287:63–66
3. Kastan MB, Onyekwere O, Sidransky D, Vogelstein B, Craig RW (1991) Participation of p53 protein in the cellular response of DNA damage. Cancer Res 51:6304–6311

Korrespondenzadresse: Dr. med. Frank Rösken, Klinik für Plastische Chirurgie, Hand- und Verbrennungschirurgie, RWTH Aachen

Expression von E-Cadherin und p53, sowie Ki-67 Zellproliferation in der Metaplasie-Dysplasie-Karzinom Sequenz des Barrett Ösophagus

The role of the E-cadherin and p53 expression and Ki-67 proliferation fraction in the metaplasia-dysplasia-carcinoma sequence of the Barrett's esophagus

M. Feith, H. J. Stein, J. Mueller, M. Werner [1], J. R. Siewert

Chirurgische Klinik und Poliklinik und
[1] Institut für Pathologie der Technischen Universität München, Klinikum r. d. Isar

Einleitung

Die Zylinderepithelmetaplasie mit Dysplasie im distalen Ösophagus stellt den wichtigsten bekannten Risikofaktor des Adenokarzinoms im distalen Ösophagus dar [7, 8]. Die molekularen Mechanismen der Progression von Metaplasie über Dysplasie zum invasiven Karzinom sind noch weitgehend unbekannt. Zur Zeit ist es nicht möglich eine Vorhersage zu treffen, welcher der Patienten mit Metaplasie, eine Dysplasie oder ein invasives Karzinom entwickelt.

Untersuchungen am Barrett Ösophagus haben gezeigt, daß die p53 Expression häufig in high-grade Dysplasien und invasiven Karzinomen anzutreffen ist [6, 10]. Das mutierte p53 Gen wurde in vielen verschiedenen Tumorarten mit Korrelation zur Prognose beschrieben [3, 6]. E-Cadherin spielt eine wichtige Rolle in den Zell-Zell Interaktionen und Organisation der Gewebestruktur. Eine „Downregulation" der Expression des Adhäsionsmoleküls zeigt in mehreren Tumoren eine Korrelation zur Invasivität der Karzinome und dem Vorhandensein von Fernmetastasen [1, 5, 9]. Ebenso scheint die Zellproliferation von prognostischer Bedeutung bei verschiedenen Tumorarten zu sein [2, 4].

Methodik

Wir untersuchten in R0-resezierten Adenokarzinomen des distalen Ösophagus mit Hilfe immunhistochemischer Methoden die Expression von mutiertem p53 (Antikörper DO1, Oncogene Science, USA), des Adhäsionsmoleküls E-Cadherin (Antikörper HECD-1, Takara Biomedicals, Japan) und die Zellproliferation (Antikörper MiB-1, Dako, USA). Die Paraffinschnitte wurden in Alkoholreihen entparaffiniert, mit den

Primärantikörpern für eine Stunde bei Raumtemperatur inkubiert. Anschließend erfolgte die Entwicklung der Reaktion nach der Avidin-Biotin-Peroxidase Technik. Als positive p53 Expression wurden Zellen mit stark geröteten Zellkernen nach immunhistochemischer Färbung betrachtet. Die E-Cadherin Expression wurde in 3 Kategorien aufgeteilt (2+: > 90 % positive Zellen, 1+: 10 % – 90 % positive Zellen und 0: < 10 % positive Zellen). Die Zellproliferation wurde semiquantitativ beschrieben, indem mehr als 500 Zellen gezählt wurden und der prozentuale Anteil positiver Zellen bestimmt wurde.

Statistische Analyse erfolgte Computer unterstützt (Instat 1.15, GraphPad, USA) mit direkter Korrelation und Vergleich der Gruppen mit einem zweiseitigen t-Test.

Ergebnisse

Eine Überexpression von p53 konnte in Gebieten mit normalem Plattenepithel, Zylinderepithelmetaplasie mit und ohne Dysplasie nicht nachgewiesen werden. Von den invasiven Karzinomen zeigten 46 % eine positive p53 Expression (Abb. 1; Tabelle 1). Diese korrelierte mit dem T- und N-Stadium (p < 0,05).

Bei dem Adhäsionsmolekül E-Cadherin zeigte sich eine starke Expression im Plattenepithel und der Metaplasie des distalen Ösophagus, ohne signifikanten Unterschied (Abb. 2). Von der Metaplasie, zur Dysplasie und zum Karzinom zeigte sich eine signifikante Reduktion der Expression (p < 0,001; Tabelle 1).

Die Ki-67 Zellproliferation zeigte signifikant ansteigende Werte vom normalen Plattenepithel, zur Zylinderepithelmetaplasie, zur Dysplasie und zum invasiven Karzinom des distalen Ösophagus (p < 0,001; Tabelle 1). Im Plattenepithel und der Metaplasie ohne Dysplasie waren die Ki-67 positiven Zellen, entsprechend der natürlichen

Tabelle 1. Prävalenz der p53 und E-Cadherin Expression, sowie der Ki-67 Zellproliferation. Aufgeteilt nach den histologischen Subtypen in der Metaplasie-Dysplasie-Adenokarzinom Sequenz und dem normalem Plattenepithel des Ösophagus.

	p53 Über-expression (Anzahl positive Expression)	E-Cadherin Expression (Anzahl Verlust der Expression)	Ki-67 Zell-proliferation (Anzahl > 50 % positive Zellen)
normales Plattenepithel	0/24	0/24	0/24
Zylinderepithel-metaplasie ohne Dysplasie	0/24	0/24	3/24
Zylinderepithel-metaplasie mit Dysplasie	0/24	5/24	5/24
Adenokarzinom des distalen Ösophagus	11/24	17/24	16/24

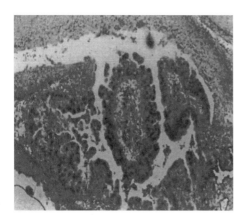

Abb. 1. Beispiel für die p53 Expression im invasiven Adenokarzinom des distalen Ösophagus. Färbung mit Antikörper D01 mit Immunhistochemie (ABC Technik). P53 Expression wurde nur im invasiven Karzinom gefunden

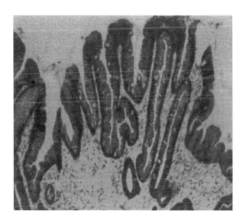

Abb. 2. Beispiel für E-Cadherin Expression zeigt eine starke Reaktion in der Barrett Zylinderepithelmetaplasie ohne Dysplasie. Nachgewiesen mit Antikörper HECD-1 (ABC Technik)

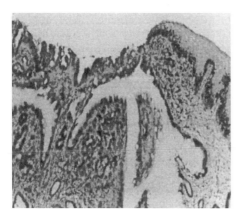

Abb. 3. Ki-67 Zellproliferation mit Verlust der natürlichen Proliferationszone an der Basis des Epithels und Ausbreitung in den Dysplasie- und Karzinomabschnitten. Nachgewiesen mit dem MiB-1 Antikörper (ABC Technik)

96

Proliferationszone, an der Basis des Epithels lokalisiert. Hingegen zeigten die Areale mit Dysplasie und Karzinom einen Verlust der abgrenzbaren Proliferationszone (Abb. 3).

Diskussion

Das Adenokarzinom des distalen Ösophagus zeigt eine ansteigende Inzidenz in dem letzten Jahrzehnt in westlichen Länder. Als wichtigster Risikofaktor ist die Zylinderepithelmetaplasie mit Dysplasie bekannt [7, 8]. Es werden molekulare Unterschiede in der Metaplasie-Dysplasie-Karzinom Sequenz vermutet, da nicht alle Patienten mit Metaplasien auch Dysplasien oder invasive Karzinome entwickeln [8]. Mutationen im p53 Tumorsuppressorgen scheinen eine Rolle bei der Progression der Metaplasie des Ösophagus zu spielen. Unterschiedlich sind allerdings die Angaben über das Auftreten einer p53 Überexpression in der Metaplasie-Dysplasie-Karzinom Sequenz [6, 10]. Wir konnten im Gegensatz zu anderen Studien nur im invasiven Karzinom mutiertes p53 nachweisen. Dies könnte durch die verschiedenen Methoden, sowie unterschiedliche immunhistochemische Primärantikörper erklärt werden.

Der Verlust der E-Cadherin Expression steht im Zusammenhang mit Anstieg der Invasivität, Entdifferenzierung und dem Auftreten von Lymphknotenmetastasen beim Magen- und Ösophaguskarzinom [1, 5, 9]. Durch die ablaufende Degeneration des Epithels scheint es zum Verlust der E-Cadherin Expression von der Metaplasie, zur Dysplasie und zum invasiven Karzinom zu kommen. Einen Unterschied zwischen normalem Plattenepithel und Metaplasie konnte, im Gegensatz zu anderen Studien nicht gefunden werden [9]. Dies könnte durch die Schwierigkeit der histologischen Klassifikation und Gruppenzuteilung erklärt werden, da teilweise Metaplasien mit Dysplasien zusammengefaßt wurden [9].

Die Zellproliferation spielt eine wichtige Rolle in der Entwicklung von invasiven Karzinomen [2]. Eine Erklärung für die Progression von Metaplasie, zur Dysplasie und zum invasiven Karzinom kann ein Wechsel im Verhältnis der ruhenden zu den proliferativen Zellen sein. Der überraschende Unterschied in der Zellproliferation zwischen normalem Plattenepithel und der Zylinderepithelmetaplasie könnte durch die chronische Entzündung, der Metaplasie vorausgehend, erklärt werden [8].

Zur Zeit ist eine enge endoskopische Kontrolle bei Patienten mit Zylinderepithelmetaplasie mit Dysplasie die einzige Methode um Risikopatienten rechtzeitig zu erkennen [7, 8]. Im Gegensatz zur p53 Expression scheint der Verlust von der E-Cadherin Expression und die Zellproliferation frühe Ereignisse in der malignen Progression des Barrett Ösophagus mit möglicher klinischer Relevanz zu sein.

Zusammenfassung

Die Zylinderepithelmetaplasie mit Dysplasie des Ösophagus stellt den wichtigsten Risikofaktor des Adenokarzinoms im distalen Ösophagus dar. Die molekularen Mechanismen der Progression sind unbekannt. Wir untersuchten in Adenokarzinomen des Ösophagus mittels immunhistochemischer Methoden die Expression von E-Cadherin und p53, sowie die Zellproliferation im Bereich des Karzinoms, der Metaplasie mit und ohne Dysplasie und im Plattenepithel. Eine p53 Expression fand sich nur in 46 % der invasiven Karzinomen, jedoch nicht im Plattenepithel, oder Gebieten mit Metaplasie oder Dysplasie. Die p53 Expression korrelierte mit dem T- und N-Stadium (p < 0,05). Die E-Cadherin Expression nahm schrittweise von der Metaplasie, über die Dysplasie, zum Karzinom hin signifikant ab (p < 0,001). Zwischen Plattenepithel und der Metaplasie bestand kein signifikanter Unterschied. Die Zellproliferation nahm signifikant vom Plattenepithel, über die Metaplasie, die Dysplasie bis zum invasiven Karzinom mit einer Ausdehnung der Proliferationszone zu (p < 0,001). Im Gegensatz zur Expression von p53 stellt der Verlust der E-Cadherin Expression und die Expansion des proliferativen Kompartments frühe Ereignisse in der malignen Degeneration des Barrett Ösophagus mit möglicher klinischer Relevanz dar.

Abstract

Background: Barrett's columnar epithelium with dysplasia is the most important risk factor for adenocarcinoma of the esophagus. The molecular mechanism, responsible for the progression are unknown.

Methods: We evaluated in adenocarcinomas of the esophagus the expression of E-cadherin and p53 and the cell proliferation by immunhistochemistry in sections of carcinoma, columnar metaplasia, with and without dysplasia, and in squamous epithelium.

Results: No p53 immunoreactivity was seen in sections of squamous epithelium, metaplasia, with or without dysplasia. 46 % of invasive carcinomas stained positive for p53. The p53 expression correlated with the T- and N-category (p < 0.05). There was a significant decrease in the expression of E-cadherin from metaplasia to dysplasia and to esophageal adenocarcinoma (p < 0.001). Expression of E-cadherin in metaplasia without dysplasia was similar to that seen in squamous epithelium. The proliferation fraction increased significantly from squamous epithelium, to metaplasia, to dysplasia, and to invasive carcinoma (p < 0.001) with a marked expansion of the proliferative compartment.

Conclusion: In contrast to the alterations in the p53 expression, a decreased E-cadherin expression and the expansion of the proliferative compartment may represent an early phenomenon in the malignant degeneration of Barrett's esophagus. This may aid in the early diagnosis of esophageal adenocarcinoma.

Literatur

1. Becker KF, Atkinson MJ, Reich U, Becker I, Nekarda H, Siewert JR, Höfler H (1994) E-cadherin gene mutations provide clues to diffuse type gastric carcinomas. Cancer Res 54 : 3845–3852
2. Gerdes J, Lelle RJ, Pickartz H, Heidenreich W, Schwarting I, Kurtsiefer L, Stauch G, Stein H (1986) Growth fractions in breast cancers determined in situ with monoclonal antibody Ki-67. J Clin Pathol 38 : 977–980
3. Hollstein M, Sidrandsky D, Vogelstein B, Harris CC (1991) p53 mutations in human cancers. Science 253 : 49–53
4. Hong MK, Laskin WB, Herman BE, Johnston MH, Vargo JJ, Steinberg SM, Allegra CJ, Johnston PG (1995) Expansion of the Ki-67 Proliferative Compartment Correlates with Degree of Dysplasia in Barrett's Esophagus. Cancer 75 : 423–429

98

5. Natsugoe S, Mueller J, Stein HJ, Feith M, Höfler H, Siewert JR (1998) Micrometastasis and Tumor Cell Microinvolvement of Lymph Nodes from Esophageal Squamous Cell Carcinoma. Cancer 83:858–866
6. Rice TW, Goldblum JR, Falk GW, Tubbs RR, Kirby TJ, Casey G (1994) p53 Immunoreactivity in Barrett's metaplasia, dysplasia, and carcinoma. J Thorac Cardiovasc Surg 108:1132–1137
7. Siewert JR, Stein HJ (1997) Barrett's cancer: Indications, extent and results of surgical resection. Sem Surg Oncology 13:245–252
8. Stein HJ and Panel of Experts (1998) Epidemiology, classification, pathogenesis, pathology, and surveillance for adenocarcinoma of the esophagogastric junction. Results of a Consensus Conference of the International Society for Diseases of the Esophagus and International Gastric Cancer Association. Dis Esoph in press
9. Swami S, Kumble S, Triadafilopoulos G (1995) E-Cadherin Expression in Gastroesophageal Reflux Disease, Barrett's Esophagus, and Esophageal Adenocarcinoma: An Immunohistochemical and Immunoblot Study. Am J Gastroenterology 90:1808–1813
10. Younes M, Ertan A, Lechago LV, Somoano JR, Lechago J (1997) p53 Protein Accumulation Is a Specific Marker of Malignant Potential in Barrett's Metaplasia. Dig Dis Sci 42:697–701

Korrespondenzadresse: Dr. M. Feith, Chirurgische Klinik und Poliklinik der Technischen Universität München, Klinikum r. d. Isar, Ismaningerstr. 22, 81675 München
Telefon: (49)-89-41 40-47 47; Fax: (49)-89-41 40-49 40
e-mail: « HYPERLINK mailto:feith@nt1.chir.med.tu-muenchen.de »

Reflux von Duodenalsaft erzeugt Ösophaguskarzinome in *Trp53*-knockout Mäusen

Reflux of duodenal juice induces esophageal carcinoma in Trp53-knockout mice

M. Fein[1], K.-H. Fuchs[1], J. H. Peters[2], P. Chandrasoma[3], D. Shibata[3], P. W. Laird[2], K. A. Skinner[2]

[1] Chirurgische Universitätsklinik, Würzburg
[2] Department of Surgery and
[3] Department of Pathology, University of Southern California, Los Angeles, CA

Einleitung

Die am häufigsten in menschlichen Tumoren nachgewiesene Mutation betrifft das Tumorsuppressorgen *TP53* [1]. Das kodierte p53 Protein kontrolliert zentrale Funktionen des Zellzyklus [2]. Bei Erkennung eines DNA Schadens reguliert p53 die DNA Reparatur, stoppt den Zellzyklus oder induziert eine Apoptose. Bei p53 Funktionsverlust kann daher ein unkontrolliertes Zellwachstum mit Akkumulation von Mutationen resultieren.

Das Adenokarzinom des Ösophagus hat in den vergangenen Jahren erheblich in seiner Inzidenz zugenommen [3]. Ätiologisch entwickelt sich dieser Tumor in einer Metaplasie-Dysplasie-Karzinom Sequenz aus einem Barrett-Ösophagus [4], welcher als Folge einer Refluxkrankheit entsteht. Ein Barrett-Ösophagus ist einer endoskopischen Überwachung gut zugänglich. Aus diesem Grund wurde auch die Bedeutung des *TP53* in der Metaplasie-Dysplasie-Karzinom Sequenz bereits intensiv untersucht [1].

Für das Adenokarzinom des Ösophagus existiert ein gut etabliertes Tiermodell in der Ratte, das auf der Induktion von Reflux von Duodenalsaft basiert [5–7]. Die Knockout-Technologie, mit deren Hilfe detaillierte Untersuchungen zur Genfunktion möglich sind, wurde bisher jedoch nur in Mäusen realisiert. Homozygote *Trp53*-knockout Mäuse wurden 1992 zum ersten Mal beschrieben [8]. Diese Tiere entwickeln sich normal, weisen aber eine deutlich erhöhte Rate von spontan sich entwickelnden Tumoren auf.

Zielsetzung dieser Studie war es, nach Etablierung der Reflux induzierenden Operation in der Maus, die Auswirkungen des p53 Funktionsverlustes für die Entstehung des Adenokarzinoms des Ösophagus in diesem Modell zu untersuchen.

Methode

Im Alter von 6 Wochen wurden *Trp53*-knockout (*Trp53*$^{-/-}$) Mäuse (Taconic Farms, Germantown, NY) und Wild-typ (WT) C57Bl/6 Mäuse (Charles River, Wilmington,

MA) operiert. Sie wurden gastrektomiert und mit einer hochgezogenen Jejunumschlinge mikrochirurgisch rekonstruiert, so daß jejuno-ösophagealer Reflux induziert wurde: Nach einer Nüchternphase von mindestens 12 Stunden wurden die Tiere mit intraperitoneal appliziertem Phenobarbital (65 mg/kg) narkotisiert. Die Operation erfolgte unter sterilen Kautelen mit Hilfe eines Operationsmikroskopes mit 25-facher Vergrößerung. Nach einer oberen, medianen Laparatomie wurde der Magen hervorluxiert und nach oral zur Speiseröhre hin mit einer Massenligatur verschlossen. Anschließend wurde die bei der Maus kräftig ausgebildete Anastomose der linken Arteria gastrica sinistra zum Ösophagus oberhalb der Massenligatur identifiziert und mit 7–0 Prolene ligiert. Nun wurde der Ösophagus unterhalb einer atraumatischen Klemme durchtrennt und die Gastrektomie nach Ligatur der kurzen gastrischen Gefäße und der Arteria gastroepiploica dextra vervollständigt. Der Duodenalstumpf wurde mit einer 5–0 Seidenligatur verschlossen. Nach antimesenterialer Inzision des Jejunums proximal des Treitz'schen Ligamentes wurde die ösophago-jejunale End-zu-Seit Anastamose mit acht 10–0 Mersilene Einzelknopfnähten angefertigt. Diese Rekonstruktion entsprach der im Tiermodell der Ratte etablierten Methode [7]. Am Operationsende wurde 1 ml 0,9% NaCl intraabdominell appliziert und der Bauch zweischichtig mit fortlaufenden 6–0 Vicrylnähten verschlossen. Die Tiere erhielten unmittelbar nach dem Aufwachen Wasser und am Folgetag normales Trockenfutter. An den ersten vier postoperativen Tagen wurden die Mäuseställe mit Papierschnipseln ausgelegt, um ein Verstopfen der Anastomose mit Spreu zu vermeiden.

Zusammen mit den nicht operierten Kontrolltieren wurden die Mäuse insgesamt 24 Wochen beobachtet. Nach dieser Zeit wurde der Ösophagus und die Anastomosenregion histologisch aufgearbeitet. Hierzu wurde der Ösophagus longitudinal eröffnet und gereinigt. Nach Fixierung in 10% Formalin und Einbettung in Paraffin wurden Hämatoxylin-Eosin Schnitte angefertigt. Die Auswertung erfolgte von einem Pathologen (P.C.), der die Genotypisierung der Tiere nicht kannte. Die Tierversuchsprotokolle waren vom „Institutional and Animal Care and Usage Committee" der „University of Southern California", Los Angeles, CA genehmigt worden.

Ergebnisse

Von den operierten Mäusen konnten 19 WT und 4 Trp53-knockout Mäuse am Ende des gesamten Beobachtungszeitraums untersucht werden. 10 WT und 6 Trp53-knockout Mäuse wurden als nicht operierte Kontrolltiere ausgewertet. Eine Übersicht über die Ergebnisse wird in der Tabelle gezeigt. Unabhängig vom Genotyp war in allen nicht operierten Mäusen der Ösophagus unauffällig. Nach der Reflux induzierenden Operation entwickelte sich immer eine Ösophagitis des distalen Ösophagus. Diese zeichnete sich in der Regel histologisch durch Plattenepithelhyperplasien mit Hyperkeratose aus. Gelegentlich traten auch mit regenerative Veränderungen des Plattenepithels auf. Die Ausdehnung der Ösophagitis war in den Trp53-knockout Mäusen deutlich größer als in den WT Mäusen. Plattenepitheldysplasien oder ein Karzinom war in Tieren mit normaler p53 Funktion nicht aufgetreten. Dagegen waren in allen Trp53-knockout Mäusen Dysplasien des Plattenepithels nachzuweisen. Insgesamt drei Karzinome des Ösophagus wurden in zwei Trp53-knockout Tieren gefunden: ein Adenokarzinom, ein adeno-squamöses Karzinom und ein Plattenepithelkarzinom.

Tabelle 1. Folgen einer Reflux induzierenden Operation (OP) in Abhängigkeit vom p53 Funktionsstatus

Gruppe	N	OP	Ösophagitis	Dysplasie	Karzinome
Wildtyp	19	Ja	5 mm	0	0
Trp53$^{-/-}$-knockout	4	Ja	15 mm	4 (100%)	2 (50%)[a]
Wildtyp	10	Nein	0 mm	0	0
Trp53$^{-/-}$-knockout	6	Nein	0 mm	0	0

[a] Ein Tier mit einem Adenokarzinom und ein Tier mit einem adeno-squamösen Karzinom und einem Plattenepithelkarzinom.

Diskussion

Mit dem Ziel die Funktion des p53 beim Ösophaguskarzinom zu untersuchen, wurde das etablierte Tumormodell der Ratte in der Maus realisiert. Unter Anwendung mikrochirurgischer Techniken konnte eine Mortalität von unter 20% erreicht werden.

Nicht operierte Kontrolltiere wurden untersucht, um die Effekte der Operation von den Effekten der Genveränderungen trennen zu können. In Übereinstimmung mit der Literatur [8], entwickelten sich in p53-knockout Mäusen keine Spontantumoren im Ösophagus.

Im Beobachtungszeitraum von 24 Wochen hatten die WT Mäuse keine Karzinome entwickelt. Im Gegensatz hierzu, fanden sich in den Ratten nach nur 16 Wochen Adenokarzinome bei 50% der Tiere [7]. Nach 50 Wochen entstanden zusätzlich Plattenepithel- und adeno-squamöse Tumoren [6]. Diese Unterschiede sind möglicherweise auf eine generell erhöhte Tumorsuszeptibilität von Ratten zurückzuführen. Andererseits bestanden im Vergleich der beiden Tiermodelle auch erhebliche Unterschiede in bezug auf den Schweregrad der Ösophagitis. In Ratten erreichten die Schleimhautveränderungen das obere Drittel der Speiseröhre, während in Mäusen maximal das distale Fünftel der Speiseröhre entzündet war und deutlich weniger Ulzerationen vorhanden waren. Somit scheint das Ausmaß des Refluxes in Mäusen geringer als im Tiermodell der Ratte zu sein. Dies ist wahrscheinlich auf den geringeren Durchmesser der Anastomose und des Ösophagus in der Maus zurückzuführen. Möglicherweise besteht in der Maus auch eine größere Resistenz der Mukosa gegenüber den Bestandteilen des Duodenalsaftes.

Die durch den Reflux von Duodenalsaft induzierten Schäden waren nach p53 Funktionsverlust deutlich ausgeprägter. Bei allen *Trp53*$^{-/-}$ Mäusen traten Dysplasien des Plattenepithels auf und die Hälfte der Tiere entwickelte Ösophaguskarzinome. Eine vermehrte Tumorsuszeptibilität der *Trp53*-knockout Mäuse war auch in Studien nach exogener Karzinogenapplikation beschrieben worden.

In diesem Modell für das osophageale Speiseröhrenkarzinom sind bisher keine spezifischen Karzinogene bekannt. Bestandteile der Galle und des Pankreassaftes werden als mögliche Karzinogene oder Kokarzinogene diskutiert, wobei auch eine endogene Umwandlung von physiologischen Bestandteilen des Duodenalsaftes in karzinogene Substanzen denkbar ist [6, 9]. Das Auftreten von Karzinomen bei p53 Funktionsverlust läßt auch Rückschlüsse in bezug auf die Mechanismen der Karzino-

102

genese in diesem Modell zu. In einer Arbeit mit chemisch induzierten Hauttumoren wurde beobachtet [10], daß die Funktion von p53 für die Tumorinitiierung und Tumorpromotion nicht von Bedeutung ist. Bei p53 Funktionsverlust war das Tumorwachstum jedoch deutlich beschleunigt. Aus diesem Grund ist davon auszugehen, daß im Tumormodell mit Reflux von Duodenalsaft Tumor-initiierende Prozesse ablaufen. Das akzelerierte Tumorwachstum hat kaum eine Karzinomentstehung zur Folge. Gegenwärtig ist jedoch nicht bekannt, inwieweit diese Tumoren durch Karzinogene, die im Duodenalsaft bereits vorhanden sind oder sich endogen entwickeln, induziert werden [1, 6]. Die Mutagenese könnte in diesem Tumormodell auch eine Folge einer chronischen Irritation im Zusammenhang mit der Ösophagitis sein und somit allein ein Effekt einer vermehrten Zellproliferation.

Zusammenfassung

Ein p53 Funktionsverlust führt zu einer Beschleunigung des Tumorwachstums. Inwieweit dies für die Entstehung des Ösophaguskarzinoms durch Reflux von Duodenalsaft von Bedeutung ist, sollte im Tiermodell untersucht werden. *Trp53*-knockout (*Trp53$^{-/-}$*) und Wild-typ (WT) Mäuse wurden im Alter von 6 Wochen gastrektomiert und mit einer hochgezogenen Jejunumschlinge mikrochirurgisch rekonstruiert, so daß jejuno-ösophagealer Reflux induziert wurde. Sie wurden zusammen mit nicht operierten Kontrolltieren insgesamt 24 Wochen beobachtet. Während der Ösophagus in allen nicht operierten Tieren (6 *Trp53$^{-/-}$*, 10 WT) unauffällig war, zeigten alle operierten Tiere (4 *Trp53$^{-/-}$*, 19 WT) eine Ösophagitis im distalen Drittel der Speiseröhre. Keine der WT-Mäuse entwickelte eine Epitheldysplasie oder ein Karzinom, jedoch waren in allen *Trp53*-knockout Mäusen Dysplasien des Plattenepithels und in zwei Mäusen (50%) Karzinome nachzuweisen. Somit wird durch Reflux von Duodenalsaft wird die Entstehung von Ösophagustumoren initiiert. Bei p53 Funktionsverlust kommt es durch das akzelerierte Tumorwachstum nachfolgend zur Ausbildung von Dysplasien und Karzinomen.

Abstract

Background: Loss of p53 function enhances malignant progression. The aim was to evaluate whether p53 function is relevant for the development of esophageal carcinoma following surgically induced reflux.

Methods: Total gastrectomy with esophagojejunostomy was microsurgically performed in *Trp53*-knockout (*Trp53$^{-/-}$*) and wild-type (WT) mice at 6 weeks of age, creating reflux of duodenal juice into the esophagus. Unoperated control mice were kept under identical conditions for 24 weeks.

Results: While the esophagus was normal in all unoperated mice (6 *Trp53$^{-/-}$*, 10 WT), there was esophagitis of the distal part of the esophagus in all operated mice (4 *Trp53$^{-/-}$*, 19 WT). None of the WT mice developed dysplasia or carcinoma. In all *Trp53*-knockout mice squamous dysplasia and in two carcinoma were found.

Conclusion: Reflux of duodenal juice can initiate development of esophageal cancer. Due to enhanced malignant progression dysplasia and carcinoma developed in *Trp53*-knockout mice.

Literatur

1. Ireland AP, Clark GW, DeMeester TR (1997) Barrett's esophagus. The significance of p53 in clinical practice. Ann Surg 225:17-30
2. Hartwell LH, Katai H (1994) Cell cycle control and cancer. Science 266:1821-1828
3. Pera M, Cameron AJ, Trastek VF, Carpenter HA, Zinsmeister AR (1993) Increasing incidence of adenocarcinoma of the esophagus and esophagogastric junction. Gastroenterology 104:510-513
4. Hameeteman W, Tytgat GN, Houthoff HJ, van den Tweel JG (1989) Barrett's esophagus: development of dysplasia and adenocarcinoma. Gastroenterology 96:1249-1256
5. Pera M, Cardesa A, Bombi JA, Ernst H, Pera C, Mohr U (1989) Influence of esophagojejuno-stomy on the induction of adenocarcinoma of the distal esophagus in Sprague-Dawley rats by subcutaneous injection of 2,6-dimethylnitrosomorpholine. Cancer Res 49:6803-6808
6. Miwa K, Sahara H, Segawa M, Kinami S, Sato T, Miyazaki I, Hattori T (1996) Reflux of duodenal or gastro-duodenal contents induces esophageal carcinoma in rats. Int J Cancer 67:269-274
7. Fein M, Peters JH, Chandrasoma P, Ireland AP, Öberg S, Ritter MP, Bremner CG, Hagen JA, DeMeester TR (1998) Duodenoesophageal reflux induces esophageal adenocarcinoma without exogenous carcinogen. J Gastrointest Surg 2:260-268
8. Donehower LA, Harvey M, Slagle BL, McArthur MJ, Montgomery CA, Jr, Butel JS, Bradley A (1992) Mice deficient for p53 are developmentally normal but susceptible to spontaneous tumours. Nature 356:215-221
9. Mirvish SS (1995) Role of N-nitroso compounds (NOC) and N-nitrosation in etiology of gastric, esophageal, nasopharyngeal and bladder cancer and contribution to cancer of known exposures to NOC. Cancer Letters 93:17-48
10. Kemp CJ, Donehower LA, Bradley A, Balmain A (1993) Reduction of p53 gene dosage does not increase initiation or promotion but enhances malignant progression of chemically induced skin tumors. Cell 74:813-822

Korrespondenzadresse: Dr. Dr. M. Fein, Chirurgische Universitätsklinik, Josef-Schneider-Str. 2, 97080 Würzburg, Telefon: (0931) 201-1, Fax: (0931) 201-3225, e-mail: gi-labor@chirurgie.uni-wuerzburg.de

Untersuchungen zum biologischen Potential okkulter Tumorzellen aus einem Lymphknoten eines Patienten mit resektablem Ösophaguskarzinom

Biological relevance of occult tumor cells in a lymph node of a patient with resectable esophageal cancer

P. Scheunemann[1], S. B. Hosch[1], K. Witter[2], J. Kraus[3], M. R. Speicher[3], K. Pantel[2], J. R. Izbicki[1]

[1] Abtl. für Allgemeinchirurgie Universitäts-Krankenhaus-Eppendorf, Hamburg
[2] Institut für Immunologie, Ludwig-Maximilians-Universität, München
[3] Institut für Anthropologie und Humangenetik, Ludwig-Maximilians-Universität, München

Einleitung

Der immunhistochemische Nachweis von isolierten Tumorzellen in Lymphknoten bei Patienten mit Karzinomen des Gastointestinaltraktes korreliert mit einer schlechten Prognose [1 3]. Untersuchungen dieser Zellen sind aber auf Grund ihrer niedrigen Frequenz äußerst schwierig, sodaß über ihre Biologie nach wie vor wenig bekannt ist. In diesem Zusammenhang gelang uns erstmalig die Generierung einer permanenten Tumorzellinien aus einem immunhistochemisch positivem, aber konventionell histopathologisch als „tumorfrei" klassifizierten Lymphknoten und dem autologen Primärtumor eines Patienten mit resektablem Ösophaguskarzinom. Beide Zellinien wurden mittels Mikrosatelliten-Analyse, HLA-DRB1-Typisierung, FACS-Analyse, Multiplex-Fluoreszenz in situ Hybridisierung (M-FISH) und SCID-Maus-Xenograft-Assay umfangreich vergleichend charakterisiert.

Methodik

Eine Hälfte jedes Lymphknotens gelangte zur routinemäßigen histopathologischen Begutachtung. Von der anderen Hälfte wurden aus 3 verschiedenen Ebenen 5 µm dicken Kryoschnitten hergestellt und für die immunhistochemische Detektion isolierter Tumorzellen mittels APAAP-Technik [3] mit dem monoklonalen anti-Epithelzell-Antikörper Ber-EP4 (DAKO, Hamburg) [4] inkubiert. Mikrosatellitenanalysen wurde mit Hilfe des GenePrint Fluorescent CTTv STR Multiplex-Systems (Promega, Madison, WI) durchgeführt. Die HLA-DRB1*-Genotypisierung erfolgte nach dem oligonukleotide typing-System von Nevinny-Stickel [5]. Die FACS-Phänotypisierung der Zellinien erfolgte mittels indirekter Immunfluoreszenz-Technik. Folgende Antikörperklone wurden verwendet: 7C1, Anti-p185erbB2 (Dr. Judith Johnson, Inst. f. Immunologie München) und PAb1801, Anti-p53 (Oncogene Science, Uniodale, NY); als Sekundär-Antikörper wurde der Anti-Maus-Ig-FITC-Antikörper F0313 (Dako) eingesetzt. MOPC-21 (Dako) diente als IgG1-Isotyp-Kontrollantikörper. Bei der Karyotypisierung mittes M-FISH wurde, wie von Speicher et al. [6] beschrieben, verfahren. Für

106

den Xenograftassay wurden LN1590 und PT1590 subkutan in die lateralen Flanken von SCID-Mäuse injiziert.

Ergebnisse

In 3 von 5 konventionell histopathologisch als „tumorfrei" befundeten Lymphknoten wurden immunhistochemisch Ber-EP4-positive Zellen gefunden. Aus einem dieser Ber-EP4-positiven Lymphknoten sowie dem autologen Primärtumor konnten permanente Zellinien generiert werden: LN1590 und PT1590. Mikrosatelliten-Analysen und HLA-DRB1*-Genotypisierung bestätigten den Ursprung beider Zellinien aus dem untersuchten Patienten. In FACS-Analyse und Karyogramm wiesen LN1590 und PT1590 Überexpression von p53 und $p185^{erbB2}$ bzw. eine Hypertriploidie und den Verlust des Y-Chromosoms auf. Nach Transplantation in SCID-Mäuse verhielten sich beide Zellinien tumorigen. Desweiteren konnten Tumorzellinien aus verschiedenen Sekundärorganen der injizierten Mäuse regeneriert werden, was auf die Anwesenheit okkulter Tumorzellen in diesen Organen hindeutet.

Diskussion

Dies ist der erste Bericht über die Etablierung und Charakterisierung einer Tumorzellinie, die aus einem histopathologisch „tumorfreien", aber immunhistochemisch positiven Lymphknoten eines Karzinompatienten generiert wurde. Die permanente Expansion okkulter Tumorzellen ist ein deutliches Indiz dafür, daß es sich bei derartigen Zellen in vitro um vitale und proliferationsfähige Zellen handelt. Zusätzlich belegen Karyogramm und FACS-Analyse, daß beide etablierte Zellinien von malignen Tumorzellen abstammen. Desweiteren sind LN1590-Zellen nach Xenotransplantation in SCID-Mäuse tumorigen und mikrometastatisch. Dies legt nahe, daß es sich bei diesen Zellen tatsächlich um maligne Tumorzellen handelt, die als Stammzellen späterer Makrometastasen fungieren könnten.

Zusammenfassung

Einleitung: Der immunhistochemische Nachweis isolierter Tumorzellen in Lymphknoten bei Patienten mit gastrointestinalen Karzinomen korreliert mit einer schlechten Prognose. Weiterführende Untersuchungen dieser Zellen sind wegen ihrer niedrigen Frequenz äußerst schwierig, sodaß über ihre Biologie wenig bekannt ist.

Methoden: Aus einem Lymphknoten mit immunhistochemisch nachgewiesenem, isoliertem Tumorzellbefall und dem autologen Primärtumor eines Patienten mit Ösophaguskarzinom wurden permanente Tumorzellinien generieren: LN1590 und PT1590. Diese Zellinien wurden mittels Mikrosatelliten-Analyse, HLA-DRB1-Typisierung, FACS-Analyse, M-FISH-Karyogramm und SCID-Maus-Xenograft-Assay umfangreich vergleichend charakterisiert.

Ergebnisse: In FACS-Analyse und M-FISH-Karyogramm weisen beide eine Überexpression von p53 und $p185^{erbB2}$ bzw. eine Hypertriploidie und einen Y-Chromosom-

Verlust auf. Nach Xenotransplantation in SCID-Mäuse verhalten sich beide Zellinien tumorigen. Desweiteren konnten Tumorzellinien aus verschiedenen Organen der injizierten Mäuse regeneriert werden, was auf die Anwesenheit okkulter Mikrometastasen in diesen Organen hindeutet.

Schlußfolgerung: Die vorliegenden Ergebnisse zeigen erstmalig, daß immunhistochemisch detektierbare isolierte Tumorzellen in Lymphknoten in vivo tumorigene und mikrometastatische Eigenschaften aufweisen und somit als Stammzellen späterer Makrometastasen fungieren könnten.

Abstract

Background: The presence of immunohistochemically detectable isolated tumor cells in lymph nodes of patients with carcinoma of the gastrointestinal tract correlates with poor prognosis. However, the biological relevance of these cells is still unclear. Further analyses of such occult tumor cells are limited because of their extremely low frequency.

Methods: Tissue samples from a lymph node classified as positive by immunohistochemistry but negative by routine histopathology and the autolougous primary tumor were harvested for cell culture and two permant cell lines could be generated. Both cell lines were analysed using microsatellite analysis, HLA-DRB1*genotyping, FACS, M-FISH and SCID mice xenograftassay. Results: In FACS and M-FISH analysis, both cell lines showed overexpression of p53 and p185^{erbB2}, were in a hypertriploid range and showed loss of the Y chromosome. Furthermore, both cell lines displayed tumorigenic behaviour in vivo after transplantation into SCID mice. Re-establishment of tumor cell lines from different murine organs indicates the presence of micrometastases in these organs. Conclusion: These data provide first direct evidence that immunohistochemically identifiable tumor cells in lymph nodes are viable malignant tumor cells, which implies that these cells might be precursors of subsequent metastatic lesions.

Literatur

1. Greenson JK, Isenhart CE, Rice R, Mojzisik C, Houchens D, Martin EW Jr (1994) Identification of occult micrometastases in pericolic lymph nodes of Duke's B colorectal cancer patients using monoclonal antibodies against cytokeratin and CC49. Correlation with long-term survival. Cancer 73:563-9
2. Hosch SB, Knoefel WT, Metz S, Stoecklein N, Niendorf A, Broelsch CE, Izbicki JR (1997) Early lymphatic tumor cell detection in pancreatic cancer: Frequency and prognostic significance. Pancreas 15:154-9
3. Izbicki JR, Hosch SB, Pichlmeier U, Rehders A, Busch C, Niendorf A, Passlick B, Broelsch CE, Pantel K (1997) Prognostic significance of immunohistochemically identifiable tumor cells in lymph nodes of patients with completely resected esophageal cancer. N Engl J Med 337:1188-94
4. Latza U, Niedobitek G, Schwarting R, Nekarda N, Stein H (1990) Ber-EP4: new monoclonal antibody which distinguishes epithelia from mesothelia. J Clin Pathol 43:213-9

108

5. Nevinny-Stickel C, Bettinotti MD, Andreas A, Hinzpeter M, Muhlegger K, Schmitz G, Albert ED (1991) Nonradioactive HLA class II typing using polymerase chain reaction and digoxigenin-11-2′-3′-dideoxy-uridinetriphosphate-labeled oligonucleotide probes. Hum Immunol 31 : 7 – 13
6. Speicher MR, Ballard SG, Ward DC (1996) Karyotyping human chromosomes by combinatorial multi-fluor FISH. Nature Genetics 12 : 368 – 75

Korrespondenzadresse: Dr. med. P. Scheunemann, Abt. f. Allgemeinschirurgie, Universitätskrankenhaus Eppendorf, 20246 Hamburg, Martinistraße 52, Tel.: 040/47 17-24 50

Histomorphologisches Regressionsgrading und Apoptose-Index als objektive Responseparameter beim neoadjuvant chemotherapierten Adenocarcinom des Magens und ösophagogastralen Übergangs

Histomorphologic regression grading and apoptotic-index as objective response parameters for adenocarcinomas of the stomach and esophagogastric junction treated with neoadjuvant chemotherapy

P. M. Schneider, T. K. Zirbes *, R. Metzger, S. Baldus *, H. P. Dienes, A. H. Hölscher

* Klinik für Visceral- und Gefäßchirurgie und Institut für Pathologie der Universität zu Köln

Einleitung

Neoadjuvante Therapieprinzipien werden zunehmend in der Behandlung lokal-fortgeschrittener solider Tumoren wie dem Magencarcinom und Adenocarcinom des ösophagogastralen Übergangs eingesetzt wobei die klinische Beurteilung des objektiven Ansprechens eines Adenocarcinoms des Magens oder ösophagogastralen Übergangs auf eine neoadjuvante Therapie schwierig ist [1, 2, 3].

Die Objektivierung des Ansprechens auf eine neoadjuvante Therapie im Sinne eines histomorphologischen Regressionsgradings wurde von Junker und Kollegen [4] für das nicht-kleinzellige Bronchialcarcinom erarbeitet und stellt einen signifikanten unabhängigen Prognosefaktor dar.

Neuere Studien sprechen dafür, dass sich die cytotoxischen Effekte von chemotherapeutischen Substanzen über die Apoptose, den programmierten Zelltod, entfalten [5].

Ziel der vorliegenden Pilotstudie ist es, das histomorphologische Regressionsgrading nach Junker und Müller [4] und die Apoptosefrequenz als objektive Responseparameter bei neoadjuvant chemotherapierten Adenocarcinomen des Magens und ösophagogastralen Übergangs zu evaluieren.

Material und Methoden

Studienkollektiv und klinische Daten: Im Zeitraum 8/96 bis 4/98 wurden 10 Patienten (7 m, 3 w) mit lokal fortgeschrittenen Adenocarcinomen des Magens (n = 4) und ösophagogastralen Übergangs Typ I – III nach Siewert [6] neoadjuvant nach dem PLF-Schema (cis-Platin, Leukovorin, 5-FU; 2 Zyklen à 6 Wochen) behandelt [7]. Das klinische Staging umfasste die Endoskopie mit Biopsie, Endosonographie, Ösophagusbreischluck respektive MDP, CT-Thorax und Abdomen und Sono Abdomen. In allen Fällen wurde zum Ausschluss einer Peritonealcarcinose eine diagnostische Laparoskopie mit Peritoneallavage (konventionelle Zytologie und Immunzytologie) durchgeführt. Das klinische Staging ergab in allen Fällen ein cT3, Nx, M0.

Die klinische Response-Evaluation erfolgte durch dieselben Untersuchungsmethoden wie beim klinischen Staging angegeben und wurde entsprechend den WHO Kriterien in 3 Kategorien eingestuft: kompletter Response (CR), partieller Response (PR) und minimaler Response bzw. no change (MR/NC).

In 3 Fällen wurde eine radikale transhiatale Ösophagektomie mit Magenhochzug in hinteren Mediastinum, in 4 Fällen eine totale Gastrektomie mit D2-Lymphadenektomie und in 3 Fällen eine transhiatal erweiterte Gastrektomie mit pancreaserhaltender Splenektomie und D2-Lymphadenektomie durchgeführt. Bei 9 Patienten erfolgte eine R0-Resektion und bei 1 Patientin eine R1-Resektion.

Die histopathologische Untersuchung des Resektats ergab in allen Fällen eine Übereinstimmung zwischen der prätherapeutisch festgelegten cT-Kategorie und der pT-Kategorie unter Berücksichtigung der Problematik der Klassifikation der pT2/pT3 Kategorie beim Adenocarcinom des ösophagogastralen Übergangs Typ II und III nach Siewert [8].

Histomorphologische Response-Evaluation und Apoptose-Index: Die histomorphologische Untersuchung und die Bestimmung des Apoptose-Index erfolgte an den Resektaten. Als Kontrollgruppe dienten matched-pair Resektate hinsichtlich Tumorlokalisation, Laurén-Klassifikation, WHO-Klassifikation, histopathologischem UICC-Tumorstadium und Resektionsausmass.

Die Beurteilung der histomorphologischen Regression nach neoadjuvanter Chemotherapie erfolgte nach den im folgenden beschriebenen Kriterien von Junker und Müller [4]. Die ausgeprägte narbige Fibrose in der Region des Primärtumors, konzentrische Foci frischer Tumornekrosen mit umgebenden Schaumzell-Clustern und Transition in ein vasculäres Granulationsgewebe galten als charakteristische Merkmale therapie-induzierter Tumorregression. Das Ausmass der Tumorregression wurde in 4 Grade eingeteilt: Grad I (keine oder leichte Tumorregression), Grad IIA (deutliche aber inkomplette Tumorregression mit >10% vitalen Tumorzellen), Grad IIB (deutliche Tumorregression mit <10% vitalen Tumorzellen) und Grad III (histomorphologisch komplette Tumorregression).

Die Bestimmung des Apoptose-Index erfolgte an Paraffinschnitten durch eine *in situ* Endlabelling (ISEL) Technik mit DNA Polymerase I (Klenow Fragment; Gibco, Paisley, UK) und Digoxigenin-markiertem dUTP (Boehringer, Mannheim, FRG) wie beschrieben [9]. 5 Paraffinschnitte pro Resektat wurden untersucht und die Einteilung der Apoptosefrequenz erfolgte semiquantitativ mittels einer 4-Stufen-Skala:

Grad I: keine, vereinzelte; Grad II: leichtgradig-vermehrte, Grad III: mittelgradig-vermehrte und Grad IV: hochgradig vermehrte Apoptosefrequenz.

Die Verteilung des Regressiongradings und Apoptose-Index zwischen vorbehandelten und nicht-vorbehandelten Tumoren erfolgte mit dem Wilcoxon Rank Test im Statistik-Software-Programm SPSS for Windows.

Ergebnisse

Die klinische Remissionsbeurteilung entsprechend den WHO Kriterien ergab einen kompletten Response (CR) bei keinem der 10 Patienten. Bei 4 Tumoren konnte ein partieller Response (PR) und bei 6 ein minimaler Response/no change erzielt werden. Bei keinem Patienten kam es zu einer Tumorprogression.

Die Verteilung der histomorphologischen Tumorregression nach Junker und Müller ergab keinen Anhalt für eine Tumorregression (Grad I) in 5 Fällen, eine IIA Regression in 3 Fällen, eine IIB Regression in 2 Fällen und eine histomorphologisch komplette Regression (Grad III) in keinem Fall. Die matched-pair Kontrollproben wiesen in allen Fällen keine relevante Tumorregression (Grad I) auf. Der Unterschied zwischen den beiden analysierten Gruppen (vorbehandelte Tumoren gegen nicht-vorbehandelte Tumoren) war im Wilcoxon Rank Test signifikant verschieden (p < 0,03).

Der Apoptose-Index in den neoadjuvant chemotherapierten Resektaten wurde wie folgt eingestuft: Grad I: n = 0, Grad II: n = 4, Grad III: n = 4 und Grad IV: n = 2. Ein repräsentatives Beispiel ist in Abb. 1 dargestellt. In der nicht-vorbehandelten Kontrollgruppe war folgende Verteilung nachweisbar: Grad I: n = 5, Grad II: n = 4, Grad III: n = 1 und Grad IV: n = 0. Der Unterschied zwischen den beiden Gruppen war im Wilcoxon Test signifikant unterschiedlich (p < 0,006).

Die 4 Patienten mit klinisch partieller Remission wiesen ein histomorphologisches Regressiongrading IIA (n = 2) oder IIB (n = 2) und einen Apoptose-Index III (n = 2) oder IV (n = 2) auf. Bei 1 Patienten mit neoadjuvanter Chemotherapie konnte eine histomorphologische Tumorregression Grad IIA trotz klinisch minimalem Response/ no change im Resektat nachgewiesen werden. Ein Apoptose-Index > II war nur in einem Resektat der nicht-vorbehandelten Tumoren nachweisbar.

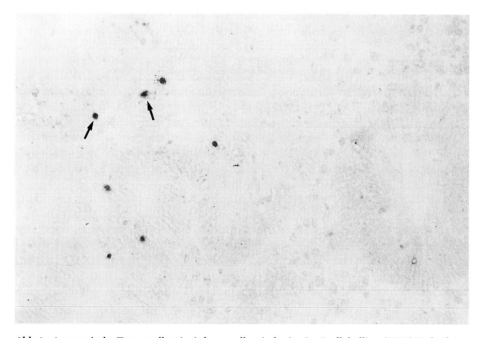

Abb. 1. Apoptotische Tumorzellen (→) dargestellt mit der in situ Endlabelling (ISEL) Technik innerhalb eines neoadjuvant chemotherapierten Adenocarcinoms des Magens vom intestinalen Typ nach Laurén

Diskussion

Das Ergebnis unserer Pilotstudie zeigt einen signifikanten Unterschied des histomorphologischen Regressionsgrades nach Junker und Müller und der Apoptosefrequenz zwischen neoadjuvant chemotherapierten und nicht-vorbehandelten Adenocarcinomen des Magens und des ösophagogastralen Übergangs.

Die Anwendung eines beim neoadjuvant radiochemotherapierten nicht-kleinzelligen Brochialcarcinom entwickelten histomorphologischen Regressionsgradings nach Junker und Müller [4] erscheint ein guter objektiver Parameter für das Ansprechen zu sein, da in der Kontrollgruppe der nicht-vorbehandelten Tumoren kein Regressionsgrading > I nachgewiesen werden konnte und alle 4 klinisch partiellen Responder ein Regressionsgrading IIA oder IIB aufwiesen.

Die Relevanz dieser Untersuchung wird durch eine aktuelle japanische Studie unterstützt. In dieser Untersuchung wurde ein vergleichbares histomorphologisches Regressionsmodell nach neoadjuvanter Chemotherapie beim Magencarcinom mit ähnlichen Ergebnissen beschrieben [10].

Darüberhinaus war in der Studie von Junker et al. [4] das histomorphologische Regressionsgrading beim nicht-kleinzelligen Bronchialcarcinom ein unabhängiger Prognoseparameter mit einer signifikant besseren Überlebenszeit für Regressionsgrade IIB und III. Sollte dies auch beim Magencarcinom und Adenocarcinom des ösophagogastralen Übergangs zutreffen, hätten nur 2 von unseren 4 Patienten mit klinisch partieller Remission von der neoadjuvanten Therapie profitiert.

Der Nachweis vereinzelter apoptotischer Zellen oder einer leichtgradigen Apoptosefrequenz als konstantes Merkmal wurde von Ikeda und Kollegen [11] an einer größeren Serie von 88 Magencarcinomen mittels TUNEL Assay nachgewiesen. Dieses Ergebnis ist in Einklang mit unserer kleinen Serie lokal-fortgeschrittener Carcinome, zumal wir in 9/10 Patienten einen Apoptoseindex ≤ II nachweisen konnten. Nur bei 1 Tumor der Kontrollgruppe war ein AI von III (mäßiggradige Apoptosefrequenz) vorhanden. Andererseits hatten alle 4 Tumoren mit klinisch partieller Remission und Regressionsgrading IIA oder IIB einen AI von III (n = 2) oder IV (n = 2).

Eine zusätzliche Information für das Ansprechen auf eine neoadjuvante Chemotherapie könnte durch Analyse von Apoptose-assoziierten Genen wie von Nabeya et al. [12] für das p53 Tumor-Suppressor-Gen in chemotherapierten Magencarcinomzellinien und Ouyang et al. [13] für Mutationen in einem Poly(G)8 Trakt des BAX Gens beim Magencarcinom beschrieben wurden.

Insgesamt erscheint es erfolgversprechend, durch die Kombination des histomorphologischen Regressionsgradings (≥ IIB) und AI (≥ III) in Analogie zu anderen Tumorentitäten (z.B. nichtkleinzelliges Bronchialcarcinom) eine Subgruppe von Patienten erfassen zu können, die von einer neoadjuvanten Chemotherapie besonders profitieren könnte. In einer laufenden Studie führen wir die Messung des AI nach dem 1. Zyklus der neoadjuvanten Chemotherapie durch, um zu evaluieren, ob ein AI ≤ II einen suboptimalen (IIA) oder negativen (I) objektiven Response vorhersagt und damit ein Abbruchkriterium für die eingeleitete neoadjuvante Therapie darstellt.

Zusammenfassung

Ziel der vorliegenden Studie ist es, die Bedeutung histomorphologischer Kriterien und der chemotherapie-induzierten Apoptosefrequenz als objektive Responseparameter nach neoadjuvanter Chemotherapie beim Adenocarcinom des Magens und ösophagogastralen Übergangs zu evaluieren.

10 Patienten mit lokal fortgeschrittenem Magencarcinom (n=4) oder Adenocarcinom des ösophagogastralen Übergangs (n = 6) erhielten im Zeitraum 8/96 – 4/98 eine neoadjuvante Chemotherapie nach dem PLF-Schema (2 Zyklen cis-Platin, Leukovorin, 5-FU à 6 Wochen). Die klinische Remissionsbeurteilung erfolgte durch Endoskopie, endoskopischen Ultraschall, Computertomographie und Ösophagusbreischluck/MDP nach den WHO Kriterien: kompletter Response: n = 0, partieller Response (> 50%): n = 4, minimaler Response oder no change: n = 6. Das histomorphologische Regressionsgrading erfolgte nach den Kriterien nach Junker und Müller: Grad I (keine Regression), IIA (>10% vitale Tumorzellen), IIB (<10% vitale Tumorzellen) und III (komplette Remission). Der Apoptose-Index (AI) wurde an mindestens 5 Gewebeschnitten durch eine In Situ Endlabelling (ISEL) Technik semiquantitativ mittels einer 4er Skala (I: keine-vereinzelt, II: leichtgradig, III: mäßiggradig, IV: hochgradig) bestimmt. Als Kontrollgruppe dienten Schnitte von 10 matched-pair Resektaten.

Die Verteilung des histomorphologischen Regressionsgradings in den vorbehandelten Proben ergab keinen Anhalt für eine Tumorregression (Grad I) in 5 Fällen, eine IIA Regression in 3 Fällen und eine IIB Regression in 2 Fällen. Der Apoptose-Index in den chemotherapierten Tumoren war wie folgt verteilt: Grad I: n = 0, Grad II: n = 4, Grad III: n = 4, Grad IV: n = 2. Die Verteilung des histomorphologischen Regressionsgradings (p < 0,03) und des Apoptose-Index (p < 0,006) war im Wilcoxon Rank Test signifikant verschieden zwischen vorbehandelten und nicht-vorbehandelten Tumoren. Die 4 Patienten mit klinisch partieller Remission hatten ein Regressionsgrading IIA (n = 2)/IIB (n = 2) und einen AI III (n = 2)/IV (n = 2).

Klinisch partielle Remissionen zeigen unterschiedliche Regressionsgrade mit suboptimalem Ansprechen (IIA) in 50% der Fälle. Alle klinisch partiellen Remissionen wiesen einen AI ≥ III auf. Durch die Kombination des Regressionsgradings (≥ IIB) und AI (≥ III) läßt sich wahrscheinlich eine Subgruppe von Patienten erfassen, die von einer neoadjuvanten Chemotherapie besonders profitieren dürfte.

Abstract

The purpose of this study is to evaluate histomorphologic criteria and chemotherapy-induced apoptosis frequency as objective response parameters in patients with gastric cancer or adenocarcinoma of the esophagogastric junction treated with neoadjuvant chemotherapy.

10 patients with locally advanced gastric carcinomas (n = 4) or adenocarcinomas of the esophagogastric junction (n = 6) were treated with neoadjuvant chemotherapy according to the PLF regimen (2 cycles cis-platinum, leucovorin, 5-FU à 6 weeks). Evaluation of clinical response was performed according to the WHO criteria: complete response: n = 0, partial response (> 50%): n = 4, minimal response or no change:

n = 6. Histomorphologic regression grading was done according to criteria defined by Junker and Mueller: grade I (no regression), IIA (>10% vital tumor cells), IIB (<10% vital tumor cells) and III (complete microscopic regression). Apototic-Index (AI) was determined semiquantitatively with an *in situ* end-labelling (ISEL) technique and scored in 4 grades (I: no/singular, II: low, III: moderate, IV: high apoptotic frequency). Tissue from matched-pairs resected and non-pretreated tumors served as controls.

The distribution of histomorphologic regression grades in the neoadjuvant treated tumors were grade I in 5, grade IIA in 3 and IIB in 2 tumors. Apoptotic-indices in neoadjuvant treated tumors were grade I: n = 0, grade II: n = 4, grade III: n = 4 and grade IV: n = 2. The distribution of histomorphologic regression grades (p < 0.03) and apoptotic-indices (p < 0.006) were significantly different between pretreated and non-treated tumors in the Wilcoxon Sign Rank Test. 4 patients with clinical partial response showed regression gradings IIA (n = 2) and IIB (n = 2) and AI III (n = 2) and IV (n = 2).

Clinical partial response is associated with different histomorphologic regression grades including suboptimal objective response rates (IIA) in 50% of the tumors. All partial remissions had an AI ≥ III. The presence of histomorphologic regression grades ≥ IIB and AI ≥ III appears to identify a subgroup of patients who benefit most from neoadjuvant chemotherapy.

Literatur

1. Fink U, Stein HJ, Siewert JR (1998) [Multimodal therapy of tumors of the upper gastrointestinal tract]. Chirurg 69:349
2. Wilke H, Meyer HJ, Fink U (1996) Preoperative chemotherapy in gastric cancer. Recent Results Cancer Res 142:237
3. Ng VW, Husband JE, Nicolson VM, Minty I, Bamias A (1996) CT evaluation of treatment response in advanced gastric cancer. Clin Radiol 51:215
4. Junker K, Thomas M, Schulmann K, Klinke F, Bosse U, Muller KM (1997) Tumour regression in non-small-cell lung cancer following neoadjuvant therapy. Histological assessment. J Cancer Res Clin Oncol 123:469
5. Kamesaki H (1998) Mechanisms involved in chemotherapy-induced apoptosis and their implications in cancer chemotherapy. Int J Hematol 68:29
6. Siewert JR, Hölscher AH, Becker K, Gössner W (1987) [Cardia cancer: attempt at a therapeutically relevant classification]. Chirurg 58:25
7. Wilke H, Korn M, Vanhofer U, Fink U, Stahl M, Preusser P, Kohne C, Klassen U, Harstrick A, Schmoll HJ, Seeber S (1996) Weekly infusional 5-fluorouracil plus/minus other drugs for the treatment of advanced gastric cancer. J Infus Chemother 6:123
8. Siewert JR, Böttcher K, Stein HJ, Roder JD, Busch R (1995) Problem of proximal third gastric carcinoma. World J Surg 19:523
9. Thiele J, Zirbes TK, Wiemers P, Lorenzen J, Kvasnicka HM, Fischer R (1997) Incidence of apoptosis in HIV-myelopathy, myelodysplastic syndromes and non-specific inflammatory lesions of the bone marrow. Histopathology 30:307
10. Nakano H, Namatame K, Suzuki T, Takahashi H, Sakai H, Nakamura T and Kumada K (1996) Histopathological response to preoperative chemotherapy including 5-fluorouracil additionally assessed by immunocytochemical and pharmacologic parameters in patients with advanced gastric cancer. Surg Today 26:482
11. Ikeda M, Shomori K, Endo K, Makino T, Matsuura T, Ito H (1998) Frequent occurrence of apoptosis is an early event in the oncogenesis of human gastric carcinoma. Virchows Arch 432:43

12. Nabeya Y, Loganzo F, Jr Maslak P, Lai L, de Oliveira AR, Schwartz GK, Blundell ML, Altorki NK, Kelsen, DP, Albino AP (1995) The mutational status of p53 protein in gastric and esophageal adenocarcinoma cell lines predicts sensitivity to chemotherapeutic agents. Int J Cancer 64:37
13. Ouyang H, Furukawa T, Abe T, Kato Y, Horii A (1998) The BAX gene, the promoter of apoptosis, is mutated in genetically unstable cancers of the colorectum, stomach, and endometrium. Clin Cancer Res 4:1071

Korrespondenzadresse: Dr. Paul M. Schneider, Klinik für Visceral- und Gefäßchirurgie, Universität zu Köln, Joseph-Stelzmann-Strasse 9, 50931 Köln, Telefon: 0221-4784829, Fax: 0221-4786258, Email: Paul.Schneider@Medizin.Uni-Koeln.de

Wie viele Lymphknoten müssen bei gastrointestinalen Tumoren zur Beurteilung des pN Status entfernt werden?
Bewertung der Vorgaben der TNM Kommission

Correct classification of pN in gastrointestinal tumors: How many resected lymph nodes are necessary?
Evaluation of the UICC suggestions

P. Dutkowski[1], G. Hommel[2], T. Böttger[1], M. Mörschel[1], M. Mann[1], Th. Junginger[1]

[1] Klinik für Allgemein- und Abdominalchirurgie, Universität Mainz, Langenbeckstr.1, 55101 Mainz
[2] Institut für Medizinische Statistik und Dokumentation, Universität Mainz, Langenbeckstr. 1, 55101 Mainz

Einleitung

Die von der UICC vorgegebene Anzahl der zu resezierenden Lymphknoten zur korrekten Festlegung des pN Status von gastrointestinalen Tumoren beruht auf empirischen Werten. Beim Oesophaguskarzinom wird eine Lymphknotenanzahl von mindestens 6 LK empfohlen [1], bem Kolon- und Rektumkarzinom liegt die Richtzahl der zu resezierenden Lymphknoten bei 12 LK [1]. Bei Überschreiten dieser Richtzahl wird im Umkehrschluß angenommen, daß die Wahrscheinlichkeit einer Änderung des Lymphknotenstatus (pN) gering ist, auch im Falle einer ausgedehnteren Lymphknotendissektion. Hier besteht oft eine Diskrepanz zwischen Pathologen und Chirurgen. Von Interesse ist daher, ob diese Vorgaben mittels eines mathematischen Modells in Anlehnung an die Daten des eigenen Krankenguts bestätigt werden können. Eine statistische Analyse unter Anwendung eines logistischen Regressionsmodells wurde hierzu durchgeführt.

Krankengut und Methodik

An der Klinik und Poliklinik der Allgemein- und Abdominalchirurgie der Universität Mainz wurde im Beobachtungszeitraum 1985-4/98 der Lymphknotenstatus (pN, Zahl der resezierten Lymphknoten, Zahl der tumorinfiltrierten Lymphknoten) bei 165 Patienten nach kurativer (R0) Oesophaguskarzinomresektion, bei 419 Patienten nach kurativer (R0) Kolonkarzinomresektion sowie bei 457 Patienten nach kurativer (R0) Rektumkarzinomresektion analysiert.

Deskriptive Statistik:
- Oesophaguskarzinom: Im Median wurden 21 Lymphknoten reseziert (0–94 LK), davon war im Median 1 Lymphknoten tumorinfiltriert (0–76 LK). Bei 13,1% (22/165) der Patienten wurden bis zu 6 Lymphknoten reseziert, bei 27,9% (46/165) der Patienten wurden bis zu 12 Lymphknoten reseziert, bei 58,8% (97/165) wurden mehr als 12 Lymphknoten reseziert.

- Kolonkarzinom: Im Median wurden 13 Lymphknoten reseziert (0–74 LK), davon war im Median kein Lymphknoten tumorinfiltriert (0–25 LK). Bei 15,0% (63/419) der Patienten wurden bis zu 6 Lymphknoten reseziert, bei 44,2% (185/419) der Fälle wurden bis zu 12 Lymphknoten reseziert, bei 40,8% (171/419) der Patienten wurden mehr als 12 Lymphknoten reseziert.
- Rektumkarzinom: Im Median wurden 12,5 Lymphknoten reseziert (0–63 Lk), davon war im Median kein Lymphknoten tumorinfiltriert (0–33 LK). Bei 15,9% (73/457) der Patienten wurden bis zu 6 Lymphknoten reseziert, bei 50% (229/457) waren bis zu 12 Lymphknoten reseziert, bei 33,9% (155/457) der Patienten wurden mehr als 12 Lymphknoten reseziert.

Logistische Regression: Zur Schätzung der Sensitivität des korrekten Lymphknotenstatus bei einer definierten Zahl resezierter Lymphknoten wurde ein Modell der logistische Regression angewandt nach der Formel:

$$\text{Logit}\,(p) = \ln\,[p\,(1-p)^{-1}] = a + b\,(x^c)^{-1}$$

Hierbei stellt p die Wahrscheinlichkeit dar, bei einem Patienten einen oder mehr metastasierte Lymphknoten zu finden, x ist die Anzahl der entfernten Lymphknoten eines Patienten, c wurde als Parameter der Modellanpassung gewählt (Konvergenzgeschwindigkeit), b ist der Regressionskoeffizient und a stellt den Achsenabschnitt dar. Für jeden Tumortyp wurden 4 Modelle berechnet mit jeweils unterschiedlicher Konvergenzgeschwindigkeit (c = 2, 1, 0,5 und 0,25). Die Werte für a und b wurden dabei mit Hilfe der logistischen Regression geschätzt für jedes c (SAS logistic procedure). Anschließend wurden die Modelle überprüft mittels dem Hosmer Lemeshow Test, der ein Maß für die Güte der Modellanpassung darstellt (ab einem p-Wert < 0,1 wurde das Modell nicht akzeptiert). Weiterhin wurde die Analyse kontrolliert nach der zu erwartenden Metastasenhäufigkeit bei maximaler Anzahl resezierter Lymphknoten. Für das Oesophaguskarzinom wurde ein prozentualer Lymphknotenbefall (pN1) von 70–77% gewählt, für das Kolonkarzinom von 37–44% und für das Rektumkarzinom von 39–45%. Von den berechneten Modellen verblieben dadurch beim Oesophaguskarzinom 2 gültige Modelle, beim Kolonkarzinom 3 gültige Modelle, beim Rektumkarzinom 2 gültige Modelle. Die Sensitivität des Lymphknotenbefalls errechnete sich aus dem Qotienten der Wahrscheinlichkeit, eine Metastase zu entdecken (bei einer definierten Lymphknotenzahl), und der Wahrscheinlichkeit, eine Metastase zu entdecken bei einer postulierten unendlichen Anzahl resezierter Lymphknoten:

S6 = geschätzte Sensitivität bei Entfernung von z. B. x = 6 Lymphknoten
   $= [P\,(\text{Metastase endeckt}\,|\,x = 6)]\,[P\,(\text{Metastase entdeckt}\,|\,x \to \infty)]^{-1}$

Für jede Anzahl resezierter Lymphknoten, von 0 bis 100 LK, wurde die Sensitivität des Lymphknotenstatus separat berechnet für jede der 3 unterschiedlichen Tumorarten. Bei Unterteilung der Lymphknotenanzahl in Intervalle (0–6 LK, 7–12 LK, 13–18 LK. 19–24 LK, 25–30 LK) wurde dann der Anstieg der Sensitivität (ΔS) für jedes Intervall berechnet, der als Maß für die Zuverlässigkeit des pN Status zu interpretieren ist: Je kleiner ΔS, desto geringer ist die Wahrscheinlichkeit einer Änderung des pN Status mit Steigerung der Lymphknotenanzahl. Als maßgebend wurde eine Steigerung der Sensitivität über 5% festgelegt.

Ergebnisse

Beim Oesophaguskarzinom bestand im ersten Intervall (0–6 LK) ein Sensitivitätszuwachs Δ(S) von 26,2% (Modell 1, c = 0,05) und 19,3% (Modell 2, c = 0,025). Der Sensitivitätszuwachs für das Kolonkarzinom lag deutlich höher mit 63,6% (Modell 1, c = 2) bzw. 51,1% (Modell 2, c = 1) und 31,3% (Modell 3, c = 0,05). Beim Rektumkarzinom bestand der höchste Sensitivitätszuwachs mit 88,2% (Modell 1, c = 2) und 63,8% (c − 1) (Tabelle 1). Im zweiten Intervall (7–12 LK) lag ΔS beim Oesophagusund Rektumkarzinom in beiden Modellen über 5%, beim Kolonkarzinon in zwei von drei Modellen über 5% (Tabelle 1). Ab über 12 resezierten Lymphknoten bestand beim Oesophagus- und Kolonkarzinom keine Steigerung von ΔS über 5%, beim Rektumkarzinom in einem Modell ein Sensitivitätszuwachs von 5,4% (c = 1), im anderen Modell von 1,6% (c = 2) (Tabelle 1). Beim Oesophaguskarzinom ergab sich insgesamt ein Sensitivitätszuwachs von 0–30 LK von 56,89% auf 92,71% (Modell 1,

Tabelle 1. Steigerung der Sensitivität des Lymphknotenstatus (ΔS) mit der Anzahl resezierter LK

Tumor	0–6 LK	7–12 LK	13–18 LK	19–24 LK	25–30 LK
Oesophagus	+ 26,2%	+ 5,2%	+ 2,2%	+ 1,3%	+ 0,9%
	+ 19,3%	+ 5,3%	+ 2,7%	+ 1,7%	+ 1,2%
Kolon	+ 63,6%	+ 1,8%	+ 0,3%	+ 0,1%	+ 0,1%
	+ 51,1%	+ 6,7%	+ 2,3%	+ 1,2%	+ 0,7%
	+ 31,3%	+ 7,6%	+ 3,5%	+ 2,1%	+ 1,4%
Rektum	+ 88,2%	+ 8,7%	+ 1,6%	+ 0,6%	+ 0,3%
	+ 63,8%	+ 15,3%	+ 5,4%	+ 2,7%	+ 1,7%

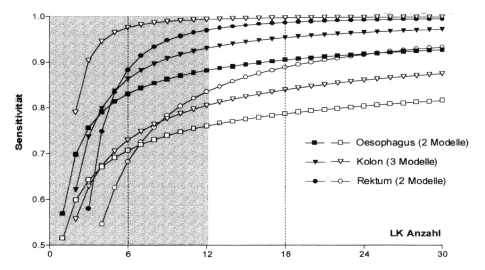

Abb. 1. Sensitivitätszuwachs in Abhängigkeit der Anzahl resezierter Lymphknoten

120

c = 0,05) oder von 51,42 % auf 81,6 % (Modell 2, c = 0,025) (Abb. 1). Beim Kolonkarzinom bestand ein Sensitivitätsanstieg von 33,94 auf 99,90 % (c = 2) oder von 35,23 auf 97,21 % (c = 1) oder von 41,65 % auf 87,52 % (Abb. 1). Beim Rektumkarzion zeigte sich ein Sensitivitätsanstieg von 0,002 % auf 99,52 % oder von 0,05 % auf 93,31 % (Abb. 1).

Diskussion

Die von der UICC vorgeschlagene Zahl zu entfernender Lymphknoten gibt oft Anlaß zur Diskussion bei der Beurteilung des pN Status. So erscheint ein pN Status nach Oesophaguskarzinomresektion mit 8 resezierten Lymphknoten korrekt als pN0 klassifiziert während bei 8 resezierten tumorfreien Lymphknoten beim Rektum oder Kolonkarzinom keine pN0 Situation sondern eine pNx Situation vorliegt. Die vorliegende Analyse bestätigt zunächst die Tatsache, daß bei allen drei Tumortypen der weitaus größte Anstieg der Sensitivität des Lymphknotenstatus bei 0–6 resezierten Lymphknoten liegt. Die 3 Tumorarten unterscheiden sich dabei deutlich aufgrund der unterschiedlichen Metastasierungstendenz: Oesophaguskarzinome metastasieren frühzeitig, auch bei minimaler Lymphknotendissektion besteht daher noch eine hohe Wahrscheinlichkeit, eine Lymphknotenmetastase zu resezieren. Der Sensitivitätszuwachs beim Oesophaguskarzinom ist demnach geringer, auch bei ausgedehnter Lymphknotendissektion. Dies steht im Gegensatz zu der Situation beim Kolon und Rektumkarzinom, bei der sich bis zu 6 resezierten LK ein hoher Zuwachs der Sensitivität (bis 88 %) zeigt. Bei Steigerung der Lymphknotenanzahl von 6 auf 12 LK besteht außerdem beim Kolon und Rektumkarzinom noch eine Sensitivitätssteigerung, nicht jedoch bei Ausdehnung der Lymphknotenanzahl über 12 LK, korrelierend zur Empfehlung der UICC. Weiterhin zeigt sich aber, im Gegensatz zu den TNM Kriterien, daß auch beim Oesophaguskarziom mit einem Vorliegen von zusätzlichen Lymphknotenmetastasen zu rechnen ist bei Patienten mit 6 resezierten bisher tumorfreien Lymphknoten, da bei Ausdehnung der Lymphknotendissektion von 6 auf 12 LK noch ein Zuwachs der Sensitivität besteht (Tabelle 1, Abb. 1).

Die Ergebnisse implizieren, daß die Vorgabe der TNM Kommission beim Oesophaguskarzinom (Mindestzahl 6 LK) nicht representativ den tatsächlichen Lymphknotenstatus wiedergibt. Erst bei über 12 resezierten LK beträgt der Sensitivitätszuwachs unter 5 %, vergleichbar mit der Situation beim Kolon- und Rektumkarzinom. Insgesamt erscheint daher eine für Oesophagus-, Kolon- und Rektumkarzinom einheitliche Mindestanzahl von 12 LK für die Festlegung des pN-Status plausibler.

Zusammenfassung

Einleitung: Von der UICC werden Richtwerte vorgeschlagen bezüglich der Anzahl zu resezierender Lymphknoten für die Festlegung des pN Status bei der Resektion gastrointestinaler Tumoren. Ziel einer statistischen Analyse war es, diese Angaben in Anlehnung an die Daten des eigenen Krankenguts zu bestätigen.

Methodik: Bei Oesophagus- Kolon- und Rektumkarzinom wurde nach kurativer Resektion der Lymphknotenstatus festgestellt. Mittels logistischer Regression wurden mehrere mathematische Modelle mit unterschiedlicher Konvergenz erstellt und überprüft (Hosmer Lemeshow Test), die den Sensitivitätszuwachs des Lymphknoten-status (pN) bei einer definierten Anzahl resezierter Lymphknoten für den jeweiligen Tumortyp getrennt angeben.

Ergebnisse: Bei allen drei Tumorarten bestand ein kontinuierlicher Sensitivitäts-zuwachs > 5 % bis zu 12 resezierten Lymphknoten. Bei über 12 resezierten Lymph-knoten bestand keine Verbesserung der Sensitivität. Bezüglich des Oesophaguskarzi-noms stellt die Vorga-be der TNM Komission (Mindestzahl 6 LK) nicht representativ den tatsächlichen Lymphknotenstatus dar. Erst bei über 12 resezierten LK ist der Sen-sitivitätszuwachs geringer als 5 %, vergleichbar mit der Situation beim Kolon- und Rektumkarzinom (Mindestzahl 12 LK).

Schlußfolgerung: Insgesamt erscheint daher eine für Oesophagus-, Kolon- und Rektumkarzinom einheitliche Mindestanzahl von 12 LK für die Erhebung des pN-Status plausibler.

Abstract

Background: The UICC suggests certain numbers of lymph nodes to be resected in the surgical therapy of gastrointestinal tumors for a reliable classification of the pN stage. The aim of the presented study was to evaluate these numbers in accordance to the data derived from our patients.

Methods: Following curative resection of esophageal cancer, colon- and rectum carcinoma the numbers of resected and involved lymphnodes were examined. Logistic regression analysis was performed and the sensitivity of a correct pN clas-sification was calculated and correlated to the number of resected lymph nodes. All models were proved by statistical methods for reliability (Hosmer Lemeshow test).

Results: In all tumors the sensitivity of a correct pN stage increased continuously from 0 to 12 resected lymph nodes. On the other hand resection of more than 12 lymph nodes did not sufficiently improve sensitivity. Thus the results demonstrate that, in the case of esophageal cancer, the suggestions by the UICC to remove at least 6 lymph nodes for defining of pN do not represent the clinical situation. Only with more than 12 resected lymph nodes one can be quite sure that there is no further change in the pN stage even with more extended lymph node resection. This is similar to the situation in colon carcinoma or rectal carcinoma.

Conclusion: We suggest a standard lymph node number of at least 12 resected lymph nodes for defining the pN stage in esophageal cancer as well as in colon- and rectum carcinoma.

Literatur

1. Hermanek P, Henson DE, Hutter RVB, Sobin LH (1993) TNM Supplement 1993. Springer, Berlin Heidelberg New York

Korrespondenzadresse: Dr. P. Dutkowski, Klinik für Allgemein- und Abdominalchirur-gie, Universität Mainz, Langenbeckstr. 1, 55101 Mainz

Plakoglobin Downregulation als Indikator einer ungünstigen Prognose bei Patienten mit resektablem Ösophaguskarzinom

Plakoglobin downregulation as an indicator of an unfavourable prognosis in esophageal cancer

S. B. Hosch[1], N. Stoecklein[1], U. Pichlmeier[3], K. Pantel[2], J. R. Izbicki[1]

[1] Abteilung für Allgemeinchirurgie, Universitäts-Krankenhaus-Eppendorf, Hamburg
[2] Institut für Immunologie Ludwig-Maximilian-Universität, München
[3] Institut für Mathematik in der Medizin, Universität Hamburg

Einleitung

Das Ösophaguskarzinom stellt einen sehr aggressiven Tumor mit schlechter Prognose dar, da es bereits frühzeitig zu einer Tumorzelldissemination kommt [1]. Eine wichtige Voraussetzung für diese Dissemination ist der Verlust der homotypischen Zell-Zelladhäsion. In epithelialen Organen ist ein Netzwerk von interzellulären adherens junctions für die kohesive Kraft des speziellen Gewebes und für die Verankerung im Zellverbund verantwortlich [2]. Plakoglobin (PKG), ein 82 kD schweres Polypeptid, ist der einzig bekannte gemeinsame Baustein beider submembranöser Plaques der adherens junctions, also sowohl der intermediate junctions als auch der Desmosomen. Plakoglobin ist daher ein essentielles Protein für die Aufrechterhaltung der homotypischen Zell-Zell-Adhäsion und damit für den Bestand der Gewebearchitektur. Verlust von Plakoglobin führt in verschiedenen humanen Tumorzelllinien zu einer Dysfunktion von Cadherinen [3].

Über die Inzidenz und prognostische Relevanz von Plakoglobin beim Ösophaguskarzinom ist bisher wenig bekannt. Wir untersuchten daher in dieser Studie prospektiv das Expressionsmuster und die prognostische Bedeutung von Plakoglobin hinsichtlich des Krankheitsverlaufs bei Patienten mit resektablem Ösophaguskarzinom.

Methoden

Die Plakoglobin-Expression wurde auf Primärtumoren, Lymphknotenmetastasen und einzelnen disseminierten Tumorzellen in Lymphknoten von 53 Patienten mit Ösophguskarzinom immunhistochemisch mit dem monoklonalen Antikörper PG5.1 (Progen, Heidelberg), welcher gegen PKG gerichtet ist, untersucht. Für die Detektion isolierter Tumorzellen in Lymphknoten verwendeten wir den anti-epithelialen monoklonalen Antikörper Ber-EP4 (Dako, Hamburg). Alle Patienten waren in kurativer Absicht radikal en-bloc ösophagektomiert worden und hatten tumorfreie Resektionsränder. Die Rekonstruktion erfolgte durch Magenschlauchbildung mit collarer Ösophagogastrostomie. Für die Evaluation der Expression auf den Primärtumoren und histopathologisch verifizierten Lymphknotenmetastasen verwendeten wir die APAAP-Methode [4]. Für die Detektion von isolierten disseminierten Tumorzellen in Lymphknoten und deren Phänotypisierung wurde eine kombinierte Immuno-Gold-färbung verwendet.

Ergebnisse

30 Primärtumoren (55,6 %) zeigten keine oder deutlich verminderte PKG Expression (< 50 % PKG positive Zellen). Dieser Befund korrelierte mit der Präsenz von einzelnen immunhistochemisch mit dem mAk Ber-EP4 detektierten Tumorzellen in Lymphknoten (p = 0,038) und histopathologisch verifizierten Lymphknotenmetastasen (p = 0,05). Interessanterweise zeigten nur 16 % der isolierten Tumorzellen in Lymphknoten eine Plakoglobinexpression. Die Kaplan Meier Analysen ergaben für Patienten mit Plakoglobindownregulation der Primärtumoren ein signifikant verkürztes rezidivfreies- und Gesamtüberleben. Das mediane rezidivfreie Intervall betrug 7 Monate für PKG negative Patienten gegenüber >41 Monaten für PKG positve Patienten (p = 0,001), das mediane Gesamtüberleben betrug 10 Monate für PKG negative Patienten gegnüber >41 Monaten für PKG positive Patienten (p = 0,007). Die multivariaten Cox Analysen bestätigten den unabhängigen prognostischen Einfluß von PKG für rezidivfreies- (p = 0,003) und Gesamtüberleben (p = 0,033).

Schlußfolgerung

Die geringe Expression von Plakoglobin auf einzelnen disseminierten Tumorzellen ist ein Hinweis dafür, daß die Plakoglobindownregulation einen früher Faktor in der Metastasierungskaskade darstellen könnte. Die vorliegenden Ergebnisse unterstützen somit die Hypothese, daß Plakoglobin eine wichtige Rolle bei der Suppression des Tumorrezidivs bei Patienten mit Ösophaguskarzinom spielen könnte. Schlußfolgernd könnte die Untersuchung der Plakoglobinexpression auf Primärtumoren zu einer besseren Selektion von Patienten führen, welche auf Grund ihres erhöhten Rezidivrisikos einer adjuvanten Therapie zugeführt werden sollten.

Zusammenfassung

Die hier vorgelegten Ergebnisse legen erstmalig nahe, daß Plakoglobin eine Schlüsselrolle bei der Progression des Ösophaguskarzinom spielt, da seine Down-Regulation zur Störung der homotypischen Zell-Zell-Adhäsion, der Interaktion mit den Zytoskelettproteinen und der Signaltransduktion führt. Da der immunhistochemische Nachweis einer Plakoglobin-Down-Regulation bei Patienten mit Ösophaguskarzinom von unabhängiger prognostischer Relevanz ist, könnte dieser Parameter geeignet sein, Patienten für ein adjuvantes Therapieverfahren auszuwählen.

Abstract

Our data provide indirect evidence that PKG may play a key role in esophageal cancer progression, probably by affecting homotypic cell adhesion, cytoskeletal anchoring and signal transduction. The independent prognostic relevance of PKG in esophageal carcinoma patients is of particular interest for stratification of these patients to adjuvant therapy.

Literatur

1 Izbicki JR, Hosch SB, Pichlmeier U, Rehders A, Busch C, Niendorf A, Passlick B, Broelsch CE, Pantel K (1997) Prognostic significance of immunohistochemically identifiable tumor cells in lymph nodes of patients with completely resected esophageal cancer. N Engl J Med 337:1188–1194
2 Schwarz MA, Owaribe K, Kartenbeck J, Franke WW (1990) Desmosomes and hemidesmosomes: constitutive molecular components. Annu Rev Cell Biol 6:461–491
3 Shimoyama Y, Nagafuchi A, Fujita S, et al. (1992) Cadherin dysfunction in a human cancer cell line: Possible involvement of loss of α-catenin expression in reduced cell-cell adhesiveness. Cancer Res 52:5770–5774
4 Hosch SB, Izbicki JR, Pichlmeier U, et al. (1997) Expression and prognostic significance of immunoregulatory molecules in esophageal cancer. Int J Cancer 74:1–6

Korrespondenzadresse: Dr. med. S.B. Hosch, Abteilung für Allgemeinchirurgie, Universitäts-Krankenhaus Eppendorf, 20246 Hamburg, Tel.: 040/4717-2450

V. Plastische Chirurgie

Die pO_2 abhängige Proliferation und Expression von Insulin-Like Growth Factor I im standardisierten Ischämiemodell

The pO_2 dependened proliferation and Insuline-Like Growth Factor I expression in a standardised ischemic wound healing model

S. Coerper, H. Wang, M. Schäffer, M. Jünger*, H. D. Becker

Universitätsklinik Tübingen, Abt. für Allgemeine Chirurgie
* Universitätsklinik Tübingen, Abt. für Dermatologie und Venerologie

Einleitung

Die Wundheilung ist ein komplexer Prozeß, der u. a. durch lokal wirksame Wachstumsfaktoren wie Insuline-Like Growth Factor- I (IGF-I) geregelt wird [1].
Chronisch nicht heilende Wunden weisen eine verminderte lokale Synthese und Sekretion dieser Wachstumsfaktoren auf [2], wobei das verminderte lokale Sauerstoffangebot bei der Heilung ischämischer Wunden eine wesentliche Rolle spielt [3]. Die pathophysiologischen Zusammenhänge zwischen lokaler Gewebehypoxie und verzögerter Heilung sind jedoch nicht vollständig bekannt. Eine hypoxiebebedingte verminderte lokale Synthese von Wachstumsfaktoren in ischämischen Wunden könnte eine Erklärung für Wundheilungsstörung sein. Wir haben unter standardisierten ischämischen Bedingungen die Zellproliferation und lokale IGF-I Expression tierexperimentell untersucht. Die Gewebeischämie wurde hierbei durch die intrakutane Messung des Sauerstoffpartialdruck ($p_{ti}O_2$) quantifiziert.

Material und Methoden

An 6 männlichen Sprague-Dawley Ratten (250 g) wurde unter Narkose (Rompun/ Ketanest) am Rücken der Tiere kaudal gestielte rechteckigen Vollwandlappen (3 auf 7 cm) gehoben und wieder eingenäht. Anschließend wurden 2 Wunden (∅ 8 mm) in die Lappen gestanzt, eine 3 cm proximal der Basis (Kontrolle) und eine bei 5 cm (ischämische Wunde). Die Messung (Revoxode von GMS, Kiel) des $p_{ti}O_2$ erfolgte standardisiert an den beiden zuvor markierter Stellen vor Heben des Lappens, nach Wundsetzung und bei Versuchsende.

Die lokale Wundbehandlung erfolgte offen und trocken. Am 9. postop. Tag wurden die Tiere in Narkose durch Ausbluten getötet, die Wundgröße photoplanimetrisch ausgemessen (Durchmesser in mm), anschließend die Lappen exzidiert und in Paraformaldehyd fixiert. Es folgte die immunhistochemische Färbung der Schnitte nach der ABC Methode. Als primäre Antikörper diente anti PCNA (Proliferating Nuclear Cell Antigen, Oncogen Science, USA) und anti IGF-I (Repro Tec). Die immunhistologischen Schnitte wurden blind und computergestützt (Quantimed) im Wundrand ausgewertet (Zellindex = positiv markierten Zellen im Verhältnis zur Gesamtzellzahl). Werte sind im Durchschnitt + SEM angegeben und Differenzen zwischen den Gruppen mittels U-Test, Korrelationen nach Pearson berechnet.

Ergebnisse

Der distale Lappen (1 cm) war in allen Fällen nekrotisch, der übrige Anteil blieb vital. Die Messung des $p_{ti}O_2$ an den beiden Meßpunkten zeigte vor Heben der Lappen gleiche Werte: 39,5 ± 1,7 mmHg vs 39,6 ± 1,7 mmHg. Unmittelbar postoperativ fielen die Werte der Kontrollwunde auf 29,7 ± 3,2 mmHg und der Ischämiewunde auf 6,7 ± 1,6 mmHg ab. Bei Versuchsende lagen die $p_{ti}O_2$ Werte der Kontrollwunde bei 36,7 ± 1,7mmHg und in der Ischämiewunde bei 24,2 ± 1,4mmHg.

Die ischämischen Wunden waren am 9. Postop. Tag signifikant größer als die Kontrollen: 4,95 ± 0,52 mm vs 2,40 ± 0,32 mm (p = 0,004). Die immunhistochemische Auswertung erbrachte im Wundrand der ischämischen Wunden im Vergleich zu den Kontrollen eine signifikant geringere Proliferationsrate gemessen an der PCNA Expression (21,0 ± 1,2 vs 27,5 ± 2,1; p = 0,01). Auch die IGF-I Expression war hier deutlich reduziert: 14,5 ± 1,2 vs 21,8 ± 1,0; p = 0,002) (Abb. 1). Wir konnten für alle $p_{ti}O_2$ Werte (gemessen am 1. postop. Tag nach Heben des Lappens) eine deutliche Korrelation zur Wundgröße (p = 0,007), Zellproliferation (p = 0,009) und IGF-I Expression finden (p = 0,009).

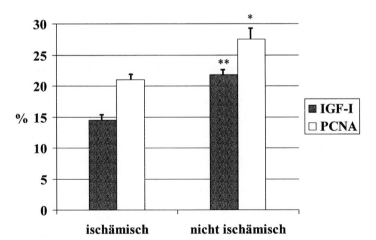

Abb. 1. * = p = 0,01, ** = p = 0,002 (Wilcoxon Man and Whitney)

Diskussion

Durch bekannte tierexperimentelle Ischämiemodelle konnte die verzögerte Heilung ischämischer Wunden nachvollzogen werden [4], eine Quantifizierung der Ischämie wurde bislang jedoch nicht reproduzierbar durchgeführt [5]. Wir konnten durch die exakte Messung des $p_{ti}O_2$ die Minderperfusion gut und reproduzierbar quantifizieren und schließlich hierdurch Korrelationen zur Zellproliferation und IGF-I Expression untersuchen. Die Zunahme der $p_{ti}O_2$ Werte im Verlauf erklären wir durch die kontinuierliche kapilläre Einsprossung vom Wundbett her. Die Ergebnisse zeigen eine direkte Korrelation des lokalen Sauerstoffangebotes zur Wundgröße, Expression von IGF-I und Zellproliferation. Wir können somit einen direkten Einfluß der Hypoxie auf die Expression von IGF-I vermuten. Unterstützt wird diese Hypothese durch die Untersuchungen mit hyperbare Oxygenierung (HBO) [6]. Hier heilen ischämische Läsionen schneller ab, eine massive Anhebung des $p_{ti}O_2$ auf Werte über 100 mmHg wird hierbei beobachtet [7]. Leider gibt es bislang keine Untersuchungen, welche die Expression von Wachstumsfaktoren unter hyperbaren Bedingungen untersucht. Die zusätzliche Substitution von Wachstumsfaktoren (Platelet Derived Growth Factor, PDGF) konnte den Effekt von HBO jedoch noch weiter verstärken [4]. Weitere Untersuchungen sind erforderlich, um die Zusammenhänge vollständig zu klären.

Zusammenfassung

Einleitung: Die lokale Sekretion von Wachstumsfaktoren wird im Wundheilungsprozeß unterschiedlich beeinflußt. Klinische Studien haben gezeigt, daß Wundheilung unter ischämischen Bedingungen mit niedrigem $p_{ti}O_2$ (Sauerstoffpartialdruck) verzögert und unter hyperbarer Sauerstofftherapie (erhöhter $p_{ti}O_2$) beschleunigt wird. Der Mechanismus, wodurch der lokale $p_{ti}O_2$ die Wundheilung beeinflußt ist nicht bekannt. Wir haben daher den Zusammenhang zwischen $p_{ti}O_2$ und der Sekretion von Insuline-Like Growth Factor I (IGF-I) untersucht.

Methoden: Am Rücken von Sprague-Dawley Ratten wurden Wunden (Ø 8 mm) in den ischämischen Anteil eines kaudal gestielten Hautlappen und außerhalb (Kontrolle) gestanzt. Am Wundrand wurde der $p_{ti}O_2$ mit einer Licox Sonde® gemessen. Nach 11 Tagen wurden die Tiere getötet, die Wunden vermessen und die Lappen zur histologisch aufgearbeitet. Die histologische Evaluation erfolgte quantitativ (% positiv gefärbte Zellen). Der U-Test und die Pearson Korrelation wurden zur Statistik verwendet.

Ergebnisse: Nach Wundsetzung lag der $p_{ti}O_2$ an ischämischen Wunden bei 6,7 + 1,6 mmHg vs 29,7 + 3,2 mmHg an Kontrollwunden. Bei Versuchsende waren ischämische Wunden deutlich größer als Kontrollwunden (4,95 + 0,52 mm vs 2,40 + 0,32 mm). Die immunhistologische Analyse erbrachte in den ischämischen Wunden eine deutlich reduzierte Zellproliferation, gemessen an der Expression von PCNA (21,0 + 1,2 vs 27,5 + 2,1; p = 0,01) und eine signifikant geringere IGF-I Expression (14,5 + 1,2 vs 21,8 + 1,0; p = 0,002). Schließlich zeigte sich eine gute Korrelation zwischen dem gemessenen $p_{ti}O_2$ und der Wundgröße (p = 0,007), der Zellproliferation (p = 0,009) und der IGF-I Expression (p = 0,009).

Schlußfolgerung: Vermutlich führt die Hypoxie zu einer verminderten Expression von IGF-I und dadurch reduzierten Zellproliferation mit verzögerter Wundheilung.

Abstract

Background: The local secretion of growth factors during wound healing is influenced by various stimuli. Clinical studies showed, that ischemia with decreased $p_{ti}O_2$ (tissue oxygen tension) delays and hyperbaric oxygen therapy with increased $p_{ti}O_2$ accelerates wound healing. The exact mechanisms, how oxygen tissue tension interferes with healing is not known. We therefor investigated the relationship between the expression of Insuline-Like Growth Factor I (IGF-I) and $p_{ti}O_2$ during wound healing.

Methods: In our experiments on Sprague-Dawley rats, circular full thickness wounds ($\varnothing$ 8 mm) were punched into the ischemic part of a standardised pedunculated dorsal skin flap and outside the flap for control wounds. The $p_{ti}O_2$ was measured using a Licox probe® closed to the wounds. 11 days after wounding animals were sacrificed, wound size documented and tissue prepared for immunohistochemistry. The histological stainings were evaluated quantitatively (% positive stained cells), U-Test and Pearson correlation was calculated for statistics.

Results: After wounding the $p_{ti}O_2$ of ischemic wounds was 6.7 + 1.6 mmHg vs 29.7 + 3.2 mmHg in controls. Eleven days after wounding ischemic wounds were larger (diameter) compared to the control wounds (4.95 + 0.52 mm vs 2.40 + 0.32 mm; p = 0.004). Analysis of the immunhistochemical stainings demonstrates in ischemic wounds a reduced cell proliferation as demonstrated by PCNA expression (21.0 + 1.2 vs 27.5 + 2.1; p = 0.01) and a lower IGF-I expression (14.5 + 1.2 vs 21.8 + 1.0; p = 0.002). Finally there was a significant correlation of $p_{ti}O_2$ to wound size (p = 0.007), cell proliferation (p = 0.009) and IGF-I expression (p = 0.009).

Conclusion: Local chronic hypoxia might cause a decrease of IGF-I synthesis leading to a decrease of cell proliferation with delayed wound healing.

Literatur

1. Hamon GA, Hunt TK, Spencer EM (1993) In vivo effects of systemic insuline-like growth factor alone and complexed with insuline-like growth factor binding protein-3 on corticosteroid suppressed wounds. Growth Regul 3:53-56
2. Cooper DM, Yu EZ, Hennessey P, Francis KO, Rockert HO (1994) Determination of endogenous cytokines in chronic wounds. Ann Surg 219:688–692
3. Mangalore PP, Hunt TK (1972) Effect of varying oxygen tensions on healing of open wounds. Surg Gyn Obstet 135:756–758
4. Zhao LL, Davidson JD, Wee SC, Roth SI, Mustoe TA (1994) Effect of hyperbaric oxygen and growth factors on rabbit ear ischemic ulcers. Arch Surg 129:1043–1049
5. Hammond DC, Brooksher RD, Mann RJ, Beernick JH (1993) The dorsal skin – flap model in the rat: Factors that influence survival. Plast Reconstr Surg 91:316–321

6. Hammarlund C, Sundberg T (1994) Hyperbaric oxygen reduced size of chronic leg ulcers: a randomized double-blind study. Plast Reconstr Surg 93:829–833
7. Kindwall EP, Gottlieb LJ, Larson DL (1991) Hyperbaric oxygen therapy in plastic surgery: A review article. Plastic Reconstr Surg 88:898–907

Korrespondenzadresse: Dr. med. Stephan Coerper, Chirurgische Univ. Klinik Tübingen, Abt. f. Allgemeine Chirurgie, Hoppe-Seyler-Str. 3, Telefon: 07071/2986611, Stephan.Coerper@t-Online.de, 72076 Tübingen

Das Expressionsmuster von Hyaluronsäure- und Fibronektinrezeptoren in humanem Granulationsgewebe

Expressionpattern of hyaluronan- and fibronectin receptors in human granulation tissue

M. Koschnick[5], F. Busser[1], F. Rösken[4], R. Hanselmann[1], B. Koch[3], M. D. Menger[2], W. Mutschler[1]

[1] Abteilung für Unfall-, Hand- und Wiederherstellungschirurgie, Universitätskliniken des Saarlandes, Homburg/Saar
[2] Institut für Klinisch-Experimentelle Chirurgie, Universität des Saarlandes, Homburg/Saar
[3] Medizinische Klinik und Poliklinik der Innere Medizin I, Universitätskliniken des Saarlandes, Homburg/Saar
[4] Klinik für Plastische Chirurgie, Hand- und Verbrennungschirurgie, RWTH Aachen
[5] Abteilung für Verbrennungen, Plastische und Handchirurgie, BG Unfallklinik, Ludwigshafen

Einführung

Die Expression von Adhäsionsmolekülen ist eine grundlegende Voraussetzung für die Zellmigration sowie die Interaktion der Zellen untereinander und mit ihrer Matrix. Zellmigration und Interaktion sind von besonderer Bedeutung bei Proliferationsvorgängen, wie z.B. der Bildung von Granulationsgewebe in der proliferativen Phase der Wundheilung. Wesentliche Bestandteile der Interzellularsubstanz des Granulationsgewebes sind Hyaluronsäure und Fibronektin. Ihr Einfluß auf die Wundheilung besteht hauptsächlich in der Freisetzung von Signalpeptiden aus Makrophagen in der Inflammationsphase sowie der Induktion der Kollagensynthese und extrazellulären Kollagenorganisation in der Proliferationsphase. Die Hauptsyntheseleistung in dieser Wundheilungsphase wird von Fibroblasten erbracht, die ca. 60% der Zellen ausmachen [1].

Bisher ungeklärt ist, ob und wie die Verteilung von Oberflächenrezeptoren die Qualität des Heilungsprozesses beeinflußt. Daher war es Ziel unserer Studie, das Expressionsmuster von Adhäsionsmolekülen auf Fibroblasten des Granulationsgewebes von regelrecht und chronischen Wunden zu bestimmen. Hierfür wurden das CD44 Antigen, das den wesentlichen Hyaluronsäurerezeptor repräsentiert und die alpha4 und alpha5 Integrinuntereinheiten, die in Verbindung mit der beta1 Integrinuntereinheit Fibronektin bindende Rezeptoren repräsentieren, mittels Fluoreszenz Aktiviertem Zell Sorting analysiert.

Methodik

An zwei Patientengruppen mit sekundär heilenden Wunden wurden Biopsien des Granulationsgewebes entnommen (20–50 mg). Die erste Gruppe (G1, n = 10) umfaßte Patienten mit regelrecht fortschreitender Wundheilung und der Ausbildung von klinisch als „gut" beurteiltem Granulationsgewebe. Die zweite Gruppe (G2, n = 10) bestand aus Patienten mit seit mind. 6 Wochen stagnierender Wundheilung und mit klinisch als „ungenügend" beurteiltem Granulationsgewebe. Zur Analyse der Verteilung der Adhäsionsmoleküle auf Fibroblasten im Wundgewebe wurde zunächst ein Collagenaseverdau durchgeführt (PBS/Collagenase I, II, IV-Lösung 100 U/ml, 37 °C, 30 min). 10^4 Zellen der gewonnenen Einzelzellsuspension wurden durch Doppelmarkierung in der FACS-Analyse untersucht. Dazu erfolgte die Markierung der Fibroblasten durch einen FITC-AK (Dianova; AS02), die der Adhäsionsmoleküle durch PE konjugierte Antikörper (CD44-Hyaluronsäurerezeptor: CBL, F10-44-2; alpha4 Untereinheit (CD49d): CBL, BU49; alpha5 Untereinheit (CD49e): CBL, SAM-1). Verwendet wurde ein Becton Dickenson FACS-Scan, (Argonlaser 488 nm). Die Analyse beinhaltete die Zahl der antigentragenden Fibroblasten und die mittlere Intensität, die ein Maß der Dichte der Oberflächenantigene ist.

Ergebnisse

Die Zahl der CD44-positiven Fibroblasten lag unabhängig vom Heilungsverlauf in der gleichen Größenordnung, wie auch ihre mittlere Intensität. Die in den Fibronektinrezeptoren enthaltenen alpha4 und alpha5 Einheiten waren in chronischen Wunden häufiger repräsentiert. Auch lag ihre mittlere Intensität in chronischen Wunden deutlich über der regulär heilender Wunden (Tabelle 1).

Tabelle 1. Ergebnisse der Auswertung von 104 Zellen bei 20 Patienten. Die Prozentangabe der positiven, d.h. antigentragender Fibroblasten (FB) ist bezogen auf Gesamtfibroblastenzahl; MI = mittlere Intensität. Gruppe 1: Patienten mit regulär heilenden Wunden, Gruppe 2: Patienten mit chronischen Wunden. Alle Werte ± SEM

| | Hyaluronsäure Rezeptor | | Fibronektin Rezeptoren | | | |
| | CD44 | | alpha4 | | alpha5 | |
	% pos. FB	MI	% pos. FB	MI	% pos. FB	MI
Gruppe 1	99,2% ± 0,77	95,1 ± 10,2	45,2% ± 3,75	5,16 ± 0,60	14,0% ± 2,14	3,41 ± 0,35
Gruppe 2	100% ± 0	70,8 ± 24,0	62,4% ± 7,14[a]	18,1 ± 4,89[a]	36,4% ± 4,96[a]	8,14 ± 1,87

[a] signifikanter Unterschied der Gruppen (p < 0,05 MWRS-Test).

Schlußfolgerungen

Die hohe Präsenz der CD44 positiven Fibroblasten erklärt die in experimentellen und klinischen Studien beobachtete Beschleunigung des Heilungsprozesses normaler und chronischer Wunden durch Hyaluronsäure [2]. Die überdurchschnittliche Expression der alpha4 und alpha5-Einheiten der Fibronektinrezeptoren in chronischen Wunden kann als Ausdruck eines Regelmechanismus interpretiert werden, ausgelöst durch einen Fibronektinmangel. Dieser entsteht möglicherweise durch die nachgewiesene erhöhte Aktivität von Proteasen wie z. B. Metalloproteinasen in chronischen Wunden [3, 4]. Zur Chronizität und der bekannten verminderten Zelldichte im Granulationsgewebe chronischer Wunden [1] kann außer des fehlenden Proliferationsstimulus durch ungenügende Adhäsion gegebenenfalls auch die Induktion von Apoptose [5] über nicht adäquat belegte Fibronektinrezeptoren beitragen.

Zusammenfassung

Ziel: Im Rahmen der Wundheilung spielen Fibronektin und Hyaluronsäure (HA) bei der Proliferation und Migration der Zellen vom umgebenden Gewebe in die frühe Matrix des entstehenden Granulationsgewebes eine entscheidende Rolle. Deshalb war es Ziel unserer Studie, das Expressionsmuster der Fibronektin- und des Hyaluronsäurerezeptoren auf Fibroblasten in chronischen und regulär heilenden Wunden zu vergleichen.

Methoden: Es wurden Biopsien von Patienten mit regulärer offener Wundheilung (n = 10) und chronischen Wunden (n = 10) entnommen. Eine Einzelzellsuspension wurde mit monoklonalen Antikörpern markiert und mittels FACS-Analyse untersucht, (Fibroblasten: FITC-markiert, alpha4 und alpha5 Untereinheiten der Fibronektinrezeptoren und CD44-HA-Rezeptor: PE-markiert). Die Ergebnisse enthalten die Anzahl positiver Fibroblasten und deren mittlere Fluoreszenzintensität.

Ergebnisse: Im Granulationsgewebe normaler und chronische Wunden zeigte sich ein gleich hohes Verteilungsmuster der HA-Rezeptoren auf den Fibroblasten. Die Anzahl positiver Zellen und die mittlere Fluoreszenzintensität der alpha4 und alpha5 Untereinheit der Fibronektinrezeptoren war in chronischen Wunden signifikant erhöht.

Schlußfolgerung: Die hohe Anzahl CD44 positiver Fibroblasten erklärt die verbesserte Wundheilung durch HA-Behandlung normaler und chronischer Wunden. Die hohe Konzentration von Proteasen in chronischen Wunden und der dadurch bedingte Abbau der Fibronektinmatrix kann durch die starke Expression von Fibronektinrezeptoren als Teil eines Regelkreises erklärt werden.

Abstract

Aim: Fibronectin and hyaluronan (HA) are involved in proliferation and migration of cells from the adjacent tissue into the provisional granulation tissue matrix in wound healing. Therefore the aim of our study was to compare the expression pattern of the fibronectin and HA-receptors on fibroblasts in regular healing and chronic wounds.

Methods: Biopsies from patients with regular open wound healing (n = 10) and chronic wounds (n = 10) were taken. A single cell suspension was double labeled with monoclonal antibodies and investigated by FACS-Analysis (Fibroblasts: FITC-labeled, alpha4 and alpha5 subunits of fibronectin receptors, CD44-HA-receptor: PE-labeled). The results include the percentage of positive fibroblasts and the mean fluorescence intensity.

Results: Granulation tissue of normal and chronic human wounds showed a similar high distribution pattern of the HA-receptor CD44 on fibroblasts. The alpha4 and alpha5 subunits of fibronectin receptors were significant increased in chronic wounds by their number of positive cells and mean fluorescence intensity.

136

Conclusion: The high levels of CD44 positive fibroblasts explain the improved wound healing by HA in regular and chronic wounds. An altered matrix due to the increased presence of proteases in chronic wounds and the resulting digestion of the fibronectin matrix could explain the high expression of fibronectin receptors.

Literatur

1. Koschnick M, Rösken F, Keller J, Busser F, Hanselmann R, Koch B, Wirbel R, Mutschler W (1998) Quantitative Bestimmung der Zellzusammensetzung von humanem Granulationsgewebe durch Fluoreszenz Aktiviertes Cell Sorting (FACS). Langenbecks Arch Chir Suppl 43 – 44
2. Siebenschuh I, Rösken F, Koschnick M, Räkers H, Mutschler W, Menger MD (1998) Lokale Applikation von Hyaluronsäure zur Verbesserung der Wundheilung bei Diabetes. Langenbecks Arch Chir Suppl, 467 – 468
3. Bullen EC, Longaker MT, Updike DL, Benton R, Ladin D, Hou Z, Howard EW (1995) Tissue inhbitor of metalloproteinases-1 is decreased and activated gelatinases are increased in chronic wounds. J Invest Dermatol 104 (2) : 236 – 240
4. Yager DY, Zhang L, Liang H, Diegelmann RF, Cohen K (1996) Wound fluids from human pressure ulcers contain elevated matrix metalloproteinase levels and activity compared to surgical wounds fluids. J Invest Dermatol 107 (5) : 743 – 748
5. Meredith JE, Fazeli B, Schwartz MA (1993) The extracellular matrix as a survival factor. Mol Biol Cell 4 (9) : 953 – 961

Korrespondenzadresse: Dr. med. Martin Koschnick, Abteilung für Verbrennungen, Plastische und Handchirurgie, BG Unfallklinik, D-67071 Ludwigshafen

Ischämie-abhängige funktionelle Angiogeneseinduktion im epigastrischen Insellappenmodell der Ratte nach genetischer Modifikation von Fibroblasten

Functional angiogenesis in the rat epigastric island flap after genetic modification of fibroblasts is ischemia-dependent

H. G. Machens[1,2], J. R. Morgan[2], F. Berthiaume[2], H. A. Weich[3], M. Funke[1], U. Rohde[1], F. Siemers[1], A. C. Berger[1]

[1] Klinik für Plastische, Hand- und Wiederherstellungschirurgie der Medizinischen Hochschule Hannover
[2] Surgical Services, Massachusetts General Hospital and the Shriners Burns Institute; Boston/ USA
[3] Gesellschaft für Biomedizinische Forschung; Braunschweig

Einleitung

In Vorversuchen wurden syngene Fibroblasten der Ratte retroviral transfiziert, so daß diese Zellen das angiogenetisch aktive Protein PDGF-AA produzieren konnten. Nach Transplantation dieser Zellen im epigastrischen Insellappen der Ratte wurde eine Angiogenese im Lappengewebe so frühzeitig induziert, daß eine Stieldurchtrennung der Lappengefäße signifikant früher möglich war als in den Kontrollen [1]. Auf diesen Versuchen aufbauend wird ein weiteres Lappenmodell der Ratte verwendet, bei dem eine Durchtrennung der Stielgefäße zur Erzeugung einer Lappenischämie nicht mehr notwendig ist, da dieses Modell eo ipso ein Ischämiemodell darstellt. Folgende Fragestellungen sollen an Hand dieses Modelles beantwortet werden:

1. Können durch Transplantation von isogenen genetisch modifizierten Fibroblasten (GMFB) größere Lappenanteile überleben, die ansonsten im Bereich der ischämischen Lappenanteile einer Gewebenekrose anheim fallen?
2. Lassen sich die gewünschten angiogenetischen Effekte auch erreichen, wenn 1 Woche vor Lappenhebung die GMFB in das Zielgewebe injiziert werden?

Material und Methoden

Rekombinantes Retrovirus: In diesen Experimenten wird eine cDNS, welche das humane PDGF-A encodiert, mittels PCR (Polymerase Chain Reaction) multipliziert. Die entsprechenden Primer produzieren einen BspH1 Locus am Translations-Startercodon und einen BamH1 Locus am Translations-Stopcodon. Das Produkt der PCR kann dann isoliert werden durch Auftrennen des Genproduktes an den genannten Stellen und Insertion des gewonnenen Genes in die Nco1/BamH1 Loci eines retroviralen Vektors, genannt MFG. Dieser Vektor (MFG-PDGF-A Plasmid DNS) stammt aus dem murinen Moloney Leukämie-virus, enthält selbst keine viralen Gene außer denen, die zur Transkription, Verpackung, reversen Transkription, Integration und

Expression des viralen Vektors mit dem darin befindlichen modifizierenden Gen notwendig sind [2]. Die erfolgreiche Übertragung wird anschließend durch DNS-Sequenzierung überprüft. Um nun Virionen produzieren zu können, die diesen Vektor in Zielzellen genetisch verankern können, muß der Vektor in eine spezielle Verpackungszellinie, welche von murinen 3T3 Fibroblasten stammt, integriert werden. Diese Verpackungszellinie (Psi-CRIP) wurde speziell produziert, um die retroviralen Proteine pol, env und gag zu liefern, welche ihrerseits Virionen herstellen können, die den Vektor mit dem darin befindlichen modifizierenden Gen kodieren und übertragen [3]. Die Verpackungszellinie selbst kann keine Viren herstellen, die „wild type" Replikanten entsprechen und damit virulent sind. Statt dessen transkribiert sie die DNS des rekombinanten retroviralen Vektors in RNS, welche dann in die RNS des Virions integriert wird. Die Psi-CRIP Verpackungszellinie scheidet dann das Virion, also den rekombinanten Retrovirus mitsamt modifizierendem Gen in das Zellmedium aus. Eine Transfektion der Zielzellen gelingt effektiv bei einer Menge von 10^6 bis 10^7 Virionen/ml Medium.

Fibroblastenzellkulturen und virale Transfektion: Autologe Rattenfibroblasten werden in 5 Tieren des oben genannten Rattenstammes gezüchtet als spätere Trägerzellen zur Expression des PDGF-A Gen.

Das operativ gewonnene Fibroblastenkonglomerat wird sofort verarbeitet, die Fibroblasten isoliert und kultiviert. Für die Transduktion werden die gewonnenen Fibroblasten mit Medium aus der Psi-CRIP Zellinie versetzt. In diesem Medium befinden sich 10^6 bis 10^7 Virionen/ml Medium, welche frisch aus dem Medium der Verpackungszellinie (Psi-CRIP) abpipettiert sind.

Tests: Die stabile Expression von PDGF-A wird an Hand der Produktion von PDGF-AA Protein durch die transduzierten Zellen mittels eines hPDGF-AA ELISA gemessen. Zur Untersuchung werden jeweils 5 Zellkulturen von genetisch modifizierten (GMFB) und nicht modifizierten Fibroblasten (NMFB) parallel angesetzt. Gleichzeitig erfolgt eine Abnahme von weiteren 0,5 ml Medium zur späteren Kontrollbestimmung der PDGF-AA Level.

Das Wachstum der genetisch modifizierten gegenüber den unbehandelten Fibroblasten wird untersucht durch Aussaat von jeweils 5×10^5 Zellen auf 60 mm durchmessende Petrischalen und Auszählen des Zellen in 12-stündigem Abstand über insgesamt 4 Tage. Hieraus lassen sich Rückschlüsse auf die biologische Aktivität des sezernierten PDGF-AA ziehen, da diese Substanz auch autokrin mitogen wirkt, also die Fibroblasten, welche selbst das Protein sezernieren, zur Zellteilung anregt.

Operation: Lappenbehandlung. Es werden 2 Gruppen (I und II) mit jeweils 40 Tieren gebildet. Jede Gruppe wird wiederum in 4 Subgruppen (I.I – I.IV, II.I – II.IV) zu jeweils 10 Tieren dividiert. Zielgebiet ist ein 7×7 cm großer epigastrischer Insellappen, der bestehend aus Haut, Subcutis und Panniculus Carnosus nach Hebung an seinem rechten inferioren Gefäßstiel und anschließendem Wiedereinnähen des Lappens eo ipso einem Nekrosemodell für den kontralateralen (linken) Lappenanteil entspricht. In Gruppe I wird 1 Woche vor der eigentlichen Operation jeder Lappen am Aether-anästhesierten Tier in einer Ausdehnung von 7×7 cm vorgezeichnet. Die Lappenbehandlung erfolgt in Gruppe I 1 Woche vor Lappenhebung durch Injektion einer Testsubstanz in den Panniculus Carnosus des vorgezeichneten Lappens nach folgendem Schema: in Gruppe I.I 10^7 genetisch modifizierte Fibroblasten (GMFB) mit 1 ml DMEM als Medium, Gruppe I.II 10^7 nicht modifizierte Fibroblasten (NMFB) mit 1 ml

Medium, Gruppe I.III 1 ml Medium allein und Gruppe I.IV als Kontrolle 1 ml NaCl 0,9 %. In Gruppe II erfolgt die Injektion der Testsubstanz nach gleichem Muster erst am Tage der eigentlichen Operation in den Panniculus Carnosus des gehobenen Lappens.

Lappenhebung. Das chirurgische Vorgehen der Lappenhebung ist in allen Untergruppen identisch. Die Tiere werden anästhesiert durch intraperitoneale Injektion einer Kombination aus 0,05 mg/gm Ratte Ketamin (Ketanest 100 mg/ml; Fort Dodge Laboratories, Iowa/USA) und 0,0013 mg/gm Ratte Xylazin (Rampun 20 mg/ml; Bayer Corporation, Kansas/USA). Die spontan atmenden Tiere werden von Xyphoid bis zur Leistenregion rasiert und auf einen Operationstisch plaziert. Die Körpertemperatur wird während eines jeden Experimentes mittels eines digitalen Rektalthermometer gemessen und über eine Wärmematte bei 36–37 Grad Celsius konstant gehalten. In jedem Tier wird ein standartisierter epigastrischer Lappen gehoben mit den Maßen 7 × 7 cm. Zunächst wird dabei die Basis des Lappens vorgeschnitten, die Femoralgefäße auf beiden Seiten aufgesucht und anschließend der Lappen inclusive Haut, Subcutis und Panniculus Carnosus an den beiden inferioren epigastrischen Gefäßnervenbündeln vollständig gehoben, so daß die Durchblutung des Lappens allein über diese Gefäßstiele gewährleistet bleibt. Die superioren epigastrischen Gefäßstiele werden durchtrennt nach Ligatur mittels 6-0 Ethilonnaht. Ebenso wird auch für jeden Lappen das linksseitige Gefäßnervenbündel unter 2 6-0 Ethilonligaturen durchtrennt, so daß der Lappen nunmehr lediglich über die rechtsseitigen Stielgefäße ernährt wird Alle Lappen werden anschließend wieder eingenäht und die Tiere mit einem Autokannibalismusschutz versehen. 7 Tage später erfolgt eine planimetrische Bestimmung der Nekroseanteile in jedem Lappen und eine histologische sowie immunhistochemische Untersuchung des Gewebes. Das Körpergewicht der Tiere wird während der Versuchstage regelmäßig mittels einer digitalen Waage bestimmt.

Statistik

Alle Ergebnisse werden als Mittelwerte | Standartabweichung aufgeführt. Die vergleichenden statistischen Untersuchungen der vitalen versus avitalen Lappenanteile werden mittels Multivarianzanalyse durchgeführt. Auf Signifikanz wird ab einem Wert von p ≤ 0,05 erkannt.

Ergebnisse

GMFB sezernieren hohe Mengen an PDGF-AA (Tabelle 1): Die Sekretion von PDGF-AA in das Zellmedium wurde mittels ELISA Technik quantifiziert. Das betreffende Protein wurde von den GMFB über 4 Tage kontinuierlich produziert und akkumulierte im Medium auf sehr hohe Level. Verglichen mit der endogenen Sekretion der NMFB kam es bei den GMFB bis zu einer 560-fach höheren Produktion von PDGF-AA.

Tabelle 1.

Zeit (h)	GMFM (PDGF-AA ng/ml)	NMFB (PDGF-AA ng/ml)
0	$0,0 \pm 0,0$	$0,00 \pm 0,00$
12	$11,2 \pm 2,4*$	$0,02 \pm 0,00$
24	$27,2 \pm 14,2*$	$0,10 \pm 0,01$
36	$42,5 \pm 16,2*$	$0,24 \pm 0,06$
48	$61,1 \pm 17,3*$	$0,32 \pm 0,09$
60	$84,6 \pm 26,1*$	$0,38 \pm 0,12$
72	$94,5 \pm 31,2*$	$0,48 \pm 0,16$
84	$102,4 \pm 42,1*$	$0,62 \pm 0,26$
96	$117,9 \pm 57,2*$	$0,71 \pm 0,62$

* $p \leq 0,01$.

GMFB zeigen einen automitogenen Effekt (Tabelle 2): GMFB und NMFB wurden separat kultiviert und zu bestimmten Zeitpunkten die Zellzahl bestimmt. Die GMFB entwickelten innerhalb der ersten 60 Stunden eine 12-stündliche Zellverdoppelungsrate. Danach kam es, wahrscheinlich auf Grund der zunehmenden Zelkonfluenz in vitro, zu einer Abnahme der Mitoserate. Die Zellzahl der NMFB verdoppelte sich deutlich langsamer und erreichte 96 Stunden nach Aussaat $6,2 \pm 2,5 \times 10^6$ Zellen, während die GMFB bereits 36 Stunden nach Aussaat $5,8 \pm 1,7 \times 10^6$ Zellen erreicht hatten.

Tabelle 2.

Zeit (h)	GMFM (in 10^6 Zellen)	NMFB (in 10^6 Zellen)
0	$0,5 \pm 0,02$	$0,5 \pm 0,01$
12	$1,3 \pm 0,3$	$0,9 \pm 0,2$
24	$2,7 \pm 0,8*$	$1,2 \pm 0,5$
36	$5,8 \pm 1,7*$	$1,7 \pm 1,1$
48	$9,7 \pm 2,9**$	$2,5 \pm 1,2$
60	$12,4 \pm 6,2**$	$3,5 \pm 1,5$
72	$14,1 \pm 8,2**$	$4,6 \pm 1,7$
84	$14,5 \pm 7,6**$	$5,1 \pm 2,4$
96	$14,8 \pm 7,2**$	$6,2 \pm 2,5$

* $p\ 0,05$, ** $p \leq 0,01$.

In Gruppe II.I zeigten die Lappen signifikant weniger Nekrosen als in allen anderen Gruppen (Tabelle 3):

Tabelle 3.

Gruppe	% vital	Gruppe	% vital
I.I	53 ± 8	II.I	57 ± 7
I.II	54 ± 9	II.II	84 ± 9*
I.III	49 ± 11	II.III	52 ± 10
I.IV	50 ± 9	II.IV	56 ± 8

* p ≤ 0,01.
% vital: Anteil an vitalem Lappengewebe 7 Tage nach Lappenhebung.

In Gruppe II.I entwickelten die Lappen signifikant weniger Nekrosen als in allen anderen Gruppen, einschließlich der Gruppe I.I. Ebenso konnte nur in der Gruppe II.I histologisch und immunhistochemisch eine massive Angiogenese in Form kleiner und größerer Kapillaren in allen Schichten des Panniculus Carnosus und der Subcutis nachgewiesen werden. In allen Lappen der Gruppen I.I, I.II, II.I und II.II persistierten die Fibroblasten ohne nennenswerte inflammatorische Reaktionen nachweisen.

Schlußfolgerungen

1. Durch retroviralen Gentransfer können autologe Rattenfibroblasten genetisch modifiziert werden zur Produktion großer Mengen von PDGF-AA.
2. Sowohl GMFB als auch NMFB können in diesem Modell erfolgreich in den Panniculus Carnosus transplantiert werden.
3. Durch GMFB produziertes PDGF-AA kann in diesem Modell nur unter ischämischen Bedingungen angiogenetisch aktiv werden.
4. Die unter Ischämiebedingungen durch PDGF-AA induzierte Angiogenese führt zu einer signifikanten Verbesserung der Überlebensrate in diesem Lappenmodell.

Zusammenfassung

Aus eigenen Vorstudien ist bekannt, daß durch genetische Modifikation und Transplantation von Zellen eine Angiogenese im Lappengewebe induziert werden kann. Jetzt sollte untersucht werden, ob diese Vorgänge durch Gewebeischämie beeinflusst werden können.

Autologe Rattenfibroblasten (weibliche Lewis inbreds) wurden mittels retroviralem Gentransfer genetisch modifiziert. Die stabile Expression des Genes (PDGF-A) wurde funktionell in jeder Zellgeneration getestet. 80 Tiere wurden in 2 Gruppen (I und II) mit jeweils 4 Untergruppen à 10 Tieren (I.I–I.IV und II.I–II.IV) aufgeteilt. Zielgebiet war ein 7 × 7 cm großer epigastrischer Insellappen, der nach Hebung an seinem rechten inferioren Gefäßstiel und anschließendem Wiedereinnähen des

Lappens eo ipso einem Nekrosemodell für den kontralateralen (linken) Lappenanteil entsprach. Gruppe I wurde 1 Woche vor Lappenhebung durch Injektion einer Testsubstanz in den Panniculus Carnosus des vorgezeichneten Lappens nach folgendem Schema behandelt: Gruppe I.I 10^7 genetisch modifizierte Fibroblasten (GMFB) mit 1 ml DMEM als Medium, Gruppe I.II 10^7 nicht modifizierte Fibroblasten (NMFB) mit 1 ml Medium, Gruppe I.III 1 ml Medium allein und Gruppe I.IV als Kontrolle 1 ml NaCl 0,9 %. In Gruppe II erfolgte die Injektion der Testsubstanz nach gleichem Muster am Tage der Lappenhebung. Alle Lappen wurden anschließend wieder eingenäht und die Tiere mit einem Autokannibalismusschutz versehen. 7 Tage später erfolgte eine planimetrische Bestimmung der Nekroseanteile in jedem Lappen und eine histologische sowie immunhistochemische Untersuchung des Gewebes.

Die GMFB produzierten bis zu 560-fach höhere Mengen an PDGF-AA über wenigstens 6 Zellgenerationen. In Gruppe II.I entwickelten die Lappen signifikant weniger Nekrosen als in allen anderen Gruppen, einschließlich der Gruppe I.I. Ebenso konnte nur in der Gruppe II.I histologisch und immunhistochemisch eine massive Angiogenese nachgewiesen werden. In allen Lappen der Gruppen I.I, I.II, II.I und II.II persistierten die Fibroblasten ohne nennenswerte inflammatorische Reaktionen.

1. Durch retroviralen Gentransfer können autologe Rattenfibroblasten genetisch modifiziert werden zur Produktion großer Mengen von PDGF-AA; 2. Sowohl GMFB als auch NMFB können in diesem Modell erfolgreich in den Panniculus Carnosus transplantiert werden; 3. Durch GMFB produziertes PDGF-AA kann in diesem Modell nur unter ischämischen Bedingungen angiogenetisch aktiv werden; 4. Die unter Ischämiebedingungen durch PDGF-AA induzierte Angiogenese führt zu einer signifikanten Verbesserung der Überlebensrate in diesem Lappenmodell.

Abstract

Background: Our previous studies have shown that angiogenesis can be induced in flap tissue by means of genetic modification and transplantation of isogenic cells.

Methods: Isogenic rat fibroblasts (female Lewis inbreds) were grown, harvested, cultured and retrovirally transfected to produce PDGF-AA, an angiogenetically active protein. Stable gene expression was monitored by PDGF-AA ELISA. 80 animals were divided into 2 groups (I and II) with each 4 subgroups with 10 animals (I.I. – I.IV and II.I – II.IV). The angiogenic target was a 7×7 cm epigastric island flap, based on the right inferior epigastric pedicle. This flap represents after elevation and replacement into its wound bed a flap necrosis model for the non-pedicled left flap side. Group I received flap treatment 1 week prior to flap elevation by injection of a test substance into its panniculus carnosus: 10^7 GMFB (genetically modified fibroblasts) plus1 ml DMEM as medium (I.I), 10^7 NMFB (non modified fibroblasts) plus 1 ml medium (I.II), 1 ml DMEM (I.III) and 1 ml NaCl 0.9 % as a control (I.IV). Group II had the same flap treatment at the day of flap elevation. All flaps were sutured back and the animals provided with an autocannibalism protector. 7 days later, the flaps were harvested, the amount of necrosis measured and histologically/immunhistochemically examined.

Results: In vitro the GMFB produced up th 560 – times more PDGF-AA than the NMFB for at least 6 cell generations. In vivo Group II.I developed significantly less flap necrosis compared to all other groups, including group I.I. Accordingly, only group

II.I gave histological and immunhistochemical evidence for massive angiogenesis within the flap tissue. Fibroblasts persisted in all flaps of groups I.I, I.II., II.I. and II.II without major inflammatory reaction.

Conclusion: 1. After retroviral gene transfer isogenic rat fibroblasts produce high amounts of PDGF-AA. 2. Both GMFB and NMFB can be successfully transplanted into the panniculus carnosus in this model. 3. PDGF-AA produced by GMFB can induce flap angiogenesis only under ischemic conditions in this model. 4. PDGF-AA induced angiogenesis results in significantly higher flap survival in this model.

Literatur

1. Machens HG, Morgan JR, Berthiaume F, Stefanovich P, Reimer R and Berger A (1998) Genetically modified fibroblasts induce angiogenesis in the rat epigastric island flap. Langenbeck's Arch Surg 383 : 345 – 350
2. Morgan JR, Tompkins RG und Yarmush ML (1993) Advances in recombinant retroviruses for gene delivery. Adv Drug Del Rev 12 : 143 – 158
3. Danos O und Mulligan RC (1988) Safe and efficient generation of recombinant retroviruses with amphotropic and ecotropic host ranges. Proc Natl Acad Sci USA 85 : 6460 – 6466

Standardisierung der Schwann-Zellkultur von der neugeborenen und adulten Ratte
Ausgangspunkt für die Herstellung des „lebenden bioartifiziellen Nerventransplantats"

Establishment of Schwann cell culture from newborn and adult rats
First step towards the "living bioartificial nerve graft"

Z.-L. Shen[1], A. Berger[1], R. Hierner[1], G. F. Walter[2]

[1] Klinik für Plastische, Hand- und Wiederherstellungschirurgie, Schwerverbrannten Zentrum der Medizinischen Hochschule Hannover, Podbielskistr. 380, 30659 Hannover
[2] Institut für Neuropathologie der Medizinischen Hochschule Hannover, Carl Neubert-Str. 1, 30625 Hannover

Einleitung

Für die Behandlung von segmentalen Nervendefekten sind derzeit autologe Nerventransplantate notwendig. Bedingt durch die herausragende Rolle der Schwann Zelle stellt das autologe Nerventransplantat die Therapie der ersten Wahl dar (Berger, 1978; Bunge, 1994). Für große Nervendefekte steht jedoch nicht immer ausreichen autologes Transplantatmaterial zur Verfügung. Darüber hinaus kommt es bei jeder Entnahme von autologen Nervenmaterial zu einer iatrogen bedingten Schädigung im Spendergebiet. Bei allogenen Nerventransplantaten ist theoretisch eine vollständige Rekonstruktion ohne iatrogene Schädigung möglich. Aufgrund der immunologischen Abstoßungsreaktion kommt es bei längeren Allotransplantaten zu einer fibrotischen Umwandlung mit einem schlechtem funktionellen Ergebnis (Lassner, 1989; Berger, 1994). Obwohl Nervenallotransplantate unter Immunsuppression experimentell zufriedenstellende Ergebnisse zeigen, werden sie in der klinischen Praxis wegen der Risiken der systematischen Immunsupresion nicht eingesetzt. Wie eigene Tierexperimente gezeigt haben, scheint peripheres Nervengewebe von Neugeborenen eine verminderte immunologische Abstoßungsreaktion zu provozieren und darüber hinaus funktionell befriedigende Ergebnisse zu erbringen (Hierner, 1996).

Ziel ist es, einen mit kultivierten autologen adulten und allogenen neugeborenen Schwann Zellen gefüllten künstlichen Nervenersatz mit Hilfe neuer Techniken des „Tissue Engineering" herzustellen. In dieser Arbeit wird eine einfache Methode der Kultivierung von Schwann-Zellen ohne eine deutlich höhere Verunreinigung mit Fibroblasten mit Hilfe eines Serum-freien Mediums beschrieben.

Material und Methode

Operationstechnik: Der N. ischiadicus der neugeborenen (ein bis drei Lebenstage) und adulten (drei bis vier Monate) Ratte wird unter sterilen Operationsbedingungen mikrochirurgisch explantiert, das Epineurium mikrochirurgisch entfernt und in etwa 1 mm große Stücke zerteilt.

Schwannzellkultur vom Neugeborenen: Wie von Kreider (Kreider, 1981) beschrieben, wurden frische Nervenstücke, d.h. ohne Vorschaltung einer Prädegenerationsphase in-vitro (siehe Gruppe 1 adult), mit 0,25 % Trypsin und 0,05 % Kollagenase für 30 Minuten bei 37 °C inkubiert und danach zentrifugiert. Der Überstand wird verworfen. Aus dem Unterstand kann durch Pipettieren eine stark zellangereicherte und bindegewebearme Suspension gewonnen werden, welche erneut zentrifugiert wird. Etwa 10^5 Zellen werden pro Objektträger, welcher mit Poly-L-Lysin beschichtet ist, aufgetragen und für 30 Minuten bei 37 °C inkubiert, wobei die Objektträger alle fünf Minuten aufgeschüttelt werden. Der sich bildende Überstand besteht hauptsächlich aus Schwann Zellen. Er wird bei 4 °C für fünf Minuten zentrifugiert. Der Unterstand wird in mit Poly-L-Lysin beschichteten Petri-Schalen in serum-freien Medium „M" (Promocell®) bei 37 °C und 5 % CO_2 inkubiert. Das Medium wird alle drei Tage gewechselt. Die Kultivierungsdauer beträgt eine Woche.

Schwannzellkultur vom Erwachsenen: Für die Gewinnung adulter Schwannzellkulturen wurden zwei unterschiedliche Vorgehensweisen gewählt.

Wie von Morrissey (Morrissey, 1991) beschrieben, wurde bei der ersten Gruppe eine Prädengeneration der gewonnenen Nervenstücke in-vitro für ein, zwei und drei Wochen durchgeführt. Die gewonnenen Nervenstücke wurden in mit Poly-L-Lysin beschichtete Petri-Schalen gelegt, welche mit 1 ml DMEM 10 % FCS gefüllt waren. Anschließend erfolgte eine Inkubation bei 37 °C und 5 % CO_2. Als die auswachsenden Zellen eine monozelluläre Schicht bildeten, wurden die kultivierten Nervenstückchen in eine neue Petri-Schale umgesetzt. Nach Abschluß der Prädengeneration in-vitro wurden die Nervenstückchen enzymatisch (1,25 U/ml Dispase + 0,05 % Kollagenase) über Nacht im Inkubator (37 °C, 5 % CO_2) aufgelöst. Am nächsten Tag wurden die angedauten Nervenstücke pipettiert und zentrifugiert. Der Überstand wurde verworfen, und die verbleibenden Zellen in DMEM/10 %FCS-Lösung suspendiert und in Poly-L-Lysin beschichteten Petri-Schalen in serum-freien Medium „M" kultiviert. Das Medium wurde alle drei Tage gewechselt. Die Kultivierungsdauer der gewonnenen Zellen betrug eine Woche.

In der zweiten Gruppe erfolgte die Kultivierung frischer Nervenstücke ohne Prädegeneration nach der zuvor beschriebenen Methode. Die Kultivierungsdauer der gewonnenen Zellen betrug ebenfalls eine Woche.

Kennzeichnung der Schwann'schen Zellen: In der Zellkultur können Schwannzellen aufgrund ihrer morphologischen Erscheinung (lange bi- oder tripolare Ausläufer, großer ovaler Zellkern) gekennzeichnet werden. Für die selektive Darstellung der Schwann-Zellen in der fixierten Kultur wurde die S-100 immunohistologische Färbung eingesetzt. Zur Darstellung der Zellproliferation wurde der BrdU-Kit (Böhringer Mannheim) verwendet. Durch die Kombination beider immunohistologischer Färbemethoden war es möglich, proliferierende Schwann-Zellen selektiv zu markieren. Für die Unterscheidung toter und lebender Zellen in-vitro wurde der live/dead viability/cytotoxicity kit (Molecular Probes) verwendet.

Ergebnisse

Schwannzellkultur vom Neugeborenen: Ausgehend von sechs Nn. Ischadici der neugeborenen Ratte konnten $1,6 \times 10^5$ Zellen durch Kultivierung gewonnen werden.

Nach Beendigung der Herstellung (24 Stunden) betrug der Anteil lebender Zellen 95% bei 98% Reinheitsgrad der Schwann Zellen. 17% der Zellen zeigten eine Proliferation. Nach 1 Woche Zellkultur betrug der Anteil an lebenden Zellen 92% bei 95% Reinheitsgrad. 73,8% der Zellen zeigten eine Proliferation (Abb. 1, Tabelle 1). Darüber hinaus konnten zwei Beobachtungen gemacht werden: Im Gegensatz zu den hohen Vitalitätsraten der Schwannzellen zeigte sich bei der Untersuchung mit dem live/dead Kit, daß viele Fibroblasten nicht vital waren. Bei der Untersuchung mit dem BrdU-Kit zeigte sich, daß die noch vorhandenen die Schwannzellkultur verunreinigenden Fibroblasten eine deutlich geringere Proliferationsphase aufwiesen.

Schwannzellkultur vom Erwachsenen: Nach der Entwicklung der Zellkultur mit vorgeschalteter Prädegenerationsphase (ein, zwei und drei Wochen) konnten pro mg

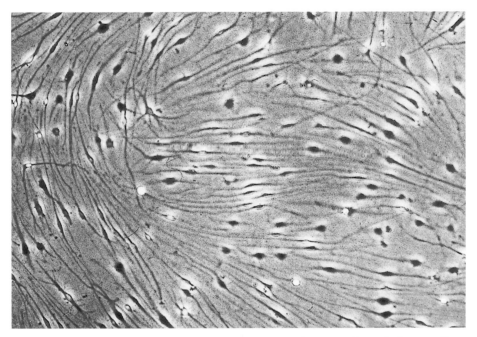

Abb. 1. Schwannzellkultur vom Neugeborenen mit serum-freiem Medium- hoher Anteil an Schwannzellen mit typischen bi- und tripolaren Zellausläufern und ovalem Zellkern (Nativpräparat, 160 fache Vergrößerung)

Tabelle 1. Ergebnisse der Schwann-Zellkultur vom Neugeborenen (ausgehend von 6 Nn. Ischiadici)

Kuluredauer (Ohne Prädegeneration)	Absolute Zellzahl	Vitalität	Reinheitsgrad	Proliferationsrate
24 h	$1,6 \times 10^5$	95%	98%	17%
7 d	$1,4 \times 10^6$	92%	95%	73,8%

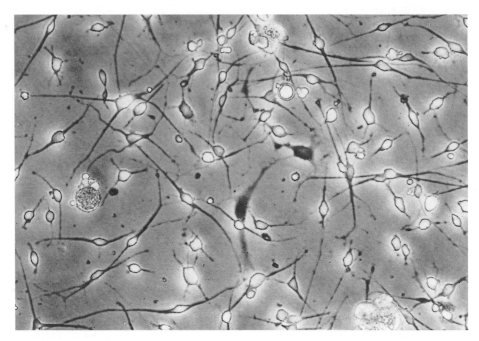

Abb. 2. Schwannzellkultur vom Erwachsenen nach 3 Wochen Prädegenerationsphase hoher Anteil an Schwannzellen mit 2 Fibroblasten in der Bildmitte (Nativpräparat, 160fache Vergrößerung)

adulter N. ischiadicus $2,1-9,5 \times 10^5$ Zellen gewonnen werden. Abhängig von der Dauer der Prädegenerationsphase betrug der Anteil der lebenden Zellen 97% nach einer Woche, 95% nach zwei Wochen und 93% nach drei Wochen. Der Reinheitsgrad an Schwann Zellen lag nach einer Woche Prädegenerationszeit bei 72%, nach zwei Wochen bei 81% und bei 96% nach drei Wochen (Abb. 2). 62,6% der Zellen zeigten nach einer Woche prädegenerations-proliferative Aktivität, 33,2% waren es nach zwei Wochen und 35,7% nach drei Wochen. Nach einer Woche Zellkultur betrug der Reinheitsgrad an Schwannzellen in der Kultur ausgehend von Nervenstücken mit einer Woche Prädegenerationszeit 65%, nach zwei Wochen waren es 74% und nach drei Wochen 93%. Die Proliferationsraten betrugen 68,6% (bei einer Woche Prädegeneration), 45,4% (bei zwei Wochen) und 38,3% (bei drei Wochen) (Tabelle 2).

Nach Beendigung der Entwicklung der Zellkultur und ausgehend von frischen adulten Schwannzellen, d.h. ohne vorgeschaltete Prädegenerationsphase, konnte bei $8,9 \times 10^3$ Zellen pro mg adulter N. ischiadicus eine Vitalität von 96% erreicht werden. Der Reinheitsgrad (Anteil an Schwannzellen pro Gesamtzellzahl) betrug 60% die Proliferationsrate 8,1%. Nach einer Woche Kulturdauer betrug der Reinheitsgrad 81% und die Proliferationsrate 19,0%.

Im Gegensatz zu den hohen Vitalitätsraten der Schwannzellen zeigte sich bei der Untersuchung mit dem live/dead Kit, daß viele Fibroblasten nicht vital waren. Bei der Untersuchung mit dem BrdU-Kit zeigten die die Schwannzellkultur verunreinigenden noch vorhandenen Fibroblasten eine deutlich geringe Proliferationsphase (Abb. 3).

Tabelle 2. Ergebnisse der Schwann-Zellkultur vom Erwachsenen

Kulturedauer	Absolute Zellzahl (mg)	Vitalität	Reinheitsgrad	Proliferationsrate
Ohne Prädegeneration				
24 h	$8,9 \times 10^3$	96 %	60 %	8,1 %
7 d	$3,0 \times 10^4$	93 %	81 %	19,0 %
Mit Prädegeneration Eine Woche				
24 h	$2,1 \times 10^4$	97 %	72 %	62,6 %
7 d	$9,6 \times 10^4$	94 %	65 %	68,6 %
Zwei Wochen				
24 h	$8,7 \times 10^4$	95 %	81 %	33,2 %
7 d	$4,0 \times 10^5$	90 %	74 %	45,4 %
Drei Wochen				
24 h	$9,5 \times 10^4$	93 %	96 %	35,7 %
7 d	$3,1 \times 10^5$	88 %	93 %	38,3 %

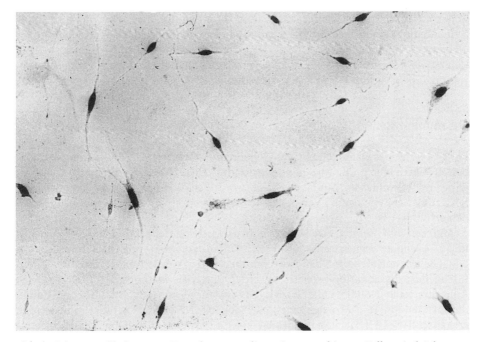

Abb. 3. Schwannzellkultur vom Erwachsenen – die meisten markierten Zellen sind Schwannzellen, die nicht-markierte Zelle am linken oberen Bildrand ist ein Fibroblast (BrdU-Markierung, 160fache Vergrößerung)

Diskussion

Im Gegensatz zu Morrissey (Morrissey, 1991) kann bei der adulten Schwannzellkultur mit serum-haltigen Medium die Prädegenerationszeit auf drei Wochen vermindert werden, ohne daß eine signifikant höhere Verunreinigung der Schwannzellkultur mit Fibroblasten auftritt. Darüber hinaus zeigen die Ergebnisse der eigenen Untersuchungen, verglichen mit Angaben in der Literatur (Li, 1998), daß durch den Einsatz von serum-freiem Medium trotz Kultivierung eines frischen Nervenstückes eine signifikante Verringerung der Verunreinigung mit Fibroblasten auftritt. Die Kultivierung frischer Schwannzellen zeigt zusätzliche Besonderheiten. Im Gegensatz zu den Zellzahlen nach Prädegeneration kann nur eine deutlich geringere absolute Zellzahl gewonnen werden. Durch eine stärkere Zelladhäsion bei frischen Nervenstücken verbleiben viele Schwannzellen in einem Zellverband. Die miteinander verbundenen Zellen können technisch nicht gezählt werden und gehen außerdem für die Zellkultur verloren. Durch die fehlende Prädegeneration kommt es nicht zu einer Zunahme an Schwann-Zellen bei gleichzeitiger Abnahme der Fibroblasten.

Bei der Kultivierung von neugeborenen Schwann-Zellen zeigte sich im Vergleich zur Literatur (Oda, 1989), daß durch den alleinigen Einsatz von serum-freiem Medium bei der Aufarbeitung von frischen Nervenstücken ohne vorheriger Prädegenerationsphase – eine große Zellzahl mit hohem Reinheitsgrad an Schwannzellen und hoher Vitalität erreicht werden kann. Dies kann dadurch bedingt sein, daß serumfreies Medium einige Wachstumsfaktoren, wie z. B. basis fibroblast growth factor oder glia growth factor, enthält, welche als Mitogen für Schwannzellen nachgewiesen sind (Shen, 1998). Darüber hinaus enthält serum-freies Medium nur Spuren von Kalzium, was ungünstig für das Fibroblastenwachstum ist (Fershney, 1994).

Zusammenfassung

Einleitung: Für die Herstellung des „lebenden bioartifizellen Nerventransplantats" benötigt man eine große Anzahl von Schwann-Zellen ohne signifikante „Verunreinigung" mit Fibroblasten. Mit dem „M"-Serum-freien Medium kann die genannte Anforderung für Zellkulturen von Schwann-Zellen vom Erwachsenen und Neugeborenen erfüllt werden.

Material und Methode: Der N. ischiadicus wird von neugeborenen (1–3 Tage alt) und 3–4 Monate alten erwachsenen Lewis-Ratten explantiert und in kleine Stücke geteilt. Die Nervenstücke von den neugeborenen Ratten werden sofort mit Trypsin und Collagenase dissoziiert. Fibroblasten werden durch die Methode der differenzierten Adhäsion nach Kreider entfernt. Die Nervenstücke von den erwachsenen Ratten durchlaufen eine 1–3 Wochen lage Phase der in vitro-Prädegeneration und werden erst anschließend in Dispase und Kollagenase dissoziiert. Alle gewonnenen Schwann-Zellen von neugeborenen und erwachsenen Ratten werden in „M"-Serum-freien Medium für eine Woche inkubiert. Der Reinheitsgrad der Schwann-Zellkulturen wird mit Hilfe von immunohistologischen Techniken bestimmt.

Ergebnisse: Ausgehend von 3 neugeborenen Ratten könnten $1,6 \times 10^5$ Zellen mit einem Reinheitsgrad von 98 % nach Dissoziierung gewonnen werden. Nach einer Woche Kultivierungsdauer erhöht sich die Zellzahl um etwa das zehnfache, wobei der

Reinheitsgrad 95 % besteht. Nach Dissozieirung der adulten Nn. Ischiadici nach in-vitro Prädegeneration bis zu drei Wochen erhält man einen Reinheitsgrad von bis zu 96 %, welcher nach einer Kultivierungsdauer von 1 Woche, in „M"-Serum-freien Medium, nur gering auf 93 % abfällt. Sowohl die neugeborenen als auch die adulten kultivierten Schwann-Zellen zeigen bei der BrdU-Untersuchung eine hohe Proliferationsrate und bei der Untersuchung mit dem dead/live Kit eine hohe Vitalität.

Schlußfolgerungen: Die Ergebnisse unserer Studie zeigen, daß es möglich ist, neugeborene und adulte Schwann-Zellkulturen in „M" Serum-freien Medium zu kultivieren, ohne eine deutlich höhere „Verunreinigung" der Kultur mit Fibroblasten in Kauf nehmen zu müssen. Der Einsatz komplizierter Kulturverfahren zur Verminderung des Fibroblastenanteils kann deshalb vermieden werden.

Abstract

Background: To construct a "living bioartificial nerve graft", we require great quantities of Schwann cells (SCs) without the overwhelming contamination of fibroblast. With a "M" serum free medium, we obtained newborn and adult rat SCs for tissue engineering.

Material and methods: Sciatic nerves were harvested from 1–3-day and 3–4-month Lewis rats. The minced nerve from newborn rats were dissociated with trypsin and collagenase. Fibroblasts (FBs) were removed by the differential adhesion introduced by Kreider. Adult nerves underwent the in-vitro Wallerian degeneration up to three weeks and were dissociated with dispase and collagenase. All newborn and adult SCs were incubated with the "M" medium for one week. The purity and proliferation rates of SCs were determined immunohistologically.

Results: A typical yield from 3 newborn SCs was average 1.6×10^5/ml with a purity of 98 %. After one week, SCs increased about 10 times in the "M" medium with a 95 % purity.

For adult Schwann cell culture, we obtained SCs with a purity of 96 % when the nerve segments were cultured up to 3 weeks. The purity of SCs still reached 93 % after one week in the "M" medium. As shown by a proliferation assay (BrdU) and a fluorescence living/dead staining, both newborn and adult SCs kept high proliferation rates and viabilities in the "M" medium.

Conclusion: According to our studies, it is possible to establish newborn and adult Schwann cell culture (purity > 93 %) with the serum-free medium. The application of complicated procedures to suppress the overgrowth of FBs were avoided.

Schlüsselwörter: Schwann-Zellen, Zellkultur, periphere Nerven.

Keywords: Schwann cells, cell culture, peripheral nerves.

152

Literatur

Berger A, Millesi H (1978) Nerve grafting. Clin Orthop 133:49–55

Bunge RP (1994) The role of the Schwann cell in trophic support and regeneration. J Neurol 241:S19–S21

Berger A, Lassner F (1994) Peripheral nerve allografts: Survey of present state in an experimental model of the rat. Microsurgery 15:773–777

Hierner R, Comtet JJ, Berger A, Margonari J (1996) Das allogene periphere Nerventransplantat vom Neugeborenen – Eine Möglichkeit der Verminderung der Abstoßungsreaktion ohne Immunsuppression? Handchir Mikrochir Plast Chir 28:K16–K17

Kreider BQ, Messing A, Doan H, Kim SU, Lisak RP, Pleasure DE (1981) Enrichment of Schwann cell cultures from neonatal rat sciatic nerver by differential adhesion. Brain Res 207:433–444

Morrissey TK, Kleitman N, Bunge RP (1991) Isolation and functional characterization of Schwann cells derived from adult peripheral nerve. J Neurosci 11:2433–2442

Li R (1998) Culture methods for selective growth of normal rat and human Schwann cells. Meth Cell Biol 57:167–186

Oda Y, Okada Y, Katsuda S, Ikeda K, Nakanishi I (1989) A simple method for the Schwann cell preparation from newborn rat sciatic nerves. J Neurosci Methods 28:163–169

Shen ZL, Lassner F, Walter G, Becker M, Berger A (1998) Zelluläre Aktivitäten von Schwann-Zellen, Fibroblasten und ortsständigen Makrophagen im kultiverten Nervensegment. Handchir Mikrochir Plast Chir 5:K35

Fershney RI (1994) Culture of Animal Cells: A Manual of Basic Technique. 3rd ed, Wiley-Liss, Inc, New York

Transforming growth factor-beta (TGF-β) und Insulin-like growth factor-I (IGF-I) in Wunden bei chirurgischen Patienten

Transforming growth factor-beta (TGF-β) and Insulin-like growth factor-I (IGF-I) in human surgical wounds

S. Wagner[1], S. Coerper[1], M. W. Elmlinger[2], J. Fricke[3], J. Müller[3], M. B. Ranke[2], H. D. Becker[1]

[1] Abteilung Allgemeine Chirurgie, Universitätsklinikum Tübingen, Hoppe-Seyler-Straße 3, 72076 Tübingen Telefon: 07071-2981-145, Fax: 07071-295141
[2] Kinderklinik, Universitätsklinikum Tübingen, Tübingen
[3] Berufsgenossenschaftliche Unfallklinik, Tübingen

Einleitung

Der komplexe Heilungsprozeß von Wunden ist von zwei Komponenten abhängig, der Matrixsynthese und der Angiogenese. Insbesondere vascular endothelial growth factor (VEGF), insulin-like growth factor-I (IGF-I), fibroblast growth factor (FGF) und transforming growth factor-beta (TGF-β) nehmen eine zentrale Rolle bei der Regulation der Wundheilung ein. TGF-β und IGF-I stimulieren die Kollagensynthese. Kollagen wird für die Blutgefäßbildung benötigt [3] sowie für die Gewebsreparation.

IGF-I wirkt stimulierend auf die Angiogenese [1, 4]. IGF ist ein endokrin wirksamer Wachstumsfaktor, dessen Plasmaspiegel durch Wachstumshormon und dessen Aktivität durch IGF- spezifische Bindungsproteine (IGFBP1-7) reguliert wird.

Die Expression von TGF-β und IGF-I ist tierexperimentell untersucht. Die eindrucksvollen tierexperimentellen Daten konnten jedoch bis heute nur im geringen Umfang auf die klinische Situation übertragen werden. Weitere zelluläre und molekularbiologische Untersuchungen im humanen System sind daher notwendig, um den komplexen Wundheilungsmechanismus *in vivo* zu verstehen.

Material und Methoden

Es wurden Wundsekret und Wundgewebe von zwei verschiedenen Wundtypen untersucht: Gruppe 1 Patienten mit akuten, nicht infizierten Wunden (Fasziotomie, n = 6) und Gruppe 2 Patienten mit älteren/chronischen, infizierten Wunden (n = 10). Die Wunden der Patienten in beiden Gruppen wurden mit der Vakuumversiegelungsmethode (Vacuseal®) behandelt. Biopsien wurden wöchentlich (Tag 1, 7 und 14) mit 6 mm Stanzen von der Wundmitte entnommen und sofort in Stickstoff tiefgefroren. Die Gewinnung des Wundsekrets erfolgte durch Redon-Drainagen an den Tagen 1, 4, 7 und 14. Nach Zentrifugation des Wundsekrets wurden vom Überstand Aliquots bei – 70 °C gelagert.

RNA Expression: Die Gewebeproben wurden im Kryostat geraspelt, RNA über RNeasy Total RNA Kit (Qiagen) extrahiert und quantifiziert. Anschließend wurde

DNA durch DNase Verdauung abgebaut und die RNA im 1%igen Formaldehydgel überprüft. Die Herstellung der cDNA erfolgte durch Reverse Transkription, und die Konzentration wurde spektrophotometrisch bestimmt [2]. Die TGF-β1, TGF-β3, TGF-βRII, IGF-I und IGF-IR mRNA Untersuchungen erfolgten durch RT-PCR. Die PCR-Produkte wurden in einem 2% Agarosegel nach Anfärbung mit Ethidiumbromid analysiert. Die qualitative Auswertung der Signale erfolgte im Agarosegel.

IGF-I, BP2, BP3 RIA: IGF-I und IGFBP3 wurden über standardisierte Radioimmunoassays (RIA, Mediagnost, Tübingen) quantitativ gemessen. Die Bestimmung von IGFBP2 erfolgte über einen selbst hergestellten RIA [6].

IGF-I, BP3, BP2 Protease assay: Die Proteolyse von IGF-I und IGFBP2 im Wundsekret wurde durch ^{125}I-markiertes IGF-I und ^{125}I-markiertes IGFBP2 (1000 cpm/μl) nachgewiesen. Hierzu wurden 20 μl der radioaktiven Substanz mit 20 μl Wundsekret über 6–12 Stunden bei 37°C inkubiert. Das Reaktionsgemisch wurde anschließend mit Probenpuffer (Tris/HCl pH 8,5, 1% SDS, 35% Glycerol) 1:2 verdünnt, durch Hitze denaturiert und 40 μl in einem Sodium Dodecyl Sulphate Polyacrylamid-Gel (SDS-PAGE, 12,5%, 450 Volt, 4 Stunden) aufgetrennt. Die Detektion erfolgte anschließend über Autoradiographie [5].

Das Gesamtprotein wurde über die standardisierte Biuret Methode gemessen.

Ergebnisse

In Gruppe 1 und 2 sind keine signifikanten Unterschiede in den IGF-I-, BP2- und BP3-Konzentrationen nachweisbar. Gruppe 2 zeigte im Gegensatz zur Gruppe 1 eine zunehmend starke Proteolyse des IBFBP2 über die Tage 1, 4, und 7. Die TGF-β1, TGF-βRII, IGF-I und IGF-IR mRNA Expression war im Wundgewebe der Gruppe 2 deutlich höher als in Gruppe 1. Keine Unterschiede konnten in der TGF-β3 mRNA Expression zwischen den Gruppen nachgewiesen werden (Tabelle 1A und 1B).

Tabelle 1A. IGF-I und IGF-IR mRNA Expression in chirurgischen Wunden

Wundgewebe	IGF-I (%)		IGF-IR (%)	
	positiv	negativ	positiv	negativ
Gruppe 1 (n = 6)	0	100	0	100
Gruppe 2 (n = 10)	13	87	53	47

Tabelle 1B. TGF-β1, TGF-β3 und TGF-βRII mRNA Expression in chirurgischen Wunden

Wundgewebe	TGF-β1 (%)		TGF-β3 (%)		TGF-βRII (%)	
	positiv	negativ	positiv	negativ	positiv	negativ
Gruppe 1 (n = 6)	22	78	89	11	0	100
Gruppe 2 (n = 10)	90	10	93	7	50	50

Diskussion

Die Untersuchung normaler humaner Wundheilungsprozesse ist komplex. Die lokale Behandlung mit Vacuseal stellt ein ideales, klinisches Modell zur Untersuchung der Wundheilung dar. In diesem Modell zeigten infizierte Wunden eine stärkere Wachstumsfaktorenexpression und eine deutlich höhere Proteolyse von IGF-I und IGFBP als nicht infizierte Wunden. Demnach könnten infizierte Wunden über einen stärkeren IGF-I und IGFBP2 Umsatz verfügen.

Wider Erwarten zeigten nicht infizierte Wunden keine IGF-I und IGF-IR Expression. Dieses Ergebnis steht im Gegensatz zu tierexperimentellen IGF-I Expressionsanalysen. Im Schwämmchenwundmodell der Ratte (Polyvinylalkoholschwämme) konnte ein kontinuierlicher Anstieg der IGF-I Expression nach Wundsetzung gezeigt werden. Die normale Haut exprimiert keine IGF-I mRNA [7].

Die unterschiedlichen Expressionsergebnisse unserer zwei verschiedenen Wundtypen sind erklärbar, wenn die Ätiologie der Wunden kritisch betrachtet wird. Strenggenommen ist die Fasziotomiewunde in unserem Modell eine primär heilende Wunde, denn sie wird sofort nach der Wundsetzung verschlossen.

Im Gegensatz hierzu war die infizierte Wunde vor Beginn der Studie längere Zeit offen und zeigt eine Infektion, die einen chirurgischen Eingriff notwendig macht.

Die histologische Untersuchung der Gewebsbiopsien zeigte, daß sich infizierte und nicht infizierte Wunden in ihren zellulären Komponenten unterscheiden. Granulationsgewebe kann primär in den infizierten nicht aber in den Fasziotomiewunden nachgewiesen werden.

Die fehlende IGF-I mRNA Expression in nicht infizierten Wunden, bei gleich hohen IGF-I Konzentrationen, wie sie in infizierten Wunden vorkommen, führen zu der Vermutung, daß in der frühen Wundheilungsphase akuter, nicht infizierter Wunden für IGF-I ein „endokriner pathway" vorliegt.

Zusammenfassung

Hintergrund: TGF-β und IGF-I sind zwei besonders wichtige Regulatoren der Wundheilung. Beide Faktoren stimulieren die Kollagensynthese, zudem steigert IGF-I die Angiogenese. Die Expression von TGF-β und IGF-I ist tierexperimentell beschrieben, dagegen gibt es wenige klinische Daten.

Methoden: In einer klinischen Studie wurde die TGF-β und IGF-I Expression in Wundsekret und Wundgewebe von zwei verschiedenen Wundtypen untersucht, die beide mit der Vakuumversiegelungsmethode (Vacuseal®) behandelt wurden. Gruppe 1 waren akute, nicht infizierte Wunden (Fasziotomie, n = 6) und Gruppe 2 waren ältere/chronische (> 4 Wochen), infizierte Wunden (n = 10). Wundsekret wurde an den Tagen 1, 4, 7 und 14 gesammelt. Biopsien vom Wundgewebe wurden an den Tagen 1, 7 und 14 entnommen. Die Messung von TGF-β1, TGF-β3, TGFβRII, IGF-I und IGF-IR mRNA Expression im Wundgewebe erfolgte über RT-PCR. IGF-I und IGF Bindungsproteine (IGFBP) wurden über standardisierten Radioimmunassay (RIA) bestimmt. Die proteolytische Degradation im Wundsekret wurde durch einen Protease Assay mit radioaktiv markiertem IGF-I und IGFBP2 bestimmt. Das Gesamtprotein wurde über die Biuret Methode gemessen.

156

Ergebnisse: Beide Gruppen zeigten keine Unterschiede hinsichtlich ihrer IGF-I und IGFBP3 Konzentrationen. Die Proteolyse von IGF-I und IGFBP2 konnte nur in Wundsekreten der Gruppe 2 nachgewiesen werden. Gruppe 2 zeigte eine deutlich höhere TGF-β1, TGF-ßRII, IGF-I und IGF-IR mRNA Expression im Vergleich zur Gruppe 1. Im Gegensatz dazu war die TGF-β3 mRNA Expression in beiden Gruppen gleich.

Schlußfolgerung: Klinische Therapien, die Wundflüssigkeitsentnahme zur Folge haben, ermöglichen Wundheilungsstudien. Ältere/infizierte und akute/nicht infizierte Wunden zeigen deutliche Unterschiede in ihrer TGF-β1, TGF-βRII, IGF-I und IGF-IR mRNA Expression. In nicht infizierte Wunden konnte keine IGF-I und IGF-IR Expression nachgewiesen werden. Dies führt zu der Annahme, daß nicht infizierte Wunden in ihrer frühen Wundheilungsphase IGF-I aus dem Blut erhalten.

Schlüsselwörter: IGF-I, TGF-β, Wundheilung.

Abstract

Background: TGF-β and IGF-I are particularly important to collagen synthesis and angiogenesis in wounds. Little is known of their expression in human wounds.

Methods: This clinical study investigates TGF-β and IGF-I expression in wound fluid and wound tissue samples of two groups of healing wounds, both treated with vacuum sealing technique (Vacuseal®). Group 1 wounds were acute and non infected (fasciotomy, n = 6) and group 2 were older/chronic (over 4 weeks) and have been infected (n = 10). Fluid samples were taken on days 1, 4, 7 and 14. Tissue samples were taken on days 1, 7 and 14. TGF-β1, TGF-β3 TGFβRII, IGF-I and IGF-IR mRNA expression of wound tissue were examined with RT-PCR. IGF-I and IGF-binding proteins (IGFBP) in the wound fluid were measured by a standard radioimmunoassay (RIA). The proteolytic degradation of wound fluid was determined by protease assay using radiolabeled IGFBP2 or IGF-I. Total protein was analysed by Biuret method.

Results: Wound fluids in both groups contained similar amounts of IGF-I, IGF-binding protein 2 (IGFBP2) and IGFBP3. However, proteolysis of IGF-I and IGFBP2 was not detected in group 1 wounds, but was elevated in group 2. TGF-β1, TGF-βRII, IGF-I and IGF-IR mRNA expression were also elevated in group 2. TGF-β3 expression was similar in both groups.

Conclusions: Clinical therapies which extract fluid from wounds allow an unprecedented opportunity to study wound healing. There are significant differences in TGF-β1, TGF-βRII, IGF-I and IGF-IR expression between older/infected and new/non infected wounds. Contrary to expectations non infected wounds showed no expression for IGF-I and IGF-IR. The only significant source of IGF-I early in the healing course of non infected wounds appears to be blood.

Keywords: IGF-I, TGF-β, wound healing.

Literatur

1. Punglia RS, Lu M, Hsu J, Kuroki M, Tolentino MJ, Keough K, Levy AP, Levy NS, Goldberg MA, D'Amato RJ, Adamis, AP (1997) Regulation of vascular endothelial growth factor expression by insulin-like growth factor I. Diabetes 46:1619–26
2. Wagner S, Einsele H, Fritz P, Sell S, Saal JG (1997) Evaluation of synovial cytokine patterns in rheumatoid arthritis and osteoarthritis by quantitative reverse transcription polymerase chain reaktion. Rheumatology International 16:191–196
3. Haralabopoulos GC, Grant DS, Kleinman HK, Lelkes PI, Papaioannou SP, Maragoudakis ME (1994) Inhibitors of basement membrane collagen synthesis prevent endothelial cell alignment in matrigel in vitro and angiogenesis in vivo. Lab Invest 71(4):575–582
4. Warren RS, Yuan H, Matli MR, Ferrara N, Donner DB (1996) Induction of vascular endothelial growth factor by insulin-like growth factor 1 in colorectal carcinoma. The Journal of Biological Chemistry 271(46):29483–29488
5. Elmlinger MW, Grund R, Buck M, Wollmann HA, Feist N, Weber MM, Speer CP, Ranke MB Limited proteolysis of the insulin-like growth factor binding protein (IGFBP-) 2 by a specific serine protease activity in early breast milk Pediatric Research. Pediatric Research; In press
6. Elmlinger MW, Wimmer K, Biemer E, Blum WF, Ranke MB, Danneker GE (1996) Insulin-like growth factor binding protein 2 is differentially expressed in leukaemic B- and T-cell lines. Growth Regulation 6:152–157
7. Madeline HG, Benson JD, Caldwell MD (1992) Insulin-like growth factors I and II expression in healing wound. Journal of Surgical Research 52:389–394

Erhöhte Anzahl und Aktivität von NK-Zellen im peripheren Blut bei Patienten mit nichtmetastasiertem Kolonkarzinom

Increased percentage and activity of natural killer cells in the peripheral blood of patients with non-metastatic colon cancer

B. Stange, N. C. Nüssler, P. Neuhaus

Klinik für Allgemein-, Visceral- und Transplantationschirurgie, Charité
Campus Virchow-Klinikum, Humboldt-Universität zu Berlin, Augustenburger Platz 1, 13353 Berlin

Einleitung

Natürliche Killerzellen (NK-Zellen) unterscheiden sich von T- und B-Lymphozyten durch ihre Fähigkeit eine Vielzahl von Zielzellen spontan und nicht-MHC restringiert zu lysieren [1]. Insbesondere bei der Tumorabwehr spielt dieser Mechanismus eine wichtige Rolle. In verschiedenen Studien wurde ein Zusammenhang zwischen verringerter NK-Zell-Anzahl bzw. verringerter NK-Aktivität und der Tumorausbreitung gezeigt [2, 3]. Bei verschiedene Tumorerkrankungen (Bronchial-Ca, Mamma-Ca, Ovarial-Ca, Prostata-Ca, Blasen-Ca, Hepatocelluläres-Ca u.a.) gilt eine verringerte NK-Zell-Aktivität als negativ prognostischer Marker [4,5]. Ähnliche Untersuchungen bei Patienten mit Kolonkarzinom sind dagegen in ihren Aussagen widersprüchlich [6, 7]. In der vorliegenden Studie wurde daher die NK-Zell-Anzahl und NK-Aktivität bei Patienten mit Kolonkarzinomen in verschiedenen Stadien (nichtmetastasiert/metastasiert) im Vergleich zu Kontrollpatienten untersucht.

Methodik

Drei Patientengruppen wurden auf NK-Zell-Anzahl und NK-Aktivität untersucht. Gruppe A bestand aus 10 Patienten mit nichtmetastasiertem Kolonkarzinom, Gruppe B aus 10 Patienten mit fernmetastasiertem Kolonkarzinom, Gruppe C aus 10 Patienten mit nicht-maligner Grunderkrankung und ohne entzündliche Darmerkrankung. Periphere Blutlymphozyten (PBL) wurden aus präoperativ entnommenen, heparinisiertem Blut mittels Dichtegradientenzentrifugation gewonnen. Die phänotypische Analyse der isolierten Lymphozyten erfolgte mittels Zwei-Farben-Durchflußzytometrie. Dabei wurde die Expression von CD3, CD4, CD16, CD20, CD25, HLA-DR, $\alpha\beta$TCR und $\gamma\delta$TCR untersucht. Die zytolytische Aktivität der PBL wurde in einem ^{51}Cr-Freisetzungsversuch sowohl gegnüber der NK-sensitiven humanen Leukämiezellinie K-562 als auch der Adenokarzinomzellinie DLD-1 getestet.

Ergebnisse

Die phänotypische Analyse zeigte, daß PBL von Patienten aller drei Gruppen hauptsächlich aus CD3$^+$ T-Zellen mit einem überwiegenden CD4$^+$CD8$^-$ Phänotyp bestanden. Ebenso fand sich kein Unterschied im prozentualen Anteil von B-Zellen, doppelt positiven CD4$^+$/CD8$^+$-Zellen, $\alpha\beta$TCR$^+$ Zellen, $\gamma\delta$TCR$^+$ Zellen oder der Expression von HLA-DR. Bei Patienten mit nichtmetastasiertem Kolonkarzinom fand sich jedoch im Vergleich zur Kontrollgruppe ein signifikant erhöhter Prozentsatz von CD3$^-$CD16$^+$ NK-Zellen im peripheren Blut (23,1% ± 7,1% vs. 14,5% ± 5,2%, p < 0,03). Gleichzeitig war eine signifikant gesteigerte zytolytische Aktivität der PBL gegenüber beiden Zellinien nachweisbar. Die Zielzellyse bei einer Effektor:Targetzellratio von 200:1 lag bei Patienten mit nichtmetastasiertem Kolonkarzinom bei der DLD-1 Zelllinie bei 38,5% und bei K-562 als Zielzellen bei 45,5%, im Kontrollkollektiv dagegen bei 10,6% für DLD-1 bzw. 22,9% für K-562. Im Gegensatz dazu war bei Patienten mit metastasiertem Kolonkarzinom weder eine Erhöhung des prozentualen Anteils an NK-Zellen im peripheren Blut (12,6% ± 4,6%, p > 0,05), noch eine gesteigerte zytolytische Aktivität (12,4% bzw. 17,1% Zielzellyse) der PBL nachweisbar.

Diskussion

Wir postulieren, daß die erhöhte zytolytische Aktivität der PBL bei Patienten mit nichtmetastasiertem Kolonkarzinom durch das vermehrte Vorkommen von NK-Zellen in dieser Patientengruppe zu erklären ist. Die erhöhte NK-Zell-Anzahl im peripheren Blut und die gesteigerte zytolytische Aktivität der PBL gegenüber Tumorzellen bei Patienten mit nichtmetastasiertem Kolonkarzinom spielt möglicherweise eine entscheidende Rolle bei der Verhinderung der Tumoraussaat, da Patienten mit Fernmetastasen eine signifikant geringere NK-Zell-Anzahl aufweisen. Eine Normalisierung der NK-Zell-Anzahl im peripheren Blut und/oder eine Normalisierung der zytolytischen Aktivität der PBL könnte demnach auf eine metastatische Ausbreitung hinweisen und somit als negativ prognostischer Marker dienen. Eine Beobachtung dieser Parameter bei Patienten mit Kolonkarzinom im Krankheitsverlauf scheint daher interessant zu sein.

Zusammenfassung

Natürliche Killerzellen (NK-Zellen) sind CD16$^+$CD3$^-$ Lymphozyten, die durch eine spontane, antigenunspezifische zytolytische Aktivität gegenüber virusinfizierten und neoplastischen Zellen gekennzeichnet sind und somit eine wichtige Rolle bei der körpereigenen Tumorabwehr spielen. In dieser Studie wurden Anzahl und Funktion von NK-Zellen bei Patienten mit nichtmetastasiertem (n = 10) und fernmetastasiertem

Kolonkarzinom (n = 10) untersucht und mit Kontrollpatienten (n = 10) verglichen.

Methoden: Periphere Blutlymphozyten (PBL) wurden aus heparinisiertem Blut mittels Dichtegradientenzentrifugation gewonnen und mittels Zwei-Farben-Durchflußzytometrie phänotypisch analysiert. Die zytolytische Aktivität der PBL wurde in einem ^{51}Cr-Freisetzungsversuch sowohl gegenüber der NK-sensitiven humanen Leukämiezellinie K-562 als auch der Adenokarzinomzellinie DLD-1 getestet.

Ergebnisse: Die phänotypische Analyse zeigte, daß die PBL in allen Gruppen hauptsächlich aus CD3$^+$ T-Zellen mit einem überwiegenden CD4$^+$CD8$^-$ Phänotyp bestanden. Ebenso fand sich kein Unterschied im prozentualen Anteil von B-Zellen, $\alpha\beta$TCR$^+$ Zellen, $\gamma\delta$TCR$^+$ Zellen oder der Expression von HLA-DR. Bei Patienten mit nichtmetastasiertem Kolonkarzinom fand sich jedoch ein signifikant erhöhter Prozentsatz von CD3$^-$CD16$^+$ NK-Zellen im peripheren Blut (23,1% ± 7,1% NK-Zellen) im Vergleich zu Kontrollpatienten (14,5% ± 5,2%) und Patienten mit fernmetastasiertem Kolonkarzinom (12,6% ± 4,6%). Gleichzeitig fand sich bei Patienten mit nichtmetastasiertem Kolonkarzinom im Vergleich zu den zwei anderen untersuchten Gruppen eine signifikant erhöhte zytolytische Aktivität der PBL gegenüber beiden getesteten Zelllinien.

Schlußfolgerungen: Das vermehrte Vorkommen von NK-Zellen im peripheren Blut und die damit verbundene gesteigerte zytolytische Aktivität der peripheren Blutlymphozyten gegenüber Tumorzellen bei Patienten mit nichtmetastasiertem Kolonkarzinom spielt möglicherweise eine entscheidene Rolle bei der Verhinderung der Tumoraussaat. Eine Normalisierung der NK-Zell Anzahl im peripheren Blut und/oder eine Normalisierung der zytolytischen Aktivität der PBL könnte demnach frühzeitig auf eine metastatische Ausbreitung des Kolonkarzinoms hinweisen.

Abstract

Background: Natural killer (NK) cells are CD16$^+$CD3$^-$ lymphocytes which are characterized by spontaneous cytolytic activity against a variety of target cells. They have been hypothesized to play an essential role in the immune surveillance against tumors. In the present study NK cell numbers and activity were analyzed in patients with non-metastatic colon cancer (n = 10), patients with metastatic colon cancer (n = 10) and control patients (n = 10).

Methods: Lymphocytes were isolated from venous blood samples using Ficoll density gradient and two color flow-cytometry was performed for phenotype analysis. Using a standard ^{51}Cr-release assay, the cytolytic activity of PBL was tested against the NK-sensitive human leukemia cell line K-562 and against the adenocarcinoma cell line DLD-1.

Results: In all groups, the majority of PBL consisted of CD3$^+$ T-cells with a predominant CD4$^+$/CD8$^-$ phenotype. There were no differences between the three groups concerning the percentage of B-cells, $\alpha\beta$TCR$^+$ cells, $\gamma\delta$TCR$^+$ cells or the expression of HLA-DR among PBL. However, there was a significantly increased amount of CD16$^+$ NK-cells among PBL from patients with colon cancer (23,1% ± 7,1%) in comparison to PBL from control patients (14,5% ± 5,2%) and patients with metastatic colon cancer (12,6% ± 4,6%). Additionaly PBL from patients with colon cancer displayed significantly increased cytolytic activity against both cell lines in comparison to PBL of the two other groups.

Conclusions: This increased amount of NK cells and increased cytolytic activity of PBL in patients with non-metastatic colon cancer may play an important role in the prevention of metastatic spread of tumor cells. Normalizing of NK cell proportion and/or activity in patients with malignant disease may show the beginning of metastatic tumor growth.

Literatur

1. Lotzová E (1991) Natural Killer Cells: Immunobiology and Clinical Prospects. Cancer Invest 9:173–184
2. Brittenden J, Heys SD, Ross J, Eremin O (1996) Natural Killer Cells and Cancer. Cancer 77:1226–1243
3. Richards SJ, Scott CS (1992) Human NK Cells in Health and Disease: Clinical, Functional, Phenotypic and DNA Genotypic Characteristics. Leuk Lymphoma 7:377–399
4. Whiteside TL, Herberman RB (1989) The Role of Natural Killer Cells in Human Disease. Clin Immunol Immunopathol 53:1–23
5. Pross H, Lotzová E (1993) Role of Natural Killer Cells in Cancer. Nat Immun 12:279–292
6. Balch CM, Tilden AB, Dougherty PA, Cloud GA, Abo T (1983) Heterogeneity of natural killer lymphocyte abnormalities in colon cancer patients. Surgery 95:63–70
7. Tartter PI, Steinberg B, Barron DM, Martinelli G (1987) The Prognostic Significance of Natural Killer Cytotoxicity in Patients with Colorectal Cancer. Arch Surg 122:1264–1268

Analysis of the p53/BAX pathway: Low BAX expression is a negative prognostic factor in patients with resected liver metastases of colorectal adenocarcinoma

Analyse des p53/BAX Signalwegs: Niedrige BAX Expression ist ein negativer prognostischer Faktor für Patienten mit resezierten Lebermetastasen kolorektaler Adenokarzinome

P.T. Daniel[1, 2, 5], I. Sturm[1], G. Wolff[1, 2], H. Petrowsky[4], C.H. Köhne[1], T. Hillebrand[3], B. Dörken[1,2], M. Lorenz[4]

[1] Medizinische Klinik mit Schwerpunkt Hämatologie, Onkologie und Tumorimmunologie, Charité – Campus Berlin-Buch, Humboldt Universität, 13125 Berlin-Buch
[2] Max Delbrück Centrum für Molekulare Medizin, 13122 Berlin-Buch
[3] Invitek GmbH, 13125 Berlin-Buch
[4] Abteilung für Allgemein- und Gefäßchirurgie, Universitätsklinikum, Johann Wolfgang Goethe Universität, 60590 Frankfurt am Main
[5] corresponding author

Introduction

The BCL-2 family with its anti-apoptotic members (BCL-2, BCL-XL, BCL-W, MCL 1, and A1) and the death promoting members (BAX, BCL-Xs, BAK, BAD, BIK/NBK, BID, BOK, HRK, and MTD) plays a central role in the regulation of cell death. The over-expression of anti-apoptotic factors of this gene family, such as BCL-2, contributes to cancer pathogenesis as in the case of follicular lymphoma and may be involved in the resistance to cancer therapy. In breast cancer, we previously described a defect in expression of the BAX protein, a key promoter of apoptosis [1]. Restoration of BAX expression in breast cancer cell lines inhibited tumorigenicity [2] and increased sensitivity to cytotoxic drug therapy [3]. In breast cancer patients, reduced BAX expression correlates with a poor response to chemotherapy and shorter overall survival. To further investigate the role of BAX in carcinoma cells, we analysed the BAX mutational status and expression in patients with hepatic metastases of colorectal cancer.

Patients and Methods

Patients: 41 patients with resection of hepatic metastases from colorectal adenocarcinoma with potential curative intention from a single institution (Frankfurt) were included: 18 male, 23 female, median age 61 years (range 20–75). Presence of liver metastases was the only site with evidence of disease, and all resections were R0. Postoperative treatment was individualized, 29 patients (72.5%) received local or systemic chemotherapy with 5-FU after R0-resection of hepatic metastases, 5 patients

(12%) underwent repeated resection of recurrent hepatic metastases, and 11 patients (26%) did not receive any further anti-tumor therapy.

Detection of BAX frameshift and p53 mutations: A 94 bp fragment of the BAX exon 3 encompassing the $G_{(8)}$ tract was amplified by PCR using primer sequences and cycling conditions as described [4]. Instead of Vent polymerase Taq polymerase (InViTek, Berlin) was used and the reversed primer was labeled with the ABI fluorescence dye HEX. PCR fragment length was analysed on an ABI 373 Sequencer by the use of 6% polyacrylamide gels and compared to an internal size standard. As positive control, the human colon carcinoma cell line LoVo was used, which carries mutations in both BAX alleles. The human colon carcinoma cell line SW 620 served as wild type control. P53 mutations were detected by means of SSCP-PCR for exons 5 to 8. BAX protein was detected by Western blot analysis by the use of the monoclonal antibody clone YTH-2D2 (Trevigen, Gaithersburg, MD) at 1 µg/ml. Visualisation was performed by means of an ECL system.

Immunohistochemistry: For antigen demasking, the 4 µm paraffin-embedded tissue slides were boiled after deparaffination for 10 min in citrate buffer (0.01 mol/l, pH 6.0). Primary antibodies were murine monoclonal antibodies for p53 (clone DO-7, Dako, Denmark, dilution 1:75), and a rabbit polyclonal antibody for BAX (AB-1, Oncogene Research Products, Cambridge, MA, dilution 1:50). Detection was performed by the use of biotin-conjugated secondary antibodies and peroxidase-conjugated streptavidin and metal-enhanced DAB followed by counterstaining with hematoxylin. Analysis of slides was done blinded, by two independent observers. Four high power fields (400×) were evaluated for localization and percentage positive cells (0–100% in 5% steps).

Statistical Analysis: Overall survival was estimated by the Kaplan-Meier product-limit method, starting from the time of surgery of liver metastases. The cut-off value for BAX and p53 immunohistochemical data was set 10% positive stained cells, i.e. >10% stained cells in a slide was considered "high expressing", ≤10% stained cells was considered "low expressing". Correlations with dichotomized immunostaining data (low expression/high expression) were calculated according to the Logrank-Mantel-Cox-Test and the Breslow-Gehan-Wilcoxon-Test.

Results

BAX frameshift mutations are associated with cancer of the microsatellite mutator phenotype (MMP⁺). The MMP⁺ cell line LoVo carries a biallelic frame shift mutation in the tract of eight deoxyguanosines $G_{(8)}$ (G8 tract) and, therefore, fails to produce the BAX protein. Fragment length analysis shows that one allele carries a G7 tract whereas to other allele shows a G9 tract. In contrast, the MMP⁻ cell line SW620 carries the BAX wild type gene and consequently expresses the BAX protein (Fig. 1a). Western blot analysis of these cell lines was performed for demonstration of the loss of BAX protein expression with biallelic slippage-related frameshift mutation in the $G_{(8)}$ tract of BAX exon 3 in the LoVo cells (Fig. 1a). These cell lines were employed as positive and negative controls for BAX frameshift mutation analysis. In spiking experiments using different dilution ratios of BAX wild type cells (SW620) and BAX

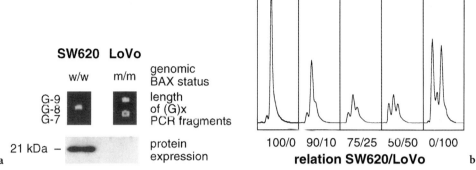

Fig. 1. a Western blot analysis for BAX expression. Loss of BAX protein (21 kDa) expression is found in the LoVo cells carrying biallelic slippage-related frameshift mutation in the G-8 tract of BAX exon 3 (PCR fragment lengths are G-7 and G-9). SW620 is wild type in boths alleles (PCR fragment lenght only G-8) and exhibits strong BAX protein expression. w = wild type, m = mutated genomic BAX status. **b** Frameshift analysis by PCR-based fragment length analysis. The sensitivity of the fragment length analysis was confirmed in dilution experiments. The human colon cancer cell line LoVo served as positive control: one allele shows an insertion of one G, the other deletion of one G in the G-8 tract (resulting in a G-7 allele and a G-9 allele, yielding either a 93 bp PCR fragment (G-7) or a 95 bp PCR fragment (G-9): two peaks instead of one at the 94 bp wild type site (G-8). The human colon cancer cell line SW620 and served as wild type control. In serial dilutions of BAX mutations (LoVo cells diluted in SW620 cells), we determined the threshold of sensitivity above 10 percent of frame shift mutated cells

frameshift mutated cells (LoVo), we determined the threshold of sensitivity above 10 percent of frameshift mutated cells (Fig. 1b). One of the 41 metastases was positive for BAX frameshift mutation with a deletion of one deoxyguanosine in the G8 tract within the third coding exon of the BAX gene (codon 38–41). In immunohistochemistry, this tumor was found "negative" for BAX protein expression. This confirms that BAX mutation results in loss of BAX expression in clinical samples. This tumor was considered to carry the microsatellite mutator phenotype (MMP⁺) since such frameshift mutations have been described previously only in the presence of this type of genetic instability. Since the phenotype of MMP⁺ tumors differs markedly from MMP⁻ colorectal cancers with a generally more indolent clinical course, we excluded this tumor from survival analysis.

At the end of the follow-up period, 14 of 41 (34%) patients were still alive. Median follow-up after R0-resection of hepatic metastases for the 14 censored patients was 40 months (range 20.3–93.3 months). Median overall survival was 40.2 months. 5-year overall survival was 29%. In the univariate survival analysis, patients with BAX expressing tumors show a better overall survival. The median survival is 35.4 months for patients with low or no BAX expression but 53.6 months for those patients with BAX high expressing tumors. To analyse whether the effect of BAX expression is biased by alterations in p53 in the BAX-negative group, we performed a survival analysis in the patients with p53 wild type tumors. This analysis showed that the effect of BAX on survival is even more pronounced in the p53 wild type group. Thus, the

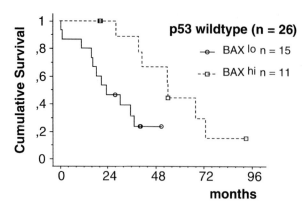

Fig. 2. Survival analysis for BAX expression in p53 wild type tumors. Kaplan-Meier analysis for p53 wild type tumors only, stratified for BAX low expressing tumors ($\leq 10\%$ stained cells, n = 15) and for BAX high expressing tumors ($> 10\%$ stained cells, n = 11) (Logrank-Mantel-Cox p = 0.006, Breslow-Gehan-Wilcoxon p = 0.004). Censor times are indicated (squares, circles). Dashed lines, squares: BAX high expression; no dash, circles: BAX low expression

median survival of patients with p53 wild type but BAX-negative tumors is shorter as compared to the BAX-positive tumors (Fig. 2). The median survival is only 23.3 months for patients having BAX-negative hepatic metastases and wild type p53. In contrast, median survival is 54.0 months for those patients with marked BAX expression in their hepatic metastases being wild type p53. In this setting, statistical significance is reached by both, Logrank-Mantel-Cox test (p = 0.006) and Breslow-Gehan-Wilcoxon test (p = 0.004). Two patients died early after surgery (2 and 5 weeks survival time). To eliminate the possibility that statistical significance is reached only due to the early death of these patients, a subgroup analysis was done excluding these two patients. In this case, survival for p53 wildtype, BAX negative tumors was 30.2 months and for BAX positive tumors 54.0 months (p = 0.015). In the multivariate regression analysis of survival in the p53 wild type group, low BAX expression is a variable with significant impact on curve regression (relative risk = 7.0, p = 0.015) when the data are analyzed by means of the Cox Proportional Hazard model. Low BAX expression was the only variable with significant impact on reduction in survival when analysed together with dichotomized variables for primary tumor size T (T1/2 versus T3/4), primary tumor lymph node status N (N0 versus N1/2/3), grading G (G1/2 versus G3) and number of hepatic lesions (1 versus > 1).

Discussion

In the present study, we performed a pathway analysis of genes and the BAX protein known to be activated in the p53-mediated response to genotoxic damage. To this end, we analysed expression and mutations of the pro-apoptotic BAX gene and its upstream regulator p53 with regard to their impact on overall survival in a cohort of 41 patients with metastatic colorectal cancer. All patients suffered from hepatic metastases and underwent R0-resection. The most striking finding in our p53/BAX pathway analysis is the potential prognostic value of the BAX protein, which is a key regulator of apoptosis. Patients with high BAX expression have a significantly better prognosis in the analysis of overall survival. This dichotomy in overall survival becomes even more striking when only patients with p53 wild type lesions are analysed. We analysed a relatively small cohort of R0-resected liver metastases, but comparison to the recently published largest series of 456 consecutive resections of liver metastases reveals similar survival data [5]. Therefore, selection bias with the gathering of patients for the present investigation seems unlikely as cause for the observed effect of BAX on survival.

From the functional point of view, BAX plays a central role in regulation and committment to programmed cell death. BAX counteracts the apoptosis-preventing effect of Bcl-2 and may directly induce apoptosis. Our analysis shows that especially in p53 wild type tumors, lack of BAX is an indicator for poor survival. Thus, the defect of a common and central downstream regulator of apoptosis appears to be deleterious with regard to prognosis as compared to defects in p53. We therefore believe that the analysis of BAX, in concert with p53, may proof valid to identify patients which benefit from aggressive treatment in colorectal cancer.

Acknowledgements

This work was funded by the following grants: SFB 273 and SFB 506 by the Deutsche Forschungsgemeinschaft, network grant "Regulation of Apoptosis in tissue homeostasis and cancer" by the European Union "Training and Mobility of Researchers" program.

Abstract

Background: We determined the prognostic value of the central downstream apoptosis effetor BAX in relation to its upstream regulator p53.

Methods: This analysis was peformee in R0-resected hepatic metastases of colorectal cancer in a retrospective analysis of 41 patients who underwent potentially curative resection of liver metastases from colorectal cancer. Tumor DNA was screened for p53 mutations by SSCP-PCR (exon 5 to 8) and for BAX frameshift mutations by PCR fragment length analysis.

Results: Spiking experiments of LoVo cell (biallelic BAX mutation) into SW620 cells (BAX wild type) showed a cutoff for BAX mutation detection of 10% mutated cells. Tumors with BAX frameshift mutations were negative for BAX protein expression. Patients with high BAX protein expression had a median survival of 53.6 months versus 35.4 months with low BAX expression (p < 0.05). The negative prognostic value of low BAX expression was even more evident in those patients with wild type p53 tumors (median survival 54.0 months versus 23.3 months for Bax-negative tumors, p < 0.01). Low BAX expression was an independent negative prognostic marker in p53 wild type tumor patients in multivariate regression analysis (Cox Proportional Hazard model, relative risk = 7.0, p = 0.015).

Conclusion: Thus, pathway analysis of p53 in concert with its downstream death effector BAX is recommended for individual risk assessment rather than analysis of single genes, such as p53 alone.

Zusammenfassung

Untersucht wurde the Bedeutung des zentralen, distal agierenden Apoptoseeffektors BAX als prognostischer Faktor im Bezug zu seinem proximal agierenden Regulator p53. Die Analyse erfolgte retrospektiv bei 41 Patienten mit hepatisch metastasiertem kolorektalen Karzinom nach potentiell kurativer Lebermetastasen-Resektion. Tumor-DNA wurde mittels SSCP-PCR auf p53 Mutationen (Exon 5 bis 8) und auf BAX Frameshift-Mutationen mittels PCR-Fragmentlängenanalyse untersucht. Mischungs-experimente von LoVo Zellen (biallelische BAX Mutation) in SW620 Zellen (BAX Wildtyp) ergaben eine Nachweisgrenze von 10% BAX mutierten Zellen. Tumoren mit BAX Mutationen zeigten keine BAX-Proteinexpression. Patienten mit hoher BAX Proteinexpression zeigten ein medianes Überleben von 53,6 Monaten im Vergleich zu 35,4 Monaten bei niedriger BAX Expression (p < 0,05). Die negative prognostische Wertigkeit der niedrigen BAX Expression war noch deutlicher bei der Patientengruppe mit Wildtyp p53 Tumoren (medianes Überleben 54,0 versus 23,3 Monate für BAX-negative Tumore, p < 0,01). Niedrige BAX Expression war bei den p53-Wildtyp-Tumoren ein unabhängiger prognostischer Faktor in der multi-variaten Regressionsanalyse (Cox Proportionales Risiko Modell, relatives Risiko = 7,0, p = 0,015). Hieraus folgt, daß zur individuellen Risikoabschätzung die Analyse einzelner Gene wie von p53 nicht ausreicht, sondern daß eine Signalweg-Analyse von p53 zusammen mit seinem „downstream" Zelltod-Effektor BAX durchgeführt werden sollte.

References

1. Bargou RC, Daniel PT, Mapara MY, Bommert K, Wagener C, Kallinich B, Royer HD, Dörken B (1995) Expression of the bcl-2 gene family in normal and malignant breast tissue: low bax-alpha expression in tumor cells correlates with resistance towards apoptosis. Int J Cancer 60:854–859
2. Bargou RC, Wagener C, Bommert K, Mapara MY, Daniel PT, Arnold W, Dietel M, Guski H, Feller A, Royer HD, Dörken B (1996) Overexpression of the death-promoting gene bax-alpha which is downregulated in breast cancer restores sensitivity to different apoptotic stimuli and reduces tumor growth in SCID mice. J Clin Invest 97:2651–2659
3. Wagener C, Bargou RC, Daniel PT, Bommert K, Mapara MY, Royer HD, Dörken B (1996) Induction of the death-promoting gene bax-alpha sensitizes cultured breast-cancer cells to drug-induced apoptosis. Int J Cancer 67:138–141

4. Rampino N, Yamomoto H, Ionov Y, Li Y, Sawai H, Reed JC, Perucho M (1997) Somatic frameshift mutations in the BAX gene in colon cancers of the microsatellite mutator phenotype. Science 275:967–969
5. Fong Y, Cohen AM, Fortner JG, Enker WE, Turnbull AD, Coit DG, Marrero AM, Prasad M, Blumgart LH, Brennan MF (1997) Liver resection for colorectal metastases. J Clin Oncol 15:938–946

Correspondence address: Dr. Peter Daniel, Department of Hematology, Oncology and Tumor Immunology, Charité – Campus Berlin-Buch, Humboldt-University, Lindenberger Weg 80, 13125 Berlin-Buch, Germany, Telefon: +49-30-9417-1371 (office)/-1642 (lab), Fax: +49-30-9417-1378, e-mail pdaniel@mdc-berlin.de

Die Bedeutung der Vaskularisation/Angiogenese für die Prognose des kolorektalen Karzinoms

The significance of vascularisation/angiogenesis for the prognosis of colorectal cancer

T. Sternfeld, V. Krüger, N. Runkel, I. Anagnostopoulos*, H. D. Foss*, H. J. Buhr

Chirurgische Klinik I Universitätsklinikum Benjamin Franklin der FU Berlin, Hindenburgdamm 30, 12200 Berlin
* Institut für Pathologie Benjamin Franklin der FU Berlin, Hindenburgdamm 30, 12200 Berlin

Einleitung

Die Angiogenese ist sowohl für das Wachstum als auch für die Metastasierung von Karzinomen ein entscheidender Schritt [1, 2]. In einer Vielzahl von Tumorentitäten konnte das Ausmaß der Gefäßneubildung mit dem Überleben negativ korreliert werden [4, 5, 6]. Diese Studien konnten die Gefäßdichte als einen unabhängigen Prognosefaktor bestimmen. Die vorliegende Untersuchung wurde geplant, um beim kolorektalen Karzinom einen Zusammenhang zwischen Gefäßdichte und Prognose zu überprüfen.

Material und Methoden

Es wurden 146 Patienten nach kurativer Resektion mit einer postoperativen Mindestbeobachtungszeit von 5 Jahren oder Tod innerhalb dieser Zeit eingeschlossen. Folgende Daten wurden retrospektiv für alle Patienten ermittelt: Alter, Geschlecht, TNM-Klassifikation, Grading, Angiosis, Lymphangiosis, Tumorlokalisation, OP-Methode, prä- oder postoperative Chemo- oder Radiotherapie, Lokalrezidive und Fernmetastasen mit Zeitpunkt und Therapie sowie die Überlebenszeit. Zunächst wurden von den Tumor-Paraffin-Blöcken ca. 1 µm dicke Schnitte angefertigt, die in Xylol und einer sich anschließenden absteigenden Alkoholreihe entparaffiniert wurden. Immunhistochemisch markierten wir die Tumorpräparate mit dem Endothelzellmarker JC70 und einen gegen bFGF [3] gerichteten Antikörper. Zunächst erfolgte eine Demaskierung des JC70 Antigens enzymatisch mit Proteaselösung (500 mg/l in TRIS-Puffer) bei 37° für 25 Minuten, die bFGF-Demaskierung gelang durch zwei minütiges Kochen im Drucktopf. Darauf wurden die Schnitte mit dem jeweiligen, mit RPMI verdünnten Antikörper inkubiert. Die Farbreaktion erfolgte unter Hinzugabe einer Entwicklungslösung (Naphtol-AS-Biphospat, NN Dimethylformamid, Neufuchsin, Levamisol) für 30 Minuten bei Raumtemperatur.

Die Quantifizierung der Blutgefäße erfolgte unter dem Lichtmikroskop bei 200-facher Vergrößerung in der Region der maximalen Gefäßdichte. Negative Kontrollen

172

wurden durch Weglassen des Primärantikörpers oder Austausch gegen einen unspezifischen Mausantikörper IgG1 durchgeführt. Die Spezifität der Färbung wurde von zwei unabhängigen Pathologen bestätigt. Die statistische Analyse der Datenzusammenhänge erfolgte mittels U-Test nach Mann-Whitney, Chi-Quadrat-Test, Bivariate Correlations, Wilcoxon-Gehan, Regressionanalyse nach Cox.

Ergebnisse

Wir konnten eine mittlere Gefäßdichte von 75 ± 27/Gesichtsfeld bestimmen. Die Gefäßdichte war unabhängig sowohl vom Geschlecht und Alter als auch von der pT und pN-Katagorie. Außerdem bestand keine statistische Beziehung zum Auftreten eines Rezidivs oder zur Überlebenszeit. Die rezidivfreie Überlebenszeit war bei höherer Dichte (> 70) signifikant kürzer als bei geringerer Dichte (< 70) (p = 0,037).

Bei 17,1% aller Patienten konnte der bFGF in den Tumorzellen nachgewiesen werden. Dabei war das Antigen in allen Fällen im Zytoplasma lokalisiert. Die Expression von bFGF war unabhängig von Tumorstadium, Differenzierung und Prognose.

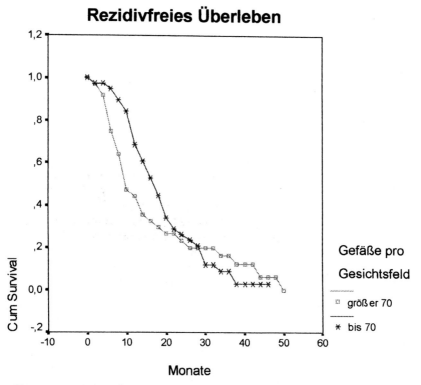

Abb. 1. Die rezidivfreie Überlebenszeit in Abhängigkeit von der Gefäßdichte: Auf der Abszisse ist die rezidivfreie Überlebenszeit in Monaten aufgetragen, die in Relation zum kumulativen Überleben (Ordinate) gesetzt wird. Patienten mit höherer Gefäßdichte (□ = > 70) unterscheiden sich bezüglich der rezidivfreie Überlebenszeit von Patienten mit geringerer Dichte (* = > 70)

Diskussion

Mit Hilfe des Endothelzellmarkers JC70 kann die Gefäßdichte zuverlässig bestimmt werden. Wir stellten in unseren Untersuchungen fest, daß nach kurativer Resektion die Gefäßdichte lediglich mit dem rezidivfreien Überleben, jedoch nicht mit dem Gesamtüberleben korreliert. Der Angiogenesefaktor bFGF wurde nur in einer Minderzahl von Tumoren exprimiert. Er korrelierte nicht mit dem klinischem Verlauf. Aufgrund dieser Ergebnisse scheint die Quantifizierung der Angiogenese für eine klinische Risikostratifizierung von Patienten mit kolorektalem Karzinom nach kurativer Operation wenig geeignet zu sein.

Zusammenfassung

Einleitung und Fragestellung: Die Angiogenese ist ein entscheidender Schritt für Wachstum und Metastasierung von Tumoren und in einigen Studien konnte die Gefäßdichte des Tumors als ein unabhängiger Prognosefaktor ermittelt werden. Ziel dieser Arbeit war es die Gefäßdichte beim kolorektalem Karzinom und ihre prognostische Bedeutung zu untersuchen.

Material und Methoden: Das untersuchte Kollektiv umfaßte 146 Patienten nach kurativer Resektion. Immunhistochemisch erfolgte die Färbung der Tumorschnitte mit dem monoklonalen Antikörper JC70, einem Endothelzellmarker, und einem monoklonalen Antikörper gegen bFGF. Alle Schnitte wurden unter dem Lichtmikroskop bei schwacher Vergrößerung untersucht und die Quantifizierung der Blutgefäße erfolgte bei einer 200 fachen Vergrößerung in der Region der maximalen Gefäßdichte.

Ergebnisse: Die mittlere Gefäßdichte betrug 75 ± 27/Gesichtsfeld. Die Gefäßdichte war unabhängig von Geschlecht, Alter, der pT- und pN-Kategorie, dem Auftreten eines Rezidivs und der Überlebenszeit.

Lediglich die rezidivfreie Überlebenszeit war bei höherer Dichte(> 70) signifikant kürzer als bei geringerer Dichte(< 70). Der Angiogenesefaktor bFGF wurde nur in 17,1 % aller Patienten nachgewiesen und die Expression war unabhängig von Tumorstadium, Differenzierung und Prognose.

Schlußfolgerung: Unsere Ergebnisse bestätigen, daß das Tumorwachstum mit der Bildung neuer Blutgefäße einhergeht. Die immunhistochemische Färbung von Tumorschnitten mit JC70 ist eine objektive und reproduzierbare Methode, um die Gefäßdichte beim kolorektalen Karzinom zu bestimmen. Wir konnten mit unserer Arbeit zeigen, daß die Quantifizierung der Angiogenese für die klinische Risikostratifizierung von Patienten mit kolorektalem Karzinom wenig geeignet ist.

Abstract

Background: Angiogenesis is essential for tumor growth and metastasis and the vascular density is known as an independent prognostic factor in several tumor entities. The aim of this paper was to examine the vascular density and to test its prognostic relevance in colorectal cancer.

Methods: The population included 146 patient who were treated surgically for cure. Sections of these tumors were immunostained with the monoclonal antibody JC70, an endothelial cell marker, and with an monoclonal antibody directed against bFGF. Microvessel quantification was assessed with a light microscope. All of the slides were scanned at a low magnification and individual microvessel counts were made on a X200 field in the area of the most dense neovascularization.

Results: Vascular density was 75 ± 27/visual field which was independent of age, sex, pT and pN-category, occurrence of recurrence and overall survival. Only recurrence-free survival was significantly shorter in tumors with higher density (> 70) than in tumors with lower density (< 70). The angiogenetic factor bFGF was only expressed in 17.1% of all patients and independent of tumor stage, differentiation and prognosis.

Conclusions: Our results confirm that the growth of a tumor is accompanied by the onset of neovascularization. The immunostaining of tumor sections with JC70 is an objective and reproducible method to quantify the vascular density in colorectal cancer. We could show that the quantification of angiogenesis is of little importance in clinical riskstratification for patients with colorectal cancer.

Literatur

Ellis LM, Fidler IJ (1996) Angiogenesis and Metastasis. European Journal of Cancer. Vol 32 A, 14:2451–2460

Folkman J (1990) What is the evidence that tumors are angiogenesis dependent? Journal of the National Cancer Institute 82:4–6

Moscatelli D, Presta M, Rifkin DB (1986) Purification of a factor from human placenta that stimulates capillary endothelial cell protease production, DNA synthesis, and migration. Proc Natl Acad Sci USA 83:2091–2095

Saclarides TJ, Speziale NJ, Drab E et al. (1994) Tumor angiogenesis and rectal carcinoma. Dis Colon Rectum 37:921–926

Weidner N, Folkman J, Pozza F et al. (1992) Tumor angiogenesis: a new significant and independent prognostic indicator in early-stage breast carcinoma. Journal of National Cancer Institute 24:1875–1887

Wiggins DL Granai CO, Steinhoff MM et al. (1995) Tumor angiogenesis as a prognostic factor in cervical carcinoma. Gynecol Oncol 95:353–356

Korrespondenzadresse: Thomas Sternfeld, Chirurgische Klinik Universitätsklinikum Benjamin Franklin der FU Berlin, Hindenburgdamm 30, 12200 Berlin

FasL Expression im Verlaufe der Coloncarcinogenese: Potentielle prognostische Wertigkeit

FasL expression during progression of colorectal carcinogenesis and its potential prognostic implication

N. Lövin[1], B. Mann[1], M. L. Hanski[2], U. Mannsmann[3], C. Hanski[2], H. J. Buhr[1]

[1] Chirurgische und
[2] Gastroenterologische Klinik
[3] Institut für Medizinische Informatik, Universitätsklinikum Benjamin Franklin, Hindenburgdamm 30, 12200 Berlin

Einleitung

Aktivierte T-Zellen exprimieren FasL und können durch Bindung dieses Liganden an Fas[+] Zielzellen Apoptose auslösen [1]. Zellen der vorderen Augenkammer und des Hodens exprimieren selbst FasL und können ihrerseits Apoptose in infiltrierenden T-Zellen auslösen und somit Entzündungsreaktionen supprimieren (*immune privilege*) [2,3]. Unter anderem wurde auch für colorectale Carcinomzellen gezeigt, daß sie FasL exprimieren und zumindest *in vitro* in Fas[+] Jurkatzellen Apoptose induzieren können [4]. Wenn dieses *counterattack*-Modell auch *in vivo* Gültigkeit haben sollte, könnten FasL[+] Tumorzellen somit der Immunantwort des Körpers entgehen und einen Überlebensvorteil besitzen. Wir haben in früheren Untersuchungen gezeigt, daß FasL häufiger in Lebermetastasen colorectaler Carcinome (CRC) nachweisbar ist als in den Primärtumoren [5]. Das Ziel unserer Untersuchung war zu überprüfen, ob sich die FasL-Expression während der Progression des CRC in den Primärtumoren verändert und ob ihr eine prognostische Bedeutung zukommt.

Material und Methoden

Paraffinschnitte von Geweben von 171 Patienten wurden immunhistochemisch untersucht (19 Adenome; 143 Carcinome: 23 Stadium I, 64 Stadium II, 40 Stadium III, 18 Stadium IV incl. 9 Fernmetastasen; 4 Divertikulose; 5 Normalmucosa). Der postoperative Krankheitsverlauf aller Patienten mit Carcinomen war für mindestens 5 Jahre dokumentiert. Die Schnitte wurden entparaffiniert, rehydriert und unter Druck 2 min gekocht. Nach Blockierung der endogenen Peroxidaseaktivität und Inkubation in 20 % fötalem Kälberserum wurden die Schnitte über Nacht bei 4 °C mit dem anti-FasL Antikörper #F37720/LoT3 (Transduction Laboratories, Dianova) inkubiert. Es folgte die Inkubation mit einem Biotin-konjugierten zweiten Antikörper, dem Avidin-Biotin-Komplex und die Entwicklung mit 3,3'Diaminobenzidinetetrahydrochlorid sowie die Gegenfärbung mit Hämalaun. Die Auswertung der Schnitte erfolgte durch zwei unabhängige Beobachter mit Bewertung der Intensität (0, 1, 2) und

176

der Häufigkeit (0 – 24% = 0, 25 – 49% = 1, 50 – 74% = 2, 75 – 100% = 3) der gefärbten Zellen, wobei durch das Produkt der beiden Parameter ein Wert von 0 – 6 errechnet wurde. Als statistische Tests wurden der Jonckheere-Terpstra-Test, der Wilcoxon-Mann-Whitney-Test, sowie der Cox-Regressions-Test verwendet und eine Kaplan-Mayer Kurve erstellt.

Ergebnisse

Bereits in Adenomen wird FasL stärker exprimiert (2,0 ± 1,0) als in der Übergangsmucosa (0,5 ± 1,2). UICC I Carcinome zeigen eine signifikant stärkere Expression als Adenome. Während der Progression des Primärtumors (UICC I – IV) kommt es zu keiner Veränderung der FasL Expression. Allerdings zeigen Lebermetastasen nochmals einen signifikanten Anstieg der detektierbaren FasL-Proteinmenge (Abb. 1a). In der dem Tumor benachbarten Übergangsmucosa kam es während der Progression des Primärtumors vom Adenom bis zum UICC IV Carcinom zu einem signifikanten Anstieg der FasL-Expression (Abb. 1b). Normale Colonmucosa von Divertikulose Patienten bzw. mindestens 10 cm von dem Primärtumor entfernt zeigte eine signifikant niedrigere FasL-Expression als die Übergangsmucosa (p = 0,02, Wilcoxon-Mann-Whitney-Test, Daten nicht gezeigt).

Patienten, deren Fas-L Expression einen Wert von 3 oder mehr aufwies (n = 35) hatten eine 5-bzw. 10-Jahres-Überlebenswahrscheinlichkeit von 47 bzw. 38%, während die Wahrscheinlichkeit für Patienten mit einem niedrigeren Wert (n = 105) bei 60 bzw. 58% lag. In der univariaten Analyse war die FasL-Expression in der Übergangsmucosa in unserem Kollektiv ein grenzwertig signifikanter Prognoseparameter (p = 0,07, Log-Rank-Test).

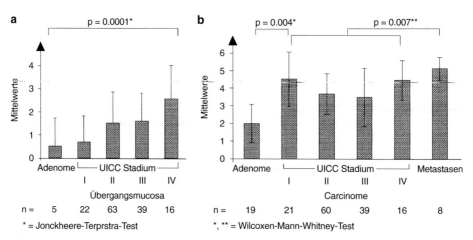

Abb.1. FasL Expression in Adenomen, Carcinomen und Lebermetastasen **b** und in der Übergangsmucosa **a** entsprechend dem immunhistochemischen Wert von 0 – 6 (siehe Material und Methoden)

Diskussion

Die FasL-Expression im colorectalen Tumorgewebe steigt im Verlaufe der Adenom-Carcinom-Metastasen Sequenz an. Überraschenderweise findet sich diesbezüglich kein Unterschied zwischen frühen, auf die Darmwand beschränkten Carcinomen und weit fortgeschrittenen, invasiv und metastasierend wachsenden Primärtumoren. Allerdings kommt es während dieser Progression des Primärtumors zu einem bisher nicht beschriebenen, signifikanten Anstieg der FasL-Expression in der unmittelbar benachbarten Übergangsmucosa. Über die Regulation der FasL-Expression ist bis heute wenig bekannt. Der von uns erhobene Befund legt einen parakrinen Effekt der Tumorzellen auf die benachbarte Mucosa nahe. Ob diese FasL-Expression Apoptose in den T-Zellen der Lamina propria oder in anderen Zellen der Übergangsmucosa auslöst, wird von uns untersucht.

Zusammenfassung

Die Expression von FasL in Tumorzellen könnte Apoptose auf Fas+ tumorinfiltrie-renden Lymphozyten induzieren und somit zu einem Überlebensvorteil für diese Tumorzellen beitragen. Wir haben die FasL Protein-Expression in der colorectalen Normalmucosa und Übergangsmucosa sowie in Adenomen, Carcinomen und Leber-metastasen immunhistochemisch an Paraffinschnitten von 171 Patienten mit be-kanntem Verlauf ihrer Erkrankung analysiert. Colorectale Adenome exprimieren FasL bereits stärker als die Übergangsmucosa. Diese Expression steigt in Carcinomen an, ohne sich mit fortschreitendem Tumorstadium zu verändern. Hingegen nimmt die FasL-Expression in der Übergangsmucosa mit fortschreitendem Tumorstadium zu und ist in der univariaten Analyse ein prognostisch relevanter Faktor. Dieser Be-fund legt eine parakrine Regulation der FasL-Expression in der Übergangsmucosa durch die Tumorzellen nahe.

Abstract

Background: FasL expressing tumor cells may be able to eliminate activated T-cells via Fas/FasL induced apoptosis.

Methods: We analysed by means of immunhistchemistry the FasL protein expres-sion in colorectal normal mucosa, transitional mucosa, adenomas, carcinomas and their liver metastases on paraffin tissue sections of 171 patients with known follow-up.

Results: Adenomas expressed FasL more strongly than the transitional mucosa. This expression was further increased in carcinomas, with no differences during the progression of the tumor stage. However, FasL expression in the transitional mucosa showed a significant increase during the progression of the primary carcinoma and was of prognostic relevance in univariate analysis.

Conclusion: This finding suggests a paracrine regulation of the FasL-expression in the transitional mucosa through the carcinoma cells.

Literatur

1. Oshimi Y, Honda Y, Nagata S, Miyazaki S (1996) Involvement of Fas ligand and Fas mediated pathway in the cytotoxicity of human natural killer cells. J Immunology 157:2909–2915
2. Bellgrau D, Gold D, Selawry H, Moore J, Franzusoff A, Duke RC (1995) A role of CD95 ligand in preventing graft rejection. Nature 377:630–632
3. Griffith TS, Brunner TH, Fletcher SM, Green DR, Ferguson TH (1995) Fas ligand induced apoptosis as a mechanism of immun privileg. Science 270:1189–1192
4. O'Connell J, Sullivan GC, Collins JK (1996) The Fas counterattack: Fas-mediated T-cell killing by colon cancer cells expressing Fas-ligand. J Exp Med 184:1075–1082
5. Mann B, Gratchev A, Böhm C, Hanski ML, Foss HD, Demel G, Trojanek B, Schmidt-Wolf I, Stein H, Riecken EO, Buhr HJ, Hanski C (1999) FasL is more frequently expressed in liver metastases of colorectal cancer than in matched primary carcinomas. Brit J Cancer, im Druck

Korrespondenzadresse: N. Lövin, Chirurgische Klinik, Universitätsklinikum Benjamin Franklin, Freie Universität Berlin, Hindenburgdamm 30, 12200 Berlin, Telefon (030) 8445-4543, Fax (030) 8445-2740, e-mail mann@ukbf.fu-berlin.de

Nachweis von Kolonkarzinomzellen im Mesenterialvenenblut im Vergleich zum peripheren Blut

Detection of colorectal cancer cells in mesenteric venous blood in comparison to peripheral blood samples

M. Koch [1], J. Weitz [1], P. Kienle [1], F. Willeke [1], Th. Lehnert [2], Ch. Herfarth [3], M. von Knebel Doeberitz [1]

[1] Sektion für Molekulare Diagnostik und Therapie
[2] Sektion für Chirurgische Onkologie
[3] Chirurgische Universitätsklinik Heidelberg, INF 110, 69120 Heidelberg

Einleitung

Die prä- bzw. intraoperative hämatogene Aussaat von Tumorzellen bei Patienten mit einem kolorektalen Karzinom spielt wahrscheinlich für die Progression des Tumorleidens eine wichtige Rolle. Über den Weg der Mesenterialvenen finden die Tumorzellen Anschluß an den systemischen Blutkreislauf. Zur frühzeitigen Unterbindung dieser Tumorzelldissemination wird bei der onkologischen Kolonchirurgie vor Mobilisation des Tumors die radikuläre Resektion mit zentraler lymphovaskulärer Ligatur durchgeführt. Ziel dieser Studie war der Nachweis von kolorektalen Tumorzellen im tumordrainierenden Mesenterialvenenblut im Vergleich zum zentralvenösen Blut.

Methodik

Zur Tumorzelldetektion verwendeten wir die von unserer Arbeitsgruppe etablierte und beschriebene CK 20 RT-PCR. Den Patienten wurde jeweils vor Mobilisation des Tumors 10 ml Blut aus der tumordrainierenden Mesenterialvene und aus dem zentralvenösen Blut entnommen. Nach Resektion des Tumors erfolgte erneut eine zentralvenöse Blutentnahme.

Ergebnisse

Eine CK 20-Expression läßt sich in 18/18 kolorektalen Karzinomproben nachweisen, nicht jedoch in den peripheren Blutproben von 20 Normalpersonen sowie 24 Patienten mit Kolonresektionen wegen benigner Erkrankungen. Die Mesenterialvenenblutproben von 4 Patienten mit Kolonresektionen wegen benigner Erkrankungen sind ebenfalls CK 20 negativ. Bei Verdünnungsexperimenten mit der Kolonkarzinom-Zellinie HT-29 gelingt der Nachweis von 10 Tumorzellen in 10 ml Blut.

Tumorzellen konnten wir im Mesenterialvenenblut bei 8/13 Patienten (62%) und im gleichzeitig entnommenen zentralvenösen Blut bei 3/13 Patienten (23%) nachweisen. 4/13 Patienten (31 %) zeigen nach der Tumorresektion eine Tumorzellaussaat im zentralvenösen Blut, wobei bei 3 dieser 4 Patienten auch im Mesenterialvenenblut Tumorzellen nachgewiesen wurden.

Schlußfolgerung

Im Mesenterialvenenblut lassen sich im Vergleich zum zentralvenösen Blut bei Patienten mit einem kolorektalen Karzinom deutlich häufiger Tumorzellen nachweisen. Der geringere Nachweis im zentralvenösen Blut läßt sich durch eine Filterfunktion des RES der Leber erklären. Die hohe Inzidenz des Tumorzellnachweises im Mesenterialblut interpretieren wir als Argument für die primäre Ligatur der tumordrainierenden Mesenterialvene bei onkologischen Resektionen im Sinne einer „no-touch isolation"-Technik.

Abstract

Background: Pre- and postoperative hematogenic dissemination of tumor cells in patients with colorectal cancer may play an important role in tumor progression. The tumor cells probably reach the systemic circulation through the mesenteric venous blood. Therefore the central lymphovascular bundle is ligated in oncological colon surgery before mobilisation of the tumor. Purpose of this study was the detection of colorectal cancer cells in mesenteric venous blood compared to central venous blood.

Methods: For tumor cell detection we used the established CK 20 RT-PCR. Blood samples (10 ml) were obtained intraoperatively from the tumor draining vein and from a central venous catheter in the vena cava superior before mobilisation and after resection of the tumor.

Results: 18/18 primary tumor samples showed CK 20-expression. All blood samples from 20 healthy volunteers and from 24 patients with benign bowel diseases tested negative for CK 20. Mesenteric venous blood samples from 4 patients with colonic resections for benign disease also tested negative. In serial dilution experiments with the colon cancer cell-line HT-29 10 tumor cells could be detected in 10 ml of blood. We detected tumor cells in 8/13 (62 %) patients in mesenteric venous blood and in 3/13 (23 %) patients in central venous blood. After tumor resection 4 of 14 (31 %) patients were CK 20-positive in central venous blood, whereby 3 of these 4 patients had already shown CK 20-expression in their mesenteric venous blood.

Conclusion: The detection rate for tumor cells of colorectal carcinomas was distinctly higher in mesenteric venous blood compared to central venous blood. The lower detection rate in central venous blood may be explained by the filtering effect of the RES in the liver. The high incidence of tumor cells in mesenteric venous blood supports the concepts of primary ligature of the tumor draining mesenteric vein ("no-touch isolation technique").

Die Expression von *urokinase-type plasminogen activator receptor* wird durch den *β*-Catenin-Tcf/Lef Komplex reguliert und ist in colorectalen Carcinomen und deren Lebermetastasen erhöht

The expression of urokinase-type plasminogen activator receptor is regulated through β-catenin-Tcf/Lef complex and is increased in colorectal carcinoms and their liver metastases

B. Mann[1], M. Gelos[1], M. L. Hanski[2], A. Siedow[2], C. Hanski[2], H. J. Buhr[1]

[1] Chirurgische und
[2] Gastroenterologische Klinik, Universitätsklinikum Benjamin Franklin, Freie Universität Berlin

Einleitung

Im colorectalen Carcinom können unterschiedliche Faktoren zu einer Akkumulation von cytosolischem *β*-Catenin führen: APC-Gen Mutationen [1] (in 80% aller sporadischen colorectalen Carcinome [2]), der Verlust von E-Cadherin [3], Mutationen im *β*-Catenin-Gen selbst [4] sowie die Überexpression der *β*-Catenin mRNA [5]. Akkumuliertes cytosolisches *β*-Catenin bildet mit Tcf/Lef-Proteinen einen Transkriptionsfaktor, der den letzten Schritt des *Wnt/wingless* Signaltransduktionsweges darstellt. Mehrer Hinweise sprechen dafür, daß die auf diesem Weg aktivierten Gene eine zentrale Rolle für die Coloncarcinogenese spielen könnten. Kürzlich wurde ein erstes Zielgen, *c-myc*, in HT 29 Zelle beschrieben [6]. Wir haben uns die Aufgabe gestellt, weitere Zielgene des *β*-Catenin-Tcf/Lef Komplexes zu identifizieren.

Material und Methoden: Zwei colorectale Zellinien (CD-NCM425 und CCO7) mit niedriger *β*-Catenin- und starker Tcf4-Expression wurden mittels Lipofektin mit *β*-Catenin transfiziert. Atlas® Array Membranen, auf denen Fragmente von 600 Genen aufgetragen sind, wurden mit cDNA aus *β*-Catenin-transfizierten und nicht-transfizierten Zellen hybridisiert. Die im Atlas® Array detektierten Expressionsunterschiede wurden im Northern-Blot an RNA aus den Modellzellinien und aus der Normalmucosa (N), den Primärtumoren (T) und den Lebermetastasen (M) von 6 Patienten mit Carcinomen im Stadium UICC IV analysiert. Die Proteinexpression in demselben Material wurde mittels Western-Blot analysiert. Zusätzlich wurde die direkte Bindung des *β*-Catenin-Tcf/Lef Komplexes an die Promotorregion zweier von uns identifizierter Zielgene im *elektro-mobilitäts-shift-assay* (EMSA) dokumentiert. Die statistische Auswertung erfolgte mittels T-Test und dem Korrelationskoeffizienten *r*.

Ergebnisse

Die Transfektion von CD-NCM425 und CCO7 Zellen mit *β*-Catenin führte zu einem 8 bzw. 4-fachen Anstieg der *β*-Catenin mRNA-Expression und zu einem 9- bzw. 7-fachen Anstieg auf Proteinebene.

Die differentielle Hybridisierung der Atlas® Array Membranen zeigte drei Gene, die in beiden β-Catenin transfizierten Zellinien überexprimiert wurden: *c-jun, fra-1* und *urokinase-type plasminogen activator receptor* (uPAR). Die Überexpression dieser Zielgene ließ im Northern-Blot in beiden Modellzellinien bestätigen (Tabelle 1). Die Proteinexpression von uPAR war in den β-Catenin-transfizierten CD-NCM425 und CCO7 Zellen auf das 10- bzw. 9-fache der nicht-transfizierten Zellen erhöht.

Die Bandenverschiebung im EMSA zeigte die direkte Bindung eines Proteinkomplexes an die Promotorregion von *c-jun* und *fra-1*. Nach Zugabe des anti-β-Catenin Antikörpers kam es zu einer zusätzlichen Bandenverschiebung. Somit konnte der an die DNA bindende Komplex als β-Catenin-Tcf/Lef Komplex identifiziert werden.

In Gewebeproben aus N, T und M von 6 Patienten zeigte sich ein signifikanter Anstieg der β-Catenin-Expression in den Primärtumoren und deren Lebermetastasen im Vergleich zur Normalmucosa. Gleichzeitig ließ sich in den selben Proben eine Überexpression von uPAR nachweisen. Dieser Anstieg der uPAR Expression korrelierte dabei sowohl auf mRNA-Ebene ($r = 0,8$, $p < 0,001$) als auch auf Proteinebene ($r = 0.5$, $p < 0.05$) mit der β-Catenin Expression in den untersuchten Proben (Abb. 1).

Tabelle 1. Anstieg der Genexpression nach Transfektion der Modellzellinien mit β-Catenin, ausgedrückt in % der Kontrolle

	CD-NCM 425	CCO7
β-Catenin	820	440
fra-1	250	320
c-jun	230	190
uPAR	330	410

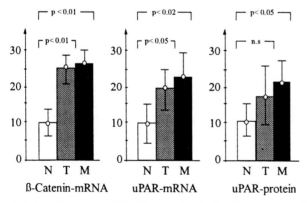

Abb. 1. β-Catenin und uPAR Expression in Gewebeproben aus N, T und M von jeweils 6 Patienten (p-Werte entsprechend des T-Tests)

Diskussion

Wir haben drei Zielgene des β-Catenin-Tcf/Lef Signaltransduktionsweges im colorectalen Carcinom identifiziert (Abb. 2). Unsere Ergebnisse sprechen dafür, daß *c-jun* und *fra-1* direkt durch Bindung des β-Catenin-Tcf/Lef Komplexes an ihre Promotorregionen überexprimiert werden. Beide sind Bestandteile des AP-1 Transkriptions-Komplexes, für den gezeigt wurde, daß er in colorectalen Carcinomzellen die Expression von uPAR reguliert [8]. uPAR ist ein Proteinaserezeptor, der an der Proteolyse der extrazellulären Matrix beteiligt ist und dem eine Bedeutung beim invasiven Wachstum unterschiedlicher Adenocarcinome zugeschrieben wird. Die Überexpression von uPAR auf colorectalen Carcinomen im UICC Stadium II und III wurde als unabhängiger negativer Prognoseparameter beschrieben [9].

Unsere *in vitro* und *in vivo* Daten zeigen eine direkte Verbindung zwischen der β-Catenin Akkumulation und der vermehrten uPAR Produktion im colorectalen Carcinom. Die Aktivierung des β-Catenin-Tcf/Lef Signaltransduktionsweges könnte somit im colorectalen Carcinom zu einer gesteigerten proteolytische Aktivität im Tumorgewebe führen und somit zum invasiven Wachstum und zur Progression der Erkrankung beitragen.

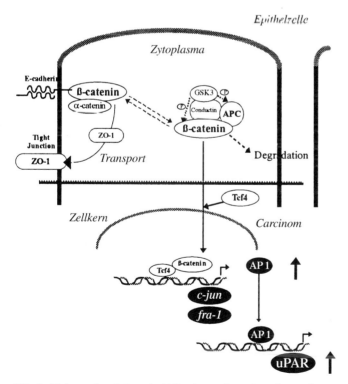

Abb. 2. Zielgene des β-Catenin-Tcf/Lef Komplexes im colorectalen Carcinom

184

Zusammenfassung

Mutationen im APC oder β-Catenin Gen führen im colorectalen Carcinom zu einer Akkumulation von cytosolischen β-Catenin und dadurch zu einer gesteigerten transkriptionellen Aktivität des β-Catenin-Tcf/Lef Komplexes. Um Zielgene dieses Signaltransduktionsweges zu identifizieren haben wir colorectale Zellinien mit dem β-Catenin-Gen transfiziert und mittels differentieller Hybridisierung nach Expressionsunterschieden in den Transfektanten gesucht. Drei Gene waren nach β-Catenin Transfektion überexprimiert: c-jun und fra-1, beide Komponenten des AP-1 Transkriptionskomplexes, und uPAR, dessen Transkription durch AP-1 aktiviert wird. Die direkte Bindung des β-Catenin-Tcf/Lef Komplexes an die Promotorregion von c-jun und fra-1 wurde im „shift"-Assay gezeigt. Der gleichzeitige Anstieg der β-Catenin Expression und des uPAR Spiegels zeigte sich ebenfalls in Coloncarcinomen und ihren Lebermetastasen. Somit beeinflußt die Akkumulation von β-Catenin indirekt die Expreesion von uPAR in vitro und in vivo. Dies könnte durch eine gesteigerte proteolytische Aktivität zur Progression colorectaler Carcinome beitragen.

Abstract

Background: Mutations in APC or β-catenin gene lead to cytosolic accumulation of β-catenin and, subsequently, to increased transcriptional activity of the β-catenin-Tcf/Lef complex.

Methods: To identify genes activated by β-catenin overexpression, we used colorectal cell lines for transfection with β-catenin gene and searched for genes differentially expressed in the transfectants.

Results: Three genes were affected by β-catenin overexpression: c-jun and fra-1, two components of the AP-1 transcription complex, and uPAR, whose transcription is activated by AP-1. The direct interaction of β-catenin-Tcf/Lef complex with the promoter region of c-jun and fra-1 was shown in shift assay. The concomitant increase of β-catenin expression and of uPAR amount was confirmed in primary colon carcinomas and their liver metastases.

Conclusion: Thus, accumulation of β-catenin indirectly affects the expression of uPAR in vitro and in vivo. This may be contributing to the progression of colon carcinoma by increased proteolytic activity.

Literatur

1. Munemitsu S, Albert I, Souza B, Rubinfeld B, Polakis P (1995) Regulation of intracellular β-catenin levels by the adonamtous polyposis coli (APC) tumor-suppressor protein. PNAS 92:3046–3050
2. Fearon ER, Vogelstein B (1990) A genetic model for colorectal tumorigenesis. Cell 61:759–767
3. Fagotto F, Funayama N, Gluck U, Gumbiner BM (1996) Binding to cadherins antagonizes the signal activity of β-catenin during axis formation in Xenopus. J Cell Biol 132:1105–1114
4. Morin PJ, Sparks AB, Korinek V, Barker N, Clevers H, Vogelstein B, Kinzler KW (1997) Activation of β-catenin-Tcf signaling in colon cancer by mutations in β-catenin or APC. Science 275:1787–1790

5. Mann B, Gratchev A, Riede E, Schmidt-Wolf I, Trojanek B, Moyer MP, Hanski C, Buhr HJ (1998) β-Catenin Überexpression im metastasierenden colorectalen Carcinom – ein wichtiger Mechanismus bei der Progression der Erkrankung? Langenbecks Arch Chir Suppl I: 303–306
6. He TC, Sparks AB, Rago C, Hermeking H, Zawel L, da Costa LT, Morin PJ, Vogelstein B, Kinzler KW (1998) Identification of c-MYC as a target of the APC pathway. Science 281:1509–1512
7. Lengyel E, Wang H, Stepp E, Juarez J, Wang Y, Doe W, Pfarr CM, Boyd D (1996) Requirement of an upstream AP-1 motif for the constitutive and phorbol ester-induced expression of the urokinase-type plasminogen activator receptor gene. J Biol Chem 271:23176–23184
8. Ganesh S, Sier CFM, Heerding MM, Griffioen G, Lamers CBH, Verspaget HW (1994) Urokinase receptor and colorectal cancer survival. Lancet 344:401

Korrespondenzadresse: Dr. med. B. Mann, Chirurgische Klinik, Universitätsklinikum Benjamin Franklin, Freie Universität Berlin, Hindenburgdamm 30, 12200 Berlin
Telefon: 0 30/84 45-25 43, Fax: 0 30/84 45-27 40, e-mail: mann@ukbf.fu-berlin.de

Dieses Projekt wurde von der Deutschen Forschungsgemeinschaft (Projekt Nr. Ma 1989-1/1) gefördert.

Molekulare Grundlage der dualen Signaltransduktion des menschlichen TSH-Rezeptors

Molecular basis of dual signal transduction via the human TSH receptor

K. Drechsler[1], H. Biebermann[2], T. Schöneberg[3], A. Grüters[2], H. J. Buhr[1], T. Gudermann[3]

[1] Chirurgische Klinik I, Universitätsklinikum Benjamin Franklin, Freie Universität Berlin
[2] Klinik und Poliklinik für Kinderheilkunde, Virchow-Klinikum, Humboldt-Universität zu Berlin
[3] Institut für Pharmakologie, Universitätsklinikum Benjamin Franklin, Freie Universität Berlin

Einleitung

Wachstum und Differenzierung werden in der Schilddrüse hauptsächlich durch Thyreoidea-stimulierendes Hormon (TSH) gesteuert, daß über den G-Protein-gekoppelten TSH-Rezeptor (TSHR) seine Wirkung entfaltet [1]. Mutationen des TSH-Rezeptors äußern sich in definierten Krankheitsbildern: Aktivierende Mutationen wurden in autonomen Adenomen, Schilddrüsenkarzinomen und in Fällen von familiärer nicht-autoimmuner Hyperthyreose sowie bei spontaner, kongenitaler nicht-autoimmuner Hyperthyreose diagnostiziert; inaktivierende Mutationen sind bei kongenitaler Hypothyreose mit Schilddrüsenhypoplasie anzutreffen [2, 3]. Der aktivierte Wildtyp-TSHR beeinflußt die Thyreozytenfunktion über zwei gut charakterisierte Signaltransduktionswege: G_s/Adenylylzyklase und G_q/11/Phospholipase C-β.

Bei einem Patienten mit kongenitaler Hypothyreose wurde an der hoch konservierten Aminosäureposition 601 ein heterozygoter Y601H-Austausch festgestellt und als stiller Polymorphismus klassifiziert [4]. Dieser Aminosäureaustausch findet sich auch in der Primärsequenz des zuerst publizierten menschlichen TSH-Rezeptors [5], die in den meisten Datenbanken als Wildtyp-Referenzsequenz fungiert.

Die durchgeführte Studie sollte Aufschluß über die Prävalenz des Y601H-Austauschs in einer europäischen Population geben sowie die Frage klären, ob der beschriebene Aminosäureaustausch einen Einfluß auf die Funktion des menschlichen TSH-Rezeptors hat.

Methoden

Aus peripheren Leukozyten von Probanden und Patienten wurde genomische DNA gewonnen und ein Fragment (327 bp) des menschlichen TSH-Rezeptors mittels Polymerase-Kettenreaktion (PCR) amplifiziert. Folgende Primer wurden benutzt: 5'-CTC AAC ATA GTT GCC TTC GTC ATC GTC TGC TGA CGT-3' (Sense-Primer), 5'-GCC AAA CTT GCT GAG TAG GA-3' (Antisense-Primer). Bei Vorliegen des Y601H-Austausches tritt eine zusätzliche AatII-Restriktionsschnittstelle im Fragment auf. Nach dem Restriktionsverdau erfolgte die Auftrennung der Fragmente auf einem 2%-Agarosegel.

TSHR-Mutanten wurden durch PCR-gesteuerte in vitro-Mutagenese nach Standardprotokollen angefertigt [6]. Die korrekte cDNA-Sequenz aller Konstrukte wurde durch Sequenzierung bestätigt.

Die transiente Expression der Rezeptormutanten in COS-7-Zellen wurde nach Standardmethoden durchgeführt [6]. Bindungsstudien mit ^{125}I-bTSH wurden an Membranpräparationen transfizierter Zellen vorgenommen. Die Bestimmung der cAMP- und Inositolphosphat-Akkumulation erfolgte wie zuvor beschrieben [6].

Die Aktivierung von G-Proteinen wurde durch den Einbau von $[\alpha\text{-}^{32}P]$GTP-Azidoanilid in G-Protein-α-Untereinheiten und nachfolgende selektive Immunpräzipitation bestimmt [7].

Ergebnisse

Um die Prävalenz des Y601H-Austauschs im menschlichen TSHR zu bestimmen, wurde genomische DNA von insgesamt 503 Patienten und Probanden durch PCR-Amplifikation und anschließenden Restriktionsverdau analysiert:

107 Patienten mit kongenitaler Hypothyreose, 50 Patienten mit Morbus Basedow, 9 Patienten mit Hashimoto-Thyreoiditis, 222 Patienten mit verschiedenen endokrinen Erkrankungen (außer Schilddrüsenerkrankungen), 115 gesunde Probanden.

Bei keiner der untersuchten Personen konnte der Y601H-Austausch im menschlichen TSHR-Gen hetero- oder homozygot diagnostiziert werden. Wir folgern daher, daß es sich beim TSHR-Y601H um einen selten auftretenden Polymorphismus, nicht aber um einen *bona fide* Wildtyp-Rezeptor handelt.

Um die funktionelle Bedeutung des hoch konservierten Y-Restes in der 5. transmembranären Helix des TSH-Rezeptors abzuschätzen, wurden durch in *vitro*-Mutagenese verschiedene Aminosäureaustausche an dieser Stelle angefertigt (Abb. 1). Die mutierten Rezeptoren wurden transient in COS-7-Zellen exprimiert und durch Bindungsexperimente und *second messenger*-Untersuchungen charakterisiert. Der TSHR-Y601H reagiert wie der Wildtyp-Rezeptor auf steigende Konzentrationen von bovinem (b) TSH mit einer dosisabhängigen Zunahme der intrazellulären cAMP-Akkumulation ($EC_{50} = 1$ mU/ml; siehe Abb. 1a). Während der Ersatz des Y601 durch negativ geladene Aminosäurereste zur intrazellulären Retention des Rezeptorproteins führt, bewirkt das positiv geladene K an dieser Position eine meßbare, aber deutlich reduzierte TSH-abhängige cAMP-Akkumulation (siehe Abb.1a). Auch der Austausch des Y601 durch einen S-Rest, der wie Y eine Hydroxyl-Funktion trägt, führt zu einer verringerten cAMP-Antwort. Der Ersatz des aromatischen Rings im Y601

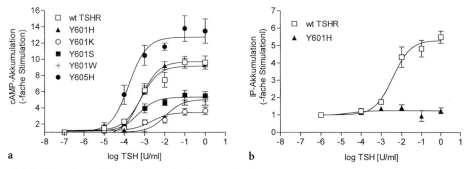

Abb. 1. Signaltransduktionseigenschaften verschiedener TSH-Rezeptormutanten. COS-7-Zellen wurden mit cDNA-Konstrukten, die verschiedene TSH-Rezeptormutanten kodieren, transient transfiziert. Es erfolgte die Bestimmung der TSH-abhängigen **a** cAMP- und **b** Inositolphosphat (IP)-Akkumulation, wie unter *Methoden* beschrieben. Ein repräsentatives Experiment, durchgeführt in Triplikaten, ist aufgeführt

durch einen Indol-Ring (Y601W) zieht bei vergleichbarer Oberflächenexpression eine deutliche verringerte maximale Antwort auf den TSH-Stimulus und eine nach rechts, in den Bereich höherer Konzentrationen verschobene Konzentrations-Wirkungskurve nach sich (siehe Abb. 1 a). Mutationen an der Position Y605 haben keinen negativen Einfluß auf die TSH-induzierte cAMP-Akkumulation.

Während der Ersatz des Y601 durch die meisten anderen untersuchten Aminosäurereste noch eine TSH-abhängige cAMP-Akkumulation prinzipiell zuläßt, reagiert ausschließlich der Wildtyp-Rezeptor (TSHR-Y601) auf bTSH-Gabe mit einer dosisabhängigen Phospholipase C-β-Stimulation, dargestellt als intrazelluläre Inositolphosphat (IP)-Akkumulation (Abb. 1 b). Unsere Mutagenese-Studien legen nahe, daß für die Kopplung des menschlichen TSH-Rezeptors an das Phospholipase C-Effektorsystem eine korrekt positionierte Hydroxylgruppe an Position 601 des Rezeptorproteins erforderlich ist.

Mit der Methode der Photoaffinitätsmarkierung rezeptoraktivierter G-Proteine konnte in COS-7-Zellmembranen, die den Wildtyp-TSHR exprimieren, die Aktivierung von G-Proteinen aller vier Familien (G_s, $G_{q/11}$, $G_{i/o}$, $G_{12/13}$) nachgewiesen werden. Im Fall des TSHR-Y601H kommt es zum selektiven Ausfall der Kopplung an $G_{q/11}$-Proteine, während die Kopplung an die anderen G-Proteine unbeeinflußt bleibt.

Diskussion

Ein Y-Rest in der dem Zytoplasma zugewandten Hälfte der 5. transmembranären Helix ist in vielen G-Protein-gekoppelten Rezeptoren hoch konserviert. Unsere Untersuchungen von über 500 Patienten und Probanden zeigen, daß es sich bei dem natürlicherweise vorkommenden TSHR-Y601H nicht um den Wildtyp-Rezeptor, sondern um einen selten vorkommenden Polymorphismus handelt. Daher muß die TSHR-Referenzsequenz in den meisten Datenbanken korrigiert werden.

Die funktionelle Analyse der Position 601 im menschlichen TSHR zeigt, daß an dieser Position ausschließlich ein Y-Rest toleriert wird, um die Signaltransduktionseigenschaften des Wildtyps aufrechtzuerhalten. Hierbei fällt wahrscheinlich einer korrekt positionierten Hydroxylgruppe an Position 601 eine zentrale Rolle zu. Der natürlicherweise vorkommende TSHR-Y601H ist nicht mehr dazu in der Lage, den $G_{q/11}$/Phospholipase C-Signalweg zu aktivieren. Es handelt sich daher bei dieser Mutante nicht, wie ursprünglich angenommen, um einen stillen Polymorphismus, sondern um eine partiell inaktivierte Mutante mit Signaltransduktionseigenschaften, die sich deutlich von denen des Wildtyp-Rezeptors unterscheiden. Die von zahlreichen Arbeitsgruppen durchgeführten funktionellen Studien mit der Y601H-Mutante (z.B. zur Kontrolle des Wachstums von Schilddrüsenkarzinomzellen nach Transfektion des TSHR) müssen daher kritisch überprüft werden.

Der selektive Ausfall eines Signaltransduktionsweges durch eine Punktmutation in einem Rezeptorbereich, der nicht direkt am G-Protein-Kontakt beteiligt ist, kann durch die Annahme mehrerer aktiver Rezeptorkonformationen erklärt werden, die sich in ihrem G-Protein-Kopplungsprofil unterscheiden [8]. Dieses Konzept schafft die theoretischen Voraussetzungen für die Entwicklung Signalweg-spezifischer rekombinanter TSH-Analoga, die im Rahmen der follow up-Diagnostik des metastasierenden Schilddrüsenkarzinoms zum Einsatz kommen könnten [9].

Schlußfolgerung

Bei der natürlicherweise vorkommenden TSH-Rezeptormutante Y601H handelt es sich weder um einen Wildtyp-Rezeptor, noch um einen stillen Polymorphismus. Vielmehr liegt ein selten vorkommender, partiell inaktivierter Polymorphismus vor. Es müssen daher die cDNA- und Proteinsequenzen der meisten Datenbanken korrigiert werden.

Die Schlußfolgerungen, die von zahlreichen Arbeitsgruppen aus funktionellen Studien mit der Y601H-Mutante gezogen wurden, müssen kritisch überprüft werden.

Der selektive Ausfall eines Signaltransduktionsweges durch eine Punktmutation in einem Rezeptorbereich, der nicht direkt an der G-Protein-Kopplung beteiligt ist, legt das Konzept mehrerer aktiver Rezeptorkonformationen nahe, die sich in ihren Signaltransduktionseigenschaften unterscheiden. Diese Beobachtung bildet das theoretische Konzept zur Entwicklung signalwegselektiver rekombinanter TSH-Analoga.

Zusammenfassung

Zielsetzung: Wachstum und Differenzierung werden in der Schilddrüse hauptsächlich durch Thyroidea-stimulierendes Hormon (TSH) und den G-Protein-gekoppelten TSH-Rezeptor (TSHR) gesteuert. Mutationen des TSHR äußern sich in definierten Krankheitsbildern: Aktivierende Mutationen bei autonomen Adenomen und Karzinomen, inaktivierende Mutationen bei kongenitaler Hypothyreose. Der aktivierte Wildtyp-TSHR beeinflußt die Thyreozytenfunktionen über zwei Effektorsysteme: Gs/Adenylylcyclase und Gq/11/Phopholipase C.

Bei einem Patienten mit kongenitaler Hypothyreose wurde an der hoch konservierten Aminosäure-Position 601 ein Y601H-Austausch festgestellt und als stiller Polymorphismus charakterisiert. Dieser Aminosäure-Austausch (TSHR-Y601H) findet sich auch in der Primärsequenz des zuerst publizierten menschlichen TSHR, die in den meisten Datenbanken als Wildtyp-Referenzsequenz fungiert. Wir haben uns die Aufgabe gestellt, Prävalenz und Signaltransduktionseigenschaften des TSHR-Y601H zu untersuchen.

Methoden: Die Prävalenz des TSHR-Y601 wurde durch PCR und Restriktions-analyse des TSHR-Gens untersucht. Zur Untersuchung der funktionellen Bedeutung von Y601 wurden mittels PCR sieben TSHR-Mutanten entwickelt, wobei TSHR-pcDPS als Expressionsplasmid diente. Die TSH-induzierte Akkumulation von cAMP und In-ositolphosphat wurde an COS-7-Zellen untersucht, die die TSHR-Mutanten transient exprimierten. Die Oberflächenexpression des TSHR wurde im ELISA gemessen.

Ergebnisse: Bei 503 Patienten mit verschiedenen Schilddrüsenerkrankungen und ge-sunden Probanden konnte kein Y601H-Austausch diagnostiziert werden. Die funktio-nelle Expression des TSHR-Y601H in COS-7 Zellen stellte veränderte Signaltransduk-tionseigenschaften des Rezeptors heraus: ein vollständiger Verlust der endogenen konstitutiven cAMP-Bildung und der TSH-induzierten Phopholipase C-Aktivierung bei gleichbleibender Oberflächenexpression. Die TSH-induzierte Stimulation der Adenylyl-cyclase-Aktivität war unverändert. Der systematische Austausch von Aminosäureresten an Position 601 (Y601A, Y601D, Y601F, Y601K, Y601P, Y601S, Y601W) führte bei keiner Mutante zur Wiederherstellung der Wildtyp-Signaltransduktionseigenschaften.

Schlußfolgerung: Diese Befunde weisen auf die funktionelle Bedeutung einer exakt positionierten Hydroxylgruppe in Position 601 für die duale Signaltransduktion und die endogene konstitutive cAMP-Bildung hin. Aufgrund unserer Befunde muß die Primärsequenz des menschlichen TSHR in den meisten Datenbanken korrigiert wer-den. Bei TSHR-Y601H handelt es sich weder um Wildtyp-Rezeptor noch stillen Poly-morphismus, sondern um eine seltene, partiell inaktivierte Isoform des menschlichen TSHR.

Abstract

Background: Growth and differentiation are regulated in the thyroid mainly by thyroid-stimulating hormone (TSH) and the G-protein-coupled TSH receptor (TSHR). Mutations of TSH are characterized as defined clinical pictures: activated mutations in autonomous adenomas and carcinomas, inactivated mutations in congenital hypothyroidism. The activated wild-type TSHR influences thyrocyte functions via two effector systems: Gs/adenylate cyclase and Gq/11/phospholipase C. In a congenital hypothyroidism, a Y601H exchange was detected at the conserved position 601, classified as a silent polymorphism. This amino-acid exchange (TSHR-Y601H) is also found in the first submitted human TSHR sequence, which functions as reference sequence in most databases. We examined the prevalence and signal transduction properties of TSHR-Y601H.

Methods: The prevalence of TSHR-Y601 was examined by PCR and restriction analysis of the TSHR gene. To investigate the functional importance of Y601, seven TSHR mutants were developed by PCR using TSHR-pcDPS as the expression-plasmid. The TSH-induced accumulation of cAMP and inositol phosphate was examined in COS-7 cells that transiently expressed the TSHR mutants. The surface expression of TSHR was measured by ELISA.

Results: The Y601H exchange could not be diagnosed in 503 patients with various thyroid disorders and healthy test subjects. The functional expression of TSHR-Y601H in COS-7 cells revealed altered signal transduction properties of the receptor: a complete loss of endogenous constitutive cAMP formation and TSH-induced phospholipase C activation. TSH-induced stimulation of adenylate cyclase activity and surface expression of TSHR were unaltered. Systematic exchange of amino-acid residues at position 601 (Y601A, Y601D, Y601F, Y601K, Y601P, Y601S, Y601W) did not lead to restoration of wild type signal transduction properties in any of the mutants.

Conclusion: These findings indicate that a precisely situated hydroxyl group at position 601 has a functional impact on dual signal transduction and endogenous constitutive cAMP formation. Our findings indicate, that the primary sequence of human TSHR must be corrected in most databases. TSHR-Y601H is neither a wild-type receptor nor a silent polymorphism but a rare partially inactivated isoform of TSHR.

Literatur

1. Vassart G, Dumont JE (1992) The thyrotropin receptor and the regulation of thyrocyte function and growth. Endocr Rev 13:596–611
2. Grüters A, Schöneberg T, Biebermann H, Krude H, Krohn HP, Dralle H, Gudermann T (1998) Severe congenital hyperthyroidism caused by a germ-line neo mutation in the extracellular portion of the thyrotropin receptor. J Clin Endocrinol Metab 83:1431–1436
3. Biebermann H, Grüters A, Schöneberg T, Gudermann T (1997) Congenital hypothyroidism caused by mutations in the thyrotropin-receptor gene. N Engl J Med 336:1390–1391
4. Takeshita A, Nagayama Y, Yamashita S, Takamatsu J, Ohsawa N, Maesaka H, Tachibana K, Tokuhiro E, Ashizawa K, Yokoyama N, Nagataki S (1994) Sequence analysis of the thyrotropin (TSH) receptor gene in congenital primary hypothyroidism associated with TSH unresponsiveness. Thyroid 4:255–259
5. Nagayama Y, Kaufman KD, Seto P, Rapoport B (1989) Molecular cloning, sequence and functional expression of the cDNA of the human thyrotropin receptor. Biochem Biophys Res Commun 165:1184–1190
6. Biebermann H, Schöneberg T, Krude H, Schultz G, Gudermann T, Grüters A (1997) Mutations of the human thyrotropin receptor gene causing thyroid hypoplasia and persistent congenital hypothyroidism. J Clin Endocrinol Metab 82:3471–3480
7. Laugwitz K-L, Spicher K, Schultz G, Offermanns S (1994) Identification of receptor-activated G proteins: selective immunoprecipitation of photolabeled G-protein a subunits. Meth Enzymol 237:283–294
8. Gudermann T, Kalkbrenner F, Schultz G (1996) Diversity and selectivity of receptor-G protein interaction. Annu Rev Pharmacol Toxicol 36:429–459
9. Grossmann M, Weintraub B, Szkudlinski MW (1997) Novel insights into the molecular mechanisms of human thyrotropin action: structural, physiological, and therapeutic implications for the glycoprotein hormone family. Endocr Rev 18:476–501

Effekt der Wachstumshemmung von Schilddrüsenknoten durch Jodid in Abhängigkeit der Expression des Na+/Jodidsymporters

The growth inhibition effect of iodide on thyroid nodules depending on the expression of the Na+/Iodidesymporter

Petra Harrer[1], Martina Bröcker[2], Michael Derwahl[2], Dirk Weyhe[1], Letterio Barbera[1], Volker Zumtobel[1]

[1] Chirurgische Klinik der Ruhr-Universität Bochum am St. Josef-Hospital, Gudrunstr. 56, 44791 Bochum
[2] Medizinische Klinik Bergmannsheil Endokrinologisches Labor Ruhr-Universität Bochum, Bürkle-de-la-Camp Platz 1, 44789 Bochum

Einleitung

Der erste Schritt der Schilddrüsenhormonsynthese, der Transport des Jodids in die Schilddrüsenzelle, wird durch den Natrium-Jodid-Symporter (NJS), ein transmembranöses Protein katalysiert [2]. Nachdem die Klonierung des NJS-Gens möglich geworden war [4], konnte auch dessen Expression in szintigraphisch unterschiedlichen Schilddrüsengeweben untersucht werden, wobei sich eine verminderte Genexpression bei „kalten" Knoten zeigte, während Knoten mit einem erhöhten Tc-Uptake eine entsprechend stärkere Expression aufwiesen [1].

Jodid nimmt durch seine Wachstumshemmung auf das Schilddrüsengewebe sowohl bei der Behandlung als auch zur Rezidivprophylaxe der Knotenstruma eine wichtige Rolle ein. Allerdings lassen sich hierbei unterschiedlich starke Auswirkungen beobachten [8], so daß sich die Frage stellte, ob ein Zusammenhang zwischen der Genexpression des NJS und des wachstumshemmenden Effektes von Jodid auf das Schilddrüsengewebe besteht.

Methode

Bei insgesamt 28 Patienten mit szintigraphisch auffälligen, gut abgrenzbaren Schilddrüsenknoten (14 mit erhöhter und 14 mit erniedrigter Nuklidspeicherung), die sich diesbezüglich einer operativen Therapie unterzogen, wurden aus diesen Knoten Gewebsproben entnommen. Zusätzlich wurde als Kontrolle je eine Gewebsprobe unmittelbar paranodulär sowie von unauffälligem Parenchym intraoperativ gewonnen. Malignome wurden durch histologische Aufarbeitung des Op-Präparates ausgeschlossen. Nach Anlage von primären Zellkulturen wurden diese mit verschiedenen Jodidkonzentrationen ($10^{-8}, 10^{-6}, 10^{-4}$ M) für 24 und 72 Stunden inkubiert. Mit Hilfe eines Cell-Titer-Assay (Cell-Titer 96™ der Fa. Promega [3]) konnte anschließend das Zellwachstum gemessen werden. Zusätzlich bestimmte man mit Hilfe einer (semi-) quantitativen, reversen Transskriptions-Polymerasekettenreaktion (RT-PCR) die Expression des NJS-Gens in jedem Knoten.

Die statistische Analyse der Ergebnisse erfolgte mittels Student's-t-Test.

Ergebnisse

Stammten die Zellkulturen von szintigraphisch minderspeichernden Knoten, die eine erniedrigte NJS-Expression aufwiesen, so ließ sich durch Zugabe von Jodid lediglich eine Wachstumshemmung von durchschnittlich 8 ± 1,2 % verzeichnen. Im Gegensatz dazu konnte das Wachstum von Thyreozyten aus „warmen" Knoten, die auch eine gesteigerte Genexpression des NJS besaßen, um durchschnittlich 33,7 ± 8,3 % gehemmt werden. Bei Schilddrüsenzellen aus paranodulärem bzw. normalem Schilddrüsenparenchym war ein Rückgang des Zellwachstums um 15,6 ± 2,6 % zu verzeichnen (s. Tabelle 1).

Tabelle 1. Reduktion des Zellwachstums in % (Mittelwerte) in Abhängigkeit der zugefügten Jodidkonzentration nach 72 Stunden Inkubation ($p < 0,1\%$)

Jodidkonzentration	10^{-8} M	10^{-6} M	10^{-4} M
„kalte" Knoten (n=14)	103,89 %	100,96 %	91,91 %
„warme" Knoten (n=14)	89,63 %	75,11 %	66,24 %
paranoduläres/normales Gewebe	100,29 %	88,35 %	84,39 %

Schlußfolgerung

Jodid besitzt einen hemmenden Effekt auf das Schilddrüsenwachstum, wie zum Beispiel bei der Therapie der juvenilen Struma oder in klinischen Studien zur Rezidivprophylaxe der endemischen Struma bestätigt werden konnte [5–7], allerdings mit unterschiedlichem Erfolg.

In unserer Untersuchung zeigte sich, daß durch Jodid sowohl bei normalem bzw. paranodulärem Schilddrüsengewebe, als auch bei Adenomen eine effektive Wachstumshemmung erzielt werden konnte, während eine signifikante Wirkung bei szintigraphisch kalten Knoten fehlte. Dies korrelierte direkt mit der jeweiligen Expression des NJS. Im Rahmen der Rezidivprophylaxe nach erfolgter Schilddrüsenresektion bedeutet dies, daß bei vollständiger Entfernung der knotigen Veränderungen durch die postoperative Gabe von Jodid eine effektive Wachstumshemmung auf das verbliebene Restparenchym zu erwarten ist.

Zusammenfassung

Da in klinischen Untersuchungen ein unterschiedlicher Effekt von Jodid auf das Wachstum von Schilddrüsenknoten zu beobachten ist, stellte sich die Frage, ob diesbezüglich ein Zusammenhang mit der Expression des Na^+/Jodidsymporters (NJS), einem transmembranösem Protein, besteht.

Hierzu untersuchten wir insgesamt 28 Schilddrüsenknoten (14 Knoten mit vermindertem Tc-Uptake sowie 14 Knoten mit erhöhter Tc-Speicherung). Als Kontrolle dienten jeweils von paranodulär und von unauffälligem Parenchym entnommene Gewebsproben. Die NJS-Expression wurde mit Hilfe einer (semi-)quantitativen RT-Polymerasekettenreaktion bestimmt. Primäre Zellkulturen von jeder Gewebsprobe wurden für 24 und 72 Stunden mit unterschiedlichen Jodidkonzentrationen (10^{-8}, 10^{-6}, 10^{-4} M) inkubiert und der Effekt auf das Zellwachstum gemessen.

Thyreocyten aus szintigraphisch „kalten" Knoten mit einer verminderten NJS-Expression erfuhren eine Wachstumshemmung von nur $8 \pm 1{,}2\%$, während bei Zellkulturen, die von Adenomen mit erhöhtem Tc-Uptake und einer vermehrten NJS-Expression stammten, ein wachstumshemmender Effekt des Jodids von $33{,}7 \pm 8{,}3\%$ zu verzeichnen war. Bei Thyreozyten aus Gewebe mit normaler Expression des NJS konnte das Zellwachstum um $15{,}6 \pm 2{,}6\%$ reduziert werden.

Die Ergebnisse zeigten eine Abhängigkeit des wachstumshemmenden Effektes von Jodid auf Knoten der Schilddrüse von deren Expression des NJS. Während szintigraphisch minderspeicherndes Gewebe in seinem Wachstumsverhalten sich durch eine Jodidgabe nur geringfügig beeinflussen ließ, war eine positive Wirksamkeit bei normalem und paranodulärem Gewebe sowie bei szintigraphisch mehrspeichernden Knoten mit einer erhöhten NJS-Expression nachweisbar. Dies unterstreicht die Bedeutung des Jodids im Rahmen der Rezidivprophylaxe nach erfolgter Schilddrüsenresektion.

Abstract

Background and Methods: We investigated 28 thyroid nodules (14 nodules with a decreased Tc-uptake and 14 nodules with increased Tc accumulation). Also samples from paranodular surrounding tissue and from "normal" parenchyma were available as controls. The expression of the NJS gene was analysed with a (semi-)quantitative RT-PCR. Primary cell cultures from each tissue sample were incubated for 24 and 72 hours with different concentrations of iodide (10^{-8}, 10^{-6}, 10^{-4} M) and the effect on cell growth was assessed.

Results: Thyrocytes from "cold" nodules with a decreased NJS-expression showed an inhibition of growth of only $8 \pm 1.2\%$, whereas the growth inhibition effect of iodide on cell cultures derived from adenomas with augmented Tc-uptake and an increased NJS expression was $33.7 \pm 8.3\%$. In thyrocytes from tissues with normal NJS expression the cell growth could be reduced by $15.6 \pm 2.6\%$.

Conclusion: The results demonstrated that the growth inhibition effect of iodide on thyroid nodules depends on their expression of the NJS gene. This supports the role of iodide for prophylaxis of recurrent goiter after surgery.

Literatur

1. Brune E, Bröcker M, Derwahl KM, Hohlbach G (1997) Der Natrium-Jodid-Symporter der Schilddrüse – Expression und Funktion. Acta Chir Austriaca Suppl Nr 135:13
2. Carrasco N (1993) Iodide transport in the thyroid gland. Biochimica et Biophysica. Acta 1154:65–82
3. Cell Titer 96™ Non-Radioactive Cell Proliferation Assay. Produktinformation der Fa. Promega, 2800 Woods Hollow Road, Madison, WI 53711-5399 USA. Technical Bulletin No. 112, Revised 5/95
4. Dai G, Levy O, Carrasco N (1996) Cloning and characterization of the thyroid iodide transporter. Nature Vol 379:458–460
5. Einenkel D, Bauch KH, Benker G (1992) Behandlung der juvenilen Struma mit Levothyroxin und/oder Jodid Acta Endocrinol 127 4:301–306
6. Hampel R (1995) Therapie von Jodmangelstrumen und Rezidivprophylaxe mit Thyroxin und Jodid. Der Kassenarzt 10:52–61
7. Negele T, Spelsberg F (1997) Levothyroxin oder die Kombination aus Jod und Levothyroxin als Prophylaxe der Rezidivstruma im Jodmangelgebiet. In: Reiners C, Weinheimer B (Hrsg): Schilddrüse 1997 – Jod und Schilddrüse. Walter de Gruyter Verlag Berlin-New York (1998)
8. Peters H, Hackel D, Schleusener H (1996) Rezidivprophylaxe der endemischen Struma. Dtsch Med Wochenschr. 121:752–756

Expression von „Death-Domain"-Rezeptoren und ihren Liganden bei benigner Struma und Schilddrüsenkarzinomen

Expression of "death-domain"-receptors and their ligands in benign goitre and thyroid carcinoma

C. Hoang-Vu, K. Bull[1], I. Schwarz, J. Holtz[2], C. Schmutzler[3], J. Köhrle[3], H. Dralle

Klinik für Allgemeinchirurgie
[1] Klinik für Kinderheilkunde
[2] Institut für Pathophysiologie, MLU Halle
[3] Abt. Molekulare Innere Medizin der Medizinischen Poliklinik, Universität Würzburg

Einleitung

Seit Beginn der 90er Jahre konnte gezeigt werden, daß zur Tumor-Therapie eingesetzte Chemotherapeutika und Bestrahlung Apoptose oder programmierten Zelltod auslösen können, und daß diese induzierte Apoptose einen wesentlichen Mechanismus der onkologischen Therapie darstellt. Gleichzeitig wurde erkannt, daß Krebszellen eine sehr variable Anfälligkeit für die Induzierbarkeit von Apoptose haben und daß unter Chemotherapie die Apoptose-Anfälligkeit weiter vermindert werden kann [1]. Die Mechanismen der Therapie-induzierten Apoptose-Auslösung in Tumorzellen und ihrer Modulation bei primärer oder erworbener Apoptose-Resistenz sind erst unvollständig bekannt. Die Initiation des Apoptosesignals erfolgt z. B. durch den membranständigen Fas-Rezeptor (von F7-associated surface protein) oder APO-1/ CD95 (apoptosis-inducing-protein-1/cluster-of-differentiation-antigen-95) [2,3]. Dabei wird das apoptotische Signal durch Bindung intrazellulärer Adaptermoleküle an die sogenannte „Death-Domain" des Fas/APO-1 übertragen [4]. Die physiologische Aktivierung von Fas erfolgt durch FasL, ein Typ-II-Membranprotein, das überwiegend von aktivierten T-Lymphozyten und NK-Zellen exprimiert wird [5]. Neben FasL könnten auch andere Liganden von „Death-Domain"-Rezeptoren (ddRs) der TNF/NGF-Rezeptor-Familie als Beteiligte an der Sensitivität von Tumoren gegenüber Chemotherapeutika vermutet werden [6], besonders der Ligand TRAIL (TNF-related-apoptosis-inducing-ligand [7]). Die Apoptoseauslösung durch TRAIL erfolgt über die ddRs DR4 und DR5 [7], die als funktionelle Homologe zu Fas gesehen werden können und die in Tumorzellen vermehrt vorgefunden werden. Ein wichtiger Unterschied zwischen dem Fas/FasL- und dem TRAIL-System liegt in der Regulation der Ligandverfügbarkeit an den jeweiligen Apoptoserezeptoren durch andere Ligand-bindende Proteine. Zur Expression und Bedeutung der parakrinen Interaktionen von Fas und FasL oder von anderen ddRs mit ihren Liganden für die Ansprechbarkeit auf Chemotherapie bei Schilddrüsenmalignomen unterschiedlichen Differenzierungsgrades gibt es jedoch bisher keine Kenntnisse. Ziel dieser Arbeit ist, die mRNA-Expressionen von Apoptose-induzierendem Membranrezeptor Fas und seinem Liganden sowie von anderen Apoptose-auslösenden Rezeptoren DR4 und DR5, und ihrem Liganden TRAIL in Schilddrüsenmalignomen zu untersuchen.

Material und Methoden

Insgesamt wurden jeweils 10 Gewebe von papillären (PTC), follikulären (FTC) und undifferenzierten Schilddrüsenkarzinomen (UTC) sowie von benignen Strumen (bSD) untersucht. Dabei wurde zunächst die Gesamt-RNA isoliert. Nach Anfertigung, Testung und Optimierung spezifischer Primer erfolgte mittels RT-PCR die mRNA-Analyse von Fas und seinem Ligand FasL sowie ddRs DR4, DR5 und ihrem Ligand TRAIL. Zusätzlich wurde eine immunhistochemische Untersuchung für Fas (mAB, Klon SM1/1) und FasL (mAB, Klon 33) durchgeführt.

Ergebnisse

Das Transkript von TRAIL und von dem „Death-Domain"-Rezeptor DR4 wurden in allen Geweben nachgewiesen. Der „Death-Domain"-Rezeptor DR5 wurde in 6 von 10 FTC bzw. in 7 von 10 PTC und in allen bSD bzw. UTC nachgewiesen. Fas-Transkript wurde in allen bSD, 9 von 10 FTC, 8 von 10 PTC und 8 von 10 UTC festgestellt. FasL-mRNA wurde in 2 von 10 bSD, 2 von 10 FTC, 6 von 10 PTC sowie 7 von 10 UTC nachgewiesen. Immunhistochemisch zeigte sich, daß Fas-Protein in 8 von 10 bSD, in 4 PTC, in einem FTC bzw. in einem UTC exprimiert wurde. Die Immunreaktivität von FasL konnte in einer bSD, in jeweils 2 differenzierten Karzinomen und in allen sieben die mRNA-exprimierenden Geweben nachgewiesen werden.

Diskussion

Apoptose ist ein Hauptfaktor des Zellverlusts in der Schilddrüse im Zusammenhang mit der Strumabildung und -involution [8]. Dagegen gibt es bislang kaum Erkenntnisse über die Rolle von Apoptose in Schilddrüsenkarzinomen. Bröcker et al. konnten zeigen, daß bei einem komplizierten Muster veränderter Expression verschiedener pro- bzw. anti-apoptotischer Proteine der *bcl-2*-Familie, eine verringerte Konzentration an pro-apoptotischem *bax*-Protein in Schilddrüsenkarzinomen verglichen mit Schilddrüsenadenomen resultiert [9]. Unsere Daten zeigen, daß mit zunehmender Dedifferenzierung die Expression von Fas herabgesetzt, aber von FasL hochreguliert wurde. Dies könnte eine Erklärung für die je nach Differenzierungsgrad des Tumors unterschiedliche Ansprechbarkeit auf Chemotherapie sein [10]. Während die DR5-mRNA in 60% der differenzierten Tumoren nachweisbar war, scheint das Transkript von TRAIL und DR4 unabhängig vom Histiotyp ubiquitär exprimiert zu sein. Welche physiologische Bedeutung die Expression von DR5, DR4 sowie ihrem Liganden TRAIL, insbesondere aber welche biologische Relevanz die Expression von FasL für die Aggressivität, Invasivität sowie die Metastasierung von Schilddrüsenkarzinomen haben, bedarf weiterer Untersuchungen.

Zusammenfassung

TRAIL wurde in allen Geweben nachgewiesen. Der „Death-Domain"-Rezeptor DR4 wurde in allen Geweben exprimiert, der DR5 in 60% bzw. 70% der FTC bzw. PTC und

100% der bSD bzw. UTC nachgewiesen. Fas-Transkript wurde in allen bSD, 9 von 10 FTC, 8 von 10 PTC und 8 von 10 UTC festgestellt. Das Transkript von Fas-Ligand wurde in 2 bSD und in allen UTC nachgewiesen. Immunhistochemische Untersuchungen haben gezeigt, daß FasL-Protein nicht in bSD, variabel in differenzierten und stark in fast allen undifferenzierten Tumoren exprimiert wurde, während Fas schwach in bSD, unterschiedlich in differenzierten und kaum in undifferenzierten Tumoren nachgewiesen werden konnte. Welche Bedeutung die Expression von FasL-Protein bei undifferenzierten Karzinomen hat, bedarf weiterer Untersuchungen.

Abstract

Background: This study investigated the mRNA expression of Fas, FasL, TNF-R1, DR4 and DR5 in human thyroid tissues.

Methods: For RT-PCR analysis, total RNA was isolated from papillary (PTC, n = 10), follicular (FTC, n = 10) and undifferentiated anaplastic thyroid carcinoma (ATC, n = 10) as well as from tissues from benign goitre (G, n = 10). Immunohistochemical staining for Fas and FasL was additionally done in all tissues.

Results: RT-PCR analysis revealed that TNF-R1 and DR4 were expressed in all tissues, whereas DR5 in 60% of FTC, 70% of PTC, in all G and ATC. Fas mRNA was found in all G, 90% of FTC, 80% of PTC and 80% of ATC. The transcript of FasL was detected in 2 G and 8 ATC. Immunohistochemical evaluation showed that FasL is variably expressed in PTC and FTC, strongly in ATC, and weakly in a G. Fas protein was moderately expressed in G, weakly or not found in differentiated and not detected in undifferentiated tumors.

Conclusion: Our data show that the dedifferentiation coincides with a decreased Fas and an increased FasL expression. The biological significance of decreased Fas and increased FasL expression in undifferentiated thyroid tumors has to be elucidated.

Danksagung

Diese Arbeit wurde vom Land Sachsen-Anhalt gefördert.

Literatur

1. Fisher DE (1994) Apoptosis in cancer therapy: crossing the threshold. Cell 78:539–542
2. Itoh N, Yonehara S, Ishii A, Yonehara M, Mizushima S, Sameshima M, Hase A, Seto Y, Nagata S (1991) The polypeptide encoded by the cDNA for human surface antigen Fas can mediate apoptosis. Cell 66:233–243
3. Trauth BC, Klas C, Peters AMJ, Matzku S, Möller P, Falk W, Debatin KM, Krammer PH (1989) Monoclonal antibody-mediated tumor regression by induction of apoptosis. Science 245:301–305
4. Peter ME, Kischkel FC, Hellbardt S, Chinnaiyan AM, Krammer PH, Dixit VM (1996) CD95 (APO-1/Fas)-associating signalling proteins. Cell Death Diff 3:161–170
5. Suda T, Takahashi T, Goldstein P, Nagata S (1993) Molecular cloning and expression of the Fas Ligand, a novel member of the tumor necrosis factor family. Cell 75:1169–1178

6. Krammer PH (1997) The tumor strikes back: new data on expression of the CD95 (APO-1/Fas) receptor/ligand system may cause paradigm changes in our view on drug treatment and tumor immunology. Cell Death Diff 4:362–364
7. Pan G, O'Rourke K, Chinnaiyan AM, Gentz R, Ebner R, Ni J, Dixit VM (1997) The receptor for the cytotoxic ligand TRAIL. Science 276:111–113
8. Tamura M, Kimura H, Koji T, Tominaga T, Ashizawa K, Kiriyama T, Yokoyama N, Yoshimura T, Eguchi K, Nakane PK, Nagataki S (1998) Role of apoptosis of thyrocytes in a rat model of goiter. A possible involvement of Fas system. Endocrinology 139:3646–3653
9. Bröcker M, de Buhr I, Papagcorgiou G, Schatz H, Derwahl M (1996) Expression of apoptosis-related proteins in thyroid tumors and Thyroid carcinima cell lines. Exp Clin Endocrinol Diab 104 (Suppl 4): 20–23
10. Schlumberger MJ (1998) Papillary and follicular thyroid carcinoma. N Engl J Med 338:297-306

Korrespondenzadresse: Dr. Cuong Hoang-Vu, MLU Halle, Klinik für Allgemein-chirurgie, AG Exp. & Chir. Onkologie, Magdeburger Str. 18, 06097 Halle, Telefon: +49-345-557-1366, Fax: -1232, E-mail: hoang-vu@medizin.uni-halle.de

Mutationen des Tumorsuppressor Gens p53 spielen in der Genese maligner neuroendokriner Tumoren keine Rolle

Mutations of p53 tumor suppressor gene are of no significance in malignant neuroendocrine tumors

A. M. Stenger [1], J. Aberle [1], R. Jung [2], R. P. Henke [2], S. Schröder [4], A. Frilling [5], C. Bloechle [1], J. R. Izbicki [1]

[1] Abt. für Allgemeinchirurgie, Universitäts-Krankenhaus Eppendorf, Hamburg
[2] Abt. für Klinische Chemie, Universitäts-Krankenhaus Eppendorf, Hamburg
[3] Abt. für Pathologie, Universitäts-Krankenhaus Eppendorf, Hamburg
[4] Institut für Pathologie, Hamburg
[5] Klinik für Allgemeine- und Transplantationschirurgie, Universitätsklinikum Essen

Einleitung

Die Beurteilung der Dignität von neuroendokrinen Tumoren allein aufgrund histopathologischer Kriterien ist schwierig. Die Einschätzung der Dignität dieser Tumorentität beruht im wesentlichen auf dem klinischen Verlauf, d. h. der Rezidiventwicklung bzw. der Metastasierung. Die Detektion von Mutationen des Tumorsuppressor-Gens p53 als molekularbiologischer Marker könnte die Dignitätsabklärung des Primärtumors ermöglichen. Das Phosphoprotein p53 fungiert als rezessives Tumorsuppressor-Gen. Bei Mutationen des Wildtyps verliert p53 seine Funktion [2]. Es wurde gezeigt, daß die Überexpression von mutiertem p53 in primären Bronchial-, Mamma- und gastrointestinalen Karzinomen mit dem Grad der Entdifferenzierung und der Tendenz zur Metastasierung korreliert [3, 4]. Um mutiertes p53 als Marker der Malignität neuroendokriner Tumore zu etablieren, müßten zwei Voraussetzungen erfüllt sein: (1) Nachweis von mutiertem p53 in dem Verlauf nach malignen Primärtumoren und (2) fehlender Nachweis in dem Verlauf nach benignen Primärtumoren. Ziel der Studie war es, in nach klinischen Verlauf als maligne eingestuften neuroendokrinen Tumoren die Expression des mutierten p53 nachzuweisen und mit dem Grad der Entdifferenzierung zu korrelieren.

Material und Methodik

Für die Untersuchung wurde Tumorgewebe von 30 neuroendokrinen Tumoren bestehend aus 20 gastrointestinalen Tumoren (2 Magen-, 3 Duodenal-, 10 Ileum-, 2 Appendix- und 3 Rektumkarzinoiden), 6 Pankreas- und 4 Lungenkarzinoiden aufgearbeitet. Bei 10 Patienten zeigte sich ein benignes Tumorverhalten, bei vier Patienten war keine Aussage möglich und bei den restlichen 16 Patienten lag nachweislich ein maligner Krankheitsverlauf vor (Metastasierung, Lymphknotenbefall, Persistenz von Karzinoidsymptomatik, Tod verursacht durch die Erkrankung). Es erfolgte bei allen Tumoren ein immunhistochemischer p53-Nachweis und parallel dazu die Tumor-DNA Untersuchung auf p53-Mutationen.

Immunhistochemie: Aus in formalinfixierten paraffineingebetteten Tumorgewebe wurden Schnitte von 4 µm angefertigt. Nach dem Trocknen und entparaffinisieren mit Xylol erfolgte die Entwässerung mit Ethanol. Die Schnitte wurden 15 min. bei 800 Watt in Zitronensäurepuffer (10 mM) in der Mikrowelle aufgekocht, um die Bedingungen für die AK-Bindungsstellen zu optimieren [6]. Zum Abblocken der endogenen Peroxidase wurde Wasserstoffperoxid (2 %) verwendet. Unspezifische Reaktionen sollten durch die Anwendung von Normalserum (1 : 50) des Pferdes reduziert werden (ABC-Maus elite kit/Vectastain). Eingesetzt wurden drei monoklonale Primärantikörper der Maus DO-7 (DAKO, Hamburg, Deutschland), Pab 1801 (Dianova, Hamburg, Deutschland) und ein Cocktail aus beiden im Verhältnis 1 : 1 mit einer Inkubationszeit von 60 Minuten [3]. Zusätzlich erfolgte die Inkubation mit einem biotinilierten Antikörper (1 : 50) der Maus über 30 Minuten. Das zellulär gebundene p53 wurde mittels Avidin-Biotin Enzymkomplex-Methode nachgewiesen. Die anschließende Farbreaktion wurde durch Oxidation mit Diaminobenzidin erreicht. Die Gegenfärbung erfolgte mit Hämalaun. Als Negativkontrolle wurden Fibroblasten bzw. Schnitte ohne Antiköper angefärbt und als Positivkontrolle diente ein undifferenziertes Schilddrüsenkarzinom. Positiv wurden Schnitte mit mehr als 20 % p53 positiver Zellkerne gewertet.

DNA-Extraktion und Amplifikation: Aus Paraffinblöcken und tiefgefrorenem Frischgewebe (– 80 °C) erfolgte die DNA-Gewinnung durch Proteinase K-Verdauung und Phenol/Chloroform Extraktion [1]. Mittels spezifischen p53 Primern der Exons 5 – 9 [5] wurde die Amplifikation der DNA mit PCR durchgeführt. Insgesamt wurden 40 Zyklen durchlaufen mit 95 °C Denaturierungs-Temperatur (30 sec), 56 °C Annealings-Temperatur (30 sec) und 72 °C Extensions-Temperatur (60 sec).

SSCP (single strand conformation polymorphism): Die PCR-Produkte wurden in der SSCP (single strand conformation polymorphism) auf Veränderungen des Laufverhaltens der Einzelstränge untersucht. Hierzu wurden die Proben auf ein 13 % Polyacrylamidgel (BIO-RAD, München, Deutschland) aufgetragen und 3 Stunden bei 5 Watt einer Sequenzierungsreaktion unterzogen. Bei Mutationsverdacht erfolgte die automatische Sequenzierung. Als negative Kontrollen wurde Muskelgewebe und als positive Kontrollen Gewebeproben eines undifferenzierten Schilddrüsenkarzinoms untersucht.

Ergebnisse

Die Etablierung der Methodik konnte anhand der Ergebnisse zu den negativen und positiven Kontrollgewebeproben demonstriert werden. In den Negativkontrollen von Muskelgewebe war in keinem Fall der immunhistochemische Nachweis von p53 zu führen. In Übereinstimmung hierzu ergab sich auch in der SSCP in keinem der DNA-Amplifikate eine Auffälligkeit bezüglich des Laufverhaltens der Einzelstränge. In den Positivkontrollen von undifferenziertem Schilddrüsenkarzinom konnte p53 mit allen drei Antikörperlösungen durch deutlich positive Reaktionen detektiert werden. Zusätzlich ergab die Sequenzierung der Positivkontrolle eine Mutation im Exon 5.

In den 30 neuroendokrinen Tumoren konnte weder bei den benignen noch bei den malignen Tumoren weder in der mehrfachen immunhistochemischen Färbung noch in den wiederholten PCR-Amplifikationen eine p53-Expression bzw. eine p53 Mutation beobachtet werden.

Diskussion

Neuroendokrine Tumoren zeichnen sich im Vergleich zu Karzinomen durch einen langsameren Tumorprogress aus. Erstrebenswert ist durch den Einsatz eines Tumormarkers, etwas über das Tumorverhalten aussagen zu können. Das Tumorsuppressor-Gen p53 kann bei vielen gastrointestinalen Karzinomen nachgewiesenen werden, wo es mit der Aggressivität bzw. der Prognose korreliert [3, 4]. Die Ergebnisse dieser Untersuchungen zeigen, daß p53 Mutationen in neuroendokrinen Tumoren nicht exprimiert werden und somit auch keine Bedeutung als Marker der Dignität bei dieser Tumorentität haben.

Zusammenfassung

Die Einschätzung der Dignität neuroendokriner Tumoren beruht im wesentlichen auf dem klinischen Verlauf, d.h. der Rezidiventwicklung bzw. der Metastasierung. Die Detektion von Mutationen des Tumorsuppressor-Gens p53 als molekularbiologischer Marker könnte die Dignitätsabklärung des Primärtumors ermöglichen. Hierzu wurden 30 neuroendokrine Tumoren (20 Tumore des Gastrointestinal-Traktes, 6 Pankreas- und 4 Lungentumore) auf p53 Expression und p53 Mutation untersucht. 16 Tumore zeigten nachweislich einen malignen Tumorverlauf. Immunhistochemisch erfolgte der p53 Protein Nachweis mit drei monoklonalen Antikörpern (DO7, Pab 1801 und einem Cocktail aus beiden). Desweiteren wurde die DNA von allen 30 Tumoren mit PCR und SSCP auf eine p53 Mutation untersucht. Es war weder in der Immunhistochemie noch in der SSCP ein p53 Nachweis möglich. Somit läßt sich schlußfolgern, daß der Nachweis des Tumorsuppressor-Gens p53 keine Rolle in der Genese und als Tumormarker bei malignen neuroendokrinen Tumoren spielt.

Abstract

Background: Carcinoid tumors are potentially metastasizing neoplasms. These tumors are remarkably varied in their biologic behavior and may be indolent for years.

Methods: Thirty human neuroendocrine tumors of the gastrointestinal tract (20), pancreas (6) and the lung (4) were studied for the frequency and prognostic significance of p53 protein expression and p53 mutation. 16 tumors showed a malignant follow-up. Paraffin embedded tissues were screened by immunohistochemical methods. A panel of three monoclonal antibodies (DO-7, Pab 1801 and a cocktail of both 1:1) were employed by using the avidin-biotin peroxidase complex technique. Additionally, genomic DNA was studied for p53 mutations by single strand conformation polymorphism (SSCP) and direct sequencing for exons 5 to 8.

Results: None of the samples showed positive staining for p53 whereas the positive control (undifferentiated thyroid carcinoma) showed clear staining with each antibody. These results were confirmed by PCR-SSCP. None of the amplified sequences showed conformational changes.

Conclusion: It seems that neuroendocrine neoplasms do not follow the pathway of cancerogenesis described for other tumors by expression of p53 tumor gene. The present study suggests that p53 gene mutation may be relatively unimportant in the genesis of neuroendocrine tumors.

Literatur

1. Blin N, Stafford D (1976) A general method for isolation of high-molecular-weight DNA from eukaryotes. Nucleic Acids Res 3:2303–2308
2. Finlay CA, Hinds PW, Tan TH, Eliyahu D, Oren M, Levine AJ (1988) Activating mutation for transformation by p53 produce a gene product that forms an hsp70-p53 complex with an altered half-life. Mol Cell Biol 8:531–539
3. Hollstein M, Sidransky D, Vogelstein B, Harris CC (1991) P53 mutations in human cancers. Science 253:49–53
4. Levine AJ, Monmand J, Finlay CA (1991) The p53 tumor suppressor gene. Nature 351:453–456
5. Murakami Y, Hayashi K, Hirohashi S, Sekiya T (1991) Aberrations of the tumor suppressor p53 and retinoblasoma genes in human hepatocellular carcinomas. Cancer Res 51:5520–5525
6. Resnick JM, Cherwitz D, Knapp D, Uhlman D, Niehans GA (1995) A microwave method that enhances detection of aberrant p53 expression in formalin-fixed, paraffin-embedded tissues. Arch Pathol Lab Med 119:360–366

Korrespondenzadresse: Dr. med. Anya-Maria Stenger, Abt. für Allgemeinchirurgie, Chirurgische Klinik, Universitäts-Krankenhaus Eppendorf, Martinistr. 52, D-20246 Hamburg

Nachweis von Cytokeratin 20 mRNA in Schilddrüsenkarzinomen und peripherem Blut durch RT-PCR

Detection of cytokeratin 20 mRNA in thyroid carcinomas and peripheral blood by RT-PCR

Th. Weber[1], Th. Hölting[2], J. Weitz[1], K. Amann[3], E. Klar[2], Ch. Herfarth[2], M. von Knebel Doeberitz[1]

[1] Sektion für Molekulare Diagnostik und Therapie
[2] Chirurgische Klinik der Universität Heidelberg, Im Neuenheimer Feld 110, 69120 Heidelberg
[3] Pathologisches Institut der Universität Heidelberg, Im Neuenheimer Feld 220, 69120 Heidelberg

Einleitung

Klinisch tastbare Knoten der Schilddrüse werden in den USA bei 4–7% [1] der Bevölkerung diagnostiziert, in Jodmangelgebieten, wie in Deutschland treten knotige Veränderungen der Schilddrüse in bis zu 20% auf. Schilddrüsenkarzinome gehören dagegen mit einer Inzidenz von 1–10 pro 100000 Einwohnern zu den seltenen bösartigen Tumoren [2].

Trotz einer Vielzahl von diagnostischen Methoden (Sonographie, Szintigraphie, Feinnadelpunktion und Zytologie) gestaltet es sich präoperativ noch immer schwierig, zwischen benignen und malignen Raumforderungen der Schilddrüse zu unterscheiden. Eine Differenzierung zwischen gut- und bösartigen Schilddrüsenerkrankungen ist jedoch für ein operatives Vorgehen von entscheidener Bedeutung.

Cytokeratin 20 (CK20) stellt ein Protein der Gruppe der Intermediärfilamente dar, die für die Differenzierung und Funktion des Zytoskeletts epithelialer Zellen verantwortlich sind [3].

Durch eine differentielle Genexpression in maligne transformierten, epithelialen Zellen gelingt es CK20 mRNA in Gewebeproben von Karzinomen epithelialen Ursprungs, sowie in Blut- und Knochenmarksproben von Patienten mit epithelialen Tumoren durch RT-PCR (reverse Transkription, Polymerasekettenreaktion) nachzuweisen. Ein Nachweis von CK20 mRNA konnte bisher vor allem in kolorektalen Karzinomen [4–6], Magen- und Pankreaskarzinomen [5] gezeigt werden.

Das Ziel unserer Untersuchungen war der Nachweis einer Expression von CK20 mRNA in Gewebe- und Blutproben von Patienten mit benignen und malignen Schilddrüsenerkrankungen durch RT-PCR zur Verbesserung der Diagnostik des Schilddrüsenkarzinoms und zur Darstellung von im Blut zirkulierenden Tumorzellen.

Patienten und Methoden

Untersucht wurden 33 intraoperativ entnommene, kryokonservierte Gewebeproben von Schilddrüsenkarzinomen (15 papilläre, 10 follikuläre, 4 anaplastische und 4 medulläre Karzinome) und 30 Proben gutartiger Schilddrüsenerkrankungen (14 Strumen, 14 follikuläre Adenome, 2 Hashimoto-Thyreoiditiden).

Präoperative Blutproben erhielten wir von 28 Patienten mit Schilddrüsenkarzinomen, 9 Patienten mit gutartigen Schilddrüsenveränderungen und 7 gesunden Probanden.

Aus gefriergeschnittenen Gewebeproben und Blutproben erfolgte eine Extraktion von Gesamt-RNA. Das verwendete RT-PCR-System zur Detektion von CK20 mRNA wurde bereits von Weitz [6] beschrieben.

Ergebnisse

Eine Expression von CK20 mRNA konnte in 3 Zellinien humaner Schilddrüsenkarzinome (TT – medulläres Ca, SW 1736 und C 643 – anaplastische Ca) nachgewiesen werden. Eine Northern blot - Untersuchung zeigte jedoch eine im Vergleich zur HT 29 – Zellinie (Colon-Ca) geringere Expressionsrate von CK20.

Alle untersuchten 4 medullären Schilddrüsenkarzinome exprimierten CK20 mRNA, ebenso wie 7 von 10 follikuläre, 4 von 15 papilläre und 1 von 4 anaplastische Karzinome.

CK20 mRNA war dagegen in keiner der untersuchten 30 benignen Schilddrüsenerkrankungen nachweisbar.

Im Blut zirkulierende Tumorzellen konnten bei 1 von 13 Patienten mit papillären, 2 von 7 mit follikulären, 2 von 5 mit medullären und 1 von 3 Patienten mit anaplastischen Karzinomen nachgewiesen werden. Negative Ergebnisse fanden sich sich bei allen getesteten Blutproben von 9 Patienten mit benignen Schilddrüsenerkrankungen und 7 gesunden Probanden.

Diskussion

Immunhistochemische Untersuchungen von Cytokeratinmarkern an Schilddrüsenkarzinomen wurden 1992 durch Moll [3] und 1996 durch Schröder [7] durchgeführt. Ein positiver Nachweis von CK20 gelang jedoch nur in Einzelfällen bei medullären Karzinomen.

Aufgrund der hohen Sensitivität und Spezifität der CK20 RT-PCR, untersuchten wir dieses System zum Nachweis von CK20 mRNA in Gewebe- und Blutproben von Patienten mit Schilddrüsenkarzinomen.

CK20 mRNA wurde in Abhängigkeit von der histologischen Klassifizierung der Tumore vor allem in medullären (4/4) und follikulären (7/10) Karzinomen, seltener auch in papillären (4/15) und anaplastischen (1/4) Karzinomen entdeckt.

Der prognostische Stellenwert von im Blut zirkulierenden Tumorzellen wird derzeit noch kontrovers diskutiert. Während Soeth [5] eine positive Korrelation zwischen der Detektion von CK 20 mRNA im Blut und Knochenmark von Patienten mit kolorektalen Karzinomen und dem Überleben der Patienten beschrieb, konnte Wyld [8] einen derartigen Zusammenhang nicht bestätigen. Vorwiegend bei Patienten mit medullären (2/5) und follikulären (2/7) Schilddrüsenkarzinomen gelang uns ein Nachweis von CK 20 mRNA im peripheren Blut. Eine Korrelation dieser Befunde mit der Prognose der Patienten bzw. einer weiteren Tumorprogression wird derzeit an einer größeren Anzahl von Patienten über einen längeren Zeitraum überprüft.

Zusammenfassung

Trotz einer Vielzahl von diagnostischen Methoden gestaltet sich die Diagnose des Schilddrüsenkarzinoms noch immer schwierig. Eine Differenzierung zwischen benignen und malignen Erkrankungen der Schilddrüse ist jedoch für ein operatives Vorgehen von entscheidender Bedeutung. Das Ziel unserer Untersuchungen war es deshalb durch den Nachweis von CK 20 mRNA in Gewebe- und Blutproben von Patienten mit Schilddrüsenkarzinomen einen Beitrag zur Verbesserung der Diagnostik des Schilddrüsenkarzinoms zu leisten. Darüberhinaus gelang es uns erstmals im peripheren Blut zirkulierende Tumorzellen vor allem bei Patienten mit medullären und follikulären Karzinomen nachzuweisen.

Abstract

Background and aim: Despite a variety of diagnostic tools, diagnosis of thyroid carcinoma remains difficult. A differentiation between benign and malignant thyroid diseases is however essential for operative decision making. The aim our study was to investigate a nested RT-PCR system to detect Cytokeratin 20 (CK 20) in benign and malignant thyroid tissues and peripheral blood.

Methods: Frozen tissue sections of 33 thyroid carcinomas and 30 benign thyroid diseases (14 multinodular goiters, 14 follicular adenomas, 2 Hashimoto's thyroiditis) were obtained intraoperatively. Blood samples were drawn from 27 patients with thyroid carcinomas, 9 patients with benign thyroid diseases and 7 healthy volunteers.

Results: 100 % of the medullary, 70 % of the follicular, 27 % of the papillary and 25 % of the anaplastic carcinomas showed an expression of CK 20 mRNA in the examined frozen tissue sections. CK 20 mRNA was undetectable in 30 benign thyroid diseases. Circulating tumor cells were found in the peripheral blood of 2/4 patients with medullary, 2/7 with follicular, 1/13 patients with papillary and 1/3 patients with anaplastic thyroid carcinomas. CK 20 mRNA could not be detected in blood samples of patients with benign thyroid diseases and healthy volunteers.

Conclusion: CK 20 transcripts can be detected sucessfully in tissue sections of thyroid carcinomas but not in benign thyroid diseases. Moreover the investigated CK 20 RT-PCR system is able to detect circulating tumor cells of thyroid carcinomas in the peripheral blood.

Literatur

1. Tezelman S, Clark OH (1995) Current management of thyroid cancer. Adv Surg 28:191–221
2. Schlumberger MJ (1998) Papillary and follicular thyroid carcinoma. N Engl J Med 338:297–306
3. Moll R, Lowe A, Laufer J, Franke WW (1992) Cytokeratin 20 in human carcinomas. Am J Pathol 140:427–447
4. Burchill SA, Bradbury MF, Pittman K, Southgate J, Smith B, Selby P (1995) Detection of epithelial cancer cells in peripheral blood by reverse transcriptase - polymerase chain reaction. Br J Cancer 71:278–281

208

5. Soeth E, Vogel I, Röder C, Juhl H, Marxsen J, Krüger U, Henne-Bruns D, Kremer B, Kalthoff H (1997) Comparative analysis of bone marrow and venous blood isolates from gastrointestinal cancer patients for the detection of disseminated tumor cells using reverse transcription PCR. Cancer Res 57:3106–3110
6. Weitz J, Kienle P, Lacroix J, Willeke F, Benner A, Lehnert T, Herfarth C, von Knebel Doeberitz M (1998) Dissemination of tumor cells in peripheral blood by reverse-transcriptase polymerase chain reaction for cytokeratin 20. Int J Cancer 79:288–293
7. Schröder S, Wodzynski A, Padberg B (1996) Zytokeratinexpression benigner und maligner epithelialer Schilddrüsentumoren. Pathologe 17:425–432
8. Wyld DK, Selby P, Perren TJ, Jonas SK, Allen-Mersh TG, Wheeldon J, Burchill SA (1998) Detection of colorectal cancer cells in peripheral blood by reverse-transcriptase polymerase chain reaction for cytokeratin 20. Int J Cancer 79:288–293

Korrespondenzadresse: Dr. Theresia Weber, Chirurgische Universitätsklinik, Im Neuenheimer Feld 110, 69120 Heidelberg

Veränderungen der Körperkerntemperatur und des intraperitonealen Milieus während eines Pneumoperitoneums

Changes of body core temperature and intraperitoneal milieu during pneumoperitoneum

K. Gründel, B. Böhm, T. Junghans, W. Schwenk, J. M. Müller

Universitätsklinik für Allgemein-, Viszeral-, Thorax- und Gefäßchirurgie der Charité, Campus Berlin-Mitte (Direktor: Prof. Dr. med. J. M. Müller)

Einleitung

Die Körpertemperatur wird normalerweise im Rahmen der Thermoregulation im Bereich weniger Zehntel konstant gehalten. Selbst kleine Schwankungen im Körperkern werden durch die Autoregulation auf ein Minimum beschränkt, um so die optimierten Stoffwechselprozesse nicht zu beeinträchtigen. Perioperativ können Patienten jedoch massiv auskühlen. Diese Beobachtung wurde hauptsächlich nach großen abdominellen Eingriffen gemacht. Überraschenderweise wurde festgestellt, daß Patienten auch nach laparoskopischen Eingriffen eine Hypothermie entwickeln können, obgleich der Wärmeverlust bei deutlich kleineren Inzisionen und fehlender Darmeventeration eigentlich geringer sein müßte. So konnte ein Abfall der Körperkerntemperatur um 1–2 °C insbesondere nach länger dauernden laparoskopischen Operationen beobachtet werden. Möglicherweise wird die Hypothermie durch hohe kontinuierliche Durchflußraten des Insufflationsgases mit nicht angewärmtem Gas verursacht. Deshalb untersuchten wir die Veränderung der Körperkerntemperatur und des intraperitonealen Milieus während eines Pneumoperitoneums mit unterschiedlichen Gasdurchflußraten und Insufflationstemperaturen.

Material und Methode

Das Ziel der Studie war herauszufinden, ob die Körperkerntemperatur oder das intraabdominelle Milieu von der Gasdurchflußrate (5, 15, 30 l/min) und von der Insufflationstemperatur eines Gases (nicht angewärmt, angewärmt) beeinflußt wird.

Die Nullhypothese der Studie lautete, daß die Körperkerntemperatur nicht von der Gasdurchflußrate oder von der Temperatur des Insufflationsgases beeinflußt wird. Die Alternativhypothese lautete, daß die Körperkerntemperatur von der Durchflußrate oder von der Temperatur des Insufflationsgases beeinflußt wird.

Das Hauptzielkriterium der Untersuchung war die Körperkerntemperatur. Nebenzielkriterien waren die relative Feuchtigkeit und die Temperatur im Abdomen.

18 Hausschweine mit einem Gewicht von 25,5 ± 6,9 kg wurden in die Studie aufgenommen und vor Beginn der Untersuchungen randomisiert folgenden 2 Gruppen zugeteilt:

Gruppe A: Pneumoperitoneum mit nicht angewärmten (21 °C) Kohlendioxid (n = 9).
Gruppe B: Pneumoperitoneum mit angewärmten (27 °C) Kohlendioxid (n = 9).

Die Messungen wurden in Allgemeinanästhesie der Tiere vorgenommen. Nach Etablierung eines Karbopneumoperitoneums wurde über eine Trokarhülse das Thermohygrometer (Trisense, Fa. Novodirekt, Deutschland) für die kontinuierlichen Messungen der relativen Feuchtigkeit und Temperatur im Abdomen plaziert. Die Körperkerntemperatur wurde über einen Pulmonaliskatheter (Swan-Ganz-Katheter) im rechten Vorhof kontinuierlich gemessen. Die Temperatur des Insufflationsgases wurde durch das integrierte Heizsystem des Thermoflators (Fa. Storz, Deutschland) bestimmt und betrug unabhängig vom Insufflationsflow maximal 27 °C (Gruppe B). Nicht angewärmtes Gas (Gruppe A) wurde mit einer Temperatur von durchschnittlich 21 °C insuffliert. Die Insufflationsrate betrug 5, 15 oder 30 l/min Kohlendioxid über einen Zeitraum von 1 Stunde. Der intraperitoneale Druck wurde bei 6 mmHg konstant gehalten. Nach Messung aller Parameter wurden die Tiere mit 0,2 ml/kg KG T61 getötet.

Die Daten wurden als Median und Range angegeben. Die Körperkerntemperatur und die Temperatur im Abdomen wurden in °Celsius, die relative Feuchtigkeit im Abdomen in Prozent angegeben. Alle Parameter wurden mit dem Kruskal-Wallis-Test zwischen den Gruppen verglichen. Die Daten wurden mit dem Statistical Analysis System SAS 6.12® für Windows ausgewertet. P-Werte < 0,05 wurden als statistisch signifikant betrachtet.

Ergebnisse

Nach einer Stunde ließ sich zwischen dem nicht angewärmten (Gruppe A) und dem angewärmten Gas (Gruppe B) kein wesentlicher Unterschied in der Körperkerntemperatur nachweisen (p = 0,6). Die Kerntemperatur fiel um durchschnittlich 0,7–1,3 °C ab. Die Temperaturdifferenz war auch nicht vom hohen Gasfluß abhängig (p = 0,3) (Tabelle). Somit konnte die Nullhypothese der Studie nicht widerlegt werden.

Lediglich die intraabdominelle Temperatur nahm mit zunehmender Flußrate ab (p = 0,07). Zwischen den Gruppen gab es jedoch keinen Unterschied (p = 0,5) (Tabelle).

Die relative Feuchtigkeit in der Bauchhöhle unterschied sich ebenfalls nicht zwischen beiden Gruppen (p = 0,7), sie fiel aber bei hohen Flußraten ab (p = 0,08). Bei gleichzeitigem Abfall der intraabdominellen Temperatur stieg die rela-

Tabelle. Einfluß unterschiedlicher Gasflußraten (5, 15, 30 l/min) auf die Körperkerntemperatur, die intraabdominelle Temperatur und die relative intraabdominelle Feuchtigkeit mit nicht erwärmtem (Gruppe A) oder erwärmtem (Gruppe B) Kohlendioxid (Median und Range)

	Gruppe A (n = 9)			Gruppe B (n = 9)		
	Anfangstemperatur	Endtemperatur	Differenz	Anfangstemperatur	Endtemperatur	Differenz
Körperkerntemperatur (°C)						
5 l/min	36,4 (36,1–37,6)	35,5 (35,4–36,7)	–0,9	36,3 (36,2–36,5)	35,4 (35,3–35,8)	–0,9
15 l/min	36,4 (35,6–36,7)	35,6 (35,1–35,6)	–0,8	35,8 (35,5–38,1)	35,1 (34,4–38,1)	–0,7
30 l/min	34,8 (34,2–36,3)	33,5 (33,1–35,9)	–1,3	36,0 (35,8–37,1)	35,1 (34,3–36,2)	–0,9
Intraabdominelle Temperatur (°C)						
5 l/min	35,7 (32,4–37,2)	34,5 (34,4–36,2)	–1,2	34,3 (34,2–36,0)	35,0 (33,7–35,3)	+0,7
15 l/min	32,5 (32,4–34,8)	31,4 (31,1–31,5)	–1,1	34,9 (34,8–36,9)	33,1 (31,8–35,9)	–1,8
30 l/min	30,6 (30,2–30,9)	28,6 (28,3–28,7)	–2,0	34,1 (33,1–35,1)	31,5 (28,4–33,7)	–2,6
	Anfangsfeuchtigkeit	Endfeuchtigkeit	Differenz	Anfangsfeuchtigkeit	Endfeuchtigkeit	Differenz
Relative intraabdominelle Feuchtigkeit (%)						
5 l/min	84,0 (60,4–89,5)	95,0 (71,5–96,1)	+11	84,8 (79,0–93,8)	90,1 (86,7–98,3)	+5,3
15 l/min	89,0 (81,4–93,3)	87,7 (81,3–93,9)	–1,3	90,7 (81,9–96,4)	87,8 (73,8–100)	–2,9
30 l/min	85,9 (74,6–86,3)	74,9 (73,6–92,0)	–11	85,8 (85,2–85,9)	79,9 (67,6–85,7)	–5,9

tive Feuchtigkeit im Abdomen bei nur geringer Gasdurchflußrate von 5 l/min an (Tabelle).

Diskussion

Die Hypothermie wird als ein Abfall der Körperkerntemperatur unter 36 °C definiert [1]. Der Bereich der Körperkerntemperatur läßt sich jedoch keinem exakten anatomischen Raum zuordnen, sondern wird lediglich als funktioneller Bereich angegeben. Als Körperkern wird danach derjenige Körperabschnitt festgelegt, der eine weitgehend konstante Körpertemperatur durch geeignete Regulationsmechanismen aufrechterhält [2]. Perioperativ kann es durch fehlende Thermoregulation zu einer Hypothermie kommen. Die Hypothermie verursacht eine Reihe von unerwünschten Nebenwirkungen, die nachweislich die postoperative Komplikationsrate erhöht.

So ließ sich bei Patienten mit einer Temperatur von unter 35 °C eine erhöhte Rate von Myokardischämien, Angina pectoris und Hypoxien in der frühen postoperativen Phase nachweisen [3]. Desweiteren scheint eine Hypothermie auch eine Thrombozytenfunktionsstörung und Koagulopathie [3] zu verursachen.

Intraoperativ wird die Körpertemperatur durch viele Faktoren beeinflußt. Neben Alter und Geschlecht des Patienten ist sowohl die Anästhesieform, als auch die Art der Operation für die Ausbildung einer Hypothermie verantwortlich. So wirkt die Narkose selbst hemmend auf das Thermoregulationszentrum [4]. Der chirurgische Eingriff beeinflußt die Temperatur in vielfältiger Weise. Obgleich bei laparoskopischen Eingriffen die massive Exposition viszeraler Organe entfällt und der Wärmeverlust bei deutlich kleineren Inzisionen geringer sein müßte, wurde von einigen Autoren daraufhingewiesen, dass auch die Insufflation von Gas zur Etablierung eines Pneumoperitoneums die Körpertemperatur vermindern könnte. Bereits Ott et al. [5] wiesen in einer nicht kontrollierten Beobachtungsstudien daraufhin, dass sich die Körperkerntemperatur bei Insufflation von 1–3 Litern pro Minute ungewärmten Kohlendioxids um 0,3 °C für jeweils 50 Liter vermindert. Er führte diese Erscheinung darauf zurück, dass das kalte Gas (21 °C) die Temperatur in der Bauchhöhle vermindert und dadurch der Körper abkühlt.

Üblicherweise wird in der laparoskopischen Chirurgie Kohlendioxid als Insufflationsgas verwendet, das in Druckflaschen geliefert wird, in denen ein Druck von mindestens 54 bar (5400 kPa) herrscht, weil Kohlendioxid bei 15 °C bereits in den flüssigen Zustand übergeht. Das Gas verläßt die Druckflasche und wird im Insufflator auf einen Druck von 2 kPa expandiert, mit einer Temperatur von ungefähr 21 C [1]. Je nachdem, ob der Insufflator das Gas anwärmt oder nicht, ändert sich dann die Temperatur des applizierten Gases. In einer vergleichenden nicht-randomisierten Studie konnten Ott et al. [6] den Temperaturabfall durch das kühlere Gas dadurch ausgleichen, indem er erwärmtes Gas (35,0–35,5 °C) insufflierte. Leider geht Ott nicht auf die anderen relevanten Faktoren ein, die die gemessene Körpertemperatur beeinflußt haben könnten. Er berücksichtigte bei seinen Berechnungen lediglich die Körpertemperatur und das insufflierte Volumen des Gases, ohne es allerdings genau zu quantifizieren. Insgesamt entstand aber der Eindruck, als ob eine

Anwärmung des insufflierten Gases sinnvoll wäre, um die Hypothermie abzuschwächen.

In der Studie von Bessler et al. [1] wurde untersucht, ob die Insufflation von angewärmten Gas (25 °C versus 30 °C) bei niedriger relativer Luftfeuchtigkeit (2 %) einen Einfluß auf die Körpertemperatur hat. Nach drei Stunden konnten sie keinen wesentliche Unterschied zwischen beiden Gruppen nachweisen. Offensichtlich war die Erwärmung des Gases von 25 °C auf 30 °C nicht ausreichend, um die Abkühlung zu vermeiden. In einem zweiten Versuch mit demselben Tiermodell wurde von derselben Arbeitsgruppe der Temperaturverlauf eines trockenen kühleren Gases (24 °C und 2 % relative Luftfeuchtigkeit) mit einem angewärmten feuchten Gas (41 °C und 98,3 % relative Luftfeuchtigkeit) miteinander verglichen. Das exsufflierte Gas zeigte in beiden Gruppen eine relative Luftfeuchtigkeit von 88–89 % und eine Temperatur von 31,4 °C in der Gruppe mit dem kühleren Gas und von 34,5 °C in der Gruppe mit dem angewärmten Gas. Nach 3 Stunden und einer Insufflation von 1800 Litern Kohlendioxid ließ sich zwischen den Gruppen ein Unterschied von 1,2 °C nachweisen, der von den Autoren ausschließlich auf den Wärmeverlust durch Verdunstung zurückgeführt wird. Aus ihren Ergebnissen ziehen die Autoren deshalb den Schluß, dass lediglich angefeuchtete Luft den laparoskopisch bedingten Wärmeverlust aufheben wird. Das Anwärmen des Gases allein scheint nicht ausreichend zu sein. Die eigenen Ergebnisse zeigten, daß auch nach einer Stunde Pneumoperitoneum kein wesentlicher Unterschied in der Körperkerntemperatur zwischen dem normalen und angewärmten Gas auftrat. Die Kerntemperatur fiel um durchschnittlich 0,7 1,3 °C ab. Die Temperaturdifferenz war auch nicht vom hohen Gasfluß abhängig. Lediglich die intraperitoneale Temperatur nahm mit zunehmender Flußrate ab. Die relative Luftfeuchtigkeit in der Bauchhöhle unterschied sich ebenfalls nicht zwischen beiden Gruppen, sie fiel aber bei hohen Flußraten ab. Die Erwärmung des Gases allein, ohne zusätzliche Anfeuchtung, scheint keinen wesentlichen Einfluß auf die Entstehung einer Hypothermie zu haben. Lediglich die Erwärmung mit einer Anfeuchtung des Gases scheint der Auskühlung durch das Gas vorzubeugen.

Zusammenfassung

Einleitung: Patienten, die einer länger dauernden laparoskopischen Operation zugeführt werden, sind nach dem Eingriff oft unterkühlt. In einem Tierexperiment sollte deshalb die Frage beantwortet werden, ob ein hoher kontinuierlicher Austausch von nicht angewärmtem Kohlendioxid eine Hypothermie induziert. Desweiteren sollte untersucht werden, ob ein Karbopneumoperitoneum mit unterschiedlichen Insufflationstemperaturen und mit unterschiedlichen Insufflationsraten das intraabdominelle Milieu verändert.

Methode: In Allgemeinnarkose wurden bei 18 Hausschweinen (25,9 ± 6,9 kg KG) die Körperkerntemperatur, die intraabdominelle Temperatur und die relative Feuchtigkeit in der Bauchhöhle mit einer speziellen Meßsonde (Trisense, Fa. Novodirekt, Deutschland) alle 5 Minuten über 1 Stunde gemessen. Die Durchflußrate (5, 15, 30 l/ min) und die Temperatur (nicht erwärmt = Gruppe A/erwärmt = Gruppe B) des zu insufflierenden Kohlendioxids wurden präoperativ randomisiert. Der intraperitoneale Druck wurde dabei konstant bei 6 mmHg gehalten.

Ergebnisse: Eine Hypothermie wurde nicht induziert. Lediglich die relative Feuchtigkeit und die Temperatur im Abdomen nahmen mit zunehmender Flußrate ab.

Schlußfolgerung: Weder die Temperatur noch die Durchflußrate des zu insufflierenden Gases scheint einen Einfluß auf die Entstehung einer Hypothermie zu haben. Möglicherweise ist somit die Anwärmung des Insufflationsgases nicht notwendig. Je höher jedoch die Gasdurchflußrate ist, desto niedriger sind die relative Feuchtigkeit und Temperatur im Abdomen. Hohe Gasdurchflußraten sollten deshalb während der Laparoskopie vermieden werden.

Abstract

Background: Body core temperature decreases in conventional and laparoscopic surgery. Whether the insufflating gas cause severe hypothermia is questionable. Therefore, we conducted an animal study to evaluate whether a pneumoperitoneum reduces body core temperture, intraabdominal temperature and humidity.

Methods: 18 pigs (25.9 ± 6.9 kg) under general anesthesia were monitored on body core temperature, intraperitoneal temperature, and intraperitoneal relative humidity. Carbon dioxide was insufflated with different flow rates (5, 15, 30 l/min) and different temperature (unheated = group A; heated = group B). Intraperitoneal temperature and intraperitoneal relative humidity were measured by an intraabdominal thermohygrometer. The intraperitoneal pressure was 6 mmHg. All parameters were recorded in 5 minute intervals over 60 minutes.

Results: Different gas flow rates and different insufflation temperatures do not induce hypothermia. The intraperitoneal temperature was reduced in every gas flow rate, but high insufflation rate decreased the temperature in the abdominal space more than low gas flow rate. High gas flow markedly dried up the abdominal cavity in both groups.

Conclusion: The higher the gas flow rate, the lower the intraperitoneal relative humidity and temperature in the abdominal cavity. High gas flow rates should be avoided in laparoscopic surgery. It seems not to be neccessary to heat up the insufflation gas.

Literatur

1. Bessell JR, Karatassas A, Patterson JR, Jamieson GG, Maddern GJ (1995) Hypothermia induced by laparoscopic insufflation. Surg Endosc 9:791–796
2. Schubert E (1986) Humanphysiologie – Einführung in die Funktionen des menschlichen Körpers. Die Atemregulation. Gustav Fischer Verlag Jena 1. Auflage 4:239–243
3. Valeri CR (1976) Circulation and hemostatic effectiveness of platelets stored at 4°C or 22°C: studies in Aspirin-treated normal volunteers. Transfusion 16:20–23
4. Gehring H, Klotz K, Fornara P, Kuhmann K (1994) Anästhesie bei minimal-invasiven Eingriffen. Anästh Intensivmed 35:229–236
5. Ott DE (1991) Laparoscopic hypothermia. J Laparoendosc Surg 1:127–131
6. Ott DE (1991) Correction of laparoscopic insufflation hypothermia. J Laparoendosc Surg 1:183–186

Korrespondenzadresse: Dr. med. Kerstin Gründel, Universitätsklinik für Allgemein-, Viszeral-, Thorax- und Gefäßchirurgie der Charité, Campus, Mitte, Schumannstr. 20/21, 10098 Berlin, Telefon: 030-2802-3663, Fax: 030-2802-4648

Alteration der subcutanen Wasserstoffionenkonzentration in Abhängigkeit des zum Pneumoperitoneum verwendeten Gases (CO$_2$, Helium, Luft, Xenon, N$_2$O)

Alteration of the hydrogen ion concentration according to the gas used for pneumoperitoneum (CO$_2$, Helium, Air, Xenon, N$_2$O)

Chr. Kuntz[1], A. Wunsch[1], C. Bödeker[1], S. Windeler[2], F. Glaser[1], Ch. Herfarth[1]

[1] Chir. Univ.-klinik Heidelberg
[2] Inst. f. medizinische Biometrie, Universität Heidelberg

Einleitung

Das zum Aufbau eines Pneumoperitoneums verwendete Gas (CO$_2$, Raumluft, Helium, Argon, N$_2$O, Xenon) hat gemäß experimenteller Untersuchungen physiologische, anaesthesiologische und onkologische Auswirkungen. Als ein dafür entscheidender Mechanismus wird die Alteration der Wasserstoffionenkonzentration (pH) postuliert. Der pH-Wert des Blutes sinkt während eines Pneumoperitoneums mit CO$_2$ signifikant ab und erreicht in experimentellen Untersuchungen erst 1 Stunde nach Ablassen des CO$_2$ Pneumoperitoneums wieder den Ausgangswert [1]. Manche Studien vermuten, daß die häufig subcutan vorkommenden Trokarkanalmetastasen durch eine Alteration des subcutanen pH-Wertes mitverursacht werden [3, 4]. Unsere experimentellen Untersuchungen dienen der Objektivierung dieser These durch Verifizierung und Quantifizierung der Alteration des subcutanen pH-Wertes in Abhängigkeit vom verwendeten Gas (CO$_2$, Luft, Helium, N$_2$O, Xenon).

Methode

Nach Implantation eines Katheters in die A. carotis com. von Wistarratten (männlich, 350 g) wird ein Tonometriekatheter und eine pH-Minielektrode (Einstabelelektrode) in das subcutane Fettgewebe des Abdomens plaziert. Mit Hilfe der Henderson-Hasselbalch Gleichung läßt sich der pH-Wert berechnen und über die pH-Elektrode kontrollieren. Über eine Blutgasanalyse kann der arterielle HCO^{3-}-, pH- und Hb-Wert gemessen werden. Alle Tiere waren spontan atmend.

Die Messungen erfolgten bei je 5 Wistarratten pro Gas (CO$_2$, Luft, Helium, N$_2$O, Xenon). Die Bestimmungen werden nach einer Äquilibrierungszeit von 30 min mit einem intraabdominellen Druck von 0 mmHg, 3 mmHg, 6 mmHg und 9 mmHg durchgeführt. Die Narkose erfolgt mit gewichtsbezogener Gabe von Ketamin und Pentobarbital, die postoperative Analgesie mit Tramadol. Die statistische Auswertung erfolgt mittels Varianzanalyse und t-Test. In einem zweiten Versuchsansatz werden je 5 Tiere mit einem CO$_2$-Pfleumoperitoneum und einem intraabdominellen Druck von

3 mmHg über 90 min versehen. Eine zweite Gruppe bekommt eine Steigerung des intraabdominellen Druckes (CO_2) von 3 über 6 bis 9 mmHg über je 30 min. Dadurch läßt sich der Einfluß von Zeit und intraabdominellem Druck auf den subcutanen pH-Wert trennen.

Ergebnisse

In einer Varianzanalyse zeigen sich, wie in Abbildung 1 dargestellt, signifikante Unterschiede zwischen den verschiedenen Gasen über den Druckverlauf ($p = 0,001$). Bei einem Druck von 0 mmHg ergibt sich weder arteriell (pH = 7,38) noch subcutan (pH = 7,37) ein Unterschied zwischen den Gasen (CO_2, Luft, Helium, N_2O, Xenon). Bei einem Druck von 6 mmHg beträgt der subcutane pH-Wert bei CO_2 7,03, bei Luft 7,27, bei Helium 7,31 und bei Xenon 7,29. Im Vergleich CO_2 zu Helium beträgt der p-Wert im t-Test 0,0004, zwischen CO_2 und Xenon 0,0003. Bei einem intraabdominellen Druck von 9 mmHg sind die Unterschiede noch evidenter. Während der arterielle pH-Wert bei Helium, Luft, N_2O und Xenon bei 9 mmHg zwischen 7,20 und 7,36 schwankt, liegt der subcutane pH-Wert bei CO_2 bei 6.8. Damit liegt der pH-Wert von CO_2 im Gegensatz zu den anderen Gasen nicht mehr innerhalb der Pufferkapazität des Blutes. Trotzdem lassen sich noch signifikante Unterschiede zwischen

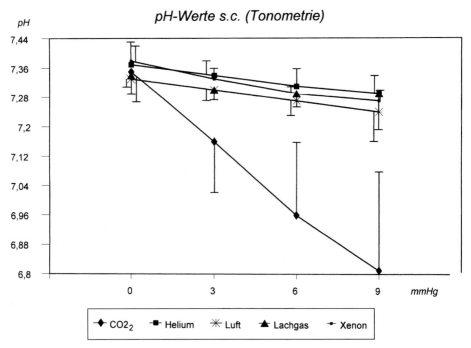

Abb. 1. Alteration des subcutanen pH-Wertes in Abhängigkeit vom intraabdominellen Druck und dem verwendeten Gas (CO_2, Helium, Xenon, N_2O, Luft)

den Gasen Helium, Xenon, Luft und N_2O feststellen (Varianzanalyse p = 0,03). Der t-Test zwischen CO_2 und Xenon ergibt einen p-Wert von 0,003.

Im Vergleich zwischen Tonometrie und pH-Metrie lassen sich keine Unterschiede der Ergebnisse erkennen (p = 0,8).

Wärend der pH-Wert nach 60 min CO_2 Pneumoperitoneum mit 3 mmHg bei 7,10 liegt, beträgt der pH-Wert bei Drucksteigerung auf 6 mmHg bei 7,04. Nach 90 min CO_2 und 3 mmHg versus 9 mmHg ist der Unterschied im pH-Wert noch deutlicher: 7,04 versus 6,84. Dieser Unterschied ist signifikant (p = 0,04).

Diskussion

Die in mehreren Publikationen postulierte Alteration des subcutanen pH-Wertes während einer Laparoskopie mit CO_2 ist in dieser experimentellen Untersuchung belegt und quantifiziert. In der humanen Situation ist der pH-Abfall durch die Erhöhung des Atemminutenvolumens (= AMV, bis zu 25 % intraoperativ gesteigert) während der Narkose geringer. Durch die Erhöhung des AMV sinkt der pH-Wert des Blutes trotz CO_2 Pneumoperitoneum nur unwesentlich. Die Absorptionskapazität des Pneumoperitoneums für CO_2 beträgt 200 ml/h/kg, d.h. ein 70 kg schwerer Mensch resorbiert in einer Stunde ca. 14 l CO_2 [2]. Zur Elimination dieser CO_2-Menge müßte allerdings eine Erhöhung des AMV um 75 % erfolgen.

Die alternativ untersuchten Gase (Helium, Luft, N_2O, Xenon) führen nur zu einer geringfügigen Erniedrigung des subcutanen pH-Wertes. Dies läßt sich mit der Distension des Abdomens durch das Pneumoperitoneum und die dadurch gestörte Mikrozirkulation des Blutes leicht erklären. Diese Erklärung wird durch unseren Vergleich bzgl. des Einflusses von Druck- und Zeitverlauf auf den subcutanen pH-Wert unterstützt; denn ein hoher intraabdomineller Druck führt zu einem stärkeren Abfall des subcutanen pH-Wertes als ein konstant niedriger intraabdomineller Druck über den gleichen Zeitraum.

Zusammenfassung

Das zum Pneumoperitoneum verwendete Gas (CO_2, N_2O, Helium, Luft, Xenon) hat erheblichen Einfluß auf die Alteration des pH-Wertes des subcutanen Fettgewebes. Die Höhe des intraabdominellen Druckes beeinflußt die pH-Alteration stärker als die Dauer des Pneumoperitoneums. In der Literatur ist der Einfluß des pH-Wertes auf die Zellfunktion (Makrophagen- und T-Zellen) beschrieben. Diese Ergebnisse liefern einen Ansatz zur Erklärung der häufig subcutan gelegenen Trocarkanalmetastasen.

Abstract

Background: According to the literature a possible reason for trocar metastases after laparoscopy is the alteration of the subcutaneous hydrogen ion concentration (pH). The influence of the pH on the cell function (macrophages, T-cells) has been described. Our aim was the objectivation and verification of this thesis by measuring subcutaneous pH using different gases (CO_2, helium, xenon, air, N_2O) for the pneumoperitoneum.

Methods: Subcutaneous pH was measured by tonometry and pH-metry in the subcutaneous fat tissue of male wistar rats (350 g, 5 per group). The intraabdominal pressure was 0, 3, 6, 9 mmHg using 30 mins as equilibration time for each gas. Statistical analysis was performed by ANOVA and the student t-test.

Results: In the ANOVA there were significant differences between the gases in relation to the intraabdominal pressure (p = 0.001). At 6 mmHg the subcutaneous pH was 7,29 for Xenon, 7,28 for N_2O, 7,27 for air, 7,31 for helium and 7,03 for CO_2. Comparing helium and CO_2 the p-value was 0.0004 in the t-test. At 9 mmHg the results were even more significant.

Conclusion: The alteration of the pH of the subcutaneous fat tissue differs depending on the kind of gas (CO_2, N_2O, helium, air, xenon) used for the pneumoperitoneum. Our results suggest a possible explanation for the frequent subcutaneous metastases after laparoscopy with CO_2.

Literatur

1. Berg K, Wilhelm W, Grundmann U, Ladenburger A, Feifel G, Mertzlufft S (1997) Laparoskopische Cholecystektomie – Einfluß von Lagerungsänderungen und CO_2 Pneumoperitoneum auf hämodynamische, respiratorische und endokrinologische Parameter. Zentralbl Chir, 122:359–404
2. Ho HS, Saunders CJ, Gunther RA, Wolfe BM (1995) Effector of Hemodynamics during Laparoscopy: CO_2 Absorption or Intra-Abdominal Pressure? J Surg Res, 59:497–503
3. Jacobi CA, Sabat R, Bohm B, Zieren HU, Volk HD, Muller JM (1997) Pneumoperitoneum with carbon dioxide stimulates growth of malignant colonic cells Surgery, 121:72–78
4. Reymond MA, Schneider C, Hohenberger W, Köckerling F (1997) Pathogenese von Impfmetastasen nach Laparoskopie. Zentralbl Chir, 122:387–394

Kardiopulmonale Dysfunktion während CO_2-Thorako-Retroperitoneum bei endoskopisch-anteriorer Fusion der thorako-lumbalen Wirbelsäule am Schwein

CO_2-thoraco-retroperitoneum-induced cardiopulmonary dysfunction in minimally invasive thoraco-lumboendoscopic spine surgery

B. Vollmar [1], A. Olinger [2], U. Hildebrandt [3], M. D. Menger [1]

[1] Institut für Klinisch-Experimentelle Chirurgie
[2] Abteilungen für Unfallchirurgie und
[3] Allgemeinchirurgie, Universität des Saarlandes, 66421 Homburg/Saar

Einleitung

Der endoskopisch retroperitoneale Zugang zur ventralen Fusion und Stabilisierung der thorakolumbalen Wirbelsäule stellt ein vielversprechendes minimal-invasives Verfahren dar, beinhaltet jedoch die Notwendigkeit einer Phrenotomie mit der Konsequenz der thorakalen CO_2-Insufflation. Untersuchungen kardiopulmonaler Nebenwirkungen aufgrund dieses operativen Vorgehens liegen bislang nicht vor, sind aber für eine erfolgreiche Etablierung des Behandlungsverfahrens zwingend notwendig [1, 2]. Ziel der vorliegenden Studie war daher, kardiopulmonale Störungen während Thorako-Phreno-Lumboskopie am Schwein zu charakterisieren und ein gegebenenfalls erforderliches Behandlungskonzept zu etablieren.

Methodik

Unter balancierter Neurolept-Anästhesie (N_2O/Isofluran, Piritramid iv, Droperidol iv, Pancu-roniumbromid iv) und mechanischer Beatmung wurden zwölf Schwäbisch-Halle'sche Landschweine (KG 19–22 kg) einem endoskopisch thorako-retroperitonealem Verfahren (n = 6) bzw. einer Thorako-Phreno-Lumbotomie (n = 6) zur anterioren bisegmentalen Fusion der thorako-lumbalen Wirbelsäule unterzogen. Extensive Instrumentierung der Tiere erlaubte das kontinuierliche on-line Monitoring systemisch- und pulmonal-hämodynamischer Parameter sowie die intermittierende Erfassung der arteriellen und gemischt-venösen Blutgase. Nach Beendigung der Instrumentierung (t_0) erfolgte die retroperitoneale CO_2-Insufflation (12 mmHg) mit Darstellung der Wirbelsäule (t_1) und anschließender Phrenotomie (t_2). Bei Auftreten kardiopulmonaler Dysfunktionen ($P_aCO_2 > 65$ mmHg; $P_aO_2 < 60$ mmHg; MAP < 60 mmHg) erfolgte die Justierung der Beatmungsparameter PEEP, FiO_2 und Atemminutenvolumen auf 5 mmHg, 100%, sowie 15 L/min (t_3). Mit Ende der Wirbelsäulenfusion erfolgte die CO_2-Desufflation und Nachbeobachtung für weitere 2 h (t_4).

Ergebnisse

Tiere mit offener Versorgung der Wirbelsäule blieben über den gesamten Beobachtungszeitraum (4 h) stabil und zeigten keine signifikanten Veränderungen kardiopulmonaler Funktionen. Bei endoskopischer Versorgung führte die retroperitoneale CO_2-Insufflation (t_1) zum signifikanten Anstieg des P_aCO_2 (52 $\pm$ 2 mmHg vs t_0: 42 $\pm$ 2 mmHg) mit leichter Azidose, jedoch ohne nennenswerte Auswirkungen auf systemische und pulmonale Hämodynamik. Die nachfolgende Phrenotomie (t_2) hingegen führte – ähnlich der intensiv-medizinischen Symptomatik eines ausgeprägten Spannungspneumothorax – zur sofortigen kardiopulmonalen Dysfunktion mit massiver Hypoxie (P_aO_2 51 $\pm$ 4 mmHg vs t_0: 136 $\pm$ 7 mmHg), Hyperkapnie (P_aCO_2 69 $\pm$ 4 mmHg), Tachykardie (131 $\pm$ 8 min^{-1} vs t_0: 85 $\pm$ 6 min^{-1}), systemischer Hypotension (69 $\pm$ 3 mmHg vs t_0: 89 $\pm$ 2 mmHg), pulmonaler Hypertension (40 $\pm$ 2 mmHg vs t_0: 16 $\pm$ 1 mmHg) und reduziertem Schlagvolumen (22 $\pm$ 3 ml vs t_0: 36 $\pm$ 2 ml). Im Gegensatz zur mäßig erhöhten rechtsventrikulären Schlagarbeit (137%) war die linksventrikuläre Schlagarbeit aufgrund des reduzierten Schlagvolumens und des reduzierten systemischen Gefäßwiderstandes (78%) signifikant erniedrigt (41%). Nach Justierung der Beatmung (t_3) konnte bei allen Tieren der kardiopulmonale Kollaps verhindert und eine Normalisierung der hämodynamischen Parameter sowie der Blutgase erzielt werden. Mit Ausnahme eines signifikant reduzierten arteriellen Blutdrucks (83%) erreichten nach CO_2-Desufflation (t_4) alle Parameter wieder Ausgangsniveau.

Diskussion und Schlußfolgerung

Aufgrund der erheblichen kardiopulmonalen Nebenwirkungen, welche sowohl durch mechanische Effekte der thorakalen Gas-Insufflation [3] als auch durch pharmakodynamische Mechanismen von transpulmonal-absorbiertem CO_2 [4, 5] verursacht werden, sollten Patienten mit kardiopulmonaler Dysfunktion für dieses operative Verfahren ausgeschlossen werden. Weiterhin werden ein geeignetes intraoperatives Monitoring sowie die sofortige CO_2-Desufflation bei therapieresistenten Störungen von Ventilation und Oxygenation auch bei retro-peritoneoskopischen Eingriffen mit Risiko einer unbeabsichtigten Zwerchfelleröffnung empfohlen.

Zusammenfassung

Bei endoskopisch-retroperitonealer Wirbelkörperfusion im thorako-lumbalen Übergang muß bei Incision des Zwerchfells der durch das CO_2-Thorako-Retroperitoneum induzierten kardio-pulmonalen Störung entscheidende Bedeutung beigemessen werden. Bei entsprechendem kardiopulmonalen Monitoring ist eine den kardiopulmonalen Veränderungen angepaßte Justierung der Beatmungsparameter erforderlich, bei Therapie-resistenter Störung von Hämodynamik, Oxygenierung oder Ventilation muß die sofortige CO_2-Desufflation empfohlen werden.

Abstract

For endoscopic thoraco-lumbar spine fusion, CO_2-thoraco-retroperitoneum-induced cardio-pulmonary dysfunction must be of major concern, especially in patients with cardiopulmonary compromise. Appropriate monitoring and immediate CO_2-desufflation in case of therapy-resistent hemodynamic, oxygenation and ventilation difficulties are recommended.

Literatur

1. Wittgen CM, Andrus CH, Fitzgerald SD, Baudendistel LJ, Dahms TE, Kaminski DL (1991) Analysis of the hemodynamic and ventilatory effects of laparoscopic cholecystectomy. Arch Surg 126:997–1001
2. Ho HS, Gunther RA, Wolfe BM (1992) Intraperitoneal carbon dioxide insufflation and cardiopulmonary functions: laparoscopic cholecystectomy in pigs. Arch Surg 127:928–933
3. Barton ED, Rhee P, Hutton KC, Rosen P (1997) The pathophysiology of tension pneumo-thorax in ventilated swine. J Emerg Med 15:147–153
4. Price HL (1960) Effects of carbon dioxide on the cardiovascular system. Anesthesiology 21:652–663
5. Yamaguchi K, Suzuki K, Naoki K, Nishio K, Sato N, Takeshita K, Kudo H, Aoki T, Suzuki Y, Miyata A, Tsumura H (1998) Response of intra-acinar pulmonary microvessels to hypoxia, hypercapnic acidosis, and isocapnic acidosis. Circ Res 82:722–728

Korrespondenzadresse: Priv.-Doz. Dr. Brigitte Vollmar, Institut für Klinisch-Experimentelle Chirurgie, Universität des Saarlandes, 66421 Homburg/Saar

Einfluß potentieller Laparoskopiegase (Xenon, Helium, Luft, CO_2, N_2O) auf das Tumorzellwachstum

Potential influence of laparoscopic gases (xenon, helium, air, CO_2, N_2O) of tumor cell growth

P. Schwalbach[1], St. Reinshagen[1], Ch. Kuntz[1] und Ch. Herfarth[1]

[1] Chirurgische Universitätsklinik Heidelberg (Direktor: Prof. Dr. Ch. Herfarth)

Einleitung

Das bei der Laparoskopie verwendete Gas (CO_2, Luft) soll neben dem Chimney effect und der mechanischen Gewebealteration, die durch das Operationsinstrumentarium an den Trokarkanaleintrittsstellen entstehen, entscheidend mitverantwortlich für die Entwicklung von Trokarkanalmetastasen sein [1, 2].

Die durch den Tumor bedingte Kontamination der Trokare, der Bauchhöhle und der Wundfläche führt nach Allendort et al. zum Auftreten dieses Phänomens. Allerdings wurden durch O'Rourke et al. Gallenblasenkarzinomrezidive beschrieben, die drei Wochen nach laparoskopischer Cholecystektomie auftraten und nicht nur im Bereich der Bergeinzision nachgewiesen wurden, sondern auch an den anderen Trokareintrittstellen [5]. Hierdurch kann die Tumorzellimplantation, als Folge lokaler Zellverschleppung, in die Bauchwand alleine nicht erklärt werden. Jakobi et al. zeigten in einem in vitro Experiment, daß auch die Verwendung bestimmter Gase zur Herstellung des Pneumoperitoneums einen unterschiedliche Effekt auf das Tumorzellwachstum haben können [4].

Wir haben in unserer experimentellen Studie erneut den Einfluß von Kohlendioxid und Helium auf das Tumorzellwachstum überprüft und zusätzlich das Edelgas Xenon sowie N_2O verwendet.

Methodik

Tumorzellen: Die Tumorzellen (Morris Hepatoma 3924 A), die in der experimentell – laparoskopischen Chirurgie zur Induktion von Lebertumoren üblicherweise verwendet werden, wurden in Dulbeccos MEM und Hams F 10 Medium im Verhältnis 1:1 unter der Zugabe von 10% fetalem Rinderserum, 2 mmol Gluthamin und 100 IU/ml Penicillin – Streptomycin kultiviert. In einem Abstand von 24 Stunden wurde eine bakterielle oder mykotische Verunreinigung der Zellsuspension ausgeschlossen.

Versuchsaufbau: In einer Konzentration von 5×10^6 Zellen/ml Medium wurden die Tumorzellen für die in-vitro Messung in einer Kulturflasche entweder mit Kohlendioxid, N_2O, Helium oder aber Xenon für insgesamt drei Stunden begast. Danach wurden die Zellen abzentrifugiert, gewaschen und in einer Konzentration on 1×10^4 Zellen in insgesamt 24 Wells einer Mikrotiterplatte pro Gruppe eingesät und bei 37 °C im Brutschrank kultiviert. Im exakten Abstand von 24 Stunden erfolgte die Abtrypsinisierung der Zellen in je 4 Wells pro Gruppe, die Färbung und Doppel-Bestimmung der lebenden und toten Zellen über einen Zeitraum von insgesamt 6 Tagen. Die statistische Aufarbeitung erfolgte mit ANOVA über den Zeitverlauf der einzelnen Gase sowie mit dem Student – t-Test zwischen den jeweiligen Gasen zu den relevanten Zeitpunkten.

Ergebnisse

Über den Zeitverlauf läßt sich nach 3 Tagen ein signifikanter Unterschied zwischen den einzelnen Gruppen erkennen. Während nach 3 Tagen bei der CO_2-Gruppe im Mittel 206×10^4 lebende Zellen gezählt wurden, betrug die Zellzahl bei der Kontrollgruppe mit Raumluft 162×10^4 und die der N_2O-Gruppe 139×10^4 lebende Zellen. Bei der Heliumgruppe wurden 105×10^4 lebende Tumorzellen und bei der Xenongruppe 92×10^4 im Mittel ausgezählt. Im Vergleich der Einzelwerte ergibt sich zu diesem Zeitpunkt im t-Test ein signifikanter Unterschied zwischen CO_2 und Helium ($p < 0,01$) und zwischen Kohlendioxid und Xenon ($p < 0,01$). Auch zwischen Raumluft und Helium ($p < 0,01$) und zwischen Raumluft und Xenon ($p < 0,01$) besteht ein signifikanter Unterschied. Nach 6 Tagen betrug die Zellzahl bei der CO_2-Gruppe im Mittel 653×10^4 lebende Zellen, wohingegen die Zellzahl bei der Kontrollgruppe mit Raumluft 680×10^4 und die der N_2O-Gruppe 463×10^4 betrug. Bei der Heliumgruppe wurden 390×10^4 lebende Tumorzellen und bei der Xenongruppe 376×10^4 im Mittel ausgezählt. Im Vergleich der Einzelwerte ergibt sich zu diesem Zeitpunkt im t-Test ebenfalls ein signifikanter Unterschied zwischen CO_2 und Helium ($p < 0,01$) und zwischen Kohlendioxid und Xenon ($p < 0,01$). Auch zwischen Raumluft und Helium

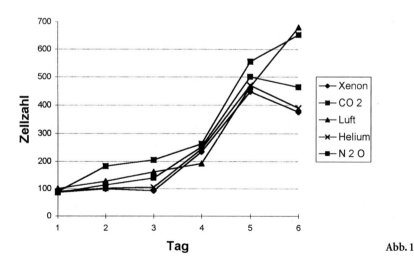

Abb. 1

(p < 0,01) und zwischen Raumluft und Xenon (p < 0,01) besteht ein signifikanter Unterschied. Im Vergleich zur Kontrollgruppe (Raumluft) ergab sich bei der Kohlendioxidgruppe kein signifikantes Tumorzellwachstum, weder nach 3, noch nach 6 Tagen.

Diskussion

Aufgrund dieser Ergebnisse kann für Helium und Xenon, beides Edelgase, ein deutlich supprimierender Effekt auf das Tumorzellwachstum nach gewiesen werden. Dieser Effekt wurde von Jakobi et al. für Helium in einem ähnlichen experimentellen Ansatz aufgezeigt [4]. Helium ist im Blut schwerer löslich als CO_2 und hat eine erhöhte Embolierate. Xenon, ein in der Anaesthesie wissenschaftlich interessantes Gas, ist im Blut besser löslich (Blut/Gas-Koeffizient 0,14), es flutet deshalb rasch an und wieder ab, ist nicht toxisch, nicht teratogen und nicht brennbar. Zudem wirkt dieses Edelgas etwa 1,5mal stärker anaesthetisch als Distickstoffoxid (N_2O) und wird offenbar nicht metabolisiert [3]. Zusätzlich zu den vorgenannten Eigenschaften zeigt Xenon bei diesem in-vitro-Versuch den stärksten tumorzellsupprimierenden Effekt.

Während bei Jakobi et al. CO_2 das Tumorzellwachstum im Vergleich zu Raumluft fördert, konnten wir das stärkste Tumorzellwachstum bei Raumluft nachweisen. Der tumorzellsupprimierende Effekt von Helium konnte mit unserer Studie belegt werden. Das technisch einfach einsetzbare Distickstoffoxid zeigt gegenüber Raumluft und CO_2 einen supprimierenden Effekt auf das Tumorzellwachstum. Dieser liegt jedoch deutlich niedriger als bei den Edelgasen Helium und Xenon.

Zusammenfassung

Unsere Ergebnisse bestätigen die Vermutung von Jakobi et al., daß das Tumorzellwachstum durch Raumluft und CO_2 am stärksten stimuliert wird. Diese beiden Gase werden bei der Laparoskopie fast immer eingesetzt.Bei Raumluft scheint es sich um das ideale Gasgemisch für die Tumorzellen zu handeln. Weshalb es unter Kohlendioxid, im Gegensatz zur Jakobi-Studie, zu keinem ausgeprägteren Anstieg der Tumorzellen kam, kann unter anderem mit der Verwendung eines anderen Tumorzellstammes zusammenhängen oder aber möglicherweise mit dem Versuchsaufbau erklärt werden. CO_2 hemmt das Tumorzellwachstum weniger stark als N_2O, Helium und Xenon. Die Edelgase Helium und Xenon lassen aufgrund ihrer chemischen Eigenschaften den Schluß zu, daß sie in Zukunft die konventionellen Gase, die bisher bei laparoskopischen Operationen verwendet werden, aufgrund ihres supprimierenden Effektes auf das Tumorzellwachstum, ablösen können.

Abstract

Background/aim: Gases employed during laparoscopy (CO_2, air) are presumably – besides the Chimney effect and mechanical tissue alteration – in large part responsible for the developement of trocar mestastasis. The aim of our study was to test this hypothesis by using the commonly employed gases (CO_2, air) and experimentally employed gases (helium, xenon and N_2O).

Methods: 5×10^6 tumor cells/ml medium (Morris hepatoma 3924 A), which are commonly used in experimental laparoscopic surgery for the induction of hepatic tumors, were supplied for 3 hours with the gases CO_2, air, helium, xenon and N_2O. Thereafter the cells were centrifuged, washed and pipetted in the concentration of 1×10^4 cells in 24 wells per group into a microtiter plate and incubated at 37 °C. For 6 days, exactly every 24 hours, the cells in 4 wells per group were trypsinized, stained, and the vitality was determined in duplicate. Statistical evaluation was performed using ANOVA (time course for each gas) and with student-t-test for a comparison of different gases at relevant time points.

Results: After 3 days a significant difference was noticed between the various groups. Whereas in the CO_2 group after 3 days a mean of 206×10^4 cells was obtained, the cell number of the control group (air) was 162×10^4. The mean of the helium group amounted to 105×10^4 and of the xenon group to 92.0×10^4 living tumor cells. At this time, statistically significant differences (t-test) were found between CO_2 and helium ($p < 0.01$) and between CO_2 and xenon ($p < 0.01$). Additionally, significant differences were found between air and helium ($p < 0.01$) and between air and xenon ($p < 0.01$). Furthermore after 6 days a significant difference was found (student-t-test).

Conclusion: Xenon, which is scientifically interesting (ideal anesthetic, not inflamable, toxic, or teratogenic), supresses tumor cell growth most strongly, furthermore helium is superior to the gases (CO_2, air) usually employed at laparoscopy.

Literatur

1. Allendorf JD, Bessler M, Kayton M, Whelan R, Treat M, Nowygrod R (1995) Tumor growth after laparotomy or laparoscopy. Surg Endosc 9 : 49 – 52
2. Allendorf JD, Bessler M, Kayton M, Oesterling SD, Traet M, Nowygrod R, Whelan R (1995) Increased Tumor establishement and growth after laparotomy vs laparoscopy in a murine model. Arch Surg 130 : 649 – 653
3. Georgieff M, Mückter H, Fröba G, Bäder S, Liebl B, Marx T (1997) Xenon statt Lachgas? Dt Ärztebl 1997: 94: A-2202-2205 [Heft 34 – 35]
4. Jacobi CA, Sabat R, Ordemann J, Müller JM (1996) Einfluß verschiedener Gase in der Laparoskopie auf das Tumorzellwachstum. Vorläufige Ergebnisse einer experimentellen Studie im Rattenmodell. Langenbecks Arch Chir Suppl I (Forumband 1996): 45 – 48
5. O'Rourke N, Price PM, Kelly S, Sikora K (1993) Tumor inoculation during laparoscopy. Lancet 7 : 342 : 368

Korrespondenzadresse: Dr. med. P. Schwalbach, Chirurgische Klinik, Ruprecht-Karls-Universität zu Heidelberg, Kirschnerstr. 01, D-69120 Heidelberg

Reduktion des portalen Blutvolumenflusses durch ein Pneumoperitoneum in der Ratte in Abhängigkeit von intraabdominalem Druck und verwandtem Insufflationsgas

Portal venous flow during intraperitoneal carbon dioxide and helium insufflation in the rat

T. C. Schmandra, Z-G. Kim, C. N. Gutt, A. Encke

Klinik für Allgemein- und Gefäßchirurgie der Johann Wolfgang Goethe-Universität Frankfurt am Main (Ärztlicher Direktor: Prof. Dr. A. Encke)

Einleitung

Mit erweitertem Anwendungsspektrum und vermehrter Nutzung der laparoskopischen Chirurgie wurde zunehmend klar, daß die Anlage eines Pneumoperitoneums erhebliche Auswirkungen auf hämodynamische und respiratorische Funktionen nach sich ziehen kann. Als Insufflationsgas kommt heutzutage überwiegend Kohlendioxid (CO_2) zur Anwendung. Die Absorption von CO_2 über die peritoneale Oberfläche führt dabei per se schon zu einer deutlichen Veränderung des Säure-Basen-Haushaltes mit nachfolgenden Veränderungen der pulmonalen und cardiovaskulären Tätigkeit [7]. Die Verwendung von Helium bei der Anlage des Pneumoperitoneums wird deshalb als ernstzunehmende Alternative diskutiert, da so die systemischen Auswirkungen des erhöhten Kohlendioxidpartialdrucks vermieden werden könnten [4, 8]. Auf der anderen Seite scheint jedoch primär der schnelle Anstieg des intraabdominalen Drucks von entscheidender Bedeutung für die hämodynamischen Veränderungen im Rahmen laparoskopischer Eingriffe zu sein [3, 5]. Die Auswirkungen im Splanchnicusgebiet und die daraus resultierenden pathophysiologischen und immunologischen Effekte sind allerdings noch weitgehend unbekannt. Wir haben zu diesem Zweck ein etabliertes Tiermodell an der Ratte [2] weiterentwickelt, um die Veränderungen des portalen Blutvolumenflusses durch ein Pneumoperitoneum in Abhängigkeit von intraabdominalem Druck bei unterschiedlichen Insufflationsgasen (CO_2 versus Helium) untersuchen zu können.

Methodik

Untersucht wurden 30 männliche Sprague-Dawley-Ratten, unterteilt in Experimentalgruppe (n = 24) und Kontrollgruppe (n = 6). Die Ratten wogen zwischen 420 g und 490 g und unterlagen einer präoperativen Nahrungskarenz bei freiem Zugang zu Wasser. Die Messung des portalen Blutvolumenflusses wurde mit dem Transonic Kleintier-Flowmeter T206 (Transonic Systems Inc., Ithaca, New York, USA) nach einem Ultraschall-Laufzeitprinzip über eine perivaskuläre Sonde durchgeführt. Nach periportaler Implantation der Flowsonde in Natriumpentobarbitalnarkose (50 mg/kg Körpergewicht, intraperitoneal) erfolgte für 30 min die Equilibration des Pfortaderblutflusses. In der Kontrollgruppe wurde die Flowmessung dann 120 min fortgeführt. In der Experimentalgruppe schloß sich an die Equilibrierungsphase die Anlage eines Pneumoperitoneums an, wobei 12 Tiere ein CO_2-Pneumoperitoneum erhielten und bei den restlichen Tieren (n = 12) Helium als Insufflationsgas verwendet wurde. In diesen 24 Tieren der Experimentalgruppe wurde alle 10 min der intraabdominale Druck um 2 mmHg bis zu einem Enddruck von 12 mmHg erhöht. Dann wurde das Pneumoperitoneum aufgehoben und der Pfortaderflow für weitere 60 min gemessen. Der gesamte Beobachtungszeitraum betrug somit für alle Tiere 150 min. Nach Beendigung der Messung wurden die Tiere relaparotomiert und die Pfortader proximal und distal der Flowsonde mit Gefäßclips versehen. Nach Entfernung der Sonde erfolgte die longitudinale Eröffnung der Pfortader, um eine Beeinträchtigung des Blutvolumenflusses aufgrund einer Pfortaderthrombose auszuschließen.

Ergebnisse

Während der Equilibrierung lag der portale Blutvolumenfluß bei 20,8 (5,7 ml/min. In der Kontrollgruppe wurde in den folgenden 120 min ein nicht-signifikantes Absinken des Flows auf 18,4 ± 5,8 ml/min, entsprechend 88,3 % des Ausgangswertes, festgestellt. In der Experimentalgruppe sank der Pfortaderfluß sowohl unter CO_2-, als auch unter Heliuminsufflation mit zunehmendem intraabdominalen Druck signifikant und linear ab. Die Unterschiede in der Reduktion des Pfortaderflows zwischen CO_2- und Heliumpneumoperitoneum waren bis zu einem intraabdominalen Druck von 6 mmHg nicht signifikant. Bei 2 mmHg verminderte sich der gemessene Flow unter CO_2-Insufflation auf 79,9 % (Helium: 81,6 %), bei 4 mmHg auf 65,4 % (Helium: 70,8) und bei 6 mmHg war der Blutfluß auf 53,2 % (Helium: 62,3 %) abgesunken. Ab einem intraabdominalen Druck von 8 mmHg zeigte sich ein signifikanter Unterschied des portalen Flows zwischen CO_2- und Heliumgruppe. Der portale Blutvolumenfluß reduzierte sich dabei unter CO_2-Insufflation auf 7,9 ± 3,6 ml/min, entsprechend 38,2 %. Unter Heliumapplikation war bei diesem Druck lediglich ein Rückgang des Flows auf 11,4 ± 3,1 ml/min (= 54,7 %) festzustellen. Bei 10 mmHg wurde unter CO_2-Insufflation ein Absinken auf 27,8 % (Helium: 47,9 %) und bei 12 mmHg auf 16 % (Helium: 40,5 %) des Initialwertes festgestellt (Abb. 1). Mit Aufhebung des Pneumoperitoneums stieg der Pfortaderfluß an, wobei zwischen CO_2- (16,1 ± 4,5 ml/min) und Heliumgruppe (16,4 ± 5,4 ml/min) untereinander, sowie im Vergleich mit der Kontrollgruppe (s. o.) kein statistisch-signifikanter Unterschied gemessen wurde. Bei allen untersuchten Tieren konnte eine komplikationslose Einlage der Flußsonde mit adäquater Flowmetrie der Pfortader über den gesamten Meßzeitraum durchgeführt werden. Die nach Beendigung der Messung erfolgte Venae sectio der Pfortader zeigte in keinem Fall freie oder wandadhärente Thromben.

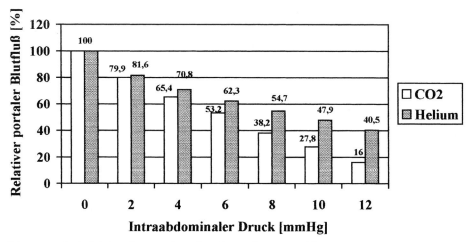

Diagramm I. Reduktion des portalen Blutvolumenflusses in Abhängigkeit von intraabdominalem Druck und verwandtem Insufflationsgas

Diskussion

Der Erhöhung des intraabdominalen Drucks, wie etwa bei der Anlage eines Pneumoperitoneums, verursacht uber eine cavale Kompression sowie den Anstieg des systemischen Gefäßwiderstandes eine Reduktion des Herzschlagvolumens mit konsekutiver Beeinträchtigung der Splanchnicusperfusion [3, 5]. In diesem Kontext erscheint die lineare Erniedrigung des Pfortaderflows in der Experimentalgruppe, die sowohl in der CO_2- als auch der Heliumgruppe gemessen werden konnte, als primäre Folge allein der Druckerhöhung im Rahmen der Gasinsufflation. Bis zu einem intraabdominalen Druck von 6 mmHg gab es keinen signifikanten Unterschied zwischen CO_2- und Heliumapplikation, was vermuten läßt, daß der portale Blutvolumenfluß in niedrigerem Druckbereich nicht in unmittelbarer Abhängigkeit zum insufflierten Gas steht. In höheren Druckbereichen lag der Blutvolumenfluß in der Pfortader unter CO_2-Pneumoperitoneum um den Faktor 2 bis 3 niedriger als unter Heliuminsufflation. Dies spräche für systemische und/oder lokale Effekte, die durch eine vermehrte Absorption des CO_2 bei hohen intraabdominalen Drücken auftreten könnten. Bei diesem doch erheblichen Unterschied in den Auswirkungen auf die portale Leberdurchblutung und unter Vorbehalt der Übertragbarkeit der erhobenen Befunde, ist die Verwendung von Helium bei der Anlage des Pneumoperitoneums als ernstzunehmende Alternative zu diskutieren [4, 8]. Das hier zur Anwendung kommende Meßverfahren des portalen Blutvolumenflusses ermöglicht eine genaue Datenerhebung des Pfortaderflows, die durch hohe Reproduzierbarkeit und Stabilität der Ergebnisse gekennzeichnet ist [1, 9]. Im vorliegenden Tiermodell der Ratte ist allerdings eine solch stabile Messung des Blutvolumenflusses in der Arteria hepatica operationstechnisch nicht möglich, weshalb keine Aussagen über mögliche Kompensationsmechanismen oder Unterschiede in der hepatischen Gesamtperfusion für die insufflierten Gase getroffen werden können. Vorstellbar ist jedoch, daß aufgrund des Ausmaßes der gezeigten portalen Flowreduktion das CO_2-Pneumoperitoneum in höheren Druckbereichen schwerwiegendere intrahepatische Auswirkungen haben könnte als die Heliumapplikation. Da die portale Leberdurchblutung entscheidenden Einfluß auch auf immunologische Vorgänge besitzt, könnte sich die Erniedrigung des Pfortaderflows auf die zellvermittelte Immunantwort in der Leber auswirken. So konnten wir bereits an anderer Stelle zeigen, daß unter CO_2-Pneumoperitoneum eine Minderung der intrahepatischen Phagozytoseaktivität eintritt [6]. Inwieweit Unterschiede in der immunologischen Leberleistung zwischen Helium- und CO_2-Pneumoperitoneum vorliegen könnten, bedarf weiterer Klärung.

Zusammenfassung

Hintergrund: Kohlendioxid beeinflußt als primär zur Anwendung kommendes Gas bei der Errichtung eines Pneumoperitoneums in vielfältiger Weise kardiovaskuläre Funktionen und den Säure-Basen-Haushalt. Alternativ wird deshalb der Einsatz anderer Gase, wie z. B. Helium, diskutiert. Darüberhinaus kann der Anstieg des intraabdominalen Druckes für sich schon systemische und lokale Effekte verursachen. Dies zeigt auch Auswirkungen auf den portalvenösen Blutvolumenfluß, der eine wichtige Rolle für die Leberfunktion und die zellvermittelte Immunantwort spielt.

Methode: Zur Untersuchung hämodynamischer Veränderungen im Pfortadergebiet bei laparoskopischen Eingriffen wurde ein etabliertes Kleintiermodell der Ratte durch die Implantation einer periportalen Flowsonde erweitert. Im Ultraschall-Laufzeitverfahren konnte dann der portale Blutvolumenfluß in Abhängigkeit vom intraabdominalen Druck bei anliegendem Pneumoperitoneum untersucht werden, wobei zwischen CO_2- und Heliuminsufflation verglichen wurde.

Resultat: Die kontinuierliche Erhöhung des intraperitonealen Drucks durch das jeweilige Pneumoperitoneum führte zur linearen Erniedrigung des Pfortaderflows. In höheren Druckbereichen war dabei der portale Blutvolumenfluß unter CO_2-Insufflation um den Faktor 1,5–2,5 niedriger als unter einem Heliumpneumoperitoneum.

Schlußfolgerung: Die Erhöhung des intraabdominalen Drucks durch ein Pneumoperitoneum und die daraus resultierende Reduktion der portalen Leberdurchblutung könnten erhebliche Auswirkungen auf Stoffwechselfunktion und zellvermittelte Immunantwort in der Leber während laparoskopischer Eingriffe bedingen.

Schlüsselwörter: Laparoskopie-Pfortaderfluß-Pneumoperitoneum-Rattenmodell.

Abstract

Background: Carbon dioxide, the primary gas used to establish a pneumoperitoneum, causes numerous systemic effects related to cardiovascular function and acid-base balance. Therefore the use of other gases, such as helium, has been proposed. Furthermore the pneumoperitoneum itself with elevation of intraabdominal pressure causes partly elucidated local and systemic effects. Portal blood flow, which plays an important role in hepatic function and cell-conveyed immune response, is one affected parameter.

Method: An established animal model (rat) of laparoscopic surgery was extended by implanting a periportal flow probe. Hemodynamics in the portal vein were then measured by transit time ultrasonic flowmetry during increasing intraabdominal pressure (2–12 mmHg) caused by gas insufflation (carbon dioxide versus helium).

Results: The installation of pneumoperitoneum with increasing intraperitoneal pressure led to a significant linear decrease in portal venous flow for both carbon dioxide and helium. At higher pressure levels (8–12 mmHg) portal blood flow was significantly lower (1.5–2.5 fold) during carbon dioxide pneumoperitoneum: an intraabdominal pressure of 8 mmHg caused a decrease to 38.2% of the initial flow (helium: 59.7%), at 12 mmHg portal flow was decreased to 16% (helium: 40.5%).

Conclusion: Elevated intraabdominal pressure generated by pneumoperitoneum results in portal venous flow reduction. This effect is significantly stronger during carbon dioxide insufflation. Portal flow reduction might compromise hepatic function and cell-conveyed immune response during laparoscopic surgery.

Keywords: Laparoscopy-Portal venous flow-Pneumoperitoneum-Rat model.

Literatur

1. Barnes RJ, Comline RS, Dobson A, Drost CJ (1983) An implantable transit time ultrasonic blood flowmeter. J Physiol 345:2–3
2. Berguer R, Gutt CN, Stiegman GV (1993) Laparoscopic surgery in the rat. Description of a new technique. Surg Endosc 7. 345–347
3. Caldwell CB, Ricotta JJ (1987) Changes in visceral blood flow with elevated intraabdominal pressure. J Surg Res 43:14–20
4. Declan Fleming RY, Dougherty TB, Feig BW (1997) The safety of helium for abdominal insufflation. Surg Endosc 11:230–234
5. Diebel LN, Wilson RF, Dulchavsky SA, Saxe J (1992) Effect of increased intraabdominal pressure on hepatic arterial, portal venous and hepatic microcirculatory blood flow. J Trauma 33:279–282
6. Gutt CN, Heinz P, Kaps W, Paolucci V (1997) The phagocytosis activitiy during conventional and laparoscopic operations in the rat. Surg Endosc 11:899–901
7. Leighton T, Pianim N, Liu S, Kono M, Klein S, Bongard F (1992) Effectors of hypercarbia during experimental pneumoperitoneum. Am Surg 58:717–721
8. Leighton T, Liu S, Bongard FS (1993) Comparative cardiopulmonary effects of carbon dioxide versus helium pneumoperitoneum. Surgery 113:527–531
9. Welch WJ, Deng X, Snellen H, Wilcox CS (1995) Validation of miniature ultrasonic transit-time flow probes for measurement of renal blood flow in rats. Am J Physiol 268:175–178

Korrespondenzadresse: Klinik für Allgemein- und Gefäßchirurgie, Johann Wolfgang Goethe-Universität Frankfurt am Main, Theodor-Stern-Kai 7, 60590 Frankfurt am Main

IX. Transplantation-Immunologie I

Die Form von spenderspezifischem, durch Hepatozyten exprimiertem MHC Klasse I Antigen ist entscheidend für die IL-2 Antwort von T-Helferzellen

The form of allo-MHC class I antigen expressed by hepatocytes is critical in determining IL-2 responses by helper T cells

C. Graeb[1,*], M. N. Scherer[1,2], S. Tange[1], K.-W. Jauch[1], E. K. Geissler[2,**]

[1] Klinik und Poliklinik für Chirurgie, Universität Regensburg
[2] Department of Clinical Laboratory Sciences, University of South Alabama, USA
* Gefördert durch die Deutsche Forschungsgemeinschaft (DFG, GR 1478/2-1)
** Gefördert durch die USA National Institutes of Health (AI39741) und die American Heart Association (AL-G-960046)

Einleitung

Seit Jahrzehnten ist bekannt, daß Lebertransplantate (LTx) im Vergleich zu anderen transplantierten Organen immunsuppressive Eigenschaften haben können [1, 2]. Einer der diskutierten Mechanismen beruht auf der Beobachtung, daß die Leber MHC Klasse I Moleküle in einer löslichen Form sezerniert. In eigenen Experimenten konnten wir kürzlich zeigen, daß es nach direkter Expression von löslichem Spender-MHC Klasse I Ag durch Injektion syngener, genetisch modifizierter Hepatozyten zu einer Verlängerung der Überlebenszeit allogener LeberTx und zu einer spenderspezifischen Reduktion von zytotoxischen T-Lymphozyten kommt [3]. Zudem konnten wir zeigen, daß der adoptive Transfer von Empfänger-Lymphozyten, die zuvor mit löslichem Spender-Ag inkubiert wurden, eine Suppression der Immunantwort gegen HerzTx vom gleichen Spender bewirkten [4]. In einer anschließenden Studie haben wir nachgewiesen, daß lösliches, spenderspezifisches MHC Klasse I Ag eine Suppression der IL-2 Sekretion durch T-Helferzellen induzieren kann [5]. Allerdings exprimieren Hepatozyten nicht nur lösliche, sondern relativ größere Mengen von membrangebundenen MHC Klasse I Ag, so daß wir in der hier vorgestellten Arbeit untersuchen wollten, ob es nach Injektion syngener Hepatozyten, die membrangebundenes Allo-MHC Klasse I Ag exprimierten, ebenfalls zu einer Reduktion der IL-2 Sekretion kommt.

Material und Methode

Hepatozyten-Gewinnung, -Kultur und -Transfektion: Lewis-Hepatozyten wurden durch Kollagenaseperfusion der Leber gewonnen und mittels Percoll-Zentrifugation von den übrigen Zellen getrennt. Nach Aussaat der Hepatozyten in kollagenbeschichteten Petrischalen erfolgte zwei Tage später die Plasmid-Transfektion durch Lipofektion. Als Plasmid verwendeten wir das Konstrukt *pcRT.45*, das für die membrangebundene Form des MHC Klasse I Moleküls, RT1.A^a (ACI-Ratten), kodiert. Für die Kontrolltransfektionen verwendeten wir das Plasmid *pCMVLux* (Firefly-Luziferase) [3, 6]. Die transfizierten Leberzellen wurden aus den Kulturschalen herausgelöst und naiven Lewis-Ratten einmalig subkapsulär in die Milz injiziert (Zellmenge: 1×10^7/Injektion). Exakt 24 Stunden später wurden den injizierten Tieren Milz- und zervikales Lymphknotengewebe entnommen.

Gemischte Lymphozytenkulturen für T-Helferzellen: Zur Beurteilung der immunologischen Wirkung der membrangebundenen Form des MHC Klasse I Moleküls von ACI-Ratten (RT1.A^a) wurden gemischte Lymphozytenkulturen für T-Helferzellen (HTL) angefertigt. Bestrahlte ACI-Lymphozyten dienten dabei als Stimulationszellen, die mit den in vivo konditionierten Lewis-Lymphozyten co-kultiviert wurden. Die ^{3}H-Thymidin-Inkorporation in IL-2-sensible CTLL-20 Zellen war dabei äquivalent dem in den Kulturüberständen des Assays produzierte IL-2. Um die exakte Menge des in der Kultur produzierten IL-2 (U/ml) zu bestimmen, erfolgte mit jedem Assay das Ansetzen eines IL-2-Standards [7].

Ergebnisse

In früheren in vivo Experimenten konnten wir zeigen, daß die Injektion syngener Hepatozyten, die lösliches, spenderspezifisches MHC Klasse I Ag nach Lipofektion exprimierten, zu einer deutlichen Reduktion der IL-2 Sekretion durch T-Helferzellen sowohl in der Milz als auch in peripheren Lymphknoten führte [5]. Die Expression von membrangebundenem, spenderspezifischem MHC Klasse I Ag in unseren aktuellen Versuchen führte dagegen nicht zu einer Reduktion der IL-2 Synthese durch HTL. Vielmehr kam es im Vergleich zu Splenozyten von Lewis-Ratten, denen Kontrollplasmid-transfizierte Hepatozyten injiziert wurden (*pCMVLux*: 0,28 U/ml ± 0,10 U/ml), zu einer deutliche Zunahme der IL-2 Synthese (*pcRT.45*: 0,60 U/ml ± 0,20 U/ml; p = 0,0006 vs. *pCMVLux*). Die Auswertung der Assays, in denen periphere Lymphknoten statt Splenozyten von injizierten Tieren verwendet wurden, ergaben zwischen Tieren, denen *pcRT.45*-transfizierten bzw. *pCMVLux*-transfizierte Hepatozyten injiziert wurden, keine signifikanten Unterschiede (*pcRT.45*: 0,36 U/ml ± 0,12 U/ml, *pCMVLux*: 0,37 U/ml ± 0,14 U/ml p = 0,873).

Diskussion

In den letzten Jahren ist immer wieder kontrovers über die immunologischen Effekte von allogenen Hepatozyten diskutiert worden. Diese Diskussion ist insofern wichtig, da mit einer Lebertransplantation der Empfänger beiden bekannten Formen von Spender-MHC Klasse I Ag, nämlich sowohl löslichem Spender MHC Ag, als auch membrangebundenem Spender-Ag ausgesetzt wird. In verschiedenen Experimenten konnten wir bereits zeigen, daß die alleinige Expression von löslichem Spender-MHC Klasse I Ag tatsächlich einen immunsuppressiven Effekt haben kann und zu einer Verlängerung der Überlebenszeit von OrganTx und zu einer spenderspezifischen Reduktion von zytotoxischen T-Lymphozyten führen kann [3]. Zudem konnten wir kürzlich zeigen, daß einer der beteiligten Mechanismen möglicherweise die Suppression der IL-2 Sekretion durch T-Helferzellen nach Expression von löslichem, spenderspezifischem MHC Ag sein könnte [5].

In den hier dargestellten Experimenten sollte durch die isolierte Expression membrangebundener Allo-MHC Ag auf syngenen Hepatozyten die immunologische Wirkung dieser Form von Allo-MHC Ag auf HTL im Empfänger untersucht werden. Unsere aktuellen Ergebnisse zeigen, daß die membrangebundene Form des gleichen Ag einen starken sensibilisierenden Effekt auf HTL in den Lewis-Empfängern hatte, was durch die starke Stimulation der IL-2 Sekretion zum Ausdruck kam. Diese Daten weisen daher darauf hin, daß die einfache Injektion von Spender-Hepatozyten, die die lösliche und die membrangebundene Form des Spender MHC Ag gleichzeitig exprimieren würden, eher mit dem Risiko einer immunologischen Sensibilisierung des Empfängers verbunden wäre. Es erscheint somit wahrscheinlich, daß eine spenderspezifische Immunsuppression am ehesten erreicht werden kann, wenn der Transplantatempfänger nur der löslichen Form des Spender-MHC Klasse I Ag ausgesetzt wäre.

Zusammenfassung

Es ist bekannt, daß Lebertransplantate immunsuppressive Effekte haben können. Einer der diskutierten Mechanismen beruht auf der Beobachtung, daß Hepatozyten signifikante Mengen von löslichem Spender-MHC Klasse I Molekülen sezernieren. Theoretisch könnte daher die einfache Injektion von Hepatozyten in den Empfänger zu einer Verlängerung der Transplantatüberlebenszeit führen. In verschiedenen Experimenten konnten wir zeigen, daß die alleinige Expression von löslichem Spender-MHC Klasse I Ag durch in vivo Gentransfer tatsächlich einen immunsuppressiven Effekt haben kann und zu einer Verlängerung der Überlebenszeit von OrganTx führt. Zudem konnten wir zeigen, daß einer der beteiligten Mechanismen möglicherweise die Suppression der IL-2 Sekretion durch T-Helferzellen (HTL) sein könnte. Da eine Lebertransplantation allerdings die Exposition beider Formen von MHC Klasse I Molekülen im Empfänger bedeutet, wollten wir in der vorgelegten Studie untersuchen, ob nicht-lösliche Formen von Allo-Ag den gleichen suppressiven Effekt auf die IL-2 Antwort von T-Helferzellen haben können.

Hierzu wurden Lewis-Ratten syngene Hepatozyten injiziert, die nach Transfektion das membrangebundene Allo-MHC Klasse I Antigen von ACI-Ratten exprimierten. Einen Tag später wurden Lymphozyten von Milz und Lymphknoten entnommen und in gemischten Lymphozytenkulturen auf ihre IL-2 Antwort gegenüber ACI-Stimulationszellen getestet. Im Vergleich zu unseren früheren Ergebnissen, in denen lösliches Allo-Antigen die IL-2 Antwort von HTL supprimierte, konnte die membrangebundene Form des gleichen Allo-Moleküls keine Suppression der IL-2 Antwort bewirken. Tatsächlich führte das membrangebundene Allo Antigen zu einer signifikanten Stimulation der IL-2 Sekretion. Zusammenfassend legen unsere Ergebnisse nahe, daß trotz der immunsuppressiven Eigenschaft von löslichem Spender-MHC Ag die Exposition von Hepatozyten, die zusätzlich membrangebundenes Allo-MHC Klasse I Anti-

238

gen exprimieren, eher mit dem Risiko einer immunologischen Sensibilisierung des Empfängers verbunden ist.

Abstract

Background: Evidence suggests that liver transplants have immunosuppressive effects. It has been proposed that since hepatocytes produce significant amounts of soluble MHC class I antigen, these molecules may have donor-specific immunosuppressive effects. Therefore, introduction of hepatocytes expressing donor-MHC antigen to potential organ recipients could promote subsequent allograft survival. To support this theory we have recently shown by in vivo gene transfer that soluble donor-MHC class I antigen can prolong liver allograft survival. Interestingly, we also have data that suggests one possible mechanism of this effect could relate to donor-soluble MHC antigen inhibition of helper T cell IL-2 production.

Aim: Since liver transplantation involves introduction of hepatocytes that express relatively large amounts of membrane-bound donor MHC antigen, we performed experiments here to determine if this non-soluble form of the antigen also reduces IL-2 responses by helper T-cells.

Methods: Lewis (RT1.A^l) rats were injected with syngeneic hepatocytes transfected with plasmid DNA encoding the allogenic membrane-bound MHC class I antigen, RT1.A^a. One day after injection, lymphocytes from spleen and lymph node were tested in mixed lymphocyte cultures for their IL-2 response against ACI (RT1.A^a) stimulator cells.

Results: In contrast to our previous findings, where soluble allo-MHC molecules suppressed the IL-2 response by helper T-cells, the membrane-bound form failed to decrease IL-2 production. Moreover, the membrane-bound alloantigen significantly stimulated an increase in IL-2 secretion.

Conclusion: Our data suggests that although soluble forms of donor-MHC antigen may have immunosuppressive properties, exposure of potential organ transplant recipients to hepatocytes expressing membrane-bound forms of the same antigen may increase the risk for immunologic sensitization.

Literatur

1. Kamada N, Brons G, Davies HfS (1979) Fully allogeneic liver grafting in rats induces a state of systemic nonreactivity to donor transplantation antigens. Transplantation 29:429–431
2. Kamada N, Wight DGD (1984) Antigen-specific immunosuppression induced by liver transplantation in the rat. Transplantation 38:217–221
3. Geissler EK, Knechtle SJ, Graeb C (1997) Secreted donor-MHC dass I antigen prolongs liver allograft survival and inhibits recipient anti-donor CTL responses. Transplantation 64:782–786
4. Graeb C, Scherer MM, Knechtle SJ, Geissler EK (1998) Immunologic suppression mediated by genetically modified hepatocytes expressing secreted allo-MHC class I molecules. Hum Immunol 59:415–425
5. Geissler EK, Graeb C, Jauch K-W, Scherer MN (1999) Expression of soluble allo-MHC class I antigen in vivo suppresses IL-2 production by allo-reactive helper T cells. Transplant Proc (in press)

6. Graeb C, Geissler EK (1997) Effect of portal vein injection allo-MHC-transfected hepatocytes on immunity prior to organ transplantation. Transplant Proc 29:1017–1019
7. Geissler EK, Wang J, Fechner JH, Burlingham WJ, Knechtle SJ (1994) Immunity to MHC class I antigen after direct DNA transfer into skeletal muscle. J Immunol 152:413–421

Korrespondenzadresse: Dr. med. Christian Graeb, Klinik und Poliklinik für Chirurgie, Universität Regensburg, Franz-Josef-Strauß-Allee 11, 93053 Regensburg
Telefon: (0941) 9446801, Fax: (0941) 9446802
e-mail: christian.graeb@klinik.uni-regensburg.de

Die immunmodulatorische Funktion von CD26/Dipeptidylpeptidase IV bei der akuten und akkzelerierten Transplantatabstoßung

Immunomodulatory influence of CD26/dipeptidylpeptidase IV during acute and accelerated rejection

S. Korom[1,2], I. De Meester[3], A. Coito[2], E. Graser[4], H. D. Volk[4], K. Schwemmle[1], S. Scharpé[3], J. W. Kupiec-Weglinski[5]

[1] Klink für Allgemein- und Thoraxchirurgie, Justus Liebig-Universität, Gießen
[2] Harvard Medical School, Surgical Research Laboratory, Dept. of Surgery, Boston, USA
[3] Dept. of Pharmaceutical Sciences, University of Antwerp, Wilrijk, Belgien
[4] Institut für Medizinische Immunologie, Charité, Humboldt-Universität, Berlin
[5] Dumont-UCLA Transplant Center, Division of Liver and Pancreas Transplantation, Los Angeles, USA

Einleitung

Die kostimulatorische Funktion des T-Zell-Antigens (Ag) CD26 ist mit dessen enzymatischer Aktivität (Dipeptidylpeptidase IV, DPP IV) verknüpft [1] und wird mit der *in-vivo*-Immunkompetenz assoziiert [2]. Viele Zytokine, u.a. RANTES, IL-2 und TNF sind Substrate von DPP IV. Wir konnten zeigen, daß die akute Abstoßungsreaktion mit der Ausprägung/Enzymaktivität von CD26 korrelierte. Die Inhibition der spezifischen Enzymaktivität verhinderte die akute Abstoßung und verlangerte das Transplantatüberleben [3]. Ziel dieser Arbeit war die Untersuchung von CD26/DPP IV im Rahmen der Allo-Ag-induzierten Immunantwort bei akuter und akzelerierter Abstoßung.

Material und Methoden

Transplantationsmodelle: Im Modell der akuten Transplantatabstoßung dienten Lewis-Ratten (LEW, RT1[1]) (250 g; HSD, Indianapolis, USA) als Empfänger der Herzen von (LEWxBN)F$_1$ (LBNF$_1$)-Hybriden, welche heterotop mikrochirurgisch an die großen Abdominalgefäße anastomosiert wurden. Die Herzfunktion wurde palpiert. Unbehandelte LEW-Empfänger stießen die LBNF$_1$-Spenderherzen zwischen dem 7. u. 8. postoperativen Tag ab. Wir entwickelten ein Modell der akkzelerierten Abstoßung [4], bei dem LEW-Empfänger 7 Tage vor Transplantation (Tx) eines Herzen von (LEWxBN)F$_1$ (LBNF$_1$)-Hybriden mit Hauttransplantaten von Brown-Norway (BN) Ratten sensibilisiert wurden. Die Abstoßung erfolgte in akkzelerierte Weise innerhalb von 24–36 h.

Spezifische Inhibition der enzymatischen Aktivität von CD26 und Bestimmung der Serumenzymaktivität von DPP IV: Applikation von Pro-pro-diphenyl-phosphonat ((S)-Pro-(S,R)-ProP(OPh)2) im akuten Modell direkt postoperativ (30 mg/Tier sc.), sowie am 3. und 6. Tag (je 20 mg/Tier sc.); im Modell der akkzelerierten Abstoßung am Tage der HautTx (d –7), sowie am vierten und einen Tag (d –4 u. –1) vor Tx mit gleicher Dosis. DPP IV-Serumaktivität wurde fluorometrisch bestimmt [5].

242

Durchflußzytometrische Messungen an zirkulierenden Lymphozyten (PBL): Inkubation isolierter PBL mit monoklonalen Antikörpern (Ak) gegen CD3, TCR CD45 (M. Sayegh, Boston) und CD26 (MRC OX61, Serotec, Oxford, UK). Im Anschluß Messung nach erneuter Inkubation mit FITC-markierten monoklonalen Ak. Angabe der gefärbten Zellen in Prozent.

RT-PCR-Analysen und Immunhistochemie: Durchführung der competitive template RT-PCR [6] und der Immunhistochemie [7] wie beschrieben.

Ergebnisse

Akute Abstoßung und Ag-Expression auf PBL und infiltrierenden Zellen: Untersuchungen zur Expression von Ag auf PBL in behandelten Empfängern zeigten eine signifikante Korrelation der Ausprägung von CD3/TCR und CD45 mit CD26 (n = 10). Es resultierte eine frühe Expressionsverminderung von CD26 (p < 0,001), die mit CD3 (p < 0,05), TCR und CD45 (p < 0,001) korrelierte. Im Transplantat bestand eine signifikante Reduktion αTCR-positiver T-Zellen im Vergleich zu unbehandelten Empfängern (75 ± 3 vs. 176,5 ± 26 Zellen/10 Gesichtsfelder/Schnitt).

Einfluß der spezifischen DPP IV-Inhibition auf Zytokintranskripte im Transplantat: RT-PCR-Analysen ließen eine deutliche Reduktion der m-RNA für IL-2 und IFN-γ in Transplantaten behandelter Tiere (akutes Abstoßungsmodell, d + 6) erkennen (n = 6). Die IL-4 : IFN-γ-Relation im Transplantat zu diesem Zeitpunkt reflektierte den hemmenden Einfluß auf die akute Abstoßung (Abb. 1).

Einfluß der spezifischen DPP IV-Inhibition auf die akzelerierte Abstoßung: Spezifische Inhibition der CD26-Enzymaktivität in der Sensibilisierungsphase verhinderte bei >50% der Empfänger (n = 7) die akzelerierte Abstoßung und verlängerte das Transplantatüberleben signifikant auf 5,1 ± 2,1d (p < 0,01) (Abb. 2).

Diskussion

Diese Ergebnisse unterstreichen die Bedeutung von CD26/DPP IV für den Immunmechanismus der akuten und akzelerierten Transplantatabstoßung. Wir konnten

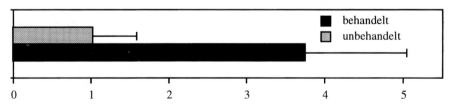

Abb. 1. Transplantat-IL-4 : IFN-γ-mRNA-Relation, basierend auf competitive template PT-PCR-Analyse (n = 3/3, d + 6)

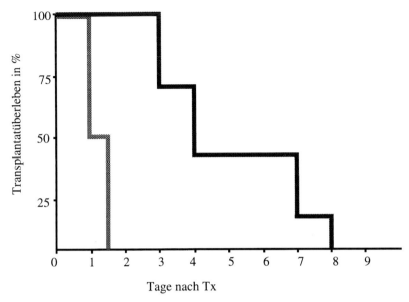

Abb. 2. Einfluß der Pro-pro-diphenyl-phosphonat-Applikation in der Sensibilisierungsphase auf die akkzelerierte Abstoßung von LBNF1-Herzen in LEW Empfänger. Hellgrau: unbehandelte Empfänger (n = 6); dunkelgrau: behandelte Tiere (n = 7)

zeigen, daß die Inhibition der enzymatischen Aktivität eines kostimulatorischen T-Zell-Oberflächenmoleküls Einfluß auf die Allo-Ag-vermittelte Immunantwort hatte. Wie *in vitro* beobachtet [8], fanden wir Anhalt für einen Zusammenhang der Expression von CD26 mit CD45 und mit dem für die komplette T-Zell-Aktivierung nötigen CD3/TCR. Die Analyse der Ausprägung der Gentranskripte für IL-2 und IFN-γ in Transplantaten, zusammen mit der IL-4:IFN-γ-Relation wies auf eine Modulation der T-Zell-Aktivierung mit Betonung der Th2-assoziierten Zytokinregulation hin. Die Hemmung der akkzelerierten Abstoßung durch Inhibition der DPP IV Serumaktivität unterstreicht die Bedeutung der katalytischen Aktivität in der Frühphase nach Allo-Ag-Exposition. Zusammen mit den beschriebenen humoralen/zellulären [3] Veränderungen postulieren wir eine zentrale, aber graduelle Wirkungsweise von CD26 bei akuter und akkzelerierter Abstoßung.

Zusammenfassung

Die kostimulatorische Funktion des T-Zell-Aktivierungs-Ag CD26 ist verknüpft mit dessen enzymatischer Aktivität (Dipeptidylpeptidase IV). Wir untersuchten den immunmodulatorischen Einfluß einer spezifischen Inhibition der Enzymaktivität auf T-ZELL-Ag und die mRNA-Expression in einem Herzallotransplantatmodell. Die Ausprägung von CD26 auf PBL korrelierte mit der von CD3/TCR und CD45 in enzyminhibierten Empfängern. Parallel kam es zu einer Modulation der T-Zell-Aktivierung mit Betonung der Th-2 assoziierten Zytokinregulation. Die zentrale Rolle von CD26 und seiner katalytischen Aktivität konnten wir bei der Durchbrechung der akkzelerierten Abstoßung in > 50 % von sensibilisierten Empfängern demonstrieren.

Abstract

Background: The intrinsic catalytic dipeptidyl peptidase IV activity of the T cell activation Ag CD26 is crucial for its costimulatory efficacy.

Methods: In this study, we investigated the immunomodulatory effect of CD26/DPP IV, by targeting its catalytic moiety.

Results: Treated recipients showed a significant and rapid decrease in TCR, CD3 and CD45 cellular expression kinetics on PBL and a reduction in IL-2 and IFN-γ intragraft mRNA expression. Enzymatic inhibition during sensitization abrogated accelerated rejection in > 50 % of treated recipients.

Conclusion: These findings further support the hypothesis that DPP IV/CD26 is associated with allo-Ag mediated immune responses, indicating a graded but central involvement in pathways of cellular and humoral immunity.

Literatur

1. Tanaka T, Kameoka J, Yaron A, Schlossman SF, and Morimoto C (1993) The costimulatory activity of the CD26 antigen requires dipeptidyl peptidase IV enzymatic activity. Proc Natl Acad Sci USA 90: 4586–4590
2. Scharpé S, De Meester I, Vanhoof G, Hendriks D, Uyttenbroeck W, Ntakarutimana V, Dechx R (1990) Serum dipeptidyl peptidase IV activity in transplant recipients. Clin Chem 36: 984
3. Korom S, De Meester I, Stadlbauer THW, Chandraker A, Schaub M, Sayegh MH, Belyaev A, Haemers A, Scharpé S, Kupiec-Weglinski JW (1997) Inhibition of CD26/dipeptidyl peptidase IV activity in vivo prolongs cardiac allograft survival in rat recipients. Transplantation 63: 1495–1500
4. Di Stefano R, J. W. Kupiec-Weglinski, Uhteg L C, Puskas J, Araneda D, Diamantstein T, Tilney N L (1988) Modulation of accelerated rat cardiac allograft rejection by cyclosporine and ART-18. Transplant. Proc. 20: 217–219
5. Scharpé S, De Meester I, Vanhoof G, Hendriks D, van Sande M, Van Camp K, Yaron A (1988) Assay of dipeptidyl peptidase IV in serum by fluorometry of 4-methoxy-2-naphtylamine. Clin Chem 34: 2299–2301
6. Siegling A, Lehmann M, Platzer C, Emmrich F, Volk HD (1994) A novel multispecific competitor fragment for quantitative PCR analysis of cytokine gene expression in rats. J Immunol Methods 177: 23–28
7. Coito AJ, Korom S, Graser E, Volk HD, Van De Water L, Kupiec-Weglinski JW (1998) Blockade of very late antigen-4 integrin binding to fibronectin in allograft recipients. I. Treatment with CS1 peptides prevents acute rejection by suppressing intragraft mononuclear cell accumulation, endothelial activation, and cytokine expression. Transplantation, 65: 699–706
8. Torimoto Y, Dang N H, Vivier E, Tanaka T, Schlossman S F, Morimoto C (1991) Coassociation of CD26 (dipeptidyl peptidase IV) with CD45 on the surface of human T lymphocytes. J Immunol 147: 2514–2517

Diese Arbeit wurde unterstützt aus Mitteln der Deutschen Forschungsgemeinschaft (Ko 1637/2-1), NIH Grant RO1 AI23847 und des Belgian National Fund for Scientific Research (NFWO).

Korrespondenzadresse: Dr. med. S. Korom, Klinik für Allgemein- und Thoraxchirurgie der Justus-Liebig-Universität, Gießen, Rudolf-Buchheim-Str. 7, 35385 Gießen.
Telefon: 06 41/9 94 47 05; Fax: 06 41/99 447 09;
e-mail: stephan.korom@chiru.med.uni-giessen.de

Vaccinia vermittelter Gentransfer in primäre humane Hepatozyten – Effizienz und Funktion unter Transplantationsbedingungen in vitro

Vaccinia mediated gene transfer into human hepatocytes – Efficiency and function under transplant conditions in vitro

W. E. Thasler [1], K. C. Letschert [2], T. Weiß [1], K. M. Weinberger [2], U. Bolder [1], K.-W. Jauch [1]

[1] Klinik und Poliklinik für Chirurgie am Klinikum der Universität Regensburg, 93042 Regensburg
[2] Institut für Medizinische Mikrobiologie und Hygiene, Universität Regensburg, 93042 Regensburg

Einleitung

Die Transplantation von genetisch veränderten Leberzellen bzw. Spenderlebern wird zunehmend als Möglichkeit zur Immunmodulation [1] oder Therapie von Leberfunktionsdefekten [2] diskutiert. Für einen suffizienten Gentransfer in primäre Leberzellen sind Vektoren notwendig, die in den nichtreplizierenden Leberzellen eine effiziente Expression von Fremdproteinen gewährleisten. Nichtvirale Systeme zeigen in Hepatozyten eine niedrige Expressionsrate. Retrovirale Systeme sind im Einsatz am Menschen noch nicht ausreichend getestet. Die Genexpression ist zudem von der Zellreplikation abhängig [3].

Der Gentransfer im Rahmen einer klinischen Zell- oder Organtransplantation macht eine kurzzeitige Konservierung der Zellen notwendig. Damit sind für einen viralen Vektor veränderte Infektionsbedingungen gegeben, die eine Genexpression beeinflussen könnten. Deshalb wurden Einflüsse von hypothermer Lagerung und Konservierungslösung auf den Gentransfer in Leberzellen untersucht.

Material und Methoden

Primäre humane Hepatozyten wurden aus Leberteilresektaten mit einer EGTA/Kollagenase-Perfusion isoliert [4] und auf Kollagen Typ I Gelen kultiviert. Kontrollversuche wurden mit einer humanen Hepatomzellinie (HuH-7) durchgeführt. Die Infektion mit dem rekombinanten, replikationsdefizienten Vacciniavirus des Stammes Ankara (MVA-T7Pol) [5] erfolgte nach 24 h Kultivierung bei 37 °C und 4 °C im Standardmedium (DMEM) oder in University of Wisconsin-Lösung (UW). Als Transfektionsreagens wurde Lipofectamin verwendet, die Menge des transfizierten Reporterplasmids betrug jeweils 1 µg/1×10^6 Zellen.

Nach 24 h wurde die Infektionsrate durch einen X-Gal-Assay ermittelt, der die Expression des Gens für die β-Galactosidase (lacZ) durch eine Blaufärbung kennzeichnet. Das Reporterplasmid für die Transinfektion, das green fluorescent protein (GFP), wurde unter dem Fluoreszenzmikroskop nachgewiesen. Die Zellmorphologie und die Fremdprotein-expression wurde nach Transfektion mit einem HBsAg-Plasmid repetitiv im Kulturverlauf bestimmt. Das Oberflächenprotein des Hepatitis-B-Virus wurde mit Hilfe eines Mikropartikel gebundenen Enzym-*Immunoassays* (IMX, Abbott) nachgewiesen. Um mögliche zellschädigende und funktionsbeeinträchtigende Einflüsse des Gentransfers zu untersuchen, wurde die Freisetzung der Zellintegritätsmarker LDH, GOT und GPT enzymatisch bestimmt.

Ergebnisse

Die Optimierung des Transfektions-/Infektionssystems erfolgte durch Ermittlung einer geeigneten Virusmenge pro Zelle (*multiplicity of infections*, MOI). Anhand der Zellintegritätsmarker konnte eine kritische Zellschädigung ausgeschlossen werden. Unter den festgesetzten Bedingungen resultierte eine Infektionsrate von 40% (Abbildung 1A) bei einer Expression des GFP als Marker für die Transinfektion in über 30% der Zellen. Die Expression war unter den Bedingungen der Konservierung in UW um 5–10% niedriger. In der Kontrollgruppe des Gentransfers in UW bei 37 °C konnte die höchste Expressionsrate von 50% erzielt werden. Die Fremdgenexpres-

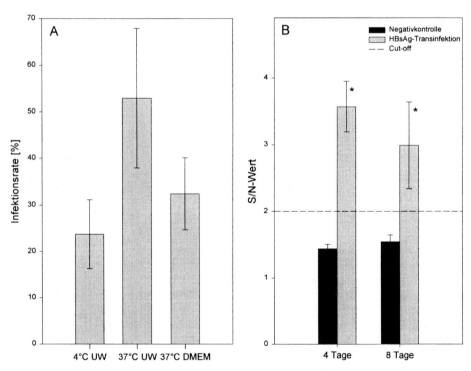

Abb. 1. A Infektionsrate gemessen an der Anzahl der ß-Galactosidase positiven Zellen unter verschiedenen Infektionsbedingungen (UW: University of Wisconsin Lösung; DMEM: Dulbecco's Modified Eagle Medium). **B** Persistenz des Fremdgens gemessen anhand der HBsAg Expression in S/N (*signal per noise*) am 4. und 8. Tag nach Transinfektion; * p < 0.01

sion, gemessen an der HBsAg-Konzentration im Zellkulturüberstand, konnte im Kulturverlauf über 8 Tage nachgewiesen werden (Abb. 1b).

Diskussion

Es wurde ein bereits im humanen Einsatz getestetes, stark abgeschwächtes Vacciniavirus als Expressionsvektor untersucht. Der Gentransfer in humane Hepatozyten erfolgte dabei durch eine liposomenvermittelte Transfektion des Plasmids mit dem betreffenden Gen. Zur Expression des Fremdgens wurde für die Infektion ein Vacciniavirus verwendet, das die Informationen für die notwendigen Transkriptionsenzyme in das Zytoplasma liefert. Damit ist eine Transkription des Gens vom Kerntransport des Plasmids und vom Proliferationsverhalten der Zelle weitgehend unabhängig (Abb. 2). Das getestete Vacciniavirus ist in menschlichen Zellen nicht replikationsfähig. Die Expression seiner „frühen", nicht essentiellen, und daher für die Rekombination geeigneten Gene ist jedoch nicht eingeschränkt. Somit steht ein effizienter und sicherer Vektor für den Gentransfer zur Verfügung. Ein weiterer Vorteil besteht im Rahmen von *in vitro* Untersuchungen, daß jedes beliebige Gen in einem T7-Promotor-Plasmid auch durch einfache liposomale Transfektion exprimiert

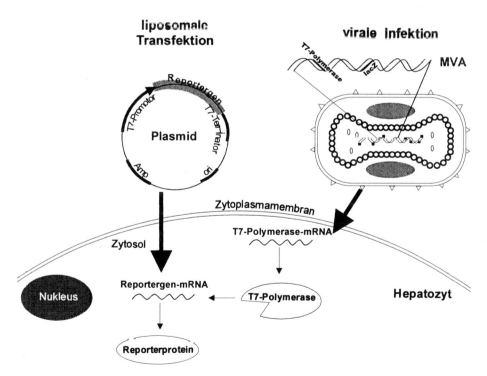

Abb. 2. Modell der Fremdgenexpression durch Trans/Infektion mit Hilfe des *Modified Vaccinia Ancara* (MVA) in primären Hepatozyten

werden kann, ohne die Notwendigkeit der Konstruktion eines rekombinanten Virus. Darüber hinaus hat der humanapathogene MVA-Stamm den Vorteil einer sicheren Handhabung und benötigt keinen Personenschutz im Sinne von S2 Laborsicherheitsstandards.

Zusammenfassung

Die Kombination aus liposomaler Plasmidtransfektion und Infektion mit dem niedrig virulenten Vacciniavirus ermöglicht einen effizienten Gentransfer in primäre humane Hepatozyten ohne wesentlichen Zellschaden und Funktionsverlust. Damit kann eine effiziente Genexpression eines beliebigen Gens erreicht werden, ohne daß die Konstruktion eines rekombinanten Virus notwendig ist. Die in einem möglichen klinischen Einsatz veränderten Bedingungen durch eine Organ- bzw. Zellkonservierung bei 4 °C scheinen keinen wesentlichen Einfluß auf die Effizienz des Gentransfers zu haben.

Schlüsselwörter: Gentransfer, Vacciniavirus, humane Hepatozyten.

Abstract

Background/aim: The transplantation of genetically modified livers or hepatocytes has been discussed as therapeutical option for immunomodulation or treatment of liver function defects. A combination of transfection of the gene carrying plasmid and infection with a Vaccinia-Virus in hepatocytes was investigated for a sufficient gene transfer in primary human hepatocytes. The influence of hypothermal storage was evaluated with regard to gene transfer and subsequent gene expression.

Methods: Primary human hepatocytes were isolated from human liver resections using EGTA/collagenase-perfusion. After 24 h of culture gene transfer was performed by infection of cells with a recombinant, replication incompetent vaccinia virus followed by liposome-mediated transfection of the reporter plasmid. The gene products were quntified after infection at 37 °C and 4 °C up to 8 days.

Results: Gene transfer was successful in 30 % of cells as measured by the expression of gfp (green fluorescent protein) as a marker for transinfection. Under hypothermal conditions gene expression was reduced to 20 – 25 %. The expression of HBsAg in the supernatant was measured up to 8 days of culture.

Conclusion: Transinfection with the highly attenuated, replication incompetent vaccinia virus is a valuable model for efficient gene transfer into primary human hepatocytes without major cell damage. Therefore, gene expression of variable plasmids is possible without construction of recombinant vaccinia viral vectors. Organ- or cell preservation at 4 °C for potential clinical use in the transplant setting seems to have no major influence on efficiency and function of gene transfer.

Keywords: gene transfer, vaccinia, human hepatocytes.

Literatur

1. Graeb C, Scherer MN, Knechtle SJ, Geissler EK (1998) Immunologic suppression mediated by genetically modified hepatocytes expressing secreted allo-MHC class I molecules. Human Immunology 59:415–425
2. Fox IJ, Chowdhury JR, Kaufman SS, Goertzen TC, Chowdhury NR, Warkentin PI, Dorko K, Sauter BV, Strom SC (1998) Treatment of the Crigler-Naijar Syndrom type I with hepatocyte transplantation. New Engl J Med 338 (20): 1422–1466
3. Ferry N, Duplessis O, Houssin D, Danos O, Heard JM (1991) Retroviral-mediated gene transfer into hepatocytes in vivo Proc-Natl-Acad-Sci 88 (19): 8377–8381
4. Koebe HG, Pahernik SA, Eyer P, Schildberg FW (1994) Collagen gel immobilization: a useful cell culture technique for long-term metabolic studies on human hepatocytes. Xenobiotica 24 (2): 95–107
5. Sutter G, Ohlmann M, Erfle V (1995) Non-replicating vaccinia vector efficiently expresses bacteriophage T7 RNA polymerase. FEBS Letters 371:9–12

Danksagung: Wir danken Herrn Dr. Gerd Sutter, Institut für Molekulare Virologie, GSF-Forschungszentrum für Umwelt und Gesundheit GmbH, für die fachliche Beratung und Bereitstellung eines Virusstocks des MVA-T7 Pool.

Korrespondenzadresse: Wolfgang Thasler, Chirurgische Klinik und Poliklinik des Klinikums der Universität Regensburg, Franz-Josef-Strauß-Allee 11, 93042 Regensburg

Der Ischämie-Reperfusionsschaden bestimmt die Schwere einer frühen akuten Rejektion, determiniert jedoch nicht die chronische Transplantatfunktion nach klinischer Lebertransplantation

Ischemia and reperfusion injury determine the severity of early acute rejection, but not the long-term allograft liver function following clinical liver transplantation

G. Weiß, M. Angelescu, Ch. Zapletal, W. J. Hofmann *, Ch. Herfarth und E. Klar

Chirurgische Klinik (Direktor: Prof. Dr. Ch. Herfarth)
* Pathologisches Institut (Direktor: Prof. Dr. Dr. h. c. H. F. Otto) der Universität Heidelberg

Einleitung

Der Ischämie-Reperfusionsschaden ist eine Hauptdeterminante der Transplantatfunktion bei klinischer Lebertransplantation. Die Einschätzung der Schwere der Transplantatschädigung stützt sich neben der Bewertung des postoperativen Transaminasenpeaks auf die Quantifizierung histophatologischer Veränderungen in einer kurz nach arterieller Reperfusion gewonnen Gewebeprobe, der sog. Nullbiopsie [1]. Mit Hilfe der von uns etablierten Methode der Thermodiffusion konnten wir zusätzlich die mit dem Ischämie-Reperfusionschaden einhergehende Abnahme der hepatischen Mikroperfusion quantifizieren [2–3]. Als eine der Ursachen für eine verminderte Leberperfusion wird eine verstärkte Leukozyten-Endothel-Interaktion im Bereich der hyoxiegeschädigten postsinusiodale Venolen angesehen. Mit dem Verlust der endothelialen Integrität kommt es zu einer lokalen Gerinnungsaktivierung und zur Freisetzung verschiedener Zytokine wie TNF-α, IL-1, IL-6, IL-8 oder Interferon-γ aus den dort adhärenten Leukozyten und ortständigen Kupffer Zellen [3]. Ein Teil dieser Zytokine, insbesondere TNF-α und Interferon-γ sollen gleichzeitig eine wichtige Rolle als Mediatoren bei einer gesteigerten Expression von MHC-Antigenen der Klasse I und II und der daran angeschlossenen Aktivierung von CD8- und CD4-postiven T-Lymphozyten wie auch bei vermehrter Bildung von Adhäsionsmolekülen wie ICAM-1 spielen [4–7]. Auf diese Weise könnte ein schwerer Ischämie-Reperfusionsschaden nicht nur zu einer hypoxischen Gewebeschädigung, sondern auch zu einer vermehrten allogenen Antigenität des transplantierten Organes führen [3].

Ausgehend von diesen Überlegungen sollte in dieser Studie untersucht werden, ob ein klinischer Zusammenhang zwischen der Schwere des Ischämie-Reperfusionsschadens und der Inzidenz und/oder der Schwere einer akuten Rejektion besteht. Darüber hinaus sollte die Frage beantwortete werden, ob der Ischämie-Reperfusionsschaden oder das Auftreten einer akuten Rejektion Auswirkungen auf die Langzeit-Transplantatfunktion zeigt. Insbesondere sollte dabei die Integrität des Gallenwegsystems beobachtet werden, da die Schädigung der besonders ischämie-sensitiven Gallengangsepithelien eine Indikatorfunktion für die Entwicklung einer chronischer

Abstoßungsraktionen oder einer chronischen Transplantatdysfunktion auf dem Boden von „ischemic type bilary lesions" haben kann [8].

Patienten und Material

In einer retrospektiven Studie wurde im Rahmen von 63 aufeinanderfolgenden Lebertransplantationen bei 59 Patienten der Ischämie-Reperfusionschaden (I/R) des transplantierten Organs anhand der Nullbiopsie, die eine Stunde nach arterieller Reperfusion durch eine Tru-Cut®-Biopsie gewonnen worden war, histologisch quantifiziert. Als Perfusionslösung war bei allen Transplantationen „University of Wisconsin (UW)"-Lösung verwandt worden.

Ausgehend von dieser Graduierung wurden vier Patientengruppen gebildet – 1.) das Organ wies keinen histologisch-nachweisbaren I/R-Schaden (I/R-0) bzw. 2.) einen gering- (I/R-1), 3.) einen mittel- (I/R-2) oder 4.) einen hochgradigen I/R-Schaden (I/R-3) auf. Im postoperativen Verlauf wurde die Verdachtsdiagnose einer frühen akuten Abstoßungsreaktion (AR) aufgrund klinischer Kriterien wie eines Wiedersanstiegs der Transaminasen gestellt und mit Hilfe einer Biopsie histologisch gesichert. Bei 45 (71%) der transplantierten Patienten wurde zu diesem Zeitpunkt Cyclosporin und bei 18 (29%) FK506 als Basis-Immunsuppressionstherapie eingesetzt. Entsprechend der dabei quantifizierten Pathomorphologie wurden die Patienten entsprechend des „Banff-Schemas" [9] in vier weitere Gruppen eingeteilt – Patienten ohne histologische Zeichen einer akuten Abstoßungsreaktion (R-0), Patienten mit einer geringgradigen (R-1), einer mittelgradigen (R-2) bzw. einer hochgradigen (R-3) akuten Abstoßungsreaktion. Eine frühe AR wurde standardisiert mit einer Methylprednisolon-Stoßtherapie behandelt. Eine steroidresistente frühe AR trat in unserem Beobachtungskollektiv nicht auf.

Da 12 der 59 Patienten innerhalb von 6 Monaten nach der Lebertransplantation verstarben (Todesursachen: bakterielle Sepsis, CMV-Infektion, Multiorganversagen/Herzinsuffizienz) und die Verlaufsparameter von 3 Patienten retrospektiv nicht zugänglich waren, wurden 44 Patienten in die Untersuchung der Langzeit-Transplantatfunktion einbezogen. Die Beurteilung beruhte dabei auf der Analyse der Plasmaparameter GOT, GPT (U/L), Bilirubin (mg/dl), Alkalischer Phosphatase (U/L) und Gamma-GT (U/L) 6 und 12 Monate nach der Lebertransplantation. Die statistische Auswertung wurde mit Hilfe es Student's t-Tests, des Mann-Whitney-U-Tests und des Chi^2-Test durchgeführt.

Ergebnisse

Bei der histologischen Beurteilung des I/R-Schadens anhand der Nullbiopsie wiesen 38 (60%) der transplantierten Organe keinen histologisch-nachweisbaren, 12 (19%) einen geringgradigen, 6 (9,5%) einen mittelgradigen und 7 (11,5%) einen hochgradigen initialen I/R-Schaden auf.

32 (51%) der Patienten zeigten während der ersten zwei postoperativen Wochen einen unkomplizierten Verlauf, während bei 31 (49%) Patienten durchschnittlich am 10. postoperativen Tag (MW ± SEM: 9,5 ± 0,9 d) die Verdachtsdiagnose einer frühen AR gestellt und histologisch gesichert wurde (dabei lag bei 5 Patienten eine R-1-, bei 19 Patienten eine R-2- und bei 7 Patienten eine R-3-Abstoßung vor).

Tabelle 1. Vergleich der Laborparameter nach 6 und 12 Monaten. Zwischen den Gruppen bestanden keine signifikanten (ns) Unterschiede. (Mittelwert (MW) ± Standardfehler des Mittelwertes (SEM); Mann-Whitney-U-Test und t-Test: p < 0,05 = signifikanter Unterschied)

A) Vergleich der Patientengruppen mit und ohne vorangegangenem Ischämie-Reperfusionsschadens des Spenderorgans

	6 Mo I/R-0 MW	n=26 SEM	I/R-(1-3) MW	n=18 SEM	p < 0,05	12 Mo I/R-0 MW	n=26 SEM	I/R-(1-3) MW	n=18 SEM	p < 0,05
GOT	23,5	6,9	16,6	3,2	ns	26,7	6,5	15,1	2,3	ns
GPT	34,7	6,9	27,4	7,2	ns	34,5	9,1	22,6	3,7	ns
g-Bili	2,2	0,9	0,9	0,2	ns	0,9	0,2	1,1	0,1	ns
AP	249,9	51,9	200,5	62,3	ns	284,3	88,1	189,2	26,3	ns
GGT	139,3	54,1	114,6	40,2	ns	108,7	30,3	89,7	24,2	ns

	6 Mo I/R-(1-2) MW	n=14 SEM	I/R-3 MW	n=4 SEM	p < 0,05	12 Mo I/R-(1-2) MW	n=14 SEM	I/R-3 MW	n=4 SEM	p < 0,05
GOT	19,4	4,8	12,6	3,2	ns	16,7	2,8	9,8	0,3	ns
GPT	36,7	11,2	14,4	2,3	ns	25,8	4,4	12,0	1,1	ns
g-Bili	0,6	0,2	1,1	0,3	ns	0,9	0,1	1,2	0,3	ns
AP	226,3	89,6	141,2	24,6	ns	184,9	28,1	204,2	74,8	ns
GGT	147,8	53,3	31,7	5,6	ns	109,8	29,1	19,2	5,7	ns

B) Vergleich der Patientengruppen mit und ohne vorangegangener singulärer Episode einer akuten Abstoßungsreaktion

	6 Mo R-0 MW	n=21 SEM	R-(1-3) MW	n=23 SEM	p < 0,05	12 Mo R-0 MW	n=21 SEM	R-(1-3) MW	n=23 SEM	p < 0,05
GOT	16,5	3,0	26,4	9,2	ns	19,5	6,0	23,9	5,0	ns
GPT	29,8	5,5	34,8	9,3	ns	24,5	2,8	34,5	10,8	ns
g-Bili	0,9	0,1	2,3	0,9	ns	1,0	0,1	0,9	0,1	ns
AP	226,7	55,2	236,6	58,8	ns	280,7	94,5	202,3	33,7	ns
GGT	123,2	31,4	136,1	68,6	ns	112,9	33,2	87,5	21,8	ns

	6 Mo R-(1-2) MW	n=18 SEM	R-3 MW	n=5 SEM	p < 0,05	12 Mo R-(1-2) MW	n=18 SEM	R-3 MW	n=5 SEM	p < 0,05
GOT	31,2	12,4	13,2	2,6	ns	25,7	6,1	17,3	7,6	ns
GPT	42,0	11,9	15,0	1,8	ns	37,1	13,4	24,7	12,8	ns
g-Bili	2,8	1,4	1,1	0,2	ns	0,9	0,1	1,1	0,3	ns
AP	256,5	75,2	139,7	15,5	ns	218,9	43,4	152,4	30,5	ns
GGT	164,6	87,4	36,5	5,0	ns	94,5	25,8	66,2	43,7	ns

Der Vergleich der verschieden Patientengruppen zeigte, daß die Patienten der Gruppen I/R-2 und I/R-3 im Vergleich zu jenen der Gruppen I/R-0 oder I/R-1 bei Auftreten einer frühen akuten Abstoßungsreaktion signifikant häufiger von einer hochgradigen AR (R-3) betroffen waren (Chi^2-Test: p = 0,002). Die Inzidenz einer frühen AR unterschied sich zwischen den Patienten der Gruppe I/R-0 und I/R-(1-3) jedoch nicht signifikant (Chi^2-Test: je p > 0,05; I/R-0: 44 % vs. 58 % (I/R-1), 33 % (I/R-2) bzw. 72 % (I/R-3).

Der Vergleich der Langzeit-Transplantatfunktion bei 44 Patienten anhand der genannten Laborparameter insbesondere auch der Cholestaseparameter nach 6 bzw. 12 Monaten ergab sowohl zwischen den Gruppen I/R-0 (n = 26) vs. I/R-(1-3) (n = 18) als auch zwischen den Gruppen I/R-(1-2) (n = 14) vs. I/R-3 (n = 4) keine signifikanten Unterschiede (Mann-Whitney-U-Test bzw. t-Test: jeweils p > 0,05). Auch der Vergleich der Patienten ohne AR (R-0) (n = 21) vs. der Patienten mit akuter Abstoßung (R-(1-3), n = 23) bzw. mit gering bis mittelgradiger AR (R-(1-2), n = 18) vs. hochgradiger AR (R-3, n = 5) zeigten nach 6 und 12 Monaten keine signifikanten Unterschiede hinsichtlich der chronischen Transplantatfunktion und der Gallengangsintegrität (Mann-Whitney-U-Test bzw. t-Test: jeweils p > 0,05). Tabelle 1.

Diskussion

Die histologische Quantifizierung des Ischämie-Reperfusionsschadens wie einer akuten Abstoßungsreaktion nach klinischer Lebertransplantation ist eine valide und klinisch anerkannte Methode um das Ausmaß einer Transplantatschädigung einzuschätzen und um ggf. eine Anpassung der immunsuppressive Therapie durchzuführen [10 – 12]. Als Ischämie-Reperfusionsschaden bezeichnet man dabei die unvermeidliche Schädigung eines Transplantates, die durch eine Abnahme der zellulären ATP-Reserven, intrazelluläre Azidose, Zusammenbruch der Membranpotentiale und Bildung hochreaktiver und zytotoxischer Sauerstoffradikale gekennzeichnet ist [13]. Dadurch kann es zum Untergang besonders hypoxie-empfindlicher Zellen wie der Endothelzellen der Lebersinusiode oder der Gallenwege kommen. Als Folge einer gesteigerten Endothel-Leukozyten-Interaktion und einer lokalen Gerinnungsaktivierung kommt es neben der direkten mechanischen Behinderung der Mikroperfusion über die von freigesetzten Mediatoren, Zytokinen und Adhäsionsmolekülen wie TNFa, INF-γ oder ICAM-1 vermittelte weitere Steigerung der Leukozytenadhärenz zu einer kritischen Abnahme des Blutflußes und damit des Sauerstofftransportes. Die resultierenden Zellnekrosen ziehen nicht nur eine vor allem granulo- und lymphozytäre Entzündungsreaktion, sondern auch eine verstärkte Präsentation der allogenen Antigenderterminanten des Spenderorgans nach sich, in deren Folge sich eine klinisch-relevante akute Abstoßungsreaktion ausbilden kann [3].

Die frühe akute Rejektion stellt noch immer die häufigste Ursache für eine initiale Transplantatdysfunktion innerhalb der ersten 7 postoperativen Tage dar. Die Angaben über die Häufigkeit der AR variieren je nach Studiengruppe und angewandtem Schema der immunsuppressiven Therapie zwischen 24 und 70 % [20]. Alle Patienten in unserer Studien erhielten zum Zeitpunkt der AR entweder Cyclosporin A oder FK506 als Basis-Immunsupressiva ohne signifikante Unterschiede in der Verteilung zwischen den einzelne Gruppen. Mit Hilfe der Thermodiffusion konnten wir darüber hinaus zeigen, das allen untersuchten Episoden einer AR eine signifikante Abnahme der hepatischen Mikroperfusion voranging. In Parallelität zu unseren Ergebnissen beim I/R-Schaden korrelierte die Abnahme der Leberperfusion auch bei der AR eng mit dem Schweregrad der histologischen Veränderungen [2, 15].

Die Frage, welchen Einfluß die Schwere des I/R-Schadens auf die Antigenität des transplantierten Organes und damit auf die Inzidenz bzw. die Schwere einer akuten Abstoßungsreaktion hat, wird in der Literatur nicht einheitlich beantwortet. Ebenso uneinheitlich wird die sich daran anschließende Frage nach den Langzeitfolgen der o. g. Pathomechanismen für die Transplantatfunktion und insbesondere für die Integrität der Gallengangsepitelien beantwortet [16 – 19].

In der vorliegenden Studie bestand kein Unterschied bei der Inzidenz früher akuter Abstoßungsreaktionen in Abhängigkeit von der Schwere des I/R-Schadens. Bei Auftreten einer akuten Rejektion waren Patienten mit vorangegangenem mittel- bis hochgradigem I/R-Schaden jedoch signifikant häufiger von einer hochgradigen Form der akuten Abstoßungsraktion betroffen. Dies könnte durch eine überschießenden Steigerung der Transplantatimmunogenität aufgrund einer durch schweren I/R-Schaden verursachten Expressionanstieg von Adhäsionsmolekülen und MHC-Antigenen der Klasse I und II begründet sein.

Die Untersuchung der Leberfunktion an Hand laborchemischer Parameter und hier besonders der Indikatoren einer beginnenden oder bestehenden Schädigung des Gallengangsystems zeigten bei unseren Patienten keine signifikaten Unterschiede der Langzeitergebnisse in Abhängigkeit von der Schwere eines initialen I/R-Schadens oder einer frühen singulären Episode einer AR. Eine in diesem Zusammenhang bestehende irreversible Schädigung des ischämie-sensiblen Gallenwegsystems in Sinne einer chronischen Transplantatdysfunktion wurde nicht nachgewiesen. Im Bezug auf das Leberparenchym könnte dafür die oft beobachte große Regenerationsfähigkeit der Leber und das Fehlen einer Langzeitimmunaktivierung verantwortlich sein, so daß es anders als im Rahmen der Nierentransplantation nicht zu einer Reduktion der Leberfunktion nach initialer Organschädigung kommt [20].

Zusammenfassung

Zielsetzung: Eine Korrelation zwischen dem Ischämie-/Reperfusionschaden (I/R-Schaden) und der Antigen-Expression des Transplantates ist bei klinischer Lebertransplantation unzureichend definiert. Ziel dieser Untersuchung war es, zu klären, ob zwischen der Schwere des I/R-Schadens und der Inzidenz bzw. der Schwere einer aktuen Abstoßungsreaktion (AR) ein Zusammenhang besteht und ob dadurch die chronische Transplantatfunktion beeinflußt wird.

Material und Methoden: Der I/R-Schaden wurde bei 63 Patienten 1 h nach Reperfusion histologisch quantifiziert (Pat.-Gruppen: ohne nachweisbaren I/R-Schaden (I/R0), mit geringem- (I/R1), mit mittlerem (I/R2) bzw. starkem (I/R3)-Schaden). Die Diagnose einer AR wurde bei 29 der 63 Patienten (46 %), im Durchschnitt am 10. Tag postoperativ gestellt und bioptisch gesichert (histomorphologische Einteilung der AR: R0 (keine), R1 (geringgradig), R2 (mittelgradig) oder R3 (hochgradig). Die Beurteilung der chronischen Organfunktion nach 6 bzw. 12 Monaten beruhte auf der Analyse von Plasmaparametern wie GOT, GPT (U/l), Bilirubin (md/dl), AP (U/l) und gamma-GT (U/l).

258

Ergebnisse: Bei Auftreten einer frühen AR zeigten die Patienten mit einem vorangegangenem I/R2- bzw. I/R3-Schaden signifikant häufiger eine schwere akute Abstoßung (R3) (Chi^2-Test: p < 0,005). Jedoch ergab der Vergleich der chronischen Leberfunktion und der Gallengangsintegrität zwischen den Gruppen I/R0 *vs.* I/R(1–3) wie auch zwischen den Gruppen I/R(1–2) *vs.* I/R(3) keine signifikanten Unterschiede (MW-Test bzw. t-Test; jeweils p > 0,05). Auch der Vergleich der Patienten ohne (R0) *vs.* mit AR (R1–3) bzw. mit R (1–2) *vs.* R3 zeigten keine signifikanten Unterschiede hinsichtlich der Langzeitfunktion des Transplantates und der Gallengangsintegrität (MW-Test bzw. t-Test; jeweils p > 0,05).

Schlußfolgerung: Unsere Untersuchung zeigt, daß bei unseren Patienten ein signifikanter Zusammenhang zwischen der Schwere, nicht aber der Inzidenz einer frühen akuten Rejektion und der Schwere eines vorangegangenen Ischämie/Reperfusionsschadens bestand.

Darüber hinaus determinierte weder die Schwere einer singulären akuten Rejektion noch die des Ischämie/Reperfusionsschadens die chronische Transplantatfunktion oder Gallengangsintegrität 6 und 12 Monate nach OLT.

Abstract

Background/Aim: The impact of ischemia-reperfusion injury (I/R-injury) on graft antigen-expression following clinical liver transplantation is still under discussion. This study aimed at comparing I/R-injury and the frequency and severity of early allograft rejection (AR). In addition the impact of a single episode of early AR on long-term allograft function and bile-duct integrity 6 and 12 month following transplantation was assessed.

Methods: By means of histomorphometric analysis of time-zero biopsy the I/R-injury in 63 OLT's was quantified. According to these data the patients were divided into four groups (I/R-0: without detectable I/R-injury, I/R-1: with minimal-, I/R-2: with moderate- or I/R-3: with severe form of I/R-injury).

In 29/63 Patients an episode of an early allograft-rejection (AR) we recognized before the tenth pop day. According to the histomorphometric analysis of routine biopsies the AR were also divided in four groups (R-0: without AR, R-1: with minimal, R-2: with moderate or R-3: with severe episode of AR). The long-term allograft function and the integritiy of bile-ducts were analysed via liver enzymes (ALT, AST, Bilirubin, AP and gGT).

Results: In case of an early AR, these patients with a moderate or severe form of I/R-injury showed a significant higher incidence of a severe form of early AR (X^2-test: p < 0.005). Yet the comparison of the I/R-Groups (I/R-0 vs I/R-(1–3) and I/R-(1–2) vs. I/R-3; t-test: p > 0.05) and of the AR-Groups (R-0 vs IR-(1–3) and R-(1–2) vs. R-3; t-test: p > 0.05)) indicated no significant differences in long-term allograft function and bile-duct integrity 6 or 12 month after clinical transplantation.

Conclusion: We could show, that the severity, but not incidence of early acute rejection was strongly associated with a previous moderate or severe form of ischemia-reperfusion injury. According to our results I/R-injury as well severity of a single episode of AR had no impact on long-term allograft function and bile duct integrity 6 or 12 month following OLT.

Literatur

1. Datsis K, Sakata A, Hofmann WJ, Otto G, Herfarth (1993) Correlation of Morphometric parameters in the time zero biopsy with the early function of the transplant after liver transplatation. Langenbecks Arch Chir (Suppl) Chir Forum: 181–185
2. Klar E, Bredt M, Kraus T, Angelescu M, Mehrabi A, Senninger N, Otto G, Herfarth C (1997) Early assessment of reperfusion injury by intraoperative quantification of hepatic microcirculation in patients. Transplant Proc 29 : 362–363
3. Kiuchi T, Schlitt HJ, Oldhafer KJ Nashan B, Ringe B, Kitai T, Tanaka A, Wonigeit K, Yamyoka Y, and Pichlmayr R (1996) Backgrounds of early intragraft immune activation and rejection in liver transplant recipients. Transplantation 60 : 49–55
4. Collins T, Lapierre LA, Fiers W, Strominger JL, Poper JS (1986) Recombinant human tumor necrosis factor increase mRNA levels and surface expression of HLA-A, B antigens in vascular endothelial cells and dermal fibrobalsts in vivo. Proc Natl Acad Sci USA 83 : 446
5. Leeuwenberg JF, Damme JV, Meager T, Jeunhomme TM, Buurman WA (1988) Effects of tumor necrosis factor on the interferon-γ-induced major histocompatibility comlex class II antigen expression by human endothelial cells. Eur J Immunol 18 : 1469
6. Shackloten CR, Ettinger SL, McLoughlin MG, Scudamore CH Miller RR, Keown PA (1990) Effect of recovery from ischemic injury on class I and class II MHC antigen expression. Transplantation 49 : 641
7. Függer R, Hamil on G, Steininger R, Mirza D, Schulz F, Mühlbacher F (1991) Intraoperative estimation of endotoxin, TNFa, and IL-6 in orthotopic liver transplantation and their relation to rejection and postoperative infection. Transplantation 52 : 302
8. Otto G, Rocren T, Golling M, Datsis K, Hofmann WJ, Herfarth C, Theilmann L (1995) Ischemic type lesions of the bile ducts after liver transplantation: 2 years results. Zentralbl Chir 120 : 450–454
9. Demetris AJ, Batts KP, Dhillon AP, Ferrell L, Fung J, Geller SA et al. (1996) Banff Schema for Grading Liver Allograft Rejection: An international consensus document. Hepatology 25 (3): 658–663
10. Lautenschlager I, Nashan B, Schlitt HJ, Hoshino K, Ringe B, Tillmann HL, Manns M, Wonigeit K und Pichlmayr R (1994) Different cellular patterns associated with hepatitis c virus reactivation, cytomegalovirus infection, and acute rejection in liver transplant patients monitored with transplant aspiration cytology. Transplantation 58 : 1330–1345
11. Schlitt HJ, Nashan B, Ringe B, Bunzendahl H, Wittekind C, Wonigeit K and Pichlmayr R (1991) Differentiation of liver graft dysfuntion by transplantat aspiration cytologiy. Transplantation 51 : 786–792
12. Portmann B, Slapak GI, Gane E and Williams R (1995) Pathology and biopsy diagnosis of the transplanted liver. Verh Dtsch Ges Path 79 : 277–290
13. Clavien PA, Harvey PR, Strasberg SM (1992) Preservation and reperfusion injuries in liver allografts: An overview and synthesis of current studies. Transplantation 53 : 957–978
14. Dousset B, Conti F, Cheruau B, Louvel A, Soubrane O, Houssin D, Calmus Y (1998) Is acute rejection deleterious to long liver allograft function? J Hepatol 29 : 660–668
15. Klar K, Angelescu M, Zapletal C, Hofmann WJ, Kraus T, Herfarth Ch (1998) Disturbance of hepatic microcirculation as early indicatior of rejection in clinical liver transplantation. Langenbecks Arch Chir (Suppl) Chir Forum: 371–375
16. Menger MD, Vollmar B, Glasz J, Post, S, Messmer K (1993) Microcirculatory manifestation of hepatic ischemia/reperfusion injury. In: Messmer K, Menger MD (eds) Liver microcirculation and hepatobiliary function. Prog Appl Microcirc, Basel, Karger, Vol 19, p 106–124
17. Mueller AR, Platz KP, Haller GW, Schumacher G, Rayes N, Schumacher S, Neuhaus P (1997) Adhesion molecules during adverse events after human liver transplantation. Transpl Proc 29 : 2822–2824
18. Katz E, Mor E, Schwartz ME, Theise N, Patel T, Miller CM (1994) Preservation injury in clinical liver transplantation: incidence and effect on rejection and survival. Clin Transplant 8 : 492–496
19. Kiuchi T, Schlitt HJ, Oldhafer KJ Nashan B, Tanaka A, Wonigeit K, Ringe B, Tanaka K, Yamyoka Y, and Pichlmayr R (1997) Early acute rejection after hepatic graft reperfusion: association

with ischemic injury with good function, oxygenation heterogeneity, and leukocye adhesion without aggregation. Transpl Proc 29 : 364 – 365

20. Almond PS, Matas A, Gillingham K, Dunn Dl, Payne WD, Gores P et al. (1993) Risk factors for chronic rejection in renal allograft recipients. Transplantation 5 : 752 – 757

Korrespondenzadresse: Dr. med. Gunther Weiß, Chirurgische Universitätsklinik Heidelberg, Kirschner-Straße 1, 69120 Heidelberg, Telefon: 06221-566110, Telefax: 06221-565781

Stellenwert der Caspasen 3 (CPP-32) und 8 (FLICE) bei der apoptotischen Signaltransduktion am Beispiel der spontanen Toleranz nach orthotoper Lebertransplantation (OLT)

Role of caspases 3 (CPP-32) and 8 (FLICE) as apoptotic signal transducers as exemplified by spontaneous tolerance after orthotopic liver transplantation (OLT)

G. Zehle, X. Lin, D.-S. Huang, B. Kremer, D. Henne-Bruns, F. Fändrich

Klinik für Allgemeine und Thoraxchirurgie der Christian-Albrechts-Universität Kiel, Kiel

Einleitung

Das bekannte Phänomen der Leber-induzierten Spontantoleranz nach allogener orthotoper Lebertransplantation im Nagermodell wurde bislang unterschiedlichen Immunogenitätsfaktoren zugeschrieben, von denen lösliches HLA, passenger-leukocytes und humorale Faktoren eingehend untersucht wurden [1, 2]. Eigene Untersuchungen belegten in diesem Zusammenhang, daß spontan akzeptierte allo-gene Lebertransplantate in der Lage sind, vorübergehend Fas-Ligand (Fas-L; CD95L) auf der Hepatozytenoberfläche heraufzuregulieren, wodurch Transplantat-spezifi-sche Effektorlymphozyten nach Bindung ihres Fas-Moleküls an den Fas-L des Hepa-tozyten ein apoptotisches Signal erhalten und am sogenannten Aktivierungs-indu-zierten Zelltod (AICD) zugrunde gehen [3, 4]. Neuere Untersuchungen unterstrichen die physikalische Bedeutung von Zysteinproteasen, die nunmehr als Caspasen designiert sind, als intrazelluläre Vermittler des AICDs. Nach proteolytischer Spaltung ihrer Vorstufen übertragen Caspasen das von der Zellmembran empfangene Signal in den Zellkern, wo dann die DNA-Fragmentierung und die Sekretion unter-schiedlicher Zytokine in Gang gesetzt wird [5]. Da Hepatozyten normalerweise Fas exprimieren und Fas über die intrazelluläre Caspase 8 (FLICE = Fas-ligand associated interleukin converting enzyme) und die nachgeschaltete Caspase 3 (CPP-32) das Apoptosesignal an den Zellkern vermittel [6], war es das Ziel dieser Studie, in einem Abstoßungs (DA → LEW) und einem Toleranzmodell (LEW → DA) nach OLT in der Ratte die Expression dieser Caspasen zu untersuchen. Caspase 8 und 3 wurden gewählt, da sie als „Initiator", respektive exekutierende Protease, die Apoptose Fas-exprimierender Zellen gemeinsam herbeiführen können.

Methodik

Tiergruppe und Operationstechnik: Im vollallogenen Modell der arterialisierten OLT wurden an männlichen Inzuchtratten folgende Versuchsgruppen untersucht (n = 10): (i) DA[RT1.^{av1}] → LEW[RT1.^{1}], (ii) LEW → DA (iii) LEW → LEW. Diesen Tieren wurden zu folgenden Zeitpunkten die Transplantate elektiv entnommen: Tag 1, 3, 5, 7, 9, 11 und 21.

Immunhistochemische und molekulare Nachweismethoden: Aus den Lebertransplantaten wurden die Hepatozyten isoliert und die RNA extrahiert. Anschließend erfolgte mittels Northern-blot oder RT-PCR die Untersuchung der mRNA-Transkripte für Fas, Fas-L und CPP-32 mit spezifischen antisense Sonden. Zum Nachweis der Proteinexpression in allo- und syngenen Transplantaten diente die immunhistochemische Färbung (Caspase 8, Fas und FasL). Der in-situ Nachweis apoptotischer Zellen wurde durch nick-end-labeling mit Hilfe der TUNEL-Technik dargestellt. Zur Klonierung und Sequenzierung der Ratten-spezifischen cDNA Sonden wurde RNA aus Rattenlungengewebe extrahiert und durch reverse Transkriptase und geeignete Primersequenzen in die korrespondierende cDNA mittels der Polymerasenkettenreaktion (PCR) umgeschrieben. Anschließend erfolgte die Amplifizierung der cDNA-Produkte mit Taq DNA und den bekannten publizierten Primermolekülen für Fas, FasL, Flice und CPP-32. Die so erhaltenen PCR-Produkte wurden dann aufgereinigt und in den Vektor pGEM-T (Promega) kloniert und durch entsprechende Sequenzierung mit den spezifischen DNA-Sequenzen auf Übereinstimmung getestet, wie bereits publiziert [4]. Die semiquantitative Auswertung der Northern-blot Banden erfolgte mit einem Densitometer (Scanpack System, Version 6.6 A, Biometra, Göttingen), wobei sich die in der Tabelle 1 angegebenen Zahlen auf die Anzahl der Amplifizierungszyklen beziehen, die nötig waren, um gleiche densitometrische Bestimmungswerte bei einer eingesetzten Menge von 5 µg aufgereinigter RNA pro Untersuchungsansatz zu erhalten. Zum Proteinnachweis von Fas, Fas-L und Flice wurden spezifische polyklonale Antikörper der Firma St. Cruz (Kaninchen-anti-Ratte) mittels APAAP-Färbung immunhistochemisch auf 4 µm dicken Schnitten gefärbt. Der Nachweis apoptotischer Zellen erfolgte an Paraffinschnitten der Lebertransplantate mit Hilfe des Apoptag insitu Apoptosis Detection kit (ONCOR) gemäß der Empfehlung des Herstellers. Nach

Tabelle 1. Semiquantitative Auswertung der mRNA-Expression von CPP-32 (Caspase 3) und der Proteinexpression von FLICE (Caspase-8) nach orthotoper Lebertransplantation

postop. Tage	LEW → LEW CPP-32/FLICE		Da → LEW CPP-32/FLICE		LEW → DA CPP-32/FLICE	
3	30[a]	negativ	30	++[b]	15	negativ
5	30	negativ	30	+++	10	negativ
8	30	negativ	15	+++	5	negativ
9	30	negativ	15	++	15	negativ
10	30	negativ	15	+	15	negativ

[a] Die semiquantitative Auswertung der Northern-blot Banden erfolgte densitometrisch, wobei sich die in der Tabelle angegebenen Zahlen auf die Anzahl der Ampflifizierungszyklen beziehen, die nötig waren, um gleiche densitometrische Bestimmungswerte bei einer eingesetzten Menge von 5 µg aufgenreinigter RNA pro Untersuchungsansatz zu erhalten.

[b] Die immunhistochemische Auswertung der mit Caspase 8-spezifischem Antikörper gefärbten Schnitte wurde wie folgt quntifiziert: keine positiv gefärbten Zellen = negativ; + = 1–25 %, ++ = 26–50 % und +++ = 51–75 % positive Zellen pro 1 mm² gezählten Zellen. Die Ergebnisse verstehen sich als Mittel von 4 Schnitten pro Tier und 4 Tierorganen pro Gruppe.

Deparaffinierung der Schnitte und Waschen mit PBS-Puffer wurde das Gewebe mit Proteinase K (20 µg/ml) für 15 min und 2 % Hydrogenperoxid für 5 min bei 25 °C behandelt. Nach anschließender Equilibrierung mit Puffer erfolgte die Inkubation mit TDT-Enzym für 1 h bei 37 °C. Hiernach folgte die Inkubation mit anti-Digoxigenin-Peroxidase für 30 min. Die Markierung der DNA-Brüche wurde mit gelöstem Hydrogen/DAB-Substrat vorgenommen und mit Methylenblau gegengefärbt. Darüber hinaus wurden mit der Zytospintechnik periphere Blutausstriche hergestellt und auf die Anzahl TUNEL$^+$-Zellen hin quantitativ (Zellen/mm^2) ausgewertet. Ergänzend hierzu erfolgte die immunhistochemische Färbung dieser Zytospinpräparate mit dem mAk KiS3R, einem spezifischen Marker für eine Topoisomerase, die die Teilungsphase (Proliferation) einer Zelle detektiert.

Ergebnisse

In der LEW → DA Stammkombination zeigten alle 10 Empfängertiere eine leichte ikterische Krise zwischen postop. Tag 5 und 10, von der sie sich jedoch spontan erholten und anschließend langzeit überlebten. Dagegen verstarben in der umgekehrten Stammkombination alle LEW-Empfängertiere an histologisch und laborchemisch gesichertem Leberversagen, im Mittel nach 11,2 ± 1 Tagen. Spontane Toleranz der Lebertransplantate korrelierte mit der Expression von Fas-L auf Transplantathepatozyten zwischen postop. Tag 2 und 21. Während dieser Zeitspanne war die Proteinexpression von Fas auf diesen Fas-L$^+$-Hepatozyten deutlich herabreguliert. Dieser Befund stand im Einklang mit dem fehlendem Nachweis der Caspase 8 (FLICE) in den Hepatozyten tolerierter LEW-Empfängerratten. Dagegen zeigten diese Transplantate eine signifikant höhere Anzahl apoptotischer lymphozytärer Infiltrate, die mit der gesteigerten mRNA-Expression von CPP-32 und mit der Anzahl TUNEL$^+$-Zellen korrelierten. In toleranten Lebertransplantaten zeigten sich TUNEL$^+$-Zellen in erster Linie in den Portalfeldern, wo sie als lymphozytäre Infiltrate die Segmentarterien und -gallengänge umgaben. Dagegen konnte an abgestoßenen Lebertransplantaten bereits am 5. Tag nach OLT die Hochregulierung von FLICE auf Proteinebene bestätigt werden, die nachfolgend zum apoptotischem Zelluntergang betroffener Leberzellen führte. Wie in Tabelle 1 dargestellt, kam es zwischen dem 5. und 8. postoperativem Tag (POT) zur maximalen Aktivierung der intrazellulären Caspase 8-assoziierten Fas-Signaltransduktion. Interessanterweise war die Caspase 8 Aktivierung von DA Hepatozyten nicht mit einer simultan gesteigerten Hochregulierung der Caspase 3 Genexpression verbunden. Eine zu der in tolerierten Lebertransplantaten vergleichbare Herabregulierung des Fas-Moleküls auf der Zellmembran von Hepatozyten konnte in DA-Leberorganen nicht beobachtet werden, wodurch sich auch die signifikant stärkere Caspase 8 Aktivierung erklärt. Die aus peripheren Zytospinpräparaten gewonnenen Daten zur kinetischen Verlaufsbeobachtung der Expression KiS3R$^+$-Zellen und der damit korrelierten Frequenz apoptotischer Lymphozyten sind in Abb. 1 dargestellt. Sie zeigen ein divergentes zeitliches Auftreten TUNEL+-Zellen zwischen DA und LEW-Empfängertieren. Während in DA Ratten am 21. POT ein maximaler Anstieg apoptotischer Zellen zu beobachten war (ca. 25 % der peripheren Lymphozyten), zeigen LEW-Empfängertiere nur einen leichten Anstieg, der nicht mehr als 2 % der Lymphozyten ausmacht. Die Frequenz apopto-

A

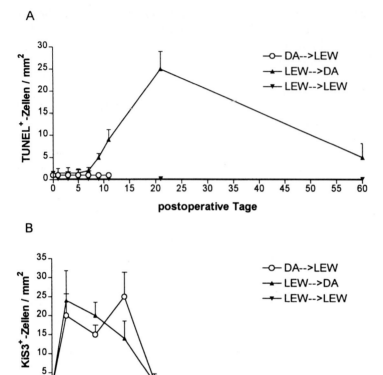

B

Abb. 1 a, b. Frequenz apoptotischer und proliferierender peripherer Lymphozyten im zeitlichen Verlauf nach orthotoper Lebertransplantation. Die Kurven repräsentieren die aus 4 Zytospinpräparaten pro Tier und 4 Tieren pro Gruppe gemittelten Werte positiver Zellen mit der jeweiligen Standardabweichung. Die Mittelwerte wurden entsprechend einer Fläche von 1 mm² ermittelt und aus 4–6 Arealen pro Präparat zusammengestellt, um Färbungs- und Gewebebedingte Häufigkeitsunterschiede auszugleichen. Die Auswertung erfolgte von jeweils zwei Untersuchern, denen die Zuordnung zu den Gruppen unbekannt war. Abbildung **A** zeigt die Kinetik des Auftretens TUNEL⁺-Zellen, Abbildung **B** die dazu gehörigen Häufigkeiten proliferierender (KiS3R⁺) Lymphozyten im Verlauf über 21 Tage nach orthotoper Lebertransplantation. Da in der DA → LEW Gruppe alle Empfängertiere nach spätestens 12 Tagen verstarben, sind hier nur Vergleichswerte bis Tag 11 angegeben

tischer Zellen nach syngener Transplantation überstieg niemals 1%. Umgekehrt zeigen LEW-Ratten einen zweigipfligen Anstieg der Anzahl proliferierender Zellen (KiS3R+), die ein Maximum am 5. POT erreichen, wogegen in DA-Ratten nach einem initialen Höhepunkt am 1. POT die Anzahl KiS3R⁺-Zellen progredient bis zum 11. POT abfällt. Die Kinetik TUNEL⁺-Zellen im peripheren Blut toleranter DA-Empfängertiere steht damit auch im Einklang mit dem zeitlichen Muster der Fas-L Expression auf den LEW-Hepatozyten transplantierter Leberorgane, da diese nur in den ersten 21 postoperativen Tagen nachweisbar war (Daten nicht gezeigt).

Diskussion

Diese Ergebnisse unterstützen die Bedeutung einer Rezeptor-vermittelten Apoptose allogener Transplantate durch Fas-L exprimierende alloreaktive T-Zellen. Als intrazelluläres Initiatormolekül der Fas-induzierten Apoptose fungiert Caspase 8. Die konstitutive Expression von Fas-L auf Hepatozyten tolerierter Lebertransplantate korreliert mit der supprimierten Expression von Caspase 8. Als eine mögliche Erklärung der Herabregulierung von Fas auf Fas-L exprimierenden Hepatozyten muß hierbei eine Untersuchung von Tanaka et al. [7] berücksichtigt werden, die nachweisen konnte, daß die Freisetzung löslicher Fas-L-Moleküle zur Bindung benachbarter Fas-Moleküle der gleichen Zelle führt und darüber den apoptotischen Signalweg über Fas blockiert. Dies legt die Vermutung nahe, daß analog hierzu in unserem Model die Fas-L Expression auf den LEW Hepatozyten eine über Metalloproteinasen induzierte Freisetzung solubler Fas-L Moleküle zur Suppression der Fas-vermittelten Signalkaskade führte. Der über T-Zellen induzierte AICD konnte demnach nicht bewerkstelligt werden und richtete sich umgekehrt gegen die allospezifisch gebundenen immunkompetenten Effektorzellen. Hierdurch erklärt sich auch die in tolerierten Leberorganen gefundene hohe Anzahl apoptotischer Lymphozyten in den Portalfeldern. Die Apoptose dieser Zellen korrelierte streng mit der Hochregulierung der mRNA-Expression von Caspase 3 (CPP-32), die zwischen dem 5. Und dem 8. POT am stärksten war. Sie weist auf einen über CPP-32 weitergeleiteten Transduktionsweg des programmierten Zelltodes dieser Lymphozyten hin, der jedoch nicht über Caspase 8 angeregt wurde, da dieses Protein immunhistochemisch nicht nachweisbar war. Dies steht im Einklang mit anderen Untersuchungen die CPP-32 eine zentrale Rolle als sogenanntes „executioner" Protein des AICD's zuweisen [8]. Interessant ist in diesem Zusammenhang jedoch unsere Beobachtung einer nur schwachen Expression von Caspase 3 aus Gewebeproben abgestoßener DA-Transplantate, die Caspase 8 in großen Mengen als Protein exprimierten, was mit dem programmierten Zelltod FLICE$^+$-Hepatozyten verbunden war. Diese Beobachtung deutet auf einen weiteren Weg der Caspase 8 vermittelten Apoptose hin, der unabhängig von Caspase 3 den programmierten Zelltod einleitet. Einen Granzym B induzierten zytotoxischen Mechanismus alloreaktiver T-Zellen können wir jedoch ausschließen, da die mRNA-Expression dieses Moleküls sich in Proben abgestoßener Lebertransplantate nicht fand. Die genauere Charakterisierung der Fas-L Expression und der intrazellulären Signaltransduktion apoptotischer Funktionsproteine tolerierter Lebertransplantate wird Gegenstand zukünfiger Forschungsansätze sein, um hierüber eventuell Strategieen entwickeln zu können, allogene Lebertransplantate vor allospezifischen Lymphozyten abschirmen zu können. Darüber hinaus könnte das Monitoring dieser Funktionsproteine wichtige Hinweise als Marker der noch notwendigen Immunsuppression ergeben, die es im Einzelfall gestatten, einen Patienten von diesen abzusetzen, ohne dabei den Transplantatverlust in Kauf nehmen zu müssen.

266

Zusammenfassung

Hintergrund: In Maus und Ratte induziert die Transplantation allogener Lebertransplantate in MHC-disparate Empfänger spontane Organtoleranz. Als ein essentieller Faktor wurde hierbei von uns eine Transplantat-assoziierte Elimination alloreaktive Lymphozyten durch Expression von Fas-Ligand (Fas-L) auf den Hepatozyten tolerierter Lebertransplantate gefunden. Diese Studie diente der näheren Charakterisierung der hierdurch veränderten intrazellulären Aktivierung der Fas-assoziierten Signalproteine, i. E., Caspase 3 (CPP-32) und 8 (FLICE).

Methodik: Im Rattenmodell der arterialisierten orthotopen Lebertransplantation (OLT) wurden folgende Versuchsgruppen (n = 10) verglichen: (i) LEW[RT1.^{1}] → LEW; (ii) DA[RT1.^{av1}] → LEW; (iii) LEW → DA. Die elektive Organentnahme erfolgte an den postoperativen Tagen (POT) 3, 5, 7, 9, 11 und 21 zur immunhistochemischen und mRNA (Northern-blot) Analyse von Fas, Fas-L, Caspase 8 und Caspase 3. An Zytospinpräparaten aus simultan gewonnen peripheren Vollblutproben wurde die Frequenz apoptotischer und proliferierender Zellen durch TUNEL- respektive KiS3R APAAP-Färbung bestimmt.

Ergebnisse: Während im DA → LEW Ansatz die Empfängerratten nach 11,2 ± 1,0 Tagen an den Folgen ihrer akuten Organabstoßung verstarben, überlebten im LEW → DA Ansatz alle Tiere > 100 Tage. Toleranz war geknüpft an die Expression von Fas-L auf den Hepatozyten tolerierter Organe. Simultan war die Proteinexpression von Fas und der nachgeschalteten Caspase 8 (FLICE) supprimiert. Als Ausdruck des Zelltodes alloreaktiver Lymphozyten wurde Caspase 3 (CPP-32) in tolerierten Lebertransplantaten verstärkt transkribiert.

Schlußfolgerung: Unsere Ergebnisse belegen die Bedeutung einer durch Fas-induzierten Hochregulierung der Caspase 8 infolge des durch alloreaktive Lymphozyten induzierten Zelltodes im Rahmen der Abstoßung nach allogener OLT. Umgekehrt, verfügen spontan tolerierte Leberorgane über die Möglichkeit, die Fas-vermittelte Aktivierung von FLICE zu unterdrücken und entziehen sich daher dem Fas-L induzierten Todessignal nach Bindung Fas-L$^+$ Lymphozyten. Interessanterweise scheint hierbei keine strenge Korrelation zwischen Caspase 8 und nachgeschalteter Caspase 3 zu bestehen.

Abstract

Background: In some mouse and rat strains, the transplantation of allogeneic liver grafts into fully MHC-mismatched recipients induces spontaneous tolerance. One essential factor related to tolerance involves the elimination of intra-graft alloreactive lymphocytes after linkage to Fas-ligand expressed on hepatocytes of tolerized liver organs. This study served to characterize intracellular Fas-related signal pathways via caspases 8 (FLICE) and 3 (CPP-32) in more detail.

Methods: Arterialized orthotopic liver transplantation (OLT) was performed between male inbred rat strains as follows (n = 10): (i) LEW[RT1.^{1}] → LEW; (ii) DA[RT1.^{av1}] → LEW; (iii) LEW → LEW. Liver allografts were harvested electively on postoperative days (POD) 3, 5, 7, 9, 11, and 21 for immunohistochemical and mRNA (northern-blot) evaluation of Fas, Fas-L, caspase 8, and caspase 3. Simultaneously, cytospins taken from peripheral blood were prepared and the frequency of TUNEL[+]- and proliferating (KiS3R[+]) cells was determined.

Results: While in the DA → LEW strain combination recipient rats died after a mean of 11.2 ± 1.0 days, DA rats carrying a LEW liver graft survived long-term, > 100 days. Tolerance was associated with the expression of Fas-L on hepatocytes of tolerized grafts. Simultaneously, protein expression of Fas and its associated caspase 8 was downregulated in these organs. Conversely, programmed cell death of intra-graft alloreactive lymphocytes induced the mRNA transcription of caspase 3.

Conclusions: Our results underline the importance of a Fas-induced up-regulation of caspase 8 during the process of programmed cell death transmitted via binding of alloreactive lymphocytes in conjunction with acute rejection after allogeneic OLT. Conversely, spontaneously tolerized liver grafts bear the possibility to suppress the Fas-induced activation of downstream localized FLICE and subsequently circumvent programmed cell death after binding of Fas-L[+] lymphocytes. Noteworthy, a strict correlation between activation of caspase 8 and downstream activation of CPP-32 could not be found.

Literatur

1. Sriwatanawongsa V, Davies HfS, Calne RY (1995) The essential roles of parenchymal tissues and passenger leukocytes in the tolerance induced by liver grafting in rats. Nature Med 1:428–432
2. Bishop A, Sun J, DeCruz DJ, Rokahr KL, Sedgwick JD, Sheil AGR et al. (1996) Tolerance to rat liver allografts. III. Donor cell migration and tolerance-associated cytokine production in peripheral lymphoid tissues. J Immunol 156:4925–4931
3. Fändrich F, Lin X, Zhu X, Parwaresch R, Kremer B, Henne-Bruns D (1998) Spontaneous liver graft acceptance is mediated by intragraft FAS-ligand expression and viable passenger leukocytes. Transplant Proc 30:2360–2361
4. Fändrich F, Lin X, Klöppel G, Kremer B (1998) Charakerisierung der spontanen Transplantattoleranz am Beispiel der orthotopern Lebertransplantation: Die Bedeutung des Fas-Ligand vermittelten programmierten Zelltodes. Langenbecks Arch Chir (Forumband) 115:361–365
5. Salvesen GS, Dixit VM (1997) Caspases: intracellular signaling by proteolysis. Cell 91:443–446
6. Tewari M, Quan LT, O'Rourke K, Desnoyers S, Zeng Z, Beidler DR et al. (1995) Yama/CPP32β, a mammalian homolog of CED-3, is a CrmA-inhibitable protease that cleaves the death substrate poly(ADP-ribose) polymerase. Cell 81:801–809
7. Tanaka M, Itai T, Adachi M, Nagata S (1998) Downregulation of Fas ligand by shedding. Nature Med 4:31–36

Galektin 1: Ein NK-Zell-assoziiertes Molekül zur Apotose-vermittelten Regulation der T-Zellantwort: Tierexperimentelle Untersuchung am Beispiel der Dündarmtransplantation (DDTx)

Galektin-1: A macrophage-associated molecule which regulates T cell responses via apoptosis: Experimental animal study in a model of small bowel transplantation (SBTx)

C. Zepernik-Kalinski, X. Lin, D. Henne-Bruns, F. Fändrich

Klinik für Allgemeine und Thoraxchirurgie der Christian-Albrechts-Universität zu Kiel

Einleitung

Eine Reihe experimenteller Untersuchungen konnte nunmehr zweifelsfrei die Bedeutung der Rezeptor-vermittelten Apoptose im Rahmen der T-Zell-induzierten allospezifischen Abstoßung nachweisen, [1]. Neben T-Zellen werden Abstoßungsvorgänge jedoch auch von natürlichen Killerzellen und Makrophagen, also den Zellen der unspezifischen Immunität, sowohl eingeleitet als auch kontrolliert [2, 3]. In diesem Zusammenhang spielen Kohlehydratbindende Proteine, sogenannte Lektine, eine maßgebliche Rolle. Zwei große Lektingruppen wurden bisher beschrieben. Erstens die Gruppe der C-Typ-Lektine, zu denen die Selektine und die Pentraxine gerechnet werden. Diese zeichnen sich durch einen Calcium-abhängigen Mechanismus der Kohlehydratbindung aus und werden als Membran-gebundene Moleküle auf der Zelloberfläche exprimiert. Dagegen gehören die Galektine, von denen bisher 10 verschiedene Subtypen strukturell unterschieden werden, zur Gruppe der löslichen (solublen) Lektine [4, 5]. Für die nachstehend beschriebenen Versuche war die Funktion des Galektin-1 von besonderer Bedeutung. Galektin-1 besitzt eine homodimere Struktur mit einem Molekulargewicht von 14 kDa. Seine immunologische Rolle ruht auf der Regulation intramolekularer und intermolekularer Bindungseigenschaften an bestimmte Zuckergruppen. In diesem Zusammenhang erweisen sich die auf T-Zellen exprimierten Glykoproteine wie CD43 und CD45 als spezifische Zielzellepitope und damit als Rezeptoren des solublen Galektin-1. Die Vernetzung des auf einer bereits aktivierten T-Zelle exprimierten CD45 Moleküls mit Galektin-1 induziert den programmierten Zelltod (Apoptose) dieser T-Zelle. Auf diese Weise reguliert Galektin-1 die Aktivität der T-Zellvermittelten Immunantwort, da lediglich bereits spezifisch aktivierte T-Zellen diesem Signaltransduktionsweg zugänglich sind [4].

Durch Etablierung eines semiallogenen Transplantat-gegen-Wirt Modells sollte am Beispiel der heterotopen Dünndarmtransplantation (DDTx) die Bedeutung der Lektin-abhängigen Apoptoseinduktion überprüft werden. Dieses Modell wurde gewählt, da im Eltern → F1 Hybrid Ansatz die Übertragung parentaler Transplantate zur Aktivierung der non-adaptiven Immunantwort führt, ohne simultan eine allospezifische T-Zellantwort zu stimulieren.

Methodik

Im semiallogenen Modell der heterotopen DDTx wurden an männlichen Inzuchtratten folgende Versuchsgruppen untersucht (n = 10–12): (i) DA[RT1.^{av1}] → F1 (DA x LEW[RT1.^{1}], unbehandelt, (ii) DA → F1; NK-Zell-depletiert (mAb 3.2.3), (iii) DA → F1; NK-Zell-aktiviert (poly-I:C), (iv) F1 → F1, unbehandelt. Zur *in vivo* Depletion der NK-Zellen des F1-Empfängertieres wurden die Tiere durch 3× intraperitoneale (i.p.) Gabe von 50 µl des mAk's 3.2.3 am Tag -2,-1 und 0 (Tag der DDTx) behandelt. Die i.p.-Gabe am Tag 0 erfolgte nach Verschluß des Abdomens am Ende der Operation. Als Kontrolle dienten F1-Kontrolltiere, die dreimalig mit einem irrelevanten mAk-Isotyp i.p. behandelt wurden. Diesem zeitlichen Schema entsprechend erfogte die Aktivierung der F1-Empfänger-NK-Zellpopulation mit dem Poly(inosin) – Poly-(cytidin) Säure (poly-I:C)-Derivat [6]. Hierbei wurden 150 µg poly-I:C/100 mg KG × Tag über 3 Tage (–2, –1 und 0) verabreicht. Als Kontrolle diente die Applikation des Trägermediums (100 µl HBSS). Zum Nachweis apoptotischer Zellen *in situ* wurde den Versuchstieren an den postoperativen Tagen 3 und 10 die Transplantate, Milz und mesenteriale Lymphknoten elektiv entnommen. Es wurden Gefrierschnitte mit einer Dicke von 4 µm aus diesen Geweben angefertigt, bei 60 °C für 10 Minuten getrocknet und danach formalinfixiert. Die anschließenden Schritte erfolgten gemäß den Vorgaben des Herstellers (Fa. Oncor) mit dem entsprechenden ApopTaq Plus *In Situ* Apoptosis Detection Kit, wie folgt. Nach Equilibrieren der Gewebsschnitte mit Puffer wurde TdT-Enzm in Reaktionspuffer aufgetragen und 1 Std. bei 37 °C inkubiert. Die Reaktion wurde mit Stop/Waschpuffer abgebrochen und Anti-Digoxigenin-Peroxidase zugesetzt und für 30 min bei Raumtemperatur inkubiert. Nach erneutem Waschen wurde DAB-Substrat zugegeben und das Schnittpräparat in Wasser gewaschen. Auf eine Gegenfärbung wurde verzichtet.

Northernblot: Die Galektin-1 Transkripte wurden indirekt über eine mRNA Hybridisierung mit entsprechenden spezifischen-Sonden mittels Northernblot überprüft. Die RNA-Isolierung erfolgte wie kürzlich publiziert [7]. Nach elektrophoretischer Auftrennung und Übertragung auf Nylonmembranen wurden diese mit den entsprechenden Sonden hybridisiert wobei sense- und antisense Sonden als negative und positive Kontrollen fungierten.

Statistik: Die Überlebensraten der Tiere wurden nach Kaplan-Meier errechnet; die Unterschiede zwischen den Versuchsgruppen mittels generalisiertem *log-rank* Test nach *Mantel-Cox* verglichen. Bei Meßergebnissen, die mit quantifizierbaren Meßgrößen verbunden waren, wurden Paarvergleiche nach Prüfung der Varianzen *(F-Test)* mit dem jeweils geeigneten *Student's-t-Test* für ungleiche oder gleiche Varianzen durchgeführt. Voraussetzung hierfür war die Prüfung auf Normalverteilung, die zuvor mit dem *Shapiro Wilk's Test* erfolgte. Unterschiede zwischen den als Mittelwert ± Standardabweichung (SD) dargestellten Werten wurden bei Vorliegen eines p-Wertes < 0,05 als signifikant gewertet.

Ergebnisse

Die präoperative Aktivierung der NK-Zellaktivität durch intraperitoneale Gabe von poly-I:C führte zur Unterdrückung der GvHD in allen Empfängertieren, von denen

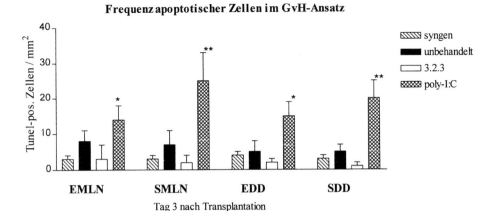

Abb. 1. Zur quantitativen Auswertung erfolgte für jedes Gewebe (EMLN/SMLN = Empfänger/Spendermesenteriallymphknoten; EDD/SDD = Empfänger/Spenderdünndarm) die Auszählung TUNEL$^+$-Zellen aus jeweils 6 Feldern/Schnitt (mit einer Einzelfläche von 0,25 mm^2), aus 4 Tieren pro Gruppe. Die Auswertung wurde von einem Pathologen und einem Chirurgen vorgenommen, denen die Zuordnung der Schnitte zu den Tiergruppen unbekannt waren. Die Säulen repräsentieren die Mittelwerte ± SD der jeweiligen Versuchstiergruppen. Die * stehen für signifikante Steigerung der Apoptosefrequenz poly-I:C behandelter Tiere versus die anderen Versuchsgruppen; * = p < 0,05; ** = p < 0,001

7/12 langzeit überlebten (p < 0,0001 versus unbehandelten und 3,2,3-depletierten F1-Ratten). Umgekehrt verkürzte die Depletion der NK-Zellen in F1-Hybriden nach Gabe des monoklonalen Antikörpers anti-NKR-P1 (3,2,3) das mittlere Überleben von 16,1 ± 4,2 Tagen unbehandelter Tiere auf 11,4 ± 2,5 Tage (p < 0,05. Die erfolgreiche Abwehr parentaler (DA)-Lymphozyten (als Induktoren der GvHD) durch poly-I:C vorbehandelte F1-Empfängertiere korrelierte mit der frühzeitigen Infiltration der DA-Dünndarmtransplantate durch aktivierte F1-NK-Zellen innerhalb der ersten 3 postoperativen Tage. Hierdurch wurde die Frequenz TUNEL$^+$-Zellen in Spenderdünndarm (SDD)- und Mesenteriallymphknoten (SMLN) signifikant erhöht, Abb. 1. Diese numerische Zunahme apoptotischer Zellen war assoziiert mit der verstärkten Expression von Galektin-1 in allen Zielorganen der GvHD (SDD, SMLN, EMLN, EDD, Haut und Leber), mit maximaler mRNA Transkription am 10. Tag nach Transplantation, Abb. 2. Entscheidend für die Immunantwort der F1-Empfängertiere war in diesem Zusammenhang jedoch auch die gegen DA-T-Zellen gerichtete Proliferationsantwort der aus Milzzellen poly-I:C-stimulierter Empfängertiere gewonnenen Responderzellen. Hier zeigte sich eine direkte Korrelation der poly-I:C induzierten Hochregulierung der NK-Zellaktivität mit einer zweizeitigen Aktivierung der Empfänger-T-Zellantwort gegen Elternlymphozyten, die am 10. postoperativen Tag (nicht dargestellt) am stärksten war.

272

Galektin-1 mRNA Expression im Spenderdünndarm

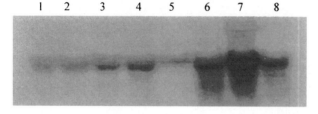

| 1 | 2 | 3 | 4 | 5 | 6 | 7 | 8 |

1 = F1 → F1; syngen, POT 3   5 = syngen, POT 10
2 = DA → F1; unbehandelt, POT 3   6 = unbehandelt, POT 10
3 = DA → F1; poly-I:C, POT 3   7 = poly-I:C, POT 10
4 = DA → F1; 3.2.3   8 = 3.2.3, POT 10

Abb. 2. Im Northern-blot zeigt sich für poly-I:C-aktivierte F1-Empfängertiere eine signifikante Hochregulierung des Galektins im Spenderdünndarmtransplantat, die durch Hybridisierung mittels mRNA-spezifischer Sonde hier exemplarisch (Linie 7) am 10. postoperativen Tag zur Darstellung kommt

Diskussion

Die vorgestellten Daten belegen zweifelsfrei die entscheidende Rolle von NK-Zellen zur Abwehr immunkompetenter Lymphozyten im elterlichen Dünndarmtransplantat. Diese gegen Zellen hämatopoetischen Ursprungs gerichtete allogene lymphozytäre Zytotoxiziät [8] kommt beim Dünndarmtransplantat durch die große Masse an transplantierten lymphatischen Zellen besonders zum Tragen. Sie findet sich daher bei der Transplantation anderer solider Organe, wie Herz und Niere, weit weniger ausgeprägt [9]. Neu an unserer Untersuchung ist der Nachweis eines solublen Galektins, welches entscheidend an der Apoptose der GvHD-vermittelten Lymphozyten im Transplantat beteiligt zu sein scheint, da es lediglich in Transplantaten nachzuweisen war, die in poly-I:C-stimulierte F1-Empfängertiere übertragen worden waren. Die NK-Zell-vermittelte Lyse allogener DA-Zellen nach poly-I:C Gabe erfolgte innerhalb der ersten 48 Stunden nach Transplantation, deren zytotoxische (gegen YAC-1 Zielzellen gerichtete) Aktivität zum Zeitpunkt der Operation signifikant gesteigert war, dagegen am 3. postoperativen Tag (POT) bereits wieder Normwerte aufwies, wie wir bereits publizierten [10]. Die am 10. POT signifikant hochregulierte Galektin-1 Expression, die nur in poly-I:C induzierten F1-Hybriden nachzuweisen war und mit einem signifikanten Anstieg der Frequenz apoptotischer Zellen im Transplantat korrelierte, muß demnach als entscheidender apoptotischer Signalgeber zur Elimination immunkompetenter Transplantatlymphozyten gewertet werden und stellt daher aus transplantationsmedizinischer Sicht einen entscheidend neuen Signaltransduktionsweg bei der Regulation alloreaktiver Effektorzellen dar.

Zusammenfassung

Hintergrund: Die Mechanismen der durch NK-Zellen vermittelten Erkennung und Lyse allogener Zielzellen umfassen MHC-abhängige und -unabhängige Signaltransduktionsprozesse. Neben der bereits etablierten Fas/FasL und Granzym B induzierten Zielzellapoptose durch zytotoxische T-Zellen, besitzen Lektine, als membranständige Gylokoproteinrezeptoren auf NK-Zellen, die Möglichkeit der Induktion des programmierten Zelltodes aktivierter T-Zellen (AICD).

Methodik: Durch Verwendung eines GvH-Modells der heterotopen Dünndarmtransplantation sollte daher die NK-Zell-vermittelte Lyse elterlicher Zielzellen unter Vermeidung einer alloreaktiven T-Zellantwort näher charakterisiert werden und hierbei die molekularen Mechanismen der Lektin-abhängigen Lyse allogener Zielzellen durch NK-Zellen näher charakterisiert werden.

Ergebnisse: Die gezielte Unterdrückung der GvHD konnte nach spezifischer Aktivierung der F1-NK-Zellpopulation durch Vorabinjektion von poly-I:C (150 µg/100 mg KG, Tag – 2, – 1 und 0, n = 12) erreicht werden. Hierdurch überlebten 7/12 transplantierte Tiere langzeit, wogegen unbehandelte Tiere nach 16,1 ± 4,2 Tagen an akuter GvHD verstarben. Als wichtiger Effektormechanismus dieser NK-Zellabhängigen Immunantwort konnte hierbei die Apoptose Transplantat-eigener Lymphozyten durch das soluble Lektin, Galektin-1, nachgewiesen werden, welches im Northern blot Nachweis am 10. postoperativen Tag in Spenderdünndarm und -Mesenteriallymphknoten poly-I:C behandelter Tiere signifikant hochreguliert war. Schlußfolgerung. Wir beschreiben erstmals einen neuen Signaltransduktionsweg des AICD, der eine NK-Zell-vermittelte Lyse alloreaktiver Elternlymphozyten über einen Galektin-assoziierten Apoptosemechanismus herbeiführt.

Abstract

Background: The mechanisms which mediate NK-cell-associated target cell lysis comprise MHC-restricted and -unrestricted signal transduction pathways. Beside the known tools of activation-induced cell death (AICD) used by cytotoxic T lymphocytes, such as Fas/FasL and granzyme B, there is now evidence that memebers of the lectin family which are expressed as glycoprotein receptors on the cell membrane of NK cells can mediate apoptotic target cell killing.

Methods: A semiallogeneic (parent → F1) graft-versus-host (GVH) model of heterotopic small bowel transplantation (SBTx) was chosen to avoid a donor-specific T cell response and to characterize the molecular mechanisms of a lectin-dependent lysis of alloreactive target cells by NK cells. Results. The specific suppression of GvHD was achieved by pre-activation of the F1-NK-cell population with poly-I:C (150 µg/100 mg body weight, i.p., on days – 2, – 1, and 0 before transplantation). By this means, 7/12 poly-I:C treated F1 rat survived long-term whereas untreated hybrid rats died from acute GvHD after 16.1 ± 4.2 days. An important mechanism of the NK cell mediated lysis revealed that apoptosis of transplant-derived lymphocytes was achieved by the soluble lectin, galectin-1. On postoperative day 10, galectin-1 was highly upregulated in donor small bowel and mesenteric lymph nodes of poly-I:C preactivated rats, as determined by Northern blot analysis. Conclusions. A new signal transduction pathway for AICD is described which mediates allogeneic target cell lysis of parental lymphocytes by NK cells and depends on a galectin-1 associated apoptotic mechanism.

Literatur

1. Hall BM (1991) Cells mediating allograft rejection. Transplantation 51:1141–51
2. Engh E, Benestad HB, Strom-Gunderson I, Vaage JT, Bell EB, Rolstad B (1998) Role of classical (RT1.A) and nonclassical (RT1.C) MHC class I regions in natural killer cell-mediated bone marrow allograft rejection in rats. Transplantation 65:319–324
3. Petersson E, Qi Z, Ekberg H, Östraat Ö, Dohlsten M, Hedlund G (1997) Activation of alloreactive natural killer cells is resistant to cyclosporine. Transplantation 63:1138–1144
4. Perillo NL, Marcus ME, Baum LG (1998) Galectins: versatile modulators of cell adhesion, cell proliferation, and cell death. J Mol Med 76:402–12
5. Perillo NL, Pace KE, Seilhamer JJ, Baum LG (1995) Apoptosis of T cells mediated by galectin-1. Nature 378:736–739
6. Heslop BF, McNeilage LJ, Sengupta S (1984) Allogeneic lymphocyte cytotoxicity in rats: the effects of various pharmacological agents. Immunology 53:43–53
7. Fändrich F, Lin X, Klöppel G, Kremer B (1998) Characterization of spontaneous transplant tolerance as exemplified in a model of orthotopic liver transplantation: The impact of Fas-ligand-mediated programmed cell death. Langenbecks Arch Chir I, 115:361–365
8. Rolstad B, Fossum S, Bazin H, Kimber I, Marshall J, Sparshott SM, Ford WL (1985) The rapid rejection of allogeneic lymphocytes by a non-adaptive, cell-mediated mechanism (NK activity). Immunology 54:127–138
9. Dreßke B, Zhu X, Herwartz C, Brötzmann K, Fändrich F (1997) The time pattern of organ infiltration and distribution of natural killer cells (NKs) and macrophages on the course of acute graft rejection following allogenic heart transplantation in the rat. Transplant Proc 29:1715–1716
10. Fändrich F, Zhu X, Dreßke B, Papachrysanthou A, Exner B, Chambers WH (1997) Impact of RT1.C-encoded MHC antigens on host-versus-graft and graft-versus-host reactions in a model of small bowel transplantation. Transplant Proc 29:1730–1731

FAP-1 („Fas-assoziated Phosphatase-1") schützt Pankreaskarzinomzellen vor Fas-induzierter Apoptose

FAP-1 (Fas-associated phosphatase-1) protects pancreatic carcinoma cells from fas-induced apoptosis

H. Ungefroren, M. Jansen, D. Henne-Bruns, B. Kremer, H. Kalthoff

Forschungsgruppe Molekulare Onkologie, Klinik für Allgemeine Chirurgie und Thoraxchirurgie, Christian-Albrechts-Universität, Kiel, Deutschland

Einleitung

Die schlechte Prognose des duktalen Pankreasadenokarzinoms beruht im wesentlichen auf einer weitgehenden Resistenz gegenüber standardisierter Strahlen- und Chemotherapie. Wie für andere Tumoren gezeigt, besteht ein möglicher Resistenzmechanismus in dem Verlust der Fähigkeit zur Fas-vermittelten Apoptose. Obwohl alle untersuchten Pankreaskarzinomzellinien Fas (CD95, APO-I) exprimieren, ist die überwiegende Mehrzahl resistent gegenüber Fas-induzierter Apoptose [1]. Das läßt auf eine Blockade der intrazellulären Signaltransduktion von Fas schließen, was mechanistisch durch Synthese eines inhibitorischen Proteins erklärbar wäre. Mehrere den Fas-Signalweg blockierende Proteine sind bislang identifiziert worden, z.B. c-FLIP [2] und RIP. Auch in bestimmten T-Zell Populationen wurde ein solches Protein gefunden und, nach seiner Eigenschaft direkt mit Fas zu interagieren, „Fas-associated phosphatase-1" (FAP-1) benannt [3]. In dieser Studie untersuchten wir die Rolle von FAP-1 als potentiellen Inhibitor der Fas-induzierten Apoptose bei humanen Pankreaskarzinomzellen.

Methodik

7 Pankreaskarzinomzellinien, von denen 6 (A818-4, AsPC1, BxPC3, Colo357, Panc89, PancTu1) zuvor als Fas-resistent und eine (Capan1) als Fas-sensitiv klassifiziert worden waren [1], wurden mittels RT-PCR auf die Expression von FAP-1 mRNA untersucht. In der Fas-resistenten, FAP-1-positiven Zellinie Panc89 wurde die Fas/FAP-1 Interaktion kompetitiv durch Mikroinjektion eines Tripeptids (Ac-Ser-Leu-Val) mit der Sequenz des C-terminalen Endes von Fas unterbrochen und die Apoptoserate

276

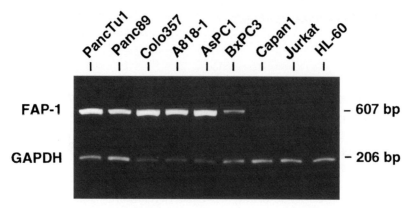

Abb. 1. Nachweis der Expression von FAP-1 und glyceraldehyde-3-phosphate dehydrogenase (GAPDH) mRNA durch Duplex RT-PCR in sechs Fas-resistenten (PancTu1, Panc89, Colo357, A818-1, AsPC1, BxPC3) und einer Fas-sensitiven (Capan1) Pankreaskarzinomzellinien sowie in zwei Fas-sensitiven Leukämiezellinien (Jurkat, HL-60). Die Zahlen am rechten Bildrand geben die Größe der spezifischen Amplikationsprodukte in Basenpaaren (bp) an

(nach Behandlung der Zellen mit einem agonistischen anti-Fas Antikörper) mittels DAPI-Färbung bestimmt. Die Fas-sensitive, FAP-1-negative Zellinie Capan1 wurde stabil mit einem FAP-1 Expressionsvektor transfiziert und mehrere unabhängige FAP-1 exprimierende Klone auf ihre Sensitivität gegenüber Fas-induzierter Apoptose im JAM-DNA Fragmentierungs-Assay [4] getestet.

Ergebnisse

In der RT-PCR erwiesen sich alle 6 Fas-resistenten Pankreaskarzinomzellinien als positiv für FAP-1 mRNA, während die Fas-sensitive Capan1 Zellinie sowie die Fas-sensitiven Leukämiezellinien Jurkat und HL-60 keine FAP-1 mRNA exprimierten (Abb. 1). Die Inhibition der Fas/FAP-1 Interaktion in Panc89 Zellen durch Mikroinjektion des Tripeptids Ac-Ser-Leu-Val führte zu einer 4-fach erhöhten Apoptoserate im Vergleich zu Zellen, die mit einem negativen Kontrollpeptid (Ac-Ser-Leu-Tyr) behandelt wurden (Daten nicht gezeigt). Die funktionelle Rolle von FAP-1 als Resistenzfaktor für die Fas-induzierte Apoptose beim humanen Pankreaskarzinom wurde dadurch bestätigt, daß mehrere stabil mit FAP-1 transfizierte Capan1 Klone im Gegensatz zu Wildtyp-Zellen und Vektor-transfizierten Kontrollzellen eine stark verringerte Sensitivität gegenüber Fas-stimulierter Apoptose aufwiesen (Daten nicht gezeigt).

Diskussion

Tumorzellen haben verschiedene Mechanismen entwickelt, um sich der Fas-vermittelten Apoptose zu entziehen, z. B. eine Verminderung oder einen Verlust der Rezeptorexpression, „Loss-of-function" Mutationen im Fas-Gen und/oder die Synthese von intrazellulären Faktoren, die spezifisch die Weiterleitung des von Fas ausgehenden apoptotischen Signals inhibieren. Studien zur Korrelation von Apoptoseresistenz und FAP-1 Expression lassen vermuten, daß FAP-1 in verschiedenen T-Zell Populationen einen protektiven Effekt ausübt [5]. Dagegen ist die Rolle von FAP-1 als anti-apoptotischer Faktor in Zellen außerhalb des Immunsystems aufgrund einer manchmal fehlenden Korrelation von Expression und Apoptoseresistenz gegenwärtig noch nicht geklärt. Unsere Ergebnisse belegen erstmals, daß FAP-1 Pankreaskarzinomzellen (zumindest partiell) vor einer Fas-induzierten Apoptose schützen kann. Damit haben wir einen antiapoptotischen Faktor identifiziert, der im Gegensatz zu anderen Apoptosehemmern, wie z.B. Bcl-XL, eine Spezifität für den Fas-Signaltransduktionsweg besitzt. Die gezielte Ausschaltung oder Inhibition dieses Moleküls durch gentherapeutische und/oder pharmakologische Intervention könnte daher die Apoptosefähigkeit von Pankreaskarzinomzellen wiederherstellen und damit sowohl die natürliche Immunabwehr durch tumor-infiltrierende zytotoxische T-Zellen effizienter machen als auch die Ansprechbarkeit von duktalen Pankreaskarzinomen auf Chemotherapeutika verbessern.

Zusammenfassung

In einer früheren Studie konnten wir zeigen, daß trotz normaler Expression des Fas (CD95, APO-1) Rezeptors, die Mehrzahl der Pankreasadenokarzinomzellinien resistent gegenüber der Apoptose-auslösenden Funktion dieses „Todesrezeptors" ist. Diese Beobachtung könnte mit der Expression eines inhibitorischen Proteins erklärt werden, daß die Fas Signaltransduktion blockiert. Ausgehend von der Beobachtung, daß die Resistenz von Pankreaskarzinomzellen mit der Expression der Protein-Tyrosin-Phosphatase FAP-1 korrelierte, untersuchten wir die funktionelle Rolle von FAP-1 als potentiellen Inhibitor der Fas-vermittelten Apoptose. Die Inhibition der Fas/FAP-1 Interaktion in der Fas-resistenten, FAP-1-positiven Zellinie Panc89 durch zytoplasmatische Mikroinjektion eines synthetischen Tripeptids (Ac-Ser-Leu-Val), dessen Sequenz mit dem C-Terminus von Fas identisch ist, hatte eine 4-fache Steigerung der Apoptoserate (nach Fas Stimulierung) zur Folge im Vergleich zu Zellen, die ein negatives Kontrollpeptid (Ac-Ser-Leu-Val) erhielten. Darüberhinaus erniedrigte die stabile Transfektion der Fas-sensitiven, FAP-1-positiven Zellinie Capan1 mit einer FAP-1 cDNA deren Sensitivität gegenüber Fas-induzierter Apoptose. Diese Ergebnisse zeigen, daß FAP-1 Pankreaskarzinomzellen vor Fas-induzierter Apoptose schützen kann, ein Befund, der vorher nur bei T-Zellen gemacht wurde.

Abstract

Background: Previously we have demonstrated that, despite normal expression of Fas (CD95, APO-1), the majority of pancreatic adenocarcinoma cell lines was resistant to the apoptosis-inducing function of this death receptor. This observation could be explained by expression of an inhibitory protein that blocks Fas signal transduction.

Methods: Since resistance of pancreatic carcinoma cells correlated with expression of the protein tyrosine phosphatase FAP-1, we investigated the functional role of FAP-1 as a potential inhibitor of Fas-mediated apoptosis.

Results: Inhibition of the Fas/FAP-1 interaction in the Fas-resistant, FAP-1-positive cell line Panc89 by cytoplasmic microinjection of a synthetic tripeptide (Ac-Ser-Leu-Val) mimicking the C-terminus of Fas resulted in a 4-fold increase in apoptosis (after Fas stimulation) compared to cells that received a negative control peptide (Ac-Ser-Leu-Tyr). Furthermore, stable transfection of the Fas-sensitive, FAP-1-negative cell line Capan1 with a FAP-1 cDNA strongly decreased sensitivity to Fas-induced apoptosis.

Conclusion: These results show that FAP-1 can protect pancreatic carcinoma cells from Fas-mediated apoptosis thereby extending previous findings in T-cells to cells not belonging to the immune system.

Literatur

1. Ungefroren H, Voss M, Jansen M, Roeder C, Henne-Bruns D, Kremer B, Kalthoff H (1998) Human pancreatic adenocarcinomas express Fas and Fas ligand yet are resistant to Fas-mediated apoptosis. Cancer Res 58:1741–1749
2. Irmler M, Thome M, Hahne M, Schneider P, Hofmann K, Steiner V, Bodmer JL, Schröter M, Burns K, Mattmann C, Rimoldi D, French LE, Tschopp J (1997) Inhibition of death receptor signals by cellular FLIP. Nature 388:190–195
3. Sato T, Irie S, Kitada S, Reed JC (1995) FAP-1: a protein tyrosine phosphatase that associates with Fas. Science (Washington DC) 268:411–415
4. Matzinger P (1991) The JAM test: a simple assay for DNA fragmentation and cell death. J Immunol Methods 145:185–192
5. Zhou YW, Komada Y, Inaba H, Azuma E, Sakurai M (1998) Down-regulation of Fas-associated phosphatase-1 (FAP-1) in interleukin-2-activated T cells. Cell Immunol 186:103–110

Korrespondenzadresse: Dr. rer. nat. Hendrik Ungefroren, Forschungsgruppe Molekulare Onkologie, Klinik für Allgemeine Chirurgie und Thoraxchirurgie, Christian-Albrechts-Universität, Arnold-Heller Str. 7, D-24105 Kiel

Immunmonitoring unter adjuvanter aktiv-spezifischer Immuntherapie beim Pankreas- und kolorektalen Karzinom

Immunomonitoring during active-specific immunotherapy in pancreatic and colorectal cancer

H. Braumüller[1], C. Leeser[1], D. Herlyn[2], H. G. Beger[1], L. Staib[1]

[1] Chirurgische Klinik I, Universität Ulm, Steinhövelstraße 9, D-89075 Ulm
[2] The Wistar Institute, Philadelphia, PA19104, USA

Einleitung

Frühere Immuntherapiestudien wurden meistens ohne begleitendes Immunmonitoring durchgeführt, so daß der Therapieeffekt nur anhand klinischer und bildgebender Diagnostik beurteilt werden konnte. Über die erzeugten immunologischen Effekte konnte jedoch nur spekuliert werden. Im Rahmen einer Phase I/II Vakzinstudie mit dem neuartigen, synthetisch hergestellten Impfstoff Baculovirus-GA733 sollte die Wertigkeit eines praktikablen Immunmonitorings mit Hilfe der Durchflußzytometrie untersucht werden. Das Tumor-assoziierte Antigen GA733, ein 40kD Glykoprotein, wird zu über 80% auf kolorektalen und Pankreaskarzinomen exprimiert [1, 2]. Die extrazelluläre Domäne des Antigens wurde in einem Baculovirus-System synthetisch hergestellt und mit Aluminiumhydroxid als Adjuvans intradermal injiziert.

Material und Methodik

N = 12 Karzinompatienten (5 Pankreaskarzinome, 7 kolorektale Karzinome) erhielten nach kurativer Resektion adjuvant vier Wochen postoperativ monatliche intradermale Injektionen des Vakzins über vier bis sieben Monate. Die verabreichten Dosierungen pro Injektion betrugen 50 µg, 200 µg und 800 µg. Je 10 ml Serum wurden präoperativ, vor der 1. Vakzingabe sowie 14 Tage nach jeder Vakzingabe gewonnen. Für die durchflußzytometrische Analyse wurden als Indikatorzellen die kolorektale Karzinomzellinie SW1116 (ATTC, Rockville, USA) verwendet, die das Antigen GA733 konstant exprimiert. Im Durchflußzytometer wurde die spezifische Bindung von anti-GA733-Antikörpern des jeweiligen Patienten an SW1116-Zellen (Serumverdünnungen: 1:4, 1:16, 1:64, 1:256) gemessen. Als Negativkontrolle diente eine Mischung humaner Immunglobuline (Intraglobin, Biotest, Dreieich). Als Positivkontrolle wurde der monoklonale Antikörper GA733 (Wistar Institute, Philadelphia, USA, Verdünnung 1:500) verwendet.

Tabelle 1. Klinische Daten der mit CO17-1A Vakzin adjuvant behandelten Patienten

Patient	Tumor	Stadium	Operation	Vakzindosis [µg]	Injektionen
79, w	Pankreas	T2N1M0	ppWhipple	800	5
73, m	Pankreas	T2N1M0	ppWhipple	200	4
65, w	Pankreas	T2N1M0	ppWhipple	50	6
71, m	Pankreas	T2N1M0	ppWhipple	50	7
60, m	Pankreas	T2N0M0	ppWhipple	200	7
62, w	Kolon	T2N0M0	Hemikolektomie rechts	50	6
55, m	Sigma	T3N0M0	Sigmaresektion	200	4
47, m	Rektum	T2N0M0	Anteriore Rektumresektion, Koloanale Anastomose	800	7
57, m	Kolon + Rektum	T2N0M0 + T1N0M0	Hemikolektomie rechts + Anteriore Rektumresektion	200	7
63, m	Rektum	T1N0M0	Anteriore Rektumresektion	50	7
60, m	Rektum	T3N1M0	Anteriore Rektumresektion	200	7
56, w	Sigma	T3N1M0	Sigmaresektion	800	7

Ergebnisse

Die klinischen Patientendaten sind in Tabelle 1 zusammengefaßt.

Abbildung 1 zeigt die Ergebnisse der FACS-Analysen. Unter 4-7 Vakzingaben kam es zu einem maximalen spezifischen Antikörper-Anstieg auf das 2,2fache im Median (Min. 0, Max. 6,8). Getrennt nach Karzinomart zeigte sich kein signifikanter Anstieg bei Patienten mit Kolonkarzinom (1,5fach Median; Min. 0, Max. 4,6fach; Scheffé-Test $p = 0,12$), jedoch bei Patienten mit Pankreaskarzinom (2,7fach Median; Min. 0, Max. 6,8fach Scheffé-Test $p = 0,014$). Die Antikörper-Titer waren für Pankreaskarzinome im Vergleich zu kolorektalen Karzinomen sowohl vor Immuntherapie (29,7 % positive SW1116-Zellen versus 5,8 %, $p = 0,039$), als während der Immuntherapie (34 % versus 7,7 %; $p = 0,014$) signifikant höher, unabhängig von der applizierten Antigendosis. Ein Anstieg des Antikörpertiters konnte bei allen Patienten nicht vor der 4. Injektion beobachtet werden.

Diskussion

Das durchgeführte Immunmonitoring, bei dem mit Hilfe der Indikator-Zellinie SW1116 der spezifische Antikörpertiter (anti-GA733) im Serum durchflußzytometrisch bestimmt wurde, ist eine wenig aufwendige und praktikable Methode. In der gezeigten Phase I,II Studie belegte sie eine mangelnde humorale Immunogenität des neuen Vakzins bei kolorektalen Karzinomen, nachdem präklinische Versuche an Mäusen zu einem gegensätzlichen Ergebnis geführt hatten. Wurden Mäuse, die mit syngenen und GA733-Antigen transfizierten kolorektalen Karzinomzellen inokuliert

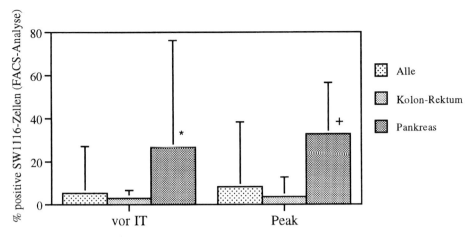

Abb. 1. FACS-Analyse der Patientenseren. Median +/− Quartilabstand. *p = 0,039 vs Kolon-Rektum; +p = 0,014 vs Kolon-Rektum ; Scheffé-Test. Patienten mit Pankreaskarzinom zeigten signifikant höhere Antikörpertiter gegen GA733, sowohl vor Immuntherapie (vor IT) als auch im Maximum (Peak), als Patienten mit kolorektalem Karzinom

worden waren, mit GA733-Antigen immunisiert, führte dies zur signifikanten Regression des Tumors mit meßbarer zellulärer und humoraler Immunantwort [3]. Für die mangelnde humorale Immunogenität beim Menschen könnte neben dem Antigen das verwendete Adjuvans eine entscheidende Rolle spielen. Unbestritten ist, daß Adjuvantien das Ausmaß einer immunologischen Antwort beeinflussen [4, 5]. Allerdings wurde mit Aluminiumchlorid bewußt ein „schwaches" Adjuvans gewählt, um die spezifische Immunantwort des GA733-Antigens besser beurteilen zu können.

Im Gegensatz zu Patienten mit kolorektalem Karzinom zeigten Patienten mit Pankreaskarzinom erhöhte Antikörpertiter im Serum. Für einen Anstieg der spezifischen Antikörper im Serum waren mindestens vier Vakzinapplikationen notwendig. Dies bestätigt unsere früheren klinischen und experimentellen Erfahrungen [6, 7], nach denen mehrere aktiv-spezifische Immunisierungen notwendig sind, um eine Immunantwort zu induzieren.

Vor einer Evaluation des klinischen Vakzineffekts erscheint die weitere Testung fortentwickelter Antigenpräparationen (z. B. „Epitop-Cocktail") mit höherer Immunogenität erforderlich.

Zusammenfassung

Frühere Immuntherapiestudien wurden meist ohne begleitendes Immunmonitoring durchgeführt, der Therapieeffekt wurde nur anhand klinischer Diagnostik und der Überlebensrate beurteilt. Wir untersuchten daher die Wertigkeit eines praktikablen Immunmonitorings mittels Durchflußzytometrie im Rahmen einer Phase I/II Vakzinstudie.

Methodik: 5 Pankreas- und 7 kolorektalen Karzinompatienten wurde 4 Wochen nach kurativer Resektion einmal monatlich das Vakzin subkutan injiziert. Die Dosis betrug hierbei 50, 200 und 800 µg plus Aluminiumhydroxid als Adjuvans. Serum wurde vor der 1. Vakzingabe sowie 2 Wochen nach jeder Vakzingabe gewonnen. Die spezifische Bindung von Patientenantikörpern an die kolorektale Zellinie SW1116 wurde durchflußzytometrisch bestimmt.

Ergebnisse: Unter 4-7 Vakzingaben kam es beim kolorektalen Karzinom zu einem maximalen Antikörperanstieg auf das 1,5 fache (Median, 0 – 4,6fach), beim Pankreaskarzinom auf das 2,7fache (0 – 6,8fach). Dieser Anstieg war für kolorektale Karzinome nicht signifikant (Scheffé-Test p = 0,12), jedoch für Pankreaskarzinome (p = 0,014). Die Antikörpertiter von Pankreas- und kolorektalen Karzinomen lagen sowohl vor Immuntherapie (29,7% vs 5,8%, p = 0,039) als auch im Maximum (34% vs 7,7%, p = 0,014) für Pankreaskarzinome signifikant höher.

Folgerung: Das durchgeführte Immunmonitoring mittels Durchflußzytometrie im Rahmen der Phase I/II Studie zur aktiv-spezifischen Immuntherapie ist praktikabel und belegt eine mangelnde Immunogenität des neuen Vakzins bei kolorektalen Karzinomen im Gegensatz zu Pankreaskarzinomen. Vor einer Evaluation des klinischen Vakzineffektes in einer Phase III Studie erscheint daher eine Verstärkung der Immunogenität erforderlich.

Abstract

Background: Until recently, most clinical clinical vaccine trials in humans have been performed without immunomonitoring. The effect of active specific immunotherapy was evaluated mainly by clinical follow-up and diagnostic imaging. Immunological effects that might be induced by the vaccine were not measured. In this report, we describe a method for flow cytometry analysis of anti-GA733 antibodies in the serum of patients undergoing immunotherapy with baculovirus-derived extracellular domain of the GA733/CO17-1A antigen, a cell surface glycoprotein expressed by more than 80% of human colorectal and pancreatic carcinomas and liver metastases.

Methods: 5 pancreatic and 7 colorectal cancer patients received 4 weeks after tumor resection the first injection of the vaccine subcutaneously (50, 200 and 800 µg/injection plus aluminiumhydroxide as adjuvans) monthly for 4 – 7 months. Serum was collected before the first vaccination and 2 weeks after each further vaccination. Flow cytometry was performed using the colorectal carcinoma cell line SW1116 as target for specific anti-GA733 antibodies.

Results: After 4 to 7 vaccinations maximal increase in specific antibodies was for colorectal carcinoma 1.5 fold (median; min 0, max 4.6), for pancreatic cancer 2.7 fold (0 – 6.8). This antibody peak was not significantly increased in colorectal cancer (Scheffé test p = 0.12) but in pancreatic cancer (p = 0.014). The antibody titers in pancreatic cancer compared to colorectal cancer before immunotherapy (29.7% vs 5.8%, p = 0.039) as well as the antibody peak (34% vs 7.7%, p = 0.014) were significantly increased. Conclusion: The immunomonitoring during a phase I/II study with novel GA733 vaccine is practicable and shows a reduced immunogenicity of the vaccine in colorectal carcinoma, whereas specific antibody titers were existing in pancreatic carcinoma. Before clinical evaluation in a phase III study, immunogenicity needs to be enhanced by stronger adjuvants, cytokines or antigen-preparations.

Literatur

1. Göttlinger HG, Funke I, Johnson JP, Gokel JM, Riethmüller G (1986) The epithelial cell surface antigen 17-1A, a target for antibody mediated tumor therapy. Ist biological nature, tissue distribution and recognition by different monoclonal antibodies. Int J Cancer 38:47–53
2. Shetye J, Frodin JE, Christensson B, Grant C, Jacobsson B, Sundelius S, Sylven M, Biberfeld P, Mellstedt H (1988) Immunohistochemical monitoring of metastatic colorectal carcinoma in patients treated with monoclonal antibodies (Mab 17-1A). Cancer Immunol Immunther 27 (2): 154–62
3. Li W, Berencsi K, Basal S, Somasundaram R, Ricciardi RP, Gonczol E, Zaloudik J, Linnenbach A, Maruyama H, Miniou P, Herlyn D (1997). Human colorectal cancer (CRC) antigen CO17-1A/GA733 encoded by adenovirus inhibits growth of established CRC cells in mice. J Immunol 159 (2): 763–69
4. Bystryn JC (1993) Immunogenicity and clinical activity of a polyvalent melanoma antigen vaccine prepared from shed antigens. Ann N Y Acad Sci 690: 190–203
5. Allison AC, Byars NE (1994). Immunologic adjuvants; desirable properties and side effects. Mol Immunol 28: 279–84
6. Mitchell MS, Harel W, Kempf RA, Hu E, Kann-Mitchell J, Boswell WD, Dean G, Stevenson L (1990). Active-specific immunotherapy for melanoma. J Clin Oncol 8 (5): 856–69
7. Staib L, Harel W, Mitchell MS (1993) Prevention against experimental cerebral murine melanoma B16 by active immunization. Cancer Research 53: 1113–1121

Korrespondenzadresse: Dr. biol. hum. Heidi Braumüller, Chirurgische Klinik 1, Universität Ulm, Steinhövelstraße 9, 98075 Ulm

Diese Arbeit wurde gefördert durch das Forschungsförderungskonzept des Klinikumsvorstandes der Universität Ulm (P199/04).

Die Studie wurde von den Ethik-Kommissionen des Wistar-Institutes (Philadelphia, USA) sowie der Universität Ulm zur Durchführung gebilligt.

Differenzierung einer Pankreas-Adenokarzinomzellinie zu polarisierten Epithelhohlkugeln: Ein in vitro Modell zum Studium von Vorläuferläsionen des Pankreasganges

A pancreatic adenocarcinoma cell line differentiates into polarized epithelial hollow-spheres: A in vitro model to study pre-lesions of the pancreatic duct

L. Lehnert, H. Trost[1], W. Schmiegel[2], C. Röder, H. Kalthoff

Forschungsgruppe Molekulare Onkologie, Klinik für Allgemeine Chirurgie und Thoraxchirurgie, Christian-Albrechts-Universität Kiel, Deutschland
[1] Kreiskrankenhaus Buchholz, Nordheide
[2] Medizinische Klinik, Knappschaftskrankenhaus, Ruhr-Universität,Bochum, Deutschland

Einleitung

Maligne Erkrankungen des Pankreas sind hochagressiv und entstehen überwiegend im exokrinen Teil. Nach ihrem mikroskopischen Erscheinungsbild werden diese Tumore als duktale Adenokarzinome klassifiziert [1]. Viele molekulare Veränderungen wie z.B. Mutationen in p53- und Ki-ras Gen sind beschrieben [2]. Dennoch ist nocht nicht viel über die Ursache der Agressivität bekannt. Hinweise gibt es aus dem kolorektalen Karzinom über den Verlust von E-Cadherin oder Mutationen von anderen Zelladhäsionsmolekülen [3]. Untersuchungen zu dreidimensionalem Wachstum von Tumorzellen ermöglichten uns die Beschreibung eines Differenzierungsmodells. Dieses besteht aus einschichtigen Epithelhohlkugeln (hollow-spheres) und wurde hinsichtlich der Proliferation, der Polarität und Modulierbarkeit durch Zytokine untersucht.

Methodik

Die Beschichtung von Kulturflaschen mit solider Agarose verhinderte das Anwachsen der A818-1 Zellen. Um die Modulation durch Zytokine zu untersuchen, wurden diese a) zu frisch ausgesäten Zellen und b) zu bereits vollständig ausgebildeten Hollow-Spheres exogen mit dem Medium zugesetzt. Die Polarität der Zellen innerhalb eines Hollow-Spheres wurde mit Antikörpern gegen apikale Marker (BGP, NCA95, MUC-1) und basolaterale Marker (β-Catenin) untersucht.

Die Proliferation wurde mit Hilfe des BrdU-Einbaus in die DNA proliferierender Zellen untersucht.

Ergebnisse

A818-1 Hollow-Spheres entwickeln sich unter dreidimensionalen Bedingungen innerhalb von 8–10 Tagen. Einmal vollständig entwickelt, zeigen die Zellen eine ein-

Tabelle 1. Abnahme der Proliferation von A818-1 unter dreidimensionalen Wachstumsbedingungen

Tag	Zahl gefärbter Zellen	Proliferierende Zellen
1	12 von 104	11,5%
2	7 von 247	2,8%
4	5 von 206	2,4%
8	1 von 205	0,48%

Abnahme der Proliferation von A818-1 unter dreidimensionalen Bedingungen. Die Proliferation wurde über einen Zeitraum von zehn Tagen beobachtet. Täglich wurde eine von zehn „6-Loch-Platten" für 3,5 Stunden mit BrdU (10 µMol/l) inkubiert. Es folgten 3 Stunden ohne BrdU im Medium. Anschließend wurden Zytospins angefertigt und entsprechend gefärbt. Es wurde mit Hämalaun gegengefärbt. Die Zahl gefärbter Zellen wurde von der Gesamtzellzahl subtrahiert um ein Ergebnis in Prozent zu erhalten.

Tabelle 2a. Einfluß von Zytokinen auf die Hollow-Sphere-Entwicklung

Zytokin	Konzentration	Hollow-sphere Entwicklung	Integrität
Neg.-Kontr.	kein Zytokin	Innerhalb von 6–10 Tagen	standard
IFN-γ	0,2–20 U/ml	kein Einfluß	kleiner
IFN-γ	200 U/ml	Inhibition	keine Spheres
TGF-α	10 ng/ml	kein Einfluß	kein Einfluß
EGF	10 ng/ml	kein Einfluß	kein Einfluß
TNF-a	1000 U/ml	cell death	keine Spheres
HGF/SF	100 ng/ml	kein Einfluß	kein Einfluß

A818-1 Zellen wurden auf Agarose ausgesät und die Zytokine wurden vor der Hollow-Sphere-Entwicklung in entsprechenden Konzentrationen dem Medium beigegeben. Das Medium mitsamt den Zytokinen wurde an den Tagen 2,5 und 7 erneuert.

Tabelle 2b. Einfluß von Zytokinen auf vollständig entwickelte Hollow-Spheres

Zytokin	Konzentration	Integrität
Neg.-Kontr.	kein Zytokin	standard
IFN-γ	0,2–20 U/ml	kleiner
IFN-γ	200 U/ml	keine Spheres
TGF-α	10 ng/ml	kein Einfluß
EGF	10 ng/ml	kein Einfluß
TNF-a	1000 U/ml	keine Spheres
HGF/SF	100 ng/ml	kein Einfluß

Vollständig entwickelte Hollow-Spheres wurden einmal mit PBS gewaschen und in zytokinhaltigem Medium ausgesät. Das Medium mitsamt den Zytokinen wurde an den Tagen 2,5 und 7 erneuert.

heitlich polare Anordnung in der Epithelhohlkugel. Die Außenseite (apikale Membran) zeigt starke Reaktionen mit Antikörpern gegen das biliäre Glykoprotein (BGP) und das Muzin-1 (MUC-1). Die basolaterale Reaktion ließ sich mit einem Antikörper gegen β-Catenin erreichen. Diese Polarität verhinderte das Anwachsen intakter Spheres nach Rücksetzen auf unbeschichtete Kulturplatten. Die Zellen im Hollow-Sphere zeigen eine deutlich reduzierte Proliferationsrate im Vergleich zum korrespondierenden Monolayer (Tabelle 1). Exogene Zugabe von Interferon-γ unterband die Hollow-Sphere-Entwicklung und beeinflußte ebenfalls ganze Spheres. Der Tumor-Nekrose-Faktor-α führte zum Zelltod (Tabelle 2a/2b).

Diskussion

Die Agressivität maligner Erkrankungen des Pankreas macht es schwer Material von Vorläuferläsionen zu sammeln. Auch wenn viele Veränderungen bekannt sind, die mit der schlechten Prognose assoziiert sind [4], so ist kaum etwas über das zeitliche Auftreten dieser Mutationen bekannt. Ein System zur Untersuchung der Relevanz und des zeitlichen Auftretens bestimmter Mutationen scheint also wichtig. A818-1-Hollow-Spheres verhalten sich in vielen Aspekten ähnlich normalen Pankreasgangzellen. Dennoch handelt es sich um Adenokarzinomzellen mit, für das Pankreaskarzinom bekannten, Muationen [5]. Diese Veränderungen haben also keinen Einfluß auf die Fähigkeit der Zellen sich dreidimensional zu organisieren und das Wachstum stark zu reduzieren.

Jede Veränderung darüber hinaus könnte jedoch das System hinsichtlich der Proliferation, Polarität oder Sekretion beeinflussen. Es bietet sich also an gezielt interessante Gene in die A818-1 Zellen einzubringen und die Effekte zu studieren. Wir glauben, daß sich das A818-1-Sphere-Modell gut eignet um Differenzierung, Proliferationsverhalten, Modulation durch eine Reihe exogener Stoffe und die dreidimensionale Organisation von Pankreasgangzellen zu untersuchen.

Zusammenfassung

Die Zellinie A818-1 stellt einen Subklon der Zellinie A818 dar. Dieser ist in der Lage unter dreidimensionalen Wachstumsbedingungen einschichtige Epithelhohlkugeln (hollow-spheres) zu entwickeln. Hollow-Spheres bestehen aus 50–200 Zellen. Diese umschließen ein inneres Lumen. Im Gegensatz zu A818-1 ist der Subklon A818-4 nur in der Lage kompakte Sphäroide als dreidimensionale Wachstumsform zu generieren. Durch die Inkorporation von BrdU konnte eine drastisch reduzierte Proliferationsrate der Hollow-Spheres im Vergleich zum korrespondierenden Monolayer nachgewiesen werden. Hollow-Spheres entwickeln sich in FCS-haltigem RPMI-1640-Medium ohne zusätzliche Zytokine. Die Bildung und die Integrität der Hollow-Spheres wurden durch IFN-γ beeinflußt. TNF-α führte zum Zelltod. Exogen zugesetztes HGF hatte weder Einfluß auf Entwicklung noch auf die Beschaffenheit der Spheres. Ein HGF-neutralisierender Antikörper zeigte ebenfalls keine Wirkung. Interessanterweise zeigten Hollow-Spheres eine starke Immunreaktivität für HGF und den HGF-Rezeptor (c-Met). Immunfärbungen gegen BGP, NCA95 und β-Catenin zeigten die polare Organisation der Hollow-Spheres. Immunhistochemisch ließ sich CEA-180 nicht nachweisen. Allerdings wurde die mRNA mittels RT-PCR und das sezernierte Protein im Überstand der Hollow-Spheres nachgewiesen. Dieses spiegelt die Situation in normalen, gastrointestinalen Geweben wieder. Mechanisch zerstörte Hollow-Spheres heften sich nicht nur wieder an, sondern wachsen erneut als Zellrasen (Re-Monolayer) aus. Dieser Re-Monolayer besitzt die gleichen Eigenschaften wie der Ursprungs-Monolayer. Nach Einbettung der Spheres in Matrigel wuchsen gangartige Strukturen aus. A818-1 Hollow-Spheres verhalten sich ähnlich normal differenzierter Pankreasgangzellen und können damit als hervorragendes Modell zur Untersuchung der Differenzierung von Pankreasepithelzellen herangezogen werden.

Abstract

Background: We discovered a subclone of the pancreatic carcinoma cell line A818 called A818-1, which developed hollow-spheres under three-dimensional growth conditions.

Methods and results: Hollow-spheres consist of a single layer of 50–200 epithelial cells surrounding an inner lumen. In contrast, to A818-1, a subclone called A818-4 formed spheroids as the only three-dimensional phenotype. A dramatically reduced proliferation rate compared to the corresponding monolayer was observed in hollow-spheres when BrdU-incorporation was measured. Hollow-spheres developed in FCS-containing RPMI-1640-Medium without additionally added cytokines. A818-1 hollow-sphere formation and intigrity was influenced by Interferon-γ. TNF-α lead to cell death. Exogenously added HGF neither showed an effect on hollow-sphere formation nor on the integrity of completely developed hollow-spheres. Moreover, no changes were observed when cells were treated with a neutralizing antibody for HGF. Interestingly, hollow-spheres showed intensive immunoreactivity for (both,) the HGF-receptor (c-met) (and its ligand HGF). Immunostaining for BGP, NCA95 and β-catenin revealed a polar organisation of hollow-spheres. Immunhistochemically, hollow-spheres were negative for CEA-180 Interestingly, CEA-180 mRNA was detected by RT-PCR and released protein was found in the supernatant. This resembles the normal situation in gastrointestinal epithelial tissues. Mechanically disrupted hollow-spheres not only attached but also grew as monolayer with the same doubling time as the founder cells. When embedded into matrigel, duct-like tubes grew out.

Conclusion: Taken together, A818-1 hollow-spheres resemble normally differentiated duct-like structures and will serve as an excellent model to study differentiation of pancreatic epithelial cells.

Literatur

1. Fernandez-del Castllio, C et al. (1994) Curr Opin Gastroenterol 10:507–512
2. Schutte, M. et al. (1996) Pancreatic Cancer; Molecular and Clinical Advances. Blackwell Science Ltd. London 115–129
3. Sparks, AB et al. (1998) Mutational analysis of the APC/beta-catenin/Tcf pathway in colorectal cancer. Cancer Res 58:1130–1134
4. Korc, M et al. (1992) Overexpression of the epidermal growth factor receptor in human pancreatic cancer is associated with concomitant increases in the levels of epidermal growth factor and transforming growth factor alpha. J Clin Invest 90:1352–1360
5. Caldas; C et al. (1994) Detection of K-ras mutations in the stool of patiens with pancreatic adenocarcinoma and pancreatic hyperplasia. Cancer Res 54:3568–3573

Korrespondenzadresse: Dipl. Biol. Lasse Lehnert, Forschungsgruppe Molekulare Onkologie, Klinik für Allgemeine Chirurgie und Thoraxchirurgie, Christian-Albrechts-Universität, Arnold-Heller-Straße 7, D-24105 Kiel

Die Expression von ICE im Pankreaskarzinom

The expression of ICE in pancreatic carcinoma

S. Schlosser, S. Gansauge, F. Gansauge, H. G. Beger

Universitätsklinik Ulm, Abteilung für Allgemeinchirurgie

Einleitung

ICE (*Interleukin-1β-Converting Enzyme*) ist eine Cysteinprotease, die durch proteolytische Spaltung das inaktive pro-Interleukin-1β (pro-IL-1β) in das aktive IL-1β überführt [1]. Das Zytokin IL-1β ist für seine proinflammatorische Wirkung bekannt und ist unter anderem auch in der Pathophysiologie des Diabetes mellitus involviert. Neue Forschungsergebnisse deuten außerdem auf eine Beteiligung von ICE beim Ablauf des programmierten Zelltodes (Apoptose) hin [2, 3].

Wir haben die Expression von ICE in Pankreaskarzinomgewebe untersucht und sie mit der in gesunden Gewebe verglichen. Außerdem haben wir die ICE Expression in der Pankreaskarzinomzellinie AsPC-1 untersucht um die Faktoren zu identifizieren, die diese Expression induzieren.

Methodik

Gewebe: Es wurde Gewebe von 42 Pankreaskarzinom-Patienten (20 Männer, 22 Frauen) untersucht, die in der Abteilung für Allgemeinchirurgie der Universitätsklinik Ulm operiert wurden. Das Pankreakarzinomgewebe wurde unmittelbar nach Entnahme zum Teil in 4% Formalin fixiert und anschließend in Paraffin eingebettet, ein weiterer Teil wurde in flüssigem Stickstoff eingefroren und bis zur weiteren Bearbeitung bei – 80 °C gelagert.

Immunhistochemie: Die immunhistochemischen Färbungen wurden nach dem Protokoll durchgeführt wie bereits beschrieben [4]. Für die ICE-Färbungen der Paraffin-Schnitte wurde der polyklonale Kaninchen Antikörper gegen humanes ICE verwendet (Upstate Biotechnology, Lake Placid, NY). Außerdem wurden folgende Antikörper verwendet: der monoklonale Antikörper gegen Cyclin D1 DCS-6, das polyklonale Kaninchen Antiserum Ab-3 gegen EGF und der Antikörper gegen den EGF-Rezeptor clone-528 (Oncogene Science).

Western Blot Analyse: Pankreaskarzinomgewebe bzw. AsPC-1 Zellen wurden nach ihrer Lyse auf ein 15%iges Polyacrylamidgel aufgetragen, elektrophoretisch nach ihrem Molekulargewicht getrennt und mit Hilfe eines semi-dry-Plotters (Phase, Lübeck) auf Nitrocellulose-Membran (Schleicher und Schuell) transferiert. Unspezifische Proteininteraktionen wurden durch Vorinkubation der Membran in 10% Milchpulver in PBS verhindert. Nach der anschließenden Inkubation der Membran mit einem monoklonalen ICE-Antikörper (Santa Cruz) wurden die entsprechenden Proteinbanden mit Hilfe des ECL-Systems (Amersham) detektiert.

Zellkultur: Die Pankreaskarzinomzellinie AsPC-1 wurde in Kulturschalen (∅ 100 mm) ausgesäht, 24 h in 10%igem FCS Medium und anschließend 24 h in FCS freiem Medium kultiviert. Die Zellen wurden dann mit 25 ng/ml EGF bzw. 10 ng/ml IFN-γ inkubiert. Nach 24 h bzw. nach 72 h wurden die Zellen von der Kulturschale gelöst und in 200 µl Lysis Puffer (10 mM Tris pH 7,5, 150 mM NaCl, 1 mM EDTA. 1% Triton-X-100) für die Western Blot Analyse oder 1ml PBS (für die Zellzyklus Analyse) aufgenommen.

Zellzyklus Analyse: Die AsPC-1 Zellen wurden nach Stimulation mit Hilfe des Cell Cycle Test PLUS Kits (Becton & Dickinson) für die Messung am Durchflußcytometer (Becton & Dickinson) nach Protokoll des Herstellers vorbereitet.

Ergebnisse

Es wurden immunhistochemische Färbungen an Paraffin-Schnitten durchgeführt unter Verwendung eines polyklonalen Kaninchen-Antiserums gegen humanes ICE. Es konnte gezeigt werden, daß in Pankreaskarzinomgewebe in 71% der Tumorzellen ICE deutlich überexprimiert ist (Abb. 1b). In gesunden Gewebe wurde dagegen keine ICE-Färbung beobachtet (Abb. 1a). Die Expression von ICE in Pankreaskarzinomgewebe korreliert außerdem signifikant mit der Expression von Cyclin D1 ($P < 0,0005$), EGF ($P < 0,05$) und EGF-Rezeptor ($P < 0,002$).

Um die immunhistochemisch beobachtete ICE-Überexpression zu bestätigen, wurden Western Blot Analysen mit den gleichen Tumorgeweben durchgeführt. Mit Hilfe des monoklonalen ICE Antikörpers CAL (von Dr. C. Miossec freundlicherweise zur Verfügung gestellt) wurde in 80% der Proben eine Proteinbande detektiert mit einem Molekulargewicht von 45 kDa. Das entspricht dem Molekulargewicht der Vorläuferform von ICE. Die zweite Bande bei ca. 30 kDa stellt proteolytisch prozessiertes ICE dar und weist darauf hin, daß neben der inaktiven pro-Form von ICE auch aktives (proteolytisch gespaltenes ICE) exprimiert wird (Abb. 2).

Ebenfalls eine ICE Überexpression konnte in EGF bzw. IFN-γ stimulierten AsPC-1 Zellen nachgewiesen werden. Western Blot Analysen ergaben die gleichen ICE-Proteinbanden (45 kDa für die ICE Vorläufer-Form und 30 kDa für das proteolytisch aktivierte ICE), wie in der Western Blot Analyse des Pankreaskarzinomgewebes in Abb. 2.

Um zu untersuchen ob die durch EGF bzw. IFN-γ induzierte ICE Expression bei den Pankreaskarzinomzellen zur Apoptose führt, wurden diese Zellen nach 24 h und 72 h im Durchflußcytometer analysiert. Bis zu 23,8% der IFNγ-stimulierten AsPC-1 Zellen gehen nach 72 h in Apoptose. Im gleichen Zeitfenster zeigen dagegen die EGF-stimulierten Zellen keine apoptotische Neigung. Der Anteil der apoptotischen Zellen ist hier mit bis zu 13,2% vergleichbar mit dem der entsprechenden nichtstimulierten Zellen (13,6%), die als Kontrolle dienen.

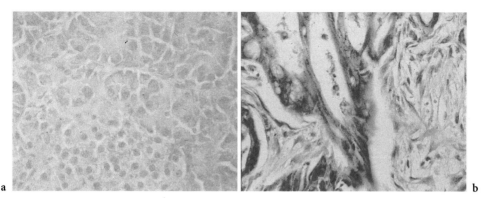

a   b

Abb. 1. Die Expression von ICE in gesundem Pankreas- und Pankreaskarzinomgewebe. Immunhistochemische Färbung von ICE in gesundem Pankreasgewebe **a** und im Pankreaskarzinomgewebe **b** in 40-fache Vergrößerung

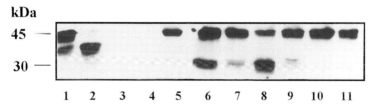

Abb. 2. Western Blot Analyse von ICE in gesunden Pankreas- und Pankreaskarzinomgewebe. (1) als positive Kontrolle dient die Zellinie THP.1; (2) autoprozeßiertes ICE nach Inkubation von THP.1-Lysat nach 4 h; (3–11) Pankreaskarzinomgewebe-Lysate; in 80% dieser Lysate wurde eine 45 kDa Proteinbande detektiert, in 60% davon zusätzlich eine bei 30 kDa. Proteinbanden mit dem selben Molekulargewicht wurden auch bei Lysaten aus EGF- bzw. IFN-γ-stimulierten AsPC-1 Zellen detektiert

Diskussion

Durch immunhistochemische Färbung und Western Blot Analysen konnten wir zeigen, daß ICE im Pankreaskarzinomgewebe überexprimiert ist. Die entsprechenden Western Blot Analysen in der Pankreaskarzinomzellinie AsPC-1 haben gezeigt, daß die ICE-Expression durch EGF, und IFN-γ induzierbar ist. Interessanterweise hat jedoch exprimiertes ICE unterschiedlichen Einfluß auf den Zell-Zyklus der Pankreaskarzinomzellen. Während die durch IFN-γ stimulierten Zellen nach 72 h zu ca. 20% in Apoptose gehen, zeigen die EGF-stimulierten Zellen keine Apoptoseneigung in diesem Zeitraum. Dies deutet auf eine bivalente Funktion von ICE hin. ICE scheint somit sowohl in apoptotischen als auch in antiapoptotischen Prozessen beteiligt zu sein. Mit der teilweise antiapoptotischen Wirkung von ICE könnte somit auch die beobachtete ICE-Überexperssion in einem solch aggressiven Tumor erklären werden. Die Annahme, daß ICE im Pankreaskarzinom keine apoptotische Funktion hat, wird auch

294

durch die signifikante Korrelation der ICE-Überexpression mit der Expression von Cyclin D1, EGF und EGF-Rezeptor bekräftigt. Diese Faktoren sind im Pankreaskarzinom ebenfalls überexprimiert und führen zu einer schlechten Prognose [4, 6]. Die genaue Rolle von ICE in der Pathophysiologie des Pankreaskarzinoms muß in weiteren Untersuchungen noch geklärt werden.

Zusammenfassung

Es wurde die Expression von ICE im humanen Pankreaskarzinom untersucht und mit der im gesunden Pankreas-Gewebe verglichen. Die immunhistochemischen Daten zeigen, daß ICE in 71% der Tumorzellen überexprimiert ist. Die Western Blot Analysen bestätigen dieses Ergebnis (80%). Diese Überexpression von ICE korreliert außerdem signifikant mit der Überexpression von Cyclin D1 ($P < 0{,}0005$), epidermal growth factor, EGF ($P < 0{,}05$) und EGF-Rezeptor ($P < 0{,}002$). Um die Faktoren zu identifizieren, die diese ICE Überexpression im Pankreaskarzinom induzieren, haben wir die ICE Expression auch in der Pankreaskazinomzellinie AsPC-1 untersucht. Die Expression von ICE ist in AsPC-1 induzierbar nach Stimulation der Zellen mit EGF bzw. Interferon-γ (IFN-γ). Während die IFN-γ stimulierten Zellen zu ca. 20% nach 72 h in Apoptose gehen, werden EGF-stimulierte Zellen in diesem Zeitfenster nicht apoptotisch. Dies deutet auf eine bivalente Funktion von ICE sowohl in apoptotischen als auch in antiapoptotischen Prozessen hin.

Abstract

Background: ICE is a cysteine protease that cleaves inactive pro-IL-1β to generate the active proinflammatory cytokine IL-1β. Recent studies suggest that ICE is also involved in programmed cell death (apoptosis).We investigated the expression of ICE in human adenocarcinomas of the pancreas and in the pancreatic carcinoma cell line AsPC-1.

Methods: Pancreatic carcinoma tissue from 42 patients were used for Western blot analyses and immunohistochemical staining of ICE, cyclin D1, EGF and EGF receptor. The pancreatic carcinoma cell line AsPC-1 was incubated with EGF or IFN-γ for 24 h or 72 h and used for Western blot and cytometric cell cycle analyses.

Results: Immunohistochemistry and Western blot analyses of pancreatic tissue revealed an overexpression of ICE in 71% and 80% of tumor cells, respectively. The overexpression of ICE in tumor cells correlated significantly with the overexperssion of cyclin D1 ($P < 0.0005$), epidermal growth factor, EGF ($P<0.05$) and EGF-receptor ($P < 0.002$). In the pancreatic carcinoma cell line AsPC-1 overexpression of ICE was induced by EGF or IFN-γ. 20% of the IFN-γ-stimulated cells became apoptotic after 72 h, whereas EGF-stimulated cells did not become apoptotic in the same time window.

Conclusion: Our results suggest that ICE has a bivalent function and is involved in apoptotic as well as in antiapoptotic pathways. The partially antiapoptotic function of ICE in pancreatic carcinoma could explain the observed overexpression of ICE in this aggressive tumor.

Literatur

1. Kostura MJ, Tocci MJ, Limjuco G, Chin J, Cameron P, Hillman AG, Chartrain NA, Schmidt JA (1989) Identification of a monocyte specific pre-interleukin-1β-convertase activity. Proc Natl Acad Sci USA 86:5227–5231
2. Yuan J, Shaham S, Ledoux S, Ellis HM, Horvitz HR (1993) The *C. elegans* cell death gene *ced-3* encodes a protein similar to mammalian interleukin-1β-converting enzyme. Cell 75:641–652
3. Kumar S (1995) ICE-like proteases in apoptosis. Trends Biochem Sci 20:198–202
4. Gansauge S, Gansauge F, Ramadani M, Stobbe H, Rau B, Harada N, Beger HG (1997) Over-expression of cyclin D1 in human pancreatic carcinoma is associated with poor prognosis. Cancer Res 57:1634–1637
5. Gansauge S, Gansauge F, Schmidt E, Müller J, Beger HG (1998) Prognostic significance of molecular alterations in human pancreatic parcinoma: an immunohistochemical study. Langenbecks Arch Surg 383:152–155
6. Yamanaka Y, Friess H, Kobrin MS, Büchler M, Beger HG, Korc M (1993) Coexpression of epithermal growth factor receptor and ligands in human pancreatic cancer is associated with enhanced tumor aggressiveness. Anticancer Res 13:565–569

Pleiotrophin (PTN): Ein Wachstumsfaktor von Pankreaskarzinomen und Angriffspunkt neuer gentherapeutischer Ansätze

Pleiotrophin (PTN): A growth factor of pancreatic cancer cells and a target for new genetherapeutic approaches

H.-J. Klomp, D. Weber, M. Röckseisen, F. Czubayko[1], A. Wellstein[2], H. Juhl

Klinik für Allgemeine Chirurgie und Thoraxchirurgie der Christian-Albrechts Universität, D-24105 Kiel,
[1] Institut für Pharmakologie, Universität Marburg und
[2] Lombardi Cancer Center, Georgetown University, Washington DC 20007, USA

Einleitung

Mit 5-Jahresüberlebensraten von 2% sind die Behandlungserfolge des Pankreaskarzinoms extrem unbefriedigend. Die Suche nach neuen Therapieansätzen ist deswegen dringlich, wobei die Entdeckung essentieller Wachstumsfaktoren einen Ansatzpunkt für neue Behandlungsansätze darstellt. In diesem Zusammenhang haben wir mit der vorliegenden Arbeit die Bedeutung von Pleiotrophin (PTN) evaluiert.

PTN gehört in die Gruppe der heparin-bindenden Wachstumsfaktoren. Die physiologische Bedeutung von PTN wurde bisher im Rahmen der embryonalen Hirnentwicklung gesehen [1]. Untersuchungen der letzten Jahre haben gezeigt, daß PTN einen essentiellen Angiogenesefaktor für Melanome bildet [2]. Weitergehende Untersuchungen konnten PTN auch in Mammakarzinomen und Bronchialkarzinomzellinien nachweisen [1]. Kürzlich konnten wir erstmals zeigen, daß PTN auch von gastrointestinalen- und Pankreaskarzinomen gebildet wird. Mit Hilfe eines neu entwickelten ELISA läßt sich PTN dabei auch im Serum von gastrointestinalen Tumorpatienten nachweisen [3].

Mit unserer Arbeit soll die klinische Bedeutung von PTN als Diagnostikum und Angriffspunkt neuer Therapieverfahren für Pankreaskarzinome evaluiert werden. Hierfür wurden Serumproben von Pankreaskarzinompatienten bezüglich des PTN Gehaltes prä- und postoperativ analysiert. Um die pathophysiologische Bedeutung von PTN zu untersuchen, wurden Pankreaskarzinomzellen mit PTN-spezifischen Ribozymen transfiziert und die biologischen Effekte in vitro analysiert.

Methoden und Ergebnisse

Eine Expression von PTN wurde immunhistochemisch (anti-PTN Antikörper von R & D System, Minneapolis, USA) bei 23 Pankreaskarzinomgeweben bestimmt. Korrespondierendes Normalgewebe stand in 6 Fällen zur Verfügung. Während im Normalgewebe bei keinem Patienten PTN nachgewiesen wurde, zeigte sich bei 52% der Pankreaskarzinomgewebsproben eine starke Expression von PTN. Von 41 Pankreas-

298

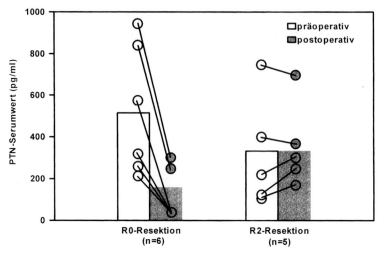

Abb. 1. Verlauf der PTN-Serumwerte von 6 Patienten, deren Primärtumor operativ entfernt werden konnte (R0-Resektion) und 5 Patienten die palliativ operativ behandelt worden waren (R2-Resektion). Die Säulendiagramme geben den Mittelwert der Gesamtgruppe an

karzinompatienten wurde präoperativ Serum gewonnen und mit einem ELISA-Test [3] der PTN-Gehalt ermittelt. Gegenüber einem Kontrollkollektiv von gesunden Blutspendern (n = 28, Serummittelwert: 28 pg/ml) war PTN im Serum von Pankreaskarzinompatienten signifikant erhöht (Mittelwert: 233 pg/ml, p < 0,0001). Postoperativ wurden bei 6 Patienten, die radikal an ihrem Tumor operiert werden konnten (R0-Resektion) und bei 5 Patienten, die lediglich palliativ behandelt wurden, PTN bestimmt. Dabei fiel der PTN-Wert bei den R0-resezierten Patienten postoperativ stark ab, wohingegen bei den palliativ operierten Patienten kein Rückgang der PTN-Werte zu beobachten war (Abb. 1).

Mit Hilfe PTN-spezifischer Ribozyme konnte an Melanomzellen gezeigt werden, daß die Inhibition der PTN-Bildung zu einem reduzierten Tumorwachstum und einer Blockade der Metastasenbildung im Tiermodell führt [4]. Welche Rolle PTN für gastrointestinale und Pankreaskarzinome spielt, ist bisher nicht untersucht worden. Das für die Behandlung von Melanomen entwickelte Rz66-Ribozym [2] wurde stabil unter Verwendung des pRc/CMV Vektors (Invitrogen) in die Pankreaskarzinomzelllinie Colo357 transfiziert. Es wurden verschiedene Klone selektiert, bei denen eine starke Abnahme der PTN-Bildung von 90 % auf Protein-(ELISA-Test) als auch auf mRNA-Ebene (Northern-Blot) gefunden wurde. Korrelierend mit der Abnahme der PTN-Bildung war die Proliferationsrate (3H-Thymidin Assay) um 60 % und die Kolonienbildung (Softagar Assay) der Ribozym-transfizierten Zellen um 80 % reduziert (Abb. 2). Durch exogene Gabe von PTN-angereichertem Medium konnte dieser Ribozym-Effekt teilweise aufgehoben werden.

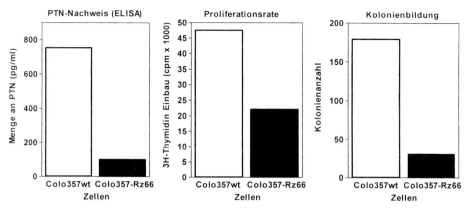

Abb. 2. Gezeigt werden die PTN-Proteinexpression im ELISA-Test von Colo357 Wildtyp Zellen und Colo357-Rz66 Ribozym exprimierenden Zellen (links), die Ergebnisse des ^{3}H-Thymidin Proliferationsassays (Mitte) und des Kolonienassay (rechts)

Diskussion

Unsere Untersuchungen belegen, daß der Wachstumsfaktor Pleiotrophin (PTN) häufig bei gastrointestinalen Karzinomen nachgewiesen werden kann. Insbesondere bei Pankreaskarzinomen scheint PTN von pathophysiologischer Bedeutung zu sein, da PTN im Gegensatz zum normalen Pankreasgewebe von den Karzinomzellen extrem häufig gebildet wird und zudem auch im Serum bei ca. 50% der Karzinompatienten nachgewiesen werden kann. Da die präoperativ erhöhten Serumwerte postoperativ bei radikal chirurgisch operierten Patienten stark abfallen, könnte PTN möglicherweise als Tumormarker für Pankreaskarzinome genutzt werden. Hier fehlen allerdings noch umfangreichere Untersuchungen insbesondere im Rahmen der längerfristigen Nachsorge.

Unsere Versuche, die pathophysiologische Funktion von PTN für Pankreaskarzinomzellen mit Hilfe der Expression von PTN-angreifenden Ribozymen zu analysieren, zeigen, daß PTN nicht nur als Angiogenesefaktor wirkt, wie es bei Melanomen gezeigt worden ist [4], sondern auch als die Proliferation und Kolonienbildung stimulierender Wachstumsfaktor agiert.

Unsere in vitro Ergebnisse begründen die Hoffnung, daß eine Inhibiton der PTN-Expression therapeutisch genutzt werden kann. Die gegenwärtig durchgeführten Tierexperimente richten sich deswegen auf den adjuvant-therapeutischen Einsatz von PTN-angreifenden Ribozymen. Möglicherweise läßt sich in zukünftigen Therapieverfahren dabei der Serum-PTN-Wert zur Indikationsstellung einer Therapie heranziehen.

300

Zusammenfassung

Hintergrund/Fragestellung: Pleiotrophin (PTN) wurde als neuer wachstumsstimulie-render Angiogenesefaktor bei Melanompatienten beschrieben. Physiologischerweise ist beim Erwachsenen die Expression des PTN-Gens auf einige Strukturen (v.a. des Zentralnervensystems) beschränkt. Wir konnten kürzlich zeigen, daß PTN in Patienten mit gastrointestinalen und Pankreaskarzinomen überexprimiert wird. In dieser Untersuchung wird die Rolle von PTN beim Pankreaskarzinom unter Verwendung PTN-spezifischer Ribozyme studiert.

Methoden: Immunhistochemische Untersuchungen an Tumorgewebsproben und korrespondierendem Normalgewebe wurden unter Verwendung eines anti-PTN-Antikörpers (R & D Systems, Minneapolis, USA) durchgeführt, Serumbestimmungen von PTN bei Tumorpatienten und gesunden Blutspendern als Kontrolle wurden mittels eines neu entwickelten Sandwich-ELISAs vorgenommen. Eine Pankreaszellinie (Colo 357) wurde stabil unter Verwendung des pRc/CMV Vektors (InvitrogenR) mit einem PTN-spezifischen Ribozym transfiziert. Es wurden Klone selektiert, die auf PTN-Expression (ELISA), Proliferationsrate (3H-Thymidin Assay) und Kolonienbildung (Softagarassay) untersucht wurden.

Ergebnisse: Die Gewebsanalysen zeigten eine starke PTN-Expression in 52% der Pankreastumore bei fehlender Expression im Normalgewebe. Die PTN-Serumspiegel von Pankreaskarzinompatienten waren mit einem Mittelwert von 233 pg/ml signifikant ($p < 0,0001$) gegenüber denen gesunder Blutspender (Mittelwert 28 pg/ml) erhöht. Bei einem Teil der Patienten wurde prä- und postoperative Serumspiegel verglichen. Nach radikaler Resektion kam es zu einem Abfall, der nach palliativer Operation fehlte. In Ribozym-transfizierten Zellklonen konnte ein Abfall der PTN-Expression um 90% beobachtet werden. Analog fand sich ein Abfall der Proliferationsrate um 60% und der Kolonienbildung um 80%.

Schlußfolgerung: Pleiotrophin (PTN) ist bei gastrointestinalen und Pankreaskarzinomen häufig überexprimiert und kann im Serum von Patienten möglicherweise als Tumormarker bestimmt werden. Die Inhibition der PTN-Expression mit Hilfe von Ribozymen zeigt, daß PTN bei Pankreaskarzinomen als essentieller Wachstumsfaktor wirkt, sodaß PTN als Angriffspunkt neuer adjuvanter Therapiekonzepte dienen könnte.

Abstract

Background/Aim: Pleiotrophin (PTN) has been described as a new growth stimulating angiogenetic factor in melanoma patients. Physiologically, in adults detectable levels of PTN gene expression are restricted to few structures (e.g. hippocampal region, cerebral cortex). Recently, we could show that PTN is overexpressed in gastrointestinal and pancreatic cancer patients. In this study we investigate the role of PTN in pancreatic cancer using PTN-targeting ribozymes.

Methods: Immunhistochemical analysis of tumor samples and corresponding normal tissue was performed using an anti-PTN-antibody (R & D Systems, Minneapolis, USA). Serum analysis of blood samples was carried out by applying a newly developped sandwich ELISA using an anti-PTN mouse monoclonal antibody. Colo 357 pancreatic cancer cells were stably transfected with a PTN-ribozyme expressing pRc/CMV Vector (InvitrogenR). Selected clones were studied for PTN-expression (ELISA), proliferation rate (^{3}H-thymidin assay) and colony formation (softagar assay).

Results: Tissue analysis revealed a strong expression of PTN in 52% of pancreatic tumor samples and none of the normal tissue samples. Blood samples of pancreatic cancer patients (n = 41) showed increased PTN-levels (mean: 233 pg/ml) compared to control samples (n = 28) that showed significantly lower concentrations (mean: 28 pg/ml, p < 0.0001). In a subgroup of patients a drop of PTN-levels after radical resection but not after palliative operation could be seen. In ribozyme-transfected cancer cell clones a decrease of PTN-expression by 90% was found, paralled by the decrease of proliferation rate (60%) and colony formation (80%).

Conclusion: Pleiotrophin (PTN) is frequently overexpressed in gastrointestinal malignancies and might serve as a tumormarker in pancreatic cancer. Ribozym-targeting elucidates PTN as an essential growth factor of pancreatic cancer cells and thereby as a target of new adjuvant therapy concepts.

Literatur

1. Riegel A, Wellstein A (1994) The potential role of the heparin-binding growth factor pleiotrophin in breast cancer. Breast Cancer Res Treatment 31:309–314
2. Czubayko F, Riegel AT, Wellstein A (1994) Ribozyme-targeting elucidates a direct role of pleiotrophin in tumor growth. J Biol Chem 269:21358–21363
3. Sottou B, Juhl H, Hackenbruck J, Röckseisen M, Klomp H-J, Raulais D, Vigny M, Wellstein A (1998) Elevated serum concentrations of the growth factor pleiotrophin indicate the presence of pleiotrophin-positive tumors. J Natl Cancer Inst 90:1468–1473
4. Czubayko F, Schulte AM, Berchem GJ, Wellstein A (1996) Melanoma angiogenesis and metastasis modulated by ribozyme targeting of the secreted growth factor pleiotrophin. Proc Natl Acad. Sci USA 93:14753–14758

Vergleich unterschiedlicher Antigen-präsentierender Zellen bei der Generierung Tumorpeptid-spezifischer zytotoxischer Lymphozyten beim Pankreaskarzinom

Comparison of several antigen-presenting cells for generation of tumor-peptide specific cytotoxic T lymphocytes in pancreatic cancer

M. Peiper[1,2]*, T. E. Langwieler[2], W. T. Knoefel[2], P. S. Goedegebuure[1], T. J. Eberlein[1], J. R. Izbicki[2]

[1] Laboratory of Biologic Cancer Therapy, Department of Surgery, Brigham & Women's Hospital, Harvard Medical School
[2] Chirurgische Klinik, Abteilung für Allgemeinchirurgie, Universitäts-Krankenhaus Eppendorf

Einleitung

Die Prognose des Pankreaskarzinoms ist oft infaust. Eine mögliche Ergänzung in der Therapie stellt die Peptidvakzinierung dar. Wir identifizierten kürzlich ein vom Protoonkogen HER2/neu abstammendes Nonamer (GP2) als Tumor-assoziiertes Antigen beim Pankreaskarzinom [1]. Um GP2-spezifische, zytotoxische T-Lymphozyten (CTL) zu generieren, wurden unterschiedliche Quellen von Antigen-präsentierenden Zellen (APC) auf ihre Effizienz hin verglichen.

Material und Methodik

T-Lymphozyten von gesunden Probanden wurden isoliert, mittels immobilem anti-CD3 stimuliert und mit GP2-gepulsten APC im wöchentlichen Abstand insgesamt 3 mal reaktiviert. Um eine potentielle Alloreaktivität zu minimieren, wurden 18 randomisierte Kombinationen von JY, TK6 (beides Epstein-Barr virustransformierte B-Zellinien) und T2 (HLA-A2$^+$ T-Zell/B-Zell-Hybrid) als APC für die jeweilige Peptidstimulation verwendet. In einem weiteren Ansatz wurden allogene dendritische Zellen (DC) generiert und als APC verwendet. Die CTL wurden in funktionalen ^{51}Cr-Zytotoxizitätsassays gegen die folgenden Zielzellen ohne sowie mit Inkubation mit monoklonalen Antikörpern (mAK) gegen HLA-Klasse I (W6/32) und HLA-A2 (BB7.2) getestet: T2, T2/GP2, DC, DC/GP2, sowie die humanen Pankreaskarzinomzelllinien CFPac-1, Panc-1 (beide HLA-A2$^+$) und AsPc-1 sowie MiaPaCa-2 (beide HLA-A2$^-$, alle HER2/ neu$^+$). Als Kontrollzellen dienten u.a. die HLA-2-transfizierte Pankreaskarzinomzellinie MiaPaCa-2 sowie K562-Zellen. Das Monitoring der CD-Expression erfolgte mittels FACS.

* Mit Unterstützung der B. Braun Stiftung sowie der Deutschen Forschungsgemeinschaft (DFG) Pe593/1-1.

Ergebnisse

Alle CTL waren zu $>92\%$ CD8$^+$ und $<7\%$ CD16$^+$ bei Expression von CD3 $>85\%$. Verwendung von T2 als APC resultierte in potenten CTL, die T2/GP2 signifikant höher lysierten als T2 allein (522 ± 95 lytic units [LU] vs. 161 ± 73 LU, $P < 0{,}01$) und frühere Ergebnisse bestätigten. Stimulation mit unterschiedlichen APC resultierte in unterschiedlichen Stimultionsindices (SI, definiert als die Lyse gegen Peptid-gepulste Zielzellen geteilt durch die Lyse ungepulster APC) von <1 bis >5 (Tabelle 1). Wurde TK6 für die erste Stimulierung mit alternierenden APC bei den Folgestimulationen verwendet, so fand sich ein SI von 2,3 im Mittel. Wurde JY als erste APC verwendet, so lag der mittlere SI bei 1,6. Alle CTL-Kulturen wurden auf ihre lytische Potenz gegenüber den humanen Pankreaskarzinomzellen hin getestet. Es zeigte sich, daß die CTL mit hohem SI die HLA-A2$^+$ Pankreaskarzinomzellen höher lysierten als die CTL mit niedrigem SI ($P < 0{,}05$) (Abb. 1 a). Inkubation der Tumorzellen mit mAK W6/32 bzw. BB7.2 resultierte in einer signifikanten Inhibierung der Lyse ($P < 0{,}05$). Die Lyse der HLA-A2$^-$ Tumorzellen war signifikant niedriger ($P < 0{,}05$). Verwendung von DC als APC resultierte in CTL mit höherer Lyse von DC/GP2 als DC (2153 ± 470 LU vs. 663 ± 156 LU, $P < 0{,}01$) (Abb. 1 b) und höher ($P < 0{,}05$) als bei Verwendung von T2 als APC ($P < 0{,}05$). Der SI war stets über 3.

Tabelle 1. Darstellung der Stimulationsindices (Lyse der Peptid-gepulsten Zielzellen geteilt durch die Lyse ungepulster Zielzellen). Die CTL wurden insgesamt dreimal im wöchentlichen Abstand mit der angegebenen Kombination von APC (gepulst mit GP2) stimuliert und nach insgesamt 28 Tagen in funktionalen ^{51}Cr Zytotoxizitätsassays getestet

Stimulationskombination	Stimulations-Index
JY/T2/JY	1
TK6/TK6/T2	1
JY/TK6/T2	1
TK6/TK6/TK6	1,1
JY/T2/T2	1,4
TK6/T2/T2	1,4
JY/JY/T2	1,6
JY/TK6/JY	1,6
TK6/JY/T2	1,8
TK6/TK6/JY	1,9
TK6/JY/JY	2,2
TK6/JY/TK6	2,9
JY/TK6/TK6	3,8
JY/T2/JY	8,1
T2/T2/T2	11,2

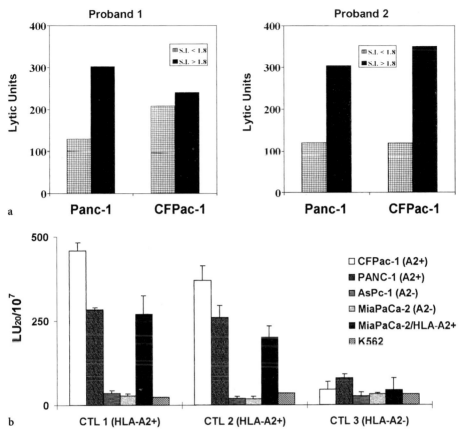

Abb. 1. a Peptiderkennung ist assoziiert mit der Erkennung von HER2/neu-expremierenden Tumorzellen. Anti-CD3 aktivierte Lymphozyten von 2 Probanden (beide HLA-A2[+]) wurden mit unterschiedlichen Kombinationen Peptid-gepulster APC (s. Tabelle 1) stimuliert und der SI bestimmt. Kulturen mit hohem SI lysierten HER2/neu-expremierende Tumorzellen höher als Kulturen mit niedriegem SI. **b** Lymphozyten von HLA-A2[+] Probanden wurden mit allogenen DC, gepulst mit GP2, stimuliert. HER2/neu[+],HLA-A2[+] Tumorzellen wurden signifikant höher lysiert als HER2/neu[+], HLA-A2[-] Pankreaskarzinomzellen

Diskussion

Die Bedeutung des vom Protoonkogen HER2/neu abstammenden Nonamers GP2 als Tumor-assoziiertes Antigen konnte durch unsere Untersuchung bestätigt werden [2]. Dieser Bericht demonstriert die Möglichkeit zur Verwendung von allogenen virustransformierten B-Zellen zur Generation von Peptid-spezifischen zytotoxischen T-Lymphozyten. Somit ist eine verwendungsfähige Alternative vorhanden, sollten DC für die Peptidstimulation nicht zur Verfügung stehen. Für diese konnte bereits in vorherigen Untersuchungen ihre stimulatorische Potenz bei der Generierung von zytotoxischen T-Lymphozyten nachgewiesen werden. Die Verwendung von autologen DC zur Peptidstimulation sollte evaluiert werden.

Zusammenfassung

Hintergrund: Zytotoxische T-Lymphozyten (CTL) können durch Stimulation mit Peptid-gepulsten Antigen-präsentierenden Zellen (APC) generiert werden. Diese CTL erkennen humane Tumorzellen HLA-restringiert.

Methodik: Periphere Lymphozyten von gesunden Probanden wurden mit einem zuvor identifizierten Peptid eines von Pankreaskarzinomen exprimierten Protoonkogens (HER2/neu) *in vitro* über 3 Zyklen stimuliert. Als APC wurden neben T2 auch JY sowie TK6 (in randomisierter Reihenfolge) sowie allogene dendritische Zellen (DC) verwendet.

Ergebnis: Allogene B-Zellen (wie JY und TK6) eignen sich zur *in vitro*-Stimulation von zytotoxischen T-Lymphozyten, die das stimulierende Peptid sowie Pankreaskarzinzin omzellen HLA-A2 restringiert erkennen, doch wird die höchste lytische Potenz durch Verwendung von DC erzielt.

Schlußfolgerung: Allogene DC haben die höchste Potenz zur Generierung von CTL verglichen mit allogenen B-Zellen. Untersuchungen über die Verwendung von autologen APC sollten durchgeführt werden.

Abstract

Background: Cytotoxic T lymphocytes (CTL) can be generated using exogenous peptide pulsed on antigen-presenting cells (APC), capable of lysing human tumors presenting the stimulating peptide in a HLA-restricted fashion.

Methods: Peripheral lymphocytes of healthy donors were stimulated *in vitro* with a pancreatic cancer-associated antigen (HER2/neu) derived peptide (GP2)-pulsed APC. As APCs, T2, JY, TK6 (in randomized order) as well as dendritic cells (DC) were used.

Results: Allogeneic B-cells such as JY and TK6 were suited for *in vitro* generation of cytotoxic T lymphocytes capable of recognizing the stimulating peptide as well as pancreatic cancer cells in a HLA-A2 restricted fashion. Nevertheless, the highest lytic potential was achieved using DC.

Conclusion: Allogeneic DC can be used for generating CTL and the resulting CTL are more potent in lysing the target cells than compared to the use of allogeneic B-cells as APC. Nevertheless, studies investigating autologous APC should be performed.

Literatur

1. Peiper M, Goedegebuure PS, Linehan D, Ganguly E, Douville CC, Eberlein TJ (1997) The HER2/neu-derived peptide p654–662 is a TAA in human pancreatic cancer recognized by cytotoxic T lymphocytes. Eur J Immunol 27:1115–1121
2. Peiper M, Goedegebuure PS, Eberlein TJ, Broelsch CE (1997) In vitro Stimulation peripherer Blutmonozyten mit einem vom Protoonkogen HER2/neu abstammenden Peptid induziert Zytotoxizität gegenüber humanen Pankreaskarzinomzellen. Langenbecks Arch Chir (Suppl 1) 382:117–120
3. Peiper M, Goedegebuure PS, Eberlein TJ (1997) Generation of peptide-specific cytotoxic T lymphocytes using allogeneic dendritic cells capable to lyse human pancreatic cancer cells. Surgery 122:235–242

Korrespondenzadresse: Dr. Matthias Peiper, Abt. für Allgemeinchirurgie, Chirurgische Klinik, Universitäts-Krankenhaus Eppendorf, Martinistr. 52, 20246 Hamburg.

Quantifikation der Expression von Tumormarkern im Gallenblasensaft als Mittel zur Identifizierung bilio-pankreatischer Malignome

Quantificating expression of tumormarkers in gallbladder bile for identification of maligancies of the subhepatic bilio-pancreatic system

J. Brockmann[1], B. Glodny[1], J. Menzel[2], G. Winde[1], N. Senninger[1]

[1] Klinik und Poliklinik für Allgemeine Chirurgie der WWU Münster
[2] Medizinische Klinik und Poliklinik – Innere Medizin B – der WWU Münster

Einleitung

Für das Pankreaskarzinom besitzen die Serumtumormarker CEA, CA 19-9 und CA 125 eine vergleichsweise gute Sensitivität und Spezifität [1, 2]. Dennoch ist die eindeutige präoperative Dignitätsbestimmung von Raumforderungen der ableitenden Gallenwege, des Pankreas und der Papille häufig unzureichend. In einigen Fällen besteht auch nach erfolgter Resektion und histologischer Aufarbeitung Zweifel bezüglich der Tumordignität. Die hohe Sensitivität der CA 19-9 Tumormarkerserumbestimmungen kann unter Berücksichtigung der Lewis-Blutgruppen-Antigene verbessert werden [3]. Im Gallensaft wie auch im Pankreassekret sind erhöhte Konzentrationen von CA 19-9 und anderen Tumormarkern bekannt [4, 5, 6, 7, 8, 9]. Eine Verbesserung der diagnostischen Ergebnisse wurde mit der Analyse von CA 19-9 im Pankreassekret aber nicht erreicht [4, 5]. Konzentrationsuntersuchungen von CEA im Pankreassekret hingegen ergab eine Verbesserung der Sensitivität für das Pankreaskarzinom [6]. Die Kombination von Tumormarkerbestimmungen und cytologischen Analysen des reinen Pankreassekretes haben ebenfalls zu einer Sensitivitätssteigerung geführt [7]. Obwohl mit der Tumormarkeranalytik eine Differenzierung zwischen chronischer Pankreatitis und einem Pankreaskarzinom möglich ist [8, 9], sinkt die Spezifität und Sensitivität der Tumormarker bei einem bestehenden Ikterus [10].

Ziel dieser Studie war die Untersuchung der Sensitivität und Spezifität verschiedener Tumormarker im Gallenblasensaft mit der Möglichkeit der Differenzierung gesunder Patienten von Patienten mit neoplastischen wie auch entzündlichen Prozessen im subhepatischen biliopankreatischen Gebiet.

Methodik

Der Gallenblasensaft wurde perioperativ aus ektomierten Gallenblasen aspiriert. Die Proben wurden innerhalb der ersten zwei Stunden nach Abnahme bei 3000 g über 10 Minuten zentrifugiert und bis zur Untersuchung bei −35 °C aufbewahrt. CA 19-9,

CEA, CA 72-4, CA 125 und AFP wurden nach entsprechenden Verdünnungen über Extinktionsmessverfahren mit ELISA (Gerät Abbot-IMX™, kommerzielle Kits) bestimmt.

Patienten: Es wurden von 1/95 bis 10/95 insgesamt 89 aufeinanderfolgende Patienten untersucht. Hiervon hatten 17 ein Pankreaskarzinom (T2–T4), 7 ein Gallengangskarzinom (T1-T4), 5 ein Papillenkarzinom (T2–T3), 5 ein Adenom der Papilla vateri (n = 4, GI-GII) oder des Gallengangs (n = 1, GII), 9 eine Pankreatitis (chronisch, n = 8; akut, n = 1), 3 ein hepatozelluläres Karzinom (HCC), sowie 5 einen benignen Lebertumor. Als Vergleichsgruppe (Kontrolle) dienten Patienten mit einer chronischen Cholecystitis, ohne maligne Grunderkrankung und ohne akute Entzündung (n = 26). Anhand der bei dieser Gruppe gewonnenen Ergebnisse wurden die Grenzwerte (CA 19-9 cut-off: 368 900 U/ml-oberes 95% Konfidenzintervall (KI) $+3\sigma$; CEA cut-off: 46,25 ng/ml-oberes 95% KI $+1\sigma$; CA 72-4 cut-off: 37,70 U/ml oberes 95% KI $+1\sigma$; CA 125 cut-off: 31,50 U/ml oberes 95% KI $+1\sigma$; AFP cut-off: 1,88 ng/ml oberes 95% KI $+1\sigma$) zur Berechnung der Spezifität, Sensitivität und des positiven prädiktiven Wertes ermittelt. Ein $P < 0,05$ für unpaired t-test (Statistik-Software: graph pad prism 2™) wurde als signifikant angesehen. Sämtliche Patienten wurden ohne Berücksichtigung der Blutgruppenmerkmale, insbesondere der Lewis-Blutgruppe, und der Serumbilirubinwerte in diese Studie aufgenommen.

Ergebnisse

Für das Tumorantigen CA 19-9 wurden extrem hohe Werte im Gallenblasensaft gefunden. Der höchste Wert betrug $8,9 \times 10^6$ U/ml, selbst in der Kontrollgruppe ergab sich als Mittelwert eine Konzentration von 107 000 U/ml, der damit im Vergleich zu Serumanalysen um den Faktor 10^4 höher war. Im Vergleich zu den Serumwerten wiesen die anderen Tumormarker keine vergleichbare Konzentrationserhöhung im Gallenblasensaft auf. Für die im Gallenblasensaft untersuchten Tumormarker fanden sich die in Tabelle 1 (Seite 310) aufgeführten Ergebnisse.

Beim Vergleich der Patienten mit einem Karziom (excl. HCC) mit allen anderen Patienten ergab sich für das CA 19-9 ein höchst signifikanter Unterschied ($p < 0,0001$), für das CEA ($p = 0,0015$) und das CA 72-4 ($p = 0,0010$) ein hoch signifikanter Unterschied. CA 125 und das AFP wiesen bezüglich dieses Vergleichs keine signifikanten Unterschiede auf. Einzig CA 19-9 ergab für die diversen T-Stadien signifikante Konzentrationsdifferenzen. Bezüglich des T-Stadiums wurde die höchste Signifikanz für die klinisch relevante Unterscheidung zwischen T2 + T3 versus T4 ($p = 0,0042$) gefunden. Bezüglich der lokoregionären Lymphknotenmetastasierung ergab ebenfalls nur das CA 19-9 signifikante Unterschiede (N0 vs. N1+N2: $p = 0,0337$). CA 19-9 ($p = 0,0355$) und CEA ($p = 0,0120$) konnten zudem benigne Erkrankungen (Adenom, Pankreatitis, akute Cholecystitis und benigne Lebertumore) signifikant von der Kontrollgruppe unterscheiden. CEA und CA 19-9 ergaben sowohl innerhalb der unterschiedlichen Karzinomentitäten ($p = 0,3242-0,6146$) als auch bei den benignen Erkrankungen ($p = 0,0776$) keine signifikanten Unterschiede. Im Gegensatz zu allen anderen Tumormarkern war das CA 125 bei Patienten mit einer chronischen Pankreatitis sowohl gegenüber den Karzinompatienten, als auch gegenüber allen anderen Patienten erhöht. Hier fand sich ein signifikanter Unterschied gegenüber den Patienten mit einem Karzinom (p = 0,0062) oder einer akuten Cholecystitis (p = 0,0084), jedoch nicht gegenüber der Kontrollgruppe oder den Patienten mit einem Adenom. Bezüglich des CA 19-9 und des CEA scheinen die Adenome eine Zwischenstellung einzunehmen (Tabelle 1). Eine signifikante Unterscheidung zwischen Karzinomen und Adenomen ließ sich für diese beiden Tumormarker nicht finden. Das Tumormarkerantigen CA 72-4, welches für Papillenkarzinome die höchsten Werte ergab, konnte einerseits zwischen Papillenkarzinomen und Pankreaskarzinom (p = 0,0292), andererseits zwischen Gallengangskarzinomen (p = 0,0065) und den Adenomen (80% Papillenadenome – p= 0.0208) signifikant diskriminieren. Das CA 19-9 ergab bei dem angegebenen cut-off (Spezifität 96,4%) für das Pankreaskarzinom eine Sensitivität von 76,5%, für das Gallengangskarzinom eine Sensitivität von 100% und für das Papillenkarzinom eine Sensitivität von 60%. Beim Vergleich der Karzinome gegenüber der Pankreatitis verringert sich die Spezifität auf 88,9%. Der positive prädiktive Wert des CA 19-9 für Karzinome des bilio-pankreatischen Systems beträgt 85,7%. Das CEA mit einer Spezifität von 92,9% wies Sensitivitäten von 70,6% (Pankreas-CA), 62,5% (Gallengangs-CA) und 100% (Papillen-CA) auf. Im Vergleich Karzinome versus Pankreatitis sinkt die Spezifität des CEA auf 77,8%. Tumormarkerbestimmungen (CA 19-9, CEA und CA 72-4) im Gallenblasensaft für die Identifizierung von bilio-pankreatischen Karzinomen sind sogar ohne Berücksichtigung der Lewis-Blutgruppenmerkmale und der Serumbilirubinwerte in Bezug auf Sensitivität, Spezifität und positivem prädiktivem Wert den Serumanalysen überlegen. Die Kombination von CA 19-9 und CEA ergibt für Gallengangs- und Papillenkarzinome eine 100%ige und für das Pankreaskarzinom eine 82,3%ige Sensitivität bei einer Spezifität von 100%.

Diskussion

Mit der Tumormarkeranalyse im Gallenblasensaft wird ein sehr hoher Diskriminationsgrad für Neoplasien und benigne Erkrankungen des bilio-pankreatischen Systems erzielt. Mit den untersuchten Tumormarkern lassen sich keine Dignitätsunterscheidungen zwischen primären Leberkarzinomen und benignen Lebertumoren treffen.

Zusammenfassung

Tumormarkerbestimmungen (CA 19-9 & CEA) im Gallenblasensaft zur Identifizierung von subhepatischen bilio-pankreatischen Karzinomen sind in Bezug auf Sensitivität, Spezifität und positiven prädiktiven Wert den Serum- und sämtlichen Pankreassaftanalysen sogar ohne Berücksichtigung der Lewis-Blutgruppenmerkmale und einer etwaigen Cholestase überlegen. Die Kombination von CA 19-9 und CEA hat für Gallengangs- und Papillenkarzinome eine 100%ige und für das Pankreaskarzinom eine 82,3%ige Sensitivität bei einer Spezifität von 100%. Darüberhinaus diskriminiert

Tabelle 1. Ergebnisse der Tumormarkeranalysen aus dem Gallenblasensaft

	Pankreas-karzinom	Gallengangs-karzinom	Papillen-karzinom	HCC	Adenome	chron. Pankreatitis	Lebertumore gutartig	akute Cholecystitis	chron. Cholecystitis
n	17	7	5	3	5	8	5	12	26
CA 19-9 in U/ml									
Minimum	5033	392300	40500	36380	142000	26	0,0	5240	5250
Maximum	8490000	8969000	1200000	79000	1936000	390400	553500	560000	401500
Mittelwert	1413000	1963000	494500	50920	580900	201400	166200	149200	107000
95% Konfidenzintervall	343700–2481000	–904200–4831000	–78500–1068000	–9488–111300	–364700–1526000	61280–341600	–117400–449800	43580–166200	64560–136800
Standardabw.	2079000	3100000	461700	24300	761500	167600	228400	166200	89400
CEA in ng/ml									
Minimum	4,90	35,95	66,80	3,10	21,70	0,0	0,0	1,70	0,0
Maximum	1600,0	317,50	135,00	3,75	828,9	98,9	18,5	164,0	92,50
Mittelwert	227,50	111,80	98,83	3,45	189,80	17,19	5,23	34,10	17,64
95% KI	22,3–432,7	17,02–206,5	62,26–135,4	2,64–4,26	–254–633,5	–10,85–45,22	–4,16–14,62	4,49–63,54	9,50–25,78
Standardabw.	399,20	102,40	29,45	0,33	357,30	33,53	7,56	46,50	20,15
CA 72-4 in U/ml									
Minimum	5,90	10,40	15,50	17,50	14,40	13,40	3,85	5,41	3,71
Maximum	196,0	26,68	228,0	99,00	46,50	191,0	39,71	105,90	46,50
Mittelwert	52,70	21,12	111,50	46,65	23,01	42,05	12,61	32,53	21,26
95% KI	26,9–78,5	15,5–26,7	11,5–211,5	–66,2–159,5	6,37–39,66	–8,39–92,49	–6,26–31,48	12,0–53,0	16,5–25,99
Standardabw.	50,22	6,025	80,54	45,43	13,41	60,33	15,20	32,29	11,71

Tabelle 1 (Fortsetzung)

	Pankreas-karzinom	Gallengangs-karzinom	Papillen-karzinom	HCC	Adenome	chron. Pankreatitis	Lebertumore gutartig	akute Cholecystitis	chron. Cholecystitis
n	17	7	5	3	5	8	5	12	26
CA 125 in U/ml									
Minimum	0,0	0,0	0,0	0,0	0,0	0,0	0,0	0,0	0,0
Maximum	30,11	37,31	64,73	0,0	14,03	90,17	0,0	18,69	84,30
Mittelwert	5,65	8,13	14,50	0,0	3,49	29,58	0,0	2,71	6,59
95% KI	1,35–9,94	–4,39–20,65	–20,6–49,6	0,0–0,0	–3,9?–10,9	–2,79–61,95	0,0	–1,01–6,43	–0,59–13,77
Standardabw.	8,352	13,54	28,28	0,0	5,97	35,0	0,0	5,85	17,77
AFP in ng/ml									
Minimum	0,0	0,0	0,0	0,21	0,81	0,0	0,0	0,0	0,0
Maximum	2,58	2,89	2,47	350,0	2,42	2,28	350,0	3,23	3,23
Mittelwert	0,66	0,45	0,59	117,10	1,60	0,71	71,94	1,49	0,64
95% KI	0,23–1,08	–0,26–1,16	–0,72–1,90	–384–618	0,74–2,46	–0,08–1,50	–121–265	0,79–2,18	0,28–0,99
Standardabw.	0,83	0,93	1,06	201,70	0,69	0,85	155,5	1,10	0,89

Auflistung der geringsten Konzentration (Minimum), höchsten Konzentration (Maximum), des Mittelwertes, des 95 % Konfidenzintervalls und der Standardabweichung eines jeden Tumormarkers für die unterschiedlichen Patientengruppen (Krankheitsentitäten).

CA 19-9 im Gallenblasensaft unterschiedliche T- und N-Stadien. Mit der Tumormarkeranalyse im Gallenblasensaft wird ein hoher Diskriminationsgrad für Neoplasien und benigne Erkrankungen des bilio-pankreatischen Sytems erzielt.

Abstract

Background: Evaluations of the tumor antigens CA 19-9 and CEA in gallbladder bile, even without analysing Lewis-blood-antigenitiy and the degree of jaundice, are superior to any serum and pancreatic juice examination with respect to sensitivity, specificity and positive predictive value of malignant lesions of the subhepatic pancreato-biliary system.

Methods and Results: The combination of CA 19-9 and CEA proved sensitivities of 100% for bile duct carcinomas, 100% for carcinomas of the papilla and 82.3% for pancreatic carcinoma at a specificity of 100%.

Conclusion: CA 19-9 showed significant differences for the local tumor burden and for the degree of lymph node metastasis. Examination of tumor antigens in gallbladder bile results in a high degree of discrimination for malignant and benign lesions of the subhepatic pancreato-biliary system.

Literatur

1. Steinberg WM, Gelfand R, Anderson KK, Glenn J, Kurtzman SH, Sindelar WF, Toskes PP (1986) Comparison of the sensitivity and specifity of the CA 19-9 and Carcinogenic Antigen assays in detecting cancer of the pancreas. Gastroenterol 90:343–349
2. Lundin J, Roberts PJ, Kuusela P, Haglund C (1994) The prognostic value of preoperative serum values of CA 19-9 and CEA in patients with pancreatic cancer. Br J Cancer 69:515–519
3. Fuzhou T, Appert HE, Myles J, Howard JM (1992) Prognostic value of serum CA 19-9 levels in pancreatic adenocarcinoma. Ann Surg 215:350–355
4. Hyöty M, Hyöty H, Aaran RK, Airo I, Nordback I (1992) Tumor antigens CA 195 and CA 19-9 in pancreatic juice and serum for the diagnosis of pancreatic carcinoma. Eur J Surg 158:173–179
5. Wakabayashi T, Sawabu N, Takemori Y, Satomura Y, Kidani H, Ohta H, Watanabe H, Yamakawa O, Takahashi H, Watanabe K, Konishi F (1993) Diagnostic significance of cancer-associated carbohydrate antigen (CA 19-9) concentrations in pancreatic juice: Analysis in pure pancreatic juice collected by endoscopic aspiration and immunohistochemical study in chronic pancreatitis. Pancreas 8:151–159
6. Tatsuta M, Yamamura H, Iishi H, Ichii M, Noguchi S, Yamamoto R, Okuda S (1985) Values of CA 19-9 in serum, pure pancreatic juice, and aspirated pancreatic material in the diagnosis of malignant pancreatic tumor. Cancer 56:2669–2673
7. Matsumoto S, Harada H, Tanaka J, Ochi K, Seno T, Tsurumi T, Kunichika K (1994) Evaluation of cytology and tumor markers of pure pancreatic juice for the diagnosis of pancreatic cancer at early stages. Pancreas 9:741–747
8. Malesci A, Tommasini MA, Bonato C, Bocchia P, Bersani M, Zebri A, Beretta E, Di Carlo V (1987) Determination of CA 19-9 antigen in serum and pancreatic juice for differential diagnosis of pancreatic adenocarcinoma from chronic pancreatitis. Gastroenterol 92:60–67
9. Gentiloni N, Caradonna P, Costamagna G, D'Ostilio N, Perri V, Mutignani M, Febbraro S, Tinari N, Iacobelli S, Natoli C (1995) Pancreatic juice 90K and serum CA 19-9 combined determination can discriminate between pancreatic cancer and chronic pancreatitis. Am J Gastroenterol 90:1069–1072

10. Ohshio G, Manabe T, Watanabe Y, Endo K, Kudo H, Suzuki T, Tobe T (1990) Comperative studies of DU-PAN-2, carcinoembryonic antigen, and CA 19-9 in the serum and bile of patients with pancreatic and biliary tract diseases: Evaluation of the influence of obstructive jaundice. Am J Gastrenterol 85 : 1370 – 1376

Kontaktadresse: Dr. Jens Brockmann, Klinik und Poliklinik für Allgemeine Chirurgie der Westfälischen Willhelms-Universität Münster, Waldeyerstr. 1, 48149 Münster, Telefon: +49-251-835 63 01, Fax: +49-251-835 64 14

Abkürzungen: chron. = chronisch; KI = Konfidenzintervall; Standardabw. = Standardabweichung.

Der Einfluß eines kommerziell reinen Silberimplantates auf die Mikrozirkulation des quergestreiften Muskels. Ein tierexperimenteller Vergleich mit den konventionellen Osteosynthesematerialien Stahl und Reintitan

The impact of silver on the local microvascular response in striated muscle in comparison to the implant materials stainless steel and titanium

C. N. Kraft[1], M. Hansis[2], St. Arens[2], M. D. Menger[3], B. Vollmar[3]

[1] Klinik und Poliklinik für Orthopädie, Rheinische Friedrich-Wilhelms Universität, Bonn
[2] Klinik und Poliklinik für Unfallchirurgie, Rheinische Friedrich-Wilhelms Universität, Bonn
[3] Institut für Klinisch-Experimentelle Chirurgie, Universität des Saarlandes, Homburg/Saar

Einleitung

Für ein ideales Implantat in Situationen, die trotz manifestem oder drohendem Infekt eine osteosynthetische Stabilisierung notwendig machen, sind neben der stabilisierenden Funktion auch antimikrobielle Eigenschaften wünschenswert. In diesem Zusammenhang wurde in den letzten Jahren der Einsatz von Silber, mit nachweislich exzellenter bakteriostatischer Wirkung [1, 2], hinsichtlich seiner Eignung als Implantatmaterial untersucht [3, 4]. Mit steigender Silberionenkonzentration nimmt jedoch ebenfalls der toxische Effekt auf den Wirtsorganismus zu.

Ziel unserer Untersuchung war daher, den Einfluß von kommerziell reinem Silber auf die mikrovaskuläre Antwort sowie den mikrovaskulären Schaden zu analysieren und mit den gängigen Implantatmaterialien Stahl und Reintitan zu vergleichen.

Methodik

Nach Implantation der Rückenhautkammer (Tag −3), welche die quantitative Analyse der Mikrozirkulation mittels intravitaler Fluoreszenzmikroskopie erlaubt [5], erfolgte am Tag 0 bei jeweils 6 Syrischen Goldhamstern das Einbringen eines Metallplättchens (2,0 × 2,0 × 0,5 mm) aus entweder kommerziell reinem Silber, Edelstahl oder Reintitan auf das Hautmuskelgewebe. 7 Tiere ohne Implantat dienten als Kontrollgruppe. Mittels der intravitalen Mikroskopie und Computer-assistierter Bildverarbeitung wurden nach iv Injektion von FITC-Dextran (MG 150000) und Rhodamin 6G folgende mikrovaskulären Parameter sowohl vor als auch 30 min, 120 min, 8 h, 24 h, 3 und 7 Tage nach Plättchenimplantation analysiert: arterioläre und venuläre Gefäßdurchmesser, venuläre Leukozyten-Endothelzell-Interaktion, Leukozyten-Extravasa-

316

tion ins Gewebe, makromolekulare Extravasation als Parameter der endothelialen Dysfunktion und kapillare Perfusion.

Ergebnisse

In allen drei Gruppen führte die Implantation der Plättchen zur Aktivierung von Leukozyten mit Anstieg der venulären Endothelzell-Interaktion. Während sich diese jedoch in der Gruppe Reintitan transient zeigte und keine nennenswerte Änderung der makromolekularen Extravasation zu beobachten war, führte das Metall Edelstahl, insbesondere aber Silber zu einer anhaltenden Leukozytenaktivierung, einhergehend mit einem erheblichen endothelialen Schaden, sichtbar an einer massiven Zunahme der makromolekularen Extravasation. In der Gruppe mit Silberimplantaten konnte eine deutliche leukozytäre Extravasation ins Gewebe sowie eine drastische Zunahme der venulären Durchmesser beobachtet werden. In keiner der Gruppen kam es im gesamten Zeitverlauf zu einer nennenswerten Reduktion der nutritiven Perfusion.

Schlußfolgerung

Unsere Untersuchungen zeigen, daß ein kommerziell reines Silberimplantat einen erheblichen mikrovaskulären Schaden des Skelettmuskels bewirkt. Während die mikrovaskuläre Integrität bei Reintitan erhalten bleibt und bei Edelstahl nur mäßig beeinträchtigt wird, bewirkt Silber eine überschießende inflammatorische Antwort mit deutlichem Endothelschaden. Möglicherweise erklären sich diese Beobachtungen aus der Cytotoxizität von Silberionen.

Zusammenfassung

Während Titanimplantate nahezu keine und Edelstahlimplantate eine nur mäßige Fremdkörperreaktion mit Chemotaxis und Leukozytenrekrutierung hervorrufen, bewirkt die Implantation eines kommerziell reinen Silberplättchens eine massive, überschießende inflammatorische Antwort mit erheblichem Endothelschaden. In Anbetracht der möglicherweise toxisch wirkenden Silberionen ist der Einsatz von Silber als Osteosynthesematerial kritisch zu bewerten.

Abstract

With the use of intravital microscopy, we could demonstrate that the implant material titanium shows the greatest degree of biocompatibility when compared to stainless steel and commercially pure silver. While stainless steel leads to a moderate microvascular response, silver causes severe microvascular injury. The use of silver as an implant material should, therefore, be critically judged.

Literatur

1. Deitch EA, Marino AA, Malakanok V, Albright JA (1978) Silver nylon cloth: in vitro and in vivo evaluation of antimicrobial activity. J Trauma, 27:301–4
2. Spadaro JA, Chase SE, Webster DA (1986) Bacterial inhibition by electrical activation of percutaneous silver implants. J Biomed Mat Res 20:565–77
3. Cannas M, Tobin EJ, Sioshansi P, Massé A, Rizzo E (1996) Bacterial colonization of silver modified pins surfaces for external fixation: in vitro preliminary observations. Fifth World Biomaterials Congress, Toronto, Canada
4. Nand S, Sengar GK, Nand S, Jain VK, Gupta TD (1996) Dual use of silver for management of chronic bone infections and infected non-unions. J Indian Med Assoc 94:91–5
5. Endrich B, Asaishi K, Götz A, Messmer K (1980) Technical report – a new chamber technique for microvascular studies in anaesthetised hamsters. Res Exp Med 177:125–34

Korrespondenzadresse: Dr. C.N. Kraft, Klinik und Poliklinik für Orthopädie, Rheinische Friedrich-Wilhelms Universität Bonn, Sigmund Freud-Str. 25, 53105 Bonn

G-CSF beschleunigt die Wundheilung bei diabetischer Stoffwechsellage

G-CSF accelerates tissue regeneration in wound healing under diabetic conditions

B. Mayer[1], F. Rösken[2], A. Lepper[1], G. A. Wanner[3], M. D. Menger[1]

[1] Institut für Klinisch-Experimentelle Chirurgie, Universität des Saarlandes, Homburg/Saar
[2] Klinik für Plastische Chirurgie, Hand- und Verbrennungschirurgie, RWTH Aachen, Aachen
[3] Klinik für Unfallchirurgie, Universitätsspital Zürich, Zürich

Einleitung

Wundheilungsstörungen stellen eine häufige Komplikation bei diabetischer Stoffwechsellage dar. Hierfür maßgeblich verantwortlich sind neben der Beeinträchtigung der lokalen Infektabwehr die Verminderung der Migration und Proliferation von Endothelzellen und Fibroblasten sowie die damit einhergehende Veränderung des Wundmilieus. G-CSF zeigte in experimentellen [1] und klinischen [2] Studien eine stimulierende Wirkung auf die Proliferation, Migration und Funktion sowohl von Granulozyten, als auch von Endothelzellen und Fibroblasten [3]. Daher war es Ziel unserer Studie der Frage nachzugehen inwieweit G-CSF zu einer Verbesserung der Wundheilung bei diabetischer Stoffwechsellage führt.

Methodik

Für unsere Untersuchungen verwendeten wir das Wundheilungsmodell am Ohr der haarlosen Maus [4]. Die Induktion der diabetischen Stoffwechsellage erfolgte durch einmalige Injektion von Streptozotozin (200 mg/kg/KG; i.v.) 5 Tage vor Versuchsbeginn. Zur Setzung eines standardisierten Wunddefekts ($\varnothing$ 3 mm) wurde an 12 narkotisierten Tieren (Ketavet/Rompun) die Epidermis und das subkutane Gewebe unter Schonung der darunterliegenden Strukturen zirkulär exzidiert. Die Applikation von G-CSF (i. p.; 120 µg/kg; n = 6) wurde täglich vom Zeitpunkt der Wundsetzung bis zum Versuchsende durchgeführt. Die Kontrolle der Blutwerte erfolgte durch Bestimmung von Blutbild, Differential-Blutbild und Blutzucker zu jedem Untersuchungszeitpunkt. Mittels intravitaler Mikroskopie wurden Gefäßdurchmesser, Kapillardichte und Leukozyten-Endothel Interaktion in unmittelbarer Umgebung des Defekts sowie im Wundgebiet vor und direkt nach Wundsetzung sowie an Tag 1 und an jedem dritten Tag bis Tag 24 ermittelt. Die quantitative Bestimmung des Wundverschlusses und der Neovaskularisierung der Wundfläche wurde planimetrisch mit Hilfe eines computergestützten Analysesystem ermittelt.

320

Ergebnisse

Die Applikation von G-CSF führte im Vergleich zur Kontrollgruppe zu einer signifikanten Zunahme der neutrophilen Granulozyten über den gesamten Versuchszeitraum (5263 ± 878/µl vs. 2874 ± 539/µl). Damit einhergehend zeigte sich eine deutliche (p < 0,05) Verbesserung der Neovaskularisierung (Tag 12: 79 ± 1,2%) und des Wundverschlusses (Tag 12: 95 ± 3,0%) des Gewebedefekts im Vergleich zur Kontrollgruppe (Tag 12: 52 ± 7,5%; 74 ± 6,2%). Entsprechend konnte die Dauer bis zur vollständigen Abheilung des Defekts durch G-CSF signifikant (p < 0,05) von 20,4 ±1,8 Tagen (Kontrollgruppe) auf 14,6 ± 0,8 Tage verkürzt werden.

Schlußfolgerung

Die Behandlung von Gewebedefekten mit G-CSF führt zu einer Verbesserung der Defektdeckung und Angiogenese und damit einhergehend zu einer beschleunigten Wundheilung bei diabetischer Stoffwechsellage. Dies läßt den Schluß zu, daß G-CSF durch gesteigerte Stimulation der Fibroblasten und Endothelzellen die Grundlage für eine verbesserte Wundheilung schafft.

Zusammenfassung

Unsere Untersuchungen am Wundheilungsmodell der diabetischen haarlosen Maus zeigen, daß G-CSF über eine Beschleunigung der Neovaskularisierung und Epithelialisierung eine Verbesserung der Wundheilung bei diabetischer Stoffwechsellage bewirkt.

Abstract

The effect of G-CSF on wound healing in diabetic mice was studied in the wound healing model of the ear of hairless mice. Daily application of G-CSF (i.p.; 120 µg/kg) significantly accelerated both epithelialisation and neovascularisation, indicating improved wound healing, probably by a modulation of the local immune response and induction of fibroblast and endothelial cell proliferation and migration.

Literatur

1. Haberstroh J, Breuer H, Lucke I, Massarrat K, Fruh R, Mand U, Hagedorn P, Brunnberg L, von Specht BU (1995) Effect of recombinant human granulocyte colony-stimulating factor on hemodynamic and cytokine response in a porcine model of Pseudomonas sepsis. Shock 4:216–224
2. Masucci G (1996) New clinical applications of granulocyte-macrophage colony-stimulating factor. Med Oncol 13:149–154

3. Bussolino F, Ziche M, Wang J, Alessi D, Morbidelli L, Cremona O, Bosia A, Marchisio P, Manto-vani A (1990) In vitro and In vivo activation of endothelian cells by colony-stimulating factor. J Clin Invest 87:986–995
4. Bondar I, Uhl E, Barker JH, Galla TJ, Hammersen F, Messmer K (1991) A new model for study-ing microcirculatory changes during dermal wound healing. Res Exp Med Berl 191:379–388

Korrespondenzadresse: Britta Mayer, Institut für Klinisch-Experimentelle Chirurgie, Universität des Saarlandes, 66421 Homburg/Saar

Eine neue Technik zur minimal-invasiven, lumboendoskopischen anterioren Wirbelkörperfusion der Lendenwirbelsäule

A new technique for minimally-invasive, lumboendoscopic anterior fusion of the lumbar spine

A. Olinger[1], B. Vollmar[2], U. Hildebrandt[3], M. D. Menger[2]

[1] Abteilung für Unfall-, Hand- und Wiederherstellungs-Chirurgie
[2] Institut für Klinisch-Experimentelle Chirurgie
[3] Abteilung für Allgemeine Chirurgie, Abdominal- und Gefäßchirurgie, Universität des Saarlandes, Homburg/Saar

Einleitung

Eine Reihe von Wirbelkörperfrakturen erfordert zur Verhinderung einer Höhenminderung mit Ausbildung einer kyphotischen Deformierung zusätzlich zur dorsalen Stabilisierung eine anteriore Fusion. Diese beinhaltet, insbesondere bei Frakturen des thoracolumbalen Überganges, einen massiv invasiven Eingriff mit Thorako-Phreno-Lumbotomie. Während zur schonenden Versorgung thorakaler Wirbelfrakturen in den letzten Jahren bereits erfolgreich minimal-invasive Techniken in die Klinik eingeführt werden konnten [1–4], steht zur minimal-invasiven Versorgung lumbaler Wirbelkörperfrakturen bis heute lediglich ein thorakoskopischer Zugang mit Zwerchfellablösung für den cranialen Abschnitt der Lendenwirbelsäule zur Verfügung [2]. Um bei Eingriffen an der lumbalen Wirbelsäule das Operationstrauma zu vermindern, war das Ziel unserer Studie, in einem experimentellen Modell einen minimal-invasiven Zugang zu erarbeiten, der eine anteriore Wirbelkörperfusion in sämtlichen Abschnitten der Lendenwirbelsäule erlaubt.

Methodik

In balancierter Neurolept-Anästhesie (N_2O/Isofluran, Piritramid iv, Droperidol iv, Pancuroniumbromid iv) und unter mechanischer Beatmung wurden in 6 Pilotversuchen bei Schwäbisch-Halle'schen Landschweinen (ca. 20 kg) der endoskopisch retroperitoneale (lumboendoskopische) Zugang zur lumbalen Wirbelsäule sowie eine bisegmentale anteriore Fusion in den Höhen von Th16 (distaler thorakaler Wirbelkörper am Schwein) bis L6 (distaler lumbaler Wirbelkörper) durchgeführt. Um klinische Bedingungen zu simulieren wurde im mittleren Drittel, unter Schonung der Hinter- und Vorderkante, Bandscheibenmaterial und Wirbelkörper ausgeräumt, durch einen Knochen-Block ersetzt und mit einer DC-Platte stabilisiert. In einer darauffolgenden Studie wurde dann die lumboendoskopisch anteriore Fusion bei weiteren 6 Tieren bisegmental im Bereich des Zwerchfellansatzes (häufigste Lokalisation thorakolumbaler Wirbelkörperfrakturen) durchgeführt und bezüglich Operations-

324

zeit, Femoralvenendruck, peripherer mikrovaskulärer Perfusion (Laser-Doppler-Flowmetrie (LDF) des M. Quadriceps) und Komplikationen mit dem offenen Vorgehen über Thorako-Phreno-Lumbotomie (n = 6) verglichen.

Ergebnisse

Über einen cranial der Spina iliaca eingeführten „Ballon-Spacer" konnte bei den Pilotversuchen in allen Fällen nach Ventralisierung der Niere und Ablösen des M. Psoas die Wirbelsäule lumboendoskopisch dargestellt und eine bisegmentale anteriore Fusion über den verschiedenen Etagen der gesamten Lendenwirbelsäule durchgeführt werden. Bei erforderlicher Eröffnung des Zwerchfells zur Versorgung von Wirbelkörpern des thorako-lumbalen Übergangs wurden die Beatmungsparameter zur Konstanthaltung der systemischen Hämodynamik (mittlerer arterieller Druck, Herzfrequenz, Pulmonalisdruck) sowie des Gasaustausches (p_aO_2, p_aCO_2) justiert. Bei Vergleich mit dem offenen Vorgehen zeigte sich, daß für den endoskopischen Eingriff mit durchschnittlich 126,0 ± 16,0 min eine signifikant längere Operationszeit ($p < 0,05$) gegenüber 76,0 ± 28,3 min bei Thorako-Phreno-Lumbotomie erforderlich war. Obwohl bei lumboendoskopischem Vorgehen mit einem retroperitonealen Gasdruck von 12 mmHg eine gegenüber dem offenen Vorgehen (3,8 ± 2,3 mmHg) signifikante Erhöhung des Femoralvenendrucks (11,3 ± 1,6 mmHg; $p < 0,05$) zu beobachten war, fand sich in keinem der Fälle, trotz Verzicht auf eine Heparin-Medikation, ein Hinweis auf Thrombosierung des Gefäßes. Die durch LDF ermittelte periphere mikrovaskuläre Perfusion unterschied sich mit 508,3 ± 57,8 aU nicht von jener bei offenem Vorgehen (466,7 ± 50,5 aU). Größere Komplikationen wie Blutung oder Verletzung benachbarter Organe wurden nicht beobachtet. In drei Fällen wurde das Peritoneum über eine Strecke von circa 1–2 cm eröffnet; dies führte jedoch in keinem Falle zu einer Beeinträchtigung des operativen Vorgehens.

Schlußfolgerung

Wir schließen aus unseren Untersuchungen, daß die minimal-invasive, anteriore Wirbelkörperfusion über einen lumboendoskopischen Zugang für alle Etagen der Lendenwirbelsäule realisierbar ist und ohne Komplikationen in einer im Vergleich zum offenen Vorgehen akzeptablen Operationszeit durchgeführt werden kann. Der minimal-invasive Eingriff stellt unseres Erachtens eine interessante Alternative zu dem ansonsten erforderlichen offenen Vorgehen [5, 6] dar, um gegebenenfalls, vergleichbar dem minimal-invasiven transperitonealen Eingriff zur Fusion der distalen Lendenwirbelsäule bei Spondylolisthesis und degenerativen Bandscheibenerkrankungen [7, 8], die postoperative Morbidität, den stationären Krankenhausaufenthalt sowie die Rehabilitationszeit zu reduzieren.

Zusammenfassung

Mit Hilfe eines experimentellen Modells am Schwein konnte eine neue Technik erarbeitet werden, welche über einen lumboendoskopischen Zugang die anteriore Fusion sämtlicher Etagen der Lendenwirbelsäule erlaubt. Unsere Untersuchungen zeigen, daß der Eingriff ohne Komplikationen in einer im Vergleich zum offenen Vorgehen akzeptablen Operationszeit durchgeführt werden kann.

Abstract

With the use of an experimental porcine model, we demonstrate the feasibility of anterior lumbar spine fusion via a minimally-invasive, lumboendoscopic approach. Our study further demonstrates that the procedure can be performed without complications in an acceptable operation time when compared with that of open surgery.

Literatur

1. Hertlein H, Hartl WH, Dienemann H, Schurmann M, Lob G (1995) Thoracoscopic repair of thoracic spine trauma. Eur Spine J 4:302–327
2. Buhren V, Beisse R, Potulski M (1997) Minimally invasive ventral spondylodesis in injuries to the thoracic and lumbar spine. Chirurg 68:1076–1084
3. Baulot E, Trouilloud P, Ragois P, Giroux EA, Grammont PM (1997) Anterior spinal fusion by thoracoscopy. A non-traumatic technique. Rev Chir Orthop Reparatrice Appar Mot 83:203–209
4. Visocchi M, Masferrer R, Sonntag VK, Dickman CA (1998) Thoracoscopic approaches to the thoracic spine. Acta Neurochir (Wien) 140:737–743
5. Kalfas IH (1997) Anterior thoracolumbar stabilization. Neurosurg Clin N Am 8:487–498
6. McGuire RA Jr (1997) The role of anterior surgery in the treatment of thoracolumbar fractures. Orthopedics 20:959–962
7. Hildebrandt U, Pistorius G, Olinger A, Menger MD (1996) First experience with laparoscopic spine fusion in an experimental model in the pig. Surg Endosc 10:143–146
8. Olinger A, Hildebrandt U, Pistorius G, Lindemann W, Menger MD (1996) Laparoskopische 2-Etagenfusion der lumbalen Wirbelsäule mit Bagby-and-Kuslich (BAK)-Implantaten. Chirurg 67:348–350

Korrespondenzadresse: Dr. Angela Olinger, Abteilung für Unfall-, Hand- und Wiederherstellungs-Chirurgie, Universität des Saarlandes, D-66421 Homburg/Saar

Der Stabilisierungseffekt verschiedener Orthesen auf die intakte und verletzte obere Halswirbelsäule – Eine biomechanische Untersuchung

The stabilizing effects of different orthoses for the intact and unstable upper cervical spine – A biomechanical study

D. Richter[1], L. L. Latta[2], E. L. Milne[2], A. Ekkernkamp[1], P. A. W. Ostermann[1]

[1] Klinik für Unfall-, Wiederherstellungs- und Handchirurgie, Berufsgenossenschaftliche Unfallklinik (Direktor: Prof. Dr. Axel Ekkernkamp), Unfallkrankenhaus Berlin, Berlin
[2] Department of Orthopaedic and Rehabilitation, Orthopaedic Biomechanics Laboratory (Director: Prof. Dr. Loren L. Latta), School of Medicine, University of Miami, FL, USA

Einleitung

Verschiedenste Orthesen zur Ruhigstellung der Halswirbelsäule werden in der Klinik häufig zur temporären präoperativen Immobilisation, konservativen Behandlung von Halswirbelsäulenverletzungen als auch zur Nachbehandlung operativ stabilisierter Frakturen verwendet. Der Vielzahl auf dem Markt befindlicher Modelle stehen nur geringe Daten über den stabilisierenden Effekt dieser Orthesen gegenüber.

Neben klinischen Daten über das Bewegungsausmaß der gesamten HWS in verschiedenen Orthesen [1, 7, 8] analysieren andere Arbeitsgruppen die Beweglichkeit in einzelnen Segmenten der unverletzten Halswirbelsäule von Probanden [1, 7].

Eine große Zahl von instabilen Halswirbelsäulenverletzungen betrifft die obere HWS [2, 4].

Als „Gold Standard" in Bezug auf seine Stabilität gilt nach wie vor der Halo-Fixateur, der jedoch für den Patienten bezüglich des Tragekomforts eine Reihe von Nachteilen wie auch die meisten Komplikationsmöglichkeiten bietet. Bislang ist jedoch nicht geklärt, inwieweit andere handelsübliche Orthesen als für den Patienten komfortablere Alternative zum Halo-Fixateur für die (konservative) Behandlung von instabilen Verletzungen der oberen Halswirbelsäule eingesetzt werden können.

Anhand einer biomechanischen Testung an Leichenpräparaten soll der Stabilisierungseffekt des Halo-Fixateurs mit dem von drei anderen, handelsüblichen Orthesen verglichen werden.

Material und Methoden

An vier Leichenpräparaten mit intakten Weichteilen sowie anamnestisch, klinisch und radiologisch normaler Halswirbelsäule wurden die ersten drei Halswirbelkörper in perkutaner Technik mit Kirschner-Drähten oder Schrauben von definierter Länge markiert. Die Marker wurden anschließend auf Knochenniveau gekürzt, um eine Beeinflussung der HWS-Beweglichkeit durch Interferenz mit den Weichteilen zu vermeiden. Um Vergrößerungseffekte während der Durchleuchtung einzuschätzen,

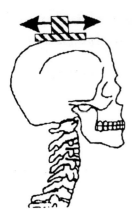

Abb. 1. Vorbereitung der Präparate mit Kraftaufnehmer am Schädeldach

wurde zusätzlich ein Referenzmarker paravertebral an der Haut fixiert. Zur Krafteinleitung und Messung wurde ein Kraftüberträger am knöchernen Schädeldach mit vier Schrauben fixiert (Abb. 1).

An der unverletzten Halswirbelsäule wurde nun das Ausmaß der physiologischen Beweglichkeit ohne Orthese in allen drei Richtungen festgestellt und die dafür notwendige Kraft definiert. Die Dokumentation des maximalen *Bewegungsausmaßes* für *Extension, Flexion, Seitneigung* und *Rotation* in jeweils beide Richtungen erfolgte durch *Röntgenaufnahmen in zwei Ebenen.* Der Bewegungsablauf wurde jeweils unter *Bildwandler-Durchleuchtung* verfolgt und durch *Video-Dokumentation* einer späteren Auswertung zugänglich gemacht.

Nach fachgerechter Anlage von *Soft Collar® (Schanz'sche Krawatte), Miami J Collar®, vorgefertigtem Minerva Brace®* sowie abschließender Montage des Halo-Fixateur wurden die Messungen mit der jeweiligen Orthesen in gleicher Weise wiederholt und dokumentiert.

Nach Abschluß der Messungen an der unverletzten Halswirbelsäule wurde eine Osteotomie der Basis des Dens axis durch den offenen Mund vorgenommen, um so eine Dens-Fraktur (Typ Anderson II) [2] als standardisierte, instabile Verletzung der oberen Halswirbelsäule zu erzeugen.

Nach Prüfung der Instabilität der Osteotomie unter Bildwandler wurden analog zur ersten Versuchsreihe an der unverletzten Halswirbelsäule die gleichen Versuche ohne Orthese sowie mit Soft Collar®, Miami J Collar®, vorgefertigtem Minerva Brace® und Halo-Fixateur durchgeführt. Dabei wurden die zuvor an der intakten Halswirbelsäule benutzten und dokumentierten (gleichen) Kräfte an jedem Präparat aufgewendet.

Die Beweglichkeit in den Segmenten C1–C2 und C2–C3 während Extension und Flexion wurde durch die Änderung der Winkel zwischen den Kirschner-Drähten in der seitlichen Ebene ausgemessen. Das Ausmaß von Rotationsbewegungen der oberen Halswirbelsäule wurde anhand der durch die Rotation bedingten Längenänderungen der eingebrachten Kirschner-Drähte in beiden Ebenen mit Hilfe einer Formel berechnet. Die Analyse des Bewegungsablaufs sowie die Einschätzung von Bewegungen im Bereich der Dens-Fraktur wurden anhand der Video-Aufnahmen vorgenommen.

Ergebnisse

Die Analyse des Bewegungsausmaßes der unverletzten Halswirbelsäule in der *Sagitalebene* (Extension/Flexion) ergab für alle Orthesen außer dem Halo-Fixateur eine nur partielle Kontrolle des Bewegungsausmaßes in den Segmenten C1–C2 wie auch C2–C3 (Abb. 1). Das Bewegungsausmaß im Segment C1–C2 war dabei insgesamt deutlich größer als im Segment C2–C3. Bei guter Kontrolle von Extensionsbewegungen durch Miami J Collar® und Minerva Brace® war die nur geringe Einschränkung von Flexionsbewegungen bei schlechter ventraler Abstützung für den insgesamt unzureichenden Stabilisierungseffekt in der Sagitalebene verantwortlich. Bei nur minimaler Stabilisierung im Segment C1–C2 schränkte der Soft Collar® vor allem die Bewegungen im Segment C2–C3 ein. Nach Erzeugung der standardisierten Dens-Fraktur Typ Anderson II kam es zu der erwarteten Zunahme des Bewegungsausmaßes im Segment C1–C2 in der *Sagitalebene* (Abb. 2) während das erreichte Bewegungsausmaß im Segment C2–C3 (identische Krafteinleitung wie an der intakten HWS) durch die vermehrte Mobilität im benachbarten kranialen Segment abnahm. Eine adäquate Limitierung des Bewegungsausmaßes im Segment C1–C2 konnte lediglich durch den Halo-Fixateur erzielt werden. Miami J Collar® wie auch Minerva Brace® reduzierten das Bewegungsausmaß um etwa 50 % wobei sich erneut vor allem eine mangelhafte Kontrolle der Flexionsbewegungen zeigte.

Bei den Messungen der *Rotationsbewegungen* an der unverletzten Halswirbelsäule zeigte sich, daß diese vor allem im Segment C1–C2 stattfinden (Abb. 3). Bei unzurei-

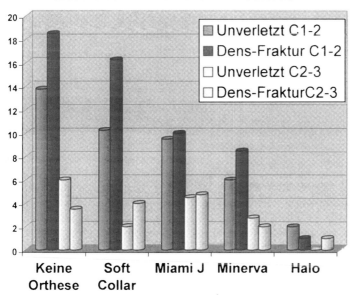

Abb. 2. Mittelwerte für Extension – Flexion in der oberen Halswirbelsäule

330

Mittelwerte Rotation

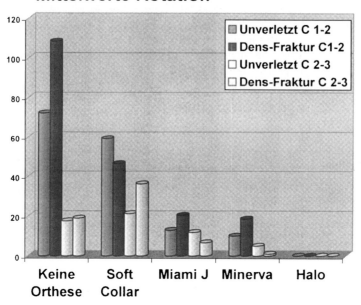

Abb. 3. Mittelwerte für die Rotation der oberen Halswirbelsäule

chender Stabilität des Soft Collar® ermöglichen Miami J Collar® und Minerva Brace® eine hohes Maß an Kontrolle der Rotation der oberen HWS. Durch die Anderson II Fraktur des Dens wird das Ausmaß der Rotation im Segment C1–C2 erhöht während sich die Beweglichkeit im Segment C2–C3 bei standardisierter Krafteinleitung nicht verändert. Unter den Versuchsbedingungen kam es zu einer praktisch vollständigen Immobilisation beider untersuchter Segmente der oberen Halswirbelsäule durch den Halo-Fixateur. Durch Miami J Collar® und Minerva Brace® kann eine Reduktion der Rotationsbewegungen um ungefähr 80% des ursprünglichen Bewegungsausmaßes erreicht werden (Abb. 2).

Diskussion

Die bisher in der Literatur vorhandenen Analysen der Beweglichkeit der Halswirbelsäule als auch zum Immobilisationseffekt verschiedener handelsüblicher Orthesen basieren meist auf klinischen Studien [1, 3, 5, 7, 8]. Dabei wird vor allem die Beweglichkeit der gesamten HWS, weniger die einzelner Segmente, eingeschätzt. Für die konservative Behandlung instabiler Verletzungen der oberen Halswirbelsäule wird bislang trotz gravierender Nachteile für den Patienten vor allem der Halo-Fixateur empfohlen [2, 4, 6].

Anhand der eigenen Ergebnisse zeigt sich, daß keine der häufig eingesetzten Orthesen in der Lage ist, eine ähnlich hohe Kontrolle des Bewegungsausmaßes der oberen Halswirbelsäule zu gewährleisten.

Die Schanz'sche Krawatte bietet entsprechend ihres Design mit fehlender Abstützung an Hinterhaupt oder Gesichtsschädel praktisch keine Kontrolle der Bewegung und sollte daher nur bei Fehlen einer ossären oder disko-ligamentären Instabilität z.B. bei Zerrungen der HWS zum Einsatz kommen.

Der Miami J Collar® wie auch der vorgefertigte Minerva Brace® bieten eine gute Kontrolle der Rotation der oberen Halswirbelsäule. Die Problematik des Design der beiden Orthesen liegt vor allem in der Kontrolle der Flexion. Die bei beiden Orthesen vorhandene ventrale Abstützung am Kinn des Patienten verhindert eine ausreichende Kontrolle des Kopfes solange eine Öffnung des Mundes zur Nahrungsaufnahme gewährleistet sein muß.

Keine der getesteten Orthesen ermöglicht eine dem Halo-Fixateur entsprechende Stabilität, die zur konservativen Behandlung instabiler Verletzungen der oberen Halswirbelsäule wie der experimentell erzeugten Dens-Fraktur Anderson II notwendig wäre.

Auf der Basis der eigenen Untersuchungen erscheint die Entwicklung einer neuen Orthese mit deutlich besserer Stabilität bei höherem Tragekomfort für den Patienten möglich.

Zusammenfassung

Eine Vielzahl von verschiedenen Orthesen zur Stabilisierung der oberen Halswirbelsäule wird in der täglichen Praxis häufig eingesetzt ohne daß verläßliche Daten über ihren Stabilisierungseffekt vorhanden sind. Der Stabilisierungseffekt von Schanz'scher Krawatte®, Miami J Collar®, vorgefertigtem Minerva Brace®, und Halo-Fixateur an der intakten und instabilen oberen Halswirbelsäule wurde in einer biomechanischen Studie an vier Leichenpräparaten unter Röntgendurchleuchtung verglichen. Anhand der Ergebnisse zeigt sich, daß keine der untersuchten Orthesen eine dem Halo-Fixateur ähnliche Stabilität für die obere Halswirbelsäule garantieren kann. Die konservative Behandlung von instabilen Verletzungen der oberen Halswirbelsäule sollte daher nur mit dem Halo-Fixateur durchgeführt werden. Aufgrund der eigenen Analyse erscheint die Entwicklung einer neuen Orthese mit besserer Kontrolle der oberen Halswirbelsäule möglich.

Abstract

Background: Although there are only few reliable data about their stabilizing effect on individual segments, a variety of different orthoses for the cervical spine are frequently used.

Methods: In an experimental study with 4 fresh-frozen cadavers the stabilizing effects of Soft Collar®, Miami J Collar®, prefabricated Minerva Brace®, and Halo-Fixator were compared in the intact and unstable upper cervical spine under fluoroscopy.

Results and conclusion: None of the tested orthoses restricts motion of the upper cervical spine equally to the Halo-Fixator and is therefore able to guarantee sufficient stability for conservative treatment of unstable fractures of C1 or C2. The development of a new orthosis with higher restriction of relative movement appears to be possible.

Literatur

1. Ålund M, Larsson SE (1990) Three-dimensional analysis of neck motion. Spine 15:87–91
2. Anderson LD, D'Alonzo RT (1974) Fractures of the odontoid process of the axis. J Bone Joint Surg 56-A 1663–1674
3. Askins V, Eismont FJ (1997) Efficacy of five cervical orthoses in restricting cervical motion. A comparison study. Spine 22:1193–1198
4. Effendi B, Roy D, Cornish B, Dussault RG, Laurin CA (1981) Fractures of the ring of the axis. A classification based on the analysis of 131 cases. J Bone Joint Surg 63-B: 319–27
5. Fielding JW (1957) Cineroentgenography of the normal cervical spine. J Bone Joint Surg 39-A:1280–1288
6. Francis WR, Fielding W, Hawkins RJ, Pepin J, Hensinger R (1981) Traumatic spondylolisthesis of the axis. J Bone Joint Surg 63-B: 313–318
7. Lind B, Sihlbom H, Nordwall A, Malchau H (1989) Normal range of motion of the cervical spine. Arch Phys Med Rehabil 70:692–695
8. Sandler AJ, Dvorak J, Humke T, Grob D, Daniels W (1996) The effectiveness of various cervical orthoses. An in vitro comparison of mechanical stability provided by several widely used models. Spine 21:1624–1629

Korrespondenzadresse: Dr. med. Dirk Richter, Unfallkrankenhaus Berlin, Rapsweg 55, 12683 Berlin

Erhöhte Leukozyten-Endothelzell-Interaktion bei iNOS-defizienten Mäusen mit Antigen-induzierter Arthritis

Enhanced leukoyte endothelial cell interaction in iNOS-deficient mice with antigen-induced arthritis

A. Veihelmann [1,2], A. Hofbauer [1], F. Krombach [1], H.-J. Refior [2], K. Meßmer [1]

[1] Institut für Chirurgische Forschung, Ludwig-Maximilians-Universität München, Klinikum Großhadern
[2] Orthopädische Klinik, Ludwig-Maximilians-Universität München, Klinikum Großhadern

Einleitung

Die Bedeutung der erhöhten Produktion von Stickstoffmonoxid (NO) bei chronisch entzündlichen Gelenkerkrankungen, aseptischen Lockerungen von Endoprothesen sowie der Heilung von Bandstrukturen ist ungeklärt. NO wird im Rahmen dieser Prozesse durch die in Chondrozyten, synovialen Fibroblasten und aktivierten Leukozyten exprimierte induzierbare NO-Synthase (iNOS) freigesetzt [1]. Tierexperimentelle Daten deuten auf positive Effekte einer Blockade der iNOS auf den Krankheitsverlauf der rheumatoiden Arthritis hin [2]. Andererseits sind anti-adhäsive Eigenschaften von NO auf die Leukozyten-Endothelzell-Interaktion nachgewiesen worden [3]. Das Ziel unserer Studie war daher, die Bedeutung der iNOS-Expression für die synoviale Mikrozirkulation von Mäusen mit Antigen-induzierter Arthritis (AiA) zu untersuchen. Hierfür wurde die in unserem Labor entwickelte Methode zur intravitalmikroskopischen Analyse der synovialen Mikrozirkulation im Maus-Kniegelenk angewendet [4].

Material und Methoden

Die Untersuchungen erfolgten an 14 homozygoten iNOS-defizienten (iNOS KO C57BL6/J × 129SvEv; Merck & Co., Rahway, NJ, USA) sowie 14 Wildtyp (C57BL6/J × 129SvEv) Mäusen. Für die Induktion der AiA wurde zunächst eine Prä-Immunisierung durch zweimalige subkutane Injektion von 100 μg methyliertem bovinem Serum-Albumin (mBSA) gelöst in einer öligen Suspension angereichert mit Mycobacterium tuberculosis (50 μg Complete Freund's Adjuvant) und einer intraperitonealen Injektion von 2×10^9 durch Hitze abgetöteten Bordetella pertussis vorgenommen. An Tag 0 (Tag der Induktion der Arthritis) wurde durch intraartikuläre Injektion des gleichen Antigens (100 μg mBSA) die AiA induziert. Das Kniegelenk wurde in Inhalationsnarkose mit Isofluran unter Kontrolle des mittleren arteriellen Blutdruckes mikrochirurgisch dargestellt und die Patellarsehne durchtrennt. Die synoviale Mikrozirkulation wurde mittels intravitaler Fluoreszenzmikroskopie untersucht. In vier Gruppen (iNOS

+/+, iNOS +/+ mit AiA, iNOS –/– und iNOS –/– mit AiA) mit jeweils 7 Tieren führten wir am Tag 8 nach Arthritis-Induktion (Akutphase) Messungen der folgenden Parameter durch: Mittlerer arterieller Blutdruck (MAP), funktionelle Kapillardichte (FKD) und Leukozyten-Endothelzell-Interaktion in synovialen postkapillären Venolen (Fraktion rollender Leukozyten, Anzahl adhärenter Leukozyten).

Ergebnisse

Bezüglich der funktionellen Kapillardichte und Leukozyten-Endothelzell-Interaktion zeigten iNOS-defiziente Mäuse im Vergleich zu Wildtypen keinen signifikanten Unterschied. Bei iNOS-defizienten Tieren mit AiA waren jedoch die Fraktion rollender Leukozyten ($0,51 \pm 0,05$) sowie die Anzahl an das Endothel adhärenter Leukozyten (729 ± 126 mm^{-2}) im Vergleich zu arthritischen iNOS +/+ Tieren ($0,33 \pm 0,07$ bzw. 565 ± 110 mm^{-2}) signifikant ($p < 0,05$) erhöht.

Diskussion

Bei gesunden iNOS-defizienten Mäusen konnten keine erhöhte FKD oder Leukozyten-Endothelzell-Interaktion im Vergleich zu iNOS-positiven Tieren nachgewiesen werden. Da bei diesen Tieren auch der MAP nicht unterschiedlich war, deutet dies auf eine stabile synoviale Mikrozirkulation bei gesunden iNOS-defizienten Mäusen hin. In diesem Zusammenhang wurde bereits gezeigt, daß gesunde iNOS-defiziente Mäuse weder Organanomalien, noch Abnormitäten hinsichtlich der Expression von Oberflächenantigenen auf Immunzellen im Blut aufweisen. Allerdings sind Unterschiede hinsichtlich der Immunreaktion auf bakterielle Infektion zwischen iNOS-defizienten und normalen iNOS-positiven Mäusen bekannt [5].

Untersuchungen an iNOS-defizienten Mäusen mit experimenteller Colitis zeigten, daß NO, durch die iNOS produziert, eine protektive Wirkung, zumindest hinsichtlich der Leukozytenrekrutierung in entzündetem Mesenterium, erfüllt [6]. Weiterhin wurde berichtet, daß iNOS-defiziente Mäuse bei Endotoxinämie eine signifikant erhöhte Leukozyten-Endothelzell-Interaktion im Mesenterium aufweisen [7]. Die signifikante Steigerung der Fraktion rollender und der Anzahl an das Endothel adhärenter Leukozyten bei den iNOS-defizienten Mäusen mit AiA im Vergleich zu iNOS positiven arthritischen Tieren unterstützen die Hypothese, daß die NO-Produktion der iNOS auch bei AiA eine protektive Funktion hinsichtlich der Leukozytenrekrutierung im entzündlichen Synovialgewebe aufweist. Weitere Studien müssen zeigen, ob die bei chronischer Gelenksentzündung über die iNOS vermehrte NO-Produktion ein Schutzmechanismus gegen überschießende Leukozyteninfiltration in das Synovialgewebe darstellt.

Zusammenfassung

Die Bedeutung der NO-Freisetzung durch die induzierbare NO-Synthase bei Gelenkentzündungen unterschiedlicher Genese sowie bei aseptischen Prothesenlockerungen ist nicht geklärt. Studien mit experimenteller Arthritis deuten auf positive Effekte einer iNOS-Blockade auf den Krankheitsverlauf hin. Andererseits wurde bei Endotoxinämie bei iNOS-defizienten Mäusen eine erhöhte Leukozytenadhäsion und emigration gefunden. In unserer Stduie konnten wir zeigen, daß das über iNOS induzierte NO in postkapillären Venolen des Synovialgewebes der Maus bei AiA die Adhäsion von Leukozyten verhindert. NO wirkt demnach bei Antigen-induzierter Arthritis einer Leukozytenadhäsion und der Emigration aktivierter Leukozyten in das Synovialgewebe entgegen.

Abstract

Backround/aim: Nitric oxide production by the inducible NO synthase in the synovium and chondrocytes is known to be enhanced during chronic joint inflammation and aseptic loosening of joint prostheses. Beneficial effects of iNOS inhibition in experimental arthritis have been suggested. However, in endotoxemia of iNOS-deficient mice increased leukocyte adhesion and emigration were found. The aim of our study was to analyze the synovial microcirculation and leukocyte endothelial cell interactions in iNOS-deficient mice with antigen-induced arthritis (AiA) in vivo.

Methods: 14 homocygote iNOS-deficient (iNOS KO C57BL6/J × 129SvEv; Merck & Co., Rahway, NJ, USA) and 14 iNOS-positive (C57BL6/J × 129SvEv) mice were used for our study. The patella tendon was cut transversally, which allows for visualization of the intraarticular synovial tissue of the knee joint using intravital fluorescence microscopy. Animals were allocated into four groups (iNOS +/+, iNOS +/+ with AiA, iNOS -/- and iNOS -/- with AiA) (n = 7 each group). On day 8 after arthritis induction (acute phase), functional capillary density as well as the fraction of rolling leukocytes and the number of adherent leukocytes were quantitatively analyzed in synovial postcapillary venules.

Results: Functional capillary density or leukocyte-endothelial cell interaction were not altered in healthy iNOS-deficient mice in comparison to iNOS +/+ animals. However, in iNOS-deficient animals with AiA there was a significant increase in the fraction of rolling (0.51 ± 0.05) and in the number of adherent leukocytes (729 ± 126 mm^{-2}) in comparison to wild type mice with AiA (0.33 ± 0.07 and 565 ± 110 mm^{-2}) (MW ± SEM, $p < 0.05$).

Conclusion: In our study, there was an enhanced leukocyte accumulation in iNOS-deficient mice with antigen-induced arthritis in comparison to iNOS-positive animals with arthritis. Thus, NO production by iNOS can be regarded as a protective response in reducing leukocyte adhesion in antigen-induced arthritis.

Literatur

1. Stefanovic-Racic M, Stadler J, Evans CH (1993) Nitric oxide and arthritis. Arthritis Rheum 36:1036-44
2. Stefanovic-Racic M, Meyers K, Meschter C, Coffey JW, Hoffman RA, Evans CH (1995) Comparison of the nitric oxide synthase inhibitors methylarginine and aminoguanidine as prophylactic and therapeutic agents in rat adjuvant arthritis. J Rheumatol 22:1922-8
3. De Caterina R, Libby P, Peng HB, Thannickal VJ, Rajavashisth TB, Bimbrone MA, Shin WS, Liao JK (1995). Nitric oxide decreases cytokine-induced endothelial activation. J Clin Invest 96:60-68

4. Veihelmann A, Szczesny G, Nolte D, Krombach F, Refior HJ, Messmer K (1998) A novel model for the study of synovial microcirculation in the mouse knee joint in vivo. Res Exp Med 198 : 43 – 54
5. MacMicking JD, Nathan C, Hom G, Chartrain N, Fletcher DS, Trumbauer M, Stevens K, Xie QW, Sokol K, Hutchinson N (1995) Altered responses to bacterial infection and endotoxic shock in mice lacking inducible nitric oxide synthase. Cell 81 (4): 641 – 650
6. McCafferty DM, Mudgett JS, Swain-MG, Kubes P (1997) Inducible nitric oxide synthase plays a critical role in resolving intestinal inflammation. Gastroenterology 112 : 1022 – 1027
7. Hickey MJ, Sharkey KA, Sihota EG, Reinhardt PH, Macmicking JD, Nathan C, Kubes P (1997) Inducible nitric oxide synthase-deficient mice have enhanced leukocyte-endothelium interactions in endotoxemia. FASEB J Oct;11 (12): 955 – 964

Korrespondenzadresse: Dr. med. Andreas Veihelmann, Orthopädische Klinik und Poliklinik, Klinikum Großhadern, Ludwig-Maximilians-Universität München, Marchioninistr. 15, D-81377 München. Telefon: ++49 (89) 7095-2770, E-Mail: Andyvei@lrz-muenchen.de

Beeinflussung der osteoinduktiven Eigenschaften demineralisierter Knochenmatrix durch Immunsuppression – Experimentelle Untersuchungen an der Ratte

Influence of immunosuppression on osteoinductive properties of demineralized bone matrix – Experimental studies in rats

G. Voggenreiter [1,2], M. Wolf [2], M. R. Kim [2], S. Assenmacher [1], D. Nast-Kolb [1], F. U. Schade [2]

[1] Klinik und Poliklinik für Unfallchirurgie und
[2] Klinische Forschergruppe Schock und Multiorganversagen, Universitätsklinikum Essen, 45122 Essen

Neben seiner Bedeutung in der Organtransplantation, verbessert das T-zell spezifische Immunsuppressivum Cyclosporin A (CsA) die osteoinduktiven Eigenschaften allogener und xenogener Knochenmatrix (DBM) [3]. Darüber hinaus gibt es eine Reihe von widersprüchlichen Untersuchungen über die Auswirkungen von CsA auf den Knochenmetabolismus. Zum einen wird aufgrund einer Steigerung des Knochenumbaus mit überwiegender resorptiver Komponente eine Osteopenie mit einem Anstieg des Serumosteocalcins und des 1,25 Dihydroxyvitamin D beschrieben [1]. Zum anderen zeigten Orcel et al. [6] eine Abnahme der Knochenresorption und eine Zunahme der Knochenneubildung. Ekelund und Nilson fanden nach CsA Applikation bei gesteigertem Knochenstoffwechsel keine Änderung des Mineralgehaltes [3].

Das Makrolid FK506 ist ein neueres Immunsuppressivum, das ähnlich zum Wirkmechanismus des CsA die T-Lymphozten Aktivierung und Proliferation hemmt. Während nach Implantation frischer xenogener Knochentransplantate unter FK506 eine Knochenneubildung beobachtet werden konnte, blieb diese auch mit FK506 bei Implantation kältekonservierten xenogenen Knochens aus [4]. Im Vergleich zu CsA führt FK506 aber zu einer ausgeprägteren Steigerung des Remodeling in der Tibiametaphyse der Ratte, was zu einem Verlust an trabekulärem Knochenvolumen führt [2].

Das Ziel der vorliegenden Untersuchung war es zu überprüfen, inwieweit sich eine Immunsuppression mit Reduktion der Zytokinsynthesefähigkeit auf die osteoinduktiven Eigenschaften von DBM und den Knochenmetabolismus auswirkt. Untersucht wurden nicht-immunogene isogene und hoch-immunogene xenogene Matrix.

Material und Methoden

Matrixpräparation und Versuchsgruppen. Nach Genehmigung der Versuche durch die Bezirksregierung Düsseldorf wurden die langen Röhrenkochen von vier 3 Monate alten Lewis Ratten (Lew/Han, Harlan Sprague Dawley Inc.) und einem erwachsenen Kaninchen (CHbb:CH, Charles River Inc.) von Knochenmark befreit, in Chloroform/Methanol (1:1) entfettet und in 0,6 N HCl für 24 h entkalkt. Die Matrix wurde dann lyophilisiert und auf eine Partikelgröße von 400–1000 μm zerkleinert. Je 50 μg DBM wurden unter i. m. Allgemeinnarkose (Ketamin/Xylazin) bilateral in die Bauchwandmuskulatur von 28 drei Monate alten Lewis Ratten implantiert (je 7 pro Gruppe). Folgende vier Gruppen wurden untersucht: isogene und xenogene DBM (Kontrollen) und isogene und xenogene DBM mit tgl. Gabe von 1 mg/kgKG FK506 i. p. Nach einer Versuchsdauer von 28 Tagen wurden die Tiere durch T61 i. m. getötet und die beiden Ossikel entnommen.

In-vitro Zytokinsynthese. An Tag 0, 7 und 28 wurde in Äthernarkose 1,5 ml Heparinblut durch retroorbitale Punktion gewonnen. 1ml Vollblut wurde mit RPMI-Medium 1:1 verdünnt und je 200 μl wurden zur Doppelbestimmung in 96-well Mikrotiterplatten pipettiert. Das Blut wurde dann mit Lipopolysaccharid (LPS) von E. coli in Konzentrationen von 10, 100 und 1000 ng/ml für 24 h stimuliert. Nach Zentrifugation (900 rpm/5 min) wurde der Überstand abpipettiert und bis zur Weiterverarbeitung bei $-80\,°C$ gelagert. Mittels ELISA erfolgte die Bestimmung der TNF-α Konzentration.

Alkalische Phosphatase. Einer der beiden Ossikel wurde mit einem Gewebehomogenisator in 1ml Kochsalzlösung zerkleinert und dann auf 2 ml aufgefüllt. Nach Zentrifugation (4500 rpm/10 min) wurde der Überstand 5:1 verdünnt und entsprechend der Vorschrift wie eine Plasmaprobe weiterverarbeitet (Alkalische Phosphatase Kit, Böhringer, Mannheim). Die Berechnung erfolgte in internationalen Einheiten pro Gramm Feuchtgewicht (U/gFG).

Histomorphometrie des induzierten Knochens. Der zweite Ossikel wurde in Alkohol fixiert und in Methylmetacrylat eingebettet. Mit Hilfe einer Diamantsäge wurde eine konsekutive Serie von 150 μm dicken Schnitten bis zur Mitte des Ossikels angefertigt und Mikroradiographieen aller Schnitte angefertigt. Für die computergestützte morphometrische Analyse (KS400, Kontron, Eching) wurden die vier Schnitte, welche der Mitte am nächsten waren verwendet. Zusätzlich wurden 5 μm Dünnschnitte nach Masson-Goldner gefärbt. Folgende Parameter wurden bestimmt: Knochenvolumen (mm³); Ossikelvolumen (mm³); prozentuales Trabekelvolumen (mm³); Trabekelzahl; Trabekelumfang (mm); mittleres Trabekelvolumen (mm³) und mittlerer Trabekelumfang (mm).

Histomorphometrie der Tibiametaphyse. Die rechte Tibia wurde entnommen, von Weichteilen befreit und wie oben in Methylmetacrylat eingebettet. Zwei 150 μm Schnitte und 5 μm Dünnschnitte (Masson-Goldner Färbung) wurden in der Sagitalebene angefertigt. Die folgenden Parameter wurden quantifiziert: Prozentuale Trabekelfläche; Prozentzahl des spongiösen Knochens in der gemessenen Tibiametaphysenfläche (%); Trabekelzahl; Trabekelumfang (mm); relativer Trabekelumfang (mm)

Statistik. Nach Berechnung von Mittelwerten und Standardabweichung (SD) erfolgte die statistische Analyse mittels der SPSS 7.5 Software (SPSS Inc., Chicago, Il). Der Gruppenvergleich wurde mittels Varianzanalyse und der Vergleich zwischen signifikanten Unterschieden mit dem Bonferoni Test durchgeführt (Signifikanzniveau $p < 0,05$).

Ergebnisse

Intra- oder postoperative Komplikationen waren nicht zu verzeichnen. Alle Tiere überlebten den Versuchszeitraum.

In-vitro Zytokin Synthese. Isogene und xenogene DBM haben keinen Einfluß auf die in-vitro TNF-α Synthese von Vollblut. Für keine der drei LPS-Konzentrationen konnten im Zeitverlauf signifikante Unterschiede ermittelt werden. In den FK506 behandelten Gruppen wurde die TNF-Synthesefähigkeit nach 7 und 28 Tagen durch 10 ng/ml LPS nicht beeinflußt. Eine Stimulation mit 100 und 1000 ng/ml führte jedoch zu diesen Zeitpunkten zu einer signifikanten Reduktion der Zytokinsynthesefähigkeit.

Alkalische Phosphatase. Die Werte für die alkalische Phosphatase zeigten bei isogener Matrix keine signifikanten Unterschiede zwischen der Kontrollgruppe und der Gruppe mit FK506 (8,0 ± 4,7 vs. 12,6 ± 6,5 U/g). Bei Implantation xenogener Matrix führte FK506 zu einer signifikanten Steigerung der Aktivität (1,5 ± 0,6 vs. 10,2 ± 3,8 U/g; p < 0,01).

Osteoinduktion durch DBM. FK-506 führte nach Implantation von isogener und xenogener DBM zu einer signifikanten Steigerung der Knochenneubildung (Tabelle 1). Bei isogener Matrix konnte durch FK506-Applikation das Knochenvolumen um den Faktor fünf gesteigert werden. Während xenogene DBM nahezu keinen Knochen induzierte, kam es unter Immunsuppression zu einer ausgeprägten Knochenneubildung (43% des durch isogene DBM und FK506 induzierten Knochens). Auch im Vergleich zur isogenen Kontrollgruppe konnte bei xenogener DBM durch FK506 Gabe das Knochenvolumen signifikant vermehrt werden (p < 0,001). Sowohl bei isogener als auch xenogener DBM wurde durch FK506 die prozentuale Trabekelfläche signifikant erhöht. Ebenso waren der Trabekelumfang und die Trabekelzahl erhöht. Weder bei isogener noch bei xenogener Matrix hatte FK506 einen Einfluß auf das mittlere Trabekelvolumen. Auch der mittlere Trabekelumfang war bei isogener DBM konstant, während er bei xenogener Matrix durch FK506 signifikant gesteigert werden konnte.

Histomorphometrie der Tibiametaphyse. Immunsuppression mit FK506 führt zu einer signifikanten Reduktion der prozentualen Trabekelfläche in der Tibiametaphyse

Tabelle 1. Morphometrische Analyse des induzierten Knochens

	isogene DBM		xenogene DBM	
	Kontrolle	FK506	Kontrolle	FK506
Ossikelvolumen (mm^3)	23,1 ± 14,8	50,2 ± 14,5[a]	12,4 ± 10,0	36,8 ± 9,3[a]
Knochenvolumen (mm^3)	2,0 ± 1,3	10,8 ± 2,7[a]	0,2 ± 0,4	4,7 ± 2,3[a]
prozent. Trabekelfläche (%)	9,1 ± 0,04	22,4 ± 6,0[a]	2,2 ± 2,0	12,8 ± 5,3[a]
Trabekelumfang (mm)	20,3 ± 12,1	106,7 ± 28,4[a]	4,2 ± 5,1	65,0 ± 21,3[a]
Trabekelzahl	20,0 ± 12,6	91,6 ± 20,3[a]	6,6 ± 8,2	69,9 ± 26,9[a]
Mittlerer Trabekelumfang (mm)	1,2 ± 0,8	1,2 ± 0,3	0,5 ± ± 0,4	1,0 ± 0,4[b]
Mittleres Trabekelvolumen (mm^3)	0,07 ± 0,06	0,07 ± 0,02	0,03 ± 0,03	0,02 ± 0,03

DBM: demineralisierte Knochenmatrix, prozent.: prozentuale.
Angegeben sind Mittelwerte und Standardabweichung; Varianzanalyse: Vergleich von FK506 mit Kontrolle.
[a] p < 0,001.
[b] p < 0,004.

(44,8 ± 5,8 vs. 29,1 ± 8,2 %; p < 0,003) während der Trabekelumfang unverändert bleibt. Unter FK506 zeigte sich eine Zunahme der Trabekelzahl (27,0 ± 16,6 vs. 50,3 ± 19,7; p < 0,053) und eine Abnahme des mittleren Trabekelumfangs (6,9 ± 3,6 vs. 2,8 ± 0,8 mm; p < 0,019).

Diskussion

Wie wir in unserer Untersuchung zeigen konnten, kommt es unter Immunsuppression mit FK506 zu einer signifikanten Steigerung der osteoinduktiven Kapazität von isogener und xenogener DBM. Neben diesen positiven Auswirkungen auf die Knochenneubildung kommt es aber gleichzeitig zu einem Knochenverlust in der Tibiametaphyse.

Bereits Fukunaga et al. [4] zeigten unter Immunsuppression mit FK506 an xenogenen frischen Knochentransplantaten eine Knochenneubildung an der Transplantatoberfläche. Da bei tiefgefrorenem xenogenen Knochen auch unter Immunsuppression eine Osteogenese ausblieb folgerten sie, daß die beobachtete Knochenneubildung nicht auf induktive Effekte zurückzuführen sei, sondern eine Folge überlebender Zellen in Frischtransplantaten ist. Dies steht in Widerspruch zu den Ergebnissen von Ekelund und Nilsson [3], die nachweisen konnten, daß xenogene Knochenmatrix unter Immunsuppression mit CsA zu einer Knochenneubildung fähig ist, die annähernd der allogener DBM entspricht. Auch wir konnten in der vorliegenden Untersuchung unter FK506 bei xenogener DBM eine ausgeprägte osteoinduktive Wirkung nachweisen. Zudem konnte erstmals eine Steigerung der Osteoinduktion isogener DBM durch Immunsuppression gezeigt werden. Dies überrascht insofern, als im selben Tier eine Abnahme der Knochenmenge in der Tibiametaphyse zu verzeichnen ist. Dieser Knochenverlust ist bei gesteigertem Knochenumsatz auf eine die Knochenneubildung überwiegende osteoklastäre Resorption zurückzuführen. Dabei scheinen T-Zellen als die Zielzellen von CsA und FK506 eine wichtige Rolle zu spielen, da nach CsA-Applikation im T-Zell defizienten Modell die beschriebene Knochenresorption fehlt [1]. Wie Henricson et al. [5] zeigen konnten, sind osteoinduktive Effekte auch ursächlich an der Frakturheilung beteiligt. Die Gewebedifferenzierung bei der Frakturheilung und in demineralisierter Knochenmatrix scheint mit dem Auftreten aktivierter Makrophagen und Lymphozyten verbunden zu sein [5]. Obwohl isogene Matrix im Sinne einer akuten Abstossungsreaktion nicht immunogen ist, konnten wir unter FK506 eine fünffache Steigerung der Knochenneubildung beobachten. Verantwortlich dafür könnte eine Modulation des Induktionsprozesses durch Veränderung der Immunzellfunktion sein. Welche Rolle dabei eine reduzierte IL-2 Expression von T-Lymphozyten spielt, oder ob die von uns nachgewiesene Reduktion der TNF-Synthesefähigkeit von Vollblut ursächlich beteiligt ist, müssen weitere Untersuchungen zeigen. Denkbar wäre aber auch eine direkte, von der Immunsuppresion unabhängige Wirkung von FK506 auf Knochenzellen.

Zusammenfassung

Zielsetzung: Das Ziel der vorliegenden Untersuchung war es den Einfluß von Immunsuppression mit Reduktion der Zytokinsynthese auf die osteoinduktiven Eigenschaften demineralisierter Knochenmatrix (DBM) zu untersuchen.

Methoden: DBM wurde bei Lewis Ratten implantiert und die folgenden Versuchgruppen untersucht: autogene und xenogene DBM ohne Immunsuppression (Kontrolle) sowie autogene und xenogene DBM mit Immunsuppression durch FK506 (1 mg/kg KG pro Tag). Die in-vitro Zytokinsynthese (TNF-α), die Aktivität der alkalischen Phosphatase im Ossikel und histomorphometrische Untersuchungen des induzierten Knochens und der Tibiametaphyse wurden durchgeführt.

Ergebnisse: Durch Immunsuppression mit FK506 konnten die osteoinduktiven Eigenschaften xenogener aber auch nicht-immunogener isogener demineralisierter Knochenmatrix signifikant gesteigert werden. Im Gegensatz dazu führt FK506 durch eine gesteigerte Knochenresorption zu einem Knochenverlust in der Tibiametaphyse. Parallel dazu konnte eine Abnahme der TNF-Synthesefähigkeit des Vollblutes nachgewiesen werden.

Schlußfolgerung: Es werden somit von der Immunsuppression unabhängige positive und negative Auswirkungen von FK506 auf den Knochenstoffwechsel angenommen.

Abstract

Background/Aim: The aim of the study was to evaluate the influence of immunosuppression and reduction of cytokin synthesis on osteoinductive capacity of demineralized bone matrix (DBM).

Methods: DBM was implanted in Lewis rats and the following groups were investigated: autogeneic and xenogeneic DBM without immunosuppression (controls) and autogeneic and xenogeneic DBM with immonosuppression by means of FK506 (1 mg/kg BW i.p per day). In-vitro cytokin synthesis (TNF-α), activity of alkaline phosphatase in the ossicle and histomorphometric analysis of the induced bone and tibial metaphysis was performed.

Results: Treatment with the immunosuppressant FK506 significantly enhanced bone induction in xenogeneic and non-immunogeneic isogeneic demineralized bone matrix. In contrary marked bone resorption caused bone loss in the tibial metaphysis. Further on a reduced TNF-synthesis of whole blood was detected.

Summary: We therefore propose positive and negative effects of FK506 on bone metabolism being independent from immunosuppression.

Literatur

1. Buchinsky FJ, Ma Y, Mann GN, Rucinski B, Bryer HP, Romero DF, Jee WS, Epstein S (1996) T lymphocytes play a critical role in the development of cyclosporin A-induced osteopenia. Endocrinology 137: 2278–2285
2. Cvetkovic M, Mann GN, Romero DF, Liang XG, Ma Y, Jee WS, Epstein S (1994) The deleterious effects of long-term cyclosporine A, cyclosporine G, and FK506 on bone mineral metabolism in vivo. Transplantation 57: 1231–1237

3. Ekelund A, Nilsson OS (1992) Effects of cyclosporin A on experimental new bone formation in rats. Clin Orthop 284:288–298
4. Fukunaga T, Masumi S, Yano H, Ikebe S, Shimizu K (1995) Osteogenesis in xenogeneic bone transplantation, using an immunosuppressant. Rabbit-rat experiments. Acta Orthop Scand 66:557–560
5. Henricson A, Hulth A, Johnell O (1991) The occurrence of accessory immunologic cells in bone induction. Clin Orthop 264:270–277
6. Orcel P, Bielakoff J, Modrowski D, Miravet L, de Vernejoul MC (1989) Cyclosporin A induces in vivo inhibition of resorption and stimulation of formation in rat bone. J Bone Miner Res 4:387–391

Korrespondenzadresse: Dr. Gregor Voggenreiter, Universitätsklinikum Essen, Abt. für Unfallchirurgie, Hufelandstraße 59, 45122 Essen

Angiogenesehemmer in der onkologischen Chirurgie – Diskrepanz zwischen in vitro und in vivo-Wirksamkeit

Inhibitors of angiogenesis in surgical oncology efficiacy in vitro versus efficacy in vivo

C. Engelmann[1,3], E. Blot[2,3], C. Soria[2], P. M. Schlag[1], Y. Panis[2]

[1] Klinik für Chirurgie und Chirurgische Onkologie, Universitätsklinikum Charité, Campus Berlin Buch Robert-Rössle-Klinik am Max-Delbrück-Centrum für Molekulare Medizin, Lindenberger Weg 80, D-13122 Berlin
[2] Y.P.: Departement de Chirurgie Viscérale C.S und B.E.: Institut d' Hématologie, Centre Hospitalier Universitaire Lariboisière, 2, rue Ambroise Paré, F-75475 Paris
[3] C.E. und E.B. haben zu gleichen Teilen zu dieser Arbeit beigetragen. C.E. and E.B. contributed equally to this work

Einleitung

Angiogenesehemmer sollen die Entwicklung eines Tumors durch Blockade der Gefäßneubildung in einem mikroskopischen Stadium blockieren [1]. Die chirurgische Malignomenentfernung kann das Heranwachsen bislang okkulter Mikrometastasen zum makroskopischen Tumor geradezu fördern [2]. Hierzu ist jedoch eine Gefäßneubildung nötig. Angiogenesehemmer könnten daher als Adjuvanz zu kurativer Chirurgie an Bedeutung gewinnen.

Das aus Pflanzen isolierte Polyphenol Apigenin ist für eine antimutagene, chemoprotektive Wirkung bekannt [3]. Diese konnte auf eine kompetetive Hemmung der durch Mutagene aktivierten Proteinkinase C und ihrer nachgeordneten proto-onkogenabhängigen Proteinkinasen zurückgeführt werden [4]. Apigenin vermag ferner, bei Tumorzellen einen G1 und G2-Arrest herbeizuführen, sowie das Wildtyp p-53-Protein und Apoptose zu induzieren [5].

Ferner gilt Apigenin als starker Inhibitor der Hyluronidase [6]. Matrixabbauende Enzyme wie die Hyaluronidase spielen bei der Tumorvasion und der Angioneogenese eine wichtige Rolle. Kürzlich wurde nachgewiesen, daß Apigenin die Angioneogenese im Rahmen einer chronischen Entzündung zu hemmen vermag [7]. Wir haben daher seine Wirkung auf Endothel- und Tumorzellen sowie auf Lebertumoren bei Ratten untersucht.

Material und Methode

Apigenin (4', 5, 7-trihydroxyflavon) wurde in Dimethylsulfoxid (DMSO) aufgelöst und mit Zellkulturmedium verdünnt. Endothelzellen aus Kälberlungenarterien

(CPAE) und humane Kapillarendothelzellen (HMEC, Quelle: Dr. Ades, CDC/Atlanta, USA) wurden in MCDB-131 Medium (Sigma) kultiviert. DHDK 12 Zellen wurden in DMEM und Hams F10-Medium mit 10% fetalem Kälberserum, 2 mM L-glutamin und einem Antibiotikamix kultiviert. Je 1400 Zellen pro Loch wurden in 96 Loch-Platten gesät. Nach 24 h wurde Apigenin in Konzentrationen von 5–50 µg/ml zugestetzt. Die Zellvitalität wurde nach 30 Stunden mittels H_3-Thymidininkorporation gemessen und die ID_{50}-Werte an einem Regressionsgraphen ermittelt.

Um die Auswirkungen von Hyaluronsäurefragmenten auf das Endothelzellwachstum zu untersuchen, wurden CPAE in Medium mit 50 mg/ml Hyaluronidase und 10mg/ml Hyaluronsäure (Sigma) inkubiert. Der Kultur wurden 5 mg/ml Apigenin hinzugegeben. Kontrollexperimente wurden ohne Apigenin bzw. Hyaluronsäure/ Hyaluronidase durchgeführt.

Die Wirkung Apigenins auf die Angiogenese wurde in vitro untersucht, indem HMEC-Zellen auf Mikrokugeln bis zur Subkonfluenz kultiviert wurden. Diese Kugeln wurden in einer Fibrinlösung suspendiert; diese wurde durch Zugabe von Thrombin zu einem Gel polymerisiert wurde, welches in MCDB-131 Medium mit oder ohne Apigenin plaziert wurde [8]. Das Kapillarwachstum wurde mikroskopisch quantifiziert.

Zu DHDK 12 Tumoren syngene BDIX Ratten (IFFA Credo, L'Abresle, Frankreich) wurden unter Beachtung der Tierschutzrichtlinien gehalten und mit Ketamin, Atropin und Chlorpromazin narkotisiert. Subkonfluent wachsende DHDK 12-Tumorzellen wurden trypsiniert und in PBS-Puffer supendiert. Nach medianer Laparatomie wurden je 0,1 ml PBS mit 1,5 MillionenDHDK 12-Zellen subkapsulär in den rechten Leberlappen injiziert. Nach Bildung makroskopisch sichtbarer Tumoren (Tag 7) erhielten die Tiere Apigenin in einer Tagesdosis von 50 mg/kg alle acht Stunden während neun Tagen intraperitoneal injiziert. Danach wurde die Tumorgröße nach der Formel $V = a/b^2/2$ (Volumen = größter Durchmesser × kleinster Durchmesser^2/2) ermittelt. Die Gewebsschnitte wurden mit Hematoxylin/Eosin gefärbt. Die statistische Analyse erfolgte mit dem Mann und Whitney Test.

Ergebnisse

In vitro: In einer Konzentration von 5 µg/ml hemmte Apigenin das Wachstum vom CPAE und HMEC-Zellen um 80%. Die ID_{50} betrug 2,04 ± 0,26 für CPAE Endothelzellen und 7,84 ± 0,88 für DHDK 12 Kolonkarzinomzellen. Eine vollständige, jedoch reversible Hemmung des Wachstums aller Zelllinien erfolgte jenseits von Apigeninkonzentrationen von 30 µg/ml.

Um die Wirkung von Apigenin auf die durch Hyaluronsäurefragmente induzierte Angiogenese zu untersuchen, wurden CPAE-Zellen in ihrem um Hyaluronsäure und Hyaluronidase erweitertem Medium inkubiert. Letzteres führte zu einer Zunahme des Zellwachstums um 100, 5 ± 11%. Diese Stimulation wurde durch Zugabe von 5 µg/ml Apigenin mehr als vollständig vollständig blockiert: Die Zelldichte lag um 72,3 ± 11% unter der in nativem Medium erhaltenen Dichte.

Zur Untersuchung der Wirkung von Apigenin auf die Angiogenese in vitro untersuchten wir das Aussprossen von Kapillaren in einem Fibringel, das mit HMEC-Zellen bewachsene Mikrobeads enthielt. Nach 17 Tagen war die Anzahl der Kapillaren in den in apigeninhaltigem Medium (5 µg/ml) kultivierten Gelscheiben im Vergleich zu den in nativem, lediglich mit DMSO supplementierten Medium kultivierten Scheiben um 70 % reduziert (p < 0,05).

In vivo: Nach einer Behandlungsdauer von neun Tagen unterschied sich die Tumorgröße bei den mit Apigenin (50 mg/kg/Tag) behandelten Ratten (107,1 ± 83,3 mm^3) nicht signifikant von der bei den mit Lösungsmittel behandelten Kontrolltieren (108,1 ± 65 mm^3). Histologisch ließ sich in der mit Apigenin behandelten Gruppe kein erhöhter Anteil an intratumoraler Nekrose nachweisen.

Diskussion

Nach der Entdeckung, daß Apigenin nicht nur chemopreventiv [3] sondern auch gegen etablierte Tumorzellen wirkt, untersuchte man die molekularen Mechanismen seiner Wirkung und identifizierte die kompetitve Hemmung von proto-onkogenabhängigen Proteinkinasen als wesentlichen Wirkmechanismus [9, 4]. Unsere Ergebnisse bestätigen die Hemmung von etablierten Tumorzellen; niedrige Konzentrationen Apigenin hemmten effektiv das Wachstum von DHDK 12 Kolon-Adenocarzinomzellen.

Die Angioneogenese ist essentiel für das Wachstum von Mikrometastasen zum makroskopisch sichtbaren Tumor und gilt als wichtiger Prognosefaktor für den Verlauf maligner Erkrankungen [10]. Sie ist abhängig von matrixdegradierenden Enzymen wie Hyaluronidase, Urokinase und Metalloproteinasen. Hyaluronidase spaltet Hyaluronsäure in niedermolekulare Fragmente, die stark angiogenesefördernd sind. Für Prostatakarzinome beispielsweise konnte gezeigt werden, daß der Hyaluronidasespiegel mit der Invasivität korreliert ist [11].

In unseren Experimenten zeigte sich, daß die Inkubation von Endothelzellen mit Hyaluronsäure und Hyaluronidase zu einer hundertprozentigen Steigerung des Endothelzellwachstums, wahrscheinlich über die Bildung niedrigmolekularer Hyaluronsäurefragmente, führte. Fügte man jedoch zusätzlich noch Apigenin hinzu, kam es zu einer Wachstumshemmung, die die durch Hyaluronsäure und Hyaluronidase hervorgerufene Stimulation noch übertraf. Daraus ist zu folgern, daß Apigenin nicht nur die Stimulation durch Hyaluronsäurefragmente vollständig blockiert, sondern auch zytostatisch auf unstimulierte Endothelzellen wirkt.

Die Ergebnisse wurden durch ein Modell dreidimensionaler Gefäßneubildung in einem Fibringel bestätigt. 5 µg/ml Apigenin hemmten die Neubildung von Kapillarschläuchen um 70 %. Auf Basis dieser Befunde untersuchten wir die therapeutische Effektivität von Apigenin gegen experimentelle Lebermetastasen und verwendeten dafür eine galenische Form, die bereits bei einem Modell chronischer Entzündung Wirkung gezeigt hatte [6]. In einer Dosis von 50 mg/kg/Tag verteilt auf drei Einzeldosen ließen sich jedoch weder eine Wirkung auf die Tumorgröße, noch auf das Ausmaß der intratumoralen Nekrose nachweisen.

Möglicherweise beruht dieses negative Ergebnis ähnlich wie bei den Metalloproteinasehemmern [12] auf einer schlechten Wasserlöslichkeit des Apigenins, das bei niedrigen Temperaturen in wässriger Lösung leicht ausfällt [12]. Unsere Ergebnisse unterstreichen, daß trotz des theoretisch bestechenden Konzepts der Tumorangiogenesehemmung, Skepsis angebracht ist, da erhebliche Diskrepanzen zwischen der Wirksamkeit in vitro und im kliniknahen Tiermodell bestehen.

346

Zusammenfassung

Die bei der Tumorinvasion ins Gewebe entstehenden Abbauprodukte der extrazellulären Matrix, wie z. B. die Fragmente der Hyaluronsäure fördern die Angioneogenese. Wir untersuchten die Wirkung des Flavenoids Apigenin auf das Wachstum von Endothelzellen aus Kälberlungenarterien (CPAE) in nativem Medium bzw. in Gegenwart von Hyaluronsäure (HA, 10 µg/ml) und Hyaluronidase (H, 50 µg/ml). Im Vergleich zur unbehandelten Kontrolle hemmte der Zusatz von 5 µg/ml Apigenin das CPAE-Zellwachstum um 75 % (p < 0,05). Bei Verwendung von mit HA und H angereichertem Medium beobachte man dagegen eine Zunahme der CPAE-Proliferation um den Faktor zwei. Diese konnte durch die Gabe von 5 µg/ml Apigenin mehr als vollständig blockiert werden, die Zelldichte betrug nur noch 27,7 ± 11 % der Kontrolle.

In einem Modell der Kapillarneubildung in einem Fibringel mit humanen Kapillarendothel-zellen (HMEC) kam es durch Zusatz von 5 µg/ml Apigenin zu einer Verringerung neugebildeter Gefäßschläuche um den Faktor 0,8 (p < 0,05).

Die direkte zytostatische Wirkung von Apigenin auf Adenokarzinomzellen kolorektalen Ursprungs (DHDK 12) wurde mittels H_3 Thymidininkorporation untersucht. Eine Konzentration 8,6 µg Apigenin/ml verringerte das Zellwachstum auf die Hälfte (ID_{50}).

In vivo wurde die Wirksamkeit von Apigenin gegen transplantierte Lebertumoren aus DHDK 12-Zellen bei syngenen BDIX-Ratten untersucht. Tiere mit makroskopisch sichtbaren Tumoren erhielten neun Tage lang je 50 mg/kg Apigenin verteilt auf drei Einzeldosen intraperitoneal injiziert. Erste Ergebnisse zeigen, daß Apigenin in der gewählten Dosierung und Galenik keine Auswirkung auf die Tumorgöße, bzw. das Ausmaß der intratumoralen Nekrose hat. Bei Angiogenesehemmern ist trotz vorhandener Wirksamkeit in relevanten in vitro-Modellen Vorsicht bei Rückschlüssen auf eine Eignung als mögliches Adjuvanz zu einer chirurgischen Tumortherapie geboten.

Abstract

Background: Tumor angioneogenesis is stimulated by degradation products of the extracellular matrix, i. e. hyaluronic acid fragments.

Methods and Results: We analyzed the cytostatic efficacy of apigenin, a plant flavenoid on calf pulmonary artery endothelial cells (CPAE) in the presence and absence of hyaluronic acid (HA) and hyaluronidase (H) and on the capillary formation by human micro vascular endothelial cells (HMEC) in a fibrin gel.

Apigenin, at a concentration of 5 µg/ml, inhibited the growth of CPAE by 75 % (p < 0.05 to the control). At the same dose, apigenin completely blocked the two-fold stimulation of CPAE-growth which resulted from the addition of HA (10 µg/ml) and H (50 µg/ml) to the culture medium. 5 µg/ml apigenin inhibited capilllary formation in a fibrin gel by 80 % as compared to the control (p < 0.05). The direct cytostatic action of apigenin on colonic cancer cells was assayed on DHDK 12 cells from rats using the H_3 thymidine incorporation assay. The dose which inhibited the cell growth by 50 % (ID_{50}) was 8,6 µg apigenin/ml. Finally, in syngenic BDIX rats, the efficacy of intraperitoneal injections of 50 mg/kg apigenin three times daily for nine days against liver tumors created by transplantation of DHDK 12 cells was tested.

Conclusion: Preliminary results indicate that such a treatment does not result in any reduction of the tumor size or the extent of intratumoral necrosis and underline that for inhibitors of tumor neangiogenesis favorable in vitro data not necessarily corresponds with an efficacy in vivo.

Literatur

1. Kumar R, Fidler IJ (1998) Angiogenic molecules and cancer metastasis. In vivo 12(1): 27–34
2. Panis Y, Ribeiro J, Chrétien Y Nordlinger B (1992) Dormant liver metastases: an experimental study. British Journal of Surgery 79: 221–23
3. Wei H, Tye L, Bresnick E, Birt DF (1990) Inhibitory effect of apigenin, a plant flavonoid, on epidermal ornithine decarboxylase and skin tumor promotion in mice. Cancer Res 50 (3): 499–502
4. Kuo ML, Yang NC (1995) Reversion of v-H-ras transformed NIH 3T3 cells by apigenin through inhibiting mitogen activated protein kinase and its downstream oncogenes. Biochem Biophys Res Comm 212 (3): 767–75
5. Plaumann B, Fritsche M, Rimpler H, Brandener G, Hess RD (1996) Flavenoids activate wild-type p-53. Oncogene 13 (18): 1605–1614
6. Fotsis T, Pepper MS, Aktas E, Breit S, Rasku S, Adlercreutz H, Wahala K, Montesano R, Schweigerer L (1997) Flavenoids, dietary-derived inhibitors of cell proliferation and in vitro angiogenesis Cancer Res 57 (14): 2916–2921
7. Gerritsen ME, Carley WW, Ranges GE, Shen CP, Phan SA, Ligon GF, Perry CA (1995) Flavenoids inhibit cytokine induced endothelial cell adhesion protein gene expression. Am J Pathol 147 (2): 278–292
8. Trochon V, Mabilat-Pragnon C, Bertrand P, Legrand Y, Soria J, Soria C, Belpech B, Lu H (1997) Hyaluronectin blocks the stimulatory effect of hyaluron derived fragments on endothelial cells during angiogenesis in vitro. FEBS Lett 418 (1–2): 6–10
9. Huang YT, Kuo ML, Liu JY, Huang SY, Lin JK (1996) Inhibition of protein kinase C and proto-oncogene expressions in NIH 3T3 cells by apigenin. Eur J Cancer 32A (1): 146–51
10. Takebayashi Y, Aklyama S, Yamada K, Akiba S, Aikou T (1996) Angiogenesis as an unfavorable prognostic factor in human colorectal carcinoma. Cancer 78 (2): 226–231
11. Phan HT, Block N, Lokeshar VR (1997) Tumor derived Hyaluronidase: A Diagnostic Urine Marker for High-Grade Bladder Cancer. Cancer Res 57: 778–783
12. Wojtocwicz-Praga SM, Dickson RB, Hawkins MJ (1997) Matrix metalloproteinase inhibitors. Invest New drugs 15 (1): 61–75

Antiangiogenetische Therapie von Tumoren durch Inhibition des Integrins $\alpha_v\beta_3$ mit einem zyklischen Peptid

Antiangiogenetic cancer therapy by inhibition of the integrin $\alpha_v\beta_3$ using a cyclic peptide

M. A. Bürkle[1], S. A. Pahernik[1], A. Sutter[3], A. Jonczyk[3], K. Meßmer[1], M. Dellian[1,2]

[1] Institut für Chirurgische Forschung, Ludwig-Maximilians-Universität München
[2] HNO-Klinik, Klinikum Großhadern, Ludwig-Maximilians-Universität München
[3] Merck KG, Darmstadt

Einleitung

Unter Angiogenese versteht man die Bildung von neuen Blutgefäßen aus bereits existierenden Gefäßen. Sie wird z.B. bei Menstruationszyklus und Wundheilung beobachtet [1]. Da beim Wachstum von soliden Tumoren die Angiogenese eine zentrale Rolle spielt, könnte somit die antiangiogenetische Therapie zu einer erfolgreichen Strategie zur Behandlung solider Tumoren und deren Metastasen werden.

Ab einer kritischen Größe reicht dem Tumorzellverband die Ernährung durch Diffusion vom umliegenden Normalgewebe nicht mehr aus [2]. Die von Tumorzellen und Stroma sezernierten angiogenetischen Faktoren (VEGF, FGF, TNF-α) diffundieren zu benachbarten Blutgefäßen und aktivieren deren Endothelzellen. Diese reagieren mit Migration und Proliferation. Es werden proteolytische Enzyme sezerniert, welche die extrazelluläre Matrix auflösen und umbauen. Die Expression von Adhäsionsmolekülen auf der aktivierten Endothelzelle vermittelt deren Kontakt zu Komponenten der modifizierten extrazellulären Matrix. Als Folge der Angiogenese resultiert schließlich ein funktionierendes Gefäßsystem des Tumors.

Auch aktivierte, gewebsinvasive Endothelzellen benötigen Adhäsionssignale um zu überleben. α_v-Integrine, insbesondere $\alpha_v\beta_3$, gewähren diese Überlebenssignale während der Migration der Endothelzellen durch die extrazelluläre Matrix [3–5]. Die α_v-Integrine binden dabei an das Matrixepitop Arginin, Glycin und Aspartat (RGD). *In vitro* Studien habe gezeigt, daß es durch Applikation synthetisch hergestellter zyklischer RGD-Peptide möglich ist, die Bindung des Integrins $\alpha_v\beta_3$, und dadurch die Angiogenese zu hemmen [4–6].

Ziel dieser Studie war es, den Effekt der Blockade der α_v-Integrine durch ein zyklisches RGD-Peptid auf Angiogenese und Mikrozirkulation von Tumoren *in vivo* zu untersuchen.

Methodik

Die Experimente wurden an männlichen Syrischen Goldhamstern (45–55 g) mit einer transparenten Rückenhautkammer durchgeführt. In diese Präparation wurden 5×10^5 Zellen des amelanotischen Hamstermelanoms A-Mel 3 implantiert [7]. Am folgenden Tag wurden die Tiere randomisiert zwei Gruppen zu je 6 Tieren zugeteilt. Eine Gruppe wurde mit dem zyklischen RGD-Peptid behandelt (RGD-Gruppe). Die Kontrollgruppe bekam ein inaktives Peptid. Anschließend wurde den Tieren alle 12 h RGD- oder Kontrollpeptid intraperitoneal injiziert (30 mg/kg KG). Mittels Intravitalmikroskopie und off-line Analyse am Videoband wurden die funktionelle Gefäßdichte (FGD), die Fließgeschwindigkeit der Erythrozyten (vRBC), der Gefäßdurchmesser (d), sowie die Leukozyten/Endothelzell-Interaktion gemessen.

Die Quantifizierung des Effektes auf das Tumorwachstum erfolgte in einer weiteren Versuchsreihe an subkutan implantierten, soliden Tumoren. Hierzu wurden den Tieren 5×10^6 Tumorzellen unter die Rückenhaut injiziert. Ab dem ersten Tag nach Tumorimplantation wurde die Therapie mit 30 mg/kg des jeweiligen Peptids alle 12 h i.p. durchgeführt. Zur Berechnung des Tumorvolumens wurden Länge, Breite und Höhe des Tumors gemessen.

Ergebnisse

In Tabelle 1 sind die Resultate der quantitativen Analyse der Tumormikrozirkulation dargestellt. Die FGD und vRBC waren am Tag 3 in der behandelten Gruppe geringer als in der Kontrollgruppe. Bei den Kontrolltumoren erreichte die FGD ein Maximum am Tag 5 und fiel anschließend wieder ab. Demgegenüber stieg die FGD der behandelten Tumoren über den Beobachtungszeitraum an. Die vRBC nahm in beiden Gruppen von Tag 3 bis Tag 9 nach Implantation deutlich zu. Die Messung der Gefäßdurchmesser ergab keine Unterschiede zwischen den Gruppen.

In beiden Versuchsgruppen war die Zahl rollender oder adhärenter Leukozyten erniedrigt.

Die s.c. implantierten Tumoren ließen bei den Tieren der Kontrollgruppe ein nahezu exponentielles Wachstum erkennen. Demgegenüber war das Wachstum der RGD-Peptid-behandelten Tumoren um 3,5 Tage verzögert.

Tabelle 1. Funktionelle Gefäßdichte (FGD), Fließgeschwindigkeit der Erythrozyten (vRBC) und Gefäßdurchmesser (d) des Tumors A-Mel 3 an den Tagen 3, 5 und 9 nach Tumorimplantation

		Tag 3	Tag 5	Tag 9
FGD (cm/cm^2)	Kontrolle	$105,2 \pm 11,2$	$179,1 \pm 12,9$	$138,2 \pm 13,7$
	RGD-Peptid	$37,2 \pm 12,1*$	$132,7 \pm 20,1$	$163,0 \pm 8,8$
vRBC (mm/s)	Kontrolle	$0,12 \pm 0,03$	$0,13 \pm 0,01$	$0,25 \pm 0,03$
	RGD-Peptid	$0,04 \pm 0,01*$	$0,14 \pm 0,02$	$0,19 \pm 0,02$
d (μm)	Kontrolle	$15,4 \pm 0,6$	$16,0 \pm 1,4$	$21,8 \pm 3,9$
	RGD-Peptid	$16,9 \pm 0,6$	$17,5 \pm 1,8$	$15,8 \pm 1,0$

Mittelwerte ± SEM, *p < 0,05 vs. Kontrolle, Mann-Whitney Test, n = 6

Diskussion

Bislang lagen keine *in vivo* Untersuchungen über den Effekt einer Hemmung der α_v-Integrine auf die Mikrozirkulation von Tumoren vor. *In vitro* Assays simulieren meist nur einen Teil der komplexen Vorgänge die bei der Angiogenese vorkommen und lassen deshalb nur begrenzt eine Übertragung auf *in vivo* Verhältnisse zu [8]. Unsere intravitalmikroskopischen Untersuchungen haben gezeigt, daß die Behandlung mit einem zyklischen RGD-Peptid Angiogenese und Wachstum des schnell wachsenden Tumors A-Mel 3 *in vivo* signifikant verzögert. Die Neubildung von Blutgefäßen wurde in der frühen Phase der Angiogenese gehemmt. Wahrscheinlich führte die dadurch bedingte Mangelernährung des Tumors zu einer Verzögerung des Wachstums. Verschiedene Untersuchungen haben bereits beschrieben, daß es im Verlauf des regulären Tumorwachstums zu einem im Tumorzentrum erhöhten interstitiellen Flüssigkeitsdruck und erhöhtem Perfusionswiderstand kommt. Aufgrund des geringen mikrovaskulären Perfusionsdrucks vermindert sich die Anzahl perfundierter Gefäße und damit auch die funktionelle Gefäßdichte [7, 9]; zu späteren Zeitpunkten resultiert daraus eine Nekrose im Tumorzentrum. Die Werte der FGD der Tiere der Kontrollgruppe zeigen die gleiche Tendenz. Eine Rückbildung von Tumoren oder die Regression vorhandener Blutgefäße wurde in unseren Versuchen auch in der behandelten Gruppe nicht beobachtet. Dies mag auf der relativ kurzen Halbwertszeit des kleinmolekularen RGD-Peptids beruhen.

Typisch für die Tumormikrozirkulation und übereinstimmend mit früheren Untersuchungen wurde auch in diesem Modell keine vermehrte Leukozyten/Endothelzellinteraktion beobachtet [10].

In weiteren Studien muß geprüft werden, ob durch Optimierung der Peptiddosierung, die Applikation höher affiner α_v-Integrinantagonisten, oder durch Kombination mit anderen antiangiogenetisch oder toxisch wirkenden Substanzen eine effektivere Wachstumsverzögerung oder sogar eine Remission des Tumors zu erreichen ist.

Zusammenfassung

Einleitung: Die antiangiogenetische Therapie, eine Hemmung der Neubildung von Blutgefäßen, ist eine neue Form zur Behandlung solider Tumoren und deren Metastasen. Das Integrin $\alpha_v\beta_3$ vermittelt den Kontakt und das Überleben der aktivierten Endothelzelle mit der extrazellulären Matrix und ist damit ein wichtiger Faktor in der Angiogenese. Ziel der studie war es, den Effekt einer Blockade des Integrins $\alpha_v\beta_3$ durch ein zyklisches Peptid auf Tumorangiogenese und Tumormikrozirkulation *in vivo* zu untersuchen.

Methodik: Die Experimente wurden an Syrischen Goldhamstern (45–55 g) mit einer transparenten Rückenhautkammer durchgeführt, in welche Zellen des amelanotischen Melanoms A-Mel-3 implantiert wurden. Die Tiere wurden von Tag 1 bis Tag 13 nach Implantation des Tumors mit dem zyklischen Peptid (RGD-Peptid) behandelt (30 mg/kg i.p. alle 12 Stunden); als Kontrolle diente ein inaktives Peptid. Intravitalmikroskopie und offline-Analyse am Videoband erlaubte die Messung von funktioneller Gefäßdichte (fGD), Erythrozytenfließgeschwindigkeit (vRBC) und Gefäßdurchmessern (d), sowie Leukozyten-Endothelinteraktion. In einer weiteren Versuchsreihe (n = 6) wurde das Tumorwachstum an subkutan implantierten Tumoren quantifiziert.

Ergebnisse: Die funktionelle Gefäßdichte war an Tag 3 in den behandelten Tieren signifikant gegenüber der Kontrolle erniedrigt (37,2 ± 12,1 vs. 105,2 ± 11,2 cm²/cm; MW ± SEM; p < 0,05), und stieg nachfolgend in beiden Gruppen an. Entsprechend waren an Tag 3 die Meßwerte der behandelten Gruppe für vRBC reduziert (0,04 ± 0,01 vs. 0,12 ± 0,03 mm/s; p < 0,05). Bei den Gefäßdurchmessern ergaben sich keine Unterschiede zwischen beiden Versuchsgruppen. Eine Änderung der Leukozyten/Endothelinteraktion (höhere Zahl von Rollern/Stickern) wurde in keiner Gruppe beobachtet. Gegenüber dem exponentiellen Wachstum der Kontrolltumoren zeigten die behandelten Tumoren eine signifikante Wachstumsverzögerung von 3,5 Tagen.

Schlußfolgerung: Nach Inhibierung des Integrins $\alpha_v\beta_3$ wurde eine deutliche Reduktion der Tumorangiogenese insbesondere in der Initialphase des Tumorwachstums beobachtet.

Abstract

Backround: Antiangiogenetic cancer therapy, inhibition of the formation of new blood vessels, is a potential new form for treatment of solid tumors. The α_v-integrins ($\alpha_v\beta_3$, $\alpha_v\beta_5$) mediate the contact of activated endothelial cells to proteins of the extracellular matrix, thus their survival during angiogenesis. The aim of this study was to investigate the effects of inhibition of α_v-integrins by a cyclic RGD-peptide on angiogenesis and microcirculation of tumors *in vivo*.

Material and methods: Experiments were performed in the dorsal skinfold chamber preparation of Syrian Golden hamsters (45–55 g body weight) bearing the amelanotic hamster melanoma A-Mel-3. Animals were treated with a cyclic RGD-peptide from day 1 to day 13 after tumor implantation (30 mg/kg body weight i.p. every 12 hours). The control group received an inactive peptide. Microcirculatory parameters including functional vessel density (FVD), red blood cell velocity (vRBC), vessel diameter (d) and leukocyte endothelium interaction were analyzed using intravital microscopy. In an additional study the effects on subcutaneous tumor growth were quantified.

Results: Functional vessel density was significantly reduced on day 3 in treated animals in comparison to controls (37.2 ± 12.1 vs. 105.2 ± 11.2 cm2/cm; mean ± s.e.m.; p < 0.05), and increased subsequently in both groups. Similar, vRBC at day 3 was markedly below values of controls (0.04 ± 0.01 vs. 0.12 ± 0.03 mm/s; p < 0.05). No differences were observed in vessel diameters. Leukocyte-endothelium interaction was almost absent in both groups, and growth of subcutaneous tumors in the RGD-group was delayed for 3.5 days in comparison to controls.

Conclusion: Inhibition of α_v-integrins by a cyclic RGD-peptide resulted in significant delay of early tumor angiogenesis, associated with retardation of tumor growth *in vivo*.

Literatur

1. Folkman J (1995) Angiogenesis in cancer, vascular, rheumatoid and other disease. Nat Med 1: 27–13
2. Folkman J (1990) What is the evidence that tumors are angiogenesis dependent? J Natl Cancer Inst 82: 4-6
3. Luscinskas FW, Lawler J (1994) Integrins as dynamic regulators of vascular function. FASEB J. 8: 929–938
4. Brooks PC, Clark RAF, Cheresh DA (1994) Requirement of vascular Integrin $\alpha_v\beta_3$ for angiogenesis. Science 264: 569–571
5. Brooks PC, Montgomery AMP, Rosenfeld M, Reisfeld RA, Hu T, Klier G, Cheresh DA (1994) Integrin $\alpha_v\beta_3$ antagonists promote tumor regression by inducing apoptosis of angiogenetic blood vessels. Cell 79: 1157–1164
6. Rüegg C, Yilmaz A, Bieler G, Bamat J, Chaubert P, Lejeune FJ (1998) Evidence for the involvement of endothelial cell integrin $\alpha_v\beta_3$ in the disruption of the tumor vasculature induced by TNF and IFN-γ. Nat Med 4: 403–414
7. Asaishi K, Endrich B, Götz A, Meßmer K (1981) Quantitative analysis of microvascular structure and function in the amelanotic melanoma A-Mel-3. Cancer Res 41: 1898–1904
8. Jain RK, Schlenger K, Höckel M, Yuan F (1997) Quantitative angiogenesis assays: Progress and problems. Nat Med 3: 1203–1208
9. Endrich B, Hammersen F, Goetz A, Meßmer K (1982) Microcirculatory blood flow, capillary morphology and local oxygene pressure of the hamster amelanotic melanoma A-Mel 3. J Natl Cancer Inst 68: 475–485
10. Dellian M, Witwer BP, Hassan AS, Yuan F Jain RK (1996) Quantitation and physiological chracterization of angiogenic vessels in mice. Am J Pathol 149: 59–71

Korrespondenzadresse: Martin A. Bürkle, Institut für Chirurgische Forschung, Klinikum Großhadern, Ludwig-Maximilians-Universität München, Marchioninistr. 15, D-81377 München, Telefon 089/70 95 43 56,
e-mail: martin.buerkle@stud.uni-muenchen.de

Inhibition orthotop wachsender humaner Neuroblastome durch Behandlung mit natürlichen humanen IgM-Neuroblastom-Antikörpern in vivo[1]

Inhibition of orthotop growing human neuroblastomas with natural human IgM-neuroblastoma-antibodies in vivo

S. Engler, K. David*, K. Förster, H. Juhl

Klinik für Allgemeine Chirurgie und Thoraxchirurgie (Direktor: Prof. Dr. B. Kremer), Christian-Albrechts-Universität, D-24105 Kiel und
* Abteilung für Biochemie und Molekularbiologie, Universität Hamburg, D-20146 Hamburg

Einleitung

Neuroblastome sind mit einer relativen Häufigkeit von 7,8% aller malignen Erkrankungen im Kindesalter die häufigsten soliden, extrazerebralen Tumoren. Der Tumor wird bei der überwiegenden Zahl der Patienten erst im fortgeschrittenen Tumorstadium III-IV diagnostiziert, d. h. wenn der Tumor bereits die Mittellinie überschritten hat oder Metastasen aufgetreten sind. Obwohl gelegentlich auch im Spätstadium Spontanremissionen beobachtet werden können, ist die Prognose insgesamt sehr schlecht. Die Kinder versterben meist an einer Metastasierung in Leber oder Knochen [1]. Da sowohl strahlen- als auch chemotherapeutische Therapieverfahren keinen nennenswerten kurativen Erfolg gezeigt haben und die chirurgische Therapie nur in frühen Stadien erfolgreich sein kann, konzentrieren sich die klinisch-wissenschaftlichen Bemühungen auf die Entwicklung neuer adjuvanter Therapieverfahren, die postoperativ verbliebene, disseminierte Neuroblastomzellen und Mikrometastasen erkennen und angreifen sollen, um so einer Metastasierung entgegenzuwirken.

In diesem Zusammenhang sind insbesondere immuntherapeutische Verfahren von Interesse. So konnte gezeigt werden, daß ein Cocktail von verschiedenen monoklonalen Antikörper – Cobra Venom Faktor Konjugaten, die gegen Membranantigene von humanen Neuroblastomzellen gerichtet sind, über eine Aktivierung von Komplement die Tumorzellen zu 100% spezifisch eliminieren [2]. Darüberhinaus wurden natürlicherweise vorkommende humane, zytotoxische IgM-Antikörper entdeckt, die effizient etablierte, subcutan wachsende, humane Neuroblastome in der Nacktratte zur Remission bringen. Die Wirkungsweise dieser Antikörper beruht auf der Aktivierung von Komplement und auf einer direkten Induktion der Apoptose [3].

Wir haben nach der Entwicklung eines Neuroblastomtiermodells, das eine weitgehende Analogie zum klinischen Bild fortgeschrittener Neuroblastome zeigt, die therapeutische Wirkung aufgereinigter humaner, zytotoxischer anti-Neuroblastom-IgM-Antikörper untersucht [4].

[1] Mit Unterstützung der Schleswig-Holsteinischen Krebsgesellschaft e. V.

356

Methoden

Tiermodell: In Rompun/Ketanest-Narkose wurden Nacktratten (rnu/rnu, Harlan-Winkelmann, Borchen) laparotomiert und 10^7 humane LAN-1 Neuroblastomzellen unmittelbar unterhalb des Zwerchfells intraaortal injiziert. Frühere Arbeiten haben gezeigt, daß es nach 5 Wochen zur Bildung von 0,5 bis 3 cm durchmessenden Tumoren in der Nebenniere, bei 50 % der Tiere zu immunhistochemisch mit GD2- und NB84-Antigen nachweisbaren Mikrometastasen in der Leber und bei 60 % zu Mikrometastasen im Knochen kommt. Bei beginnender Tumorbildung in der Nebenniere begannen wir vom 14. Tag nach Tumorzellinjektion in die Aorta an mit einer täglichen Behandlung mit aufgereinigten, humanen IgM-Antikörpern, deren Zytotoxizität zuvor in der FACS-Analyse überprüft worden war. Die 1. und 5. Injektion von IgM-Antikörpern erfolgten intravenös, die 2. bis 4. Injektion intraperitoneal. Die Kontrolltiere erhielten in gleicher Weise eine entsprechende Menge Puffer injiziert.

Analytik: 24 Tage nach Versuchsbeginn, d.h. 6 Tage nach der letzten Antikörperinjektion, wurden die Tiere getötet. Nebennieren, Leber und Femurknochen wurden entnommen. Je Organ wurden Kryostatschnitte aus zwei unterschiedlichen Regionen hergestellt. Eine histologische Untersuchung erfolgte nach HE-Färbung. Zur immunhistochemischen Detektion von Mikrometastasen wurden monoklonale Antikörper gegen NB 84 (Firma DAKO, DK-Glostrup) und GD2-Antigen (BW 704, Firma Behringwerke, D-Marburg/Lahn) verwendet. Die Bestimmung der Apoptoserate wurde nach der TUNEL-Methode (TUNEL-Test, Firma Oncor, USA-Gaithersburg) bestimmt. Die Komplement-Aktivität in den Tumoren wurde mit Antiserum gegen humanes C3 (kreuzreaktiv mit Ratten C3) von Quidel (USA-San Diego/CA) bestimmt.

Ergebnisse

Während die mit zytotoxischen IgM-Antikörpern behandelten Tiere im Durchschnitt 30,8 g Gewichtszunahme im Behandlungszeitraum aufwiesen, nahmen die mit Puffer behandelten Kontrolltiere im gleichen Zeitraum nur 22,4 g zu. Das Tumorvolumen der Kontrolltiere lag am Versuchsende bei 0,898 cm^3, während das Tumorvolumen der

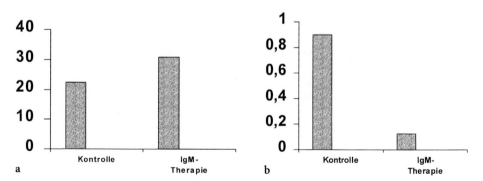

Abb. 1. Behandlungsergebnisse nach Injektion von insgesamt 5 mg anti-Neuroblastom-IgM-Antikörpern. **a** Gewichtszunahme in g, **b** Tumorvolumen in cm^3

mit zytotoxischen anti-Neuroblastom-IgM-Antikörpern (insgesamt 5 mg) behandelten Tiere im Durchschnitt nur bei 0,123 cm^3 lag (s. Abb.1 a, b). Die Untersuchung der Apoptoserate zeigte bei den Kontrolltieren in den Nebennierentumoren den von uns mehrfach untersuchten und erwarteten Wert von ca. 5%, während die Apoptoserate bei den mit IgM-Antikörpern behandelten Tieren mit 30% deutlich erhöht war. Entsprechend konnte bei den Kontrolltieren keine Komplementaktivität in den Nebennierentumoren nachgewiesen werden, wohingegen bei den mit IgM-Antikörpern behandelten Tieren eine massive Freisetzung von C3 an den Tumorzellen immunhistochemisch beobachtet werden konnte.

Diskussion

Mit der vorliegenden Arbeit konnten wir zeigen, daß sich das Tumorwachstum humaner Neuroblastome im Nacktratten-Metastasierungsmodell durch die Injektion natürlicher, aufgereinigter, zytotoxischer anti-Neuroblastom-IgM-Antikörper in beeindruckender Weise inhibieren läßt. Diese Untersuchungen bestätigen in einem der klinischen Situation fortgeschrittener Neuroblastome analogen Tiermodell, die bei subcutan implantierten humanen Neuroblastomen in der Nacktratte nach IgM-Antikörperbehandlungen gemachten Beobachtungen [3]. Die Wirkungsweise der anti-Neuroblastom-IgM-Antikörper, d. h. Induktion von Apoptose und Komplementaktivierung, läßt sich immunhistochemisch in den Nebennierentumoren behandelter Nacktratten nachweisen. Die Inhibition des Tumorwachstums in dieser Ausprägung ist um so erstaunlicher, als es sich bei den aufgereinigten IgM-Antikörpern um die gesamte IgM-Fraktion handelt. Da die applizierte Dosis wirksamer Antikörper damit weit unter der Menge bisher eingesetzter zytotoxischer, muriner Antikörper liegt [5], besteht begründete Hoffnung, daß natürliche, humane anti-Neuroblastom-Antikörper neue Perspektiven für die adjuvante Immuntherapie von Neuroblastomen aufzeigen.

Zusammenfassung

Hintergrund: Natürliche, humane anti-Neuroblastom-IgM-Antikörper unterdrücken das subcutane Wachstum humaner Neuroblastome in der Nacktratte. Wir haben ein humanes Neuroblastom-Tiermodell in der Nacktratte mit weitgehender Analogie zum klinischen Bild fortgeschrittener Neuroblastome entwickelt um die Wirkung natürlicher humaner anti-Neuroblastom-IgM-Antikörper in diesem Tiermodell untersuchen zu können.

Methoden: Nacktratten wurden zwei Wochen nach intraaortaler Tumorzellinjektion (10^7 LAN-1-Neuroblastomzellen) insgesamt 5 mg aufgereinigte, humane IgM-Antikörper mit hoher Zytotoxizität gegen humane Neuroblastomzellen injiziert. Am 24. Tag nach Versuchsbeginn wurden die Tiere getötet, die Tumorgröße der Nebennierentumoren bestimmt und die Organe immunhistochemisch untersucht.

Ergebnisse: Das Tumorvolumen war bei den mit IgM-Antikörpern behandelten Tieren deutlich geringer als bei den unbehandelten Tieren. Die Apoptoserate lag mit 30% bei den behandelten Tieren deutliche höher als bei den unbehandelten (5%).

358

Schlußfolgerungen: Natürliche, humane anti-Neuroblastom-IgM-Antikörper unterdrücken das Wachstum fortgeschrittener Neuroblastome im Nacktratten-Tiermodell.

Abstract

Background: Natural, human anti-neuroblastoma-IgM-antibodies inhibit the growth of subcutaneous human neuroblastoma in nude rats. We developed a human neuroblastoma animal model in nude rats with high analogy to clinical stage IV disease to invastigate the effect of natural anti-neuroblastoma-IgM-antibodies in advanced tumors.

Methods: Two weeks after intraaortal injection of 10^7 LAN-1-neuroblastoma cells in nude rats we began with injections of cumulated human IgM antibodies, cytotoxic for human neuroblastoma (together 5 mg IgM-antibodies). At day 24 the rats were sacrified, tumor growth in the adrenal glands was measured and the organs were immunohistochemically examined.

Results: The tumor volume of nude rats treated with natural human anti-neuroblastoma-IgM-antibodies was much lower than tumor volume in untreated animals. The rate of apoptosis was higher in treated animals (30%) than in untreated (5%).

Conclusions: Natural, human anti-neuroblastoma-IgM-antibodies inhibit the growth of advanced neuroblastoma in an animal model in nude rats.

Literatur

1. Berthold F (1994) Neuroblastom; Monatsschr Kinderheilkd 142:296–310
2. Juhl H, Petrella EC, Cheung N-KV, Bredehorst R, Vogel C-W (1997) Additive cytotoxicity of different monoclonal antibody-cobra venom factor conjugates to human neuroblastoma cells; Immunobiol 197:444–459
3. David K, Ollert M, Juhl H, Vollmert C, Ertmann R, Vogel C-W, Bredehorst R (1996) Growth arrest of solid neuroblastoma in nude rats by natural IgM from healthy humans; Nature Med 2:686–688
4. Engler S, Thiel C, David K, Juhl H (1998) Etablierung eines humanen Neuroblastomtiermodells zur Entwicklung adjuvanter Therapieverfahren und zum Studium der Metastasierung; Langenbecks Arch Chir I: 285–288
5. Cheung NV, Neely JE, Landmeier B, Nelson D, Miraldi F (1987) Targeting of Ganglioside G_{D2}Monoclonal Antibody to Neuroblastoma; J Nucl Med 28:1577–1583

Korrespondenzadresse: Dr. med. Sylvia Engler, Klinik für Allgemeine Chirurgie und Thoraxchirurgie der Christian-Albrechts-Universität, Arnold-Heller-Str. 7, D-24105 Kiel, Telefon: 0431/597-4581

Einfluß der intraperitonealen Mitomycin-C-Aktivkohle-Therapie (MMC-CH) auf die Wundheilung, Adhäsionsbildung und Mesothelzellfunktion in vitro

Influence of intraperitoneal chemotherapy with mitomycin c adsorbed to activated carbon on wound healing, adhesion formation and mesothelial cell function in vitro

M. Jansen, J. Faß, E. Langejürgen, S. Forsch, L Tietze *, V. Schumpelick

Chirurgische Universitätsklinik und Institut für Pathologie, * Klinikum der RWTH Aachen, Pauwelsstr. 30, 52057 Aachen

Einleitung

In verschiedenen Studien wurde bei Patienten mit Magenkarzinom und Serosainvasion versucht, mit intra- oder postoperativen Zytostatikaspülungen mit Mitomycin C freie intraperitoneale Tumorzellen zu eliminieren oder eine bereits existierende Peritonealkarzinose zu behandeln [1, 7]. Um zu vermeiden, daß die Substanz schnell vom Peritoneum resorbiert wird, wurde das Mitomycin C an Aktivkohle (MMC-CH) gebunden. Sowohl bei der Erstbeschreibung dieser Therapie durch Hagiwara und Mitarbeiter, als auch in einer eigenen, prospektiv randomisierten Validisierungsstudie an bisher 64 Patienten wurde eine Verbesserung der Überlebenszeit nach R0-Resektion beschrieben [2, 4]. Allerdings fiel in unserer Studie in der Therapiegruppe eine signifikant erhöhte Rate intraabdomineller Abszesse ohne vermehrte Anastomoseninsuffizienzen auf. Der Einfluß von MMC-CH auf die Anastomosenheilung und auf das Auftreten von Verwachsungen als mögliche Ursachen für septische Komplikationen wurde im Rahmen eines Tierversuchs untersucht. Außerdem wurde die Auswirkung von MMC-CH auf humane Mesothelzellen in einer Monolayerkultur analysiert. Die fibrinolytische Aktivität der Mesothelzellen, die einen wesentlichen Faktor bei der Ausbildung bzw Auflösung von Verwachsungen darstellt, repräsentiert durch Freisetzung von „Tissue Type Plasminogen Activator" (t-PA) und „Plasminogen Activator Inhibitor Type 1" (PAI-1) wurde untersucht [6]. Außerdem wurde die Zytotoxizität von MMC-CH und die Proliferation der Mesothelzellen unter Einfluß von MMC-CH bestimmt.

Methodik

1. Tierversuche: Die Versuche wurden an 90 männlichen Sprague-Dawley-Ratten durchgeführt. Es wurden die original Aktivkohlepartikel verwendet (Charcoal Activated CHR-30®, Nakarai Chemicals Co., Ltd., Kyoto, Japan) [4]. Nach Medianlaparotomie und Exploration wurde bei allen Tieren eine Dünndarmanastomose angelegt. Anschließend wurden jeweils 30 Tiere in folgende Gruppen randomisiert:

- Mitomycin-C-Aktivkohle (MMC-CH): intraabdominelle Applikation von MMC-CH mit einer Konzentration von 0,67 mg MMC/kg Körpergewicht adsorbiert an 37,5 mg Aktivkohle in 5 ml NaCl 0,9%;
- Aktivkohle: intraabdominelle Applikation von 37,5 mg Aktivkohle;
- Kontrolle: intraabdominelle Applikation von 5 ml Nacl 0,9%.

Am 10. postoperativen Tag erfolgte nach Tötung der Tiere die Relaparotomie. Die Verwachsungen zur Bauchdecke wurden computergesteuert planimetrisch ausgemessen. Die Stabilität der Anastomose wurde mittels Sprengversuch untersucht. Dabei wurde der an beiden Enden verschlossene Darmabschnitt solange mit Wasser gefüllt bis ein Leck im Bereich der Anastomose auftrat. Gleichzeitig wurde der intraluminale Druck gemessen. Zur Untersuchung der Reißfestigkeit der Fasziennaht wurde nach Entfernung des Nahtmaterials der entsprechende Faszienabschnitt in einen Wundspreizer eingespannt und gleichmäßig auseinandergezogen bis der Nahtbereich einriß. Sowohl in der Anastomose, als auch in der Faszie wurde der Kollagen/Non-Kollagen-Quotient colorimetrisch als Marker für die Wundheilung bestimmt.

2. In vitro Versuche: Humane Mesothelzellen aus Omentum majus von Patienten mit elektiven Operationen wurden in eine Monolayerkultur gebracht. Jeweils 20 000 Zellen/Well wurden in eine 96er Multiwell Mikrotiterplatte ausgesät. Nach 24 h wurden sie mit verschiedenen MMC-Konzentrationen (10–0,001 µg/ml), Aktivkohle und physiologischer Kochsalzlösung für 8 h, 12 h,und 24 h versetzt. Aus den Überständen konnten die Konzentration von tPA und PAI-1 (Biopool; Imulyse™ t-PA: # 101005 bzw. Imulyse™ PAI-1: # 211000) sowie LDH (Cytotoxicity Detection Kit, Boehringer Mannheim) bestimmt werden. Die Zellproliferation wurde mittels ELISA BrdU bestimmt (Colorimetric, Boehringer Mannheim).

Statistik

Die statistische Signifikanz der in vivo Experimente wurde mit Hilfe des U-Test nach Wilcoxon und der in vitro Experimente mit Hilfe des Student t-test untersucht. Unterschiede galten als signifikant bei $p < 0,05$.

Ergebnisse

1. Tierversuch: Die Stabilität der Dünndarmanastomose wurde durch MMC-CH nicht beeinflußt. Bei keinem der Tiere kam es zu einer sichtbaren Anastomoseninsuffizienz. In der Kontrollgruppe führte ein durchschnittlicher Druck von 229,2 mmHg ($\pm 63,4$) zu einem Leck. Unter Einfluß von Aktivkohle war ebenso ein Druck von 229,5 mmHg ($\pm 61,2$) notwendig. Nach Zugabe von MMC kam es zu einer tendentiellen, nicht signifikanten Abnahme der Anastomosenfestigkeit (203,5 mmHg $\pm 65,8$). Die Stabilität der Fasziennaht wurde durch die intraperitoneale Gabe von MMC (32,2 $\pm 11,3$ Newton) bzw. Aktivkohle (38 ± 6 N) gegenüber der Kontrollgruppe (32,2 $\pm 8,5$ N) nicht beeinflußt. Die planimetrische Auswertung der Adhäsionen zur Bauchdecke in der

Kontrollgruppe ergab eine Fläche von 40,53 ± 23,9 mm². Die Adhäsionsfläche sowohl der Kohlegruppe als auch der MMC-CH-Gruppe war mit einer Fläche von 123,5 ± 65,3 mm² bzw. 120,6 ± 32,5 mm² in beiden Fällen signifikant größer (p < 0,05).

2. *Zellkultur:*

- t-PA: Die durchschnittliche t-PA Konzentration im Überstand betrug in der Konrollgruppe 4,86 ± 0,71 ng/mg Zellprotein/24 h. Nach Zugabe von Aktivkohle kam es nach 8 h zu einer signifikanten Reduktion der t-PA Konzentration (p < 0,05). Bereits mit einer Konzentration von 0,001 µg/ml MMC ließ sich eine deutliche Verringerung der t-PA Konzentration verzeichnen (p < 0,05).
- PAI-1: Die PAI-1 Konzentration im Überstand lag bei durchschnittlich 25,6 ± 1,5 ng/mg Zellprotein/24 h. Die Zugabe von Aktivkohle führt nach 8 h zu einem Anstieg der PAI-1 Konzentration. Bereits geringe Konzentrationen von MMC führten dagegen erneut innerhalb der ersten 8 h zu einer Abnahme der PAI-1 Konzentration (p < 0,05).
- Proliferation/LDH-Aktivität: Nach 24 h zeigte sich sowohl unter Einfluß von Aktivkohle, aber vor allem nach Zugabe von MMC eine konzentrationsabhängige Einschränkung der Proliferationsrate und eine Erhöhung der LDH-Aktivität.

Diskussion

Ein wesentlicher, die Wirksamkeit limitierender Effekt der intraperitonealen Chemotherapie ist der mögliche Einfluß auf die Wund- bzw Anastomosenheilung. Graf und Mitarbeiter fanden in einem Tierversuch eine Beeinflussung der Wundheilung nach intraperitonealer Applikation von 5-Fluorouracil. In einem Tierversuch wurde eine Anastomoseninsuffizienz in 33% der Fälle beobachtet [3]. Die hypertherme peritoneale Perfusion mit MMC und Cisplatin führte in einer klinischen Studie an 41 Patienten in einem Fall zu einer Dünndarmperforation. Die Festigkeit einer Kolonanastomose war signifikant herabgesetzt [7]. In unserer Versuchsreihe konnte weder eine verringerte Festigkeit der Fasziennaht, noch eine Anastomosenheilungsstörung festgestellt werden. Diese Ergebnisse korrelieren mit eigenen klinischen Beobachtungen, sowie mit Angaben aus der Erstbeschreibung dieser Therapieform [2, 4]. Intraperitoneale Chemotherapie scheint zu einer peritonealen Sklerose und damit zu ausgedehnten Verwachsungen zu führen [5]. In unserer Versuchsreihe kam es jedoch sowohl im Tierversuch als auch in vitro vor allem durch die Aktivkohle zu einer vermehrten Adhäsionsbildung, während MMC konzentrationsabhängig zu einer Zellschädigung führte und im Tierexperiment keine Vergrößerung der Adhäsionsfläche im Vergleich zur Aktivkohle verursachte. Die Kombination aus vermehrter Adhäsionsbildung durch Aktivkohle und die Zytotoxizität durch sehr hohe Konzentrationen von MMC könnte die Ursache für eine erhöhte Rate intraabdomineller Infektionen sein.

Zusammenfassung

Die intraperitoneale MMC-CH-Therapie könnte nach neueren Untersuchungen zur Prävention und Therapie einer Peritonealkarzinose beim Magenkarzinom geeignet

362

sein. Eigene klinische Studien zeigten ein gehäuftes Auftreten entzündlicher intra-abdomineller Komplikationen. Im Rahmen eines Tierversuchs und einer in-vitro-Studie an humanen Mesothelzellen sollte die Auswirkung dieses Therapiekonzeptes auf die Mesothelzellfunktion (Wundheilung, Adhäsionen, Fibrinolyseparameter) untersucht werden.

Material und Methoden: 1. Tierversuche: 90 Sprague-Dawley-Ratten wurden laparotomiert und nach Anlage einer Dünndarmanastomose in drei Gruppen randomisiert. a. MMC-CH-Gruppe (0,67mg/kg KG MMC an 37,5 mg Aktivkohle); b. Aktivkohle-Gruppe; wie a. ohne MMC; c. Kontrollgruppe. Nach 10 Tagen wurden die Tiere getötet und relaparotomiert. Die Erfassung der Verwachsungen zur Bauchdecke erfolgte durch planimetrische Auswertung mittels PC. Die Festigkeit der Anastomose (Faszie) wurde durch Sprengversuch (Reißfestigkeit) ermittelt.

2. In-vitro-Versuche: Humane Mesothelzellen aus Omentum majus wurden in Monolayerkultur gebracht. Nach konfluierendem Wachstum wurden die Zellen mit MMC, Aktivkohle bzw NaCl versetzt. Nach 8, 12 und 24 h erfolgte die Bestimmung der Konzentration von PAI-1, TPA, LDH im Überstand.

Ergebnisse:

Tabelle 1. Adhäsionen im Tierversuch

	gesamt n	Adhäsionsfläche zur Bauchdecke mm^2
Kontrolle	9/29 (33%)	40,532 ± 23,9
Aktivkohle	19/25 (79%)	123,507 ± 65,3 (p < 0,05)
Mitomycin-C-Aktivkohle	23/28 (88%)	120,621 ± 32,54 (p < 0,05)

MMC-CH hat keinen signifikanten Einfluß auf die Wundheilung. In den in-vitro-Versuchen zeigt sich unter Einfluß von Aktivkohle eine signifikante Verminderung der TPA- und eine signifikante Erhöhung der PAI-1-Freisetzung (p < 0,05) im Vergleich zur Kontrollgruppe. Unter Zusatz von Mitomycin-C zeigt sich ein konzentrationsabhängige Verminderung beider Fibrinolyseparameter bei gleichzeitiger Erhöhung der LDH-Freisetzung.

Schlußfolgerung: Die beobachtete Zunahme der Abszesse ist eher auf die Aktivkohle, durch signifikante Zunahme der Verwachsungen, zurückzuführen. Ein Einfluß der Chemotherapie auf die Wundheilung konnte nicht beobachtet werden. Wünschenswert wäre daher eine geeignetere Trägersubstanz für die intraperitoneale Mitomycin-C-Gabe.

Abstract

Intraperitoneal chemotherapy with MMC-CH seemes to have an effect in the prevention and therapy of peritoneal dissemination of gastric cancer. However, a significant higher rate of intraperitoneal septic complications occured in a clinical trial. We performed in vivo and in vitro studies to investigate the influence of MMC-CH on mesothelial cell function (adhesion formation, wound healing, fibrinolytic activity).

Materials and methods: 1. animal experiments: 90 Sprague-Dawley rats were operated and a small bowel anastomosis was performed. The animals were randomised in: a. MMC-CH (0,67 mg/kg BW MMC + 37.5 mg carbon); b. carbon; (37.5 mg) c. control. A relaparotomy was done after 10 days. The extent of adhesion formation to the abdominal wall was measured by planimetric evaluation. The stability of the anastomosis and the fascia was proofed by bursting strength.

2. in vitro studies: Human mesothelial cells derived from omentum majus were brought in a monolayer culture. Confluent monolayers were incubated with MMC, carbon or saline solution for 8, 12 and 24 h. The concentration of PAI-1, TPA, LDH was measured in the supernatant.

Results:

Table 1. Adhesions to the abdominal wall

	total (n)	extent of adhesions mm^2
control	9/29 (33%)	40.532 ± 23.9
activated carbon	19/25 (79%)	123.507 ± 65.3 (p < 0.05)
MMC-CH	23/28 (88%)	120.621 ± 32.54 (p < 0.05)

MMC-CH had no significant influence on wound healing of the anastomosis or the fascia. Activated carbon caused a significant decrease of TPA- and increase of PAI-1 concentration in vitro (p < 0.05). Addition of MMC resulted in a concentration dependent decrease of both fibrinolytic parameters and caused an increase of LDH concentration.

Conclusion: Activated carbon causes a significant increase of adhesion formation which can be the cause for a higher rate of intraperitoneal abscesses. Local intraperitoneal chemotherapy seemes to have no effect on wound healing. Therefore a new carrier for intraperitoneal chemotherapy is recommendable.

Literatur

1. Adachi W, Koike S, Rafique M, Kajikawa S, Kaneko G, Kuroda T, Iida F, Ishii K (1995) Preoperative intraperitoneal chemotherapy for gastric cancer, with special reference to delayed peritoneal complications. Surg Today 25:396–403
2. Faß J, Asshoff G, Zengel K, Reinke Th, Schumpelick V (1997) Prophylactic intraperitoneal therapy with carbon-adsorbed mitomycin in gastric cancer with serosal invasion. Preliminary results of a prospective randomized trial. In: Siewert JR and Roder JD (Hrsg) Progress in Gastric Cancer Research, Monduzzi Editore, S. 1359–1364
3. Graf W, Weiber S, Glimelius B, Jiborn H, Pahlmann L, Zederfeldt B (1992) Influence of 5-fluorouracil and folinic acid on colonic healing: an experimental study in the rat. Br J Surg 79:825–828
4. Hagiwara A, Takahashi T, Lee R, Ueda T, Takeda M, Itoh T (1987). Chemotherapy for carcinomatous peritonitis and pleuritis with MMC-CH, Mitomycin C adsorbed on activated carbon particles; Clinical trials. Cancer 59:245–251

5. Markman M, Cleary S, Howell SB, Lucas WE. (1986) Complications of extensive adhesion formation after intraperitoneal chemotherapy. Surg Gynecol Obstet 162:445–448
6. Tietze L, Elbrecht A, Schauerte C, Klosterhalfen B, Amo-Takyi B, Gehlen J, Winkeltau G, Mittermayer C, Handt S (1998) Modulation of pro- and antifibrinolytic properties of human peritoneal mesothelial cells by transforming growth factor $\beta 1$ (TGF-$\beta 1$), Tumor necrosis factor a (TNF-a) and Interleukin 1β (IL-1β). Thromb Haemost 79:362–370
7. Yonemura Y, Fujimura T, Fushida S, Takegawa S, Kamata K, Katayama K, Kosaka T, Yamaguchi A, Miwa K, Miyazaki I (1991) Hyperthermo-chemotherapy combined with cytoreductive surgery for the treatment of gastric cancer with peritoneal dissemination. World J Surg 15:530–536

Korrespondenzadresse: Dr. Marc Jansen, Chirurgische Universitätsklinik, Klinikum der RWTH Aachen, Pauwelsstr. 30, 52057 Aachen

Koexpression des Cytosin-Deaminase- und des hIL-4-Gens für eine kombinierte Immun-/Chemotherapie

Coexpression of the cytosine-deaminase- and the hIL-4-gene for combined immuno-/chemotherapy

A. Manitz[1], A. Lösch[1], Th. Pinzer[2], G. Schackert[2], H. K. Schackert[1]

[1] Abteilung Chirurgische Forschung des Universitätsklinikums Carl Gustav Carus der TU Dresden
[2] Klinik für Neurochirurgie des Universitätsklinikums Carl Gustav Carus der TU Dresden

Einleitung

Interleukin-4 (IL-4) ist ein immunstimulatorisches Molekül, dessen Wirkung bei der Tumorabwehr eingehend studiert wurde [1, 6, 7]. Die systemische Gabe von IL-4 ist mit erheblichen Nebenwirkungen verbunden [4], was in ähnlicher Weise für Zytostatika einschließlich 5-Fluoruracil (5-FU) gilt.

Unser Ziel war es, einen Kombinationsvektor zu konstruieren und im Zellsystem zu testen, der sowohl das Suizidgen Cytosin-Deaminase (CD) als auch das hIL-4-Gen enthält und deren kombinierte Expression in Tumorzellen erlaubt. Dies würde einerseits eine kombinierte lokale Immun-/Chemotherapie ermöglichen. Andererseits wäre das Suizidgen ein Sicherheitsfaktor bei der Immuntherapie, der nach Gabe von 5-Fluorcytosin (5-FC) dieses in zytotoxisches 5-FU deaminiert und damit die irreversible Abschaltung der hIL-4 Genexpression durch Zerstörung der Zelle bewirken könnte.

Methodik

Auf der Basis unseres Konstruktes pUHD10-1/CD (pUHD10-1 konstruiert von U. Deuschle, zur Verfügung gestellt von H. Bujard; ZMBH Heidelberg) haben wir pUHD10-1/CD/hIL-4 entwickelt (Abb. 1). hIL-4 (zur Verfügung gestellt von K. Friedrich, Universität Würzburg) wird vom RSV-LTR Promotor und CD vom CMV Promotor getrieben. Die Klonierungsarbeiten wurden mittels Restriktions- und Sequenzanalysen überprüft.

Nach Kotransfektion der humanen Kolonkarzinomzellinie KM12 (zur Verfügung gestellt von I. J. Fidler, MD Anderson Cancer Center, Houston, Texas) und der Tumorzellinie Hs 683 (zur Verfügung gestellt von R. Reszka, Max-Delbrück-Zentrum für Molekulare Medizin, Berlin) – primär als menschliche Gliomzellinie charakterisiert, histologisch und molekulargenetisch jedoch eine Gliosarkomlinie der Maus und deshalb in der Folge mHs 683 genannt – mit dem Kombinationsvektor pUHD10-1/CD/hIL-4 und pSV2neo als Selektionsplasmid wurden stabile Zellklone isoliert und hinsichtlich der Expression beider Gene analysiert.

366

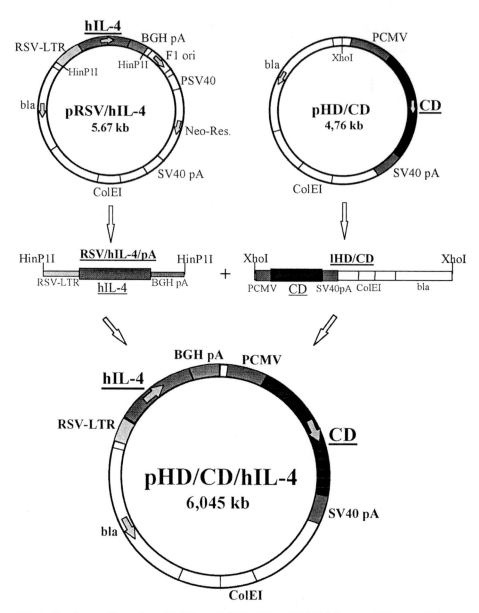

Abb. 1. Klonierungsübersicht: pHD/CD = pUHD10-1/CD, pHD/CD/hIL-4 = pUHD10-1/CD/hIL-4, PCMV: Cytomegalie Virus Promotor, RSV-LTR: aus Rous Sarkoma Virus stammendes Long Terminal Repeat, PSV40: Simian Virus 40 Promotor, F1 ori: Replikationsursprung bei Konjugation, ColEI: E. coli Replikationsursprung, bla: β-Laktamase-Gen, Neo-Res.: Neomycin-Resistenzgen, BGH pA: Polyadenylierungsregion aus Bovine Growth Hormon, SV40 pA: Polyadenylierungsregion aus Simian Virus 40, HinP1I, XhoI: Restriktionsendonukleasen, -schnittstellen

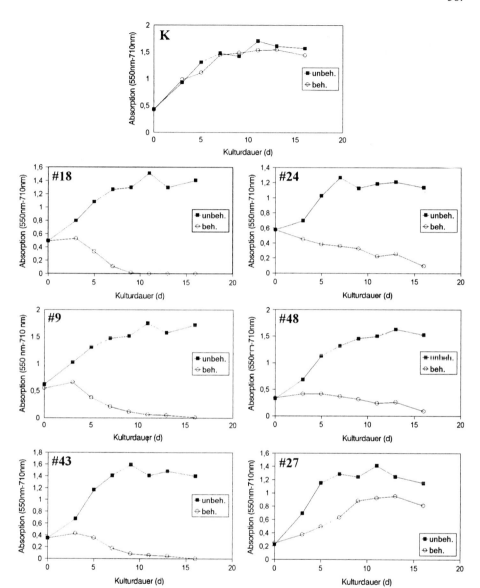

Abb. 2. MTT-Zytotoxizitätsassay: Wirkung von 0,5 mM 5-FC auf mHs 683/CD/hIL-4-Klone. Indirekte Bestimmung der Zellzahl verschiedener Klone über die Absorptionmessung bei 550 nm (Absorptionsmaximum von Formazansalz) und Referenzmessung bei 710 nm nach unterschiedlicher Kulturdauer. Die Ausgangszellzahl in Mikrotiterplatten betrug 25 000 Zellen, die mit 0,5 mM 5-FC behandelt wurden (beh.) oder unbehandelt blieben (unbeh.)

Ergebnisse

Die quantitative hIL-4-Bestimmung (hIL-4 ELISA, R&D Systems) bei mHs 683/CD/hIL-4 Zellen ergab, daß Zellklon #18 in einem Zeitraum von 24 Stunden 790 pg hIL-4/10^6 Zellen sezernierte, während die übrigen Klone weniger als 100 pg hIL-4/ 10^6 Zellen produzierten. Der Nachweis des CD-Proteins erfolgte im Western-Blot mit einem von uns hergestellten polyklonalen Antikörper gegen CD [3]. Unter Behandlung mit 0,5 mM 5-FC fand sich eine über 90 %ige Zytotoxizität bei den CD-exprimierenden Zellklonen #9, #18 und #43 innerhalb von 11–16 Tagen (Abb. 2). Wir verwendeten den MTT-Zytotoxizitätsassay (Boehringer Mannheim) zur indirekten Bestimmung der Zahl metabolisch aktiver Zellen. Die Grundlage des Testes ist die Spaltung des Tetrazoliumsalzes MTT in Formazankristalle durch Enzyme des Endoplasmatischen Retikulums und aktiver Mitochondrien [5]. Der zytotoxische Bystander Effekt von 10 % CD-exprimierenden auf 90 % CD-nichtexprimierende Zellen unter 0,5 mM 5-FC resultierte nach 8 Tagen in einer 38 %igen und nach 14 Tagen in einer 65 %igen Reduktion der Gesamtzellzahl der Kultur im Vergleich zu einer ausschließlich aus CD-nichtexprimierenden Zellen bestehenden Kontrolle. Die hIL-4 Produktion der mHs 683/CD/hIL-4 Zellen ließ sich unter Behandlung mit 5-FC (0,5 mM) innerhalb von 5 Tagen um 78 % im Vergleich zu einer unbehandelten Kontrolle reduzieren.

Die TUNEL-Reaktion (Boehringer Mannheim), die mittels terminaler Transferase spezifisch die apoptoseinduzierte DNA-Fragmentierung durch Markierung freier 3′OH-Termini lichtmikroskopisch sichtbar macht [2], war bei CD-exprimierenden mHs 683 Zellen unter 0,5 mM 5-FC nach drei Tagen positiv. Desweiteren fand sich bei CD-nichtexprimierenden mHs 683 Zellen unter 0,1 mM 5-FU bereits nach zwei Tagen eine positive TUNEL-Reaktion. Als Positivkontrolle dienten UVC-bestrahlte Zellen.

Diskussion

Die *in vitro* Untersuchungen belegen die Realisierbarkeit des angestrebten Zieles der kombinierten Expression beider Gene und der Suizidfunktion des CD-Gens. Ein Bystander Effekt ist vorhanden. Eine positive TUNEL-Reaktion läßt vermuten, daß die zytotoxische Wirkung der CD-Expression unter 5-FC Gabe auf Apoptose zurückzuführen ist. *In vivo* Untersuchungen im Mausmodell sind im Gange.

Zusammenfassung

Einleitung: Interleukin-4 produzierende Tumorzellen können T-Zell-unabhängig Antitumor-Zytotoxizität vermitteln und eine systemische Immunantwort gegen parentale Tumorzellen induzieren. Die bakterielle Cytosin Deaminase (CD) wandelt 5-Fluorcytosin (5-FC) in das zytotoxische 5-Fluoruracil (5-FU) um und sensibilisiert so CD-exprimierende Zellen für 5-FC. Zur Untersuchung des kombinierten Effektes einer Immun-/Chemotherapie konstruierten wir Plasmid-Vektoren, die beide Gene enthalten und exprimierten sie in Säugerzellen.

Methoden: Wir klonierten die hIL-4- und mIL-4-cDNA in ein das bakterielle CD Gen enthaltendes Expressionsplasmid. Der Nachweis der stabilen Integration der

Gene in humanen und murinen Tumorzellinien erfolgte über die PCR und die DNA Sequenzanalyse. Die Genexpression wurde über ELISA und Western Blot gezeigt.

Ergebnisse: Die CD Expression verschiedener Klone resultierte in einer Zytotoxizität von bis zu 90 % nach 11 Tagen. Die Fähigkeit von CD exprimierenden Zellen, CD nichtexprimierende Zellen unter Einwirkung von 5-FC zu töten, bestätigt den Bystander Effekt des CD Gens. Wir zeigen die kombinierte Expression von CD und IL-4 in murinen und humanen Tumorzellinien und demonstrieren die Abnahme der IL-4 Produktion unter 5-FC Behandlung.

Schlußfolgerung: Vektoren, die ein Suizid- und ein Zytokingen enthalten, können für die kombinierte Expression beider Gene in einer Immun-/Chemotherapie genutzt werden. Desweiteren wird unter 5-FC Behandlung eine durch CD vermittelte Abnahme der Zytokinproduktion erreicht, was als Sicherheitsmechanismus zur Expressionskontrolle anderer Gene dienen kann.

Abstract

Background: Tumor cells engineered to produce interleukin-4 (IL-4) can mediate antitumor cytotoxicity in a T-cell-independent manner and generate a systemic immune reponse against parent tumor cells. The bacterial cytosine deaminase (CD) has the potential to render cells sensitive to the nontoxic prodrug 5-fluorocytosine (5-FC) by converting it into the toxic compound 5 fluorouracil (5-FU). In an attempt to study the combined effect of immunotherapy and chemotherapy we constructed plasmid vectors containing both genes and demonstrated expression in mammalian cells.

Methods: We cloned the hIL-4- and mIL-4-cDNA in an expression plasmid containing the bacterial cytosine deaminase gene (CD). Following stable integration of the genes into human and murine tumor cells gene expression was shown by enzyme linked immunosorbent assay and Western blot analysis.

Results: CD expression of different clones resulted in the killing of up to 90 % of cells after 11 days. CD-expressing cells were able to kill nonexpressing cells which confirms that the CD gene has a bystander effect. We showed combined expression of CD and IL-4 in human and murine cell lines and demonstrated abrogation of IL-4 production in the presence of 5-FC.

Conclusions: Vectors containing both a suicide gene and a cytokine gene may be useful for combined immuno-/chemotherapy. In addition, abrogation of cytokine production can be achieved in the presence of 5-FC mediated by CD which may be used as a safety mechanism to control gene expression.

Literatur

1. Benedetti S, Dimeco F, Pollo B, Cirenei N, Colombo BM, Bruzzone MG, Cattaneo E, Vescovi A, Didonato S, Colombo MP, Finocchiaro G (1997) Limited efficacy of the HSV-TK/GCV System for gene therapy of malignant gliomas and perspectives for the combined transduction of the interleukin-4 gene. Hum Gene Ther 8 : 1345–1353
2. Gavrieli Y, Sherman Y, Ben-Sasson SA (1992) Identification of programmed cell death in situ via specific labeling of nuclear DNA fragmentation. J. Cell Biol. 119 (3): 493–501

3. Haack K, Moebius U, v. Knebel Doeeberitz M, Herfarth Ch, Schackert HK, Gebert JF (1997) Brief report: Detection of cytosine deaminase in genetically modified tumor cells by specific antibodies. Hum. Gene Ther 8: 1395 – 1401
4. Lewis DB, Liggitt HD, Effmann EL, Motley ST, Teitelbaum SL, Jepsen KJ, Goldstein SA, Bonadio J, Carpenter J, Perlmutter RM (1993) Osteoporosis induced in mice by overproduction of interleukin 4. Proc. Natl Acad Sci USA 90: 11 618 – 11 622
5. Mosmann T (1983) Rapid colorimetric assay for cellular growth and survival: Application to proliferation and cytotoxicity assays. J Immunol Methods 65: 55 – 63
6. Tepper RI, Coffman RL, Leder P (1992) An eosinophil-dependent mechanism for the antitumor effect of interleukin-4. Science 257: 548 – 551
7. Yu JS, Wei MX, Chiocca EA, Martuza RL, Tepper RI (1993) Treatment of glioma by engineered interleukin 4-secreting cells. Cancer Res 53: 3125 – 3128

Korrespondenzadresse: H. K. Schackert, Abteilung Chirurgische Forschung, Universitätsklinikum der TU Dresden, Fetscherstraße 74, 01307 Dresden,
Telefon: 03 51/4 58 35 98

Humane duodenale Zellkulturen in Vesikelform: Ein geeignetes Modell zur Untersuchung der Ca²⁺- und pH-Regulierung

Human duodenal cell culture in vesicles: A suitable modell for examination of Ca²⁺- and pH-Regulation

M. Weinlich, C. Baumstark, H. D. Becker, M. J. Sessler

Universitätsklinikum Tübingen, Abteilung Allgemeine Chirurgie

Einleitung

Bei vielen Darmerkrankungen ist neben einer gesteigerten Motilität das gestörte Verhältnis zwischen Sekretion und Absorption ursächlich beteiligt. Die hierbei beteiligten Regulierungsmechanismen sind jedoch noch nicht vollständig geklärt. Zur Aufklärung der pathogenen Mechanismen in vitro bedarf es eines Zellkulturmodells, daß die Cytoarchitektur wie zelluläre Strukturen und intakte Zellmembranen widerspiegelt. Heutzutage werden Untersuchungen an Monolayerkulturen oder Gewebeproben von Tieren, meist Maus, Ratte oder Kaninchen durchgeführt. Diese haben jedoch den großen Nachteil, daß sie keine dreidimensionale Struktur aufwiesen, oder als Gewebeprobe nur für kurze Zeit vital waren, oder dem humanen Gewebe nicht entsprachen. Ziel dieser Arbeit war, eine Zellkultur aus Biopsien des humanen Duodenums zu entwickeln, deren funktionelle und morphologische Eigenschaften dem originären Gewebe kongruent sind und deren Einsatz zur Aufklärung physiologischer Abläufe dienen kann. Eine von Boxberger und Sessler [1] entwickelte dreidimensionale Kultivierung von humanen Duodenalzellen als Sphäroid-ähnliche Vesikel ermöglichte erstmals eine polare Ausbildung des Zellverbandes der dem polaren Aufbau im nativen Gewebe entspricht. Diese Vesikel sollten in dieser Arbeit auf ihre funktionelle, bzw. physiologische Eigenschaft hin untersucht werden. Zur Bestätigung der physiologischen Intaktheit der Vesikel wurde die Kalzium- und pH-Regulierung untersucht.

Methodik

Aus Biopsien normalen humanen Duodenums wurden nach der Methode von Box-berger und Sessler [1] sphäroid-ähnliche dreidimensionale Zellverbände kultiviert. Die Patienten wurden über die Risiken der zusätzlichen Biopsien aufgeklärt und ha-ben der Entnahme zugestimmt. Die Vesikel konnten für fünf Tage in Kultur gehalten werden. Die Vitalität der Vesikel wurde mit Trypanblau und mit einem Live/Dead-Kit bestimmt. Der von den Vesikeln produzierte Mukus wurde mittels einer Glaspipette, in die der Sphäroid mehrmals und sehr vorsichtig eingesaugt wurde, entfernt. Die Vesikel wurden zur Untersuchung der Ionenkonzentration mit folgenden Fluores-zenzfarbstoffen beladen: BCECF-AM (20 µM) zur pH-Bestimmung und Fura2-AM (80 µM) zur Kalziumbestimmung. Zur besseren Beladung der Vesikel wurde noch zu-sätzlich 5 µM Pluronic dazugegeben. Die Vesikel wurden in eine speziell entwickelte Perfusionskammer eingebracht und mit Hilfe eines Nylonnetzes fixiert. Der Perfu-sionsstrom ließ den Vesikeln nahezu bewegungsfrei am Netz haften. Der Sphäroid wurde kontinuierlich mit KH (Krebs Henseleit modifiziert 37 °C) perfundiert und da-bei fluoreszenz-mikroskopisch untersucht. Mit der Ammoniumvorimpulstechnik wurden die Zellen rapide angesäuert und der sich daran anschließende Rückregulie-rungsmechanismus untersucht. Durch Na^+-Entzug, Amilorid- und H_2DIDS-Zugabe während der Rückregulierung wurde die daran beteiligte Protonenregulierung unter-sucht. Zur Bestimmung der Kalziumregulierung wurden die Zellen nach Kalziument-zug mit dem Ca^{2+}-Kanal-Blocker Verapamil behandelt.

Ergebnisse

Morphologie: Die Vesikel mit einen Durchmesser von 100-400 µm, wiesen auch nach 5tägiger Kul-tur eine Vitalität von über 90% auf. Nur Vesikel ohne mögliche Degenerationserscheinungen, ohne Mukus auf der Oberfläche und einem Durchmes-ser zwischen 300–500 µm wurden für die Experimente eingesetzt. Die Vesikel wiesen eine Polarität auf; hierbei zeigte die apikale Seite nach außen und die basolaterale Seite nach innen. Sie waren in ihrem morphologischen Aufbau, im Gegensatz zu her-kömmlichen Kulturen, dem originären Gewebe kongruent.

pH-Messung: Die Vesikel wiesen einen physiologischen intrazellulären pH von 7,31 auf. Der Rückregulierungsmechanismus nach rapider Ansäuerung konnte durch Na^+-Entzug vollständig gehemmt werden. Dies deutet auf einen Na-gekoppelten Rückregu-lierungsmechanismus hin. Die Zugabe von Amilorid (Inhibitor des Na^+-H^+-Austau-schers) nach der Ansäuerung führte ebenfalls zu einer Hemmung der Rückregulierung, wobei diese hierbei jedoch nicht vollständig gehemmt wurde wie es bei Na-Entzug beobachtet werden konnte. Somit ist auch ein Na^+-H^+-Austauscher in den Vesikeln nachgewiesen. Die vollständige Hemmung der Rückregulierung durch Amilorid und H_2DIDS (inhibiert HCO_3^--abhängigen Austauscher) zeigt eine Beteiligung des Na^+-HCO_3^-- Cotransporters.

Ca^{2+}-Messung: Die Vesikel wiesen eine physiologische intrazelluläre Ca^{2+}-Konzen-tration von 192 µM auf. Der Rückregulierungsmechanismus nach Kalziumentzug konnte mit Verapamil teilweise gehemmt werden und weißt so auf einen Kalzium-kanal hin.

Diskussion

Die meisten Untersuchungen zur pH-Regulierung wurden an isolierten Säugetierzellen unternommen [3] oder an intestinalen Zellinien [5] die eine verlängerte Viabilität gegenüber isolierten Zellen aufwiesen. Präparationen intakter Mukosa aus dem oberen intestinalen Trakt von Tieren hatten den großen Nachteil, daß sie den pH-sensitiven Fluoreszenzfarbstoff nicht aufnehmen konnten.

Die neue Methode der dreidimensionalen humanen duodenalen Vesikeln ermöglicht es erstmals Untersuchungen an Zellen durchzuführen, die dem morphologischen Aufbau und dem physiologischen System des nativen Gewebes sehr nahe kommen. Hierfür können Biopsien des Duodenums bei Routinegastroskopien verwendet werden.

Die Polarisation der Vesikel ermöglicht eine Differenzierung zwischen basolaterale und apikaler Membran und somit eine Untersuchung zu Orientierung der Transportprozesse. Der einzigste Nachteil liegt darin, daß es zur basolateralen Seite hin keinen Zugang gibt und dort die transepithelialen Veränderungen nicht festgehalten werden können.

Die in den humanen Vesikeln untersuchten pH- und Kalziumregulierenden Mechanismen entsprachen denen in anderen duodenalen Zellpräparationen [2-5].

Schlußfolgerung

Die hohe Vitalität der Vesikel, die kongruente Zellmorphologie und Orientierung und der Nachweis der physiologischen ionenspezifischen Regulierungsmechanismen machen dieses Zellmodell, mit der Möglichkeit der nicht invasiven zellulären Untersuchung, zu einem geeigneten Testsystem in vitro.

Zusammenfassung

Einleitung: Mit der Entwicklung sphäroid-ähnlicher dreidimensionaler Zellkulturen aus humanem Gewebe des Duodenums steht uns ein Modell zur Verfügung, welches dem originären Gewebe in Morphologie und Funktionalität kongruent ist. Ziel dieser Arbeit war es zu untersuchen, ob die Vesikel auch den physiologischen Eigenschaften des nativen Gewebes entsprechen und dies am Beispiel der Protonen- und Kalziumregulierung innerhalb der Zelle nachzuweisen.

Methoden: Aus Biopsien normalen humanen Duodenums wurden nach der Methode von Boxberger und Sessler dreidimensionale Zellkulturen gewonnen. Die Vesikel wurden zur Untersuchung der Ionenkonzentration mit folgenden Fluoreszenzfarbstoffen beladen: BCECF-AM zur pH-Bestimmung und Fura2-AM zur Kalziumbestimmung. Die Vesikel wurden danach in eine speziell entwickelte Perfusionskammer eingebracht und unter kontinuierlicher Perfusion fluoreszenzmikroskopisch untersucht. Zur Bestimmung der Protonenregulierung wurden die Vesikel rapide angesäuert und der sich daran anschließende Rückregulierungsmechanismus untersucht. Durch Na^+-Entzug, Amilorid- und H_2DIDS-Zugabe während der Rückregulierung wurden die daran beteiligten Transportmechanismen

374

bestimmt. Zur Bestimmung der Kalziumregulierung wurden die Zellen nach Kalziumentzug mit dem Ca^{2+}-Kanal-Blocker Verapamil behandelt.

Ergebnisse: a) pH-Messung: Die Vesikel wiesen einen physiologischen intrazellulären pH von 7,31 auf. Der Rückregulierungsmechanismus nach rapider Ansäuerung konnte durch Na^+-Entzug vollständig gehemmt werden. Dies deutet auf einen Na-gekoppelten Rückregulierungsmechanismus hin. Die teilweise Hemmung der Rückregulierung mit Amilorid deutet auf einen Na^+-H^+-Austauscher hin. Die vollständige Hemmung der Rückregulierung durch Amilorid und H_2DIDS zeigt eine Beteiligung des Na^+-HCO_3^--Cotransporters.

b) Ca^{2+}-Messung: Die Vesikel wiesen eine physiologische intrazelluläre Ca^{2+}-Konzentration von 192 µM auf. Der Rückregulierungsmechanismus nach Kalziumentzug konnte mit Verapamil teilweise gehemmt werden und deutet so auf einen Kalziumkanal hin.

Schlußfolgerung: Der Nachweis der unterschiedlichen ionenspezifischen Regulierungsmechanismen in den Vesikeln läßt den Schluß zu, daß die Zellen in ihren physiologischen Eigenschaften denen des nativen Gewebes entsprechen. Die als Vesikel kultivierten humanen Duodenalzellen könnten somit zur Aufklärung der im nativen Gewebe vorkommenden Pathomechanismen eingesetzt werden.

Abstract

With the development of sphäroid-like three-dimensional cell culture from human duodenum, there is a new cell modell available with the morphologie and the functionality of the original tissue. Aim of our work was to study the physiological properties of the sphäroids and their congruence to the original tissue. As an example we tested the intracellular pH- and Ca^{2+} regulation of the spheroide.

Methods: From normal human biopsies spheroids were prepared according to the method of Boxberger and Sessler. The spheroid was mounted in a special perfusion chamber on the microscope desk and perfused continuously. The pH was measured by ratio imaging of BCECF fluorescence and Ca_i^{2+} with Fura2. Sodium free solution, amiloride and H_2DIDS were used to specify the proton backregulation after intracellular acidification. The calciumregulation was determined by Verapamil, a calcium channel inhibitor.

Results: a) pH-measurement: The intracellular pH of the spheroids was 7.31. The backregulation after rapid acidification was inhibited completely with Na^+-withdrawal, which indicate a Na-dependent backregulation. The partial inhibition of the backregulation with amiloride and the total inhibiton with amiloride and H_2DIDS indicate the involvement of a Na^+-H^+-exchanger and a Na^+-HCO_3^--cotransporter.

b) Ca^{2+}-measurement: We measured a intracellular calcium concentration of 192 µM in the spheroids. The backregulation after calcium withdrawal was inhibited with Verapamil which indicate the participation of a calcium channel.

Conclusion: The physiological congruence of the spheroides with their native tissue is evidenced by the measured ionregulation. This spheroides from human duodenal cells are very suitable for further investigations of the physiological system as well as to enlighten various pathomechansims.

Literatur

1. Boxberger HJ, Sessler MJ, Maetzel B, Meyer TF (1993) Highly polarized primary epithelial cells from human nasopharynx grown as spheroid-like vesicles. Eur J Cell Biol 62:140–151
2. Chew CS, Safsten B, Flemstrom G (1998) Calcium signaling in cultured human and rat duodenal enterocytes. Am J Physiol 38 (2):G296–304
3. Isenberg JI, Ljungström M, Säfsten B, Flemström G (1993) Proximal duodenal enterocyte transport: evidence for Na^+-H^+ and Cl-HCO_3^- exchange and $NaHCO_3$ cotransport. Am J Physiol 265: G677–G685
4. Peral MJ, Calonge ML, Ilundain AA (1995) Na^+-HCO_3^- cotransporter and intracellular pH regulation in chicken enterocytes. Pflügers Arch 430:612–616
5. Wenzl E, Sjaastad MD, Weintraub WH, Machen TE (1989) Intracellular pH regulation in IEC-6 cells, a cryptlike intestinal cell line. Am J Physiol 257:G732–G740

Korrespondenzadresse: Dr. Michael Weinlich, Chirurgisches Universitätsklinikum Tübingen, Hoppe-Seyler-Str. 3, 72076 Tübingen, Tel: +49/7071/2986611, Fax. +49/7472/42751

Negativer Einfluß von Octreotide auf die jejunale Mikrozirkulation

Negative influence of octreotide on jejunal microcirculation

M. Heuser, I. Kleiman, O. Pöpken, S. Samel und S. Post

Einleitung

Das Somatostatin-Analogon Octreotide findet eine breite klinische Anwendung in der Behandlung der akuten Pankreatitis [1], metastasierter neuroendokriner Tumoren [2] und chronischer intestinaler Fistelleiden [3]. Im Falle der Pankreatitis bewirkt Octreotide eine Verminderung der Mikrozirkulationsstörungen, im Falle der Fisteln und der neuroendokrinen Tumoren resultiert eine Verbesserung des Patientenzustandes aus der Verminderung der endogenen oder exogenen Sekretion von Hormonen und Enzymen. Während die Pankreasmikrozirkulation unter dem Einfluß von Octreotide hinreichend untersucht ist, gibt es nur wenige und zum Teil widersprüchliche Studien zur Wirkung von Octreotide auf die mikrovaskuläre Perfusion des Jejunums unter physiologischen Bedingungen. Gänzlich unklar ist, ob Octreotide die bekannten Alterationen der intestinalen Mikrozirkulation nach Ischaemic/Reperfusion verstärkt.

Material und Methoden

Um dies zu untersuchen, wurde an weiblichen Wistar-Ratten (n = 8) in Äthernarkose die Arteria mesenterica superior für 40 Minuten abgeklemmt. 10 Minuten vor Reperfusion wurde über einen zentralvenösen Katheter mit der Dauerinfusion von Octreotide in einer Konzentration von 2 nmol/kg/h begonnen. Unmittelbar nach der Reperfusion erfolgte die Auslagerung sowie die antimesenteriale Eröffnung eines proximalen Jejunalsegmentes auf einer heizbaren Mikroskopierbühne. Nach intraarterieller Injektion der Fluoreszenzmarker FITC-Dextran (0,2ml, MG 150 000 D) und Rhodamin 6G (MG 147D) wurde die mikrovaskuläre Perfusion des Jejunums epiillumineszenz-intravitalmikroskopisch unter Benutzung adäquater Anregungsfilter untersucht. Die Dokumentation der intravitalmikroskopischen Aufnahmen erfolgte dabei mit Hilfe einer CCD-Kamera auf Magnetbändern zur späteren „off-line-Analyse". Zunächst wurde dabei in einer schwachen Vergrößerung ein Index der mukosalen

378

Perfusion ermittelt, der sich nach der Beziehung

$$Im = (ng + 0,5* nm)/N$$

errechnet. Dabei bezeichnet ng die Anzahl der gut perfundierten Villi sowie nm die Anzahl der mäßig perfundierten Villi. N repräsentiert die Anzahl aller Villi pro Gesichtsfeld. Dieser Index kann Werte zwischen 0 und 1 annehmen. Zusätzlich wurde der prozentuale Anteil der Villi notiert, die keinerlei mikrovaskuläre Perfusion zeigten. In einer höheren Vergrößerung wurden anschließend mit Hilfe eines digitalisierten Bildverarbeitungssystemes folgende mikrovaskuläre Perfusionsparameter analysiert: die funktionelle Kapillardichte $[cm^{-1}]$ in Villi der Mukosa, die kapillären Durchmesser $[\mu m]$ und die kapilläre Blutflußgeschwindigkeit $[mm/s]$, jeweils nur in der Mukosa.

Weiterhin wurde nach Umlagerung des Jejunalsegmentes serosaseitig die temporäre bzw. permanente Leukozytenadhärenz in postkapillären Venolen der Lamina submucosa untersucht. Zusätzlich wurde die funktionelle Kapillardichte in der queren und longitudinalen Muskulatur $[cm^{-1}]$ gemessen.

Tiere ohne Abklemmen der A.mes.sup, aber unter Octreotideinfusion ($n = 8$), Tiere ohne Abklemmen sowie mit Kochsalzinfusion ($n = 8$) schließlich Tiere mit Abklemmen und Kochsalzinfusion ($n = 8$) dienten als Kontrollen.

Ergebnisse

Makrohaemodynamik: Der mittlere arterielle Blutdruck sowie die Pulsfrequenz zeigte keinerlei Unterschiede zwischen den Gruppen.

Mikrohämodynamik: Physiologische Kontrolle. Die Perfusion war durch einen hohen Anteil gut perfundierter Villi gekennzeichnet, erkennbar an dem hohen Index der mukosalen Perfusion ($Im = 0,96 \pm 0,01$). Relevante Stase trat in den Villi nicht auf. Die funktionelle Kapillardichte betrug $838,4 \pm 12,6 \ cm^{-1}$ und war damit am höchsten von allen Gruppen. Mit $0,51 \pm 0,01 \ mm/s$ war die kapilläre Blutflußgeschwindigkeit ebenfalls in dieser Gruppe am größten.

I/R-Kontrolle. Nach Ischämie/Reperfusion verringerte sich Im auf $0,59 \pm 0,02$, Stase trat auch hier nicht auf. Die funktionelle Kapillardichte verringerte sich signifikant auf $418,9 \pm 9,6 \ cm^{-1}$. Die kapilläre Blutflußgeschwindigkeit verringerte sich ebenfalls auf $0,35 \pm 0,01 \ mm/s$ ($p < 0,05$ vs. Kontrolle).

Octreotide-Infusion. Octreotide-Infusion ohne Ischämie/Reperfusion bewirkte eine geringe, aber statistisch signifikante Verminderung der funktionellen Kapillardichte auf $735,4 \pm 13,5 \ cm^{-1}$, während der Index ($0,90 \pm 0,03$) sich nicht von dem der Kontrollgruppe unterschied und Stase hier nicht auftrat. Auch die kapilläre Blutflußgeschwindigkeit war gegenüber der Kontrollgruppe signifikant erniedrigt ($0,46 \pm 0,01 \ mm/s$).

Octreotide-Infusion unter I/R. Die Variabilität der mikrovaskulären Perfusion war in dieser Gruppe am größten. Durch den hohen Anteil an mäßig perfundierten Villi war der Index der Perfusion hier am niedrigsten ($0,38 \pm 0,02$). $26 \pm 4\%$ der Villi wiesen keine Perfusion mehr auf. Die funktionelle Kapillardichte lag weit unter der der I/R-Kontrolltiere ($234,0 \pm 11,8 \ cm^{-1}$). Die kapilläre Blutflußgeschwindigkeit war mit $0,30 \pm 0,01 \ mm/s$ in dieser Gruppe am niedrigsten.

Glatte Muskulatur. Unter physiologischen Bedingungen wiesen sowohl Quer- als auch Längsmuskulatur des Jejunums mit $140,0 \pm 4,0$ cm^{-1} bzw. $170,7 \pm 8$ cm^{-1} vergleichbare funktionelle Kapillardichten auf. Nach I/R ergaben sich mit $158,0 \pm 9,0$ cm^{-1} bzw. $101,0 \pm 5,0$ cm^{-1} keinerlei signifikanten Unterschiede. Nach Octreotide-Infusion alleine kam es zu einem signifikanten Anstieg der funktionellen Kapillardichte der transversalen Muskelschicht ($233,0 \pm 15,0$ cm^{-1}), während die der longitudinalen Muskelschicht unverändert blieb ($125,0 \pm 14,0$ cm^{-1}). Octreotide während Ischämie/-Reperfusion schließlich hatte keinen signifikanten Effekt auf die muskuläre funktionellen Kapillardichte der Längs- ($109,0 \pm 4$ cm^{-1}) bzw. Quermuskulatur ($185,0 \pm 6$ cm^{-1}).

Leukozyten-Endothel-Interaktion: Nach I/R stieg die Anzahl der permanent adhärenten Leukozyten etwa 150 Minuten nach Reperfusion stark an. Auch die Octreotide-Infusion alleine bewirkte ein deutliches Ansteigen der dauerhaft adhärenten Leukozyten. Octreotide in Kombination mit Ischämie/Reperfusion bewirkte keinen weiteren Anstieg der dauerhaft adhärenten Leukozyten, sondern ein statistisch signifikanter Abfall wurde beobachtet (Daten nicht gezeigt).

Schlußfolgerung

Octreotide bewirkt bereits unter physiologischen Bedingungen eine verschlechterte Villusperfusion des Jejunums. Nach Ischämie/Reperfusion wird dieser Effekt noch potenziert mit relevanter Stase in der Mukosa. Der prophylaktische Einsatz von Octreotide nach pankreato-intestinalen Anastomosen ist deshalb kritisch zu hinterfragen.

Zusammenfassung

Mittels intravitaler Fluoreszenzmikroskopie und unter Benutzung eines Rattenmodelles wurde die Wirkung des Somatostatin-Analogons Octreotide auf die mikrovaskuläre Perfusion des Jejunums unter physiologischen Bedingungen und nach Ischämie/Reperfusion untersucht. Die Infusion von Octreotide in einer Konzentration von 2 nmol/kg/h führte dabei bereits unter physiologischen Bedingungen zu einer negativen Beeinflussung der mikrovaskulären Perfusion, die unter Ischämie/Reperfusion aufgrund der signifikanten Stase in der Mukosa noch zunahm.

Der prophylaktische Einsatz von Octreotide sollte deshalb kritisch hinterfragt werden.

Abstract

By means of intravital fluorescence microscopy we investigated the effect of the somatostatin analogue octreotide on the microvascular perfusion of the jejunum under physiological conditions and ischemia-reperfusion I/R, respectively. Infusion of octreotide (2 nmol/kg/h) led to an impairment of microcirculation under physiological conditions, that was further aggravated after I/R due to reasonable stasis in the mucosal layer of the jejunum. Therefore, the prophylactic use of octreotide should be critically addressed.

Literatur

1. Plusczyk T, Rathgeb D, Westermann S, Feifel G (1998) Somatostatin attenuates microcirculatory impairment in acute sodium taurocholate-induced pancreatitis. Dig Dis Sci 43:575–585
2. Caplin ME, Hodgson HJ, Dhillon APO, Beyant R, Buscombe J, Dick R, Rolles K, Burroughs AK (1998) Multimodality treatment fo gastric carcinoid tumor with liver metastasis. Am J Gastroenterol 93:1945–1948
3. Foster CE, Lefor AT (1996) General management of gastrointestinal fistulas. Recognition, stabilization, and correction of fluod and electrolyte imbalances. Surg Clin North Am 76:1019–1033

Korrespondenzadresse: Dr. med. Markus Heuser, Klinik für Allgemeinchirurgie, Klinikum, D–68135 Mannheim

Dünndarmresektion bei der Ratte und Entwicklung einer Osteopathie – Parameter zur Beschreibung des Frakturrisikos

Various resections of the small bowel in the rat and development of osteopathy – Useful parameters for describing fracture risk

S. Kastl[1], H. Gepp[2], T. Theimann[2], U. Kotschenreuther[2], B. Bergé[2], W. Hohenberger[1], P. O. Schwille[2]

[1] Chirurgische Klinik
[2] Experimentelle Chirurgie, Universität Erlangen, Krankenhausstr. 12, D–91054 Erlangen

Einleitung

Das Kurzdarmsyndrom ist definiert als Malabsorptionssyndrom nach langstreckigem Dünndarmverlust, das den Glucose-, Fett-, Aminosäuren- und Mineralienstoffwechsel beeinträchtigt [1]. Die metabolische Osteopathie als systemische Knochenerkrankung ist gekennzeichnet durch einen generalisierten Knochenumbau. Die Auswirkungen verschiedenartiger Dünndarmresektionen auf die Stützfunktion des Knochens als dem größten Calciumreservoir des Körpers ist Gegenstand unserer Untersuchungen am Rattenmodell [5].

Standardparameter bei der Prüfung auf Integrität der Knochenfunktion sind Knochen-Gewicht, -Volumen, -Mineraliengehalt, Knochen-Dichtemessung (DXA) und -Histomorphometrie als morphologisch-deskriptives Verfahren. Unter den einfacheren Techniken zur Prüfung der Knochenstabilität bzw. des Frakturrisikos bei metabolischer Osteopathie hat sich die Schlagpendeluntersuchung als nützlicher Parameter erwiesen [2]. Ziel der vorliegenden Arbeit war es, nach verschiedenartigen Dünndarmresektionen den Allgemeinzustand der Tiere und einige spezifischere Veränderungen am Knochen, einschließlich des Knochen-Frakturrisikos zu quantifizieren.

Methodik

Zwölf Wochen alte, 270–300 g schwere männliche Lewis Ratten (Charles River, Sulzfeld, BRD), wurden unter Standardbedingungen (12 Stunden Hell-/12 Stunden Dunkel-Rhythmus, pelletiertes Futter C1000 Spezialdiät, Firma Altromin, Lage, BRD, Wasser ad libitum) gehalten. Die Tiere wurden unterteilt in zwei Kollektive mit postoperativ kurzer (KZ) bzw. langer (LZ) Beobachtungsperiode. Folgende Operationen wurden in Ätherinhalationsnarkose durchgeführt: Scheinoperation (Kontrolle; KZ und LZ je n = 10), Resektion des proximalen Dünndarmdrittels ab dem Treitz'schen Band (PJ; 30 cm; KZ n = 15, LZ n = 12), Resektion des distalen Dünndarmdrittels (DJ; 30 cm; KZ und LZ je n = 12), Resektion des gesamten Jejunums und Ileums (TJ; 90 cm; KZ und LZ n = 12). Nach 8 (KZ) bzw. 16 (LZ) Wochen Beobachtungszeit, während

382

welcher Stoffwechseluntersuchungen erfolgten, wurden die Tiere durch Entbluten
schmerzlos getötet und die Knochen asserviert. Der linke Femur wurde mit einem
Schlagpendel (Firma Zwick, Ulm) in definierter Vorgehensweise in der Mitte des Knochens gebrochen [2, 4]. Der rechte Femur wurde für Längen-, Gewichts-, Volumen-,
Dichte- und Mineralienbestimmungen aufbereitet [3]. Die Knochendichte wurde
nach Archimedes bestimmt, aus Knochenasche (800 °C, über 24 h, Auflösung in 6 M
HCl) wurden Calcium- und Magnesiumgehalt mittels Atomabsorptions- bzw. Flam-
menphotometrie bestimmt, Phosphor spektralphotometrisch.

Nach Prüfung auf Normalverteilung der Daten wurden die Unterschiede zwischen
den Gruppen mittels einfacher Varianzanalyse auf Signifikanz geprüft; bei Vorliegen
von signifikanten ($p \leq 0{,}05$) F-Werten wurden die Resektionsgruppen mit der Kontrollgruppe (Scheinoperation) verglichen. Benutzt wurde die Software Sigma Stat
(Jandel Scientific, Chicago, USA).

Ergebnisse

Nach 8 Wochen Beobachtungsdauer (KZ) zeigten sich signifikante Unterschiede beim
Körpergewicht, der Futter-Effizienz, den Werten von Knochen-Gewicht, -Volumen,
-Mineralien, und bei der aufzuwendenden Frakturierungs-Energie. Die DXA-Messun-
gen korrelierten mit den letzteren Werten (Daten nicht gezeigt). Nach 16 Wochen Beobachtungsdauer (LZ) fanden sich im Vergleich mit der Kontrollgruppe Unterschiede
beim Körpergewicht, der Futter-Effizienz, dem Feucht-, Trocken- und Aschegewicht,
dem Knochenvolumen und der Knochendichte, bei allen Knochen-Mineralien und bei

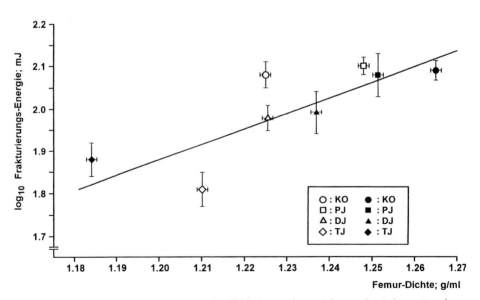

Abb. 1. Beziehung von mittlerer (± Standardfehler) Knochen-Dichte und mittlerer Knochen-
Frakturierungsenergie in den vier Versuchsgruppen; offene Symbole: Kurzzeitversuch; geschlos-
sene Symbole: Langzeitversuch

Tabelle 1. Allgemeine Daten der Versuchstiere und Variablen im Knochen. Zur Gruppenbenennung siehe Text

		Kontrollen	PJ	DJ	TJ	ANOVA
Anzahl der Tiere	KZ	10	15	12+	12+	
	LZ	10	12+	12+	12+	
Körpergewicht; g						
Präoperativ	KZ	295 (4)	298 (4)	327 (6)*	292 (8)	< 0,001
	LZ	301 (3)	292 (4)	264 (2)*	289 (5)	< 0,001
Versuchsende	KZ	376 (7)	394 (8)	372 (5)	279 (6)*	< 0,001
	LZ	413 (4)	410 (8)	398 (5)	305 (10)*	< 0,001
Differenz	KZ	80 (8)	105 (6)	44 (8)	−13 (9)*	< 0,001
	LZ	112 (5)	115 (6)	134 (8)*	16 (11)	< 0,001
Mittlere Futteraufnahme; g/Tag	KZ	15,12 (1,40)	16,03 (1,19)	14,63 (1,52)	12,10 (0,59)	0,130
	LZ	14,3 (1,36)	13,27 (1,46)	14,13 (1,65)	12,92 (0,66)	0,854
Futter-Effizienz; g/g	KZ	5,71 (0,46)	7,19 (0,74)	2,87 (0,46)	−0,22 (0,40)*	< 0,001
	LZ	8,17 (0,58)	9,85 (1,13) [11]	15,47 (6,18) [11]	0,86 (0,84)*	0,018
Femur-Trockengewicht; mg	KZ	606 (16)	620 (11)	581 (6)	510 (10)*	< 0,001
	LZ	665 (5)	651 (12)	644 (5)	533 (12)*	0,002
Femur-Volumen; µl	KZ	495 (13)	496 (7)	475 (8)	422 (10)* [10]	< 0,001
	LZ	526 (12)	522 (12) [11]	520 (3)	450 (10)* [10]	< 0,001
Mittlere Knochendichte; g/ml	KZ	1,225 (0,011)	1,248 (0,009)	1,226 (0,013)	1,210 (0,012)	0,103
	LZ	1,265 (0,012)	1,251 (0,008) [11]	1,237 (0,006)	1,184 (0,009)*	< 0,001
Frakturierungs-Energie; mJ	KZ	120 (8)	126 (5)	95 (6)* [11]	64 (5)*	< 0,001
	LZ	123 (8) [9]	120 (13)	98 (9)	76 (6)* [10]	0,007
Frakturierungs-Energie; mJ/ml**	KZ	242 (13)	254 (11)	199 (12) [11]	151 (12)*	< 0,001
	LZ	234 (15) [9]	236 (22) [11]	189 (17)	170 (13) [10]*	0,026

der Frakturierungsenergie; die Durchschnittswerte aller genannten Parameter sind bei den Resektionsgruppen niedriger, in der Gruppe TJ sind sie am niedrigsten (Tabelle 1). Knochen-Dichte und -Bruchenergie stehen in linearer direkter Beziehung (Abb. 1). Für das Vorliegen einer metabolischen Osteopathie als Ursache der genannten Folgen, besonders in den Gruppen PJ und TJ, spricht deren schlechtere Futter-Effizienz, ausgelöst durch intestinale Malabsorption bei grob unveränderten Werten für Futteraufnahme (Tabelle 1) und Kot-Trockengewicht (Daten nicht gezeigt).

Eine Abnahme des Knochen-Mineralgehaltes war bei den Absolutwerten für Calcium und Magnesium im Kurzzeit- und Langzeitversuch erkennbar; überraschend aber war der Mineralgehalt pro Knochenvolumen nicht einheitlich verringert, und der Parameter Phosphor pro Knochenvolumen war sogar erhöht, mit der Folge eines deutlich reduzierten molaren Calcium/Phosphor-Quotienten (Daten nicht gezeigt).

Diskussion

Unser Versuchsvorhaben am Rattenmodell sollte die infolge abgestufter Dünndarmresektion auftretenden Veränderungen, besonders des Mineralstoffwechsels, aufhellen und deren Rückwirkung auf das Skelett überprüfen. Die Angaben in der Literatur zum Thema sind spärlich; nach langstreckiger Dünndarmresektion werden Veränderungen des Knochenmetabolismus mit nachfolgender Verminderung der anorganischen Knochenmasse (Asche), außerdem eine Verringerung der trabekulären Knochenstrukturen [5], beschrieben. Nach unseren Daten kann das Frakturrisiko der Osteopathie mittels der Frakturierungs-Energie gut abgeschätzt werden; dieses ist eindrucksvoll hoch nach langstreckigem Dünndarmverlust (signifikante Abnahme der Frakturierungs-Energie). Da eine zum Frakturrisiko umgekehrte Entwicklung des Knochen-Calciums nicht nachweisbar ist, die Knochendichte jedoch mit ersterem direkt korreliert, müssen andere Faktoren verantwortlich sein. Genauere Inspektion der Daten läßt vermuten, daß sich eine mäßige Dissoziation zwischen Knochenvolumen bzw. nicht-mineralisiertem und mineralisiertem Anteil entwickelt; eine andere, nach unserem Wissen erstmalige Beobachtung kann im niedrigen Calcium/Phosphor-Quotienten erkannt werden, welcher anzeigt, daß überwiegend unreifes (sog. amorphes) Calcium-Phosphat abgelagert wird, mit der Folge einer schlechten Stützfunktion.

Zusammenfassung

Hintergrund/Ziele: Osteopathien nach Dünndarmresektion sind bisher wenig studiert. Die Auswirkungen unterschiedlicher Grade von Dünndarmresektion an der Ratte auf den Knochen und das Frakturrisiko sollen bewertet werden.

Methoden: Wir operierten 12 Wochen alte, männliche Lewis Ratten; eine Laparotomie alleine (Schein-Operation), Resektion des proximalen bzw. distalen Drittels des Jejunums, oder dessen totale Resektion wurde durchgeführt. Knochen-Dichte, -Mineralien, -Frakturierungsenergie wurden nach 8 bzw. 16 Wochen mittels etablierter Methoden bestimmt.

Ergebnisse: Im KZ- und LZ-Versuch zeigten sich im Vergleich mit den jeweiligen Kontrollen signifikante Unterschiede beim Körpergewicht, der Futter-Effizienz, dem Feucht-, Trocken- und Aschegewicht, dem Knochenvolumen und bei der Frakturierungs-Energie. Im LZ-Versuch fanden sich zudem signifikante Unterschiede bei der Knochendichte und dem Mineraliengehalt.

Schlußfolgerungen: Die Entstehung einer Osteopathie insbesondere nach totaler Jejunum-Resektion sowie ein gesteigertes Knochenbruchrisiko werden im Tierversuch deutlich. Knochendichte und Frakturrisiko stehen in enger Beziehung zueinander. Als Ursache(n) müssen intestinale Malabsorption, daraus folgende ungenügende Futter-Effizienz, und ein niedriger Calcium/Phosphor-Quotient des Knochens angeschuldigt werden. Die negativen Folgen auf den Knochen sind nach Teilresektionen des Jejunums weniger ausgeprägt.

Abstract

Background/Aim: There are only few studies on osteopathy and fracturing risk arising after small bowel resection in the rat. Our aim was to describe changes in bone composition and fracturing risk after short bowel resection.

Methods: Different short bowel resections were performed in 12-week-old male Lewis rats: sham operation, proximal jejunal resection, distal jejunal resection and total jejunoileal resection. Bone density, mineral content, fracturing energy and others were examined after 8 and 16 weeks.

Results: After 8 and 16 weeks significant differences were found among the groups in terms of body weight, food-efficiency, bone wet, dry and ash weight, bone volume and fracturing energy. In addition significant differences in bone density and mineral content were obvious after 16 weeks.

Conclusion: The occurrence of osteopathy especially after total jejunoileal resection and an elevated fracturing risk is obvious in animal experiment. Bone density and fracturing risk are closely related. Reason(s) for osteopathy might be intestinal malabsorption causing insufficient food-efficiency and a low calcium/phosphorus ratio of the bone.

These observations are less obvious in proximal or distal jejunal resection.

Literatur

1. Vanderhoof JA, Langnas AN, Pinch LW, Thompson JS, Kaufman SS (1992): Short Bowel Syndrome (Invited Review). J Ped Gastroenterol Nutr 14 (4):359–370
2. Rümenapf G, Schwille PO, Erben RG, Schreiber M, Fries W, Schmiedl A, Hohenberger W (1997) Osteopenia following total gastrectomy in the rat state of mineral metabolism and bone histomorphometry. Eur Surg Res 29:209–221
3. Rümenapf G, Schwille PO, Wagner W, Tiecks EP, Fries W, Galewski D (1994) Highly Selective Vagotomy in the Rat: Effects on Bone and Mineral Metabolism. Scand J Gastroenterol 29:232–237
4. Bergé B (1995) Orchiektomie-induzierte Osteopathie bei der Ratte. Untersuchungen zur Pathophysiologie und Prophylaxe mittels Calciumsalzen organischer Säuren, unter besonderer Beachtung von bildgebenden Verfahren und biomechanischer Prüfung des Knochens. Diss Med, Friedrich-Alexander-Universität, Erlangen-Nürnberg, BRD
5. Uno H, Izawa Y, Koyama T, Makita,T, Sugiyama M, Urakawa N (1990) Disorders of bone metabolism caused by small bowel resection in rats. Gastroenterologica Japonica 25:693–699

Korrespondenzadresse: Dr. Sigrid Kastl, Chirurgische Klinik mit Poliklinik, Universität Erlangen-Nürnberg, Krankenhausstraße 12, D–91054 Erlangen

Evaluierung von Neostigmin zur Stimulation der postoperativen Kolonmotilität. Kombinierte Manometrie/Barostatmessungen bei Patienten

Evaluation of neostigmin for the stimulation of postoperative colonic motility. Combined manometry/barostat recordings in patients.

M. E. Kreis [1,4], T. T. Zittel [1], M. Kasparek [2], G. Thiers [2], A. Huge [2], M. J. Starlinger [3], H. D. Becker [1], E. C. Jehle [1]

[1] Chirurgische Universitätsklinik Tübingen, Abteilung Allgemeine Chirurgie
[2] Chirurgische Universitätsklinik Tübingen, Abteilung Experimentelle Chirurgie
[3] Landeskrankenhaus Klagenfurt, Chirurgische Klinik, Österreich
[4] Gefördert durch die DFG (Kr 1816/1–1)

Einleitung

Abdominalchirurgische Operationen führen in der Regel zu einer postoperativen Beeinträchtigung der gastrointestinalen Motilität. Diese Störung verursacht Beschwerden und eine Verschlechterung des allgemeinen Befindens. Des weiteren verzögert die postoperative Motilitätsstörung den oralen Kostaufbau, so daß eine prolongierte parenterale Ernährung erforderlich werden kann. In seltenen Fällen kann der postoperative Ileus zu einer Relaparotomie führen [1].

Am stärksten ist die Hemmung der postoperativen Motilität im Kolon ausgeprägt. Sie dauert mehrere Tage an, während sich die Magen- und Dünndarmmotilität im allgemeinen schneller erholt [2]. Somit ist das Kolon meist limitierend für die Normalisierung der gastrointestinalen Motilität. Des weiteren wurde gezeigt, daß die postoperative Motilitätshemmung im linksseitigen Kolon und insbesondere nach Anastomosen am linksseitigen Kolon verstärkt auftritt [3].

Eine effiziente Behandlung postoperativer Kolonmotilitätsstörungen ist somit wünschenswert. Die hierfür zur Verfügung stehenden Mittel sind jedoch begrenzt. Acetylcholinesteraseinhibitoren wie z. B. Neostigmin werden seit langem zur Stimulation der postoperativen Motilität eingesetzt [4]. Obwohl aufgrund klinischer Beobachtung ein gewisser Effekt vorzuliegen scheint, gibt es keine Untersuchungen zur Wirksamkeit des Neostigmins mittels adäquater Motilitätsmessungen nach abdominalchirurgischen Eingriffen. Es ist ebenfalls nicht bekannt, welche Neostigmindosis sinnvollerweise einzusetzen ist, um die postoperative Motilität effektiv zu steigern.

Ziel dieser Untersuchung war es deshalb, mittels eines etablierten Verfahrens die dosisabhängige Wirkung von Neostigmin auf die postoperative Kolonmotilität zu messen.

Methodik

12 Patienten nahmen an der Untersuchung teil (7f, 5m, Altersmedian 61 Jahre, von 39 bis 71 Jahre). Bei 8 Patienten wurde eine anteriore Rektumresektion, bei 3 eine Sigma-

388

resektion und bei einem Patienten eine Reanastomosierung nach vorangegangener Hartmannoperation durchgeführt. Intraoperativ wurde nach Fertigstellung der Anastomose ein kombinierter Manometrie/Barostatmeßkatheter transanal plaziert (4 Manometriekanäle, 2 Barostatballone). Alle Kanäle kamen proximal der Anastomose zu liegen. Die Manometrie erfolgte mit einem wasserperfundierten System (Arndorfer-Pumpe, Statham Druckaufnehmer, Synectics A/D-Wandler und Polygram Software). Für die Barostatmessungen wurde ein Zweikanalbarostat verwendet (Distender Series II, G&J-Electronics, Toronto, Kanada). Vom 1. bis zum 3. postoperativen Tag erfolgten täglich Kolonmotilitätsmessungen. Während jeder Einzelmessung wurde nach 30 Minuten Ruhemotilitätsmessung konsekutiv 0,05 µg/kg, 0,5 µg/kg und 5 µg/kg Neostigmin über jeweils 10 Minuten i. v. infundiert. Nach jeder Neostigmindosis erfolgte eine 10minütige Phase ohne Infusion. Die Datenanalyse erfolgte mittels einer speziellen Software (IDAA, Version 3.40.14, Standard Instruments GmbH, Augsburg). Die Kolonmotilität wurde als Kolonmotilitätsindex quantifiziert (MI, Fläche unter der Kurve pro Minute). Des weiteren wurde die mittlere Amplitude und die mittlere Frequenz der Kolonkontraktionen in Abhängigkeit von der Neostigmindosis ausgewertet. Die statistische Auswertung erfolgte mittels One Way Repeated Measures ANOVA on Ranks und nachfolgendem Dunn's Test. P < 0.05 wurde als statistisch signifikant angenommen.

Ergebnisse

Neostigmingabe bewirkte eine Zunahme der postoperativen Kolonmotilität (Abb. 1). Am 1. postoperativen Tag nahm der MI von 106 ± 47 während der Ruhemotilitätsmessung nach Gabe von 5 µg/kg Neostigmin auf 655 ± 220 mmHg/min zu (MW ± SEM, p < 0,05). 0,05 und 0,5 µg/kg Neostigmin bewirkten keine signifikante Steigerung des MI. Am 3. postoperativen Tag führte die Neostigmingabe in einer Dosis von 0,5 und 5 µg/kg zu einer Zunahme des MI, von 196 ± 69 mmHg/min während der

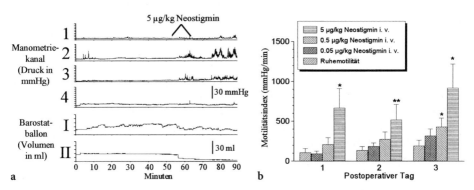

Abb. 1 a, b. a: Meßkurve einer Kolonmotilitätsmessung mittels 4 kanaliger Manometrie und 2 Barostatballonen nach Infusion von Neostigmin in einer Dosis von 5 µg/kg über 10 Minuten. **b:** Der Kolonmotilitätsindex nach 0,05, 0,5 und 5 µg/kg Körpergewicht Neostigmin, welches am 1., 2. und 3. Tag nach der Operation über jeweils 10 Minuten intravenös verabreicht wurde (MW ± SEM; n = 12; *p < 0,05; **p < 0,01)

Ruhemessung, auf 321 ± 85 bei 0,05 µg/kg, 433 ± 110 bei 0,5 µg/kg und 919 ± 302 bei 5 µg/kg Neostigmin (p < 0,05 für 0,5 und 5 µg/kg Dosis vs. Ruhemessung). Mit zunehmender Neostigmindosis nahmen sowohl die Frequenz als auch die Amplitude der Kontraktionen im Kolon zu. Gegenüber der vorausgehenden Ruhemessung nahmen die Volumina im proximalen Barostatballon unter der Applikation von 5 µg/kg Neostigmin ab: 1. postoperativer Tag 24 ± 6 vs. 18 ± 6 ml, 2. Tag 27 ± 7 vs. 17 ± 6 ml (p < 0,01) und am 3. Tag 21 ± 3 vs. 10 ± 2 ml (p < 0,05). Eine vergleichbare Abnahme der Barostatvolumina wurde im distalen Barostatballon beobachtet. Nach der Operation hatte 1 Patient am 2. und 3 Patienten am 3. postoperativen Tag zum ersten Mal Stuhlgang. Bei 6 Patienten war dies am 4. postoperativen Tag und bei jeweils einem Patienten am 5. und 8. postoperativen Tag der Fall.

Diskussion

Neostigmin in einer Dosis von 5 µg/kg Körpergewicht führte während der ersten drei postoperativen Tage zu einer Steigerung der Kolonmotilität. Parallel dazu kam es zu einer Erniedrigung der Barostatballonvolumina, die einer Tonuszunahme des Kolons entsprechen. Im Gegensatz zu Tag 1 und Tag 2 nach der Operation ließ sich an Tag 3 auch mit 0,5 µg/kg Neostigmin eine Steigerung der Kolonmotilität erzielen.

Die Tatsache, daß am dritten postoperativen Tag eine Steigerung der Kolonmotilität auch mit geringeren Neostigmindosen möglich ist, läßt sich durch eine nachlassende Hemmung der postoperativen Kolonmotilität mit zunehmendem Abstand von der Operation erklären. Wie bereits durch uns gezeigt, kommt es im postoperativen Verlauf zu einer spontanen Steigerung der Kolonmotilität [5]. Dies begünstigt offenbar die Wirkung von Neostigmin auf die Kolonmotilität.

Die Zunahme des Kolontonus, die nach Neostigmingabe beobachtet wurde, steht im Einklang mit früheren Untersuchungen, die mittels Abdomenübersichtsaufnahmen zeigten, daß sich überblähte Darmschlingen (Ogilvie's Syndrom) nach Neostigmingabe verkleinern [6]. Da direkt postoperativ jedoch bereits ein erhöhter Kolontonus vorzuliegen scheint [5], stellt sich die Frage, ob diese weitere Steigerung des Kolontonus in der frühpostoperativen Phase wünschenswert ist.

Wir schließen aus unseren Daten, daß eine Stimulation der Kolonmotilität mittels 5 µg/kg Körpergewicht infundiert über 10 Minuten während der ersten 3 postoperativen Tage nach kolorektalen Eingriffen möglich ist. Mit zunehmendem Intervall nach der Operation scheinen niedrigere Neostigmindosen für eine Steigerung der Kolonmotilität auszureichen.

Zusammenfassung

Zur Behandlung des postoperativen Ileus ist eine effektive Stimulation der Kolonmotilität notwendig. Ziel der vorliegenden Untersuchung war es, die Wirkung von Neostigmin auf das postoperative Kolon zu untersuchen. Bei 12 Patienten mit kolorektalen Eingriffen wurde intraoperativ ein kombinierter Manometrie/Barostatmeßkatheter transanal ins Kolon plaziert. Vom 1. bis zum 3. postoperativen Tag wurde jeweils die spontane Kolonmotilität sowie nach Infusion von 0,05, 0,5 und 5 µg/kg

390

Körpergewicht Neostigmin gemessen. Neostigmin in einer Dosis von 5 µg/kg führte an allen postoperativen Tagen zu einer Steigerung des Kolonmotilitätsindexes. Am 3. postoperativen Tag genügte hierzu eine 10fach niedrigere Dosis. In Abhängigkeit von der Neostigmindosis kam es zu einer Reduktion der Barostatvolumina als Ausdruck eines zunehmenden Kolontonus. Neostigmin stimuliert die postoperative Kolonmotilität und führt zu einer Tonuserhöhung des Kolons. Neostigmin scheint zur Behandlung der postoperativen Kolonatonie geeignet zu sein.

Abstract

Background: It is desirable to stimulate postoperative colonic motility which is inhibited following abdominal surgery. The aim of the present study was to evaluate the effects of neostigmin on postoperative colonic motility.

Methods: In 12 patients undergoing colorectal procedures, a combined manometry/barostat catheter was placed into the colon intraoperatively. From day 1 to day 3 after surgery, colonic motility was recorded at baseline and following 0.05, 0.5 and 5 µg/kg body weight neostigmin which was administered i.v. over a 10 minute period.

Results: During all postoperative days the colonic motility index was increased following 5 µg/kg neostigmin. At day 3, a dose of 0.5 µg/kg was also sufficient to stimulate colonic motility. Barostat bag volumes decreased dose-dependently following neostigmin infusion, indicating increased colonic tone. Neostigmin stimulates postoperative colonic motility and causes an increase in colonic tone.

Conclusion: Administration of neostigmin appears to be useful for the treatment of postoperative colonic ileus.

Literatur

1. Livingston EH, Passaro EP (1990) Postoperative ileus. Dig Dis Sci 35:21–132
2. Waldhausen JHT, Shaffrey ME, Skenderis BS, Jones RS, Schirmer BD (1990) Gastrointestinal myoelectric and clinical patterns of recovery after laparotomy. Ann Surg 212:777–785
3. Petri G, Szénohradszky J, Pórszász-Gibiszer K (1971) Sympatholytic treatment of "paralytic" ileus. Surgery 70:59–367
4. Roberts JP, Benson MJ, Rogers J, Deeks JJ, Williams NS (1994) Characterization of distal colonic motility in early postoperative period and effect of colonic anastomosis. Dig Dis Sci 39:961–1967
5. Kreis ME, Huge A, Zittel TT, Kasparek M, Starlinger MJ, Becker HD, Jehle EC (1998) Postoperativer Kolontonus nach Dickdarmteilresektion. Langenbecks Arch Chir (Suppl I):101–104.
6. Stephenson BM, Morgan AR, Salaman JR, Wheeler MH (1995) Ogilvie's syndrome: a new approach to an old problem. Dis Colon Rectum 38:424–427

Korrespondenzadresse: Dr. M. E. Kreis, Chirurgische Universitätsklinik, Hoppe-Seyler-Str. 3, 72076 Tübingen, Tel. 07071/2981147; Fax 07071/295500; e-mail: martin.kreis@uni-tuebingen.de

Expression von p53 und Onkogenen beim Colitis ulcerosa assoziierten kolorektalen Karzinom

Expression of p53 and oncogenes in ulcerative colitis associated colorectal carcinoma

M. Brüwer, K. W. Schmid[1], G. Winde, N. Senninger, G. Schürmann

Klinik und Poliklinik für Allgemeine Chirurgie und
[1] Gerhard Domagk Institut für Pathologie, Westfälische Wilhelms Universität Münster

Einleitung

Patienten mit langjähriger Colitis ulcerosa (CU) haben ein erhöhtes Risiko, an einem kolorektalen Karzinom zu erkranken. Als Risikofaktoren gelten insbesondere das Vorhandensein einer Pancolitis, eine Erkrankungsdauer von mehr als 10 Jahren und das Auftreten von Dysplasien. Im Gegensatz zum sporadischen kolorektalen Karzinom (CRC), das sich aus Adenomen entwickelt, tritt das Colitis ulcerosa assoziierte Karzinom (CAC) häufig in jüngerem Alter auf, die präkanzerösen Läsionen bei CU sind sowohl endoskopisch als auch histologisch schwer zu erkennen. Zahlreiche molekulargenetische Veränderungen wurden sowohl in der Karzinomentstehung als auch in der Prognose des CRC und CAC beschrieben. Dabei besitzt das p53-Tumorsuppressorgen eine Schlüsselrolle [1]. So finden sich in beiden Karzinomentitäten häufig Mutationen des p53-Tumorsuppressorgens, wobei in der Karzinogenese des CAC die p53-Mutation zu einem früheren Zeitpunkt auftreten soll als beim CRC [2,3]. Eine Überexpression des bcl-2 Protoonkogens, welches der Apoptose entgegenwirkt und direkt durch p53 herunterreguliert werden kann, wurde sowohl in kolorektalen Adenomen als auch in Karzinomen häufig nachgewiesen [4], wogegen die Inaktivierung des p53 durch Komplexbildung mit dem Protoonkogen mdm-2 beim CRC eine eher untergeordnete Rolle spielt [5]. Die Induktion von waf-1 durch p53 spielt eine wichtige Rolle in der Zellzyklusregulation, wobei beim CRC eine veränderte waf-1 Expression unabhängig von einer p53-Inaktivierung zu sein scheint [6]. Ziel der vorliegenden Studie war es, ist die Bedeutung des p53 und der Protoonkogene mdm-2, waf-1 und bcl-2 in der Entwicklung des CAC zu untersuchen.

Methodik

In Formalin fixierte und in Paraffin eingebettete Kolektomiepräparate von 14 Patienten mit einem Colitis ulcerosa assoziierten kolorektalen Karzinom (CAC), 16 Patienten mit langjähriger Colitis ulcerosa (CU) und Dysplasien (n = 8 schwere Dysplasie (HGD), n = 8 gering-mittelgradige Dysplasie (LGD)), 15 Patienten mit langjähriger

CU ohne Dysplasien oder Karzinom und 15 Patienten mit sporadischem kolorektalen Karzinom (CRC) wurden in dieser Studie immunhistochemisch bezüglich p53, bcl-2, mdm-2 und waf-1 Expression untersucht. Die Erkrankungsdauer aller CU-Patienten betrug länger als 10 Jahre. Kolektomiepräparate von 10 Patienten mit Divertikulose (NC) ohne histologische Zeichen einer Entzündung dienten als Kontrolle.

Die Expression von p53 wurde mittels einem monoklonalen (mAk) und polyklonalen (pAk) Antikörper gegen p53 (mAk DO-7, Fa. Medac, USA; pAk CM-1, Fa. Medac, USA) untersucht. Normalerweise kann p53 aufgrund seiner kurzen Halbwertszeit (HWZ) immunhistochemisch nicht nachgewiesen werden, dagegen besitzt mutiertes p53 eine längere HWZ und wird der Detektion durch Immunhistochemie zugänglich. Die Expression von mdm-2 (Oncogene Science, USA), waf-1 (Oncogene Science, USA) und bcl-2 (Dako, Denmark) wurde mit monoklonalen Antikörpern gegen das jeweilige Protein untersucht. Zur Antigendemaskierung wurden die Präparate durch feuchtes Autoklavieren vorbehandelt [6]. Der immunhistochemische Nachweis o.g. Proteine wurde mit der APAAP-Methode durchgeführt.

Die immunhistochemische Auswertung erfolgte semiquantitativ durch einen der Autoren (K.W.S.): keine Anfärbung (–), Anfärbung von weniger als 20% der Tumor- oder Epithelzellen in nicht tumorösem Gewebe (+), Anfärbung von 20–50% der Tumor- oder Epithelzellen in nicht tumorösem Gewebe mit vorwiegend fokaler Expression (++), Anfärbung von mehr als 50% der Tumor- oder Epithelzellen in nicht tumorösem Gewebe (+++). Als positiv wurden Präparate mit einer Expression des betreffenden Antikörpers von mehr als 20% der Tumor- bzw. der Epithelzellen in nicht tumorösem Gewebe gewertet. Das Weglassen des betreffenden Primärantikörpers und der Ersatz des Primärantikörpers durch einen inadäquaten monoklonalen bzw. polyklonalen Antikörper wurden als Negativkontrolle benutzt, bereits als positiv für den jeweiligen Antikörper bekannte Präparate dienten als Positivkontrolle.

Ergebnisse

Immunhistochemischer Nachweis von p53: Eine Expression in mehr als 20% der Tumorzellkerne fand sich in nahezu 50% bei CRC, bei CAC in 57% (DO-7) bzw. 71% (CM-1). In den präkanzerösen Läsionen bei CU war p53 in 75% der HGD positiv, während sie bei LGD die Ausnahme war. Sowohl in alleiniger CU, als auch in Kontrollpräparaten (NC) war p53 nahezu immer negativ (Tabelle 1). Darüberhinaus fand sich in Karzinomrandbereichen sowohl beim CAC als auch beim CRC keine p53-Expression. p53 war ausschließlich in Zellkernen lokalisiert.

Immunhistochemischer Nachweis von mdm-2: In allen untersuchten Gruppen war das in Zellkernen lokalisierte mdm-2 nur selten nachweisbar mit abfallender Tendenz zum nicht karzinomatösen Gewebe bei CU (Tabelle 1). Auffällig dagegen war der gleichzeitige Nachweis von mdm-2 und p53 in den gleichen Tumorarealen bei CRC und CAC als auch in HGD.

Immunhistochemischer Nachweis von bcl-2: Eine Expression von mehr als 20% fand sich in einem Drittel beim CRC, in 21% beim CAC mit fallender Tendenz zum nicht karzinomatösen Gewebe. In NC war bcl-2 nur vereinzelt nachweisbar (Tabelle 1). Bcl-2 war ausschließlich im Zytoplasma, dagegen nie im Zellkern, nachweisbar. Darüberhinaus war in Lymphozyten und Plasmazellen eine starke bcl-2-Expression vorhanden.

Tabelle 1. Expression von p53, mdm-2, waf-1 und bcl-2 bei CRC, CAC und CU mit und ohne Dysplasie

	CRC (n = 15)	CAC (n = 14)	CU-HGD (n = 8)	CU-LGD (n = 8)	CU (n = 15)	NC (n = 10)
p53 (DO-7)	7/15	8/14	6/8	0/8	1/15	0/10
p53 (CM-1)	7/15	10/14	6/8	0/8	1/15	0/10
mdm-2	3/15	3/14	3/8	1/8	0/15	0/10
waf-1	9/15	10/14	6/8	5/8	11/15	0/10
bcl-2	5/15	3/14	3/8	3/8	1/15	0/10

CRC = sporadisches kolorektales Karzinom, CAC = Colitis ulcerosa assoziiertes kolorektales Karzinom, CU-HGD = Colitis ulcerosa mit schweren Dysplasien, CU-LGD = Colitis ulcerosa mit gering-mittelgradigen Dysplasien, CU = Colitis ulcerosa, NC = normale Kontrollen.

Immunhistochemischer Nachweis von waf-1: Waf-1 war im Zellkern in der Mehrzahl der Fälle exprimiert mit auffälliger Häufigkeit in alleiniger CU (Tabelle 1). Im maligne entarteten Gewebe war waf-1 hauptsächlich in den oberflächlichen Tumorarealen, nie in invasiven Bereichen nachweisbar, in Dysplasien, in alleiniger CU und in NC fand es sich im oberen Drittel der Krypten. Eine waf-1 Positivität war unabhängig von einer gleichzeitigen p53-Expression.

Diskussion

Unsere Ergebnisse zeigen, daß die Rolle von p53, mdm-2, waf-1 und bcl-2 beim Colitis ulcerosa-assoziierten kolorektalen Karzinom (CAC) ähnlich ist der beim sporadischen kolorektalen Karzinom (CRC). Die Schlüsselrolle des p53-Tumorsuppressorgens in der Karzinogenese des CRC und CAC wird durch unsere immunhistochemischen Untersuchungen bestätigt. Dagegen bleibt der Zeitpunkt der p53-Inaktivierung beim CAC weiterhin unklar. Während in unserer immunhistochemischen Studie p53 zumeist erst in hochgradigen Dysplasien exprimiert wurde und damit die Inaktivierung einen ähnlich späten Schritt in der Karzinmentstehung darstellt wie beim CAC [8], zeigen andere Untersuchungen Mutationen des p53 bereits in früheren Stadien der Tumorentstehung [2, 3]. Die Inaktivierung des p53 durch das Onkoprotein mdm-2 ist im Gegensatz zu mesenchymalen Tumoren [10] nach unseren Untersuchungen beim CAC von untergeordneter Bedeutung. Während Ilyas et al [9] beim CRC eine signifikant vermehrte bcl-2 Expression verglichen bei CAC fanden, sehen wir keine Unterschiede zwischen beiden Entitäten. Dagegen scheint die in nahezu allen Adenomen nachweisbare bcl-2 Expression [4] für die präkanzerösen Vorstufen beim CAC nicht bedeutsam. Die überraschend hohe Expression von waf-1 bei nicht kanzeröser langjähriger CU muß in Hinblick auf ihre Rolle als unabhängiger Krebsrisikofaktor bei CU im Langzeitverlauf geprüft werden.

394

Zusammenfassung

Die Bedeutung des p53 Tumorsuppressorgens und der Protoonkogene mdm-2, waf-1 und bcl-2 wurde hinsichtlich der Karzinogenese und Prognose von Patienten mit sporadischem kolorektalen Karzinom (CRC) hinreichend untersucht. Dagegen ist die Bedeutung dieser Genprodukte in der Entwicklung des Colitis ulcerosa assoziierten Karzinoms (CAC) bisher noch nicht geklärt. Mittels Immunhistochemie wurde die Expression von p53, mdm-2, waf-1 und bcl-2 an Formalin-fixierten und in Paraffin eingebetteten Kolektomiepräparaten von Patienten mit einem CAC, Patienten mit langjähriger Colitis ulcerosa (CU) und Dysplasien unterschiedlichen Schweregrades, Patienten mit langjähriger CU ohne Dysplasien oder Karzinom semiquantitativ analysiert und mit CRC verglichen. Kolektomiepräparate von Patienten mit Divertikulose ohne histologische Zeichen einer Entzündung dienten als Kontrolle (NC). Als positiv wurden Präparate mit einer Expression des betreffenden Antikörpers von mehr als 20% der Tumorzellkerne bzw. der Epithelzellkerne in nicht tumorösem Gewebe gewertet. Eine p53-Expression fand sich in etwa der Hälfte beim CRC und in ca. 60% beim CAC. In schweren Dysplasien wurde p53 in den meisten Präparaten exprimiert. In leicht-mittelgradigen Dysplasien, langjähriger CU und in NC fand sich nur selten eine p53-Expression. Während mdm-2 und bcl-2 nur vereinzelt vorkamen mit fallender Tendenz zum normalen Gewebe hin, war waf-1 in der Mehrzahl der Fälle exprimiert mit auffälliger Häufigkeit in alleiniger CU. Unsere Ergebnisse zeigen, daß die Rolle von p53, mdm-2, waf-1 und bcl-2 beim CAC ähnlich ist der beim CRC. Das maligne Potential präkanzeröser Läsionen wird durch die bestimmten Onkogene teilweise bestätigt. Die überraschend hohe Expression von waf-1 bei nicht kanzeröser langjähriger CU muß in Hinblick auf ihre Rolle als unabhängiger Krebsriskofaktor bei CU im Langzeitverlauf geprüft werden.

Abstract

Background: The role of the tumorsuppressorgene p53 and the protooncogenes mdm-2, waf-1 and bcl-2 both in the development and prognostic outcome of sporadic colorectal carcinoma (CRC) has been well investigated. However, little is known about the role of these genes in the development of ulcerative colitis-associated colorectal carcinoma (CAC).

Methods: Colectomy specimens of patients with CAC, patients with UC and dysplasia, patients with long-standing UC without carcinoma or dysplasia and patients with CRC were investigated by immunohistochemistry with antibodies against p53, mdm 2, waf 1 and bcl 2. Normal colon specimens (NC) from patients with diverticulosis without histological signs of inflammation were examined as controls. Expression of more than 20% of tumor cell nuclei or epithelial cell nuclei in nontumor specimens was considered positive for each antibody.

Results: No substantial differences were observed between CAC and CRC. P53 was positive in about 50% of CRC and 60% of CAC. In dysplasia a positive expression of p53 was found in most HGD, but not in LGD. While mdm-2 and bcl-2 were only sporadically expressed, waf-1 was observed in the majority of specimens with high prevalence in UC without carcinoma or dysplasia.

Conclusion: CAC is developing the same line as CRC in terms of expression of p53, mdm-2, waf-1 and bcl-2. The malignant potential of dysplasia in UC is partially confirmed by the investigated oncogenes. High expression of waf-1 in non malignant long-standing UC has to be proved in long-term course in it's role as an independent cancer risk factor in UC.

Literatur

1. Levine AJ, Perry ME, Chang A, Silver A, Dittmer M, Wu M, Welsh D (1994) The 1993 Walter Hubert Lecture: The role of the p53 tumour-suppressor gene in tumorigenesis. Br J Cancer 69: 409–416
2. Brentnall TA, Crispin DA, Rabinovitch PS, Haggitt RC, Rubin CE, Stevens AC, Burmer GC (1994) Mutations in the p53 gene: an early marker of neoplastic progression in ulcerative colitis. Gastroenterology 107:369–378
3. Fogt F, Vortmeyer AO, Goldman H, Giordano TJ, Merino MJ, Zhuang Z (1998) Comparison of genetic alterations in colonic adenoma and ulcerative colitis-associated dysplasia and carcinoma. Hum Pathol 29(2):131–136
4. Scott N, Martin I, Jack AS, Dixon MF, Quirke P (1996) Genes mediating programmed cell death: an immunohistochemical study of bcl-2, c-myc and p53 expression in colorectal neoplasia. J Clin Path: Mol Path 49:M151–158
5. Öfner D, Maier H, Riedmann B, Holzberger P, Nogler M, Tötsch A, Bankfalvi A, Winde G, Böcker W, Schmid KW (1995) Immunohistochemically detectable p53 and mdm-2 oncoprotein expression in colorectal carcinoma: prognostic significance. J Clin Pathol: Mol Pathol 48:M12–16
6. Slebos RJC, Baas IO, Clement M, Polak M, Mulder JW, van den Berg FM, Hamilton SR, Offerhaus GJA (1996) Clinical and pathological associations with p53 tumour-suppressor gene mutations and expression of p21 $^{wafl/cip1}$ in colorectal carcinoma. Br J Cancer 74:165–171
7. Bankfalvi A, Navabi H, Bier B, Böcker W, Jasani B, Schmid KW (1994) Wet autoclave pretreatment for antigen retrieval in diagnostic immunochemistry. J Pathol 174:223–228
8. Baker SJ, Preisinger AC, Jessup JM, Pareskeva C, Markowitz S, Wilson JK, Hamilton S, Vogelstein B (1990) P53 gene mutations occur in combination with 17p allelic deletions as late events in colorectal tumorigenesis. Cancer Res 50:7717–7722
9. Ilyas M, Tomlinson IP, Hanby AM, Yao T, Bodmer WF, Talbot IC (1996) Bcl-2 expression in colorectal tumors. Evidence of different pathways in sporadic and ulcerative colitis-associated carcinomas. Am J Pathol 149:1719–1726
10. Oliner JD, Kinzler KW, Meltzer PS, Georges DL, Vogelstein B (1992) Amplification of a gene encoding p53 associated protein in human sarcomas. Nature 358:80–83

Korrespondenzadresse: Dr. Matthias Brüwer, Klinik und Poliklinik für Allgemeine Chirurgie der WWU Münster, Waldeyerstr. 1, 48149 Münster

Evaluation und Validierung der Analsphinkterfunktion im inter- und intraindividuellen Vergleich

Evaluation and validation of the anal sphincter function by anal manometry

M. Clewing, A.J. Kroesen, H.J. Buhr

Chirurgische Klinik I (Direktor Prof. Dr. H.J. Buhr) Universitätsklinikum Benjamin Franklin –FU Berlin

Einleitung

Die anorektale Manometrie zur Evaluation des Analsphinters ist eine weit verbreitete diagnostische Methode. Gegenwärtig stellt sie im Spektrum der proktologischen Diagnostik die einzige objektivierbare Methode zur Beurteilung des analen Schließmuskelapparates dar. Die Wertigkeit dieser Methode liegt in der Diagnostik der Stuhlinkontinenz, der prä- und postoperativen Kontrolle bei chirurgischen Darmcingriffen, sowie der Überwachung des Biofeedbacktrainings [1–4]. Durch die enorme Vielfalt unterschiedlicher Methoden bezüglich der anorektalen Manometrie ist der interindividuelle Vergleich der Meßergebnisse bei bestimmten anorektalen Erkrankungen nur erschwert möglich, so daß ihre Zuverlässigkeit immer wieder angezweifelt wird. [7]. Die vorliegende Studie soll an Probanden und Inkontinenten die inter- und intraindividuelle zirkadiane Reproduzierbarkeit überprüfen.

Methode

Es wurden 15 Probanden (Alter: 24 (21–28); männlich, voll kontinent, darmgesund, volle Punktzahl im Kelly-Hohlschneider-Score) und 10 Inkontinente (Alter: 51 (31–58) Jahre; m:w = 4:6 Kelly-Hohlschneider-Score < 4) zu 3 verschiedenen Tageszeiten (09:00, 13:00, 17:00), (für die Inkontinenten nur eine 13:00-Messung) in 14-tägigem Abstand untersucht. Die Untersuchung erfolgte durch einen unabhängigen Untersucher mittels der Vektorvolumenmanometrie im Durchzugsperfusionsverfahren. Es wurde ein 75 cm langer flexibler Katheter mit acht seitlichen Austrittsöffnungen im 45° Winkel auf einer Meßhöhe verwendet. Die Meßsonde verfügte über einen Innendurchmesser von 4,5 mm und einen Außendurchmesser von 5 mm. Die Perfusionsrate des Meßkatheters betrug 4 ml/min. Für die Compliance Messungen und das max. tolerable Volumen wurde ein im nicht pneumatisierten Zustand 4 cm messender elastischer Ballon verwandt. Dieser wurde in Rechts-Seitenlage im Rektum liegend in 25 ml-Schritten mit Luft gefüllt. Die untersuchten Parameter waren: Ruhedruck (RD), Kontraktionsdruck (KD) [mmHg], radiale Asymmetrie in Ruhe (RARD) und bei Kontraktion (RAKD [%] sowie Vektorvolumen in Ruhe (VVRD) und bei Kontraktion (VVKD) [cm³], Compliance und max. tolerables Volumen (MTV). Da die Meßdaten der Probanden normalverteilt sind, wurde die statistische Gleichheit über den Pearson'schen Korrelationskoeffizienten, die für die nicht normalverteilten Patientendaten mit dem Spearman'schen Korrelationskoeffizienten (r = Korrelationskoeffizient) bestimmt.

Ergebnisse

In Tabelle 1 sind alle Ergebnisse in der Übersicht wiedergegeben. Die statistische Gleichheit war für alle Parameter bis auf den Ruhedruck bei Inkontinenten, bei der radialen Asymmetrie in Ruhe sowie der Compliance bei Probanden gegeben.

Diskussion

In der vorgestellten Studie wurden nur männliche Probanden eingeschlossen, um ein möglichst homogenes Kollektiv zu haben und mögliche auf die anorektale Funktion einflußnehmende Streuungen auszuschließen. Zusätzlich wurde die Altersgruppe auf eine Dekade (20–30 Jahre) eingeschränkt, um diese in der Literatur bekannten Effekte auszuschließen [5, 6]. Bei den wichtigsten Parametern wurde eine Reproduzierbarkeit erreicht. Wichtig war, daß Messungen zur gleichen Tageszeit erfolgten und streng die gleiche Methodik eingehalten wurde. Alle untersuchten Parameter wiesen eine deutliche Reproduzierbarkeit im zirkadianen und im longitudinalen intraindividuellen Verlauf auf. Lediglich hinsichtlich des Ruhedrucks bei Inkontinenten, der radialen Asymmetrie und der Compliance bei Probanden bestand eine geringere Reproduzierbarkeit.

Die Compliance wies bei Probanden eine schlechte und bei Inkontinenten eine gute Reproduzierbarkeit auf. Dies war durch eine vorhandene geringere Streubreite zurückzuführen. Die radiale Asymmetrie war nicht gut reproduzierbar und nur als Hinweis auf eine Störung in einem bestimmten Segment verwertbar. Das anorektale Schließmuskelsystem war zirkadianen Schwankungen unterlegen. Für die 13°°-Messungen ergaben sich die besten Reproduzierbarkeiten.

Die Vektorvolumenmanometrie ist ein geeignetes Verfahren zur Inkontinenzdiagnostik und zur Therapieüberwachung bei Biofeedbacktraining. Dies steht im Gegensatz zu einer früher durchgeführten Studie von Freys et al. [7]. Wir führen unsere besseren Ergebnisse auf die strengen Ausschlußkriterien und die engere Durchführung der Messungen zurück.

Zusammenfassung

Die anorektale Manometrie zur Evaluation des Analsphintkters ist eine weit verbreitete diagnostische Methode. Die vorliegende Studie soll an Probanden die intraindividuelle zirkadiane Reproduzierbarkeit überprüfen.

Es wurden 10 Probanden (Alter: 24 (21–28) Jahre; männlich, voll kontinent, darmgesund) zu 3 verschiedenen Tageszeiten (09:00, 13:00, 17:00) in 14-tägigem Abstand

Tabelle 1. Ergebnisse der Analmanometrien zu verschiedenen Uhr- und Tageszeiten (− = schlechte Reproduzierbarkeit; + = gute Reproduzierbarkeit; ++ = sehr gute Reproduzierbarkeit)

	09:00 Tag 1	13:00 Tag 1	17:00 Tag 1	09:00 Tag 14	13:00 Tag 14	17:00 Tag 14	R/p-Tag 1 vs. Tag 14	Korrelation
RD-Proband	85,3 ± 10,1	74,3 ± 9,5	75,2 ± 8,4	69,2 ± 11,2	71,3 ± 9,5	70,9 ± 5,5	0,49/0,021	+
RD-Inkont.	−	32,5 ± 10,2	−	−	29,0 ± 14,1	−	0,719/0,383	−
KD-Proband	284,5 ± 3,2	300,5 ± 10,4	256,7 ± 2,8	256,7 ± 2,8	300,7 ± 7,5	280,7 ± 8,7	0,806/0,0001	++
KD-Inkont.	−	113,5 ± 88,3	−	−	102,1 ± 69,5	−	0,857/0,014	++
PARD-Proband	9,2 ± 2,1	10,1 ± 1,4	9,7 ± 1,9	6,9 ± 1,2	6,5 ± 2,4	7,9 ± 2,1	0,417/0,122	−
RARD-Inkont.	−	26,6 ± 13,0	−	−	22,9 ± 11,9	−	0,429/0,337	−
VVKD-Proband	3198,2 ± 280,4	3201,5 ± 320,1	3099,7 ± 189,4	3051,4 ± 325,4	3102,4 ± 120,8	3045,9 ± 187,6	0,950/0,001	++
VVKD-Inkont.	−	616,9 ± 1043,3	−	−	327,9 ± 453,6	−	0,929/0,003	++

400

untersucht. Die Untersuchung erfolgte mittels der Vektorvolumenmanometrie im Durchzugsperfusionsverfahren. Die untersuchten Parameter waren: Ruhedruck (RD), Kontraktionsdruck (KD) [mmHg], radiale Asymmetrie in Ruhe (RARD) und bei Kontraktion (RAKD [%] und Vektorvolumen in Ruhe (VVRD) und bei Kontraktion (VVKD) [cm³]. Die statistische Gleichheit wurde über Korrelationsanalysen bestimmt. Die statistische Gleichheit war für alle Parameter, bis auf den Ruhedruck bei Inkontinenten, bei der radialen Asymmetrie in Ruhe sowie der Compliance bei Probanden gegeben.

Alle untersuchten Parameter weisen eine deutliche Reproduzierbarkeit im zirkadianen und im lingitudinalen intraindividuellen Verlauf auf. Lediglich hinsichtlich der radialen Asymmetrie besteht eine geringere Reproduzierbarkeit. Die Vektorvolumenmanometrie ist ein geeignetes Verfahren zur Inkontinenzdiagnostik und zur Therapieüberwachung bei Biofeedbacktraining.

Abstract

Introduction: Anal manometry is a very common method to evaluate anal sphincter function. Despite that there are many doubts about reliability and reproducibility. The aim of this study is to proof reliability of anal manometry in healthy controls and clinically incontinent patients.

Method: We examined 15 controls (age: 24 (21–28) years; male, fully continent) and 10 incontinent patients (age: 51 (31–58) years; m:w = 4:6, Kelly-Hohlschneider-Score <4) at 3 different day-times (09:00, 13:00, 17:00), which was repeated after 2 weeks time. The examination was performed by an independent examiner. The parameters were: Resting pressure (RP), Squeezing pressure (SP) [mmHg], radial asymmetry in rest (RARP) and squeezing (RASP) [%] and vektorvolume in rest (VVRP) and squeezing (VVSP) [cm³] rectal compliance and max. tolerable volume (MTV). The statistical equality was stated by Pearson's correlation-coefficient for the controls and Spearman's correlation-coeffizient for incontinent patients (r = correlation-coefficient).

Results: All parameters showed a statistically significant parity. Just resting pressures were not reproducible in incontinents as well as compliance and radial asymmetry in controls.

Discussion: 1. All parameters show a significant reproducibility concerning their circadian, longitudinal and intraindividual course. Only squeeze pressures for incontinent patients, radial asymmetry and compliance in controls show a lower reproducibility. 2. Vector-volume-manometry is an appropriate method to diagnose incontinence and to survey biofeedback-training.

Literatur

1. Kroesen AJ, Stern J, Herfarth C (1994) Kontinenzerhaltende Colon- und Ileumreservoire im funktionellen Vergleich. Langenbecks Arch klin Chir (Suppl) Chirurgisches Forum 94:177–180
2. Kroesen AJ, Stern J, Buhr HJ, Herfarth Ch (1995) Analsphinkter-Segmentanalyse nach ileoanaler Pouchanlage durch 3D-Vektorvolumenmanometrie. Langenbecks Arch klin Chir (Suppl) Chirurgisches Forum 95:673–676

3. Kroesen AJ, Stern J, Buhr HJ, Herfarth Ch (1995) Kontinenzstörungen nach ileoanalger Pouch-anlage – diagnostische Kriterien und therapeutische Folgerungen. Chirurg 66:385–391
4. Benz G, Kroesen AJ, Laufs E, Daum R (1995) Generelle Therapie-Evaluierung operierter Anal-atresien mit konventioneller und 3D-Vektormanometrie. Zentralbl. Kinderchir 4:199–208
5. Felt-Bersma, RJ, Gort G, Meuwissen SG (1991) Normal values in anal manometry and rectal sensation: a problem of range. Hepatogastroenterology 1991 Oct; 38 (5):444–449
6. Ryhammer AM, Laurberg S, Sorensen FH (1997) Effects of age on anal function in normal women. Int J Colorectal Dis 1997:12 (4):225–229
7. Freys SM, Fuchs KH, Heimbucher J, Melzer N, Thiede A (1997) Reproduzierbarkeit der konven-tionellen Manometrie. Langenbecks Arch klin Chir (Suppl) Chirurgisches Forum 97:445–450

Korrespondenzadresse: Dr. Anton J. Kroesen, Chirurgische Klinik I, Hindenburg-damm 30, 12200 Berlin, Tel. 030/84 45-25 43, Fax 030/84 45-27 40

ICAM-1 Antikörper reduzieren Leukozytenadhärenz und -extravasation bei DSS-induzierter Kolitis der Maus: In vivo fluoreszenzmikroskopische Untersuchungen

ICAM-1 antibodies reduce leukocyte adherence and -extravasation in DSS-induced colitis in mice: assessment by in vivo fluorescence microscopy

Stefan Farkas, Hans Herfarth[1], Markus Guba, Markus Steinbauer[2],
Jürgen Schölmerich[1], Karl-Walter Jauch, Matthias Anthuber

Klinik und Poliklinik für Chirurgie der Universität Regensburg,
[1] Klinik und Poliklinik für Innere Medizin I, Universität Regensburg
[2] Chirurgische Forschung, Klinik und Poliklinik für Chirurgie, Universität Regensburg

Einleitung

Die Ätiologie und die Pathogenese der chronisch entzündlichen Darmerkrankungen (CED) M. Crohn und Colitis ulcerosa sind bis heute nur unvollständig erklärt. Die Zelladhäsion und anschließende Extravasation in den entzündeten Darmabschnitt stellt bei der Entstehung der chronische entzündlichen Darmerkrankungen nicht nur einen wichtigen initialen Schritt, sondern auch eine frühe Möglichkeit der therapeutischen Intervention dar. Die Leukoyztenadhäsion wird von Adhäsionsmolekülen reguliert, eine besondere Rolle spielt hierbei das Intracellular Adhesion Molecule 1 (ICAM-1) [3, 4]. Bisher existiert kein Modell, welches die in vivo Untersuchung der Zelladhäsion bzw. Extravasation in der Mikrozirkulation eines entzündlich veränderten Darmabschnittes ermöglicht. Ziel unserer Arbeit war die Etablierung eines Modells zur Quantifizierung von Zelladhäsion und Extravasation in vivo in der DSS induzierten Kolitis Maus. Dies wurde mit der Expression des Adhäsionsmoleküls ICAM-1 und der therapeutischen Wirkung eines Antikörpers gegen ICAM-1 korreliert.

Material und Methoden

$20 \pm 0,3$ g schweren Balb/c Mäusen wurde 5% Dextransulfat (DSS) im Trinkwasser zur Induktion der Kolitis verabreicht. Der Therapiegruppe (Anti ICAM-1; n = 5) wurde an Tag 2 40 µg eines mAb gegen ICAM-1 4 h vor der Untersuchung i.p. injiziert. Die Kontrollgruppe (Kontroll Ab; n = 5) erhielt 40 µg der entsprechenden Isotypen Kontrolle. Für die in vivo Mikroskopie wurde in Inhalationsnarkose, nach Implantation eines arteriellen und venösen Katheters, das Kolon mobilisiert und ausgelagert. Zur Visualisierung der Mikrozirkulation des Kolons injizierten wir i.v. FITC markiertes Dextran (2,0 µmol/kg) bzw. Acridin Orange (0,1 µmol/kg) zur Markierung der Leukozyten. In Epiillumination, in 680facher Vergrößerung, erfolgte die Quantifizierung der permanenten (> 30 sec; Sticker) Leukoyztenadhärenz in je 10 zufällig ausgewählten Sammelvenolen und postkapillären Venolen. Nach antimesenterialer Inzision des Kolons wurden die Anzahl der aus den Gefäßen in die Mucosa ausgewanderten Leukoyzten bestimmt.

Für die Immunhistochemie wurden 5 µm dicke, auf Poly-L-Lysin beschichtete Objektträger aufgezogene Gefrierschnitte zur Inaktivierung der endogenen Peroxidase mit Hydrogenperoxid vorbehandelt. Anschließend folgte die Blockierung unspezifischer Bindungen mit 1% BSA/PBS. Die Inkubation mit ICAM-1 Antikörper (Pharmingen), dem biotinylierten Sekundärantikörper sowie dem Avidin-Biotin-Peroxidase Komplex erfolgt für jeweils 1 Stunde mit abschließender Färbung mit 0,03 % w/v Diaminobenzidin in PBS und 0,003 % H_2O_2. Für die Doppelfärbung wurde die Peroidaseaktivität mit Hydrogenperoxid inaktiviert, erneut mit ICAM-1 Antikörper und Sekundärantikörper und mit Benzidin-Dihydrochlorid und Natriumnitroprussid sowie wiederum H_2O_2 gefärbt, bis ein blaues Reaktionsprodukt zu sehen war.

Ergebnisse

Immunhistochemisch zeigte sich im Zeitverlauf eine deutliche Zunahme der ICAM-1 Expression. Die Therapie mit dem Anti ICAM-1 Antikörper führte zu einer signifikanten Reduktion der permanenten Leukoyztenadhärenz sowohl in den postkapillären Venolen (60,8 ± 7 Sticker/mm² Endotheloberfläche vs. 280,5 ± 38 Kontroll Ab; p < 0,01) als auch in den Sammelvenolen (7,9 ± 3 Sticker vs. 55,7 ± 9 Kontroll Ab; p < 0,01) gegenüber den mit dem Kontrollantikörper behandelten Tieren. Darüberhinaus wurde die Extravasation der Leukozyten in die Mucosa durch Anti ICAM-1 auf ein Viertel reduziert (54,3 ± 6 Leukozyten/mm² Mucosa vs. 183 ± 9 Kontroll Ab; p < 0,01).

Diskussion

Die Leukozyten-Endothel-Interaktion spielt eine entscheidende Rolle bei der Entstehung der akuten und chronisch entzündlichen Darmerkrankung. Mit Hilfe der in vivo Mikroskopie ist es unserer Arbeitsgruppe erstmals gelungen, die Leukozyten-Endothel-Interaktion und Extravasation in die Mucosa am entzündlich veränderten Kolon zu quantifizieren. Im Gegensatz zu früheren Experimenten [1], die sich auf die Untersuchung mesenterialer Gefäße beschränkten, besteht in unserem Modell die Möglichkeit, die Mikrozirkulation und Leukozytenadhäsion am mobilisierten und ausgelagerten Kolon selbst zu untersuchen. Die signifikante Zunahme der Leukozytenadhärenz in den Venolen und der Migration in die Mucosa bei Mäusen mit DSS induzierter Kolitis spiegelt den Grad der Entzündung wieder. Weiterhin findet sich, im Vergleich zu den Sammelvenolen, eine signifikant höhere Ausprägung der Leukyztenadhärenz in den näher zum Entzündungsgeschehen lokalisierten postkapillären Venolen.

Ein weiteres Ziel unserer Studie war es, nachdem wir die Expression von ICAM-1 (Intracellular Adhesion Molecule) immunhistochemisch im entzündeten Kolon nachgewiesen hatten, die Wirkung einer Therapie mit monoklonalen Antikörpern gegen ICAM-1 auf die Leukoyztenadhäsion und Extravasation in vivo zu untersuchen. Die signifikante Reduktion der Leukozyten-Endothel-Interaktion und Migration in die

Mucosa erklärt die Wirksamkeit einer Therapie mit ICAM-1 Antisense [2]. Darüberhinaus belegen diese Ergebnisse die Bedeutung unseres Modells zur Untersuchung der Wirkungsweise neuer Therapieformen bei der experimentellen Kolitis.

Zusammenfassung

Wir konnten erstmals in einem in vivo Modell zeigen, daß Antikörper gegen ICAM-1 die Leukoyztenadhärenz und -extravasation im entzündeten Kolon deutlich reduzieren. Darüberhinaus konnten wir die vermehrte Expression von ICAM-1 im DSS Mausmodell belegen. Diese Ergebnisse erklären nicht nur die Wirksamkeit einer ICAM-1 Antisense Therapie [2], sondern bestätigen vor allem die Bedeutung unseres in vivo fluoreszenzmikroskopischen Modells zur Untersuchung der Pathogenese und neuer therapeutischer Ansätze der chronisch entzündlichen Darmerkrankungen.

Abstract

Introduction: Leukocyte-endothelial interactions play a pivotal role in the pathogenesis of inflammatory bowel disease (IBD). In addition recent research suggest an important role for the adhesionmolecule ICAM-1 in intestinal inflammation. Therefore we investigated the effect of an monoclonar antibody against ICAM-1 on leukocyte adherence and extravasation in colitis using in vivo fluorescence microscopy.

Material and methods: Colitis was established in Balb C mice by DSS (Dextran Sodium Sulfate) application. Controls received isotyp control antibody, the experimental group anti ICAM-1 antibody. In vivo microscopy was performed after mobilizing the colon and in vivo labelling of leukocytes venule of the colon was calculated. After antimesenteric incision the number of extravasated leukocytes in the mucosa was counted. ICAM-1 expression was demonstrated by immunhistochemistry.

Results: ICAM-1 expression was increased in DSS-induced colitis. Treatment with anti ICAM-1 antibody reduced leukocyte adherence in submucosal postcapillary and collecting venules and leukocytes extravasation in the mucosa compared to controls.

Summary and Conclusion: We demonstrated increased ICAM-1 expression in DSS-induced colitis in mice. Using *in vivo* microscopy, we further were able to show that a monoclonal antibody against ICAM-1 significantly reduces leukocyte adherance and extravasation in DSS-induced colonic inflammation. The results support not only the therapeutical concept of ICAM-1 suppression in IBD [2] but also establish the method of *in vivo* microscopy as a new tool for the evaluation of experimental therapies in colonic inflammation.

Literatur

1. Arndt H, Palitzsch KD, Anderson DC, Rusche J, Grisham MB, Granger DN (1995). Leukocyte-endothelial cell adhesion in a model of intestinal inflammation. Gut 37:374–379
2. Bennett CF, Kornbrust D, Henry S, Stecker K, Howard R, Cooper S, Dutson S, Hall W, Jacoby HI (1997) An ICAM-1 antisense oligonucleotide prevents and reverses dextran sulfate sodium-induced colitis in mice. J Pharmacol Exp Ther 280:988–1000

3. Goke M, Hoffmann JC, Evers J, Kruger H, Manns MP (1997) Elevated serum concentrations of soluble selectin and immunoglobulin type adhesion molecules in patients with inflammatory bowel disease. J Gastroenterol 32:480–486
4. Schuermann GM, Aber BA, Facer P, Lee JC, Rampton DS, Dore CJ, Polak JM Altered expression of cell adhesion molecules in uninvolved gut in inflammatory bowel disease. Clin Exp Immunol 94 : 341–347

Stefan Farkas und Hans Herfarth sind Empfänger des Forschungsstipendiums 1998 der DCCV (Deutsche Colitis Chron Vereinigung).

Korrespondenzaddresse: Dr. Stefan Farkas, Klinik und Poliklinik für Chirurgie, Universität Regensburg, 93042 Regensburg, Tel. 0941/944-6801, Fax 0941/944-6802
e-mail: stefan.farkas@klinik.uni-regensburg.de

Akzelerierte akute Rejektion allogener Nierentransplantate von hirntoten Organspendern

Accelerated rate of acute rejection of renal allografts from brain dead organ-donors

J. Pratschke[1,2], M.J. Wilhelm[1,3], W. W. Hancock[1], S. G. Tullius[2], P. Neuhaus[2], N. L. Tilney[1]

[1] Surgical Research Laboratories, Harvard Medical School, Brigham and Women's Hospital, Boston, MA, USA
[2] Klinik für Allgemein-, Viszeral- und Transplantationschirurgie, Charité, Campus Virchow-Klinik, Humboldt-Universität Berlin
[3] Klinik für Thorax-, Herz-und Gefäßchirurgie, Westfälische Wilhelms-Universität Münster

Einleitung

Transplantate von nichtverwandten Lebendspendern (LS) zeigen unabhängig von der immunologischen Kompatibilität eine signifikant bessere Kurzzeit- und Langzeitfunktion im Vergleich zu Transplantaten von hirntoten Kadaverspendern (KS) [1]. Antigenunabhängige Faktoren, die diese Unterschiede teilweise erklären können, beinhalten neben der Ischämiezeit den Hirntod des Spenders. Um die Auswirkungen eines ausgedehnten zentralneurologischen Traumas auf Abstoßungsreaktionen (AR) experimentell zu definieren, verglichen wir die Abstoßungskinetik und Überlebenszeiten allogener Nierentransplantate von hirntoten und narkotisierten Fischer-Ratten (F344) nach Transplantation (Tx) in unmodifizierte Lewis Ratten.

Methodik

Eine linksseitige orthotope Nierentransplantation im Rattenmodell wurde durchgeführt. Als Kontrollgruppe dienten anästhesierte und beatmete F344 (250–300 g Körpergewicht) als Organspender, in der experimentellen Gruppe wurden hirntote beatmete Tiere verwendet. Der Hirntod des Spenders wurde durch langsame intrakranielle Drucksteigerung mittels eines subdural plazierten Fogartykatheters (No. 3) ausgelöst. Der Zustand wurde anhand von elektroencephalographischen Untersuchungen sowie dem Erlöschen von Atem- und Pupillenreflexen bestätigt. Die Tiere wurden via Tracheotomie intubiert und bis zur Organentnahme für 6 Stunden beatmet. Zur Blutdruckkontrolle wurde bei allen Spendertieren eine kontinuierliche intraarterielle Druckmessung in der A.femoralis durchgeführt. Zur Vermeidung ischämischer Interferenzen wurden nur Tiere mit stabilem mittlerem arteriellem

Druck (> 80 mm Hg) als Spender akzeptiert. Spendernieren wurden in allen Gruppen orthotop mikrochirurgisch an die linken Empfängergefäße und -ureter anastomosiert. Die rechtsseitige Nephrektomie erfolgte am 6. postoperativen Tag. Die Überlebenszeit von Empfängern mit Organen von KS (n = 12) und von narkotisierten LS (n = 12) wurde als Zeitpunkt der kompletten AR definiert. Serielle histologische und immunhistologische Untersuchungen (n = 4/Gruppe/Zeitpunkt) wurden nach 6 h, 24 h, 3 und 7 Tagen semiquantitativ durchgeführt (C3, IL-2, IL-8, IL-10, TNF α, INFγ, MCP-1, RANTES, MIP-1α, MHC II, P-Selectin).

Ergebnisse

Während der Inflation des Katheters und der Auslösung des Hirntodes reagierten die Tiere uniform mit einem schnellen Anstieg des mittleren arteriellen Blutdruckes (Mittel nach 10 min 206 ± 38 mmHg) für eine Dauer von 15–30 min. Im weiteren Verlauf zeigten die hirntoten Tiere stabile, normotensive Druckwerte während der Beatmungsperiode (Mittel 92 ± 12 mmHg). Die Ableitung der Hirnströme bestätigte 30 min nach Induktion bei allen Tieren den Hirntod, im Vergleich zur physiologischen Aktivität bei beatmeten, anästhesierten Kontrolltieren. Transplantate von hirntoten Spendern wurden im Vergleich zur Kontrollgruppe (40 ± 25 Tage, SEM ± SD) signifikant schneller (20 ± 15 Tage, SEM ± SD, p = 0.001) von unmodifizierten Empfängern abgestoßen.

In der histologischen Untersuchung des zellulären Infiltrates 6 Stunden nach Tx zeigte sich in Organen von KS eine frühere und intensivere Infiltration mit Leukozyten und Neutrophilen als in Organen von LS (Leukozyten 18 ± 2.9 vs 6.3 ± 1.3, Neutrophilen 7.2 ± 3.2 vs 0.6 ± 0.2, Zellen/Sichtfeld, × 400). Zusätzlich konnte 24 Stunden, 3 und 7 Tage nach Tx in Organen von hirntoten Spendern ein dichteres Infiltrat, zusammengesetzt aus Leukozyten, Neutrophilen, Monozyten und Makrophagen im Vergleich zu Lebendspender-Organen beobachtet werden. Die Expression von Aktivierungsmarkern auf Leukozyten war in der KS-Gruppe zeitlich früher und stärker ausgeprägt (24 h, TCR 8.3 ± 3.1 vs 4.2 ± 1.8, Zellen/Sichtfeld, × 400). Die immunhistochemische Untersuchung von Nierengewebe 6 Stunden nach Tx demonstrierte eine frühzeitige Expression von P-Selectin, ICAM und C3 auf Gefäßendothelien und an Glomeruli, TNF α- und INFγ-Ablagerungen ließen sich im renalen Interstitium und an Tubuli nachweisen. Nach 24 Stunden zeigte sich in der KS-Gruppe die Expression von MCP-1, MIP-1α und RANTES auf endothelialen Zellen und glatter Muskulatur von Gefäßen, mit zunehmender Dichte nach 3 bzw 7 Tagen. IL-8 und IL-2R wurden vor allem auf mononukleären Zellen in der KS-Gruppe exprimiert. Als Marker für gesteigerte Immunogenität des Transplantates fand sich die Expression von MHC Klasse II-Komplexen bereits 24 Stunden nach Tx in Organen von KS, vor allem auf infiltrierenden Zellen und auf Gefäßendothelien von Gefäßen.

Im Gegensatz dazu ließen sich in der LS-Gruppe 6 bzw 24 Stunden nach Tx keine Expression von Adhäsionsmolekülen, Komplementfaktoren oder Zytokinen nachweisen. 3 und 7 Tage nach Tx waren die inflammatorischen Veränderungen einschließlich dem zellulären Infiltrat und der Zytokinexpression in der LS-Gruppe deutlich weniger ausgeprägt als in den akzeleriert abgestoßenen Organen von KS.

Diskussion

Die primäre Quelle für humane Transplantate stellt der hirntote Organspender mit extensivem und irreversiblem zentralneurologischem Trauma dar. Der Hirntod des Spenders und die unter dem Begriff „autonomer" Sturm zusammengefaßten Veränderungen beinhalten massive Blutdruckschwankungen, Hypotension, Koagulopathien, Elektrolyt- und Hormonentgleisungen. Während des Hirntodes wurden von verschiedenen Untersuchern experimentell und klinisch eine stark erhöhte systemische und lokale Katecholaminausschüttung nachgewiesen [2, 3]. Dem Anstieg der Katecholaminkonzentrationen folgen funktionelle und histopathologische Veränderungen, die experimentell und klinisch vor allem am Herzen nachgewiesen wurden [4]. Der infolge der massiven Katecholaminkonzentrationen erhöhte Gefäßwiderstand führt im hirntoten Organspender trotz ausreichendem mittleren arteriellen Druck, zur reduzierten Organperfusion und Organischämie. In Herzen von Patienten, die an einem akuten zerebralen Trauma verstarben, wurden subendocardiale Nekrosen und ausgedehnte Kontraktionsbanden nachgewiesen [5]. Diese Befunde ließen sich experimentell durch Katecholaminapplikation reproduzieren [6]. Der Ausfall der regulatorischen Hirnfunktion auf die Hormonsteuerung begünstigt weitere proinflammatorische Veränderungen in Organen von KS [7, 8].

Wir etablierten ein tierexperimentelles normotensives Hirntod-Modell, um die Zusammenhänge zwischen Spenderhirntod und Transplantatqualität und nachfolgender Rejektionskinetik nach allogener Nierentransplantation zu untersuchen. Es zeigte sich, daß die Überlebenszeiten der Organe von KS verkürzt, die Kinetik der Rejektion akzeleriert und die Immunogenität des Transplantates erhöht sind. Diese Effekte werden durch eine prompte Expression von Adhäsionsmolekülen und proinflammatorischen Mediatoren in Organen von hirntoten Spendern vermittelt. Der erhöhten Expression von Entzündungsmediatoren im Nierengewebe folgt eine frühzeitige und verstärkte Immunantwort des nichtsupprimierten Empfängers, welche eine intensivere Rejektion triggert. Diese Beobachtungen erklären teilweise die klinische Beobachtung, daß Transplantate von LS trotz immunologischer Matching-Nachteile einen besseren Kurz- und Langzeitverlauf zeigen. Die Definition der durch den Spenderhirntod verursachten Veränderungen, sowie deren besseres Verständnis würde eine gezielte Spendervorbehandlung vor der Transplantation ermöglichen.

Zusammenfassung

Transplantate von nichtverwandten Lebendspendern zeigen eine signifikant bessere Kurzzeit- und Langzeitfunktion im Vergleich zu Transplantaten von Hirntodspendern. Neben der Ischämiezeit scheint der Hirntod des Spenders die Qualität des Transplantates zu beeinflussen. Um diese Hypothese zu überprüfen und die Auswirkungen eines zentralneurologischen Traumas auf Abstoßungsreaktionen zu definieren, verglichen wir die Abstoßungskinetik allogener Nierentransplantate von hirntoten und narkotisierten Fischer Ratten in unmodifizierte Lewis Ratten.

Transplantate von hirntoten Spendern wurden signifikant schneller (20 ± 15 Tage, SEM ± SD) als die der Kontrollgruppe (40 ± 25, SEM ± SD, p = 0.001) abgestoßen. 6 h nach Transplantation zeigte sich in der experimentellen Gruppe eine erhöhte Expres-

410

sion von P-Selectin, C3 und ICAM auf EC und Ablagerungen von INFγ und TNFα in Glomeruli und renalen Interstitium. Nach 24 h war die Anzahl der infiltrierenden Neutrophilen und Monozyten erhöht, MCP-1 und RANTES wurden auf EC nachgewiesen. Nach 3 bzw 7 Tagen zeigten sich in der Kadaverspendergruppe ausgedehnte zelluläre Infiltrate, mit gesteigerter MHC II-und Interleukin-Expression. Inflammatorische Veränderungen waren in der Kontrollgruppe zu allen Zeitpunkten deutlich weniger ausgeprägt.

Transplantate von hirntoten Spendern werden akzeleriert abgestoßen. Der Hirntod des Spenders modifiziert die Immunogenität des Transplantates durch prompte Expression von Adhäsionsmolekülen. Diese Befunde erklären teilweise die klinische Beobachtung, daß Organe von Kadaverspendern in Vergleich zu Lebendspendern einen unterschiedlichen Verlauf nach Transplantation zeigen.

Abstract

Background: The observation that the results of engrafted organs from living donors are consistently superior to those of cadavers suggest an impact of brain death on organ quality.

Methods: To examine this hypothesis and to define the influences of this central injury on transplanted organs, we compared the early course of kidney allografts from brain dead and normal anaesthetized Fisher donors placed in untreated Lewis rats.

Results: Kidneys from brain dead donors were rejected significantly faster (20 ± 15 days, SEM ± SD) than those from normal control donors (40 ± 25 days, SEM ± SD, $p = 0.001$). By 6 h after transplantation, P-selectin, ICAM and C3 were expressed on vascular endothelial cells and glomeruli; INFγ and TNF-α were upregulated in the renal interstitium and tubules. By 24 hours, numbers of infiltrating PMN's and monocytes were elevated and the macrophage chemoattractants, MCP-1 and RANTES, were present in endothelial and smooth muscle cells. By 3 days and 7 days extensive cellular infiltration with widespread expression MHC class II was present. These inflammatory changes were considerably less intense in control organs.

Conclusion: Surface molecules expressed promptly on kidneys from brain dead donors increase the early tempo of host responsiveness against the graft, leading to an accelerated rate of acute rejection in unmodified animals. These findings may explain in part the clinical observation that organs from living unrelated sources act differently than those from cadaver donors.

Literatur

1. Terasaki PI, Cecka JM, Gjertson DW, Takemoto S (1995) High survival rates of kidney transplants from spousal and living unrelated donors. N Engl J Med 333:333–336
2. Shivalkar B, Van Loon J, Wieland W, Tjandra-Maga TB, Borgers M, Plets C, Flameng W (1993) Variable effects of explosive or gradual increase of intracranial pressure on myocardial structure and function. Circulation 87:230–239
3. Herinijgers P, Leunens V, Tjandra-Maga TB, Mubagwa K, Flameng W (1996) Changes in organ perfusion after brain death in the rat and its relation to circulating catecholamines. Transplantation 62:330–335

4. Novitzky D, Rose AG, Cooper DKC (1988) Injury of myocardial conduction tissue and coronary artery smooth muscle following brain death in the baboon. Transplantation 45:964–966
5. Kolin A, Norris JW (1984) Myocardial lesions from acute cerebral lesions. Stroke 15:990–993
6. Todd GL, Baroldi G, Pieper GM, Clayton FC, Eliot RS (1985) Experimental catecholamine-induced myocardial necrosis. Morphology, quantification and regional distribution of acute contraction band necrosis. J Mol Cell Cardiol 17:317–338
7. Fassbender K, Rossol S, Kammer T, Daffertshofer M, Wirth S, Dollman M, Hennerici M (1994) Proinflammatory cytokines in serum of patients with acute cerebral ischemia: kinetics of secretion and relation to the extent of brain damage and outcome of disease. Neurol Sci 122:135–139
8. Amado JA, Lopez-Espadas F, Vazquez-Barquero A, Salas E, Riancho JA, Lopez-Cordovilla JJ, Garcia-Unzueta MT (1995) Blood levels of cytokines in brain-dead patients: relationship with circulating hormones and acute-phase reactants. Metabolism 44:812–816

Dr. med. J. Pratschke und Dr. med. M.J. Wilhelm sind DFG-Stipendiaten (Pr 578/1-1 und Wi 1677/1-1)

Korrespondenzadresse: Dr. med J. Pratschke, Harvard Medical School, Surgical Research Laboratories, Dept. of Surgery, Brigham and Women's Hospital, 260 Longwood Ave, BLDG E-1, RM 142, Boston, Ma 02115, USA

Adoptiver Transfer von Hepatitis B Immunität nach Nieren- transplantation im Rattenmodell

Adoptive transfer of Hepatitis B immunity after kidney transplantation in the rat model

U. Dahmen, L. Doebel, Y. Gu, J. Li, S. Polywka, C. E. Broelsch

Einleitung

Bei dialysepflichtigen Patienten mit chronischem Nierenversagen kommt es häufig zur parenteralen Transmission von Hepatitis B Infektionen [1]. Die prophylaktische Impfung scheitert an der schlechten Ansprechrate auf das Impfantigen, ein generelles Problem chronisch Kranker. Bei niereninsuffizienten Patienten führt die Vakzination mit rekombinantem Impfstoff zu einer 50–80%igen Serokonversionsrate [2]. Patienten, die aufgrund ihrer Niereninsuffizienz transplantiert werden, haben ein noch höheres Risiko einer Hepatitis B-Infektion [3] Ausserdem besteht die Gefahr der Reaktivierung einer durchgemachten Hepatitis B [4]. Die Therapie der Virusinfektion nach Transplantation gestaltet sich schwieriger als beim normalen Patienten, da die therapeutische Gabe von Interferon bei Transplantationsempfängern aufgrund des erhöhten Risikos der Induktion eines Abstoßungsreaktion nicht möglich ist [5].

Eine mögliche Alternative in der Therapie der Hepatitis B Virusinfektion nach Transplantation könnte in dem adoptiven Transfer von Spenderimmunität auf den Empfänger bestehen. Erste Berichte von Shouval und Ilan [6] zeigen, dass der Immuntransfer nach Knochenmarktransplantation im Mausmodell sowie nach klinischer Knochenmarktransplantation vielversprechend erscheint. Unsere eigenen Erfahrungen im Rattenmodell zeigen, dass Immunität durch Transplantation der Leber eines vakzinierten oder immunisierten Spenders auf den Empfänger übertragbar ist [7, 8].

Ziel dieses Projektes ist die Untersuchung des adoptiven Transfers von Hepatitis B Immunität nach Nierentransplantation im Rattenmodell unter Berücksichtigung der immunsuppressiven Therapie.

Material und Methoden

Tiere: Als Spender wurden männliche Ratten des Stammes ACI mit einem Gewicht von 200–300 g verwendet und als Empfänger Lewis-Ratten der gleichen Gewichtsklasse. Die Tiere wurden von Harlan-Winckelmann bezogen. Alle operativen Prozeduren sowie die Blutabnahmen wurden unter Methoxyflurane-Narkose durchgeführt. Die Tiere hatten freien Zugang zu Wasser und Futter ad libitum. Während der Versuche wurden die Tiere unter Standardbedingungen gemäss des Deutschen Tierschutzgesetzes gehalten.

Versuchsaufbau: Die Spendertiere wurden 6 und 2 Wochen vor der Organentnahme mit 10 μg rekombinantem Hepatitis B-Impfstoff (Engerix B, Smith-Kline-Beecham) vakziniert und der Antikörpertiter wurden wöchentlich serologisch bestimmt. Vor der orthotopen Nierentransplantation und in wöchentlichen Abständen danach wurden die anti-HBs-Titer der Empfänger kontrolliert. Eine Versuchsgruppe wurde täglich immunsuppressiv mit subkutanen Injektionen von Cyclosporin 5 mg/kg Körpergewicht (Sandimmun, Novartis) behandelt, die andere Gruppe wurde nicht therapiert.

Nierentransplantation: Die Transplantation wurde in Anlehnung an die Technik von Oesterwitz und Althaus [9] durchgeführt. Beim Spender wurde nach Darstellung der linken Niere 100 IU Heparin circa 5 min vor Perfusion i.v. injiziert. Es folgte die Durchtrennung der suprarenalen Venen und die Darstellung der Nierenarterie und Vene, sowie die Präparation des Ureters. Nach Perfusion mit 1–2 ml Kochsalzlösung wurde die Niere entnommen, wobei der Gefässstiel möglichst lang belassen wurde. Die Nierenentnahme beim Empfänger erfolgte in gleicher Weise wie beim Spender. Das Transplantat wurde in der hinteren Bauchhöhle in orthotoper Position plaziert. Nierenarterie und Vene wurden End-zu-end mit 10-0 Ethilon anastomosiert. Die Ureteranastomose erfolgte ebenfalls End-zu-end mit 10-0 Ethilon (Ethicon).

Bestimmung des anti-Hbs-Titers: Die Bestimmung des anti-HBs-Titers erfolgte mit einem automatisierten Mikropartikelenzymimmunoassay (AxSYM AVSAB, Abbott).

Ergebnisse

Spender: Das Vakzinierungsprotokoll führte zur Entwicklung von hohen Antikörpertitern (6989–312808 IU/ml) im Spender bei 8/10 Tieren. Zwei Tiere zeigten keine ausreichende Immunantwort (Now-responder, anti-HBs < 500 IU/L) auf die Impfung und wurden von der weiteren Studie ausgeschlossen.

Empfänger: Vor der Nierentransplantation waren die anti-HBs-Titer bei allen Empfängertieren negativ. Eine Woche nach Transplantation waren bei 4/5 Empfängern aus der immunsuppressiv behandelten Gruppe und bei 3/4 Tieren aus der Vergleichsgruppe antigenspezifische Antikörper in einer Titerhöhe zwischen 28144 IU/l nachweisbar, entsprechend 0,03–0,09% des Titers des Spenders. Im weiteren postoperativen Verlauf sanken diese Werte kontinuierlich ab. Nach maximal 6 Wochen erreichten sie Werte unter 10 IU/L. Nach 9 Wochen waren der Antikörpertiter bei allen Tieren unter der Nachweisgrenze (siehe Abb. 1). Die Behandlung mit Cyclosporin beeinflusste weder den maximalen Titer noch die Persistenz des Titers, die Werte waren in beiden Gruppen vergleichbar.

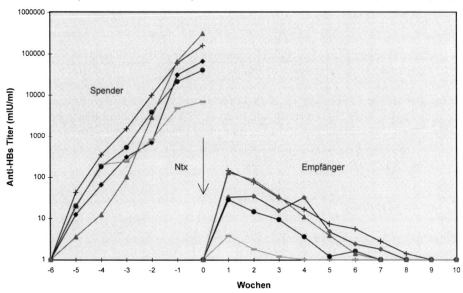

Abb. 1. Die Spender wurden zum Zeitpunkt – 6 und – 2 Wochen vor Transplantation mit 10 UG re-kombinater Hepatitis B-Vakzine geimpft und enetwickelten anti-HBs-Titer bis 300 000 IU/l. Bei den Empfängern waren zum Zeitpunkt der Transplantation keine anti-HBs-Antikörper nachweisbar, nach Transplantation der Niere eines vakzinierten Spenders entwickelten sie Antikörpertiter bis maximal 300 IU/l, die bis zu 9 Wochen serologisch nachweisbar waren

Diskussion

Die Hepatitis B Impfung führte bei 90 % der Spenderratten zu einer Serokonversion, was der Ansprechrate gesunder Probanden entspricht. Patienten mit chronischem Nierenversagen können jedoch durch eine Impfung nicht adäquat geschützt werden, weil die Immunantwort durch die chronische Erkrankung nur abgeschwächt verläuft [10]. Auch nach Transplantation kann keine bessere Immunantwort erzielt werden, da die Patienten unter immunsuppressiver Therapie stehen. Die Hepatitis B-Infektion hat jedoch bei diesen Patienten häufig einen schwereren Verlauf [11]. Die Entwicklung alternativer Verfahren zur Prophylaxe der Hepatitis B Infektion nach Nierentransplantation ist demzufolge anzustreben. Das Konzept des Immuntransfers zur Prophylaxe und gegebenenfalls Therapie der HBV-Infektion ist insbesondere für die Nierenlebendspende von großer Bedeutung. Lebendspender könnten vor der Organspende einem Immunisierungsprotokoll unterzogen werden und auf diese Weise dem Empfänger ein transienter oder eventuell auch dauerhafter Schutz vor der Infektion vermittelt werden.

Unsere bisherigen Ergebnisse im Rattenmodell zeigen, dass es nach Transplantation der Leber eines vakzinierten Spenders zu einem effektiven Immuntransfer mit Titern über 10 I U/l kommt, die über mehrere Wochen nachweisbar sind. Auch nach der Nierentransplantation kommt es zu einem effektiven Transfer von Hepatitis B-

Immunität vom Spender auf den Empfänger. Im Vergleich zur Lebertransplantation liegt der maximale Titer sowie die Persistenz des Titers in einem ähnlichen Bereich, obwohl die Anzahl der gewebsständigen Lymphozyten in der Leber höher ist und das Organ etwa die zehnfache Größe hat.

Untersuchungen zum Mikrochimärismus nach Organtransplantation zeigen, dass nach Transplantation aller soliden Organe Spenderzellen im Organismus des Empfängers grundsätzlich nachweisbar sind, nach Herz- und Nierentransplantation allerdings bei weniger Patienten als nach Lebertransplantation. Passend dazu war der Immuntransfer nach Nierentransplantation bei 7/9 Tieren nachweisbar, in den vorangegangenen Untersuchungen zur Lebertransplantation jedoch bei allen Tieren.

Die Ergebnisse im Tierversuch lassen entsprechende klinische Untersuchungen an Nierenleberspendern erfolgreich erscheinen.

Zusammenfassung

Einleitung: Chronisch nierenkranke Patienten haben ebenso wie Empfänger eines Nierentransplantates ein hohes Infektionsrisiko für Hepatitis B. Gleichzeitig ist die aktive Impfung aufgrund der gestörten Immunlage wenig erfolgreich. Erste Erfahrungen im Rattenmodell zeigen, dass Immunität durch Transplantation der Leber eines vakzinierten oder immunisierten Spenders auf den Empfänger übertragbar ist. Ziel des Projektes ist die Frage nach der Übertragbarkeit durch Nierentransplantation.

Material und Methoden: Männliche ACI-Ratten dienten als Spender, männliche Lewis-Ratten als Empfängertiere. Die Spender wurden 6 und 2 Wochen vor Organentnahme mit rekombinanter Hepatitis B-Vakzine (Engerix B) geimpft. Die linke Niere des Empfängers wurde operativ entfernt und die Spenderniere orthotop implantiert. Die Hälfte der Tiere wurde immunsuppressiv mit täglichen subkutanen Injektionen von Cyclosporin A in einer Dosierung von 5 mg/kg Körpergewicht behandelt. Bei Spender und Empfänger wurde der anti-HBs Titer wöchentlich mittels eines Mikro-Enzym-Immuno-Assay (MEI A) bestimmt.

Ergebnisse: In Analogie zu den Ergebnissen nach Lebertransplantation entwickelten alle Empfänger einen maximalen anti-HBs Titer in Höhe von 28–144 IU/l, was circa 0,03–0,09 % des Titers des Spenders entsprach. Parallel zu den Ergebnissen nach Rattenlebertransplantation war der maximale Liter nach einer Woche nachweisbar, und nahm dann kontinuierlich ab, um nach circa 6 Wochen die Nachweisgrenze zu unterschreiten. Die Behandlung mit CsA beeinflusste die Titerentwicklung nicht, der Titer war in Höhe und Persistenz mit dem in der unbehandelten Gruppe vergleichbar.

Diskussion und Schlußfolgerung: Spenderimmunität ist in gleichem Masse durch eine Nierentransplantation übertragbar wie durch eine Lebertransplanation, obwohl die Anzahl an gewebsständigen Lymphozyten geringer und das Organ wesentlich kleiner ist. Auch unter Immunsuppression kommt es zu einem gleich effektiven Immuntransfer. Mögliche klinische Konsequenz dieser Ergebnisse wäre die systematische Immunisierung von Lebendnierenspendern als einfache, kosteneffektive und nebenwirkungsarme Prophylaxe der Hepatitis B-Infektion von Nierentransplantatempfängern.

Abstract

Background: Patients with endstage renal disease as well as kidney transplant recipients have a high risk of a quiring hepatitis B infection and the response rate to active vaccination is very low in these patients. Previous experiments have shown that donor immunity can be transferred to a transplant recipient via the organ graft. This study aims to explore the efficacy of adoptive transfer of immunity by kidney transplantation.

Methods: Male ACI-rats were used as donors, male Lewis rats as kidney recipients. The donors were vaccinated – 6 and – 2 weeks prior to organ donation with recombinant Hepatitis B vaccine (Engerix®). The left kidney of the donor was removed and the kidney graft was transplanted in orthotopic position.. Half of the animals were treated with daily subcutanoeus injections of Cyclosporin in a dose of 5 mg/kg/day. Anti-Hbs titer in donor and recipient was measured weekly using a micro-particle enzyme-immuno assay (MEIA) (Abbott).

Results: All recipients developed an anti-HBs titer of 28 – 144 IU/l, which corresponds to about 0.03 – 0.09 % of the titer of the donor. The maximal titer was found at 1 week after transplantation and decreased continuously thereafter.

Conclusion: Donor immunity can be transferrred after kidney transplantation to the same extent as after liver transplantation, although the number of passenger leucocytes is lower and the organ much smaller. Immunosuppressive treatment is not lowering the adoptive transfer of immunity. Possible clinical consequence of this finding is the mandatory vaccination of living kidney donors to prevent Hepatitis B-infection in kidney transplant recipients.

Literatur

1. Huang CC (1997) Hepatitis in patients with end-stage renal disease. J Gastroenterol Hepatol 12(9–10):S236–241
2. Vazquez G, Mendoza-Guevara L, Alvarez T, Aguilar A, Morales A, Rodriguez F, Solorzano F, Garcia-Lopez E, Munoz O (1997) Comparison of the response to the recombinant vaccine against hepatitis B virus in dialyzed and nondialyzed children with CRF using different doses and routes of administration. Adv Perit Dial 13:291–296
3. Harnett JD, Zeldis JB, Parfrey PS, Kennedy M, Sircar R, Steinmann TI, Guttmann RD (1987) Hepatitis B disease in dialysis and transplant patients. Further epidemiologic and serologic studies. Transplantation 44(3):369–376
4. Marcellin P, Giostra E, Martinot-Peignoux M, Loriot MA, Jaegle ML, Wolf P, Degott C, Degos F, Benhamou JP (1991) Redevelopment of hepatitis B surface antigen after renal transplantation. Gastroenterology 100(5 Pt 1):1432–1434
5. Yamaguchi K, Kiyokawa H, Machida J, Obayashi A, Nojiri N, Ueda S, Takatsuki K (1994) Seroepidemiology of hepatitis C virus infection in Japan and HCV infection in haemodialysis patients. FEMS Microbiol Rev 14(3):253–258
6. Shouval D, Ilan Y (1995) Immunization against Hepatitis B through adoptive transfer of immunity. Intervirology 38:41–46
7. Dahmen U, Tanigawa T, doebel L, Rogiers X, Lindkaer-Jensen S, Broelsch CE (1997) Liver transplantation mediated transfer of immunity: Accelerated rejection of a skin graft from a sensitized donor. Transplantation Proceedings 29:
8. Dahmen U, Tanigawa T, Doebel L, Lindkaer-Jensen S, Rogiers XZ, Broelsch CE (1996) Spenderspezifische Antikörperproduktion nach Lebertransplantation. Eine Untersuchung im Rattenmodell. Langenbecks Archiv Chir I (Forumband):1–4

418

9. Oesterwitz H, Althaus P (1982) Orthotopic kidney transplantation in the rat with non-splinted end-to-end ureteric anastomosis: Details of a Technique. Urol Res 10:149–152
10. Girndt M, Pietsch M, Kohler H (1995) Tetanus immunization and its association to hepatitis B vaccination in patients with chronic renal failure. Am J Kidney Dis 26:454–460
11. Al Faraidy K, Yoshida EM, Davis JE, Vartanian RK, Anderson FH, Steinbrecher UP (1997) Alteration of the dismal natural history of fibrosing cholestatic hepatitis secondary to hepatitis b virus with the use of lamivudin. Transplantation 27:926–928

Korrespondenzadresse: Dr. med. Uta Dahmen, Klinik und Poliklinik für Allgemeine und Transplantationschirurgie, Zentrum für Chirurgie, Universitätsklinikum Essen, Hufelandstraße 55, 45122 Essen, Tel. 0201/7 23 11 11, Fax 0201/7 23 11 21

Toleranzinduktion durch einmalige Injektion eines anti-RT7-Antikörpers im Rattenmodell

Tolerance induction by single injection of an anti-RT7 monoclonal antibody in a rat model

M. Jäger, S. Ko, K. Wonigeit, H. J. Schlitt

Klinik für Abdominal- und Transplantationschirurgie, Medizinische Hochschule Hannover

Das RT7-Alloantigen ist ein Teil des Leucocyte Common Antigen (CD45) der Ratte und wird von nahezu allen hämatopoetischen Zellen exprimiert [1]. Die CD45-Expressionsdichte variiert zwischen den Leukozytensubpopulationen, stärkste Ausprägung zeigen B- und T-Lymphozyten [2]. Das CD45-Molekül trägt kostimulatorisch zur T-Zell-Aktivierung bei. Eine Blockade kostimulatorischer Signale kann eine klonale Anergie induzieren [3]. Durch eine starke T-Zell-Depletion zum Transplantationszeitpunkt ist eine Toleranzinduktion möglich [4]. Der tolerogene bzw. immunmodulatorische Effekt einer Antikörper-Injektion gegen das RT7-Alloantigen wurde in dieser Studie in vivo und in vitro untersucht.

Methodik

Antikörper: Der monoklonale Antikörper (mAk) gegen das RT7-Alloantigen wurde im Rattensystem generiert und mit Maus-anti-Ratte-Isotyp-Ak typisiert. Die Affinität des anti-RT7-mAk (RatteIgG2b) zu unterschiedlichen Leukozytensubpopulationen wurde durchflußzytometrisch evaluiert.

T-Zellproliferation in der gemischten Lymphozytenkultur (MLC): Um den Effekt des anti-RT7-mAk in vitro zu untersuchen, wurden Lymphozyten (LEW.1W: RT1^u) unspezifisch durch einen anti-CD3-mAk bzw. ConA, sowie allogenspezifisch durch Zugabe von bestrahlten allogenen Lymphozyten (LEW: RT1^l) stimuliert. Zu den unterschiedlichen Proliferationsansätzen wurde jeweils der anti-RT7-mAk in steigender Dosierung gegeben (0, 1, 10, 100 µg/ml). Eine zweite MLC erfolgte zur Bestimmung der donorspezifischen Alloreaktivität im Transplantationsmodell an Tag 100. Hierfür wurden Effektorzellen aus den Halslymphknoten der transplantierten Tiere gewonnen; als Targetzellen dienten bestrahlte donorspezifische bzw. third party Lymphozyten.

Herz-/Hauttransplantationsmodell: LEW (RT1^l), LEW.1W (RT1^u) und LEW.1A (RT1^a) Ratten wurden vom Zentralinstitut für Versuchstierzucht in Hannover bezogen und gemäß Tierschutzbestimmungen gehalten. Die komplett MHC-inkompatiblen LEW-Herzen wurden unter Ketamin/Rompun-Narkose heterotop auf die Aorta abdominalis bzw. die V. cava caudalis von LEW.1W-Ratten transplantiert (Tag 0). Die Empfänger (n = 9) erhielten an Tag –1 eine einmalige intravenöse anti-RT7-mAk-Injektion (10 mg/kg KG). Kontrolltiere (n = 6) erhielten die Herztransplantate in identischer Stammkombination. Die tägliche Überprüfung der Transplantatfunktion erfolgte palpatorisch. Eine Abstoßung wurde histologisch durch Infiltrate mononukleärer Zellen und Myozytennekrosen in einer Standard-HE-Färbung belegt. Um die donorspezifische Alloreaktivität in vivo zu testen, erfolgte an Tag 100 eine Transplantation donorspezifischer (LEW: $RT1^l$, n = 5) und third party Haut (LEW.1A: $RT1^a$, n = 5) auf die bereits herztransplantierten Tiere. Um die Stabilität der Transplantatakzeptanz zu prüfen, wurde bei drei Tieren an Tag 150 ein adoptiver Transfer von in vivo donorspezifisch aktivierten Lymphozyten durchgeführt (2×10^8 Zellen/Empfänger).

Durchflußzytometrisches Screening der Leukozytensubpopulationen im peripheren Blut: An Tag 2, 7, 14, 21, 28, 42 und 56 wurden folgende Subpopulationen bestimmt: $CD4^+$-T-Zellen, $CD8^+$-T-Zellen, B-Zellen, Granulozyten, NK-Zellen.

Ergebnisse und Diskussion

Der anti-RT7-mAk detektierte über 99 % der Leukozyten im peripheren Blut. Die intensivste Fluoreszenz zeigten gleichermaßen T- und B-Zellen. In der MLC steigerte der Zusatz von anti-RT7-mAk die unspezifische und die allogenspezifische Lymphozytenproliferation dosisabhängig. Dies spricht für einen kostimulatorischen Effekt der AK-Bindung. Im Rattenmodell bewirkte die einmalige AK-Injektion eine sofortige, transiente Leukopenie, die sich nach 6 Wochen wieder normalisiert. Die Reduktion der Leukozytenzahl auf 30 % der Norm an Tag 2 wurde durch die ausgeprägte T-Zell-Depletion hervorgerufen. Während der ersten Woche waren nahezu keine T-Zellen im peripheren Blut vorhanden. Die $CD4^+$- und $CD8^+$-T-Zellen waren gleichermaßen betroffen, auch die NK-Zellen wurden sofort hochgradig depletiert. B-Zellen und Granulozyten waren erst 2 Wochen nach AK-Gabe auf 50 % des Ausgangswertes reduziert. Nebeneffekte wurden im Langzeitverlauf nicht beobachtet. Während der Phase der transienten Leukopenie erfolgte die Induktion einer Langzeitakzeptanz für komplett MHC-inkompatible Herztransplantate. Alle neun Tiere besaßen eine gute Transplantatfunktion weit über Tag 100 hinaus (Kontrolltiere < 8 Tage). Ein möglicher Mechanismus der Toleranzinduktion ist die ausgeprägte T-Zell-Depletion wie unlängst durch ein anti-CD3-Immunotoxin im Primatenmodell gegenüber Nierentransplantaten gezeigt wurde [4]. Durch die vorübergehende Elimination der T-Zellen könnte ein immunologischer Zustand geschaffen werden, der die Etablierung einer Toleranz in Abwesenheit von potentiell alloreaktiven Lymphozyten begünstigt. Lymphozyten von toleranten Tieren wiesen an Tag 100 nach Herztransplantation in der MLC eine deutliche donorspezifische Alloreaktivität auf (^{3}H-Thymidin-Einbau donorspezifisch: 17500 cpm ± 13.0 %, third party: 7200 cpm ± 5.4 %, isogen: 1300 cqm ± 4,7 %). In vivo wurde donorspezifische Haut nur wenig länger akzeptiert als third party Haut (< 18 Tage gegen < 11 Tage). Die Hautabstoßung beeinflußte die Herztransplantatfunktion nicht, so daß sich ein Hinweis auf einen lokalen immunmodulatorischen Mechanismus für die Langzeitakzeptanz der allogenen Herztransplantate ergeben könnte. Zusätzlich konnte der adoptive Transfer von 2×10^8/n stark alloreaktiver Zellen die Toleranz gegenüber den Herztransplantaten nicht brechen.

Dies spricht gegen eine klonale Anergie als Grundlage der Toleranz. Im Primaten-modell wurde durch die Verabreichung eines anti-CD3-Immunotoxins eine Toleranz gegenüber Nieren- und Hauttransplantaten erreicht [4]. In diesem Modell induzierte eine vorrübergehende T-Zell-Depletion bei fortbestehender donorspezifischer Allo-reaktivität in vivo und in vitro ebenfalls eine anhaltende Toleranz gegenüber Herz-transplantaten. Neben der T-Zell-Depletion könnte ein lokaler immunmodulatori-scher Effekt an der Toleranz beteiligt sein. Welche Rolle dabei dem CD45-Molekül zufällt, ist bisher nicht exakt geklärt [5]. Hinweise auf einen lokalen immunmodulato-rischen Prozeß fanden sich bei Zytokinanalysen der tolerierten Transplantate durch quantitative RT-PCR. Bisher steht die potente Wirkung einer einmaligen anti-RT7-mAk-Gabe als vielversprechender Ansatz zur Toleranzinduktion fest. Es sind jedoch genauere Untersuchungen zum Toleranzmechanismus und zu den lokalen immun-modulatorischen Prozessen notwendig, um aus diesem Ansatzpunkt ein klinisch an-wendbares Protokoll entwickeln zu können.

Zusammenfassung

Das RT7-Alloantigen ist Bestandteil des CD45-Moleküls der Ratte. Das CD45-Molekül trägt kostimulatorisch zur T-Zell-Aktivierung bei. Der hier angewandte monoklonale Antikörper gegen das RT7-Alloantigen bewirkt in der MLC bei T-Zell-Stimulation eine dosisabhängige Proliferationssteigerung. In vivo kommt es nach einmaliger i. v.-Applikation (10 mg/kg KG) zu einer starken, transienten T-Zell-Depletion für 2 Wochen. Darunter werden komplett MHC-inkompatible Herztransplantate (n = 9) weit über 100 Tage toleriert. Ein adoptiver Transfer mit stark alloreaktiven Lympho-zyten (n = 3) an Tag 150 bricht die Toleranz nicht. Donorspezifische Haut (n = 5) wird an Tag 100 nur wenig länger akzeptiert (< 18 Tage, Kontrolle < 11 Tage). Eine längerfristige Deletion alloreaktiver Zellen liegt nicht vor. Grundlage der Tole-ranzerhaltung sind in diesem Modell vermutlich immunregulatorische Mechanis-men.

Abstract

Background: The RT7 antigen is part of the rat CD45 molecule. The CD45 molecule exerts costimulatory function for T cell activation. The aim of this study was to inve-stigate the in vivo and in vitro effects caused by a monoclonal antibody detecting the RT7 antigen.

Methods: Increasing dosages (0, 1, 10, 100 µg/ml) of anti-RT7 monoclonal antibody (anti-RT7 mAb) were added to unspecific and allospecific mixed lymphocytes cultures (MLC). In vivo anti-RT7 mAb (10 mg/kg BW) was injected intravenously one day before heterotopic transplantation of MHC-incompatible heart grafts. On day 100 donor-specific and third party skin was grafted. 2×10^8 donor-specific activated lymphocytes were applicated as adoptive transfer.

Results: Dosage dependent enhancement of lymphocyte proliferation was con-firmed in MLC. A single intravenous application of anti-RT7 mAb induced a strong but transient T cell depletion persisting for 2 weeks. Thereby graft survival of

tolerance to MHC-incompatible heart grafts (n = 9) was observed for more than 100 days. No graft rejection could be induced by adoptive transfer of strongly alloreactive lymphocytes on day 150 (n = 3). Acceptance of donor-specific skin grafts (n = 5, on day 100) was just slightly prolonged (< 18 days, control group < 11 days).

Conclusions: A single injection of an anti-RT7 mAb induces a long-term survival of MHC-incompatible heart grafts but not skin grafts. The basis for long-term graft acceptance appears to be an immunoregulatory mechanism.

Literatur

1. Kampinga J, Kroese FGM, Pol GH, Opstelten D, Seijen HG, Boot JHA, Roser B, Nieuwenhuis P, Aspinall R (1990) RT7-Defined Alloantigens in Rats are Part of the Leucocyte Common Antigen Family. Scand J Immunol 31:699–710
2. Newton MR, Wood KJ, Fabre JW (1986) A monoclonal alloantibody detecting a polymorphism of the rat leucocyte common (LC) antigen. J Immunogenet 13:41–50
3. Schwartz RH (1990) A Cell Culture Model for T Lymphocyte Clonal Anergy. Science 248: 1349–1356
4. Knechtle SJ, Vargo D, Fechner J, Zhai Y, Wang J, Hanaway MJ, Scharff J, Hu H, Knapp L, Watkins D, Neville DM (1997) FN18-CRM9 Immunotoxin promotes tolerance in primate renal allografts. Transplantation 63:1–6
5. Lazarovits AI, Poppem S, Zhang Z, Khandaker M, Le Feuvre CE, Singhal SK, Garcia BM, Ogasa N, Jevnikar AM, White MJ, Singh G, Stiller CR, Zhong RZ (1996) Prevention and reversal of renal allograft rejection by antibody against CD45RB. Sciene 380:717–720

Korrespondenzadresse: Mark Jäger, Klinik für Abdominal- und Transplantationschirurgie, Medizinische Hochschule Hannover, D-30623 Hannover, Telefon 0511/532-4166 bzw. Fax 0511/532-6326, e-mail: Jaeger.Mark@MH-Hannover.de

Blockade zytotoxischer Effekte präformierter Anti-Donor-Antikörper durch ein chimeres, lösliches RT1.Aª/IgG Molekül

Use of a soluble RT1Aª/IgG chimeric molecule to prevent the cytotoxic effects of preformed anti-donor antibodies

M. N. Scherer[1,2], C. Graeb[2,4], S. J. Knechtle[3], K.-W. Jauch[2] und E. K. Geissler[1,5]

[1] Department of Clinical Laboratory Sciences, University of South Alabama, Mobile, USA
[2] Klinik und Poliklinik für Chirurgie, Universität Regensburg
[3] Department of Surgery, University of Wisconsin, Madison, USA
[4] Gefördert durch die Deutsche Forschungsgemeinschaft (DFG, GR 1478/2-1)
[5] Gefördert durch die National Institutes of Health (AI39741) und durch die American Heart Association (AL-G-960046)

Einleitung

Aufgrund des hohen Risikos einer hyperakuten Abstoßungsreaktion sind Herz- und Nierentransplantationen bei präsensibilisierten Patienten (z.B. durch Verlust eines Transplantats, Bluttransfusion, Schwangerschaft, etc.) meist kontraindiziert, was zu einer erheblich verlängerten Wartezeit führt, die unter Umständen den Grad der Sensibilisierung weiter erhöht [1]. Eine stetig steigende Zahl von sensibilisierten Patienten, die auf eine Transplantation warten, sind von diesem Problem betroffen. Derzeit existiert keine verläßliche Therapie, die eine gegen Spender-Antigen gerichtete hyperakute, humorale Immunreaktion präformierter Antikörper verhindern könnte. In eigenen Experimenten konnten wir kürzlich zeigen, daß lösliches, spenderspezifisches MHC Klasse I Antigen, das durch ex vivo transfizierte, syngene Hepatozyten exprimiert wurde, in der Lage ist, eine hyperakute Abstoßungsreaktion heterotoper, vaskularisierter Herztransplantate im Rattenmodell zu verhindern (Manuskript eingereicht). In der hier vorliegenden Studie untersuchten wir die Potenz eines löslichen, chimeren RT1Aª/IgG Moleküls (entwickelt von Dr. J. Schneck, Johns Hopkins University, Baltimore, MD; im Folgenden als „Histoglobulin" bezeichnet), den zytotoxischen Effekt von präformierten Anti-Donor-Antikörpern in vitro zu verhindern. Histoglobulin ist ein divalentes Ratten-MHC Klasse I-ähnliches Molekül, das aus den extrazellulären Domänen ($\alpha 1 - \alpha 3$) des RT1.Aª-Moleküls besteht, die an jede der beiden variablen Regionen einer intakten, schweren Kette von IgG1 gebunden sind. Interessanterweise konnte inzwischen gezeigt werden, daß ein von Maus-MHC abgeleitetes Antigen, auf ähnliche Weise assoziiert mit einem Maus-IgG, in der Lage ist, die Aktivität zytotoxischer T-Lymphozyten in vitro zu inhibieren [2].

424

Material und Methode

Purifikation von Histoglobulin: Histoglobulin wurde in die murine Plasmazellinie J558L transfiziert (zur Verfügung gestellt von Dr. J. Schneck), die lediglich eine λ-Leichtkette, jedoch keine schweren Ketten exprimieren. Die Purifikation der chimeren Proteine erfolgte durch Passage von Kulturüberstand eines transfizierten J558L Klons, der das chimere RT1.A^a/IgG exprimierte, durch NIP-CAP-Caproate-gekoppelte Sepharose. Anschließend wurde das chimere Protein mit NIP-CAP-Caproate eluiert und in PBS dialysiert. Die Reinheit des gewonnenen Histoglobulins wurde mittels SDS-PAGE getestet. Nach Elektrophorese wurde das Histoglobulin mit Coomassie BB markiert [2].

Komplement-vermittelter Zytotoxizitäts-Assay: Das purifizierte Histoglobulin wurde auf seine Potenz, den zytotoxischen Effekt von präformierten Anti-Donor-Antikörpern zu blockieren, mit einem Zytotoxizitäts-Assay getestet. Hierzu wurde Serum von Lewis-Ratten, die zuvor drei aufeinanderfolgende Hauttransplantate von einem ACI-Spender (RT1.A^a) erhalten hatten, mit Histoglobulin (oder als Kontrolle mit PBS) vermischt und für 15 Minuten inkubiert. Danach wurden ^{51}Cr-markierte, mit Concanavalin A aktivierte ACI-Target-Zellen hinzupipettiert. Nach Zugabe von Low-Tox-H Komplement (Accurate Chemical, Westbury, NY) erfolgte die Zytotoxizitätsbestimmung anhand der ^{51}Cr-Freisetzung.

Ergebnisse

Die Ergebnisse des SDS-PAGE zeigten Banden nahe 90–94 KDa und 12 KDa, die mit der chimeren, schweren Kette bzw. mit β_2-Mikroglobulin korrespondieren. Eine weitere Bande nahe 25 KDa entspricht der leichten Kette des Immunglobulins. Diese Daten decken sich mit kürzlich von Dal Porto et al. veröffentlichten Ergebnissen [2].

Der Zytotoxizitäts-Assay zeigte, daß eine 1:50 Verdünnung des produzierten Anti-RT1.A^a-Serums eine 100%ige Lyse der ACI-Target-Zellen verursachte. Im Gegensatz dazu reduzierten 0,1 µg Histoglobulin die Lyse der Target-Zellen um 31,9% ± 1,8%, 1 µg Histoglobulin um 47,4% ± 2,4%, und 10 µg Histoglobulin reduzierte die Zellyse der Target-Zellen um 79,0% ± 1,4%.

Diskussion

Derzeit gibt es noch keine verläßliche Therapie, um eine hyperakute, humorale Immunreaktion präformierter Antikörper zu verhindern. In früheren Arbeiten konnten wir zeigen, daß lösliches, spenderspezifisches MHC Klasse I Antigen in der Lage ist, eine hyperakute Abstoßungsreaktion heterotoper Herztransplantate im Rattenmodell zu verhindern. In den hier dargestellten Versuchen konnten wir nachweisen, daß genetisch synthetisiertes, lösliches Histoglobulin ebenso in der Lage ist, Anti-Donor-Antikörper zu blockieren. Histoglobulin in nanomolarer Konzentrationen war dabei bereits in der Lage, den zytotoxischen Effekt präformierter Anti-Donor-Antikörper aufzuheben. Histoglobulin könnte zudem potentielle Vorteile gegenüber nicht-IgG-assoziierten MHC Molekülen besitzen, da es aufgrund der Verknüpfung von MHC mit

IgG zu einer Verlängerung der Halbwertszeit des Moleküls kommen kann. Die Synthese des gesamten Histoglobulin Moleküls kann zudem relativ einfach durch Antikörper-produzierende Zellinien erreicht werden. Es ist zudem denkbar, daß Histoglobulin nicht nur in der Lage ist, Anti-Donor-Antikörper zu blockieren, sondern zudem die Fähigkeit besitzen könnte, die Immunantwort von B-Zellen über eine Interaktion mit dem B-Zell-Rezeptor und FcγRIIB1-Rezeptor zu reduzieren. In diesem Zusammenhang konnte kürzlich gezeigt werden, daß Cross-Linking des B-Zell-Rezeptors mit dem FcγRIIB1-Rezeptor einen starken inhibitorischen Effekt auf die Entwicklung von B-Zellen hat [3]. Zukünftige Versuche werden zeigen, ob Histoglobulin-ähnliche Moleküle in der Lage sein werden, eine hyperakute Abstoßungsreaktion in einem sensibilisierten Empfänger zu verhindern.

Zusammenfassung

Derzeit gibt es noch keine verläßliche Therapie, um eine hyperakute Abstoßung in einem präsensibilisierten Empfänger zu verhindern. Das immunologische Problem einer Organtransplantation in präsensibilisierten Empfängern ist durch die vorhandenen präformierten Antikörper im Empfänger bedingt, die ein hohes Risiko einer hyperakuten Gewebszerstörung via Komplementaktivierung darstellen. Praktische Folge ist eine stetig steigende Zahl präsensibilisierter Patienten auf der Warteliste, die entsprechend länger auf ein kompatibles Organ warten müssen. In der hier vorliegenden Studie untersuchten wir die Potenz des genetisch hergestellten, löslichen, chimeren Moleküls, RT1.A^a/IgG, den zytotoxischen Effekt von präformierten Anti-Donor-Antikörpern zu verhindern. Dieses divalente Ratten-MHC Klasse I ähnliche Molekül besteht aus extrazellulären Domänen (α1-α3) des RT1.A^a-Antigens, die an jede der beiden variablen Regionen einer intakten schweren Kette von IgG1 gebunden sind. In einem Komplement vermittelten Zytotoxizitäts-Assay konnten wir zeigen, daß nanomolare Konzentrationen dieses purifizierten chimeren RT1.A^a/IgG Moleküls in der Lage sind, den zytotoxischen Effekt hoher Konzentrationen präformierter Anti-RT1.A^a-Antikörper mit großer Effektivität zu blockieren. Unsere Ergebnisse weisen darauf hin, daß chimere MHC Klasse I/IgG Moleküle von Nutzen sein könnten, die gewebszerstörenden Effekte von Anti-Donor-Antikörpern in präsensibilisierten Empfängern zu verhindern.

Abstract

Background: Currently there is no reliable treatment for hyperacute rejection in presensitized patients. The problem with transplanting an organ to a recipient with preformed anti-donor antibodies is that the organ is at a high risk for destruction via complement-mediated cell cytotoxicity. Unfortunately, the list of presensitized patients is growing, since relatively long or indefinite waiting periods for a compatible organ are common.

Methods: To address this problem we have initiated experiments in the rat system to attempt to block anti-donor antibodies with a genetically engineered soluble chimeric MHC class I/IgG molecule. The divalent rat MHC class I-like molecule consists of RT1.A^a extracellular domains (α1 – α3) bound to each of the two variable regions of an intact IgG1 heavy-chain.

Restults: Here we show, using complement-mediated cell cytotoxicity assays, that nanomolar concentrations of purified soluble RT1.A^a/IgG chimeric molecules were able to greatly reduce the cytotoxic effects of serum containing high concentrations of anti-RT1.A^a antibody.

Conclusions: These results suggest that chimeric MHC class I/IgG molecules may be potentially useful to neutralize the damaging effects of anti-donor antibody in pre-sensitized recipients.

Literatur

1. Fung JJ, Makowka L, Tzakis A, Klintmalm G, Duquesnoy R, Gordon R, Todo S, Griffin M, Starzl TE (1988) Combined Liver-Kidney Transplantation: Analysis of patients with preformed lymphocytotoxic antibodies. Transplant Proc 20:88
2. Dal Porto J, Johansen TE, Catipovic B, Parfiit DJ, Tuveson D, Gether U, Kozlowski S, Fearon DT, Schneck JP (1993) A soluble divalent class I major histocompatibility complex molecule inhibits alloreactive T cells at nanomolar concentrations. Proc Natl Acad Sci USA 90:6671
3. Sato K, Ochi A (1998): Superclustering of B cell receptor and FcγRIIB1 activates src homology 2-containing protein tyrosine phosphatase-1. J Immunol 161:2716

Korrespondenzadresse: Dr. med. Marcus Scherer, Universität Regensburg, Klinik und Poliklinik für Chirurgie, Franz-Josef-Strauß-Allee 11, 93053 Regensburg,
Tel. 0941/944-6801, Fax 0941/944-6802
e-mail: marcus.scherer@klinik.uni-regensburg.de

Chronische Abstoßung oder Toleranz nach Leber/Dünndarmtransplantation

Chronic rejection or tolerance after liver/small bowel transplantation

D. Meyer, C. Otto, M. Gasser, K. Ulrichs, A. Thiede

Chirurgische Universitätsklinik Würzburg

Einleitung

Die Fünfjahres-Überlebensrate nach Dünndarmtransplantation am Menschen beträgt 35% [1] und liegt damit deutlich unterhalb der Überlebensrate z. B. nach Lebertransplantation (61%) [2]. Die notwendigerweise hohe Immunsuppression führt zu Komplikationen (z. B. Sepsis, Lymphoproliferative Erkrankungen) und kann dennoch die chronische Abstoßung isolierter Dünndarmtransplantate nicht vollständig verhindern. Nach isolierter Dünndarmtransplantation beträgt die Rate chronischer Abstoßungen 13%; sie ist damit signifikant höher als nach kombinierter Leber/Dünndarmtransplantation (3%). Daten von Reyes zeigen zudem, daß schwere akute Abstoßungen nach Leber/Dünndarmtransplantation im Vergleich zur isolierten Dünndarmtransplantation deutlich weniger häufig auftreten [3]. Der positive Einfluß eines Lebertransplantates auf begleitende Nieren- und Pankreastransplantate ist bekannt [4], konnte tierexperimentell aber für die kombinierte Leber/Dünndarmtransplantation bisher nicht nachvollzogen werden. Ziel dieser Arbeit ist es daher, den positiven Einfluß der Leber auf ein Dünndarmtransplantat am Menschen tierexperimentell nachzuvollziehen und die darin bestehenden Phänomene zu beschreiben.

Methodik

Zur Untersuchung der Phänomene nach kombinierter Leber/Dünndarmtransplantation in der Ratte wurden zwei Modelle entwickelt: die Kombination einer orthotopen Leber- mit einer heterotopen Dünndarmtransplantation (LHDTx), sowie die Kombination einer orthotopen Leber- mit einer orthotopen Dünndarmtransplantation (LODTx). Die Arterialisierung des Lebertransplantates und die portale Drainage des Dünndarmtransplantates waren obligater Bestandteil beider Modelle. In der BN-LEW-Stammkombination erfolgte die LHDTx ohne Immunsuppression (IS) (n = 20), die LODTx mit IS (0,5 mg FK506/kg/d von Tag 0–5) (n = 20). Die Daten wurden mit den Ergebnissen nach isolierter heterotoper (HDTx) ohne IS und orthotoper Dünndarmtransplantation (ODTx) mit IS (2mg FK506/kg/d von Tag 0–5) (n = 9 pro

Gruppe) verglichen. Als Kontrolle dienten Transplantationen in syngener Stammkombination (LEW-LEW) (n = 11 pro Gruppe). Sequentielle histologische und immunhistologische Untersuchungen (monoklonale Antikörper: W3/25, 341, Ox42,
ED2) sollten Aufschluß über pathologische Veränderungen im Transplantat geben.
Mit der Indikator-Herztransplantation am Tag + 70 nach LHDTx und LODTx wurde
eine eventuell einsetzende Toleranzentwicklung überprüft.

Ergebnisse

I. Orthotope Leber/heterotope Dünndarmtransplantation ohne Immunsuppression:
Nach HDTx wurde das heterotope Dünndarmtransplantat fulminant abgestoßen.
Septische Komplikationen führten daraufhin bis Tag + 21 zum Tod aller Empfänger.
Nach LHDTx wurde im vorgestellten Modell eine langfristige Überlebensrate
(> 100 Tage) nach BN-LEW-Transplantation in 70 % der Fälle erreicht. Die sekundäre
Herztransplantation am Tag + 70 nach LHDTx belegte die Entwicklung einer spezifischen Toleranz: Spender-Herzen (BN) „funktionierten" unverändert über den Tag
+ 100 hinaus, während Drittstamm-Herzen (DA) im Mittel an Tag + 7 abgestoßen
wurden.

Die histologische Untersuchung nach LHDTx zeigte eine passagere akute Ab-
stoßungskrise innerhalb der ersten vier Wochen, die sich klinisch in einem Gewichtsverlust und vorübergehendem Ikterus äußerte. Das Infiltrat in den Portalfeldern der
Leber und den Krypten des Dünndarms (CD4$^+$ und CD8$^+$ T-Lymphozyten und Makrophagen) war zwischen Tag + 14 und Tag + 28 am stärksten ausgeprägt und bildete
sich bis auf vereinzelte CD4$^+$ Zellen bis Tag + 100 zurück. Im Lebertransplantat fiel
zwischen Tag + 7 und Tag + 14 eine deutlich Vermehrung der Kupffer'schen Sternzellen auf. Unter den 70 % langfristig überlebenden Tieren nach LHDTx entwickelten
10 % histologische Zeichen einer chronischen Abstoßung. Diese manifestierte sich in
der Leber in der Portalregion durch Proliferation der Gallengänge und eine periduk-
tale Fibrose, im Dünndarmtransplantat durch eine Zottenfibrose.

II. Orthotope Leber/orthotope Dünndarmtransplantation mit Immunsuppression:
Die immunsuppressive Therapie mit 2 mg FK506/kg/d führte nach ODTx zu klinisch
symptomfreiem Überleben der allogen transplantierten Empfänger bis zum Tag + 70.
Danach entwickelten die allogenen Empfänger Diarrhoen, die in der Folgezeit zu
rapidem Gewichtsverlust und zum Tod der Empfänger im Mittel am Tag + 98 führten.
Histologisch fiel ein Infiltrat der Krypten und in der Lamina propria vier Wochen
nach Transplantation auf. Die fortschreitende Verbreiterung und Verkürzung der
Zotten sowie deren Fibrose führten zu einer Resorptionsstörung innerhalb des Transplantates, deren klinisches Korrelat die aufgetretenen Diarrhoen waren. Das histologische Bild entsprach einer prolongierten, chronischen Abstoßung des isolierten
Dünndarmtransplantates.

Im Gegensatz dazu konnte unter einer viermal geringeren immunsuppressiven
Dosis (0,5 mg FK506/kg/d von Tag 0 – 5) eine langfristige Akzeptanz (> 150 Tage) des
Leber/Dünndarmtransplantates in 80 % der Fälle erreicht werden. Klinische Zeichen
einer Transplantatdysfunktion der Leber (Ikterus) oder des Dünndarms (Diarrhoen)
traten bei den langfristig überlebenden Tieren nicht auf. Die Analyse dieses Prozesses
mittels Indikator-Herztransplantation am Tag + 70 zeigte erneut die Entwicklung spe-

zifischer Toleranz. Immunhistologisch wurde eine Infiltration CD4$^+$, CD8$^+$ T-Lymphozyten und Makrophagen am Tag +28 im kombinierten Transplantat nachgewiesen. Dieses Infiltrat bildete sich bis Tag +150 im Gegensatz zum histologischen Bild nach ODTx wieder zurück. Ein Anstieg der Kupffer'schen Sternzellen im Lebertransplantat bestand an Tag +14. Histologische Zeichen einer chronischen Abstoßung bestanden nach LODTx nicht.

Diskussion

Die beiden entwickelten Modelle zur Leber/Dünndarmtransplantation (LHDTx, LODTx) illustrieren erstmalig in der Ratte den positiven Einfluß des Lebertransplantates auf den simultan transplantierten Dünndarm: LHDTx verhindert nach BN-LEW-Stammkombination in 70% der Fälle die akute Abstoßung des Dünndarmtransplantates, führt aber in 10% der Fälle selbst zu einer chronischen Abstoßung; LODTx verhindert mit einer vierfach geringeren Immunsuppression als nach ODTx die chronische Abstoßung in 80% der Fälle und induziert zugleich wie nach LHDTx spezifische Toleranz.

Am Zellinfiltrat im Transplantat nach HDTx, ODTx, LHDTx und LODTx sind jeweils die gleichen Leukozyten-Subpopulationen beteiligt. Die Zelldichte des Infiltrates spiegelt dabei die Stärke der initialen Immunantwort des Empfängers wieder, die über die Ausbildung einer akuten oder chronischen Abstoßung zu entscheiden scheint: Ein starke nicht immunsupprimierte Reaktion (HDTx) führt zur akuten, eine durch Immunsuppression abgeschwächte Immunantwort zur chronischen Abstoßung (ODTx). Das begleitende Lebertransplantat wirkt dabei ebenfalls „immunsuppressiv": 1. Es führt nach LHDTx zu einer spontanen Rückbildung der akuten Abstoßung des Dünndarmtransplantates. 2. Die Kombination von Lebertransplantation und Immunsuppression (LODTx) führt zu einer lediglich histologisch nachweisbaren akuten Abstoßung und verhindert zugleich die chronische Abstoßung des orthotop übertragenden Dünndarmtransplantates.

In der BN-LEW-Stammkombination ist die spontane Toleranzentwicklung nach isolierter Lebertransplantation in 80% der Fälle bekannt [5]. Unabhängig von der Stärke der initialen Immunantwort nach LHDTx und LODTx wird diese Spenderspezifische Toleranz auch auf den zusätzlich transplantierten Dünndarm ausgeweitet. Immunhistologisch ist im Lebertransplantat neben einem passageren Zellinfiltrat der Portalfelder eine Vermehrung der Kupffer´schen Sternzellen im Transplantat nachweisbar. Der immunmodulierende Einfluß dieser Zellen ist im Rahmen portaler Spenderzell-Transfusionen vor Organtransplantation bekannt [6]. Die veränderte Präsentation der Spender-Alloantigene aus dem Dünndarmtransplantat durch die Kupffer'sche Sternzellen ist eine mögliche Erklärung für den „protektiven Effekt" der Leber gegenüber dem Dünndarmtransplantat. Zur weiteren Analyse dieser in der humanen Leber/Dünndarmtransplantation relevanten Phänomene stellen die beiden entwickelten tierexperimentellen Modelle (LHDTx und LODTx) eine hervorragende Grundlage dar.

Zusammenfassung

Die humane Dünndarmtransplantation bedarf einer wesentlich höheren Immunsuppression (IS) als z. B. die Lebertransplantation, ohne ähnliche Erfolge erzielen zu können. Bei kombinierter Leber/Dünndarmtransplantation ist der protektive Effekt der Leber gegenüber dem Dünndarmtransplantat umstritten. In dieser Studie wurden zwei Modelle zur kombinierten Leber/Dünndarmtransplantation in der Ratte entwickelt: LHDTx: orthotope Leber/heterotope Dünndarmtransplantation, LODTx: orthotope Leber/orthotope Dünndarmtransplantation. Im Vergleich zur isolierten heterotopen Dünndarmtransplantation (HDTx) in der BN-LEW-Stammkombination zeigte sich, daß die akute Abstoßung nach HDTx ohne IS allein durch das Lebertransplantat (LHDTx) in 70 % der Fälle in langfristige Akzeptanz überführt werden konnte. Hierbei entstand aber in 10% der Fälle eine chronische Abstoßung. Die orthotope Dünndarmtransplantation (ODTx) mit IS (2 mg Fk506/kg/d, Tag 0–5) führte zur chronischen Abstoßung, LODTx verhinderte dies dagegen in 80% der Fälle bei wesentlich geringerer IS (0,5 mg Fk506/kg/d, Tag 0–5). Indikator-Herztransplantationen nach LHDTx und LODTx zeigten die Entwicklung spezifischer Toleranz. Beide Modelle belegen damit erstmalig in der Ratte den protektiven Effekt der Leber gegenüber einem Dünndarmtransplantat. Die immunhistologisch nachgewiesene, initiale Vermehrung der Kupffer'schen Sternzellen im Lebertransplantat mag ein Hinweis auf deren immunmodulatorische Wirkung sein.

Abstract

Background: Small bowel transplantation requires higher immunosuppression (IS) than e. g., liver transplantation, but without comparable results. The tolerogenic effect of a liver allograft towards the small bowel after combined liver/small bowel transplantation is controversially discussed.

Methods: In this study two new models were developed for combined liver/small bowel transplantation in rats: LHDTx, orthotopic liver/heterotopic small bowel transplantation; LODTx, orthotopic liver/orthotopic small bowel transplantation.

Results: Compared to isolated heterotopic small bowel transplantation (HDTx) in the BN-LEW strain combination liver allografts changed acute rejection after HDTx in 70% of the cases into long-term acceptance of the combined allograft (LHDTx) without IS. However, 10% of these long-term survivors developed histological signs of a chronic rejection. Orthotopic small bowel transplantation (ODTx) with IS (2 mg FK506/kg/d, day 0–5) resulted in chronic rejection of the small bowel allograft, which was prevented by the liver allograft (LODTx) in 80% of the cases under a significant lower dosage of IS (0.5 mg FK506/kg/d, day 0–5). The development of specific tolerance after LHDTx and LODTx was proved by indicatorheart transplantation.

Conclusion: Both models, LHDTx and LODTx, demonstrate for the first time in rats the tolerogenic effect of the liver towards a small bowel allograft. Kupffer cells, initially increased in the liver allograft, may play a role in modulating the immune response of the recipient.

Literatur

1. Intestinal Transplant Registry, London Health Science Center,
   Web page: http://www.lhsc.on/ca/itr
2. European Liver Transplant Registry, Web page: http://www.eltr.vjf.inserm.fr
3. Reyes J, Bueno J, Kocoshis S, Green M, Abu-Elmagd K, Furukawa H, Barksdale EM, Strom S,
   Fung JJ, Todo S, Irish W, Starzl TE (1998) Current status of intestinal transplantation in children. J.Pediatric Surg 33:243–254
4. Wang C, Sun J, Li L, Wang L, Dolan P, Sheil AG (1998) Conversion of pancreas allograft rejection to acceptance by liver transplantation. Transplantation 65:188–192
5. Engemann R, Ulrichs K, Thiede A, Müller-Ruchholtz W, Hamelmann H (1982) Value of a physiological liver transplant model in rats: Induction of specific graft tolerance in a fully allogeneic strain combination. Transplantation 33:566–568
6. Takara T, Tchervenkov JI, Guttman FM, Fecteau A (1993) Kupffer cell inhibition with gadoli-
   nium abrogates the beneficial effect of intraportal vein donor-specific transfusion given
   24 hours before small bowel transplantation. Surgical Forum 635–637

Korrespondenzadresse: Dr. D. Meyer, Chirurgische Universitätsklinik,
Josef-Schneider-Str. 2, D-97080 Würzburg, Fax +49/931-201-2249

Gemischter xenogener Chimärismus (Ratte → Maus) nach subletaler Konditionierung: Die Rolle von Empfänger T- und NK-Zellen bei der Abstoßung xenogenen Knochenmarks

Mixed xenogeneic chimerism (rat → mouse) following sublethal conditioning: Targeting of recipient T- and NK-cells prevents rejection of xenogeneic bone marrow cells

M. Neipp[1,2], B. G. Exner[2], H. J. Schlitt[1] und S. T. Ildstad[2]

[1] Klinik für Abdominal- und Transplantationschirurgie, Medizinische Hochschule Hannover, 30623 Hannover und
[2] Institute for Cellular Therapeutics, Allegheny University of the Health Sciences, Broad & Vine Streets, Mail Stop 490, Philadelphia, PA 19070, USA

Einleitung

Die Xenotransplantation ist ein potentieller Ausweg aus der kritischen Organknappheit. Jedoch ist der Abstoßungsprozeß, der nach Transplantation artfremder Organe auftritt, durch derzeit verfügbare Immunsuppressiva nicht kontrollierbar [1]. Die Induktion einer spender-spezifischen Transplantationstoleranz durch Knochenmarkchimärismus könnte das Problem der Transplantatabstoßung zwischen verwandten konkordanten Spezies eliminieren.

Ildstad et al. zeigten im Ratte → Maus Modell, daß nach letaler Ganzkörperbestrahlung (TBI) mit 950 cGy und Transplantation von 40×10^6 unbehandelten Knochenmarkzellen ein xenogener Chimärismus resultiert [2]. Diese Chimären demonstrierten eine spender-spezifische Toleranz *in vivo* und *in vitro* ohne die Notwendigkeit zur immunsuppressiven Therapie. Da sich der klinische Einsatz einer letalen Konditionierung aufgrund der hohen Toxizität verbietet, sind subletalen Konditionierungsstrategien dringend erforderlich. Diese basieren zumeist auf einer Mischung aus TBI, thymaler Bestrahlung (TI), monoklonaler Antikörper (mAb) und myeoloablativer Medikamente [3–6]. In eigenen Voruntersuchungen konnte die zum Anwachsen xenogenen Rattenknochenmarks in Mausempfängern erforderliche TBI-Dosis festgelegt werden. Nach 750 cGy TBI und Transplantation von 40×10^6 Knochenmarkzellen war ein stabiler gemischter Chimärismus zu beobachten [5, 6]. Wurden einmalig an Tag + 2 zusätzlich 50 mg/kg Cyclophosphamid (CyP) intraperitoneal appliziert, konnte die Bestrahlungsdosis auf 700 cGy TBI gesenkt werden [6]. Ziel dieser Studie war eine weitere Reduzierung der erforderlichen Bestrahlungsdosis durch spezifische Eliminierung Strahlen-resistenter Effektorzellen im Empfänger. Hierfür wurden mAbs gegen T-Zellen (anti-CD4, anti-CD8) und NK-Zellen (anti-NK1.1) eingesetzt.

Methodik

C57BL/10SNJ Mäuse (B10, H-2[b]) wurden an Tag 0 mit 600 cGy TBI bestrahlt. Vier Stunden danach erhielten die Empfänger 40×10^6 unbehandelte Knochenmarkzellen von Fischer 344 Ratten (F344, RT1A^l) via lateraler Schwanzvene. Achtundvierzig Stunden später wurde einmalig 50 mg/kg Cyclophosphamid (CyP) (Sigma Chemical Co.) intraperitoneal injiziert. B10 Mäuse erhielten in den experimentellen Gruppen vor TBI an den Tagen –3 und –1 anti-CD4 (TIB 207; ATCC), anti-CD8 (TIB 105; ATCC) oder anti-NK1.1 (PK 136) mAb als intravenöse Injektion. Die Konzentration des jeweiligen mAb, bei der eine maximale Depletion der entsprechenden Zellpopulationen erfolgte, wurde in vorausgegangen Verdünnungsreihen definiert [7]. Zur Verifizierung einer adäquaten Zelldepletion wurde an Tag 0 vor TBI Blutproben von experimentellen Empfängern und Kontrolltieren durchflußzytometrisch untersucht. Hierfür wurden anti-NK1.1-PE (PK 136), anti-$\alpha\beta$TCR-FITC (H57-597), anti-CD4-PE (RM4-5) und anti-CD8-PE (53-6.7) mAbs (alle von Pharmingen) verwendet. Sekundäre mAb wurden eingesetzt, um ein „Coating" der jeweiligen Population beurteilen zu können. Die Bestimmung des resultierenden xenogenen Chimärismus erfolgte in monatlichen Abständen durch direkt konjugierte mAbs gegen Spender (anti-RT1A^{a,b,l}-FITC; B5; Pharmingen) und Empfänger (anti-H-2K^b-PE; AF6-88.5; Pharmingen).

Ergebnisse

Die Injektion mit anti-CD4 mAb bewirkte eine Reduktion von CD4$^+$ Zellen von im Mittel 22,4% auf 0,2%. Entsprechend sank der Anteil $\alpha\beta$TCR$^+$ Zellen von 34,3% auf 16,6% ab (Abb. 1). Wurden die Empfänger mit anti-CD8 mAb vorbehandelt, fand sich eine Reduktion CD8$^+$ Lymphozyten von 7,0% auf 0,1%. Bei im Mittel 2,3% aller Lymphozyten war ein Coating mit anti-CD8 mAb nachweisbar. Nach Injektion beider mAbs gemeinsam kam es zu vergleichbaren Ergebnissen. Tiere, die mit anti-NK1.1 mAb behandelt wurden, zeigten eine Abnahme NK1.1$^+$ Zellen von im Mittel 4,4% auf 1,6%. Ein Coating lag bei weiteren 1,1% aller Zellen vor.

Nach Konditionierung mit 600 cGy TBI alleine waren in keinem der transplantierten Empfänger Rattenzellen nachweisbar (Tabelle 1). Wurde zusätzlich einmalig 50 mg CyP injiziert, zeigten 25% der Empfängertiere einen gemischten Chimärismus. Die Depletion von Zellen durch anti-CD4 oder anti-CD8 mAb alleine hatte keinen zusätzlichen Effekt. Im Gegensatz dazu war bei 100% bzw. 75% der Empfänger, welche

Tabelle 1. Nachweis eines gemischten xenogenen Chimärismus 3 Monate nach Transplantation von subletal konditionierten B10 Mäusen mit 40 × 10^6 Knochenmarkzellen von F344 Ratten

Konditionierung	–	–	anti-CD4 mAb (Tag –3,–1)	anti-CD8 mAb (Tag –3,–1)	anti-CD4 + anti-CD8 mAb (Tag –3,–1)	anti-NK1.1 (Tag –3,–1)
				600 cGy TBI (Tag 0)		
		–		50 mg/kg CyP (Tag +2)		
Chimärismus	0% (0/9)	25% (3/12)	13% (1/8)	33% (2/6)	100% (4/4)	75% (3/4)
% Spender	–	3%	1%	1%	3%	9%

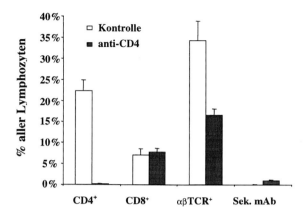

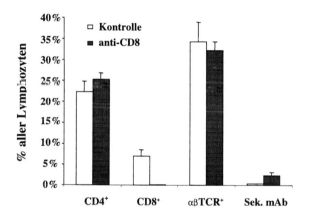

Abb. 1. Durchflußzytometrischer Nachweis einer effektiven Depletion von Empfängerpopulationen im Blut an Tag 0 nach Injektion mit anti-CD4 oder anti-CD8 mAb an den Tagen −3 und −1

mit einer Kombination von anti-CD4 und anti-CD8 mAb bzw. anti-NK1.1 mAb vorbehandelt wurden, ein gemischter Chimärismus feststellbar. Die Ausprägung des Chimärismus lag bei allen Tieren bei mindestens 1 % und war über den 6-monatigen Untersuchungszeitraum stabil. Keines der Tiere mit nachweisbarem Chimärismus zeigte Zeichen einer GVHD.

Diskussion

Zwei Komponenten sind erforderlich, um ein Anwachsen genetisch differenten Knochenmarks zu ermöglichen: Zytoreduktion, um physikalisch Platz im Empfänger zu machen und Immunsuppression, um die Abstoßung des transplantierten Knochenmarks durch immunkompetente Empfängerzellen zu verhindern. In dem hier dargestellten Modell bewirkt die Injektion von anti-CD4 und anti-CD8 mAbs vor subletaler Konditionierung eine selektive Eliminierung Strahlen-resistenter, immunkompetenter Zellen im Empfänger. Hierdurch kann die erforderliche TBI-Dosis, bei der ein zuverlässiges Anwachsen xenogenen Knochenmarks resultiert, von 700 cGy auf 600 cGy reduziert werden. Vergleichbar mit unseren Daten im allogenen System ist eine alleinige Depletion von CD4$^+$ Zellen nicht erfolgreich [7]. Auch die Reduzierung von NK1.1$^+$ Zellen führt zu einem verbesserten Anwachsen des transplantierten Knochenmarks (75 % vs. 25 %). Hierdurch wird die Rolle nach subletaler Konditionierung persistierender Zellen im Empfänger (vor allem T- und NK-Zellen) bei der Abstoßung xenogenen Knochenmarks unterstrichen. In früheren Untersuchungen konnte gezeigt werden, daß auch durch Erhöhung der Zelldosis von 40×10^6 auf 80×10^6 die erforderliche TBI-Dosis auf 600 cGy reduziert werden konnte [6]. Dieser Effekt läßt sich auf die hohe Zahl übertragener immunkompetenter Spenderzellen zurückführen. Auch Sharabi et al. demonstrierten im Ratte (Maus Modell, daß eine Vorbehandlung mit unterschiedlichen mAbs (anti-CD4, anti-CD8, anti-Thy1.2 und anti-NK1.1) ein erleichtertes Anwachsen xenogenen Knochenmarks bewirken kann [3]. Zusätzlich wurden 300 cGy TBI und 700 cGy TI verabreicht. Hier war jedoch nur bei Kombination aller mAbs ein zuverlässiges initiales Anwachsen zu beobachten. Nach 6 Monaten war nur noch bei 33 % der initial chimären Tieren Rattenzellen nachweisbar.

Zusammenfassung

Knochenmarkchimärismus führt zur spender-spezifischen Toleranz und verhindert die Abstoßung konkordant xenogener Transplantate. Im Ratte/Maus Model haben wir bereits gezeigt, daß nach subletaler Konditionierung mit 700 cGy TBI und Injektion einer Einzeldosis Cyclophosphamid (CyP) ein stabiles Anwachsen von Ratten Knochenmarkzellen resultiert. Ziel dieser Untersuchung, war es eine weitere Reduzierung der TBI-Dosis durch spezifische Eliminierung strahlen-resistenter Zellen im Empfänger durch mAbs zu ermöglichen.

Nur B10 Mäuse erhielten 600 cGy TBI und wurden mit 40×10^6 Knochenmarkzellen von F344 Ratten transplantiert. An Tag + 2 wurde eine Einzeldosis von 50 mg/kg CyP intraperitoneal appliziert. Experimentelle Empfänger wurden zusätzlich an den Tagen – 3 und – 1 mit anti-CD4, anti-CD8 oder anti-NK1.1 mAb behandelt. Das Vorhandensein und die Ausprägung des Chimärismus wurde in monatlichen Abständen durchflußzytometrisch untersucht

Nach Konditionierung mit TBI und CyP allein war bei 25 % der transplantierten Tiere (3/12) ein gemischter Chimärismus nachweisbar. Nach Eliminierung strahlenresistenter T-Zellen im Empfänger mittels anti-CD4 plus anti-CD8 mAbs zeigten 100 % der Tiere (4/4) eine Chimärismus. Vergleichbare Ergebnisse wurden durch Reduktion von NK-Zellen nach Infusion mit anti-NK1.1 mAb erzielt. Die alleinige Depletion CD4$^+$ bzw. CD8$^+$ Zellen hatte keinen Einfluß auf das Anwachsen des transplantierten Knochenmarks. Chimäre Tiere zeigten einen stabilen, gemischt xenogenen Chimärismus über einen Zeitraum von 6 Monaten.

Wir zeigen hier, daß eine spezifische Eliminierung strahlen-resistenter Zellen im Empfänger die Abstoßung xenogenen Knochenmarks verhindern kann. Hierdurch ist eine Reduzierung der TBI-Dosis von 700 cGy auf 600 cGy möglich.

Abstract

Background: Bone marrow chimerism induces donor-specific tolerance and prevents the rejection of concordant xenografts. We have previously presented that sublethal conditioning with 700 cGy TBI followed by a single dose of Cyclophosphamide (CyP) on day + 2 allows for stable engraftment of rat bone marrow in mice. Aim of this study was to further reduce the TBI dose required for engraftment by specific targeting of radio-resistant host cells that mediate rejection of xenogeneic bone marrow.

Methods: B10 mouse recipients were treated with 600 cGy TBI and transplanted with 40×10^6 bone marrow cells from F344 rats. On day + 2 a single dose of 50 mg/kg CyP was injected intraperitoneally. Experimental recipients were pretreated with anti-CD4, anti-CD8 or anti-NK1.1 mAb on day – 3 and – 1. Chimerism was assessed by flow cytometry on day 28 and monthly thereafter.

Results: Conditioning with TBI and CyP alone resulted in detectable chimerism in 25% (3/12) of transplanted animals. Engraftment of rat bone marrow was achieved in 100% of animals (4/4) when CD4$^+$ and CD8$^+$ cells were specifically targeted in the host prior to TBI using mAbs. The reduction of NK$^+$ cells using anti-NK1.1 mAb was almost as effective (75%). Pretreatment with anti-CD4 or anti-CD8 mAb alone did not enhance engraftment of rat bone marrow. Chimeras presented stable mixed xenogeneic chimerism throughout the follow up of 6 months.

Conclusion: Specific targeting of radioresistant host cells namely T- and NK-cells that mediate the rejection of xenogeneic bone marrow cells allows for a reduction of the TBI dose required for engraftment.

Literatur

1. Auchincloss H (1988) Xenogeneic Transplantation. A review. Transplantation 46:1–20
2. Ildstad ST, Sachs DH (1984) Reconstitution with syngeneic plus allogeneic or xenogeneic bone marrow leads to specific acceptance of allografts or xenografts. Nature 307:168–170
3. Sharabi Y, Aksentijevich I, Sundt TM, Sachs DH, Sykes M (1990) Specific tolerance induction across a xenogeneic barrier: production of mixed rat/mouse lymphohematopoietic chimeras using a nonlethal preparative regimen. J Exp Med 172:195–202
4. Umesue M, Mayumi H, Nishimura Y, Kong YY, Omoto K, Murakami Y, Nomoto K (1996) Donor-specific prolongation of rat skin graft survival induced by rat-donor cells and cyclophosphamide under coadministration of monoclonal antibodies against T cell receptor alpha beta and natural killer cells in mice. Transplantation 51:116–124
5. Abou el-Ezz AY, Boggs SS, Johnson PC, Li H, Patrene KD, Itskowitz MS, Kaufman CL, Ildstad ST (1995) A minimal conditioning approach to achieve stable multilineage mouse plus rat chimerism. Transplant Immunology 3:98–106
6. Neipp M, Exner BG, Ildstad ST (1998) A nonlethal conditioning approach to achieve engraftment of xenogeneic rat bone marrow in mice and to induce donor-specific tolerance. Transplantation 66:969–975
7. Exner BG, Colson YL, Li H, Ildstad ST (1997) In vivo depletion of host CD4$^+$ and CD8$^+$ cells permits engraftment of bone marrow stem cells and tolerance induction with minimal conditioning. Surgery 122:221–227

Korrespondenzadresse: Dr. med. Michael Neipp, Klinik für Abdominal- und Transplantationschirurgie, Medizinische Hochschule Hannover, 30623 Hannover, Telefon: 0511/532-2161 bzw. Fax: 0511/532-2265, E-Mail: Neipp.Michael@MH-Hannover.DE Neipp.Michael@MH-Hannover.DE

In vivo Untersuchung zur Beeinflussung der Leukozytenadhärenz durch Antikörper gegen Mac-1 und ICAM-1 im Indomethacin-Rattenmodell chronisch-entzündlicher Darmerkrankungen

Influence of anti-Mac-1 and anti-ICAM-1 monoclonal antibodies on in vivo leukocyte adherence in the Indomethacin rat model of chronic inflammatory bowel disease

C. F. Krieglstein[1], C. Anthoni[1], M. G. Laukötter[1], H. U. Spiegel[1], N. Senninger[1], K. W. Schmid[2], G. Schürmann[1]

[1] Klinik und Poliklinik für Allgemeine Chirurgie der Westfälischen Wilhelms-Universität Münster
[2] Gerhard-Domagk-Institut für Pathologie der Westfälischen Wilhelms-Universität Münster

Einleitung

Die transendotheliale Migration von Leukozyten im Rahmen entzündlicher Darmerkrankungen wird durch die Interaktion von Zelladhäsionsmolekülen, die sowohl auf Leukozyten als auch auf Endothelzellen lokalisiert sind, gesteuert. In vorangegangenen immunhistologischen Untersuchungen konnten wir und andere eine vermehrte Expression von solchen Zelladhäsionsmolekülen im Rahmen chronisch-entzündlicher Darmerkrankungen wie Morbus Crohn und Colitis ulcerosa zeigen [1]. Ziel der vorliegenden Studie war es, mittels intestinaler Intravitalmikroskopie [2] an einem Rattenmodell chronisch-entzündlicher Darmerkrankungen zu überprüfen, wie sich eine einzelne und kombinierte Antikörperblockade gegen das von Leukozyten exprimierte Zelladhäsionsmolekül Mac-1 und seinen endothelseitigen Liganden ICAM-1 auf die Leukozyten-Endothelzellinteraktion und somit auf das Entzündungsmuster auswirkt.

Methodik

Insgesamt wurden 35 männliche Sprague-Dawley-Ratten (140–180 g) in 5 Gruppen mit je 7 Tieren eingeteilt. Bei 4 Gruppen wurde durch zweimalige subcutane Indomethacin-Injektion jeweils 48 h und 24 h vor Mikroskopie eine chronische Darmentzündung [3] induziert. Über einen zentralen Venenkatheter erhielten jeweils eine der Entzündungsgruppen den anti-Mac-1, eine den anti-ICAM-1 und eine weitere die Kombination beider Antikörper (je 1 mg/kg KG) 24 h und 12 h vor Mikroskopie. Der letzten Entzündungsgruppe wurde lediglich die Trägersubstanz der Antikörpersuspension verabreicht. Schließlich diente die fünfte Versuchsgruppe als entzündungsfreie Kontrolle. Narkose und Schmerzausschaltung erfolgten durch Aetherinhalation. In Auflichttechnik wurden pro Versuchstier 10 submucosal gelegene Sammelgefäße postkapillärer Venolen am Übergang vom Darm zum Mesenterium, einer von uns vorbeschriebenen neuen Lokalisation [4], mikroskopiert und online videodokumentiert. Offline wurde die Anzahl der adhärierenden (*sticker*) und der langsam fließenden Leukozyten (*roller*) ausgezählt sowie der Blutfluß bestimmt. Das makroskopische Entzündungsausmaß wurde nach einem modifizierten Entzündungs-Score nach *Wallace* [5] beurteilt (0 Punkte = entzündungsfrei, bis 5 Punkte = max. Entzündung).

Ergebnisse

Die Ergebnisse der intravitalmikroskopischen Untersuchung und des makroskopischen Entzündungsausmaßes sind in der nachfolgenden Tabelle dargestellt:

Tabelle 1. Ergebnisse der Intravitalmikroskopie (*sticker* und *roller* [n/100 µm/30 sec]) und der Makroskopie (Score modifiziert nach *Wallace*) für alle 5 Versuchsgruppen

	Leukozyten-*sticker* [n/100 µm/30 sec]	Leukozyten-*roller* [n/100 µm/30 sec]	Entzüngungsscore [mod. n. *Wallace*]
Anti-Mac 1	0,07 ± 0,09 [1]	6,6 ± 2,7 [1]	1,28 ± 1,11 [1]
Anti-ICAM-1	10,41 ± 9,2	28,18 ± 12,1	4,57 ± 0,79
Anti-Mac-1/ Anti-ICAM-1	3,1 ± 3,5	11,02 ± 8,8	2,14 ± 1,57
Indomethacinkontrolle	9,11 ± 5,3 [1]	32,41 ± 15,03 [1]	4,29 ± 0,76 [1]
entzündungsfreie Kontrolle	0,16 ± 0,18 [1]	5,41 ± 2,87 [1]	0 [1]

[1] $p < 0,05$; Mittelwerte ± SD.

Diskussion

Die Blockade des endothelseitigen Zelladhäsionsmoleküls ICAM-1 hatte in unserem Modell weder einen Einfluß auf das Leukozytenverhalten noch auf die makroskopische Entzündungausprägung. Diese Beobachtung deckt sich mit Ergebnissen aus Transplantationsmodellen, in denen eine anti-ICAM-1-Gabe ebenfalls keinen Einfluß auf die mit der Abstoßungsreaktion einhergehende Entzündung hatte [6]. Die Tatsache, daß durch anti-Mac-1 die Leukozyten-Endothelzellinteraktion erfolgreich gehemmt, und die makroskopische Darmentzündung signifikant blockiert werden konnte, spricht dafür, daß dem leukozytenständigen Zelladhäsionsmolekül Mac-1 eine Schlüsselrolle in der Entzündungskaskade des Indomethacin-Modells einer chronisch-entzündlichen Darmerkrankung zukommt.

Zusammenfassung

Im Indomethacin-Rattenmodell chronisch-entzündlicher Darmerkrankungen wurde mittels Intravitalmikroskopie und makroskopisch der Einfluß monoklonaler Antikörper gegen die Zelladhäsionsmoleküle Mac-1 und ICAM-1 einzeln und in Kombination auf das Entzündungsgeschehen getestet. Dabei konnte die Entzündung mit anti-Mac-1 komplett unterdrückt werden (p < 0,05). Die Gabe von ICAM-1 bzw. die Kombination beider Antikörper zeigte keine signifikante Reduktion der Entzündung. Intravitalmikroskopie und Makroskopie stimmten in der Entzündungsbeurteilung für alle Gruppen überein. Wir schließen daraus, daß dem leukozytenständigen Zelladhäsionsmolekül Mac-1 eine Schlüsselrolle in der Indomethacin-Ileitis der Ratte zukommt.

Abstract

Background: The celladhesion molecules Mac-1 and ICAM-1 appear to play an important role in the recruitment of leukocytes in inflammatory lesions. We examined the contribution of both in a blocking experiment with monoclonal antibodies in a rat model of chronic intestinal inflammation.

Methods: 35 male Sprague-Dawley-rats were divided into 5 groups. Group A served as healthy control. Animals in groups B-E were treated with s. c. Indomethacin before testing to induce a chronic intestinal inflammation. Group B did not receive any further treatment. Group C-E received monoclonal antibodies against Mac-1, ICAM-1 or the combination of both (1 mg/kgBW) i.v. 24 and 12 h before microscopy. Standard parameters were measured using intravital microscopy. Macroscopic scoring of the inflamed bowel was performed using a modified Wallace-score.

Results: Leukocyte adhesion and inflammation were significantly decreased only by anti-Mac-1-treatment, whereas anti-ICAM-1 alone or in combination with anti-Mac-1 had little effect.

Conclusion: Since the blockade of the Mac-1 receptor on the leukocyte surface reduces the leukocyte adhesion in inflammatory lesions, we conclude, that this celladhesion molecule plays a key role in the Indomethacin induced rat ileitis.

Literatur

1. Schürmann G, Aber-Bishop AE, Facer P, Lee JC, Rampton DS, Dore C, Polak J (1993) Altered expression of cell adhesion molecules in uninvolved gut in inflammatory bowel disease. Clin Exp Immunol 94:341–347
2. Messmer K, Krombach F (1998) Microcirculation research in experimental surgery. Chirurg 69: 333–338
3. Yamada T, Deitch E, Specian RD, Perry MA, Sartor RB, Grisham MB (1993) Mechanisms of acute and chronic intestinal inflammation induced by indomethacin. Inflammation 17–6: 641–662
4. Krieglstein CF, Anthoni C, Laukötter MG, Spiegel HU, Schürmann G (1998) Serosal blood flow measurement in normal and indomethacin induced intestinal inflammation of small bowel in rats using FITC-labelled red blood cells. Langenbecks Arch Chir (suppl) I:209–212

5. Wallace JL, Higa A, McKnight GW, Macintyre DE (1992): Prevention and reversal of experimental colitis by a monoclonal antibody which inhibits leukocyte adherence. Inflammation 16:343–354
6. Gonzales AP, Sepulveda S, Massberg S, Baumeister R, Menger MD (1994) In vivo fluorescence microscopy for the assessment of microvascular reperfusion injury in small bowel transplants in rats. Transplantation 58:403–408

Korrespondenzadresse: Dr. med. Christian F. Krieglstein, Klinik und Poliklinik für Allgemeine Chirurgie, Westfälische Wilhelms-Universität, Waldeyerstraße 1, D-48149 Münster, Tel. 0251/8356301, Fax 0251/8356414, email: kriegls@uni-muenster.de

Erhöhte transmukosale Bakterienpermeation als Ursache für chronisch entzündliche Darmerkrankungen?

Increased transmucosal permeation of bacterias in chronic inflammatory bowel diseases

A. J. Kroesen, B. Becker[1], J. D. Schulzke[2], M. Fromm[1], H. J. Buhr

Chirurgische Klinik I;
[1] Institut für Klinische Physiologie;
[2] Medizinische Klinik I Universitätsklinikum Benjamin Franklin – FU Berlin

Einleitung

Einwandernde Bakterien werden als möglicher Auslöser für chronisch entzündliche Darmerkrankungen angesehen. Daneben werden die Mikroorganismen auch als Ursache für die Entstehung sogenannter toxischer Verläufe angenommen. Obwohl als Pathomechanismus für diese toxischen Verläufe eine direkte Permeation von Bakterien durch die Darmwand vermutet wird, konnte dies bislang noch nie direkt nachgewiesen werden. Besondere Bedeutung hat dies in den letzten Jahren durch tierexperimentelle Studien erlangt, die zeigten daß bei transgenen Tieren, die gnotobiotisch aufgezogen wurden durch Verabreichung von bestimmten Bakteriencocktails eine Colitis ausgelöst werden konnte. Die höchste Colitis-auslösende Potenz hatte hierbei Bactteroides und proteus mirabilis.

Ziel dieser Studie war es, eine bakterielle Permeation bei chronisch entzündlichen Darmerkrankungen in vitro in Abhängigkeit von ihrem Permeationsort nachzuweisen.

Patienten

Es wurden Darmresektate aus drei verschiedenen Gruppen untersucht: *1. Colitis ulcerosa:* 13 Patienten (m:w = 5:8; Alter 36 (23–60)), Entnahme der Proben aus Ileum und Colon im Rahmen der Coloproctomukosektomie. Entzündungsscore: (12 (4–34 nach Truelove); mediane praeoperative Erkrankungsdauer 12 (0–22) Jahre; 8/10 praeop. Prednisolon >10 mg. *2. Morbus Crohn:* 15 Patienten (m:w = 6:9; Alter 34 (23–59)), Entnahme aus Resektaten wegen Crohn-Kompliaktionen; CDAI 250 (130–400); Entzündungsscore (12); 12/15 Prednisolon >10 mg praeoperativ. *Kontrollen:* Ileum- und Colon-Proben von 18 Patienten (m:w = 10:8; Alter 58 (44–72 Jahre) mit Darmresektionen wegen colorektaler Karzinome.

Methode

Das resezierte Darmpräparat wurde nach Abpräparation der Muscularis propria in eine Ussing-Kammer eingespannt und mit temperierter und begaster Ringer-Lösung umspült. Nach Stabilisierung der elektrophysiologischen Parameter (Kurzschluß-strom (I_{SC}) und totaler Widerstand (R^t)) wurde auf der mukosalen Kammerhälfte eine definierte Menge von ciprofloxacinresistentem E. coli (Wildstamm) zugegeben. Zu den Zeitpunkten 0, 60, 120, 180 und 240 min wurden aus den mucosaseitigen und serosaseitigen Kammern 100 µl-Proben entnommen, mit denen ciprofloxacinhaltige Agarplatten beimpft wurden. Nach 24 h Inkubation im Wärmeschrank (37 °C) wurde die Anzahl der koloniebildenden Einheiten (KBE) ausgezählt. Hierbei wurde der Nachweis von >1 KBE als bakterielle Permeation durch das Darmepithel gewertet. Die simultane Aufzeichnung der Widerstands- und Kurzschlußstromwerte dokumentierte die Viabilität des Epithels während des Versuches.

Ergebnisse

Wie in Tabelle 1 aufgeführt fanden sich die folgenden Ergebnisse: Im Ileum läßt sich bei Kontrollen keine Permeation von E.Coli durch die intakte Darmwand hindurch nachweisen. Hingegen weisen M. Crohn und Colitis ulcerosa eine deutliche Permeation in 40 % (Ileum Colitis ulcerosa) und 50 % (Ileum M. Crohn) auf Im Colon von Kontrolle fand sich in einem Fall eine eindeutige Permeation. M. Crohn und Colitis ulcerosa fanden hier jedoch noch deutlich höhere Werte mit 14 % versus 44 %.

Während der Meßzyklen wiesen die gemessenen Epithelien über den gesamten Meßzyklus stabile Wiederstands und Kurzschlußstromwerte auf.

Diskussion

Die vorliegende Studie weist bei chronisch entzündlichen Darmerkrankungen eine gehäufte transmukosale Permeation von E. coli auf. Bei darmgesunden Kontrollen dagegen wurde eine Permeation von E. coli nur in einem Einzelfall gefunden.

Aus diesem Ergebnis lassen sich prinzipiell zwei Schlüsse ziehen. Die Tatsache, daß der untersuchte E. coli die chronisch entzündliche Darmwand permeiert kann zum

Tabelle 1. Permeationsrate für in die Ussing-Kammer ein gespannte Darmepitelisn bei CED Kontrollen; analog aufgezeichnete Widerstands- und Kurzschlußstrom-Werte

	n	Permeations [n] (KBE [Median])	Keine Permeation [n]	R^t [$\Omega \cdot cm^2$]	I_{SC} [µA/cm²]
Ileum, Kontrolle	8	0	8	62,3 ± 9,4	116,7 ± 21,8
Ileum, Colitis ulcerosa	10	4 (145)	6	51,9 ± 6,8	14,5 ± 3,4
Ileum, M. Crohn	8	4 (210)	4	44,4 ± 4,1	73,3 ± 20,8
Colon, Kontrolle	10	1 (130)	9	45,8 ± 2,4	93,3 ± 28,7
Colon, Colitis ulcerosa	11	4 (210)	7	63,3 ± 8,2	115,1 ± 16,9
Colon, M. Crohn	7	2 (195)	5	70,0 ± 8,6	152,4 ± 33,1

einen bedeuten, daß eine unbekannte für CED spezifische Noxe die Darmwand so geschädigt hat, daß intraluminale Bakterien ungehindert in die Blutbahn eindringen können. Eine weitere Erklärung/Hypothese ist, daß spezifische bakterielle Toxine entweder den Epithelverband oder aber auch die Mucus-Schicht derart schädigen, daß Bakterien leichter den Organismus schädigen können und so unter Umständen eine chronisch entzündliche Darmerkrankung auslösen. Für beides gibt es in der Literatur entsprechende Hinweise. So sprechen die Ergebnisse von Rath et al..eher für einen ursächlichen Zusammenhang zwischen CED und Bakterien. Dies unterstützt auch die Arbeit von Obiso und Chambers, die gerade bei Bakteroides das Enzym Fragilysin nachwies, welches in der Lage ist Epithelzellverbände aufzulösen. Eine Destruktion der instestinalen Mucusschicht durch Bakterien-Sulfatase wurde im Menschen durch Corfield und Mitarbeiter aufgezeigt.

Unsere Ergebnisse sind ein erster wichtiger Schritt, die bakterielle Pathogenese von CED näher zu untersuchen und methodisch in jede Richtung hin erweiterbar.

Zusammenfassung

Bakterien werden als mögliche Ursache für die Entstehung von chronisch entzündlichen Darmerkrankungen angesehen. Ziel dieser Studie war es daher, den Stellenwert der Permeation darmständiger Bakterien durch die Mucosa zu erfassen. In die Ussing-Kammer wurden Darmpräparat von CED wurde nach Abpräparation der Muscularis propria eingespannt und mit temperierter und begaster Ringer-Lösung umspült. Nach Stabilisierung wurde auf der mukosalen Kammerhälfte eine definierte Menge von ciprofloxacinresistentem E. coli (Wildstamm) zugegeben. Zu definierte Zeitpunten wurden aus den mucosaseitigen und serosaseitigen Kammern Proben entnommen, die nach 24 h Inkubation im Wärmeschrank ausgezählt wurden.

Ergebnisse: Im Ileum läßt sich bei Kontrollen keine Permeation von E. Coli durch die intakte Darmwand hindurch nachweisen. Hingegen weisen M. Crohn und Colitis ulcerosa eine deutliche Permeation in 40% (Ileum Colitis ulcerosa) und 50% (Ileum M. Crohn) auf Im Colon von Kontrolle fand sich in einem Fall eine eindeutige Permeation. M. Crohn und Colitis ulcerosa fanden hier jedoch noch deutlich höhere Werte mit 14% versus 44%.

Diese Ergebnisse zeigen daß 1. Chronisch entzündliche Darmerkrankungen gegenüber darmgesunden Kontrollen eine transmucosale Permeation für E. coli aufweisen. 2. Diese erhöhte bakterielle Permeation als pathophysiologische Erklärung für toxische Verläufe bei chronisch entzündlichen Darmerkrankungen dienen kann. 3. Die Versuchsergebnisse durch den Permeationsnachweis eine bakterielle Komponente bei der Entstehung von CEDs wahrscheinlich machen.

Abstract

Background: Bacterias play a possible role in the pathogenesis of chronic inflammatory bowel disease. The aim of this study was to examine the importance of transmucosal permeation in (IBD).

Methods: Patients: Ulcerative colitis (UC): 13 pat. (f:m = 8:5, age 36 (23–71)), specimen were taken from the terminal ileum and colon during proctocolectomy. 12

(4–34) Truelove; Crohn's disease (CD):15 patients (f:m = 9:6; Age 34 (23–59) Jahre; Specimen from bowel-resections for C.D.; CDAI 250 (130–400). The specimen were mounted into the ussing-chamber. After a stabilisation a defined amount of E. coli was added to the mucosal side of the epithelium. Over 4 hours hourly probes were taken from the mucosal and serosal side of the epithelium. After an incubation time of 24 h the colony forming units were counted. A count more than 1 unit was defined as significant for permeation.

Results: In the ileum of controls was no permeation of E. Coli through the intact mucosa. In contrastM. Crohn und Colitis ulcerosa eine deutliche Permeation in 40% (Ileum Colitis ulcerosa) und 50% (Ileum M. Crohn) auf Im Colon von Kontrolle fand sich in einem Fall eine eindeutige Permeation. M. Crohn und Colitis ulcerosa fanden hier jedoch noch deutlich höhere Werte mit 14% versus 44%.

Conclusions: 1. IBD show an increased permeation of transmucosal E. Coli permeation. 2. This could explain toxic courses in IBD. 3. Our results give a reasonable hint for an important role of bacteria in IBD pathogenesis.

Literatur

1. Rath HC, Herfarth HH, Ikeda JS, Grenther WB, Hamm TE Jr, Balish E, Taurog JD, Hammer RE, Wilson KH,Sartor RB (1996) Normal luminal bacteria, especially Bacteroides species, mediate chronic colitis, gastritis, and arthritis in HLA-B27/human beta2 microglobulin transgenic rats. J Clin Invest 15; 98(4):945–953
2. Maxson RT, Dunlap JP, Tryka F, Jackson RJ, Smith SD (1994) The role of the mucus gel layer in intestinal bacterial translocation. J Surg Res 1994 Dec; 57(6):682–686
3. Albanese CT, Cardona M, Smith SD, Watkins S, Kurkchubasche AG, Ulman I, Simmons RL, Rowe MI (1994) Role of intestinal mucus in transepithelial passage of bacteria across the intact ileum in vitro. Surgery 1994 Jul; 116(1):76–82
4. Chambers FG, Koshy SS, Saidi RF, Clark DP, Moore RD, Sears (1997) Bacteroides fragilis toxin exhibits polar activity on monolayers of human intestinal epithelial cells (T84 cells) in vitro. Infect Immun 1997 Sep; 65(9):3561–3570
5. Obiso RJ Jr, Azghani AO, Wilkins TD (1997) The Bacteroides fragilis toxin fragilysin disrupts the paracellular barrier of epithelial cells. Infect Immun 65(4):1431–1439
6. Corfield AP, Wagner SA, O'Donnell LJ, Durdey P, Mountford RA, Clamp JR (1993) The roles of enteric bacterial sialidase, sialate O-acetyl esterase and glycosulfatase in the degradation of human colonic mucin. Glycoconj J 1993 Feb; 10(1):72–81

Korrespondenzadresse: Dr. Anton J. Kroesen, Chirurgische Klinik I, Hindenburgdamm 30, 12200 Berlin, Tel. 030/8445-2543, Fax. 030/8445-2740

Aktivierung des JAK-STAT Transkriptionsfaktorsystems in der Pouchitis

Activation of the JAK-STAT system in pouchitis

T. Kühbacher[1,2], P. Gionchetti, P. Rosenstiel[2], H. J. Buhr[1], S. Schreiber[2]

[1] Chirurgische Klinik und Gastroenterologische Klinik Universitätsklinikum Benjamin Franklin
[2] 1. Medizinische Klinik der Christian-Albrechts Universität zu Kiel, Dept. Int. Med. University Bologna, Italy

Einleitung und Fragestellung

In 10–30% der Fälle entwickeln Patienten mit Colitis ulcerosa nach Anlage einer ileo-analen Anastomose mit Dünndarm-Pouch eine Entzündung der Pouch-Mukosa [1,2]. Die Ätiopathogenese der Pouchitis ist unklar. Es wird diskutiert, ob es sich bei der Pouchitis um eine iatrogene, neue Form der chronisch entzündlichen Darmerkrankungen, einen übersehenen M. Crohn oder eine reaktivierte Colitis ulcerosa handeln könnte.

Ein Überwiegen der Expression proinflammatorischer Zytokine ist Kennzeichen sowohl der Immunpathophysiologie der Colitis ulcerosa als auch des M. Crohn. Bei Colitis ulcerosa konnte im Vergleich zum M. Crohn eine vermehrte Expression und Aktivierung des zytokin-aktivierten Transkriptionsfaktor STAT1 (Signal Transducer and Activator of Transcription) gefunden werden. Eine Aktivierung des Nukleären Faktors kappa B (NFκB) findet sich hingegen bei beiden Erkrankungen [3]. Ziel war daher die Expression und Aktivierung von zytokin-aktivierten Transkriptionsfaktoren in der Pouchitis vor und nach einer antibiotischen Therapie im Vergleich zum M. Crohn zu untersuchen.

Methodik

Bei Pouchoskopien wurden Biopsien entnommen und cytosolische, nukleäre und Gesamtzellysate hergestellt. Die Expression von STAT1, JAK1, NFκB und IκB wurde mittels Western Blot, Electrophoretic Mobility Shift Assay und Immunfluoreszenz analysiert.

Ergebnisse

In der Lamina propria von Patienten mit Pouchitis findet sich eine Aktivierung und vermehrte Expression von STAT1 und der zugehörigen Kinase (JAK1) im Vergleich zu

448

Tabelle 1. STAT1 in Extrakten aus Pouch-Schleimhaut Biopsien (rel. OD × mm²). P Werte im Vergleich zu normalem Ileum

	n	STAT1α gesamt vor Therapie	STAT1β gesamt vor Therapie	STAT1α gesamt nach Therapie	STAT1β gesamt nach Therapie
Pouchitis	10	7,9 ± 3,12[1]	5,3 ± 3,68[2]	5,6 ± 3,47	2,4 ± 1,62
Nicht entz. Pouch	10	5,3 ± 1,25	2,0 ± 1,10	5,3 ± 1,25	2,0 ± 1,10
Norm. Ileum	10	3,2 ± 1,60	2,9 ± 0,83	3,2 ± 1,60	2,9 ± 0,83

[1] 0,05; [2] > 0,05.

nicht entzündetem Pouch und normalem Ileum. Antibiotische Therapie führt zu einer Normalisierung der STAT1 Aktivierung. Auch in der Immunfluoreszenz ist aktiviertes STAT1 im Kern von Lamina propria Zellen bei Pouchitis nachweisbar. Bei Pouchitis kommt es zu einer Aktivierung von NFκB.

Schlußfolgerung

Pouchitis ist mit einer Aktivierung des zytokin-spezifischen JAK-STAT Transkriptionsfaktorsystems assoziiert. Ähnlichkeiten im Muster der zytokin-aktivierten Transkriptionsfaktoren mit der Colitis ulcerosa (STAT1) aber nicht mit M. Crohn lassen eine gemeinsame Immunpathophysiologie beider Erkrankungen vermuten.

Zusammenfassung

Bei Patienten mit Pouchitis findet sich eine vermehrte Expression und Aktivierung des zytokin-aktivierten Transkriptionsfaktors STAT1 und der Kinase JAK1. Die Pouchitis gleicht im Muster der Transkriptionsfaktoren der Colitis ulcerosa, wo hingegen keine Ähnlichkeiten mit dem M. Crohn besteht.

Abstract

Background and Aim: Patients with ulcerative colitis, who had undergone total colectomy and restorative proctosurgery, develop in 10–30% an inflammation of the ileal pouch mucosa. Immunopathogenesis of pouchitis is unclear. It is discussed to be a third iatrogenic form of IBD or a recurrence of ulcerative colitis.

An increased expression of proinflammatory cytokines can be found in ulcerative colitis and Crohn's disease. In ulcerative colitis high levels of activation and expression of the transcription factor STAT1 can be seen in comparison with Crohn's disease. An activation of NFκB can be found in both diseases (GUT 1998, 42:477–484). The aim of our study was to investigate the expression and activaton of cytokine transcription factors in pouchitis before and after an antibiotic treatment.

Table 1. STAT1 in extracts of pouch-mucosa biopsies (rel. OD × mm²). P values in comparison with normal ileum

	n	STAT1α before Treatment	STAT1β before Treatment	STAT1α after Treatment	STAT1β after Treatment
pouchitis	10	7.9 ± 3.12[1]	5.3 ± 3.68[2]	5.6 ± 3.47	2.4 ± 1.62
non inflamed pouch	10	5.3 ± 1.25	2.0 ± 1.10	5.3 ± 1.25	2.0 ± 1.10
norm. illeum	10	3.2 ± 1.60	2.9 ± 0.83	3.2 ± 1.60	2.9 ± 0.83

[1] 0.05; [2] > 0.05.

Methods: Biopsies were taken during routine endoscopies and cytosolic, nuclear and whole cell extracts were prepared. Expression and activation of STAT1, JAK1, NFκB and IκB was analyzed by Western Blot, Electrophoretic Mobility Shift Assay and Immunofluorescence.

Results: An increased expression and activation of STAT1 and its kinase JAK1 can be found in the lamina propria of patients with pouchitis in comparison to non inflamed pouch and normal ileum. Antibiotic treatment results in normalisation of STAT1 activation. NFκB is activated in pouchitis.

Conclusions: Expression and activation of the transcription factor STAT1 and the kinase JAK1 is increased in patients with pouchitis. Pouchitis shows similiarities in the activation and expression pattern of transcripton factors with ulcerative colitis but not Crohn's disease.

Literatur

1. Stahlberg D, Gullberg K, Liljeqvist L, Hellers G, Lofberg R (1996) Pouchitis following pelvic pouch operation for ulcerative colitis: incidence, cumulative risk, and risk factors. Diseases-Of-The-Colon-And-Rectum 39(9):1012–1018
2. Sandborn WJ (1994) Pouchitis following ileal pouch-anal anastomosis: definition, pathogenesis, and treatment. Gastroenterology 107:1856–1860
3. Schreiber S, Nikolaus S, Hampe J (1998) Activation of Nuclear Factor kappa B in inflammatory bowel disease. GUT 42:477–484

Korrespondenzadresse: Tanja Kühbacher, 1. Medizinische Klinik der Christian-Albrechts-Universität zu Kiel, Schittenhelmstr. 12, 24105 Kiel, Tel. 0431/5971366, Fax 0431/5971842

Zink wirkt auch bei topischer Applikation protektiv auf die Mukosabarriere bei experimenteller TNBS-Colitis

Topic zinc application improves mucosal barrier function in experimental TNBS colitis

J. Rohweder[1], N. Runkel[1], M. Kruschewski[1], M. Fromm[2], J. D. Schulzke[3], H. J. Buhr[1]

Universitätsklinikum Benjamin Franklin, Freie Universität Berlin, D-12200 Berlin
[1] Chirurgische Klinik I;
[2] Institut für Klinische Physiologie;
[3] Medizinische Klinik I, Gastroenterologie und Infektiologie

Einleitung

Die Veränderungen der Mukosabarrierefunktion sind wahrscheinlich für die Pathophysiologie der Colitis ulcerosa von Bedeutung. Eigene elektrophysiologische Messungen an Colonresektaten in der Ussing-Kammer zeigen, daß es bei einer durch Trinitrobenzensulfonsaure ausgelösten Colitis der Ratte (TNBS-Colitis) zu einer massiven Störung der intestinalen Barriere kommt [1]. Vergleichbare elektrophysiologische Ergebnisse konnten an Colonresektaten von Patienten mit Colitis ulcerosa beobachtet werden [2]. Das Spurenelement Zink, dem als Radikalfänger eine Schutzfunktion vor oxidativen Prozessen zukommt und das somit eine Rolle bei den chronisch entzündlichen Darmerkrankungen spielen könnte [3, 4], hat in eigenen Untersuchungen per os verabreicht – einen mukosaprotektiven Effekt auf die Barrierefunktion bei TNBS-Colitis [5]. Unklar ist bislang jedoch, ob die Wirkung systemisch oder lokal vermittelt wird. In der vorliegenden Studie wurde überprüft, ob Zink auch bei transanal-topischer Applikation die Mukosabarriere bei TNBS-Colitis positiv beeinflussen kann.

Material und Methodik

Verwendet wurden männliche Sprague-Dawley-Ratten (Körpergewicht um 250 g), bei denen mittels einmaliger rektaler Applikation von 30 mg Trinitrobenzensulfonsäure (gelöst in 50 % Ethanol) eine Colitis induziert wurde. Die erste Therapiegruppe (n = 5) erhielt zweimalig Zinkhistidin (2 mg pro Tag) per os mit dem Trinkwasser, die zweite Therapiegruppe (n = 5) Zinkhistidin zweimalig in gleicher Dosierung als Einlauf. Die Zink-Applikation erfolgte jeweils eine Stunde vor und 24 Stunden nach Induktion der Colitis. Die gewählte Dosierung entsprach einer therapeutischen Dosis von 500 mg/70 kg beim Menschen. Den Kontrolltieren (n = 5) wurde lediglich das Lösungsmittel (50 % Ethanol) transrektal verabreicht. Zur Standardisierung der TNBS-Colitis-Induktion wurden die Tiere unmittelbar nach Applikation für drei Minuten in Kopftieflage gebracht, um gleiche Kontaktzeiten zwischen Darmmukosa und verabreichtem Agens zu erzielen. Alle rektalen Applikationen erfolgten in Etherkurznarkose.

48 Stunden nach Colitisinduktion wurden die Tiere durch CO_2-Inhalation getötet und laparotomiert. Das distale Colon wurde reseziert, in 4-Elektroden-Kammern nach Ussing eingesetzt und mit begaster, auf 37 °C temperierter Ringer-Lösung umspült. In der Ussing-Kammer wurden Fluxmessungen und Widerstandsbestimmungen durchgeführt.

Fluxmessungen: Als Maß für die parazelluläre Permeabilität des Darmepithels wurden die passiven Fluxe (J) von serosal nach mukosal (J^{sm}) für $^{22}Na^+$ und ^3H-Mannitol gemessen. Für Mannitol ist kein transzellulärer Transportmechanismus bekannt, so daß dieses Molekül nur parazellulär durch das Epithel gelangen kann. Das gleiche gilt für Na^+ in sekretorischer Richtung.

Widerstandsbestimmungen: Zur Bestimmung der epithelialen Barrierefunktion wurden der Gesamtwiderstand der Darmwand (R^t) sowie der rein epitheliale (R^e) und der subepitheliale Widerstand (R^{sub}) ermittelt. Die subepithelialen Schichten des Resektates stellen in der *in vitro*-Situation eine nicht zu vernachlässigende Diffusionsbarriere dar, die *in vivo* im durchbluteten Gewebe aufgrund der bis an das Epithel heranreichenden Blutzirkulation nicht wirksam wird. Daher wurden mittels Wechselstromimpedanzanalyse der epitheliale und der subepitheliale Widerstand getrennt erfaßt.

Die Colonresektate wurden außerdem histologisch anhand eines semiquantitativen Scores (0–12 Punkte) beurteilt, der eine Unterscheidung in leichtgradige (1–4 Punkte), mittelgradige (5–8 Punkte) und hochgradige Entzündung (9–12 Punkte) ermöglicht.

Ergebnisse

Bei der TNBS-Colitis der Ratte zeigte sich im Vergleich mit der Kontrollgruppe eine Erhöhung der Fluxe für Na^+ und ^3H-Mannitol um den Faktor 3. Außerdem kam es zu einer deutlichen Reduktion des Gesamtwiderstandes der Darmwand, wobei der epitheliale Widerstand stärker abnahm als der subepitheliale Widerstand (Tabelle 1). Nach Zinkgabe per os (Therapiegruppe I) war die parazelluläre Permeabilität lediglich um den Faktor 2 erhöht, und die Widerstandsabnahme war wesentlich geringer ausgeprägt. Nach topischer Zinkgabe (Therapiegruppe II) war dieser mukosaprotektive Effekt noch stärker nachweisbar (Abb. 1 und 2). Die histomorphologischen Er-

Tabelle 1. Fluxe (J) von serosal nach mukosal für Na^+ und Mannitol; Widerstände der gesamten Darmwand (R^t), des Epithels (R^e) und der subepithelialen Schichten (R^{sub}); Histologischer Score (Punkte)

	J_{Na}^{sm} $\mu mol \cdot h^{-1}$ $\cdot cm^{-2}$	$J_{Mannitol}^{sm}$ $\mu mol \cdot h^{-1}$ $\cdot cm^{-2}$	R^t $\Omega \cdot cm^2$	R^e $\Omega \cdot cm^2$	R^{sub} $\Omega \cdot cm^2$	Histo-Score Punkte
Kontrolle	$6 \pm 0{,}6$	$0{,}12 \pm 0{,}01$	82 ± 3	47 ± 5	35 ± 2	1
TNBS	$18 \pm 0{,}9^3$	$0{,}52 \pm 0{,}02^3$	25 ± 2^3	$1 \pm 0{,}3^2$	$24 \pm 1{,}7^1$	11
+ Zn per os	$12 \pm 0{,}4^1$	$0{,}31 \pm 0{,}02^1$	50 ± 4^1	15 ± 3^2	35 ± 3^1	10
+ Zn topisch	$9 \pm 0{,}3^1$	$0{,}28 \pm 0{,}02^1$	52 ± 4^1	20 ± 4^2	32 ± 2^1	8

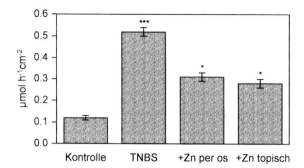

Abb. 1. Fluxe des parazellulären Permeabilitätsmarkers Mannitol

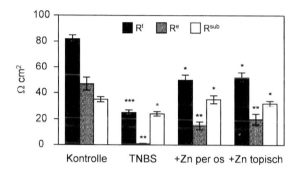

Abb. 2. Widerstandswerte R^t, R^e und R^{sub}

gebnisse stützen diese Beobachtung. Während bei den TNBS-Ratten eine hochgradige Entzündung vorliegt, sehen wir in der Gruppe I eine etwas geringer ausgeprägte Entzündung und in der Gruppe II sogar lediglich eine mittelgradige Entzündung.

Zusammenfassung: In der vorliegenden Untersuchung wurde mittels elekrophysiologischer Messungen untersucht, ob die bei der TNBS-Colitis beeinträchtigte Mukosabarriere durch enterale (orale) und auch durch topische (transanale) Zink-Gabe verbessert werden kann. An Colonresektaten wurden Fluxmessungen für Natrium und Mannitol als Parameter der parazellulären Darmpermeabilität sowie Widerstandsmessungen als Maß für die epitheliale Barrierefunktion durchgeführt. Bei TNBS-Colitis zeigte sich zum einen eine dreifache Erhöhung der Fluxe von Natrium und Mannitol als Ausdruck einer massiven Erhöhung der parazellulären Darmpermeabilität. Weiterhin fand sich eine erhebliche Reduktion des Gesamtwiderstandes und insbesondere des rein epithelialen Widerstandes. Bei der *per os* mit Zink behandelten Gruppe hingegen fand sich lediglich eine zweifache Erhöhung der Permeabilitätsmarker und die Widerstandsabnahme war geringer ausgeprägt. Dieser mukosaprotektive Effekt fand sich noch stärker ausgeprägt in der Gruppe der *topisch* mit Zink behandelten Tiere. Zink führte auch zu einer Verringerung des histomorphologischen Schadens am Colon. Die Ergebnisse zeigen, daß der partiell protektive Effekt von Zink am ehesten auf eine direkte Wirkung auf das Colonepithel zurückzuführen ist.

454

Abstract

Background: The aim of this study was to analyze the effect of *enterally* given zinc and *local* therapy of zinc on the impaired epithelial barrier function in experimental TNBS colitis in rats.

Methods: The following electrophysiological measurements were carried out: 1. Flux measurements for Na^+ and mannitol as a parameter of paracellular colonic permeability, 2. Resistance measurements of the colon, distinguishing between pure epithelial resistance and resistance of the subepithelial tissue.

Results: In TNBS colitis we found a marked increase of both fluxes as a parameter of enhanced paracellular permeability (factor 3). Further there was a drastic reduction of total resistance, and especially of pure epithelial resistance indicating a massive epithelial barrier defect. In rats treated by zinc *per os* the increase of paracellular permeability was increased only by a factor of 2, and there was only a moderate decrease of resistance. This protective effect was found in a higher degree in rats treated by local (transanal) zinc.

Conclusions: These investigations reveal that the protective effect of zinc may be caused by a direct influence on colonic epithelia.

Literatur

1. Rohweder J, Foitzik T, Runkel N, Fromm M, Schulzke JD, Buhr HJ (1997) In vitro-Charakterisierung der intestinalen Barrierefunktion an zwei experimentellen Colitis-Modellen der Ratte. Langenbecks Arch Chir 114:439–443
2. Schmitz H, Barmeyer C, Fromm M, Riecken EO, Schulzke JD (1996) Diarrheal mechanism in ulcerative colitis: epithelial barrier defect and impaired ion transport. Gastroenterology 110: A358
3. Lih-Brody L, Powell SR, Collier KP, Reddy GM, Cerchia R, Kahn E, Weissman GS, Katz S, Floyd RA, McKinley MJ, Fisher SE, Mullin GE (1996) Increased oxidative stress and decreased antioxidant defenses in mucosa of inflammatory bowel disease. Dig Dis Sci 10:2078–2086
4. Mulder TPJ, Verspaget HW, Janssens AR, De Bruin PAF, Pena AS, Lamers CBHW (1991) Decrease in two intestinal copper/zinc containing proteins with antioxidant function in inflammatory bowel disease. Gut 32:1146–1150
5. Rohweder J, Runkel N, Fromm M, Schulzke JD, Buhr HJ (1998) Zink wirkt als Protektivum der Mukosabarriere bei der experimentellen TNBS-Colitis. Langenbecks Arch Chir 115:223–227

Korrespondenzadresse: Dr. med. Janine Rohweder, Chirurgische Klinik I, UKBF der Freien Universität Berlin, D-12200 Berlin

Thiol-vermittelte Redoxregulation von Lamina Propria T Lymphozyten des Darmes durch Blutmonozyten.
Relevanz für die chronisch entzündliche Darmerkrankung

Thiol-mediated redox regulation of intestinal lamina propria T lymphocytes.
Relevance for inflammatory bowel disease

B. Sido[1], J. Braunstein[2], S. Meuer[2] und Ch. Herfarth[1]

[1] Chirurgische Klinik, Universität Heidelberg, Heidelberg
[2] Institut für Immunologie, Universität Heidelberg, Heidelberg

Einleitung

T Lymphozyten der Lamina Propria des menschlichen Darmes (LP-T) entwickeln im Vergleich zu Blutlymphozyten gewöhnlich keine systemische Immunantwort, obgleich sie mit allen wichtigen Oberflächenrezeptoren ausgestattet sind und an der größten Kontaktfläche des Körpers zur „Aussenwelt" permanent Antigenen der Darmflora und der Nahrung exponiert sind [1,2]. Die verminderte Reaktivität der LP-T wird auf eine unzureichende Costimulation über akzessorische Rezeptoren der T Zell-Aktivierung nach Antigen-Stimulation zurückgeführt. So konnte gezeigt werden, daß Darmmakrophagen (LP-MO) im Gegensatz zu Blutmonozyten (PB-MO) nur sehr wenig CD54 und praktisch kein CD58 exprimieren [3]. Alleinige CD3-Stimulation in Abwesenheit costimulatorischer Signale wie CD2 oder CD28 führt zu Anergie oder Apoptose von Lymphozyten [4, 5]. Entsprechend dieser Rezeptor-Ligand-Theorie costimulieren PB-MO, nicht jedoch LP-MO, CD3-aktivierte LP-T in vitro [3]. Auf der anderen Seite bestehen Hinweise dafür, daß lokale Milieufaktoren die Reaktivität von LP-T regulieren: die Darmmukosa produziert niedermolekulare, oxidativ wirkende Faktoren, die die CD3-induzierte Proliferation von Lymphozyten hemmen [2, 6]. Umgekehrt wurde die CD3-Reaktivität von LP-T in Gegenwart der reduzierend wirkenden Substanz 2-Mercaptoethanol (2-ME) wiederhergestellt [6]. Ziel der Studie war es, Mechanismen der Costimulation durch PB-MO im Vergleich zu LP-MO zu eruieren. Die Bedeutung der Befunde für die Immundysregulation bei der chronisch entzündlichen Darmerkrankung wird diskutiert.

Material und Methoden

Präparation der Zellen: Zellen der Lamin Propria wurden aus gesunder Darmschleimhaut nach Colonresektion wegen Carcinom nach einer modifizierten Methode von Bull und Bookman isoliert [7]. Nach ausgiebiger Waschung in HBSS ohne Ca^{2+} und Mg^{2+} und Entfernung der Epithelzellen durch Inkubation mit 0,7 mM EDTA wurde das Gewebe enzymatisch mit Kollagenase (45 U/ml) und Deoxyribonuklease

(27 U/ml) über 12 h verdaut. Die mononukleären Zellen wurden durch Percoll-Gradientenzentrifugation von kontaminierenden Epithelzellen getrennt und die vitalen Zellen durch Ficoll-Hypaque Separation gewonnen. Nach Adhärenz der LP-MO auf Plastik (3 h bei 37 °C in einem 1:1 Gemisch von autologem Serum und RPMI/2 % FCS) wurden die T Lymphozyten durch E-Rosettierung mit einer 5 % Suspension von Schafserythrozyten (40 µl/10^6 Zellen) isoliert. Die nach Ficoll-Zentrifugation und hypotoner Lyse der Erythrozyten verbliebenen Zellen waren in der FACS-Analyse zu 90 % positiv für CD3 (LP-T). Mononukleäre Blutzellen wurden durch Ficoll-Hypaque-Zentrifugation gewonnen und daraus die PB-MO durch Adhärenz in RPMI/2 % FCS (3 h bei 37 °C) isoliert. PB-MO und LP-MO wurden vor ihrem Einsatz in vitro mit 50 Gy bestrahlt.

Proliferationsassay: LP-T (5×10^4/well) wurden in 96-well Mikrotiterplatten in RPMI 1640 (supplementiert mit 10 % FCS, 2 % Glutamin und Antibiotika) bei 37 °C und 7 % CO_2 kultiviert. In einzelnen Experimenten wurde cystin-freies RPMI 1640 verwendet. Bestrahlte PB-MO oder LP-MO wurden in einer Menge von 30 % der Gesamtzellzahl eingesetzt. LP-T wurden entweder über CD3 mit OKT3-beschichteten Immunobeads oder über CD2 mit einer mitogenen Kombination monoklonaler CD2 Antikörper (M1/M2 jeweils 1 µg/ml plus 3PT 0,33 µg/ml) stimuliert. Nach vier Kulturtagen wurden die Zellen mit [^{3}H]Thymidin (1 µCi/well) für weitere 16 h gepulst und die [^{3}H]Thymidin-Aufnahme als Maß der Proliferation in Dreifachansätzen im β-Counter bestimmt.

Bestimmung von säure-löslichem Thiol: Cystein wurde als säure-lösliches Thiol im zellfreien Überstand von PB-MO/LP-MO nach 40 h Kultur bestimmt. Nach Säurefällung mit 10 % Trichloressigsäure/13 mM EDTA auf Eis wurde der protein-freie Überstand mit Natriumphosphat-Puffer (0,26 M, pH 7,0) und NaOH (0,13 M) versetzt. Die Reaktion wurde durch Zugabe von 10 mM 5,5'-Dithio-bis(2-Nitrobenzoesäure) gestartet und die Absorption spektrophotometrisch bei 412 nm Wellenlänge gemessen. Cystein wurde als Standard verwendet.

Ergebnisse und Diskussion

LP-T proliferierten nach alleiniger CD3-Stimulation nur minimal, in Anwesenheit von PB-MO hingegen stark, während die Zugabe von LP-MO ohne Effekt war. Die Costimulation durch PB-MO involvierte CD2-CD58 Interaktionen, da sie durch CD58-Antikörper partiell aufgehoben werden konnte. Die reduzierend wirkende Substanz 2-ME (10 µM) war in der Lage, die costimulatorische Funktion der PB-MO komplett zu ersetzen. Umgekehrt hemmte ein oxidativ wirkendes Milieu durch micromolare Konzentrationen H_2O_2 (50 µM), durch spezifische Hemmung der Glutathion-Synthese (Buthionin-S,R,-Sulfoximin 50 µM) oder durch spezifische Hemmung der Glutathion-Reduktase (1,3-Bis[2-Chlorethyl]-1-Nitrosoharnstoff 50 µM) die Proliferation nach CD3- oder CD2-Stimulation komplett. Die proliferationssteigernde Wirkung von 2-ME beruht auf einer verbesserten Aufnahme von Cystein (reduzierte Form des Cystins) für die Glutathion-Synthese, das essentiell für die Zellteilung ist [8]. Wir vermuteten daher eine Freisetzung redox-aktiver Substanzen aus PB-MO. In der Tat konnten PB-MO ebenso wie 2-ME, nicht aber LP-MO, die Suppression durch 50 µM H_2O_2 komplett aufheben. PB-MO sezernierten konstitutiv Cystein (6 µM bei

5×10^5 PB-MO/ml), vor allem aber nach Aktivierung mit 10 µg/ml Lipopolysaccharid (22 µM bei 5×10^5 PB-MO/ml) als säure-lösliches Thiol. Eine äquivalent hohe Cystein-Produktion konnte auch durch Kreuzvernetzung von CD58 auf PB-MO (Simulation der CD2-Bindung) mittels eines immobilisierten CD58-Antikörpers (1A3 10 µg/ml) erzielt werden. LP-MO dagegen produzierten weder konstitutiv noch nach LPS-Stimulation oder CD58-Kreuzvernetzung Cystein. Durch Verwendung von graduiert cystin-supplementiertem Medium konnten wir zeigen, daß die thiol-vermittelte Costimulation von LP-T durch PB-MO oder 2-ME in cystin-freiem Medium komplett aufgehoben wird und bereits bei physiologischen Cystin-Konzetrationen (etwa 60 µM im Serum) maximal ist. Nur exzessiv hohe, unphysiologische Cystin-Mengen (1,5 mM) sind in der Lage, die costimulatorische Funktion von PB-MO zu ersetzen. Dies wird damit erklärbar, daß die Transportkapazität für Cystin in Lymphozyten sehr niedrig, für Cystein aber hoch ist. Da Cystein im Medium überhaupt nicht und im Serum nur in ganz geringen Konzentrationen (etwa 15 µM) enthalten ist, wird Cystein zum limitierenden Faktor für die Glutathion-Synthese. PB-MO dagegen können Cystin leicht aufnehemen und es zu Cystein reduzieren. PB-MO wirken im Gegensatz zu LP-MO als „Cystein-Pumpe" für LP-T. In der Tat konnte der Zusatz von 30 µM Cystein alle 6 h gegenüber einer äquimolaren Menge Cystin die Proliferation von LP-T nahezu verdoppeln.

Beim Morbus Crohn sind in schwer entzündeten Arealen, und hier insbesondere perivaskulär, Makrophagen nachweisbar, deren Phänotyp sich von residenten Darmmakrophagen unterscheidet [9, 10]. Es handelt sich hierbei um Monzyten, die aus dem Blut in den Darm infiltriert sind. Die vorliegenden Untersuchungen könnten für die Immunpathogenese der chronisch entzündlichen Darmerkrankung von Bedeutung sein: getriggert durch CD2-CD58 Interaktion, wirken PB-MO im Gegensatz zu residenten LP-MO als Cystein-Pumpe und könnten so zur gesteigerten Aktivierung/Proliferation von LP-T im entzündeten Darm beitragen.

Zusammenfassung

In T Lymphozyten ist die Verfügbarkeit von Cystein der limitierende Faktor für die Glutathion-Synthese, die essentiell für die Zellproliferation ist. Physiologische Konzentrationen der oxidierten Form Cystin können Cystein nicht ersetzen, da die Transportkapazität für Cystin in Lymphozyten niedrig ist. Blutmonozyten, nicht jedoch residente Darmmakrophagen, wirken, getriggert durch CD2-CD58 Interaktion, als „Cystein-Pumpe" und können so die physiologische Unreaktivität von Darmlymphozyten aufheben. Da beim Morbus Crohn Monozyten aus dem Blut in den Darm infiltrieren, könnte die thiol-vermittelte Costimulation zur gesteigerten Aktivierung und Proliferation von Darmlymphozyten bei der chronisch entzündlichen Darmerkrankung beitragen.

Abstract

In lymphocytes, the availability of cysteine is the limiting factor for synthesis of glutathione, which is essential for proliferation. Physiologic concentrations of the oxidised

458

form cystine cannot substitute for cysteine since the membrane transport capacity for cystine is low in lymphocytes. Blood monocytes, in clear contrast to resident intestinal macrophages, serve as a "cysteine pump" and abolish the physiological hyporesponsiveness of intestinal lymphocyts. Cysteine production is triggered by crosslinking of CD58, which is barely detectable on intestinal macrophages. Since blood monocytes are known to infiltrate the gut mucosa in Crohn's disease, this thiol-mediated costimulation could contribute to increased reactivity of lamina propria T cells in chronic inflammatory bowel disease.

Literatur

1. Qiao L, Schürmann G, Betzler M, Meuer SC (1991) Activation and signaling status of human lamina propria T lymphocytes. Gastronenterology 101:1529–1536
2. Qiao L, Schürmann G, Betzler M, Meuer SC (1991) Down-regulation of protein kinase C activation in human lamina propria T lymphocytes: influence on intestinal mucosa on T cell reactivity. Eur J Immunol 21:2385-2389
3. Qiao L, Braunstein J, Golling M, Schürmann G, Autschbach F, Möller P, Meuer SC (1996) Differential regulation of human T cell responsiveness by mucosal versus blood monocytes. Eur J Immunol 26:922–927
4. Boussiotis VA, Freeman GJ, Griffin JD, Grey GS, Gribben JG, Nadler LM (1994) CD2 is involved in maintenance and reversal of human alloantigen-specific clonal anergy. J Exp Med 180:1865–1873
5. Noel PJ, Boise LH, Green JM, Thompson CB (1996) CD28 costimulation prevents cell death during primary T cell activation. J Immunol 157:636–642
6. Qiao L, Schürmann G, Autschbach F, Wallich R, Meuer SC (1993) Human intestinal mucosa alters T-cell reactivities. Gastroenterology 105:814–819
7. Bull DM, Bookman MA (1977) Isolation and functional characterization of human intestinal mucosal lymphoid cells. J Clin Invest 59:966–974
8. Ishii T, Bannai S, Sugita Y (1981) Mechanism of growth stimulation of L1210 cells by 2-mercaptoethanol in vitro. Role of the mixed disulfide of 2-mercaptoethanol and cysteine. J Biol Chem 256:12387–12392
9. Rugtveit J, Brandtzaeg P, Halstensen TS, Fausa O, Scott H (1994) Increased macrophage subset in inflammatory bowel disease: apparant recruitment from peripheral blod monocytes. Gut 35:669–674
10. Burgio VL, Fais S, Boirivant M, Perrone A, Pallone F (1995) Peripheral monocyte and naive T-cell recruitment and activation in Crohn's disease. Gastroenterology 109:1029–1038

Korrespondenzadresse: Dr. Bernd Sido, Chirurgische Klinik, Universität Heidelberg, Im Neuenheimer Feld 110, 69120 Heidelberg

Einfluß von H_2O_2 scavenger Catalase auf die Mikrozirkulation der Schleimhaut am entzündeten Dünndarm der Ratte

Disturbance in villous microcirculation in the rat small intestine in a model of inflammatory bowel disease: Role of hydrogen peroxide

J. Ruh[1], F. Vogel[2], E. Schmidt[2], M. M. Gebhard[3], E. Klar[2], F. Glaser[2], Ch. Herfarth[2]

[1] Chirurgische Klinik der Technischen Universität München, Klinikum rechts der Isar, Ismaninger Str. 22, 81675 München
[2] Chirurgische Klinik und
[3] Institut für Experimentelle Chirurgie der Ruprecht-Karls-Universität, Im Neuenheimer Feld 110, 69120 Heidelberg

Einleitung

Die systemische Gabe von Indometacin führt bei der Ratte zu einem Entzündungsvorgang im Bereich des Dünndarmes. In der Schleimhaut im distalen Jejunum und Ileum kommt es zur Ausbildung von petechialen Blutungen und Ulzera. Aufgrund von gemeinsamen Merkmalen, die sich am Darm des Menschen bei chronisch entzündlichen Darmerkankungen finden, wird dieses Modell zur Untersuchung der Genese von chronisch entzündlichen Darmerkrankungen herangezogen [1]. Mit Hilfe der intravitalen Fluoreszenzmikroskopie konnte gezeigt werden, daß die Gabe von Indomethacin am Darm der Ratte zu Störungen der Mikrozirkulation führt: Es wurde die Aktivierung von Leukozyten in mesenterialen Venolen [2], die Extravasation von Plasma [1] sowie die Zunahme der Schleimhautdurchblutung beschrieben [3]. Wir untersuchten mittels intravitaler Fluoreszenzmikroskopie und FITC-markierter Erythrozyten, ob endogenes Wasserstoffperoxid an der Regulation der Durchblutung einzelner Schleimhautzotten des Dünndarms der Ratte beteiligt ist.

Methodik und Versuchsprotokoll

Die Untersuchungen wurden an 28 männlichen Sprague-Dawley-Ratten mit einem Körpergewicht von 180–280 g entsprechend der vorliegenden Beschreibung des Versuchsaufbaus durchgeführt [4]. Die Ratten wurden mit Ketamin (20 mg/kg Körpergewicht) und Pentobarbital (30 mg/kg KG) narkotisiert. Anschließend wurde eine Schlinge des terminalen Ileum über eine mittlere Bauchinzision ausgelagert. Das Darmlumen wurde auf der antimesenterialen Seite eröffnet, der Darm zu beiden Seiten mit Seralon 6/0 fixiert und in ein Bad mit temperierter Ringerlösung (37 °C) ausgelagert. Autologe Erythrozyten wurden mit Fluorescein-Isothiocyanat (FITC) markiert und 30 min. vor dem Beginn der Messungen intravenös verabreicht. Der Beobachtungszeitraum betrug 120 min. Zu den Zeitpunkten – 30, 0, 30, 60 und 90 min. wurden jeweils 5 Zotten untersucht. Die zentrale Arteriole der Dünndarmzotte wurde aufgesucht, und die Geschwindigkeit von jeweils 15 Erythrozyten gemessen. Zusätzlich wurde der Durchmesser der Arteriole an jeweils 5 Stellen innerhalb von 100 µm bestimmt. Zur Auswertung der Videoaufzeichnungen verwendeten wir ein rechnerunterstütztes System zur Einzelbildanalyse (CapImage, Zeintl, Heidelberg). Aus der mittleren Erythrozytengeschwindigkeit und dem mittleren Gefäßdurchmesser berechneten wir den mittleren Blutfluß wie folgt: $F = \pi \cdot \dfrac{D^2}{4} \cdot v$ (F: Blutfluß, D: Durchmesser der Arteriole, v: Geschwindigkeit).

Es wurden vier Versuchsgruppen mit jeweils 7 Ratten gebildet. Die Versuchstiere der ersten Gruppe erhielten 7,5 mg/ kg KG Indometacin s.c. 24 Std. vor Versuchsbeginn. Eine weitere Gruppe erhielt Indometacin nach dem vorgenannten Schema sowie zusätzlich Catalase 5 mg/kg KG als Bolus zum Zeitpunkt 0 min. sowie anschließend weitere 5 mg/kg KG als kontinuierliche Infusion. Zwei Kontrollgruppen wurden gebildet. Die erste Kontrollgruppe erhielt 1 ml/Std. Ringerlösung i.v., die zweite Catalase 5 mg/kg KG als Bolus zum Zeitpunkt 0 min. sowie 5 mg/kg KG als kontinuierliche Infusion.

Ergebnisse

Nach 30 min. nahm der Blutfluß in der zentralen Arteriole der Dünndarmzotte nach Gabe von Catalase am entzündeten Darm signifikant ab. Am gesunden Darm hatte Catalase keinen Einfluß auf die Schleimhautdurchblutung.

Tabelle 1 faßt die Ergebnisse zusammen. Die Signifikanz wurde mit dem Mann-Whitney-Test geprüft und bei $p < 0{,}05$ angenommen.

Tabelle 1. Blutfluß (Mittelwert ± SD)

Meßzeitpunkt [min]: Agonist:	– 30 (baseline)	0	30	60	90	Anzahl d. unters. Ratten	Anzahl unters. Arteriolen
Indo	7,2 ± 0,4	7,2 ± 0,3	6,9 ± 0,4	7,2 ± 0,3	7,1 ± 0,4	n = 7	n = 35
Indo+ Catalase	7,2 ± 0,3	7,5 ± 0,3	4,9 ± 0,2	4,8 ± 0,1	4,8 ± 0,2	n = 7	n = 35
Ko+ Catalase	5,0 ± ,0,2	5,0 ± 0,2	4,9 ± 0,2	4,9 ± 0,1	4,9 ± 0,1	n = 7	n = 35
Ko	5,0 ± 0,2	5,1 ± 0,2	5,0 ± 0,3	5,1 ± 0,2	5,2 ± 0,3	n = 7	n = 35
Signifikanz			*	*	*		

Blutfluß [nl/min]; Indo: Idometacin; Ko: Kontrolle; *: $p < 0{,}05$ Indo vs. Indo + Catalase.

Diskussion

Wir untersuchten den Effekt von Indometacin auf den Blutfluß der zentralen Arteriole der Dünndarmzotte der Ratte im Bereich des terminalen Ileum. Die zentrale Arteriole ist das einzige blutversorgende Gefäß der Dünndarmzotte [5]. Der Blutfluß in der Arteriole ist somit repräsentativ für die Durchblutung der Zotte und der Schleimhaut. Indometacin ist ein kompetitiver Inhibitor der Cyclooxygenase, einem Enzym, daß die Umwandlung von Arachidonsäure zu Prostaglandinen vermittelt. Zur Wirkungsweise von Indometacin auf Parameter der Mikrozirkulation am Darm liegen Untersuchungen vor, die zeigen, daß Indometacin zur Aktivierung von Leukozyten im Bereich der postkapillären Venolen im Mesenterium der Ratte führt. An der Aktivierung der Leukozyten beteiligen sich unter anderen die Leukotriene B4 und E4 sowie der plättchenaktivierende Faktor (PAF) [2, 7]. Die Gabe von Indometacin führte in unserer Untersuchung zu einer signifikanten Zunahme der Durchblutung der Dünndarmzotten. Um herauszufinden, ob endogenes Wasserstoffperoxid einer der vermittelnden Faktoren für die Hyperämie der Schleimhaut ist, inaktivierten wir Wasserstoffperoxid mit *Catalase*. Catalase ist ein ubiquitäres Hämprotein, das die Umwandlung von Wasserstoffperoxid in H_2O und molekularen Sauerstoff katalysiert. Catalase ist unter physiologischen Bedingungen im Epithel der Darmschleimhaut des Menschen nachgewiesen worden [6]. Zur Wirkung von Wasserstoffperoxid auf die Regulation der Durchblutung im Bereich der terminalen Strombahn liegen bislang keine Daten vor. Unsere Ergebnisse weisen daraufhin, daß Wasserstoffperoxid sich entweder direkt oder indirekt – möglicherweise unter Vermittlung des Endothels – an der Regulation des Blutflusses in der zentralen Arteriole der Dünndarmzotte beteiligt. Aus unseren Untersuchungen läßt sich nicht ableiten, ob die Regulation in der Arteriole selbst oder in prä- oder postarteriolären Gefäßen stattfindet.

Die Gabe von Catalase konnte am Tiermodell die Hyperämie der Darmschleimhaut als ein Merkmal der Entzündung signifikant reduzieren. Weitere Untersuchungen sind erforderlich um herauszufinden, ob Substanzen, die Wasserstoffperoxid inaktivieren, zur Therapie chronisch entzündlicher Darmerkrankungen des Menschen in Frage kommen.

Zusammenfassung

Wir untersuchten mittels intravitaler Fluoreszenzmikroskopie und FITC-markierter Erythrozyten den Einfluß von Catalase, einem Enzym, das die Umwandlung von Wasserstoffperoxid zu H_2O und molekularem Sauerstoff katalysiert, auf Parameter der Mirkozirkulation der Schleimhaut am entzündeten Dünndarm der Ratte. Die gastrointestinale Entzündung wurde mit Indometacin induziert. Indometacin führte in der zentralen Arteriole der Dünndarmzotte zu einem signifikanten Anstieg des Blutflusses. Die Gabe von Catalase verminderte den Blutfluß signifikant am entzündeten Darm, hatte jedoch keinen Einfluß an der gesunden Schleimhaut. Unsere Ergebnisse weisen daraufhin, daß endogenes Wasserstoffperoxid eine Ursache der Hyperämie der Schleimhaut am entzündeten Darm der Ratte ist. Weitere Untersuchungen sind erforderlich um herauszufinden, ob Substanzen, die Wasserstoffperoxid inaktivieren,

462

das entzündliche Geschehen bei chronisch entzündlichen Darmerkrankungen des Menschen günstig beeinflussen können.

Abstract

Background: This study was conducted to quantify the effect of systemic Catalase, a hydrogen peroxide scavenger, on villous microcirculation in the inflamed small intestine of the rat. Intestinal inflammation was induced with s.c. application of Indometacin.

Methods: Intravital fluorescence microscopy and FITC-labeled erythrocytes were used to quantify erythrocyte velocity and arteriolar diameter in the main arteriole of the villi in the terminal ileum following i.v. application of Catalase in the inflamed intestine, and the blood flow was calculated. Control groups were formed for Ringer's lactate, Catalase and Indometacin, respectively.

Results: We found that villous blood flow was significantly increased in the in the inflamed intestine. Application of Catalase led to a significant decrease in villous perfusion, but had no effect in the control group. Hyperemia in the main arteriole was significantly reduced by H_2O_2-scavenger Catalase, suggesting that endogenous H_2O_2 may be one of the mediators of hyperemia in the mucosa in this animal model of intestinal inflammation.

Conclusions: Further studies are required to determine whether compounds that inactivate hydrogen peroxide may be beneficial in the treatment of inflammatory bowel disease in man.

Literatur

1. Yamada T, Deitch E, Specian RD, Perry MA, Sartor RB, Grisham MB (1993) Mechanisms of acute and chronic intestinal imflammation induced by indeomethacin. Inflammation 17:641–662
2. Kurose I, Wolf R, Miyasaka M, Anderson DC, Granger DN (1996) Microvascular dysfunction induced by non-steroidal anti-inflammatory drugs: role of leukocytes. Am J Physiol 270: G363–G369
3. Ruh J, Secchi A, Gebhard MM, Glaser F, Herfarth C, Klar E (1997) Increase in villous blood flow in rat small intestine in a model of inflammatory bowel disease. Gastroenterology 112, A 398
4. Ruh J, Ryschich E, Secchi A, Gebhard M, Glaser F, Klar E, Herfarth C (1998) Measurement of blood flow in the main arteriole of the villi in rat small intestine with FITC-labeled erythrocytes. Microvasc Res 56:62–69
5. Gannon B, Caratti C (1990) Intestinal microvascular organization. In: Messmer K, Hammersen F (1990) Gastrointestinal Microcirculation. Prog Appl Microcirc, Basel, Karger 17:55–89
6. Grisham MB, MacDermott RP, Deitch EA (1990) Oxidant defense mechanisms in the human colon. Inflammation 14(6):669–680
7. Asako H, Kubes P, Wallace J, Gaginella T, Wolf RE, Granger DN (1992) Indomethacin-induced leukocyte adhesion in mesenteric venules: role of lipoxygenase products. Am J Physiol 262: G903–908

Korrespondenzadresse: Dr. Joachim Ruh, Chirurgische Klinik der Technischen Universität München, Klinikum rechts der Isar, Ismaninger Straße 22, 81675 München

Einfluß eines abdominalen Kompartmentsyndroms auf die Funktion und Integrität von Leber und Pankreas

Influence of an abdominal compartment syndrome on function and integrity of liver and pancreas

A. Schachtrupp, Ch. Töns, J. Höer, B. Klosterhalfen[1], V. Schumpelick

Chirurgische Universitätsklinik und Poliklinik der RWTH Aachen
[1] Institut für Pathologie der RWTH Aachen

Einleitung

Ein abdominales Kompartmentsyndrom (ACS) kann die Folge einer chirurgischen Akuterkrankung wie z.B. Ileus, Pankreatitis, Peritonitis oder Trauma sein [1, 2]. Bekannte Folgen der dabei zugrunde liegenden Erhöhung des intraabdominalen Druckes (IAD) von normalerweise subatmosphärischen Werten auf > 25 mmHg sind eine Reduktion der Urinproduktion und eine Verminderung der respiratorischen Funktion bei klinisch distendiertem Abdomen [2].

Bei experimentellen Untersuchungen anderer Arbeitsgruppen mit einer Dauer von 1–4 h konnte bei einem IAD bis 40 mmHg eine Reduktion der hepatischen Durchblutung gezeigt werden. Im Rahmen dieser Untersuchungen ergab sich jedoch kein Anhalt dafür, inwiefern dieses zu einer Schädigung des Leberparenchyms oder zu einer Reduktion der Leberfunktion führt [4, 5, 6, 7, 8]. Weiterhin gibt es keine Erkenntnisse inwieweit andere parenchymatöse Organe wie z.B. das Pankreas beeinträchtigt werden.

Methodik

Gemäß dem genehmigten Tierversuchsantrag untersuchten wir 18 analgosedierte und intubierte Hausschweine (50 kg). Mittels Pneumoperitoneum wurde der IAD über einen Zeitraum von 24 h auf 15 (Gruppe I, n = 6) bzw. 30 mmHg (Gruppe II, n = 6) erhöht. Neben den Standardparametern der Respiration, der Nierenfunktion und der Herz-Kreislauffunktion wurde der Einfluß der Druckerhöhung auf Integrität und Funktion von Leber (Enzymaktivität, Elimination von Indocyaningrün (ICG), Gerinnungsfaktoren), Gallenwegen (Enzymaktivität) und Pankreas (Enzymaktivität) untersucht. Die abhängigen Parameter wurden zum Beginn der Untersuchung und nach Einsetzen der Druckbelastung im Abstand von 6 h bzw. 4 h (Herzzeitvolumen) sowie nach Ablauf von 24 h bestimmt. Ferner erfolgte im Anschluß eine Sektion sowie histopathologische Untersuchungen. Als Kontrollgruppe dienten 6 Tiere mit unverändertem intraabdominalem Druck. Die statistische Auswertung erfolgte mittels Multivarianzanalyse und gepaartem bzw. ungepaartem t-test; ein p < 0,05 wurde als signifikant erachtet.

Resultate

In beiden Prüfgruppen stellten sich die erwartete Veränderung im Bereich der Nierenfunktion und der Respiration ein. Weiterhin konnte eine Reduktion des Herzindex (CI) in den Prüfgruppen, aber auch in der Kontrollgruppe beobachtet werden (p< 0,01). Dabei fiel der Herzindex von Untersuchungsbeginn (0 h) bis- ende (24 h) um 42,4 % in Gruppe I und um 77,6 % in Gruppe II, während er in der Kontrollgruppe um 25,5 % abfiel.

Die Serumaktivität der Glutamat-Pyruvat Transferase (GPT) war in der Gruppe II nach Ablauf von 18 h bzw. 24 h signifikant angestiegen verglichen mit den Ausgangswerten und der Kontrollgruppe (p < 0,02, s. Abb. 1 a); Die Werte der Gruppe I und der Kontrolle veränderten sich nicht. Die Serumaktivität der Glutamat-Oxalacetat Transferase (GOT) in der Gruppe II stieg von Versuchsbeginn von 9 ± 2 U/l auf 775 ± 604,7 U/l nach 24 h an (p < 0,025, Mittelwert (MW) ± Standardabweichung (SD)); Die Werte der Gruppe I und der Kontrolle veränderten sich nicht. Bei der Plasmaeliminationsrate des ICG als Ausdruck für die exkretorische Leberleistung zeigte sich in Gruppe II ein Abfall der Rate, der jedoch kein Signifikanzniveu erreichte. Ebenfalls nicht signifikant verringerte sich die Thromboplastinzeit in der Prüfgruppe II. In den feingeweblichen Untersuchungen des Leberparenchyms der Prüfgruppen fanden sich hypoxische parazentrale Nekrosen, deren Flächenausdehnung mit der Zunahme des IAD (von 15 auf 30mmHg) zunahmen.

Die Alkalische Phosphatase (AP) stieg in der Gruppe II nach 24 h von 152,2 ± 30,9 auf 378,3 ± 186,8 U/l an (s. Abb 1 b). Die Werte für den Gesamtbilirubinwert erhöhten sich in der Prüfgruppe II leicht ohne Signifikanzniveau zu erreichen. Die γ- Glutamyl-Transferase (γGT) zeigte in keiner Versuchsgruppe eine gerichtete Veränderung.

Während die Amylase unverändert blieb, stieg die Lipase in der Gruppe II zum Versuchsende signifikant an (p < 0,05, s. Abb. 1 b).

Diskussion

In diesem neu etablierten Modell zum abdominalen Kompartmentsyndrom wurde neben den bekannten negativen Auswirkungen auf Urinproduktion, Atemwegsspitzendruck und Herzzeitvolumen erstenmals auch ein Anstieg der Aktivität von GOT, GPT, Alkalischer Phosphatase und Amylase und das Auftreten von parazentralen Nekrosen als Ausdruck einer funktionellen und morphologischen Beeinträchtigung von Leber, Gallenwegen und Pankreas gezeigt.

Bisher durchgeführte experimentelle Untersuchungen konnten in einem Untersuchungszeitraum von bis zu 4 h bei einem IAD von bis zu 40 mmHg eine Reduktion der arteriellen und portalvenösen Leberdurchblutung um 45 % bzw. um 35 % demonstrieren [5, 7]. Erkenntnisse über die Folgen einer solchen Minderversorgung im Langzeitverlauf liegen nicht vor. Im Rahmen der hier vorliegenden Untersuchung zeigt sich eine Anstieg der GOT, GPT und der AP als Ausdruck einer morphologischen und

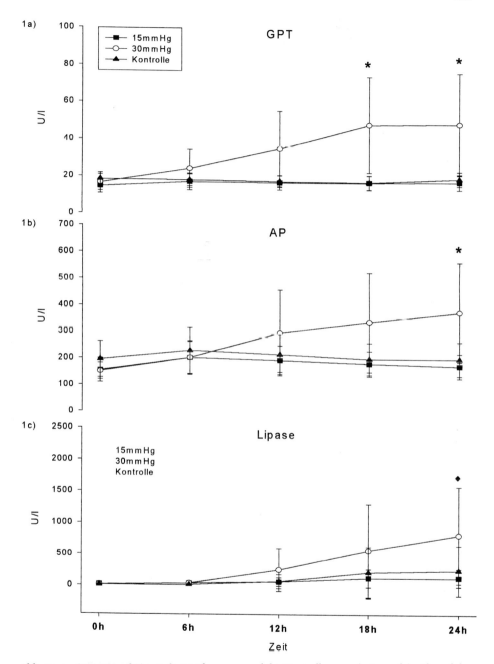

Abb. 1a–c. GPT, AP und Lipase der Prüfgruppen und der Kontrollgruppe (s. Legende) während der 24 h Versuchdauer (MW ± SD). Bei allen drei Parametern zeigten sich signifikante Veränderungen nur bei einem intraabdominalen Druck von 30 mmHg (Prüfgruppe II). Dabei stieg die GPT (a) während der Versuchsdauer auf ca. das Dreifache der Ausgangswerte (*: p < 0,025) an. Die AP (b) erreichte im Verlauf von 24 h über das Doppelte des Ausgansgswertes (*: p < 0,025). Der größte Anstieg war bei der Lipase (c) zu verzeichnen: Sie stieg von 17 ± 5,1 auf 963 ± 904,7 U/l an (◆: p < 0,05)

funktionellen Beeinträchtigung bei einem IAD von 30 mmHg, wobei der Anstieg der Enzyme erst nach Ablauf von 18 (GPT) bzw. 24 h (GOT, AP, Lipase) Signifikanzniveau erreichte. Die ICG Klearance als Ausdruck der exkretorischen Leberfunktion verringerte sich nicht signifikant.

Im Rahmen einer experimentellen Arbeit [6] konnte bei einem IAD von bis zu 40 mmHg ein Reduktion der Durchblutung des Pankreas nachgewiesen werden. Über den Langzeiteffekt dieser Beobachtung liegen jedoch keine Erkenntnisse vor. Während die Lipase in der vorliegenden Studie einen deutlichen Anstieg verzeichnete, ergaben sich bei der Amylase keine Veränderungen.

Ursächlich für die hier gemachten Beobachtungen könnte neben einer druckbedingten Reduktion der Mikrozirkulation auch die beobachtete Reduktion des Herzindex sein. Allerdings müßte diese Reduktion ausgeprägter sein als in der Kontrollgrupe beobachtet, da in der Kontrollgruppe keine Veränderung der untersuchten Parameter auftrat trotz einer Reduktion des CI um 25 %.

Die hier im Verlauf von 24h beobachtete Beeinträchtigung multipler Organe im Rahmen eines ACS unterstreicht die pathogenetische Bedeutung, die eine Erhöhung des IAD (allein oder im Rahmen eines Ileus, einer Peritonitis oder Pankreatitis) bei der Entstehung eines Multiorganversagens haben könnte. In Prophylaktischer Hinsicht ist daher die frühzeitige Druckentlastung via Laparotomie zu empfehlen.

Zusammenfassung

Hintergrund: Ein abdominales Kompartmentsyndrom (ACS) kann die Folge chirurgischer Akuterkrankungen sein. Bisherige experimentelle Untersuchungen zum ACS zeigten eine Reduktion der hepatischen Durchblutung, wobei es weiterhin ungeklärt ist, ob und wann es bei Druckerhöhung zur Beeinträchtigung der Leberfunktion oder des -parenchyms kommt. Weiterhin gibt es keine Erkenntnisse inwieweit andere parenchymatöse Organie wie z. B. das Pankreas beeinträchtigt werden.

Methodik: Wir untersuchten 18 analgosedierte und intubierte Hausschweine (50 kg). Mittels Pneumoperitoneum wurde der IAD über einen Zeitraum von 24 h auf 15 (Gruppe I, n = 6) bzw. 30 mmHg (Gruppe II, n = 6) erhöht. Die Meßgrößen waren: Leberfunktion (Enzymaktivität, exkretorische Leberleistung via Indocyaningrün (ICG)-Elimination), Pankreas (Enzymaktivität) sowie die Herz-Kreislauffunktion (Herzzeitvolumen). Abschließend erfolgte eine histopathologische Untersuchung. In der Kontrollgruppe blieb der IAD unverändert.

Resultate: Erwartungsgemäßt kam es zu einer Reduktion des Herzzeitvolumen in den Prüfgruppen. Die Serumaktivität der GOT in der Gruppe II stieg von Versuchsbeginn von 9 ± 2 U/l auf $7775 \pm 604,7$ U/l nach 24 h an ($p < 0,025$); Die Werte der Gruppe I und der Kontrolle veränderten sich nicht. Die GPT stieg in Gruppe II von $16,5 \pm 4,3$ U/l auf $48,7 \pm 27,5$ U/l an ($p < 0,025$). Bei der Plasmaeliminationsrate des ICG ergab sich in Gruppe II ein nicht signifikanter Abfall. In den feingeweblichen Untersuchungen zeigten sich hypoxische parazentrale Nekrosen des Leberparenchyms. Die AP stieg in der Gruppe II während des Versuchsverlaufes von $152,2 \pm 30,9$ auf $378,3 \pm 186,6$ U/l an ($p < 0,025$). Während die Amylase unverändert blieb, stieg die Lipase in der Gruppe II von $17 \pm 5,1$ auf 814 ± 772 U/l an ($p < 0,05$).

Schlußfolgerung: In diesem neu etablierten Modell zum abdominalen Kompartmentsyndrom wurde neben den bekannten negativen Auswirkungen auf das Herzzeitvolumen zum erstenmal auch ein Anstieg der Aktivität von Lebertransaminasen, der Cholestaseparameter und eines Pankreasenzymes als Ausdruck einer weitreichenden Schädigung der betroffenen Organe gezeigt. Eine intraabdominale Druckerhöhung bei Patienten mit chirurgischen Akuterkrankungen könnte an der Entstehung eines Multiorganversagens wesentlich beteiligt sein.

Abstract

Background: An abdominal compartment syndrome (ACS) may be the complication of any surgical condition leading to a raised intraabdominal pressure (IAP). So far, investigations were able to demonstrate a reduced hepatic blood flow (HPF) in animals with an ACS. However, it remains unknown, if and when a reduced HPF leads to an impaired hepatic function or organ damage. Furthermore it is unknown whether other parenchymatous organs such as the pancreas are also affected.

Methods: We examined 18 intubated and anesthetized domestic swine (50 kg). Using pneumperitoneum, the IAP was raised to 15 mmHG (group I, n = 6) and to 30 mmHg (group II, n = 6) for an investigation period of 24 h. Investigated organs and parameters were liver (serum glutamic oxaloacetic transaminase (SGOT), serum glutamic-pyruvic transaminase (SGPT), ICG-Clearance), pancreas (lipase, amylase), bile-system (alkaline phosphatase (AP)) and cardiovascular system (cardiac output (CO)). Finally, histological examinations were performed. In the control, the IAP remained unchanged.

Results: The CO was reduced in every group. SGOT (group II) raised from 9 ± 2 U/l to 775 ± 604.7 U/l after 24 h when compared to the beginning ($p < 0.025$). No change occurred in group I or in the control. SGPT in group II raised from 16.5 ± 4.3 U/l to 48.7 ± 27.5 U/l ($p < 0.025$). Plasma elimination of ICG in group II decreased not significantly. In the histological examination hypoxic paracentric necroses were found. Plasma levels of AP in group II raised from $152.2 \pm 30,9$ to 378.3 ± 186.8 U/l. While the amylase remained unchanged, lipase in Group II rose from 17 ± 5.1 to 814 ± 772 U/l ($p < 0.05$).

Conclusion: These results of this 24 h model of the ACS imply a functional and morphological impairment of the liver, the pancreas and the bile system. Since an ACS is already characterized by a reduced renal and respiratory function, the increased IAP might be a relevant factor in the subsequent development of multi-organ failure.

Literatur

1 Töns C, Rau HM (1997) Kompartmentsysndrom des Abdomens. In Töns C und Schumpelick (Hrsg) Chirurgische Notfall- und Intensivmedizin. Enke, 152–155
2. Schein M, Wittmann DH, Aprahamian CC, Condon RE (1995) The abdominal compartment syndrome: the physiological and clinical consequences of elevated intra-abdominal pressure [see comments]. J Am Coll Surg 180:745–753
3. Ivatury RR, Diebel L, Porter JM, Simon RJ (1997) Intra-abdominal hypertension and the abdominal compartment syndrome. Surg Clin North Am 77:783–800

4. Junghans T, Bohm B, Grundel K, Schwenk W, Muller JM (1997) Does pneumoperitoneum with different gases, body positions, and intraperitoneal pressures influence renal and hepatic blood flow? Surgery 121:206–211
5. Diebel LN, Wilson RF, Dulchavsky SA, Saxe J (1992) Effect of increased intra-abdominal pressure on hepatic arterial, portal venous, and hepatic microcirculatory blood flow. J Trauma 33:279–282; discussion 282–283
6. Caldwell CB, Ricotta JJ (1987) Changes in visceral blood flow with elevated intraabdominal pressure. J Surg Res 43:14–20
7. Rasmussen IB, Berggren U, Arvidsson D, Ljungdahl M, Haglund U (1995) Effects of pneumoperitoneum on splanchnic hemodynamics: an experimental study in pigs. Eur J Surg 161:819–826
8. Hashikura Y, Kawasaki S, Munakata Y, Hashimoto S, Hayashi K, Makuuchi M (1994) Effects of peritoneal insufflation on hepatic and renal blood flow. Surg Endosc 8:759–761

Korrespondenzadresse: Dr. med. A. Schachtrupp, Chirurgische Universitätsklinik der RWTH, Pauwelsstr. 30, 52070 Aachen, Tel. 0241/8 08 93 35, Fax 0241/8 88 84 17

Modulation der endogenen NO-Synthese in der Frühphase der akuten Pankreatitis nach Gabe von anti-ICAM-1 und Sauerstoffradikalfängern

Application of anti-ICAM-1 and reactive oxygene intermediates (ROI)-scavenger modulate endogenous nitric oxide synthase (NOS) during the early phase of acute pancreatitis

A. Bauer[1], B. Rau[1], A. Wang[1], H. Weidenbach[2], H. G. Beger[1], A. K. Nüssler[1]

[1] Chirurgische Klinik I und Sektion Chirurgische Forschung
[2] Innere Medizin I, Universitätsklinik Ulm

Einleitung

Die Behandlung der akuten Pankreatitis spielt im klinischen Alltag eine wichtige Rolle. Der Großteil der Patienten leidet an einer leichten, ödematösen Verlaufsform, die meist selbstlimitierend verläuft. Bei jedem fünften Patienten geht diese Form der Pankreatitis jedoch in eine schwere Verlaufsform über, geprägt von Nekrosen und Hämorrhagien des entzündeten Organs. Hypotone Krisen und eine multi Organ-Beteiligung bis hin zum septischen Schock, komplizieren diesen, nicht selten letalen Verlauf [1]. Die Ursache, die zu diesem dramatischen Wendepunkt in der Pathogenese führt, ist bisher nicht bekannt. Obwohl die akute Pankreatitis ein lange bekanntes Krankheitsbild darstellt, sind die genauen Ursachen, die zur Entzündung und damit zur Schädigung des Organs führen, immer noch nicht befriedigend aufgeklärt. Die meisten Patienten kommen mit dem Vollbild der akuten Pankreatitis in die Klinik, weshalb eine genaue Aussage über die Mechanismen, die in der frühen Entzündungsphase beteiligt sind, schwierig ist. Therapieansätze waren bisher aufgrund des weit fortgeschrittenen, therapierefraktären Stadiums der Entzündung zum Zeitpunkt der Klinikaufnahme der Patienten wenig erfolgreich. Zum anderen erschweren die mangelnde Kenntnis der kausalen Faktoren in der entscheidenden Frühphase alle bisherigen Therapieansätze. Eine zentrale, frühe Bedeutung werden hierbei den reaktiven Sauerstoff- (ROI) und Stickstoffmonoxid(NO)derivaten, sowie der Infiltration der Leukozyten in das betroffene Gewebe beigemessen [2]. Die Bildung beider Radikalspezies kann durch die Gabe von Radikalfängern beeinflußt werden; ferner führt die Applikation von anti-Adhäsionsmolekülen wie die Gabe von anti-ICAM zur Reduktion der PMN-Immigration ins Entzündungsgebiet. Ziel dieser Studie war, die pathophysiologischen Mechanismen einer simultanen anti-ICAM-1 oder ROI-Fänger-Behandlung in der Frühphase einer Na-Taurocholat-induzierten Pankreatitis aufzuklären.

Material und Methoden

Verwendet wurde das von Aho [3] beschriebene und standardisierte Refluxmodell. Männliche Wistar-Ratten (KG ca. 300 g) wurden in vier Versuchsgruppen eingeteilt. Unter Halothannarkose erfolgte die Injektion einer Na-Taurocholatlösung (3 %) in den Ductus pancreaticus; Kontrolltiere der Gruppe 4 erhielten statt dessen eine NaCl-Injektion (0,9 %). Die Applikation von Superoxiddismutase (100 000 U/kg KG) und Katalase (200 000 U [Festdosis]) als Radikalfänger in Gruppe 2 erfolgte in regionaler Perfusion des Pankreas über die A. mesenterica superior. Analog erhielten die Tiere der Gruppe 3 anti-ICAM-1-Antikörper in regionaler Perfusion (5 mg/kg KG), während Gruppe 1 und Gruppe 4 mit NaCl 0,9 % perfundiert wurden. Mit der regionalen Perfusion wurde 15 Minuten vor Induktion der Pankreatitis begonnen. Die Tiere wurden nach einem Beobachtungsintervall von 5 und 30 Minuten, sowie 3 und 6 Stunden getötet. Das Pankreas wurde sofort nach Entnahme in flüssigem Stickstoff kryokonserviert. Ebenso wurden Plasma und Serum für die weitere Diagnostik entnommen und bei – 80 °C aufbewahrt. Aus dem Pankreasgewebe wurde die Konzentration für reduziertes (GSH) und oxidiertes (GSSG) Glutathion [4], sowie der Myeloperoxidasespiegel (MPO) [5] als Marker der PMN-Leukozyten-Infiltration bestimmt. Aus dem Gewebe wurden weiter Proteinlysate zur Western-Blot-Analyse gewonnen. Die weiteren Parameter wie Nitrit, Nitrat und S-NO-Thiole (NO_x), sowie Lipase und die Trypsinogen aktivierenden Proteine (TAP) wurden im Serum nach standardisierten Methoden gemessen [6].

Ergebnisse

Unsere Resultate zeigen signifikante Veränderungen der GSH und MPO-Konzentration, sowie der Serumparameter wie TAP, Lipase und NO_x nach 3 und 6 Stunden. Die Behandlung mit anti-ICAM-1 zeigt eine Abnahme der Nitrit / Nitrat-Konzentration nach 3 Stunden, gefolgt von einer MPO-Abnahme nach 6 Stunden ($p < 0,05$). Die beobachtete GSH-Erhöhung nach 6 Stunden, geht einher mit einer Abnahme der Lipase-Konzentration ($p < 0,05$). Diese Feststellung korreliert mit der gezeigten, verminderten Proteinexpression von NOS-2 und Nitrotyrosin. Unter der antioxidativen Therapie der Gruppe 2 konnten erhöhte Werte für Nitrit/Nitrat gemessen werden; die MPO-Konzentration unterscheidet sich kaum von der in Gruppe 1 gemessenen, ebenso die Konzentrationen von GSH und GSSG, sowie Lipase. Im Western Blot konnten wir eine Erhöhung der NOS-2- und Nitrotyrosin-Expression zeigen, die der, in Gruppe 1 gemessenen sehr ähnlich ist (siehe Tabelle).

Diskussion

Sowohl reaktive Sauerstoffmetabolite (ROI) als auch Stickstoffmonoxid (NO) scheinen in der Pathogenese der akuten Pankreatitis eine entscheidene Rolle zu spielen [7–8]. So zeigten Braganza et al. [9], daß die Bildung von ROI zu einem apikalen Sekretionsblock der Azinuszelle führt und demzufolge, über einen basolateralen, alternativen Sekretionsweg eine Ausschwemmung der Pankreasenzyme mit

Tabelle 1. NO_x (NO_2^- + NO_3^- + S-NO-Thiole), Lipase und TAP Bestimmungen im Serum von Ratten mit akuter Na-Taurocholat-Pankreatitis; GSH und MPO Bestimmung, sowie Western Blot-Analysen im Pankreas-Gewebe

nach 3 Stunden	NO_x [µM]	GSH [nmol/mg]	Lipase [U/L]	TAP [U/L]	MPO [U/mg]	$ONOO^-$	iNOS
Na-Tau	44,5 ± 5,3[a]	2,9 ± 0,3	1648 ± 799[a]	0,5 ± 0,2	53,5 ± 30	+	++[a]
Na-Tau + SOD+Katalase	53,7 ± 8,7[a]	3,2 ± 0,4	1741 ± 625[a]	3,6 ± 0,2[a]	46,8 ± 30	+	++[a]
Na-Tau + anti-ICAM-1	33,6 ± 9,4	4,6 ± 1,0	1400 ± 500[a]	1,3 ± 0,5	17,1 ± 5,8	/	/
Kontrolltiere	32,3 ± 5,5[b]	4,2 ± 0,9	130 ±19+	1,2 ± 0,4	20,9 ± 10	/	/
nach 6 Stunden							
Na-Tau	49,2 ± 7,2[a]	4,2 ± 0,9	1851 ± 300[a]	3,9 ± 0,5[a]	36,6 ± 20[a]	+++[a]	++++[a]
Na-Tau + SOD+Katalase	57,9 ± 3,7[a]	5,5 ± 0,9[b]	1774 ± 590[a]	0,2 ± 0,1	18,3 ± 10	+++[a]	+++[a]
Na-Tau + anti-ICAM-1	37,8 ± 7,1	5,2 ± 0,7[b]	1300 ± 229[b]	0,5 ± 0,3	16,3 ± 8,2[b]	+	+
Kontrolltiere	29,8 ± 3,5[b]	5,0 ± 0,2	294 ± 142[b]	0,2 ± 0,2	9,4 ± 5,4[b]	+	/

[a] $p < 0,05$, verglichen mit Kontrolltieren.
[b] $p < 0,05$, verglichen mit Gruppe 1.

extraintesinaler Aktivierung, erfolgt. Ferner wirken ROI chemotaktisch auf PMN-Leukozyten, die ihrerseits nach Einwanderung in das betroffene Organ im Zuge des „Respiratory Burst" weitere ROI freisetzen. Die zusätzliche Membran-schädigende Wirkung der ROI, gefolgt von Ödembildung und Hämokonzentration, ist mittlerweile hinreichend bekannt. NO wird neben seiner zytoprotektiven Wirkung durch die Aufrechterhaltung der Mikroperfusion in betroffenen Organen auch eine zytotoxische Wirkung infolge Verstärkung des oxidativen Stresses, zugeschrieben [10].

Wir zeigen in dieser Studie, daß die Gabe von anti-ICAM-1 neben der Reduktion der PMN-Infiltration in das entzündete Gewebe, die endogene NO-Bildung und Expression beeinflußt. Auf diese Weise könnten toxische Einflüsse von NO-Derivaten im Zuge der Gewebeschädigung und Exazerbation der Entzündung kontrolliert werden. Dagegen zeigte die Gabe von Antioxidantien nur sehr geringe Veränderungen in der Frühphase der akuten Pankreatitis. Die erhöhte Expression der nitrosylierten Proteine im Nitrotyrosin-Western Blot, gekoppelt mit einer erhöhten NOS-2-Expression und erhöhten NO_x-Spiegeln, legen den Schluß nahe, daß in Folge der antioxidativen Therapie, die toxischen Effekte von NO eher gefördert werden und damit in den Vordergrund treten.

472

Abstract

Background: Treatment of acute pancreatitis is a daily challenge in clinical work, as every fifth patient develops systemic complications. The presence of either nitrogen (NO) or reactive oxygen intermediates (ROI) has been reported in the early phase of pancreatic inflammation, but their interaction in the inital phase of inflammation is far from clear.

Methods: The aim of the present study was to investigate the pathophysiologic mechanisms of anti-ICAM-1- and ROI-Scavenger-application in the early phase of acute pancreatitis.

Results: In the model of Na-Taurocholat-induced pancreatitis, anti-ICAM-1-treatment leads to reduction of NO_x-levels and PMN-leukocyte infiltration; protective effects can be seen by GSH-stabilization and decreased levels of pancreatic enzymes in serum.

Conclusion: These results indicate, that anti-ICAM-1 does not only reduce the tissue-infiltration of leukocytes, but can also modulate the production of NO or its derivatives, and the expression of NO-synthase. On the contrary, ROI-scavenging shows only little effect in the early phase of acute pancreatitis. Increased expression of nitrosylated proteins and NOS-2, together with elevated levels of NO-derivatives, seems to indicate that ROI-scavenger-treatment promotes the toxic effects of NO or NO-intermediates.

Literatur

1. Weidenbach H, Lerch MM, Gress TM, Pfaff D, Turi S, Adler G (1995) Vasoactive mediators and the progression from oedematous to necrotising experimental acute pancreatitis. Gut 37:434
2. Schoenberg MH, Nussler AK, Beger HG (1995) Sauerstoffradikale und Stickstoffmonoxid in der Sepsis. Chirurg 66:18
3. Aho HJ, Koskensalo ML, Nevalainen TJ (1980) Experimental Pancreatitis in the Rat Scand J Gastroent 15:411
4. Baker MA, Cerniglia GJ, Zaman A (1990) Microtiter Plate Assay for the Measurement of Glutathione and Glutathione Disulfide in Large Numbers of Biological Samples. Anal Biochem 190:360
5. Krawisz JE, Sharon P, Stenson WF (1984) Quantitative Assay for Acute Intestinal Inflammation based on Myeloperoxidase Aktivity. Gastroenterol 87:1344
6. Marzinzig M, Nussler AK, Stadler J, Barthlen W, Marzinzig E, Nussler NC, Beger HG, Bruckner UB (1997) Improved methods to measure the stable endproducts of nitric oxide (NO): Nitrite, Nitrate, and S-Nitroso-Thiols. NITRIC OXIDE: Biology & Biochemistry 1:177
7. Schoenberg MH, Buechler M, Beger HG (1994) Oxygen Radicals in experimental acute Pancreatitis. Hepato-Gastroenterol 41:313
8. Nussler AK, Billiar TR (1993) NO in inflammation. J Leuk Biol 54:171
9. Braganza JM, Scott P, Bilton D, Schofield D, Chaloner C, Shiel N, Hunt LP, Bottiglieri T (1995) Int J Pancreatol 17:69
10. Shu Z, Jung M, Beger HG, Marzinzig M, Han F, Butzer U, Bruckner UB, Nussler AK (1997) Effects of pH-dependent changes on nitric oxide, peroxynitrite, and reactive oxygene species in hepatocellular damage. Am J Physiol 36:G1118

Korrespondenzadresse: Annette Bauer, Chirurgische Klinik I, Sektion Chirurgische Forschung, Universität Ulm, Parkstr. 11, 89073 Ulm

Hyperoxie steigert die LPS- und IFN-gamma-induzierte NO-Freisetzung durch Alveolarmakrophagen

Hyperoxia amplifies LPS- and IFN-gamma-induced NO production in alveolar macrophages

S. Pepperl, M. Dörger, F. Krombach

Institut für Chirurgische Forschung der Ludwig-Maximilians-Universität, München

Einleitung

Die Beatmung mit Sauerstoff kann, vor allem bei längerer Anwendung, zum hyperoxischen Lungenschaden führen. Der genaue Pathomechanismus ist jedoch bis heute nicht geklärt. Es wird angenommen, daß reaktive Sauerstoff- und Stickstoffmetabolite von Bedeutung sind [1]. Eine der dem erhöhten alveolären Sauerstoffpartialdruck direkt ausgesetzten Zellpopulationen sind die Alveolarmakrophagen (AM). Sie stellen auch eine wichtige Quelle des durch die induzierbare Stickstoffmonoxidsynthase (iNOS) gebildeten Stickstoffmonoxids (NO) dar [2]. Daher untersuchten wir den Einfluß von Hyperoxie auf die NO-Produktion durch AM *in vitro*.

Material und Methoden

Als Zellspender dienten männliche Sprague-Dawley-Ratten mit einem Gewicht von 300–350 g. Zellgewinnung und Aufbereitung erfolgten wie bereits beschrieben [3]. In tiefer Pentobarbitalnarkose wurde eine standardisierte bronchoalveoläre Lavage durchgeführt. Es wurden 1×10^6 AM/ml DMEM (supplementiert mit L-Glutamin, Gentamicin und 10 % FCS) bei 21 oder 85 % O_2, 5 % CO_2 und 90 % rel. Feuchte für 24 h inkubiert. Als Stimuli dienten 100 ng/ml LPS und/oder 100 U/ml IFN-gamma. NO wurde als sein Oxidationsprodukt Nitrit mit Hilfe der Griess-Reaktion im Überstand bestimmt. Die iNOS-mRNA wurde mit murinen Primern unter Verwendung der RT-PCR analysiert.

Ergebnisse

Unter Normoxie erfolgte eine deutliche NO-Freisetzung durch AM nach Stimulation mit LPS ($21,5 \pm 1,5$ nmol/10^6 AM), IFN-gamma ($25,7 \pm 1,6$ nmol/10^6 AM) oder einer Kombination aus beiden ($28,7 \pm 1,1$ nmol/10^6 AM) im Vergleich zur unstimulierten Kontrolle ($< 0,3$ nmol/10^6 AM). Unter Hyperoxie war in unstimulierten AM keine NO-

Produktion detektierbar ($< 0,3$ nmol/10^6 AM). Zusätzliche Stimulation mit LPS ($30,6 \pm 2,3$ nmol/10^6 AM), IFN-gamma ($30,8 \pm 1,7$ nmol/10^6 AM) oder einer Kombination aus beiden ($46,8 \pm 2,4$ nmol/10^6 AM) führte jedoch zu einer signifikanten Steigerung der NO-Freisetzung unter Hyperoxie im Vergleich zur Normoxie. Die Untersuchung der iNOS-mRNA-Expression ergab ähnliche Ergebnisse. Nach Inkubation der LPS/IFN-gamma-stimulierten AM bei 85% O_2 war die iNOS-mRNA-Expression im Vergleich zur Inkubation bei 21% O_2 signifikant erhöht.

Diskussion

Es wird angenommen, daß eine erhöhte NO-Produktion bei ARDS-Patienten und Hyperoxie-exponierten Ratten durch vermehrte Bildung von Peroxynitrit an der Pathogenese des Lungenschadens beteiligt sein könnte [4]. Unsere Untersuchungen zeigen, daß die NO-Freisetzung durch AM unter Hyperoxie gesteigert war. Da auch eine erhöhte iNOS-mRNA-Expression nachgewiesen wurde, könnten transkriptionelle Regulationsmechanismen die Ursache sein. Wir schließen auf Grund unserer Ergebnisse, daß die Hyperoxie-induzierte NO-Produktion durch AM für die Pathogenese des hyperoxischen Lungenschadens von Bedeutung ist.

Zusammenfassung

Einleitung: Die Beatmung mit Sauerstoff birgt das Risiko eines hyperoxischen Lungenschadens. Es wird angenommen, daß dabei reaktive Sauerstoff- und Stickstoffmetabolite von Bedeutung sind. Alveolarmakrophagen (AM) sind eine wichtige Quelle des durch die induzierbare Stickstoffmonoxid-Synthase (iNOS) gebildeten Stickstoffmonoxids (NO). Deshalb stellten wir uns die Frage, ob Hyperoxie die iNOS-Expression und NO-Produktion durch AM *in vitro* beeinflußt.

Methoden: AM wurden mittels bronchoalveolärer Lavage von SD-Ratten gewonnen. Die Zellen wurden bei 21% O_2 oder 85% O_2 kultiviert und mit 100 ng/ml LPS und/oder 100 U/ml IFN-gamma für 24 h stimuliert. NO wurde als Nitrit mittels der Griess-Reaktion bestimmt. Die iNOS-mRNA wurde durch RT-PCR analysiert.

Ergebnisse: Die Stimulation von AM mit LPS/IFN-gamma führte unter Normoxie zu einer signifikant erhöhten NO-Freisetzung ($28,7 \pm 1,1$ nmol/10^6 Zellen) im Vergleich zur Kontrolle ($< 0,3$ nmol/10^6 Zellen). Diese LPS/IFN-gamma-induzierte NO-Produktion wurde durch Hyperoxie um 60% ($46,8 \pm 2,4$ nmol/10^6 Zellen) gesteigert. Die Inkubation der LPS/INF-gamma-stimulierten AM bei 85% O_2 erhöhte auch die iNOS-mRNA-Expression im Vergleich zur Inkubation bei 21% O_2.

Schlußfolgerung: Unsere Ergebnisse zeigen, daß Hyperoxie die LPS/IFN-gamma-induzierte iNOS-Expression und NO-Freisetzung von AM *in vitro* steigert. Daraus schließen wir, daß die Hyperoxie-induzierte NO-Produktion durch AM an der Pathogenese des hyperoxischen Lungenschadens beteiligt ist.

Abstract

Background: Oxygen therapy may lead to hyperoxic lung injury. Reactive oxygen and nitrogen species are suggested to play a critical role. Alveolar macrophages (AM) are a major source of inducible nitric oxide synthase (iNOS)-mediated nitric oxide (NO) production. Therefore, we asked whether hyperoxic conditions affect iNOS expression and NO production by rat AM *in vitro.*

Methods: AM were obtained by bronchoalveolar lavage from SD rats. Cells were cultured in the absence or presence of 100 ng/ml LPS and/or 100 U/ml IFN-gamma under normoxic (21% O_2) or hyperoxic (85% O_2) conditions for 24 hours. NO release was measured as nitrite with the Griess reaction. Expression of iNOS mRNA was detected by RT-PCR.

Results: Under normoxic conditions, stimulation of AM with LPS/IFN-gamma induced a significant NO release (28.7 ± 1.1 nmol/10^6 cells) compared to unstimulated cells (< 0.3 nmol/10^6 cells). Incubation of AM under hyperoxic conditions amplified the LPS/IFN-gamma-induced NO formation significantly by 60% (46.8 ± 2.4 nmol/10^6 cells). In line with these findings, increased iNOS mRNA levels were found in LPS/IFN-gamma-stimulated AM after hyperoxic exposure.

Conclusion: Taken together, our data indicate that hyperoxia amplifies LPS/IFN-gamma-induced iNOS expression and NO formation by AM *in vitro.* We suggest that hyperoxia-induced NO formation by AM participates in the pathogenesis of pulmonary oxygen toxicity.

Literatur

1. Crapo JD (1986) Morphologic changes in pulmonary oxygen toxicity. Ann Rev Physiol 48:721–31
2. Fujii J, Goldberg P, Hussain SNA (1998) Contribution of macrophages to pulmonary nitric oxide production in septic shock. Am J Respir Crit Care Med 157:1654–1651
3. Dörger M, Jesch NK, Rieder G, Hirvonen M-R, Savolainen K, Krombach F, Messmer K (1997) Species differences in NO formation by rat and hamster alveolar macrophages in vitro. Am J Respir Cell Mol Biol 16:413–420
4. Haddad IY, Pataki G, Hu P, Galliani C, Beckman JS, Matalon S (1994) Quantitation of nitrotyrosine levels in lung sections of patients and animals with acute lung injury. J Clin Invest 94 (6): 2407–2413

Korrespondenzadresse: Sonja Pepperl, Institut für Chirurgische Forschung, Klinikum Großhadern, Marchioninistr. 15, D-81377 München

Der Effekt von Membrane Attack-Complex und TNF-α auf die Entwicklung Leukozytenvermittelter Organschäden während der Sepsis

The effect of the membrane attack complex and TNF-α on the development of organ damage induced by leukocytes during sepsis

R. B. Brauer[1], C. Gegenfurtner[2], M. Stadler[1], B. Neumann[3], C. D. Heidecke[1], B. Holzmann[1]

[1] Chirurgische Klinik und Poliklinik
[2] Institut für Experimentelle Onkologie und Therapieforschung
[3] Instut für Medizinische Mikrobiologie, Immunologie und Hygiene, Klinikum r. d. Isar, Technische Universität München, Ismaninger Str. 22, 81675 München

Einleitung

Die Induktion und Interaktion der verschiedenen Mediatoren während der akuten Sepsis ist noch nicht völlig geklärt. Ursächlich beteiligt sind Lipopolysaccharide (LPS) von gramnegativen Bakterien, Peptidoglykane von grampositiven Bakterien, bestimmte Polysaccharide und extrazelluläre Enzyme oder Toxine. Der primäre Wirkmechanismus von LPS liegt in seiner Fähigkeit zur Freisetzung von aktiven Mediatoren wie TNF, IL-1, IL-6 und IFN-γ [1]. TNF-α wirkt als Regulator von Leukozyten und Endothelzellen durch Induzierung der Neusynthese von E-Selectin, P-Selectin und VCAM-1 und Erhöhung der Expression von ICAM-1 [2]. TNF-α und Mitglieder des Komplementsystems wirken synergistisch auf die Expression von ICAM-1 des Lungenendothels in einem Cobravenomfaktor (CVF) abhängigen Tiermodell [3]. Kilgore et al. [2] zeigten durch in vitro Untersuchungen einen synergistischen Effekt von TNF-α und einem aus Einzelfaktoren zusammengebauten Membrane Attack Complex (MAC) (C5b–C9) auf die Expression von E-Selectin und ICAM-1 des Lungenendothels. Um die Bedeutung dieses Synergismus in vivo zu untersuchen, wurde ein Rattenstamm [PVG (C-) RT1^c] verwendet, der den MAC (C5b–C9) aufgrund eines genetischen Defektes des Komplementfaktors C6 nicht bilden kann [4]. Als Kontrollgruppe dienten kongene PVG (C+) RT1^c Ratten mit vollständiger Komplementkaskade [5, 6]. Durch intraperitoneale LPS Gaben wurde ein septisches Krankheitsbild mit Induktion von TNF-α erzeugt. Die Expression der Adhäsionsmoleküle P-Selectin, VCAM-1 und ICAM-1 sowie einiger Sepsis relevanter Zytokine wurde immunhistochemisch oder auf mRNA Ebene untersucht.

Material und Methodik

In PVG (C−) (RT1^c) Ratten und in kongenen PVG (C+) (RT1^c) Ratten wurde durch intraperitoneale Injektionen von 0,5/5/10 und 20 mg/kg Körpergewicht (KG) Lipopolysaccharide (LPS), gelöst in 10 ml sterilem PBS, ein septisches Krankheitsbild erzeugt. Lungengewebe wurde für immunhistochemische und molekularbiologische Untersuchungen 4 h, 8 h und 12 h nach LPS-Gabe entnommen. Die Expression der Adhäsine ICAM-1 und P-Selectin sowie die Infiltration von Mac-1⁺ Leukozyten wurde immunhistochemisch untersucht. Als Primärantikörper gegen ICAM-1 und Mac-1 wurden monoklonale Antikörper (AK) der Maus (Fa. Pharmigen) verwendet Zum Nachweis von P-Selectin wurde ein polyklonales Kanninchen Antiserum (Fa. Pharmigen) eingesetzt. Als Sekundärantikörper wurden Peroxidase konjugierte Ziege Anti-Maus IgG, bzw. Anti-Kaninchen IgG verwendet (Fa. Pharmigen). Die endogene Peroxidase-Aktivität wurde geblockt. Die mRNA Induktion der Adhäsionsmoleküle P-Selectin, ICAM-1 und VCAM-1 wurde im Lungengewebe durch RT-PCR bestimmt. Die mRNA Spiegel der Zytokine IL-1α, IL-1β, IL-6 und TNF-α wurden mittels RNase Protection Assay gemessen.

Ergebnisse

Die Immunhistologie ergab bei Gabe von LPS in Konzentrationen von 0,5 mg bis 20 mg/kg KG sowohl in PVG (C–) als auch PVG (C+) Ratten eine starke Induktion der Expression von P-Selectin und Infiltration von Mac-1⁺ Zellen (Abb. 1). Die Induktion von P-Selectin war 12 h nach LPS-Injektion (5 mg/kg) in PVG (C–) vermindert gegenüber PVG (C+) Gruppe (n = 5). In allen anderen Gruppen waren keine Unterschiede zwischen PVG (C–) und PVG (C+) Ratten zu finden. RT-PCR Analysen zeigten eine starke Induktion der P-Selectin mRNA nach LPS-Inektion ohne signifikanten Unterschied zwischen den PVG (C–) und PVG (C+) Ratten in den verwendeten LPS-Konzentrationen nach 4, 8 und 12 h. Eine Induktion von ICAM-1 und VCAM-1 nach LPS-Injektion ließ sich in keiner der untersuchten Gruppen nachweisen. Durch einen RNase Protection Assay wurde eine Induktion der Zytokine TNF-α, IL-1 und IL-6 gefunden, jedoch ohne signifikante Unterschiede zwischen PVG (C–) und PVG (C+) Ratten.

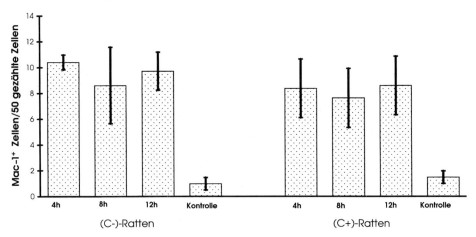

Abb. 1. Immunhistologie der MAC-1 positiven Infiltrate der Lunge von PVG (C–) und PVG (C+) Ratten, 4, 8 und 12 h nach intraperitonealer LPS Injektion (5 mg/kg KG)

Diskussion

Durch Kilgore [2] und Vaporciyan [3] wurden durch in vitro Untersuchungen am zusammengesetzten MAC (C5b–C9), ein Synergismus zwischen der Komplementkaskade und TNF-α auf die endotheliale Expression der Adhäsionsmoleküle ICAM-1 und E-Selectin der Lunge während des septischen Schocks gezeigt. In C6 defekten PVG (C–) Ratten und kongenen PVG (C+) Ratten wurden detaillierte Untersuchungen im definierten durch LPS-Injektionen verursachten septischen Schock durchgeführt. In keiner der Gruppen konnte ein Unterschied zwischen den PVG (C–) und PVG (C+) Ratten, weder auf Protein- noch auf mRNA-Ebene festgestellt werden. Der Synergismus von TNF-α auf die endotheliale Expression von ICAM-1 konnte in diesem Modell somit nicht bestätigt werden.

Zusammenfassung

Der Synergismus von TNF-α und dem MAC (C5b–C9) auf die endotheliale Expression von ICAM-1 und P-Selectin wurde am Modell der C6 defekten PVG (C–) und der kongenen PVG (C+) Ratte mit normalen hämolytischen Komplementaktivität untersucht. Durch intraperitoneale LPS-Injektionen wurde ein genau definiertes septisches Krankheitsbild erzeugt und sowohl auf immunhistochemischer, als auch auf molekularbiologischer Ebene die Expression von Adhäsionsmolekülen und inflammatorischen Zytokinen in vivo untersucht. Ein Synergismus von TNF-α auf die endotheliale Expression von ICAM-1 konnte in diesem Modell nicht bestätigt werden.

Abstract

Background: The synergism between TNF-α and the MAC (C5b–C9) on the endothelial expression of ICAM-1 and P-selectin was investigated in an endotoxin-induced septic shock animal model.

Methods: In C6 deficient PVG (C-) and congenic PVG (C+) rats with normal hemolytic complement activity, septic shock was induced via intraperitoneal. injection of lipopolysaccharid (LPS) in doses from 0.5 up to 20 mg/kg bodyweight (BW). Lung tissue was harvested 4, 8, and 12 hours post injection and investigated by immunhistochemistry and PCR technique for the protein and molecular expression of adhesion molecules ICAM-1 and P-selectin and RNase protection assay for the mRNA-level of the cytokines IL-α, IL-1β, IL-6 and TNF-α.

Results: An induction of P-selectin as well as infiltration of MAC-1[+] cells was demonstrated by immunhistochemistry in all LPS treated groups. The induction of P-selectin was reduced 12 hrs after LPS-injection (5 mg/kg BW) in PVG (C-) versus PVG (C+) rats, but without statistical significance (n = 5). The PCR analysis demonstrated variable induction of adhesion molecules and cytokines after LPS injection, without significant difference between PVG (C-) and PVG (C+) rats.

Conclusion: In vitro results demonstrating a synergism between MAC and TNF-α, on the endothelial expression of adhesion molecules in septic shock could not be confirmed using this model.

480

Literatur

1. Miethke T, Wahl C, Heeg K, Echtenacher B, Krammer PH, Wagner H (1992) T cell mediated lethal shock triggered in mice by the superantigen staphylococcal enterotoxin B: critical role of tumor necrosis factor. J Exp Med 175:91–98
2. Kilgore KS, Shen JP, Miller BF, Ward PA, Warren JS (1995) Enhancement by the complement membrane attack complex of tumor necrosis factor – α-induced endothelial cell expression of E-Selektin and ICAM-1. J Immunol 155:1434–1441
3. Vaporciyan AA, Mulligan MS, Warren JS, Barton PA, Miyasaka M, Ward PA (1995) Up-regulation of lung vascular ICAM-1 in rats is complement dependent. J Immunol 155:1442–1449
4. van Dixhoorn MG, Timmerman JJ, Van Gijlswijk-Janssen DJ, Muizert Y, Verweij C, Discipio RG, Daha MR (1997) Characterization of complement C6 deficiency in a PVG/c rat strain. Clin Exp Immunol 109:387–396
5. Brauer RB, Baldwin III WM, Daha MR, Pruitt SK, Sanfilippo F (1993) Use of C6-deficient rats to evaluate the mechanism of hyperacute rejection of discordant cardiac xenografts. J Immunol 151:7240–7248
6. Leenaerts PL, Stad RK, Hall BM, Van Damme BJ, Vanrenterghem Y, Daha MR (1994) Hereditary C6 deficiency in a strain of PVG/c rats. Clin Exp Immunol 97:478–482

Korrespondenzadresse: Dr. Robert B. Brauer, Chirurgische Klinik und Poliklinik, Klinikum rechts der Isar, TU-München, Ismaningerstr. 22, 81675 München, E-Mail: brauer@nt1.chir.med.tu-muenchen.de

Dehydroepiandrosteron normalisiert die in einem standardisierten Sepsismodell der Maus unterdrückte Typ-IV-Immunreaktion *

Dehydroepiandrosterone maintains the delayed type of hypersensibility reaction in a standardized sepsis-model in mice

F.-M. Dahlweid[1], J. R. Oberbeck[2], R. Koch[2], E. Nickel[2], H.-C. Pape[2], H. Tscherne[2]

[1] Unfallchirurgische Klinik, Johanniter-Krankenhaus Stendal (Chefarzt: Dr. J. Schaper)
[2] Unfallchirurgische Klinik, Medizinische Hochschule Hannover (Direktor: Prof. Dr. H. Tscherne)

Einleitung

Die Sterblichkeit polytraumatisierter Patienten wird maßgeblich durch die begleitenden Komplikationen beeinflußt. Dabei kommen während der frühen Phase des Krankenhausaufenthaltes dem hämorrhagischen Schock und weiterhin der Sepsis bzw. dem Systemic Inflammatory Response Syndrome (SIRS) eine wesentliche Bedeutung zu. In Kombination – aber auch für sich allein – können sie Ursache für ein späteres Multiorganversagen (MOV) sein, dessen Mortalität in verschiedenen klinischen Studien mit bis zu 75% angenommen wird [6]. Dabei wird dem posttraumatisch alterierten Immunsystem mit resultierender hyperinflammatorischer Situation eine große Bedeutung als eine der Ursachen für septiforme Komplikationen und konsekutivem MOV beigemessen [7]. Neuere Therapieansätze beschäftigen sich damit, Maßnahmen zur Immunmodulation aufzuzeigen, die die Beeinflussung der nach Trauma, Schock oder Sepsis ablaufenden pathologischen Kaskaden zum Ziel haben [4]. Immunmodulatorische Effekte wurden für eine Reihe von Hormonen wie ACTH, β-Endorphin, Cortisol und das Nebennierenandrogen Dehydroepiandrosteron (DHEA) gesehen. Im Tiermodell konnte DHEA die durch Prednison induzierte Immunsuppression aufheben und führte zu einer erhöhten Überlebensrate bei Tieren mit einer nach Verbrennung und E.coli-Injektion hervorgerufenen Sepsis [2]. Positive Effekte des DHEA wurden u.a. bei Patienten mit SLE, Arteriosklerose, ischämischer Herzerkrankung, rheumatoider Arthitis und endogener Depression nachgewiesen [9]. Als Typ-IV-Immunreaktion wird eine antigenspezifische, T-Zell vermittelte Antwort des Immunsystems verstanden, die sich z.B. mittels der Kontaktsensibilisierung im Sinne einer inflammatorischen Oedemreaktion unter Verwendung des 2,4-Dinitrofluorbenzols (DNFB) auslösen läßt [3]. Als standardisiertes Sepsismodell hat sich bei Kleintieren die coecale Ligatur und Punktion ohne Beeinträchtigung der intestinalen Kontinuität (CLP) bewährt, welches reproduzierbar eine polymikrobielle Sepsis hervorruft [5]. Ziel der hier vorgestellten Studie war es, die immunmodulatori-

---

* teilweise gefördert durch die Hans-und-Eugenia-Jütting-Stiftung Stendal.

schen Eigenschaften von DHEA auf eine T-Zell-vermittelte Typ-IV-Reaktion an diesem standardisierten polymikrobiellen Sepsismodell der Maus zu testen.

Methodik

Alle Experimente wurden nach den Vorschriften des „Animal Welfare Act" und des „Guide for the Care and Use of Laboratory Animals by the National Institutes of Health" durchgeführt. Bei männlichen, 35–45 g schweren NMRI-Mäusen wurde unter tiefer Ketamin/Xylazin-Narkose mittels Coecumligatur und -punktion ein standardisiertes polymikrobielles Sepsismodell induziert. Bei Kontrolltieren wurde lediglich eine Laparotomie ohne Coecumalteration durchgeführt. Bei einer Gruppengröße von n = 10 wurde bei einer Sepsis- und einer Kontrollgruppe 40 mg/kg KG/die DHEA s.c. appliziert, während die anderen Tiere lediglich äquivolar NaCl 0,9% erhielten. Alle Tiere wurden 5 Tage prae op mittels 50 µl Dinitrofluorbenzol 1% (DNFB) epicutan am teilrasierten Dorsum sensibilisiert. Das Maß der Immunantwort war die Oedemreaktion am rechten Ohr 48 Std. post op, nach dem ein erneuter Antigenkontakt 24 Std. post op mit 50 µl DNFB 0,5% epikutan auf der Rückseite dieses Ohres vermittelt wurde. Ausgewertet wurde der Quotient der Oedemreaktion (24 Std. nach Zweitantigenkontakt/vor der Erstsensibilisierung) sowie die Mortalitätsentwicklung nach 48 und 96 Std. nach Sepsisinduktion. Zur Prüfung des Signifikanzniveaus von $p < 0,01$ wurde der Wilcoxon-Rangsummentest verwendet.

Ergebnisse

Bei scheinoperierten Tieren führte die topische Applikation von DNFB nach dem Zweitkontakt zu einer deutlichen Oedemreaktion der Ohrmuscheln. Dabei unterschieden sich die Werte NaCl- oder DHEA-behandelter Kontrolltiere nicht (Faktor 1,45 ± 0,11 (Kontrolle + NaCl) bzw. Faktor 1,40 ± 0,09 (Kontrolle + DHEA)). NaCl-behandelte Sepsis-Tiere zeigten 48 Std. nach der Sepsis-Induktion keine Oedemreaktion, während bei DHEA-behandelten Sepsis-Tieren eine signifikante Zunahme um den Faktor 1,36 ± 0,14 nachweisbar war. Die Mortaltät nach 48 Std. (96 Std.) betrug bei

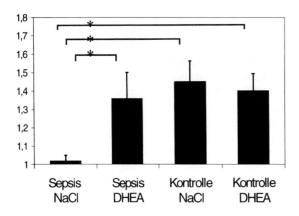

Abb. 1. Typ-IV-Oedemreaktion. Oedemreaktion nach Zweit-DNFB-Kontakt. * $p < 0,01$, Wilcoxon-Test

NaCl-behandelten Sepsis-Tieren 35% (80%), bei DHEA-behandelten Sepsis-Tieren 19% (47%) und bei allen Kontroll-Tieren je 0%. Die Unterschiede zwischen den Daten (Oedemreaktion und Mortalität) der NaCl-Sepsis-Gruppe und der DHEA-Sepsis-Gruppe waren statistisch signifikant (p < 0,01). Zwischen der DHEA-Sepsis-Gruppe und den Kontrollgruppen war für die Oedemreaktion kein Unterschied nachweisbar.

Diskussion

Das bei nur mit NaCl behandelten Sepsis-Mäusen nachweisbare Fehlen der Oedemreaktion nach DNFB-Applikation im Sinne einer reduzierten Typ-IV-Immunantwort kann als Ausdruck einer im Sepsisgeschehen gestörten Immunkompetenz gewertet werden. Darüber hinaus konnte bei diesen Tieren eine 48-h-Mortalität von 35% und eine 96-h-Mortalität von 80% gezeigt werden. Unter der Therapie mit DHEA läßt sich signifikant eine im Vergleich normoerge Immunreaktion sowie eine deutlich reduzierte Mortalität zeigen, so daß als mögliche Ursache dieser positiven Effekte immunmodulatorische Eigenschaften des DHEA in Erwägung gezogen werden müssen. Ähnliche positive Effekte des DHEA wurden in anderen Arbeiten gefunden: Im Tierversuch führt die Applikation von DHEA zu einer vermehrten Sekretion von IL-2 durch aktivierte T-Lymphozyten, während die Produktion von IL-4, IL-5 und IL-6 vermindert wird [1]. Weiterhin wurde gezeigt, daß DHEA zu einer verminderten Sekretion von IL-6 bei menschlichen Monozyten in vitro führt. Beim Menschen konnte eine DHEA-vermittelte erhöhte IL-2 Sekretion nachgewiesen werden [8]. Obgleich in der vorgestellten Studie nicht untersucht, ist es anzunehmen, daß für die hier gesehenen Effekte des DHEA ähnliche Mechanismen verantwortlich gemacht werden müssen. Weitere Untersuchungen hinsichtlich zellulär und humoral vermittelter Wirkungen des DHEA erscheinen sinnvoll, um in der Zukunft mögliche therapeutische Konsequenzen des Einsatzes dieser Substanz bei Schwerverletzten oder Sepsispatienten überdenken zu können.

Zusammenfassung

Einleitung: Das posttraumatisch alterierte Immunsystem mit resultierender hyperinflammatorischer Situation wird als eine Ursache für septiforme Komplikationen und konsekutives Multiorganversagen gesehen. Ziel der vorgestellten Studie war es, die immunmodulatorischen Eigenschaften des adrenocorticalen Steroidhormons Dehydroepiandrosteron (DHEA) auf eine T-Zell-vermittelte Typ-IV-Reaktion an einem standardisierten polymikrobiellen Sepsismodell der Maus zu testen.
Methodik: Bei NMRI-Mäusen wurde mittels Coecumligatur und -punktion (CLP) ein standardisiertes polymikrobielles Sepsismodell induziert. Kontrolltiere erhielten nur eine Laparotomie. Einer Sepsis- und einer Kontrollgruppe wurde 40 mg/kg KG/die DHEA s.c. appliziert, während die anderen Tiere NaCl 0,9% erhielten. Das Maß der Immunantwort auf Dinitrofluorbenzol (DNFB) (5 d prae op) war die Oedemreaktion des Ohres 48 Std. post op, nach dem ein erneuter Antigenkontakt 24 Std. post op mit 50 µl DNFB 0,5% vermittelt wurde.

484

Ergebnisse: Bei beiden scheinoperierten Gruppen war eine deutliche Oedemreaktion zu verzeichnen, während diese bei der NaCl-Sepsis-Gruppe nicht nachgewiesen werden konnte. DHEA-behandelte Sepsis-Tiere zeigten eine mit den Kontrollgruppen vergleichbare Oedemreaktion. Die Mortalität nach 48 Std. (96 Std.) betrug bei NaCl-behandelten Sepsis-Tieren 35% (80%), bei DHEA-behandelten Sepsis-Tieren 19% (47%). Die Unterschiede zwischen der NaCl-Sepsis-Gruppe und der DHEA-Sepsis-Gruppe waren statistisch signifikant (p < 0,01).

Diskussion: Eine durch Coecumligatur und -punktion induzierte Sepsis führt unbehandelt zu einem Verlust der Oedemreaktion als Ausdruck einer Typ-IV-Immunantwort sowie zu einer erheblichen Mortalität. Unter der Therapie mit DHEA findet sich eine normoerge Immunreaktion mit deutlich reduzierter Sterblichkeit, so daß als Ursache immunmodulatorische Eigenschaften des DHEA in Erwägung gezogen werden müssen.

Abstract

Background: Severe trauma impairs the immune response among others, the delayed type of hypersensibility (DTH) and predisposes the host to infection complications. The aim of the present study was to evaluate whether the potential immunomodulatory adrenocortical steroidhormone dehydroepiandrosterone (DHEA) influences the delayed type of hypersensibility (DTH) reaction in mice suffering with polymicrobial sepsis.

Methods: Polymicrobial sepsis was induced in NMRI mice by cecal ligation and puncture (CLP). CLP mice and sham-operated (laparotomy only) animals received 40 mg/kg BW DHEA s.c. once daily while the controls are treated with saline. Cellular immunocompetence was assessed on the basis of pinna swelling after sensitizing the animals with Dinitrofluorobenzene (DNFB) and challenging the DTH reaction with a subsequent application of DNFB seven days later.

Results: Sham-operated animals treated with saline or DHEA showed a significant pinna swelling, measured 48 h after laparotomy. No swelling was detected in the CLP + saline group while the CLP + DHEA mice revealed a significant increase of these reaction, comparable with the sham-groups. Moreover, the 48-h and 96-h-mortality after CLP was significantly decreased in the sepis-animals administered DHEA.

Discussion: DHEA can normalized the DTH-reaction tested after CLP-induced polymicrobial sepsis and significantly reduced the CLP caused mortality. These findings may de related to the immunomodulatory properties of DHEA on the inflammatory cascades on trauma or sepsis.

Literatur

1. Araneo B, Daynes R (1995) Dehydroepiandrosterone functions as more than an antiglucocorticoid in preserving immunocompetence after thermal injury. Endocrinology 136:393–401
2. Danenberg HD, Alpert G, Lustig S, Ben-Nathan D (1992) Dehydroepiandrosterone protects mice from endotoxin toxicity and reduces tumor necrosis factor production. Antimicrob Agents Chemother 36:2275–2279
3. Dhabar FS, McEwen BS (1997) Acute stress enhances while chronic stress supresses cell-mediated immunity in vivo: a potential role for leucozyte trafficking. Brain, Behav., Immun. 11:286–306
4. Molloy RG, Mannick JA, Rodrick ML (1993) Cytokines, sepsis and immunomodulation. Br J Surg 80:289–297
5. Napolitano LM, Campbell C (1995) Polymicrobial sepsis following sepsis inhibits interleukin-10 secretion and lymphocyte proliferation. J Trauma 39:104–10
6. Regel G, Sturm JA, Pape HC, Gratz KF, Tscherne H (1991) Das Multiorganversagen (MOV) Ausdruck eines generalisierten Zellschadens aller Organe nach schwerem Trauma. Unfallchirurg 94:487–97
7. Pape HC, Remmers D, Grosz M, Schedel I, von Glinski S, Dahlweid FM, Tscherne H (1999) Levels of Antibodies to Endotoxin and Cytokine Release in Patients with Severe Trauma. J Trauma, in press
8. Schurr MJ, Fabian TC, Croce MA, Varnavas LE, Proctor KG (1997) Dehydroepiandrosterone, an endogenous immune modulator, after traumatic shock. Shock 7:55–59
9. Svec F, Porter JR (1998) The actions of exogenous dehydroepiandrosterone in experimental animals and humans. P.S.E.B.M. 218:174–91

Korrespondenzadresse: Dr. F.-Michael Dahlweid, Unfallchirurgische Klinik, Johanniter-Krankenhaus Stendal, Wendstraße 31, D-39576 Stendal, Germany, Telefon: (0 39 31) 66 11 51, Telefax: (0 39 31) 66 11 52, E-Mail: fmd@jksdl.de

Schränkt der Verdünnungseffekt die Aussagekraft biochemischer Daten in der Frühphase nach Trauma ein?

Do dilution effects confine interpretation and value of biochemical results in the early postinjury phase?

F. Gebhard, Ch. Riepl*, H. Pfetsch, L. Kinzl und U. B. Brückner*

Chirurgische Klinik III und
* Chirurgische Klinik I, Universitätsklinikum Ulm, D-89075 Ulm

Im Gegensatz zu tierexperimentellen traumatisch-hämorrhagischen Schockmodellen mit kontrolliertem Blutverlust und standardisierter Volumengabe [1] ist der Volumenersatz bei mehrfach verletzten Patienten am Unfallort aggressiv und insbesondere uneinheitlich [2, 3]. Die hierbei verabreichten Mengen an Elektrolyt- und kolloidalen Lösungen richten sich wegen des unbekannten Blutverlusts hauptsächlich nach den Verdachtsdiagnosen des Notarztes und dem vermuteten Volumenbedarf. Nach Aufnahme in die Klinik wird während der Diagnostik, vor allem aber während einer Operation und der sich anschließenden Intensivüberwachung weiterhin Flüssigkeit zugeführt. So erhalten Patienten mit verschiedenen Schweregraden der Verletzung und Behandlungsmaßnahmen mit größter Wahrscheinlichkeit unterschiedliche Volumenmengen. Eine diskrepante Volumengabe ist jedoch auch bei (annähernd) gleichen Diagnosen und Verletzungsmustern möglich.

Aufgrund dieser Beobachtung stellte sich uns die Frage, inwieweit diese initialen Infusionsmengen über einen unbekannten Verdünnungseffekt auch die Interpretation von biochemischen Verlaufsparametern beeinflussen (können).

Methodik

Im Rahmen einer prospektiven Polytraumastudie von Oktober 1994 bis Februar 1998 wurden bei 69 Patienten jede Volumengabe (Elektrolyte, Kolloide, Blutersatzpräparate, Medikamente) ab der Unfallstelle anhand der Protokolle von Notarzt, Anästhesie und Pflegepersonal über 24 Stunden quantitativ erfaßt und summiert. Bereits am Unfallort, dann bei Aufnahme sowie während der nächsten 24 Stunden wurden Blutproben entnommen und darin jeweils die Konzentration von Gesamteiweiß gemessen. Zusätzlich wurde an 20 repräsentativen Patienten untersucht, ob eine direkte Korrelation zwischen Gesamteiweiß und Hämatokrit bestehen bleibt.

Das Alter der 22 Frauen und 47 Männer lag zwischen 18 und 83 (Median = 29) Jahren. Die Patienten wurden in folgende Gruppen eingeteilt:

1. Analog dem Schweregrad des Traumas beurteilt mit dem Injury Severity Score (ISS)

Gruppe I = ISS < 9 (n = 8); Gruppe II = 9–7 (n = 22); Gruppe III = 18–30 (n = 29), Gruppe IV = > 32 (n = 10)
2. nach der Art des Verletzungsmusters als weiteres Kriterium sowie
3. Patienten, die innerhalb der ersten 24 Stunden verstarben versus Überleben.

Die statistische Analyse umfaßte lineare Korrelationen, die nichtparametrische ANOVA nach Friedman und den Mann-Whitney-Test. Das Signifikanzniveau wurde auf $p \leq 0,05$ festgelegt.

Ergebnisse

Die gesamten Infusionsmengen lagen innerhalb der ersten 24 Std. zwischen 0,5 (Gruppe I) und > 48 Liter (Gruppe IV). Mit steigendem Traumaschweregrad (Gruppe III/IV) wurden deutlich höhere ($p = 0,0003$ vs. Gruppe I/II) Volumina infundiert; gleichzeitig fielen die Proteinwerte im Mittel ($p = 0,011$) ab (Tabelle 1). Bei Aufschlüsselung nach den Verletzungsmustern war erkennbar, daß polytraumatisierte Patienten mit den höchsten Volumenmengen behandelt wurden, gefolgt von reinen Extremitätenverletzungen. Die 12 Fälle, die während der ersten 24 Stunden verstarben, erhielten signifikant ($p = 0,003$) mehr Flüssigkeit als die Überlebenden, was ebenfalls mit einer Abnahme ($p = 0,027$) der Proteinwerte verbunden war (Tabelle 1).

Um die Aussagekraft der Proteinkonzentrationen im Plasma als Maß eines Verdünnungsfaktors zu evaluieren, wurden bei 20 repräsentativen Patienten diese Proteinwerte mit den entsprechenden Hämatokritwerten über die ersten 24 Std. verglichen (Abb. 1). Trotz Gabe von Blut- und Plasmapräparaten war ein direkter linearer Zusammenhang zwischen der Proteinkonzentration und dem korrespondierenden Hämatokrit festzustellen ($r^2 = 0,6685$, $p < 0,001$).

Tabelle 1. Infundierte Volumina und entsprechender Proteingehalt im Plasma 24 Std. nach Trauma

	Volumengabe [Liter]				Proteingehalt [g/Liter]			
	ISS < 17 n = 30	ISS > 18 n = 39	überlebt n = 55	verst. n = 14	ISS < 17 n = 30	ISS > 18 n = 39	überlebt n = 55	verst. n = 14
MW	7,5	13,2	9,5	15,8	53,9	46,7	50,7	42,4
Median	6,4	11,0 [a]	8,8	14,2 [a]	54,4	44,5 [b]	50,8	41,4 [c]
Q_1	4,4	8,5	5,6	8,6	44,9	39,0	40,9	35,6
Q_3	8,8	14,6	11,7	20,0	63,6	52,0	62,3	47,7

ISS = Injury Severity Score; verst. = Patienten, die innerhalb des ersten Tages nach Klinikaufnahme verstarben; MW = Mittelwert; Q_1 und Q_3 = entsprechende Quartile.
[a] $p = 0,003$.
[b] $p = 0,027$.
[c] $p = 0,011$.

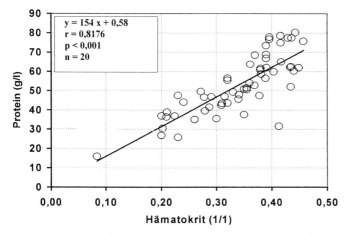

Abb. 1. Lineare Korrelation zwischen Hämatokrit und Proteingehalt im Plasma bei polytraumatisierten Patienten innerhalb der ersten 24 Stunden

Diskussion

Durch die meist kontinuierliche Volumeninfusion erhalten traumatisierte Patienten bereits ab dem Unfallort in den ersten 24 Stunden in höchstem Maße unterschiedliche Volumina. Auch die Infusionsgeschwindigkeit, über zwei oder drei venöse Zugänge stark forcierbar, ist nicht einheitlich und trägt dadurch zu mittelfristigen Änderungen von Hämatokrit und Hämoglobingehalt bei [4]. Solche unkalkulierbaren Verdünnungseffekte lassen einen Vergleich biochemischer Daten von Patienten sogar innerhalb derselben Traumastudie nicht uneingeschränkt zu. Erst recht gilt eine derartig erschwerte Interpretation der Ergebnisse bei einer Gegenüberstellung mit anderen Studien. Dazu kommt, daß oft insbesondere die in der Frühphase, d.h. in den ersten 24 Stunden infundierten Flüssigkeitsmengen unbekannt sind, weil sie zumindest nicht mitgeteilt werden. Somit ist unseres Erachtens eine Vergleichbarkeit sowie Deutung biochemischer Parameter [2] und deren Zeitverlauf [3] in dieser wichtigen Frühphase nicht gewährleistet. Dies gilt um so mehr für Patienten mit differenten Verletzungsmustern und zudem diversen Schweregraden, obgleich den unterschiedlichen ISS-Gruppen auch entsprechende Verdünnungsstufen zugeordnet werden können (Tabelle 1).

Tierexperimentelle Studien belegen zwar einen volumenabhängigen proportionalen Abfall des Hämatokrit nach Infusion sowohl kristalliner als auch kolloidaler Lösungen [5–7], gehen aber nicht genauer auf den aktuellen Proteingehalt im Plasma ein. In der vorliegenden klinischen Studie, bei der sämtliche Arten von applizierten Flüssigkeiten zur Berechnung mit einbezogen wurden, korreliert in der Akutphase die Proteinkonzentration im Plasma so gut mit dem normalerweise als „ideal" angesehenen Hämatokritwert, daß diese durchaus als Maß einer Verdünnung herangezogen werden kann (Abb. 1). Ein weiterer Vorteil dieses Parameters neben seiner Unabhängigkeit von „Bluttransfusionen" ist, daß er in der identischen Blutprobe wie die biochemischen Variablen gemessen wird.

490

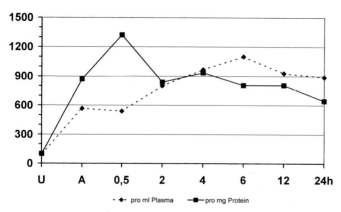

Abb. 2. Prozentuale Änderungen (Ausgangswert an der Unfallstelle = 100%) der mittleren Plasmawerte von Interleukin-6 während der ersten 24 Stunden nach Trauma bei Patienten mit einem ISS > 32 Punkten. Die Konzentration ist einerseits pro ml Plasma (♦) dargestellt, zum anderen auf den aktuellen Proteingehalt der Plasmaprobe (■) bezogen. Auffallend ist der Unterschied in der Dynamik der Freisetzung. Bei Eliminierung von Verdünnungseffekten (proteinbezogen) wird das Maximum der Freisetzung sehr viel früher nachweisbar – 0,5 vs. 6 Stunden. U = Unfallstelle; A = Aufnahme in die Klinik; 0,5, 2, … 24 h = Stunden nach Klinikaufnahme

Erklärungsmöglichkeit und Vergleichbarkeit der Reaktionsfolge unterschiedlicher Traumen sind jedoch von großer Bedeutung, insbesondere wenn an biochemischen Parametern orientierte neue Behandlungsstrategien entwickelt werden sollen. Die Richtigkeit und Wichtigkeit unserer Überlegungen mag ein Beispiel ebenfalls aus unserer Polytraumastudie verdeutlichen (Abb. 2), ohne näher auf deren (Be)Deutung einzugehen. Die Konzentration des proinflammatorischen Zytokins Interleukin-6 (IL-6) steigt in der Frühphase nach Trauma in Abhängigkeit vom Schweregrad der Verletzung an. Bei der „üblichen" volumenbezogenen (pg/ml Plasma) Darstellung wird die maximale IL-6 Ausschüttung nach 6 Stunden erreicht. Wenn jedoch die primäre Volumengabe einberechnet wird, d.h. die Ergebnisse auf den aktuellen Proteingehalt bezogen werden (pg/mg Protein), tritt die maximale Freisetzung von IL-6 bereits 30 min nach Klinikaufnahme ein – ein eklatanter Zeitunterschied.

Eine Aussage über mögliche Änderungen oder die Unabhängigkeit der Bioaktivität von Mediatoren (Plasmaproteinbindung) kann allerdings nicht gemacht werden, und ist in der vorliegenden Arbeit auch nicht beabsichtigt.

Zusammenfassung und Schlußfolgerung

(Poly)traumatisierte Patienten erhalten ab dem Unfallort kontinuierlich Volumen, wobei sich häufig die Mengen an Elektrolyt- und kolloidalen Lösungen, Blutersatzpräparaten und intravenös verabreichten Medikamenten von Fall zu Fall mehr als deutlich unterscheiden. Die aktuellen Proteinkonzentrationen im Plasma geben den erreichten Verdünnungsgrad plausibel wider und erscheinen als Evaluationsparameter zur Eliminierung eines verschleierten Verdünnungseffektes für die Frühphase nach Trauma geeignet.

Abstract

Background: In contrast to experimental hemorrhage, traumatized Patients (pts) often receive a non-uniform but nevertheless aggressive volume therapy. Starting at the scene of accident, different amounts are infused mostly dependent on the first impression of injury severity. The aim of this report was (i) to exactly determine primary volume resuscitation and (ii) evaluate its impact on the interpretation of biochemical plasma parameters following major trauma.

Methods: In a prospective polytrauma study on 69 pts, the exact amount of infused fluids (colloids, crystalloids, blood and plasma products, liquid drugs) was assessed during the first 24 hours. Analyses were performed on the degree of trauma based on ISS (gr. I: < 9; gr. II: $9-17$; gr. III: $18-30$; gr. IV: > 32), on the injury pattern and surviving as well. Hematocrit and plasma protein concentration (PP) were determined in parallel as early as at the scene of accident, at hospital admission, and every second hour thereafter.

Results: The volumes administered varied between 0.5 and 48 liters and were related to the injury severity (gr. I/II $<$ gr. III/IV; p=0.003) and survival ($<$ nonsurvivors; p = 0.003) as well. Concomitantly, PP decreased significantly (p < 0.05 in either case). There was a clear linear correlation between simultaneously measured PP and hematocrit ($r^2 = 0.6685$; n = 20; p < 0.001).

Conclusion: When interpreting the impact of biochemical variables following trauma, one strictly has to consider any major volume replacement during the first 24 hours. Plasma protein-related data obviously reflect 'true' values independent of volume effects at least in the early postinjury period. Only by this, any comparison between different patients and even studies appear reliable.

Literatur

1. Wichmann MW, Ayala A, Chaudry IH (1998) Crit Care Med 26:1372–1378
2. Wade CE, Kramer GC, Grady JJ, Fabian TC, Younes RN (1997) Surgery 122:609–616
3. Roumen RM, Hendriks T, van der Ven-Jongerkrijk J, Nieuwenhuijzen GA, Sauerwein RW, van der Meer JW, Goris RJ (1993) Ann Surg 218:769–776
4. Grathwohl KW, Bruns BJ, LeBrun CJ, Ohno AK, Dillart TA, Cushner HM (1996) South Med J 89:51–55
5. Korosue K, Heros RC, Ogilvy CS, Hyodo A, Tu YK, Graichen R (1990) J Neurosurg 73:576–584
6. Shrewsbbury RP (1991) J Pharm Pharmacol 43:371–374
7. Wang P, Chaudry I, Biondo A, Ba ZF (1996) J Surg Res 63:241–247

Einfluß von Arachidonsäure auf Mikrohämodynamik und Leukozyten-adhärenz in Alveolarkapillaren während Endotoxinämie

Impact of arachidonic acid on microhemodynamics and leukocyte adhesion in alveolar capillaries during endotoxemia

M. Eichhorn[1], L. Ney[1,2], U. Suchner[2], A. E. Goetz[2]

[1] Institut für Chirurgische Forschung
[2] Klinik für Anästhesiologie, Klinikum Großhadern, Ludwig-Maximilians-Universität München

Einleitung

Während gram-negativer Sepsis erfolgt eine Margination und Adhäsion von neutro-philen Granulozyten in der pulmonalen Mikrozirkulation. Die anschließende Frei-setzung proinflammatorischer Zytokine und gewebetoxischer Metabolite (Proteasen, Sauerstoffradikale) kann zur Schädigung des Endothels, gefolgt von der Entwicklung eines interstitiellen Ödems, führen. *In vitro* Ergebnisse deuten darauf hin, daß Ara-chidonsäure (AA) die Leukozytenadhärenz und die Endothelzellschädigung während Inflammation zu steigern vermag [1-3]. Ziel der vorliegenden Studie war es daher, zu untersuchen, ob ein akut erhöhtes Angebot an Arachidonsäure *in vivo* die Entwick-lung eines akuten Lungenschadens begünstigt.

Methodik

18 Weiße Neuseeländer Kaninchen (2,5-3 kg KG) wurden anästhesiert, tracheoto-miert, druckkontrolliert beatmet und randomisiert 2 Versuchsgruppen zugeteilt. Die Arachidonsäure-Gruppe (AA: n = 10) erhielt eine kontinuierliche parenterale In-fusion von AA (5 mg/h, B. Braun-Melsungen) gelöst in mittelkettigen Triglyceriden (MCT 100 mg/h, B.Braun-Melsungen); der Kontrollgruppe (K: n = 8) wurde MCT (100 mg/h) alleine infundiert. Über in A. carotis und A. pulmonalis implantierte Ka-theter wurde kontinuierlich der mittlere arterielle Blutdruck (AP_m) und der mittlere pulmonalarterielle Blutdruck (PAPm) gemessen. Das Herzzeitvolumen (CO) wurde mittels Thermodilution bestimmt und als Maß des pulmonalvaskulären Widerstan-des der Quotient aus PAP_m und CO (PVR-Index) berechnet. Ein nach Resektion von zwei Rippen in die rechte Brustwand implantiertes Fenster ermöglichte die Unter-suchung der pulmonalen Mikrohämodynamik und Leukozytenretention in subpleu-ral gelegenen Alveolarkapillaren mittels Video-Fluoreszenzmikroskopie [4]. Erythro-zyten wurden *ex vivo* mit Fluoreszein-isothiozyanat (FITC) und Leukozyten *in vivo* durch die Bolusinjektion von Rhodamin 6G markiert. Die Erythrozytenfließge-schwindigkeit (V_{rbc}) in Alveolarkapillaren und die Anzahl der in Alveolarkapillaren

permanent retinierten Leukozyten bezogen auf die Alveolarfläche (AD_{alv}) wurden offline quantifiziert. Aus der Gesamtlänge der erythrozytenperfundierten Kapillaren pro Alveolarfläche wurde der funktionelle Kapillarperfusionsindex (CPI) berechnet sowie als direkter Indikator für die Entwicklung eines interstitiellen Ödems die Breite der Alveolarsepten (W_{alv}) gemessen. Nach 4h kontinuierlicher Infusion von AA bzw. MCT erfolgten Messungen vor (Prä) der intravenösen Injektion von Endotoxin (E. coli 0111:B4, 20 µg/kg KG) und 60 Minuten (60′) danach. Zu den entsprechenden Zeitpunkten wurden die arteriellen Blutgase gemessen.

Ergebnisse

In Tabelle 1 sind die Resultate der Makrohämodynamik, der Analyse der pulmonalen Mikrozirkulation, sowie der arteriellen Blutgasanalyse dargestellt. Der AP_m nahm in beiden Versuchsgruppen ab, wobei er 60 Minuten nach Endotoxininjektion in der AA-Gruppe gegenüber der Kontrollgruppe reduziert war. Der PVR-Index war nur in der AA-Gruppe zum Zeitpunkt 60′ erhöht. In beiden Gruppen konnten keine signifikanten Änderungen des arteriellen Sauerstoffpartialdrucks gemessen werden, der arterielle Kohlendioxidpartialdruck war zum Zeitpunkt 60′ in der AA-Gruppe bei unveränderter Beatmungsfrequenz und konstanten Beatmungsdrücken erhöht. Sowohl V_{rbc} als auch der CPI waren in der AA-Gruppe 60 Minuten nach Endotoxininjektion stärker reduziert als in der Kontrollgruppe. AD_{alv} nahm in beiden Gruppen zu. Die Breite der Alveolarsepten war in der AA-Gruppe zum Zeitpunkt 60′ größer im Vergleich zur Kontrollgruppe.

Tabelle 1

AA-Gruppe

	APm [mmHg]	PAP/CO [mmHg· 1^{-1} · min]	PaO$_2$ [mmHg]	PaCO$_2$ [mmHg]	V$_{rbc}$ [µm/s]	CPI [% Prä]	La$_d$ [mm^{-2}]	W$_{alv}$ [µm]
Prä	76 ± 5	39 ± 5	149 ± 12	46 ± 4	345 ± 43	100	516 ± 88	20 ± 2,7
60′	51 ± 4[a,b]	75 ± 21[b]	139 ± 9	56 ± 2[a,b]	133 ± 61[b]	18 ± 8[a,b]	877 ± 139	34 ± 3,0[a,b#]

Kontrolle

	APm [mmHg]	PAP/CO [mmHg· 1^{-1} · min]	PaO$_2$ [mmHg]	PaCO$_2$ [mmHg]	V$_{rbc}$ [µm/s]	CPI [% Prä]	La$_d$ [mm^{-2}]	W$_{alv}$ [µm]
Prä	75 ± 5	45 ± 6	159 ± 9	40 ± 3	424 ± 80	100	410 ± 115	18 ± 2
60′	64 ± 9	49 ± 7	161 ± 8	43 ± 3	226 ± 59	62 ± 18[b]	578 ± 79	23 ± 2[b]

Mittelwerte ± SEM
[a] p < 0,05 vs. Kontr., Mann Whitney Rank Sum test.
[b] p < 0,05 vs. Prä, Wilcoxon signed rank test.

Diskussion

Die Initialphase des Endotoxin-induzierten akuten Lungenschadens ist charakterisiert durch eine gesteigerte Leukozytenadhärenz am pulmonalen Gefäßendothel, gefolgt von einer Endothelzellschädigung und der Entwicklung eines interstitiellen Ödems. Hinweise auf den Einfluß von mehrfach ungesättigten Fettsäuren auf die genannten Pathomechanismen ergeben sich aus *in vitro* Untersuchungen: Unter Inflammation verstärkte insbesondere Arachidonsäure die Leukozytenadhärenz und Endothelzellschädigung. In der vorliegenden Studie wurde deshalb *in vivo* durch quantitative Analyse der pulmonalen Mikrozirkulation untersucht, ob ein erhöhtes Angebot an Arachidonsäure die entscheidenden initialen Pathomechanismen des Endotoxin-induzierten akuten Lungenschadens begünstigt.

Während experimenteller Endotoxinämie führte ein erhöhtes Angebot an Arachidonsäure zu signifikanten Änderungen der Makro- und Mikrohämodynamik. Ein reduziertes Herzzeitvolumen bei gleichzeitig erhöhtem pulmonalarteriellem Blutdruck kennzeichnen einen deutlichen Anstieg des pulmonalvaskulären Widerstandes. Diese Erhöhung der rechtsventrikulären Nachlast war assoziiert mit einer Verminderung des arteriellen Blutdrucks. Ursächlich könnte eine während gramnegativer Sepsis gesteigerte Cyclooxygenaseaktivität zugrunde liegen, die bei simultan erhöhtem Angebot an Arachidonsäure zur vermehrten Produktion vasokonstriktiver Mediatoren, wie etwa TxA_2 führen kann [5].

Intravitalmikroskopisch konnte eine deutliche Reduktion der Kapillarperfusion sowie ein verstärktes interstitielles Ödem nachgewiesen werden. Im Vergleich zur Kontrollgruppe bewirkte Arachidonsäure nur eine geringe Zunahme in Alveolarkapillaren retinierter Leukozyten. Bereits unter physiologischen Bedingungen existiert in der Lunge ein großer Pool an marginierten Leukozyten [6]. Die Stimulation dieser Leukozyten durch Endotoxin bei gleichzeitig erhöhtem Angebot an Arachidonsäure könnte zu einer gesteigerten Freisetzung von proinflammatorischen Mediatoren und gewebetoxischen Metaboliten führen. Neben dem geringen Anstieg retinierter Leukozyten könnte insbesondere dieser Mechanismus von entscheidener Bedeutung für die mikrovaskuläre Minderperfusion und die Entstehung des interstitiellen Lungenödems sein. Die Ergebnisse dieser Studie liefern erstmals einen deutlichen Hinweis, daß ein vermehrtes Angebot an Arachidonsäure, einen wesentlichen prädisponierenden Faktor für die Entwicklung eines akuten Lungenschadens während gram-negativer Sepsis darstellt.

Zusammenfassung

Einleitung: Während gram-negativer Sepsis erfolgt eine Margination und Adhäsion von aktivierten polymorphkernigen Leukozyten in der pulmonalen Mikrostrombahn. *In vitro* Ergebnisse deuten darauf hin, daß Arachidonsäure (AA) sowohl die Endothelzellschädigug als auch die Leukozytenadhärenz am Endothel steigern kann. Ziel der vorliegenden Studie war es daher, zu untersuchen, ob ein erhöhtes Angebot an Arachidonsäure *in vivo* die Entwicklung eines akuten Lungenschadens während Endotoxinämie begünstigt.

Methodik: 18 Weiße Neuseeländer Kaninchen wurden anästhesiert, druckgesteuert beatmet und randomisiert 2 Versuchsgruppen zugeteilt. Die AA-Gruppe (n = 10) erhielt eine kontinuierliche, parenterale Infusion von AA (5 mg/h) gelöst in mittelkettigen Triglyceriden (MCT, 100 mg/h), der Kontrollgruppe (n = 8) wurde MCT (100 mg/h) alleine infundiert. Gemessen wurden: der mittlere arterielle Blutdruck (AP_m), der pulmonalarterielle Blutdruck (PAP), das Herzzeitvolumen (CO) sowie die arteriellen Blutgase (PaO_2, $PaCO_2$). Als Maß des pulmonalvaskulären Widerstandes wurde der Quotient aus PAP und CO berechnet. Die Implantation eines transparenten Thoraxfensters ermöglichte die intravitalmikroskopische Quantifizierung der Erythrozytenfließgeschwindigkeit (V_{rbc}), und Anzahl adhärenter Leukozyten Alveolarkapillaren. Der funktionelle Kapillar-Perfusionsindex (CPI) wurde bestimmt, und die Breite der Alveolarsepten (W_{alv}) gemessen. Nach 4 h kontinuierlicher Infusion von AA bzw. MCT wurden Messungen sowohl vor (Prä) der intravenösen Gabe von Endotoxin (20 µg/kg) als auch 60 Minuten (60′) danach durchgeführt.

Ergebnisse: 60 min nach Endotoxininjektion war der AP_m in der AA-Gruppe reduziert (76 ± 5; 51 ± 4[a, b] [mmHg] und PAP/CO erhöht (39 ± 5; 75 ± 21[b] [mmHg · 1^{-1} · min]). Der AP_m sowie PAP/CO blieben in der Kontrollgruppe unverändert. V_{rbc} (345 ± 43; 133 ± 61[b] [µm/s]) sowie der CPI (18 ± 8[a, b] [% prä] waren in der AA-Gruppe zum Zeitpunkt 60′ stärker reduziert als in der Kontrollgruppe (V_{rbc}: 424 ± 80; 226 ± 59 [µm/s], CPI: 62 ± 18[b] [% prä]). Die Alveolarsepten waren in der AA-Gruppe 60 min nach Endotoxininjektion gegenüber der Kontrollgruppe verbreitert (AA: 34 ± 3[a], control: 23 ± 2 [µm]). In beiden Gruppen konnte eine Zunahme adhärenter Leukozyten beobachtet werden.

Schlußfolgerung: Erhöhte Verfügbarkeit von Arachidonsäure führt zur Aggravierung des Endotoxin-induzierten akuten Lungenschadens.

Abstract

Background: Development of acute lung injury is characterized by accumulation of leukocytes in pulmonary microvessels, followed by endothelial cell damage and interstitial edema formation. *In vitro* results indicate enhancement of leukocyte adherence and endothelial cell damage by arachidonic acid (AA). Therefore, the aim of our study was to investigate whether enhanced availability of AA promotes development of acute lung injury in vivo.

Methods: Eighteen New Zealand White rabbits were anesthetized, ventilated and randomly assigned to 2 groups. AA-group received parenteral infusion of AA (5 mg/ h) dissolved in medium chain triglycerides (MCT, 100 mg/h), control-group was infused with MCT (100 mg/h) alone. Arterial pressure (AP_m) was measured and pulmonary arterial pressure divided by cardiac output (PAP/CO) was calculated as index of pulmonary vascular resistance. Implantation of a transparent window into the right thoracic wall combined with intravital microscopy enabled quantification of erythrocyte velocity (V_{rbc}), functional capillary perfusion index (CPI), width of alveolar septa and number of adherent leukocytes in alveolar capillaries. After 4 h of continuous infusion of AA or MCT respectively, investigations were performed before (pre) and 60 min after intravenous injection of endotoxin (20 µg/kg b.w.).

Results: In the AA-group APm was reduced (76 ± 5; 51 ± 4[a] [mmHg]) and PAP/CO was increased (39 ± 5; 75 ± 21[b] [mmHg $\cdot$ l$^{-1} \cdot$ min]) 60 min. after i. v. injection of endotoxin. In the control-group AP_m and PAP/CO remained constant. Reduction of V_{rbc} (345 ± 43; 133 ± 61[b] [µm/s]) and CPI (18 ± 8[a,b] [% pre]) was more pronounced in AA-group in comparison to control-group (V_{rbc}: 424 ± 80; 226 ± 59 [µm/s], CPI: 62 ± 18[b] [% pre]). Width of alveolar septa was increased in AA-group 60 min after injection of endotoxin (AA: 34 ± 3[a], control: 23 ± 2 [µm]). L_{ad} were slightely elevated in both groups (AA: 516 ± 88; 877 ± 139, control: 410 ± 115; 578 ± 79 [mm^{-2}]).

Conclusion: Increased availability of AA promotes development of endotoxin induced acute lung injury in vivo.

Literatur

1. Bates EJ, Ferrante A, Harvey DP, Poulos A (1993) Polyunsaturated fatty acids increase neutrophil adherence and integrin receptor expression. J Leukoc Biol 53 : 420–426
2. Grimminger F, Wahn H, Walmrath D, Seeger W (1997) Impact of arachidonic acid versus eicosapentaenoic acid on exotonin-induced lung vascular leakage: relation to 4-series versus 5-series leukotriene generation. Am J Crit Care Med 155 : 513–519
3. Bates EJ, Ferrante A, Smithers L, Poulos A, Robinson BS (1995) Effect of fatty acid structure on neutrophil adhesion, degranulation and damage to endothelial cells. Atherosclcrosis 116 : 247–259
4 Kuhnle GE, Leipfinger FH, Goetz AE (1993) Measurement of microhemodynamics in the ventilated rabbit lung by intravital fluorescence microscopy. J Appl Physiol 74 : 1462–1471
5. Steudel W, Kramer HJ, Degner D, Rosseau S, Schutte H, Walmrath D, Seeger W (1997) Endotoxin priming of thromboxane-related vasoconstrictor responses in perfused rabbit lungs. J Appl Physiol 83 : 18–24
6. Doerschuk CM, Allard MF, Martin BA, MacKenzie A, Autor AP, Hogg JC (1987) Marginated pool of neutrophils in rabbit lungs. J Appl Physiol 63 : 1806–1815

Vermindert die prophylaktische Gabe von Filgrastim (r-metHuG-CSF) Infektionskomplikationen bei chirurgischen Intensivpatienten?

Does the prophylactic administration of filgrastim (r-metHuG-CSF) reduce infectious complications in surgical intensive care patients?

W. Gross-Weege[1], K. Dumon[1], B. Harms[3], C. Segendorf[1], E.M. Schneider[3], A. Raffel[1], W. Sandmann[2], H.D. Röher[1]

[1] Klinik für Allgemeine und Unfallchirurgie
[2] Klinik für Gefäßchirurgie und Nierentransplantation
[3] Institut für Hämostaseologie, Heinrich-Heine Universität Düsseldorf

Einleitung

Bei chirurgischen Intensivpatienten (ICU) mit systemischer Entzündungsreaktion (SIRS) wird das Risiko für die Entwicklung einer Sepsis mit 20–40 % angegeben [1,2]. Der Granulozyten Kolonien stimulierender Faktor (G CSF) reguliert die Reifung und verbessert die Funktion neutrophiler Granulozyten [3–5]. In tierexperimentellen Sepsis-Studien konnte rhG-CSF die Mortalität senken [6]. In einer ersten Pilot-Studie mit rhG-CSF bei ICU-Patienten fanden sich Ansätze für die Wirksamkeit bei fehlenden negativen Effekten [7].

Methodik

Im Rahmen einer prospektiv randomisierten Phase II Studie wurden 30 ICU-Patienten mit SIRS eingeschlossen: 16 Pat. nach Ösophagusresektion, 8 Pat. nach Interponat bei thorako-abdominellem Aneurysma, 4 Pat. mit Polytrauma, 2 Pat. mit hämorrhagischem Schock (s. Tabelle 1). RhG-CSF (1 µg/kg) wurde intravenös 24 Std. nach ICU-Aufnahme für insgesamt 10 Tage appliziert. Infektionen, Sepsis und APACHE II

Tabelle 1. Patienten-Daten bei Aufnahme

	rhG-CSF	Kontrolle
Alter	59,0 ± 3,1	61,6 ± 3,4
m/w	11/3	11/5
Zweihöhleneingriff	12	12
Polytrauma	2	2
hämorrh. Schock	–	2
SIRS-Kriterien*	2,21 ± 0,11	2,19 ± 0,1
APACHE II*	18,57 ± 1,23	21,56 ± 1,02

* 24 Std. nach Intensiv-Aufnahme.

wurden prospektiv erfasst. Signifikanzberechnungen wurden mit dem Mann Whitney Test durchgeführt mit einem Signifikanzniveau von p < 0,05.

Ergebnisse

Leukozytenzahlen: Erwartungsgemäß kam es in der rhG-CSF Gruppe zu einem deutlichen Anstieg der Leukozytenzahlen von 9570 ± 980 /µl (Tag – 1) auf 40 410 ± 2740 /µl (Tag 8). In der Kontrollgruppe lagen die mittleren Leukozytenwerte initial bei 11 190 ± 1650 /µl und stiegen im Verlauf mit geringen Schwankungen um etwa 2000/µl an. Zwei Tage nach Beendigung der rhG-CSF Therapie waren die Leukozytenzahlen in der rhG-CSF- und Kontrollgruppe nicht mehr unterschiedlich (p = 0,086).

Klinischer Verlauf: Innerhalb der rhG-CSF Behandlungsgruppe traten bei 2 Patienten im Verlauf eine Pneumonie und Sepsis auf (s. Tabelle 2). Beim ersten Patienten handelte es sich um einen polytraumatisierten Patienten mit Schädelhirntrauma, Rippenserienfrakturen beidseits, einer Lungenkontusion links mit Hämatopneumothorax und Leberruptur. Bei der zweiten Patientin wurde ein Aorteninterponat bei thoraco-abdominellem Aneurysma durchgeführt.

In der Kontrollgruppe traten bei 5 Patienten Infektionen auf, jeweils auch mit Sepsis. Bei 3 Patienten war eine Pneumonie die Ursache der Sepsis: ein polytraumatisierter Patient mit multiplen schweren Extremitätenverletzungen, Schädelhirntrauma und Rippenfrakturen beidseits, ein Patient nach Ösophagusresektion und ein Patient nach Aorteninterponat. Bei einem Patienten mit Coloninterponat nach Ösophagusresektion bestand ab dem 6. postoperativen Tag der klinische Verdacht auf eine Infektion ohne entsprechenden Keimnachweis. Der Patient befand sich über weitere 6 Tage in einer Sepsis. Ein Patient nach totaler Duodenopankreatektomie mußte am gleichen Tag wegen einer Nachblutung revidiert werden. 12 Tage später trat eine Anastomoseninsuffizienz mit Peritonitis auf, woran der Patient verstarb. Hinsichtlich der Antibiotika-Gabe fanden sich ebenfalls Unterschiede. Perioperativ erhielten alle Patienten eine Antibiotika-Prophylaxe. Im Anschluß an die Prophylaxe oder einige Tage später wurde bei 6/14 (43%) der rhG-CSF-Patienten eine Antibiotika-Therapie eingeleitet vs. 11/16 (69%) bei den Kontroll-Patienten. Die Gesamtdauer der Antibiotika-Therapie war dabei mit 8,83 + 1,0 Tagen (rhG-CSF) vs. 9,54 + 0,86 Tagen (Kontrolle) nicht unterschiedlich.

Tabelle 2. Postoperative Komplikationen

	rhG-CSF (n = 14)	Kontrolle (n = 16)
Infektion	2	5
Sepsis	2 *(14,2%)*	5 *(31,2%)*
Anastomoseninsuffizienz	–	3
Antibiotika-Therapie	6 *(43%)*	11 *(69%)*
Letalität	–	1

Diskussion

Die Steigerung der Zahl zirkulierender Leukozyten beruht zum einen auf einem gesteigerten Proliferations- und Differenzierungsverhalten der myeloischen Vorläuferzellen im Knochenmark, aber auch andererseits auf eine gesteigerte Freisetzung von reifen Leukozyten aus dem Knochenmark in den Blutstrom. Die postmitotische Reifungs- und Freisetzungsphase aus dem Knochenmark wird durch rhG-CSF von 6,4 auf 2,9 Tage reduziert [8]. Der frühe Leukozytenanstieg von Tag 1–3 mag durch die gesteigerte Freisetzung reifer Zellen aus dem Knochenmark zu erklären sein, ab Tag 4 treffen dann zunehmend neugebildete Zellen hinzu.

Bakterielle Infektionen und Sepsis als systemische Antwort traten bei 2 rhG-CSF Patienten (*14,28 %*) und bei 5 Kontrollpatienten (*31,25 %*) auf. Die Spannbreite für die Entwicklung einer Sepsis liegt für SIRS-Patienten zwischen 20–40 %. Angenommen, das Risiko eine Sepsis zu entwickeln beträgt für dieses selektionierte Patientengut 30 %, hätte die prophylaktische rhG-CSF Gabe dieses Risiko um 50 % reduziert. Statistisch konnte diese Hypothese aufgrund der zu niedrigen Gruppengröße nicht gesichert werden. Die vom Trend her niedrigere Infektionsrate in der Behandlungsgruppe rechtfertigt weitergehende Studien.

Zusammenfassung

In einer randomisierten Studie mit 30 chirurgischen Intensivpatienten mit SIRS wurde der Effekt von rhG-CSF auf Infektionskomplikationen untersucht. 14 Patienten wurden mit rhG-CSF über 10 Tage behandelt, 16 Patienten dienten als Kontrolle. Unter der konstanten Dosis von 1 µg/kg stiegen die Leukozyten um das 4–5 fache an mit einem Maximum am 8. Therapie-Tag. In der Therapiegruppe entwickelten 2 Patienten (14,28 %) eine Sepsis vs. 5 Patienten (31,25 %) der Kontrollgruppe. Eine Antibiotika-Therapie wurde bei 6 Patienten (43 %) der Therapiegruppe vs. 11 Patienten (69 %) der Kontrollgruppe durchgeführt. Ein Patient der Kontrollgruppe verstarb. Die hier gewählte Dosis von 1 µg/kg ist frei von Nebenwirkungen und vermindert offensichtlich das Infektions- und Sepsisrisiko bei chirurgischen Intensivpatienten mit SIRS.

Abstract

Background and Methods: In a randomized study including 30 ICU patients with SIRS the effect of rhG-CSF on infectious complications was studied. Fourteen patients were treated with rhG-CSF for 10 days, 16 patients served as controls.

Results: While applying a constant dosage of 1 µg/kg the leucocytes raised 4–5 fold with a maximum at day 8. Within the treatment group 2 patients (14.28 %) developed sepsis vs. 5 patients (31.25 %) in the control group. Six patients of the rhG-CSF group (43 %) and 11 patients of the control group (69 %) were treated with antibiotics. One patient of the control group died.

Conclusions: The applied rhG-CSF dosage of 1 µg/kg shows no side effects and seems to lower the risk of infection or sepsis in surgical intensive care patients with SIRS.

502

Literatur

1. Rangel-Frausto MS, Pittet D, Costigan M, Hwang T, Davis CS, Wenzel RP (1995) The natural history of the systemic inflammatory response syndrome (SIRS): a prospective study. JAMA 273:117–123
2. Pittet D, Rangel-Frausto S, Li N, Tarara D, Costigan M, Rempe L, Jebson P, Wenzel RP (1995) Systemic inflammatory response syndrome, sepsis, severe sepsis and septic shock: incidence, morbidities and outcomes in surgical ICU patients. Inten Care Med 21:302–309
3. Schwab G, Hecht T (1994) Recombinant methionyl granulocyte colony-stimulating factor (filgrastim): a new dimension in immunotherapy. Ann Hematol 69:1–9
4. Roilides E, Walsh TJ, Pizzo PA, Rubin M (1991) Granulocyte colony-stimulating factor enhances the phagocytic and bactericidal activity of normal and defective human neutrophils. J Infect Dis 163:579–583
5. Weiss M, Gross-Weege W, Schneider M, Neidhardt H, Liebert S, Mirow N, Wernet P (1995) Enhancement of neutrophil function by in vivo filgrastim treatment for the prophylaxis of sepsis in surgical intensive care patients. J Crit Care 10:21–26
6. Gross-Weege W, Schneider EM, Röher HD (1997) Die Rolle des Granulozyten Kolonie-stimulie-renden Faktor (G-CSF) bei bakteriellen Infektionen. Intensivmedizin u. Notfallmedizin 34:664–674
7. Gross-Weege W, Weiss M, Schneider M, Wenning M, Harms B, Dumon K, Ohmann C, Röher HD (1997) Safety of a low-dose filgrastim (rhG-CSF) treatment in non-neutropenic surgical intensive care patients with an inflammatory process. Intensive Care Med 23:16–22
8. Price TH, Chatta GS, Dale DC (1996) Effect of recombinant granulocyte colony-stimulating factor on neutrophil kinetics in normal young and elderly humans. Blood 88:335–340

Korrespondenzadresse: PD Dr. med. W. Gross-Weege, Klinik für Allgemeine u. Unfall-chirurgie, Heinrich-Heine Universität Düsseldorf, Moorenstr. 5, 40225 Düsseldorf

Hemmung der Endotoxin-induzierten Leukozyten-Endothelzell Interaktion durch Antithrombin III – Eine intravitalmikroskopische Untersuchung im Hautmuskel des Goldhamsters

Inhibition of endotoxin-induced leukocyte/endothelial cell interaction by antithrombin III – An intravital microscopic study in the skin fold preparation of the hamster

J. N. Hoffmann[1], B. Vollmar[2], D. Inthorn[1], F. W. Schildberg[1], M. D. Menger[2]

[1] Chirurgische Klinik und Poliklinik, Klinikum Großhadern, Direktor: Prof. Dr. med Dr. h.c. F. W. Schildberg, Ludwig-Maximilians Universität, 81377 München

[2] Institut für Klinisch-Experimentelle Chirurgie, Direktor: Prof. Dr. med M. D. Menger, Universität des Saarlandes, 66421 Homburg/Saar

Einleitung

Das septische Mehrorganversagen wird als eine Folge der exzessiven Aktivierung von humoralen und zellulären Kaskadensystemen angesehen [1]. Antithrombin III (AT III) ist der wichtigste natürliche Inhibitor von Thrombin und von anderen Serinproteasen der Gerinnungskaskade [2]. Durch Bindung von AT III an verschiedene Gerinnungsfaktoren entwickelt sich im Rahmen der Sepsis ein AT III Verbrauch mit Abfall der AT III Aktivität im Plasma [3]. So korrelieren bei Patienten mit Sepsis niedrige Plasma AT III Aktivitäten mit einer hohen Sterblichkeit [2]. Die hochdosierte, langdauernde exogene AT III Substitution führt bei diesen Patienten nicht nur zu einer Verbesserung der Organfunktion [4], sondern auch zu einer Modulation des inflammatorischen Mediatorprofils [5]. Da der Leukozyten-Endothelzell Interaktion entscheidende Bedeutung bei der Vermittlung des Sepsis-induzierten Organschadens zukommt, wurde in der vorliegenden Studie die AT III Wirkung auf die Leukozyten-Endothelzell Interaktion bei Endotoxinämie untersucht.

Material und Methoden

Im Rückenhautkammermodell des syrischen Goldhamsters [6] wurde durch zweimalige ($t_0 = 0$ Std., $t_3 = 48$ Std.) intravenöse Gabe von Endotoxin (LPS, 2 mg/kgKG, E. coli) eine schwere Endotoxinämie induziert. AT III (jeweils 250 IE/kgKG) wurde zum Zeitpunkt t_0, t_2 (24 Std.), t_3 intravenös substituiert (n = 6 Tiere, AT III Gruppe). Die Kontrollgruppe (n = 5, Kontrolle) erhielt LPS in gleicher Dosis zu identischen Zeitpunkten, jedoch ohne AT III Substitution.

Mittels intravitaler Fluoreszenzmikroskopie wurde die venuläre Leukozytenadhärenz (Rhodamin 6 G) zu den Zeitpunkten t_0, t_1 (8 Std. nach 1. LPS Gabe), t_2, t_3, t_4

(56 Std.) und t_5 (72 Std.) gemessen. Dazu wurden in jedem Tier 6–9 postkapillare Venolen (30–60 µm Durchmesser) und drei Kapillarfelder an identischen Gefäßabschnitten wiederholt mikroskopiert. Die mikroskopischen Untersuchungen wurden auf Videoband aufgezeichnet und off-line mit Hilfe eines Computer gestützten Auswertesystems (CapImage®, Dr. Zeintl, Heidelberg, Deutschland) analysiert. Die funktionelle Kapillardichte (FKD) diente als Maß für die kapillare Perfusion [7].

Ergebnisse

AT III bewirkte eine signifikante Abschwächung der Endotoxin-induzierten venulären Leukozytenadhärenz sowie eine Verminderung des Endotoxin-induzierten mikrovaskulären Perfusionsschadens gemessen an der FKD über 72 Std. (p < 0,05; MANOVA). So war bei gleichen Ausgangswerten (AT III: $t_0 = 47 \pm 12$ Zellen/mm^2; Kontrolle: $t_0 = 33 \pm 11$) nach Induktion der Endotoxinämie in der AT III Gruppe die Anzahl der am Endothel adhärenten Leukozyten gegenüber der Kontrollgruppe (AT III: $t_1 = 182 \pm 35$, $t_2 = 176 \pm 21$, $t_3 = 210 \pm 51$, $t_4 = 243 \pm 48$, $t_5 = 144 \pm 29$; Kontrolle: $t_1 = 630 \pm 105$, $t_2 = 465 \pm 113$, $t_3 = 404 \pm 50$, $t_4 = 542 \pm 93$, $t_5 = 356 \pm 102$) signifikant verringert. Gleichzeitig fiel die FKD über 72 Std. in der unbehandelten Kontrollgruppe signifikant ab ($t_0 = 148 \pm 25$ cm/cm^2, $t_5 = 17 \pm 10$; p < 0,05; verb. Wilcoxon Test), während sie in der AT III Gruppe nicht signifikant beeinträchtigt war (AT III: $t_0 = 149 \pm 15$, $t_5 = 101 \pm 14$; p > 0,05 vs. t_0).

Diskussion

Mittels intravitaler Mikroskopie konnte in der vorliegenden Studie gezeigt werden, daß AT III (250 IE/kgKG) eine signifikante Abschwächung der Endotoxin-induzierten Leukozyten-Endothelzell Interaktion (venuläre Leukozytenadhärenz) bewirkt. Besonders bemerkenswert erscheint, daß dieser AT III Effekt bei repetitiver Endotoxingabe über einen Gesamtbeobachtungszeitraum von 72 Std. zu beobachten ist. Das Modell der repetitiven Endotoxinämie dürfte die klinische Situation bei Patienten mit Sepsis, charakterisiert durch periodische Endotoxinfreisetzung aus einem septischen Focus (z.B. während der Behandlung einer Peritonitis), widerspiegeln. Die Hemmung der Leukozyten-Endothelzell Interaktion korrespondierte mit einer Verbesserung der mikrovaskulären Perfusion gemessen an der funktionellen Kapillardichte. Beide Mechanismen könnten die in eigenen Untersuchungen gezeigte protektive Wirkung einer hochdosierten und langdauernden AT III Substitution auf die Entwicklung des Organversagens bei Patienten mit schwerer Sepsis erklären [4, 5].

Zusammenfassung

Mit Hilfe der intravitalen Fluoreszenzmikroskopie konnten wir zeigen, daß die Antithrombin III (AT III) Substitution (250 IE/kg/24 h) bei endotoxinämischen Tieren die Leukokozytenadhäsion in postkapillaren Venolen im Rückenhautkammermodell des Hamsters in vivo vermindert. Außerdem verhinderte AT III den Abfall der funktionellen Kapillardichte, die als Maß für die mikrovaskuläre Perfusion diente. Beide Mechanismen könnten die Verbesserung der Organfunktion durch AT III bei Patienten mit Sepsis erklären.

Abstract

Using intravital fluorescence microscopy, we demonstrate that antithrombin III (AT III) treatment (250 IE/kg/24 h) of endotoxinemic animals attenuates leukocyte adherence in postcapillary venules in the skin fold chamber preparation of the hamster in vivo. Moreover, AT III prevented the depression of functional capillary density, which served as a measure of microvascular perfusion. Both mechanisms may explain the improvement of organ function in patients with severe sepsis.

Literatur

1. Faist E, Hoffmann JN (1998) Systemic inflammatory response syndrome (SIRS) und Sepsis. In: Lippert H (Hrsg.) Praxis der Chirurgie. Georg Thieme Verlag, Stuttgart, S. 231–238
2. Bone RC (1992) Modulators of coagulation. A critical appraisal of their role in sepsis. Arch. Intern Med 152:1381–1389
3. Thijs LG, de Boer JP, de Groot MCM, Hack CE (1993) Coagulation disorders in septic shock. Intensive Care Med 19:S8–S18
4. Inthorn D, Hoffmann JN, Hartl WH, Mühlbayer D, Jochum M (1997) Antithrombin III supplementation in severe sepsis: beneficial effects on organ dysfunction. Shock 8:328–334
5. Inthorn D, Hoffmann JN, Hartl WH, Mühlbayer D, Jochum M (1998) Effect of antithrombin III supplementation on inflammatory immune response in patients with severe sepsis. Shock 10:90–96
6. Menger MD, Steiner D, Messmer K (1996) Microvascular ischemia-reperfusion injury in striated muscle: significance of "no reflow". Am J Physiol 263: (Heart Circ Physiol 32) H1892–H1900
7. Nolte D, Zeintl H, Steinbauer M, Pickelmann S, Messmer K (1995) Functional capillary density: an indicator of tissue perfusion? Int J Microcirc 15:244–249

Korrespondenzadresse: Dr. med JN Hoffmann, Chirurgische Klinik und Poliklinik im Klinikum Großhadern, Marchioninistr. 15, 81377 München

Etablierung der Intravitalmikroskopie der Lunge im Rattenmodell

An experimental model for the study of pulmonary microcirculation by in vivo videomicroscopy

P. Schneider, T. Foitzik, S. Kahrau, H. J. Buhr

Chirurgische Klinik I, Abteilung für Allgemein-, Gefäß- und Thoraxchirurgie, Universitäts-klinikum, Benjamin Franklin der Freien Universität Berlin

Einleitung und Fragestellung

Im Rahmen schwerer septischer Krankheitsbilder spielen respiratorische Störungen (ARDS) eine zentrale Bedeutung. Die pathogenetischen Faktoren, die zu diesen Störungen beitragen, sind im einzelnen nicht bekannt. Insbesondere die Bedeutung der pulmonalen Mikrozirkulationsstörungen ist unklar, da eine direkte Darstellung der pulmonalen Endstrombahn an den etablierten Tiermodellen der Ratte in vivo aufgrund technischer Probleme bisher nur eingeschränkt möglich war [1–3]. Aufbau-end auf unseren Erfahrungen mit der Intravitalmikroskopie (IVM) des Pankreas, der Leber und des Darmes der Ratte war es das Ziel der vorliegenden Arbeit, die IVM auch an der Rattenlunge zu validieren. Dazu wurden in vivo der pulmonale kapilläre Blut-fluß, die kapilläre Permeabilität und Leukozyten-Endothel-Interaktionen sowie die Alveolarseptendicke und der bei gesunden Ratten bestimmt und mit den Werten bei Tieren mit akuter nekrotisierender Pankreatitis (ANP) verglichen.

Methode

Die Untersuchungen wurden an narkotisierten, tracheotomierten, kontrolliert be-atmeten männlichen Sprague-Dawley-Ratten (350–400 g) durchgeführt. In All-gemeinanästhesie mit 10 mg/kg KG Pentobarbital intraperitoneal und 40 mg/kg KG Ketaminhydrochlorid intramuskulär werden die Tiere tracheotomiert und mit dem Ventilator für Kleintiere (Fa Hugo Sachs, March-Hugstetten, Deutschland) mit Raum-luft beatmet. Die Beatmung erfolgt mit 70 Zyklen/min und Zugvolumen von 10 ml/kg KG. Zur Prophylaxe von Atelektasen wird ein positiver endexpiratorischer Druck (PEEP) von 3 cm H_2O angewendet. Polyethylenkatheter (ID 0,5 mm) werden in die linke A. carotis communis und rechte V. jugularis externa plaziert. Die Exposition der Lunge zur IVM erfolgte nach linksseitiger Thorakotomie im 5. Intercostalraum. Nach Interposition einer Glasscheibe und Kontaktgel wurde das Objektiv der Lungenober-fläche aufgesetzt. Die Aufzeichnung zur off-line Auswertung erfolgte unter Auflicht in jeweils 30-Sekunden Intervallen unter Ausschaltung der Atembewegungen bei kontinuierlich geblähter Lunge (CPAP; 12,5 cm H2O). Nach Gabe von Rhodamin, Fluoreszein-markierten Erythrozyten und Dextran (MMG 70 000 Da) wurden jeweils 3 Lungenfelder (400 × 325 μm) zur Analyse des kapillären Blutflusses, des Leukozyten-Stickings und der Kapillarpermeabilität sowie zur Ausmessung der Alveolen und Alveolarsepten aufgezeichnet. Zusätzlich wurden die Makrozirkulationsparameter kontrolliert (arterieller Mitteldruck, arteriellen Blutgase und Hämatokrit). Die zentrale Körpertemperatur wird mit einer Wärmematte zwischen 37,5° und 39° Celsius konstant gehalten. Zur Auswertung herangezogen wurden 6 gesunde Tiere und 6 Tiere 24 Stunden nach Induktion einer ANP mit stabilen kardiorespiratorischen Parametern. Die Induktion der ANP bei Sprague-Dawley-Ratten erfolgte durch Zeit-Druck- und Volumen-kontrollierte transpapilläre Infusion von verdünnter (10 mmol/l) Desoxycholsäure 1,25 ml/kg/h sowie durch intravenöse supramaximale Stimulation durch Caerulein (5 μg/kg/h) für 6 Stunden.

Ergebnisse

Zur Messung der Mikrozirkulation werden folgende Parameter erfaßt: das Leukozytensticking, die Flußgeschwindigkeit der Erythrozyten, die kapilläre Permeabilität, die Alveolarseptendicke und der Alveolardurchmesser.

Leukozytensticking: Die Markierung der Leukozyten erfolgt in vivo durch eine i. v. Bolusgabe von 0,3 ml Rhodamin 6G (0,02 g %). Als Leucozytensticking wird definiert, wenn ein Leukozyt mehr als 30 Sekunden unbeweglich in einer Alveolarwand ist. Es wurden pro Tier 5 Alveolen während 30 Sekunden beobachtet. Beim gesunden Tier werden im Median 2 ± 1 Zellen/Alveole/30 Sekunden gezählt. Beim kranken Tier 8 (2 Zellen/Alveole/30 Sekunden (p < 0,05).

Kapillärer Blutfluß: Die Messung des kapillären Blutflusses erfolgt durch die direkte Bestimmung der Erythrozytengeschwindigkeit in den Kapillaren. Zur Visualisierung der Erythrozyten werden 0,5 ml/kg KG in vitro Fluoreszein-markierte Erythrozyten i. v. injiziert. Die Geschwindigkeit von 5 Erythrozyten wird in 5 verschiedenen Kapillaren bestimmt. Beim gesunden Tier wird eine Erythrozytengeschwindigkeit von 0,54 ± 0,18 mm/Sek gemessen. Beim kranken Tier 0,29 ± 0,10 mm/Sek (p < 0,05).

Kapilläre Permeabilität: Zur Bestimmung der kapillären Permeabilität wird die optische Dichte der Alveolen an der Lungenoberfläche gemessen (Ausgangswert: 100%). Dann werden 0,2 ml Fluoreszein-markiertes Dextran (FITC-Dextran, MMG 70 000, Sigma Deisenhofen, Deutschland) i. v. injiziert. Nach 30 Minuten werden die gleichen Regionen erneut registriert und die alveoläre Fluoreszeinintensität gemessen und mit dem Ausgangswert verglichen. Beim gesunden Tier finden wir einen Anstieg der optischen Dichte auf im Median 113% ± 15% und beim kranken Tier auf 140% ± 16% (p < 0,05). Der Anstieg der Fluoreszeinintensität ist auf die Permeabilität der alveolokapillären Membran für Makromoleküle zurückzuführen.

Alveolarseptendicke und Alveolardurchmesser: Die Alveolarseptendicke und der Alveolardurchmesser von je 5 Alveolen bzw 5 Septen wird mit dem Bildanalysesystem ausgemessen. Die Alveolarseptendicke beträgt 19,5 ± 6,5 μm beim gesunden Tier und 24,6 ± 4,8 μm beim Tier mit ANP (p < 0,05). Der Alveolardurchmesser differiert nicht in den beiden Gruppen.

Makrozirkulationsparameter: Zwischen gesunden und kranken Tieren bestanden keine signifikanten Unterschiede in den systemischen kardiorespiratorischen Parametern.

Schlußfolgerung

Bei der Ratte wurde die Mikrozirkulation der Lunge in vivo für eine quantitative Analyse dargestellt und gezeigt, daß es bei kranken Tieren (hier: Pankreatitis) zu signifikanten Verlangsamung des kapillären Blutflusses, einer Erhöhung der kapillären Permeabilität und einer Akkumulation von Leukozyten in der Alveolarkapillaren kommt. Die Alveolarseptendicke als Ausdruck eines interstitiellen Lungenödems hat zugenommen. Der Einsatz der IVM an den etablierten Rattenmodellen soll dazu beitragen, die Pathogenese und Bedeutung pulmonaler Mikrozirkulationsstörungen z. B. bei der Sepsis aufzuklären. Weiterhin kann untersucht werden, ob sich die pulmonale Mikrozirkulation durch vasoaktive Substanzen beeinflussen läßt.

Zusammenfassung

Hintergrund: Die Bedeutung der pulmonalen Mikrozirkulationsstörungen im Rahmen schwerer septischer Krankheitsbilder ist unklar, da eine direkte Darstellung der pulmonalen Endstrombahn an den etablierten Tiermodellen der Ratte in vivo aufgrund technischer Probleme bisher nur eingeschränkt möglich war.

Methode: Das Ziel der vorliegenden Arbeit ist es, die Intravitalmikroskopie (IVM) auch an der Rattenlunge zu validieren.

Ergebnisse: 24 Stunden nach Induktion einer akuten nekrotisierenden Pankreatitis konnte im Vergleich zu gesunden Tieren in den pulmonale Kapillaren eine Leukozytensequestration beobachtet werden. Eine signifikante Verminderung der Erythrozytenflußgeschwindigkeit und eine Verdickung der Alveolarsepten wurde gemessen. Die Permeabilität der Alveolarmembran war signifikant erhöht.

Schlußfolgerung: Der Einsatz der IVM an den etablierten Rattenmodellen soll dazu beitragen, die Pathogenese und Bedeutung pulmonaler Mikrozirkulationsstörungen z. B. bei der Sepsis aufzuklären.

Abstract

Background: The role of pulmonary microcirculatory disorders in the pathogenesis of sepsis-associated adult respiratory distress syndrom is unclear.

Methods: The aim of this study is to establish a modell of direct visualisation of the pulmonary microcirculation of the rat by in vivo fluorescence videomicroscopy.

Results: 24 hours after induction of a necrotizing pancreatitis we observe an increased number of sticking leucocytes and a decreased velocity of red blood cells in pulmonary capillaries, an increased permeability of the alveolo-capillary wall and an increased width of interalveolar septa.

Conclusion: This method of pulmonary videomicroscopy allows a quantitative study of subpleural vascular and alveolar structures in vivo.

Literatur

1. Carter MB, Wilson MA, Wead WB, Garrison RM (1995) Pulmonary subpleural arteriolar diameters during intestinal ischemia/reperfusion. J Surg Res 59:51–8
2. Kuhnle GE, Reichenspurner H, Lange T, Wagner F, Groh J, Messmer K, Goetz AF. Microhemodynamics and leukocyte sequestration after pulmonary ischemia and reperfusion in rabbits. J Thorac Cardiovasc Surg 1998 Apr; 11 5 (4): 937–44
3. Lien DC, Henson PM, Capen RL, Henson JE, Hanson WL, Wagner WW, Worthen GS (1991) Neutrophil kinetics in the pulmonary microcirculation during acute inflammation. Lab Invest 65:145–59

Korrespondenzadresse: Dr. med Paul Schneider, Chirurgische Klinik I, Abteilung für Allgemein-, Gefäß- und Thoraxchirurgie, Universitätsklinikum, Benjamin Franklin der Freien Universität Berlin, Hindenburgdamm 30, 12200 Berlin,
Telefon: (0 30) 84 45 25 43, Fax: (0 30) 84 45 27 40

Sauerstoffradikalproduktion emigrierter, intraabdomineller PMNL bei Patienten mit sekundärer Peritonitis

Oxygen radical production of emigrated, intra-abdominal PMNL in patients with secondary peritonitis

K. Holzer, A. Richter, D. Henrich, A. Encke

Klinik für Allgemein- und Gefäßchirurgie der Johann Wolfgang Goethe-Universität, Frankfurt am Main

Einleitung

Die sekundäre Peritonitis nach Hohlorganperforation oder Anastomoseninsuffizienz führt zu einer starken Zunahme von Entzündungsmediatoren und polymorphkernigen Leukozyten (PMNL) in der Bauchhöhle. Aktivierte PMNL bilden Sauerstoffradikale (Superoxidanionen ($O_2^{-\cdot}$), Hydroxylradikale ($OH^{\cdot}$) und H_2O_2) zur Abtötung von Mikroorganismen. Doch extrazellulär freigesetzte Sauerstoffradikale können auch zu Membranschäden an Mesothelzellen, die die Bauchhöhle auskleiden, führen [1]. Konsekutiv ist eine Beeinträchtigung der Schrankenfunktion des Peritoneums denkbar. Es war Ziel dieser Studie die Sauerstoffradikalproduktion emigrierter und zirkulierender polymorphkerniger Leukozyten im Verlauf einer sekundären Peritonitis zu untersuchen.

Methodik

Die Sauerstoffradikalproduktion von emigrierten (ePMNL) und zirkulierenden (zPMNL) polymorphkernigen Leukozyten wurde bei Patienten mit einer sekundären Peritonitis (Gruppe 1, n = 10) und Kontrollpatienten (abdominalchirurgische Operationen ohne Infektion Gruppe 2, n = 5) bestimmt. Gruppe 1 wurde sofort nach Eröffnung der Bauchhöhle Peritonealsekret entnommen, parallel dazu erfolgte die Blutentnahme (Tag 1). 24 Stunden postoperativ wurde die Sauerstoffradikalproduktion von ePMNL und zPMNL aus Drainagensekreten bzw. Vollblut erneut bestimmt (Tag 2). Vor Drainagenentfernung wurde die letzte Messung durchgeführt (Tag 3). In Gruppe 2 konnte aufgrund geringer Sekretmengen und kleiner Zellzahlen intraoperativ (Tag1) keine emigrierten PMNL untersucht werden, so daß nur die Sauerstoffradikalproduktion von zPMNL bestimmt wurde. Die weiteren Untersuchungen erfolgten am Tag 2 und Tag 3 wie in Gruppe 1. Die Bestimmung der Sauerstoffradikalproduktion wurde mit Hilfe der Luzigenin-verstärkten Chemilumineszenz (Biolumat LB 9505, Berthold, Wildbad) durchgeführt. Luzigenin wurde in einer Endkonzentration von 10^{-4} molar eingesetzt. PMNL aus dem Peritonealsekret wurden mit Hanks buffered salt solution (HBSS) gewaschen und abzentrifugiert. Die PMNL aus dem Vollblut wurden mit Hilfe eines Dichtegradienten (Polymorphprep®) isoliert und anschließend mit HBSS gewaschen. Die Vitalitätsbestimmung der ePMNL und zPMNL erfolgte mit Trypanblau. Zur Differenzierung der ePMNL und zPMNL wurden Zytozentrifugenpräparate angefertigt. Neben der spontanen Luzigenin-verstärkten Sauerstoffradikalproduktion wurde die stimulierte Sauerstoffradikalproduktion der ePMNL und zPMNL untersucht. Zur Aktivierung der Zellen wurden FMLP (10^{-6} molar), C5a (2 µg/ml) und TNF-α (400U/ml) eingesetzt. Die Bestimmung der Konzentration von TNF-α im Peritonealsekret erfolgte mit Hilfe eines ELISA-Kits (Immunotech). Statistik: Gepaarter und ungepaarter t-Test. Angegeben werden Mittelwerte und Standardfehler des Mittelwertes.

Ergebnisse

Gruppe 1 hatte einen Mannheimer-Peritonitis-Index von 26 (Range 16–36) und einen APACHE II-Score von 12 (Range 3–22). Die Vitalität der ePMNL betrug 91 ± 2%, der zPMNL 99 ± 0,24%. Am Tag 1 war die spontane Sauerstoffradikalproduktion der ePMNL signifikant höher wie die der zPMNL (59 ± 16 counts per minute (cpm)/ePMNL vs. 22 ± 7 cpm/zPMNL, p < 0,05) bei Patienten mit einer Peritonitis. Trotz Herdsanierung stieg die spontane Sauerstoffradikalproduktion der ePMNL und zPMNL am Tag 2 an (83 ± 28 cpm/ePMNL, 36 ± 14 cpm/zPMNL). Nach Stabilisierung der Patienten mit Peritonitis fiel die sponta ne Sauerstoffradikalproduktion der ePMNL und zPMNL ab (34 ± 11cpm/ePMNL vs. 29 ± 20 cpm/zPMNL). Verglichen mit der Peritonitisgruppe war in Gruppe 2 die spontane Sauerstoffradikalproduktion von ePMNL und zPMNL am Tag 2 niedriger und nicht signifikant unterschiedlich (23 ± 7 cpm/ePMNL vs.16 ± 5 cpm/zPMNL n.s.).

Trotz erhöhter spontaner Sauerstoffradikalproduktion der ePMNL und zPMNL in der Gruppe 1 war eine weitere Stimulation der Zellen in vitro mit FMLP > C5a > TNF möglich. Die FMLP-stimulierte Sauerstoffradikalproduktion betrug 358 ± 78 cpm/zPMNL vs. 305 ± 64 cpm/ePMNL. Dagegen war mit TNF-α in Gruppe 1 keine weitere Stimulation der spontanen Sauerstoffradikalproduktion der ePMNL möglich (spontan: 59 cpm ± 16/ePMNL vs. TNF-α – stimuliert: 66 cpm ± 22/ePMNL). In Gruppe 2 war die TNF-α-stimulierte Sauerstoffradikalproduktion der ePMNL verglichen mit der spontanen Sauerstoffradikalproduktion signifikant höher (spontan: 23 ± 7 cpm/ePMNL vs. TNF-α stimuliert: 65 ± 13 cpm/ePMNL, p < 0,05).

Mittels ELISA-Technik erfolgte die Messung von TNF-α im Peritonealsekret. TNF-α war in Gruppe 1 am Tag 1 in hoher Konzentration messbar (1857 ± 777 pg/ml) und sank bis zum Tag 3 auf 301 ± 136 pg/ml ab. In Gruppe 2 war am Tag 2 im Peritonealsekret eine Konzentration von 128 ± 25 pg/ml TNF-α meßbar.

Diskussion

Untersuchungen bei Patienten mit Peritonitis konnten hohe Konzentrationen von Entzündungsmediatoren z.B. TNF-α oder IL-8 im Peritonealsekret nachweisen [2, 3]. Welchen Einfluß diese „Kompartimentierung von Zytokinen" [4] auf die Sauerstoffradikalproduktion von emigrierten PMNL hat ist nicht bekannt. Alternativ wäre eine starke Aktivierung von ausgewanderten PMNL durch Entzündungsmediatoren oder aber auch eine völlige Deaktivierung, zum Beispiel durch Rezeptorverlust, denkbar.

In die Bauchhöhle emigrierte PMNL von Patienten mit einer Peritonitis zeigten eine hohe spontane Sauerstoffradikalproduktion. Darüberhinaus hatten auch die zirkulierenden PMNL eine starke spontane Sauerstoffradikalproduktion. Trotz Herdsanierung nahm die spontane Sauerstoffradikalproduktion von ePMNL und zPMNL am Tag 2 noch zu. Das operative Trauma alleine (Kontrollgruppe) führte zwar zur Emigration von PMNL in die Bauchhöhle, die spontane Sauerstoffradikalproduktion war aber deutlich niedriger. Andreoli et al. konnten nachweisen, daß Mesothelzellen aus der Bauchhöhle nicht durch den bakteriellen Infekt, sondern durch aktivierte PMNL zerstört werden [1]. Eine Erklärung für die Sequestrierung von Flüssigkeit bei einer Peritonitis, wäre die oxidative Schädigung der Mesothelzellen durch Sauerstoffradikale, mit der nachfolgenden Beeinträchtigung der Schrankenfunktion des Peritoneums.

Die in vitro Stimulation von ePMNL mit TNF-α führte nicht zur Zunahme der spontanen Sauerstoffradikalproduktion bei Peritonitis. Eine Erklärung könnte die hohe Konzentration von TNF-α im Peritonealsekret sein. Dies könnte zu einer Deaktivierung von TNF-Rezeptoren der ePMNL führen [5]. In der Kontrollgruppe war die spontane Sauerstoffradikalproduktion der ePMNL durch TNF-α deutlich zu verstärken. Die verminderte Reaktion von ePMNL auf TNF-α bei Patienten mit Peritonitis muß einerseits als Selbstschutz interpretiert werden, andererseits kann die verminderte Reaktion der ePMNL auf TNF-α auch eine deutliche Schwächung der unspezifischen körpereigenen Abwehr bedeuten.

Zusammenfassung

Bei Patienten mit einer sekundären Peritonitis (Magen- oder Darmperforation, Anastomoseninsuffizienz) wurde die Sauerstoffradikalproduktion von emigrierten, intraabdominellen und zirkulierenden PMNL untersucht. Trotz Herdsanierung nahm die spontane Sauerstoffradikalproduktion der beiden Leukozytenpopulation 24 h postoperativ noch zu. Eine weitere Aktivierung der spontanen Sauerstoffradikalproduktion von emigrierten PMNL bei Peritonitis war mit TNF-α nicht mehr möglich. Das operative Trauma alleine führte ebenfalls zu einer vermehrten Emigration von PMNL in die Bauchhöhle. Verglichen zu Patienten mit einer Peritonitis war die spontane Sauerstoffradikalproduktion von emigrierten und zirkulierenden Leukozyten niedriger. Die Aktivierung der Sauerstoffradikalproduktion der ausgewanderten PMNL war mit TNF-α aber möglich.

Abstract

Oxygen radical production of emigrated, intra-abdominal and circulating polymorphonuclear leukocytes (ePMNL, cPMNL) were investigated in patients with secondary peritonitis. Spontaneous oxygen radical production of ePMNL and cPMNL was high in patients with peritonitis. Despite absent relaparotomy oxygen radical production of ePMNL and cPMNL increased 24h after operation in the group with peritonitis. There was no further activation of sponaneous oxygen radical production of ePMNL with TNF-α in vitro. Surgical trauma alone was able to enhance PMNL emigration in the abdomen but spontaneous oxygen radical production of ePMN and cPMNL was low. In the control group TNF-α was able to increase spontaneous oxygen radical production of ePMNL significantly.

Mit Unterstützung der DFG (Ho 1546/2-1)

Literatur

1. Andreoli SP, Mallett C, Williams K, McAtter JA, Rothlein R, Doerschuk CM (1994) Mechanisms of polymorphonuclear leukocyte mediated peritoneal mesothelial cell injury. Kidney Int 46:1100–1109
2. Holzheimer RG, Schein M, Wittmann DH (1995) Inflammatory response in peritoneal exudate and plasma of patients undergoing planned relaparotomy for severe secondary peritonitis. Arch Surg 130:1314–1320
3. Fröhlich D, Eiber RM, Jochum M, Billing A (1997) Perioperative pattern of peritoneal interleukin 8, tumor necrosis factor-α, and granulocyte elastase release in human secondary peritonitis. Cytokine 9:288–292
4. Schein M, Wittmann DH, Holzheimer RG, Condon RE (1996) Hypothesis: Compartmentalization of cytokines in intraabdominal infection. Surgery 119:694–700
5. Schleiffenbaum B, Fehr J (1990) The tumor necrosis factor receptor and human neutrophil function J Clin Invest 86:184–195

Korrespondenzadresse: Dr. K. Holzer, Klinik für Allgemein- und Gefäßchirurgie, Klinikum der Johann Wolfgang Goethe-Universität Frankfurt, Theodor Stern Kai 7, 60590 Frankfurt

Endotoxin und Interferon-γ hemmen die Kaspasenaktivität neutrophiler Granulozyten über Tyrosinkinase-abhängige Mechanismen

Endotoxin and interferon-γ inhibit the caspase-activity in neutrophils through a tyrosine kinase dependent mechanism

M. Keel, H. Hentze* G. Künstle* O. Trentz, W. Ertel

Klinik für Unfallchirurgie, Universitätsspital Zürich, Zürich, Schweiz
* Biochemische Pharmakologie, Universität Konstanz, Konstanz, Deutschland

Einleitung

Die verminderte Apoptose von neutrophilen Granulozyten (PMN) während der Sepsis führt zu deren Akkumulation mit einer erhöhten Freisetzung von zytotoxischen Mediatoren [1]. Intrazelluläre Zystein Proteasen (Kaspasen), die über die Signaltransduktion aktiviert werden, sind für die Regulation der PMN-Apoptose von großer Bedeutung [2]. Es war Ziel dieser Studie, die Kaspasenaktivität in PMN und deren Regulation zu untersuchen.

Methodik

PMN von 8 gesunden Probanden und 8 Patienten mit schwerer Sepsis wurden mittels Dichtegradient isoliert (Reinheit: > 95% CD15 positiv). Anschliessend wurden die Zellen über 16 Std. mit oder ohne Endotoxin (LPS, 1 µg/ml), Interferon-γ (IFN-γ, 10 ng/ml) bzw. den Tyrosinkinaseinhibitor Herbimycin (1 µmol/ml) inkubiert. Die PMN-Apoptose wurde durchflusszytometrisch mit Propidiumjodid (PI) analysiert [1]. Die Kaspasenaktivität in PMN wurde mit einem Proteasen-Aktivitätsassay gemessen [3].

Ergebnisse

Im Vergleich mit gesunden Probanden war die spontane Kaspasenaktivität in PMN septischer Patienten (−53,7%) parallel zur PMN-Apoptose (−53,9%) signifikant vermindert (Tabelle 1). Durch LPS oder IFN-γ konnte sowohl die Apoptose von PMN, als auch die Kaspasenaktivität in beiden Gruppen gehemmt ($p < 0,05$) werden (Tabelle 1), wobei der Effekt in der Kontrollgruppe stärker ausgeprägt war. Der Einfluss von LPS und IFN-γ wurde durch Herbimycin antagonisiert (Tabelle 1).

Tabelle 1. Einfluß von Endotoxin und Interferon-γ auf die PMN-Apoptose und die Kaspasen-aktivität von gesunden Probanden und septischen Patienten

		–	+Herb.	+LPS	LPS + Herb.	+IFN-γ	LPS + Herb.
Apoptose (%)	Kontrolle	67,9 ± 3,1	59,7 ± 2,9	22,0 ± 1,0[b]	50,7 ± 3,9[c]	12,4 ± 2,4[b]	46,5 ± 2,7[c]
	Sepsis	31,3 ± 3,0[a]	27,9 ± 5,8[a]	14,8 ± 1,0[b]	26,4 ± 4,4[a,c]	5,3 ± 0,3[b]	11,8 ± 2,8[a,c]
Kaspasen (pmol/ min × mg)	Kontrolle	1217 ± 213	1053 ± 246	230 ± 42[b]	884 ± 182[c]	128 ± 37[b]	906 ± 179[c]
	Sepsis	564 ± 88[a]	448 ± 78[a]	222 ± 46[b]	583 ± 71[a,c]	111 ± 10[b]	254 ± 89[a,c]

Mittelwert ± SEM; Mann-Whitney U-Test.
[a] p < 0,05 Sepsis versus Kontrolle.
[b] p < 0,05 +/–LPS/IFN-γ.
[c] p < 0,05 +/–Herbimycin.

Zusammenfassung

Hintergrund/Ziel: Die veminderte Apoptose von neutrophilen Granulozyten (PMN) während der Sepsis führt zu deren Akkumulation. Intrazelluläre Zystein-Proteasen (Kaspasen) sind für die Regulation der PMN-Apoptose von großer Bedeutung. Es war das Ziel dieser Studie, die Kaspasenaktivität in PMN und deren Regulation zu untersuchen.

Methodik: Isolierte PMN von 8 gesunden Probanden und 8 Patienten mit schwerer Sepsis wurden über 16 Std. mit oder ohne Endotoxin (LPS, 1 µg/ml), Interferon-γ (IFN-γ, 10 ng/ml) bzw. den Tyrosinkinaseinhibitor Herbimycin (1 µmol/ml) inkubiert. Die PMN-Apoptose wurde durchflußzytometrisch mit Propidiumjodid analysiert. Die Kaspasenaktivität in PMN wurde mit einem Proteasen-Aktivitätsassay gemessen.

Resultate: Die Kaspasenaktivität in PMN septischer Patienten (564 ± 88 pmol/ min × mg) war parallel zur PMN-Apoptose (31,3 ± 3,0%) im Vergleich mit der Kontrollgruppe (Kaspasenaktivität: 1217 ± 213 pmol/min × mg; Apoptose: 67,9 ± 3,1%) signifikant vermindert. Durch LPS oder IFN-γ konnte sowohl die Apoptose von PMN, als auch die Kaspasenaktivität in beiden Gruppen gehemmt werden. Der Einfluß von LPS und INF-γ wurde durch Herbimycin antagonisiert.

Schlußfolgerung: Die Regulation der Kaspasenaktivität in PMN durch Endotoxin und IFN-γ erfolgt über Tyrosinkinasen. Die verminderte Aktivität von Kaspasen in PMN scheint für deren verminderte Apoptose während der Sepsis eine wichtige Rolle zu spielen.

Abstract

Aim/Background: Reduced apoptosis of neutrophils (PMN) leads to an accumulation of PMN during sepsis. Intracellular cysteine-proteases (caspases) are important for the regulation of PMN-apoptosis. The aim of this study was to investigate the activity and regulation of caspases in PMN during sepsis.

Methods: Isolated PMN of 8 healthy volunteers and 8 patients with severe sepsis were isolated by density gradient centrifugation and were incubated during 16 hrs with or without endotoxin (LPS, 1 µg/ml), interferon-γ (IFN-γ, 10 ng/ml), or the tyrosine kinase inhibitor herbimycin (1 µmol/ml). PMN-apoptosis was measured by propidium iodide using flow cytometry. The acitivity of caspases was analyzed by caspase 3-like protease activity-assay.

Results: In parallel to reduced PMN-apoptosis (31.3 ± 3.0%) the caspase-activity in PMN from septic patients (564 ± 88 pmol/min × mg) was significantly decreased compared to the control group (caspase-activity: 1217 ± 213 pmol/min × mg; apoptosis: 67.9 ± 3.1%). LPS and IFN-γ reduced ($p < 0.05$) the apoptotic rate of PMN as well as the caspase activity in both groups. The effect by LPS and INF-γ on PMN apoptosis and caspase-activity could be antagonized by herbimycin.

Conclusion: The regulation of caspase-activity in PMN by endotoxin and IFN-γ depends on the tyrosine kinase pathway. The reduced activity of caspases in PMN seems to play an important role for prolonged lifespan of those cells during sepsis.

Literatur

1. Keel M, Ungethüm U, Steckholzer U, Niederer E, Hartung T, Trentz O, Ertel W (1997) Interleukin-10 counterregulates proinflammatory cytokine-induced inhibition of neutrophil apoptosis during severe sepsis. Blood 90:3356–3363
2. Thornberry NA, Lazebnik Y (1998) Caspases: Enemies within. Science 281:1312–1316
3. Nicholoson DW (1996) ICE/CED3-like proteases as therapeutic targets for the control of inappropriate apoptosis. Nat Biotech 14:297–301

Korrespondenzaddresse: Dr. med. Marius Keel, Klinik für Unfallchirurgie, Universitätsspital Zürich, Rämistrasse 100, CH-8091 Zürich, Schweiz, Telefon: (0041)-1-255-3657, Fax: (0041)-1-255-4406

Die Apoptose humaner neutrophiler Granulozyten ist assoziiert mit einer erhöhten Expression der Tetraspanine CD53 und CD63

Apoptosis of human neutrophils is associated with increased expression of the tetraspanins CD53 and CD63

T. Beinert[1], S. Münzing[2], K. Possinger[1], F. Krombach[2]

[1] Medizinische Klinik mit Schwerpunkt Hämatologie und Onkologie, Charité Campus Mitte, Berlin
[2] Institut für Chirurgische Forschung, Klinikum Großhadern, Ludwig-Maximilians-Universität München

Einleitung

Der programmierte Zelltod (Apoptose) neutrophiler Granulozyten ist ein für die Homöostase dieser Zellen wichtiger physiologischer Prozeß. Die Phagozytose apoptotischer Granulozyten durch Makrophagen ist dafür verantwortlich, die in entzündliches Gewebe extravasierten Granulozyten abzuräumen [1, 2] und „gealterte" Granulozyten aus der Zirkulation zu entfernen [3]. Die molekularen Veränderungen in/auf der Zellmembran apoptotischer Granulozyten, welche die selektive Erkennung dieser Zellen durch Makrophagen vermitteln, sind bis heute jedoch nur wenig bekannt. Tetraspanine sind eine neue Superfamilie von Glykoproteinen (TM4SF), denen eine Rolle bei der Signaltransduktion, welche zur Aktivierung, Adhäsion und Migration von Zellen führt, zugeschrieben wird [4]. Ziel dieser Studie war es, mit durchflußzytometrischen Methoden [5] die Expression von zwei auf Granulozyten exprimierten Tetraspaninen, CD53 [6] und CD63 [7], sowie zwei „klassischen" leukozytären Adhäsionsmolekülen (CD11b und CD62L) auf apoptotischen humanen neutrophilen Granulozyten zu untersuchen.

Material und Methoden

Humane neutrophile Granulozyten wurden mittels Dextransedimentation und Dichtegradientenzentrifugation aus heparinisiertem Vollblut isoliert und für 20 und 40 Stunden in serumfreiem RPMI-Medium kultiviert. Das Apoptoseverhalten der Zellen wurde lichtmikroskopisch (Morphologie) und durchflußzytometrisch (DNA-Fragmentierung und Annexin-V-Bindung) ermittelt. Die Bindung monoklonaler Antikörper gegen CD11b, CD62L, CD53 und CD63 wurde auf apoptotischen und nicht-apoptotischen Zellen mittels direkter Zweifarbenfluoreszenz (vs. Annexin-V-Bindung) durchflußzytometrisch analysiert.

Ergebnisse

Nach morphologischen bzw. durchflußzytometrischen Kriterien waren nach 20 h Kultur 30,1 ± 3,8 % bzw. 24,6 ± 5,1 % der Zellen und nach 40 h 43,6 ± 8,9 % bzw. 43.2 ± 3,7 % der Zellen apoptotisch (jeweils n = 6). In der gesamten Granulozytenpopulation kam es zu einem Abfall der CD62L-Expression (ausgedrückt als mittlere Fluoreszenzintensität) von basal 2299,4 ± 347,7 auf 666,6 ± 149,2 nach 20 h und 146,9 ± 22,5 nach 40 h, während sich die Expression von CD11b nicht signifikant änderte. Dagegen führte Apoptose *in vitro* zu einer signifikant erhöhten Expression der beiden Tetraspanine CD53 (basal: 18,0 ± 3,0; 20 h: 149,9 ± 30,6, 40 h: 204,8 ± 21,5) und CD63 (basal: 10,6 ± 1,8; 20 h: 112,8 ± 38,5, 40 h: 200,8 ± 29,5). Mittels selektiver Analyse apoptotischer *versus* nicht-apoptotischer Zellen konnte nachgewiesen werden, daß die erhöhte Expression der beiden Tetraspanine und der Verlust von CD62L vornehmlich auf die apoptotische Subpopulation beschränkt war.

Schlußfolgerung

Die Ergebnisse der vorliegenden Arbeit zeigen, daß die Apoptose humaner neutrophiler Granulozyten mit einer gesteigerten Expression der beiden Tetraspanine CD53 und CD63 assoziiert ist, während, wie von anderen Autoren schon publiziert, die Expression von CD11b unverändert bleibt und die CD62L-Expression deutlich abnimmt [8, 9]. Ob CD53 oder CD63 bei der Erkennung apoptotischer zirkulierender oder extravasierter Granulozyten durch Makrophagen beteiligt sind, muß in weiterführenden Untersuchungen geklärt werden.

Zusammenfassung

Einleitung: Die kürzlich entdeckte Tetraspanin-Superfamilie (TM4SF) besteht aus einer Gruppe von Zelloberflächenproteinen, denen eine Rolle bei der Zelladhäsion, Migration und Metastasierung zugeschrieben wird. Ziel dieser Studie war es, die Expression von zwei auf Granulozyten exprimierten Tetraspaninen (CD53 und CD63) sowie zwei „klassischen" leukozytären Adhäsionsmolekülen (CD11b und CD62L) auf apoptotischen humanen neutrophilen Granulozyten mit durchflußzytometrischen Methoden zu untersuchen.

Methoden: Humane neutrophile Granulozyten wurden für 20 und 40 Stunden in serumfreiem RPMI-Medium kultiviert. Das Apoptoseverhalten der Zellen wurde lichtmikroskopisch und durchflußzytometrisch ermittelt. Die Bindung monoklonaler Antikörper gegen CD11b, CD62L, CD53 und CD63 wurde auf apoptotischen und nicht-apoptotischen Zellen mittels direkter Zweifarbenfluoreszenz durchflußzytometrisch analysiert.

Ergebnisse: Apoptose *in vitro* führte in der gesamten Granulozytenpopulation zu einer signifikanten (p < 0,05) Verminderung der CD62L-Expression und zu einer signifikant erhöhten Expression der beiden Tetraspanine CD53 und CD63, während die Expression von CD11b unverändert blieb. Durch die selektive Analyse apoptotischer und nicht-apoptotischer Zellen konnte nachgewiesen werden, daß die erhöhte

Expression der beiden Tetraspanine und der Verlust von CD62L vornehmlich auf die apoptotische Subpopulation beschränkt war.

Diskussion: Diese Ergebnisse deuten darauf hin, daß die Apoptose humaner neutrophiler Granulozyten mit einer gesteigerten Expression der beiden Tetraspanine CD53 und CD63 assoziiert ist. Ob Tetraspanine bei der Erkennung apoptotischer zirkulierender oder extravasierter Granulozyten durch Makrophagen beteiligt sind, muß in weiterführenden Untersuchungen geklärt werden.

Abstract

Background: The recently discovered transmembrane 4 superfamily (TM4SF) comprises a group of cell-surface proteins that are suggested to be involved in cell adhesion, motility, and metastasis, as well as cell activation and signal transduction. Aim of this study was to assess the expression of the two tetraspanins, CD53 and CD63, and of two leukocyte adhesion molecules, CD11b and CD62L, on apoptotic human neutrophils by flow cytometric methods.

Methods: Human neutrophils were cultured for 20 and 40 hours in serum-free RPMI medium. Apoptosis was analyzed by light microscopy and flow cytometry. The binding of monoclonal antibodies directed against CD11b, CD62L, CD53 and CD63 on apoptotic and non-apoptotic cells was determined by dual color flow cytometry.

Results: Apoptosis *in vitro* resulted in a significant (p < 0.05) reduction of the expression of CD62L and a significantly increased expression of the two tetraspanins CD53 and CD63, whereas the expression of CD11b remained unchanged. The selective analysis of apoptotic vs. non-apoptotic cells proved that the increased expression of the tetraspanins and the loss of CD62L were limited to the apoptotic subpopulation.

Discussion: These results indicate that apoptosis of human neutrophils is associated with an increased expression of the two tetraspanins CD53 and CD63 Further studies are required to clarify whether tetraspanins participate in the recognition of apoptotic circulating or extravasated neutrophils by macrophages.

Literatur

1. Haslett C, Savill JS, Whyte MKB, Stern M, Dransfield I, Meagher LC (1994) Granulocyte apoptosis and the control of inflammation. Phil Trans R Soc London B 345 : 327 – 333
2. Savill J (1997) Apoptosis in resolution of inflammation. J Leukoc Biol 61 : 375 – 380
3. Shi J, Fujieda H, Kokubo Y, Wake K (1996) Apoptosis of neutrophils and their elimination by Kupffer cells in rat liver. Hepatology 24 : 1256 – 1263
4. Maecker HT, Todd SC, Levy S (1997) The tetraspan superfamily: molecular facilitators. FASEB J 11 : 428 – 442
5. Homburg CHE, de Haas M, von dem Borne AEGKr, Verhoeven AJ, Reutelingsperger CPM, Roos D (1995) Human neutrophils lose their surface FcgammaRIII and acquire Annexin V binding sites during apoptosis in vitro. Blood 85 : 532 – 540
6. Mollinedo F, Martín-Martín B, Gajate C, Lazo PA (1998) Physiological activation of human neutrophils down-regulates CD53 cell surface antigen. J Leukoc Biol 63 : 699 – 706
7. Skubitz KM, Campbell KD, Iida J, Skubitz APN (1996) CD63 associates with tyrosine kinase activity and CD11/CD18, and transmits an activation signal in neutrophils. J Immunol 157 : 3617 – 3626

8. Dransfield I, Stocks SC, Haslett C (1995) Regulation of cell adhesion molecule expression and function associated with neutrophil apoptosis. Blood 85:3264–3273
9. Matsuba KT, van Eeden SF, Bicknell SG, Walker BAM, Hayashi S, Hogg JC (1997) Apoptosis in circulating PMN: increased susceptibility in L-selectin-deficient mice. Am J Physiol 272:H2852–2858

Korrespondenzadresse: Prof. Dr. F. Krombach, Institut für Chirurgische Forschung, Klinikum Großhadern, Marchioninistr. 15, 81366 München

Granulozyten Kolonie-Stimulierender Faktor (G-CSF) vermindert den histologischen Schaden in der Na-Taurocholat-, aber nicht in der Cerulein-Pankreatitis der Ratte

Granulocyte Colonie-Stimulating Factor (G-CSF) reduces tissue damage in sodium taurocholate, but not in cerulein pancreatitis in rats

C. G. Schneider, C. Bloechle, T. Strate, J. R. Izbicki

Abt. f. Allgemeinchirurgie, Universitäts-Krankenhaus Eppendorf, Martinistr. 52, 20246 Hamburg

Einleitung

Die Pathogenese der akuten Pankreatitis ist nach wie vor unklar. Faktoren wie intrapankreatische Enzymaktivierung oder Beeinträchtigungen der Mikrozirkulation werden als Startmechanismen diskutiert. Es besteht jedoch Einigkeit darüber, daß der Verlauf der akuten Entzündung durch die Aktivierung der Mediatorkaskaden bestimmt wird [6, 8]. Es konnte gezeigt werden, daß Tumor-Nekrose-Faktor-α (TNF), Interleukin-1 (IL-1), IL-6 und IL-8 mit dem Schweregrad der akuten Pankreatitis korrelieren [3–5]. Das Zytokin Granulozyten Kolonie-Stimulierender Faktor (G-CSF) aktiviert und stabilisiert neutrophile Granulozyten. Die prophylaktische Gabe senkte in tierexperimentellen Sepsisstudien die Mortalität [7, 10] und reduzierte die Häufigkeit von Sepsisepisoden nach Lebertransplantation [2]. Ob dieser Effekt auf verbesserte Eigenschaften der Granulozyten oder eine Beeinflussung der Freisetzung immunologischer Mediatoren (z.B. TNF-α) oder beides zurückzuführen ist, ist noch unklar. Wir haben die Wirkung der prophylaktischen Gabe von G-CSF in der ödematösen (Cerulein) und der hämorrhagisch-nekrotisierenden (Na-Taurocholat (NaT)) Pankreatitis der Ratte untersucht.

Methodik

Es wurden weibliche 250–300 g schwere Sprague-Dawley Ratten vewendet. 12 Stunden (T-12) vor Pankreatitisinduktion (T0) wurden die Tiere entweder mit G-CSF (Neupogen®, zur Verfügung gestellt von AMGEN, Thousand Oaks, CA, USA) oder Ringer-Lsg. als Kontrolle behandelt und nüchtern gesetzt. G-CSF wurde in einer Dosierung von 50 µg/kgKG verwendet und subkutan in die Nackenfalte injiziert. Zum Zeitpunkt T0 wurden die Tiere mit Ketamin und Xylacin i.m. betäubt und nach dem Anlegen eines zentralvenösen Katheters die Narkose mit Ketamin (30 mg/kg/h) und Xylacin (0,3 mg/kg/h) i.v. aufrecht erhalten. Zur Induktion der ödematösen Pankreatitis wurde Cerulein (5 mg/kg/h) über 6 Std. i.v. gegeben. Die hämorrhagisch-nekrotisierende Pankreatitis wurde durch Infusion von 300 µl 3%iger NaTaurocholat-Lsg. in den Pankreasgang induziert. Hierzu wurden die Tiere laparotomiert und der Pankreasgang transduodenal intubiert. Die Infusionsdauer betrug max. 5 Minuten, der max. Druck 25 cm H_2O. Für den Beobachtungszeitraum von 12 Std. verblieben die Tiere in Narkose und wurden vor Auskühlung und Stress geschützt. Nach Ablauf der Beobachtungszeit wurden sie durch eine Barbituratüberdosis getötet. Zu den Zeitpunkten T-12 und T0 wurden Blutausstriche für Differentialblutbilder und Färbung der Alkalische Leukozyten-Phosphatase (ALP) angefertigt. Bei T0, T2, T6 und T12 wurden Blutproben zur TNF-Bestimmung entnommen. Die TNF-Bioaktivität wurde im WEHI 164-Zytotoxizitätsassay bestimmt [1]. Nach dem Versterben der Tiere oder deren Tötung nach Ablauf der Beobachtungszeit wurde Aszites asserviert und das Pankreas entnommen und histologisch aufgearbeitet. Die Auswertung erfolgte lichtmikroskopisch nach einem etablierten Score [9]. Die statistische Analyse der Mittelwerte erfolgte bei normalverteilten Daten durch Varianzanalyse. Bei ordinalen, gepaarten Daten wurde der Wilcoxon-Test, bei ordinalen, unabhängigen der Mann-Whitney-U-Test verwendet. Die Analyse der Überlebenszeiten wurde mittels Kaplan-Meier-Analyse und Log-rank-Test durchgeführt.

Ergebnisse

Die Gabe von G-CSF führte innerhalb von 12 Stunden zu einer Verdoppelung der Leukozytenzahlen und einem signifikanten Anstieg der ALP-Aktivität, als Ausdruck der Granulozytenaktivierung. Die Granulozytenzahlen stiegen von 1,0 auf 5,1 G/l ($p < 0,01$). Die TNF-Ausgangswerte (T0) wurden durch die G-CSF-Behandlung nicht beeinflußt. Das Überleben der Tiere wurde weder in der ödematösen (Cerulein) noch in der hämorrhagisch-nekrotisierenden Pankreatitis (Na-Taurocholat) signifikant beeinflußt. In der ödematösen Pankreatits starben in der Verum- und in der Kontrollgruppe 4 von 10 Tiere, in der hämorrhagisch-nekrotisierenden Form 6 von 10 G-CSF-Tiere und 7 von 10 Kontrolltieren. Die mittleren Überlebenszeiten betrugen in der Cerulein-induzierten Pankreatitis 609 (G-CSF) vs. 603 Minuten und 492 (G-CSF) vs. 469 Minuten in der Na-Taurocholat-Pankreatitis. Der histologische Schaden wurde in der Cerulein-Pankreatitis durch G-CSF nicht signifikant beeinflußt (G-CSF: 4,5 vs. Kontrolle: 4,25). In der Na-Taurocholat-Pankreatitis führte G-CSF zu einer Reduktion des Schadens (G-CSF: 4,5 Pkt. vs. Kontrolle: 6,0 Pkt., $p = 0,02$). Hierbei zeigte sich besonders eine Reduktion der Nekrosen. In beiden Pankreatitismodellen wurden ein TNF-Peak nach 2 Stunden ohne signifikante Unterschiede zwischen G-CSF- und Kontrollgruppen gemessen. In der ödematösen Pankreatitis sanken die Werte beider Gruppen innerhalb von 4 Std. auf das Ausgangsniveau während in der hämorrhagisch-nekrotisierenden Pankreatitis die mit G-CSF behandelten Tiere auf einem erhöhten Niveau blieben (G-CSF: 339 (130–857) units/ml vs. Kontrolle: 185 (86–311) units/ml, $p = 0,03$). Im Aszites der Tiere unterschieden sich die TNF-Aktivitäten zwischen den Verum- und den Kontrolltierne nicht, jedoch waren die Werte in der Cerulein-Pankreatitis niedrig (7–298 units/ml) und in der Na-Taurocholat-Pankreatitis hoch (27–8362 units/ml).

Schlußfolgerung

Die prophylaktische Gabe von G-CSF vermindert den histologischen Schaden in der Na-Taurocholat-Pankreatitis, ist aber ohne Effekt in der Cerulein-Pankreatitis. Dieses Ergebnis findet eine Erklärung in der Annahme, daß G-CSF seine Wirkung in diesen Modellen durch die aktivierten Granulozyten selbst, und nicht durch die Suppression makrophagen-bedingter Mediatorfreisetzungen entfaltet. Auch die Beobachtung, daß in der Na-Taurocholat-Pankreatitis, in der G-CSF positiv wirkt, der TNF-Serumspiegel langsamer sinkt, als in der Kontrollgruppe, unterstreicht diese Annahme.

Zusammenfassung

Einleitung: Es konnte gezeigt werden, daß Tumor-Nekrose-Faktor-α (TNF) im Serum mit dem Schweregrad der akuten Pankreatitis korreliert. Granulozyten Kolonie-Stimulierender Faktor (G-CSF) ist in der Lage überschießende TNF-Freisetzungen zu verhindern und konnte die Mortalität in Modellen der experimentellen Sepsis senken. Wir haben G-CSF in unterschiedlichen Modellen der akuten Pankreatitis getestet.

Methodik: Ratten wurden 12 Std. vor Pankreatitisinduktion mit 50 µg/kg G-CSF oder Ringer-Lsg. als Kontrolle behandelt. Zwei Modelle der akuten Pankreatitis wurden untersucht: 1) die Cerulein-Pankreatitis und 2) die Na-Taurocholat-Pankreatitis. Der Beobachtungszeitraum betrug 12 Std.

Ergebnisse: In der Cerulein-Pankreatitis hatte G-CSF keinen Effekt. In der Na-Taurocholat-Pankreatitis verringerte G-CSF den histologischen Schaden, während die TNF-Spiegel in der G-CSF-Gruppe persistierend erhöht waren.

Diskussion: Der positive Effekt von G-CSF in der akuten Pankreatitis ist vermutlich auf die verbesserte Granulozytenfunktion und nicht auf eine TNF-Reduktion zurückzuführen. So ist die Wirkung auch nur in dem hämorrhagisch-nekrotisierendem aber nicht im hypersekretorischen Modell zu beobachten.

Abstract

Introduction: Tumor necrosis factor α (TNF) was identified to correlate with the severity of acute pancreatitis. Granulocyte colony-stimulating factor (G-CSF) was shown to be beneficial in experimental sepsis studies. Therefore we tested G-CSF in different models of acute pancreatitis.

Methods: Rat's received 50 µg/kg G-CSF or vehicle 12 hours before pancreatitis induction. Two models of acute pancreatitis were used: 1) cerulein iv., and 2) sodium taurocholate intraductaly. Animals were observed for 12 hours.

Results: In cerulein-pancreatitis G-CSF had no effect. In taurocholate-pancreatitis histological damage was reduced and TNF serum levels remained elevated by G-CSF.

Discussion: The G-CSF-mediated beneficial effect in acute pancreatitis may be caused due to the enhanced immune functions of the granulocytes rather then the supression of TNF bioactivity. Therefore the effect can be observed in the hemorrhagic and necrotizing but not in the hypersecretory model.

Literatur

1. Espevik T, Nissen-Meyer J (1986) A highly sensitive cell line, WEHI 164 clone 13, for measuring cytotoxic factor/tumor necrosis factor from human monocytes. J Immunol Methods 95:99–105
2. Foster PF, Mital D, Sankary HN, McChesney LP, Marcon J, Koukoulis G, Kociss K, Leurgans S, Whiting J, Williams JW (1995) The use of granulocyte colony-stimulating factor after liver transplantation. Transplantation 59:1557–1563
3. Gross V, Andreesen R, Leser H-G, Ceska M, Liehl E, Lausen M, Farthmann EH, Schölmerich J (1992) Interleukin-8 and neutrophil activation in acute pancreatitis. Eur J Clin Invest 22:200–203
4. Heath DI, Cruickshank M, Gudgeon M, Jehanli A, Shenkin A, Imrie CW (1993) Role of interleukin-6 in mediating the acute phase protein response and potential role as an early means of severity assessment in acute pancreatitis. Pancreas 34:41–45
5. Hughes CB, Gaber LW, Kotb M, Mohey el-Din AB, Pabst M, Gaber AO (1995) Induction of acute pancreatitis in germ-free rats: evidence of a primary role for tumor necrosis factor-alpha. Surgery 117:201–205
6. Knoefel WT, Kollias N, Warshaw AL, Waldner H, Nishioka NS, Rattner DW (1994) Pancreatic microcirculatory changes in experimental pancreatitis of graded severity in the rat. Surgery 116:904–913
7. Lorenz W, Reimund KP, Weitzel F, Celik I, Kurnatowski M, Schneider C, Mannheim W, Heiske A, Neumann K, Sitter H, Rothmund M (1994) Granulocyte colony-stimulating factor prophylaxis before operation protects against lethal consequences of postoperative peritonitis. Surgery 116:925–934
8. Norman JG, Franz MG, Fink GS, Messina J, Fabri PJ, Gower WR, Carey LC (1995) Decreased mortality of severe acute pancreatitis after proximal cytokine blockade. Ann Surg 221:625–631
9. Schmidt J, Rattner DW, Lewandrowski K, Compton CC, Mandavilli U, Knoefel WT, Warshaw AL (1992) A better model of acute pancreatitis for evaluating therapy. Ann Surg 215:44–56
10. Toda H, Murata A, Matsuura N, Uda K, Oka Y, Tanaka N, Mori T (1993) Therapeutic efficacy of granulocyte colony stimulating factor against rat cecal ligation and puncture model. Stem Cells Dayt 11:228–234

Korrespondenzadresse: Dr. Claus G. Schneider, Abt. f. Allgemeinchirurgie, Chirurgische Klinik/UKE, Martinistr. 52, D-20246 Hamburg, Telefon: (040) 4717-2450, Fax: (040) 4717-4995

Monozytenaktivierung mit Interferon-γ bei schwerer Pankreatitis

Interferon-γ activates monocyte function in patients with severe pancreatitis

K. L. Schuster[1], A. Richter[1], Th. Bertsch[2], K. Wendl[1], M. Schlüter[1], S. Post[1]

[1] Chirurgische Klinik, [2] Institut für Klinische Chemie,
Universitätsklinikum Mannheim gGmbH, Fakultät für Klinische Medizin der Universität Heidelberg

Einleitung

Sepsis und Infektion sind prognosebestimmende Faktoren bei Patienten mit akuter nekrotisierender Pankreatitis. Auch die schwere Pankreatitis beginnt in der Akutphase mit einer Freisetzung von Zytokinen und Mediatoren, die hauptsächlich vom Monozyten-/Makrophagensystem freigesetzt oder induziert werden. Durch Gegenregulationsmechanismen findet eine Monozytendeaktivierung mit verminderter Fähigkeit zur Antigenpräsentation und Sekretion von proinflammatorischen Zytokinen statt, die als „Immunparalyse" bezeichnet wird. Zur Beurteilung des Immunstatus kann eine Quantifizierung von antigenpräsentierenden Eigenschaften des Monozyten erfolgen, die sich in der HLA-DR Expression auf CD14+-Blutmonozyten widerspiegelt. In Voruntersuchungen konnten wir zeigen, daß die Messung der HLA-DR Expression und der Zytokin Plasma Spiegel bei der akuten Pankreatitis mit dem klinischen Verlauf gut korreliert [1]. Insbesondere in Patienten mit schwerer Pankreatitis zeichnete sich bei letalem Verlauf eine anhaltende Erniedrigung der HLA-DR Expression ab, die eine immunstimulatorische Behandlung sinnvoll erscheinen ließe [2]. *In vitro* und *in vivo* Untersuchungen zeigten einen möglichen Therapieansatz zur Monozytenaktivierung mit dem immunmodulierenden körpereigenen Zytokin Interferon-γ (IFN-γ) [3].

Methodik

In einer prospektiven Studie wurde bei 30 konsekutiven Patienten mit akuter Pankreatitis ein Immunmonitoring und klinisches Scoring durchgeführt. Die Diagnosesicherung der Pankreatitis erfolgte klinisch-chemisch, durch die pathologische Kontrastmittel-Computertomographie und die klinische Symptomatik des Patienten. Das tägliche Immunmonitoring beinhaltete die Bestimmung der HLA-DR Expression auf Blutmonozyten (CD+14) mittels zytofluorometrischer Analyse und die Messung von Procalcitonin (LUMItest®PCT, Brahms Diagnostica GmbH, Deutschland), Neopterin (ELItest® Neopterin, Brahms Diagnostica GmbH, Deutschland) und der löslichen (s) TNF-α-Rezeptoren (sTNF-R (80kDa) ELISA, Bender MedSystems, Österreich).

Studiendesign: Im Falle einer erniedrigten HLA-DR Expression für drei konsekutive Tage < 150 MFI (mittlere Fluoreszenzintensität) wurde der Patient als sepsisgefährdet eingestuft und die Studienmedikation Interferon-γ-1b (Imukin®, Dr. Karl Thomae GmbH, Deutschland) in einer Dosierung von 100 µg einmal täglich subkutan verabreicht. Die Injektionsdauer der Studienmedikation erfolgte bis zum Anstieg der HLA-DR Expression auf Normalwerte.

Ergebnisse

Das Immunmonitoring ergab bei 12 Patienten eine Erniedrigung der HLA-DR Expression (CD$^+$14) < 150 MFI über mindestens 3 Tage. Die HLA-DR Expression zeigte im Verlauf der INF-γ Applikation im Median am 3. Therapietag einen signifikanten Anstieg der Medianwerte von 68 MFI auf 257 MFI (p < 0,001). Als Meßparameter für die Immunaktivierung galten Neopterin und die s-TNF-α-Rezeptoren. Für Neopterin wurde eine signifikante Medianänderung von 19 nmol/l auf 88 nmol/l gemessen (p < 0,001). Die Medianwerte der s-TNF-α-Rezeptoren stiegen ebenfalls signifikant von 7,9 ng/ml auf 16,5 ng/ml (p < 0,001). Als Hinweis für eine nachlassende Infektionsintensität konnte eine signifikanter Abfall des PCT gemessen werden (p < 0,05), mit einem anfänglichen Medianwert von 2,67 ng/ml und einem Abfall auf 0,17 ng/ml. Es wurden keine nennenswerten Nebenwirkungen unter der IFN-γ Therapie registriert, kein Patient entwickelte ein Multiorganversagen. Zwei Patienten verstarben (84-jährige Patientin an den Folgen einer vorbestehenden Pulmonalinsuffizienz, 64-jähriger Patient mit äthyltoxischer Leberzirrhose an den Folgen einer gastrointestinalen Blutung und Gerinnungsstörung).

Diskussion

Immunologische Veränderungen im Verlauf der Sepsis sind schwerwiegend und oft mit hoher Letalität verbunden. Einer initalen proinflammatorischen Zytokinausschüttung folgt eine hypoinflammatorische Phase mit Depression des Immunstatus, angezeigt durch eine herabgesetzte monozytäre HLA-DR Expression. Die Mediatorantagonisierung in der Initialphase der Sepsis hat bislang zu keiner entscheidenden Behandlungsalternative oder Senkung der Mortalität geführt [4]. Eine mögliche Therapiealternative stellt das Zytokin IFN-γ dar, das vorwiegend von T-Zellen sezerniert wird und in Makrophagen u. a. Antigen Präsentation und Zytokinsekretion stimuliert [3]. In der vorliegenden Untersuchung wurde bei 12 Patienten mit akuter Pankreatitis eine anhaltende Erniedrigung der HLA-DR Expression auf Monozyten festgestellt. Die Therapie mit IFN-γ führte zu einer Aktivierung der Makrophagen und verbesserten Monozytenfunktion, gemessen an der HLA-DR Expression. Die signifikant ansteigenden Verläufe des Monozyten-Aktivierungsparameters Neopterin und der löslichen TNF-α-Rezeptoren bestätigten die Immunaktivierung [5]. Die Bestimmung des Procalcitonin als Marker der Sepsis und schweren Pankreatitis [6] ergab ein rückläufiges Verhalten, womit eine verbesserte Elimination der bakteriellen Toxine vermutet werden kann. Aufgrund der vorliegenden Resultate kann die zentrale Rolle des IFN-γ bei der Immunregulation angenommen werden. Zur Validierung von IFN-γ

als immunmodulatorische Substanz beim Krankheitsbild der schweren Pankreatitis sind prospektive, randomisierte Multicenter Studien erforderlich.

Zusammenfassung

Einleitung: Sepsis und Infektion sind prognosebestimmende Faktoren im Behandlungsverlauf von Patienten mit schwerer Pankreatitis. Sekundäre Infektionen mit nachfolgender Sepsis sind wahrscheinlich auf eine Suppression des Immunsystems zurückzuführen. Unsere bisherigen Ergebnisse zeigen, daß eine erniedrigte HLA-DR Expression der Monozyten-Oberflächenantigene (CD$^+$14) auf eine Störung des Immunsystems in schwerer Pankreatitis hinweisen. In vivo und in vitro Untersuchungen haben eine Verbesserung der Monozytenfunktion durch die Gabe von Interferon-γ (IFN-γ) ergeben.

Methoden: In einer prospektiven Studie erhielten 12 Patienten mit schwerer Pankreatitis und einer anhaltenden Erniedrigung der HLA-DR Expression auf Monozyten < 150 MFI (mittlere Fluoreszenz Intensität) eine einmal tägliche, subkutane Injektion von 100 μg Interferon-γ-1b (IFN-γ). Das tägliche Immunmonitoring beinhaltete u. a. die HLA-DR Expression auf Monozyten (CD$^+$14), Bestimmung von Procalcitonin (PCT), den löslichen (s)-TNF-α-Rezeptoren (80 kDa) und Neopterin.

Ergebnisse: Nach dem 3. Tag (Median) der IFN-γ-Applikation wurde ein signifikanter Anstieg der HLA-DR Expression gemessen. PCT als Marker für verminderte Infektionsintensität zeigte einen signifikanten Abfall. Die Meßparameter für den aktivierten zellulären Immunstatus, s-TNF-α-Rezeptoren und Neopterin, wiesen einen signifikanten Anstieg auf.

Zusammenfassung: Aufgrund der vorliegenden Resultate kann eine zentrale Rolle von Interferon-γ bei der Immunregulation angenommen werden. Zur Validierung von IFN-γ als immunmodulatorische Substanz beim Krankheitsbild der schweren Pankreatitis sind prospektive, randomisierte Studien erforderlich.

Abstract

Background: Sepsis and infection are important prognostical factors in the therapy course of patients with severe pancreatitis. Secondary infections with subsequent sepsis are probably induced by a suppression of the immune system. Our former results suggest that decreased HLA-DR expression of surface antigens on monocytes represent the disturbed immune system in severe pancreatitis. In vivo and in vitro studies propose that the application of Interferon-γ (IFN-γ) may improve monocyte function.

Patients and Methods: In a prospective study 12 patients with severe pancreatitis and a continuous decrease of HLA-DR expression < 150 MFI (mean fluorescence intensity) on monocytes (CD$^+$14) received daily subcutaneous injections of 100 μg Interferon-γ-1b. The daily immunmonitoring included measurements of HLA-DR expression on monocytes (CD$^+$14), Procalcitonin (PCT), soluble (s)-TNF-α-receptors and Neopterin.

Results: In all patients the HLA-DR expression on monocytes increased significantly after the third day (median) of IFN-γ application. The cellular parameter PCT showed a significant decline as a sign of improved immune response. Representing the activated cellular immune status, s-TNF-α-receptors and neopterin levels increased significantly.

Conclusion: We assume a central role of IFN-γ in the regulation of the immune system. For confirmation of IFN-γ as an immunmodulating cytokine, further controlled, randomized studies are necessary.

Literatur

1. Bertsch Th, Richter A (1998) Cytokines and soluble adhesion molecules in laboratory diagnostics. Clin Chem Lab Med 36 (6): 409–413
2. Richter A, Nebe Th, Fiedler F, Trede M (1995) Immunmonitoring bei akuter Pankreatitis. Chir Gastroenterol 11(Suppl. 2): 26-33
3. Kox WJ, Bone RC, Krausch D, Döcke WD, Kox SN, Wauer H, Egerer K, Querner S, Asadullah K, von Baehr R, Volk HD (1997) Interferon gamma-1b in the treatment of compensatory anti-inflammatory response system. Arch Intern Med 157: 389–393
4. Bone RC (1996) Why sepsis trials fail. JAMA 276: 565–566
5. Fuchs D, Weiss G, Reibnegger G, Wachter H (1992) The role of Neopterin as a monitor of cellular immune activation in transplantation, inflammatory, infectious, and malignant diseases. Crit Rev Clin Lab Sci 29 (3, 4): 307–341
6. Bertsch Th, Richter A, Hofheinz H, Böhm C, Hartel M, Aufenanger J (1997) Prokalzitonin – ein neuer Marker für die Akute-Phase-Reaktion bei akuter Pankreatitis. Langenbecks Arch Chir 382: 367–372

Korrespondenzadresse: Dr. Katrin L. Schuster, Chirurgische Klinik, Universitätsklinikum Mannheim gGmbH, Fakultät für Klinische Medizin der Universität Heidelberg, D-68135 Mannheim

Wild-Typ p53 reguliert das Tumorsuppressorgen p27^{KIP1} herauf mit nachfolgender Apoptoseinduktion

Wild-Type p53 up-regulates the tumor suppressor gene p27^{KIP1} which results in enhanced induction of apoptosis

G. Schumacher[1], Z. Fan[2], J. Mendelsohn[2], W. O. Bechstein[1], J. A. Roth[3]

[1] Klinik für Allgemein-, Viszeral- und Transplantationschirurgie, Charité Campus Virchow Klinikum Berlin
[2] Department of Clinical Investigation, M.D. Anderson Cancer Center, Houston, Texas, USA
[3] Department of Thoracic and Cardiovascular Surgery, M.D. Anderson Cancer Center, Houston, Texas, USA

Einleitung

Das Tumorsuppressorgen p27^{KIP1} gewinnt zunehmend klinisches Interesse, da bei immer mehr Tumoren eine reduzierte Expression mit einer schlechten Prognose korreliert wird [1]. Neben der Hemmung der zyklin-abhängigen Kinase cdk-2 induziert es Apoptose. Ungeklärt sind jedoch weitgehend die molekularen Interaktionen mit anderen Zellzyklusregulatoren. In dieser Studie sollte das Expressionsmuster und dessen Bedeutung von p27^{KIP1} in Abhängigkeit der p53 Expression untersucht werden.

Methodik

Zellinien, Vektoren, Antikörper: Die Mamma-Ca Zellinie MDA-MB-468 (p53mut) und die nicht-kleinzellige Bronchial-Ca Zellinie H1299 (p53del) wurden verwendet. Adenovirale Vektoren, die wt-p53 (Ad-p53) oder *LacZ* (Ad-β-gal) exprimieren, dienten der Gentransduktion. Der monoklonale chimäre Mensch-Maus Antikörper C225, der spezifisch gegen den EGFR gerichtet ist, kann p27^{KIP1} induzieren und Zellwachstum hemmen [2].

Proliferationsuntersuchungen: Die H1299 Zellen wurden mit 0,5 MOI (Mutiplicity of Infection), die MDA-MB-468 Zellen mit 1 MOI Ad-p53 oder Ad-β-gal transfiziert. Drei Tage darauf kamen 30 nM C225 und eine erneute adenovirale Transfektion hinzu. Die Zellzählungen verliefen über fünf Tage.

Western Blot Analysen: Die Expression der apoptosebezogenen Proteine p53 (Santa Cruz), p21^{WAF1} (Oncogene Science), p27^{KIP1} (Neomarkers) und EGFR (Neomarkers) wurde nach einem Standardprotokoll bestimmt.

532

Zellzyklusanalysen: Die Zellen wurden mit 20 µg Propidium Iodid und 20 µg RNase inkubiert und einem Durchflußzytometer zugeführt, der den DNA-Anteil pro Zelle maß. Zellen der Sub-G1 Fraktion galten hierbei als apoptotisch.

Ergebnisse

Die Wachstumskurven zeigen für H1299 und MDA-MB-468 einen ähnlichen Verlauf über 5 Tage. Dabei hat die geringe Menge Adenoviren mit 0,5 und 1 MOI Ad-p53, aber auch C225 allein mit 30 nM nur einen geringen wachstumshemmenden Effekt. In der oben beschriebenen Kombination konnte die Zellzahl in dieser Gruppe um 55 % mehr reduziert werden, als mit Ad-p53 oder C225 alleine. Es zeigte sich, daß die Expression des EGFR nach Ad-p53 Transfektion der MDA-MB-468 eine bis zu 7-fache Intensität erreichte, die am 3. Tag die maximale Ausprägung hatte. Abbildung 1 zeigt die p27^{KIP1} Expression nach Transfektion der H1299 Zellen mit 0,5 MOI auf. Eine 2,7fache Induktion nach 4 Tagen konnte beobachtet werden. Die Kombination aus Ad-p53 und C225 konnte diese Induktion auf das 5,1fache steigern. Die MDA-MB-468 Zellen zeigten ebenfalls eine Induktion von p27^{KIP1} nach Ad-p53 (1,8fach) oder C225 (4fach). Die Kombination erbrachte jedoch keine additive Induktion.

In der Durchflußzytometrie zeigte sich ein Anstieg der apoptotischen Zellen von ca. 5% in den Kontrollgruppen auf 33,4% in der Kombinationsgruppe aus Ad-p53 und C225 bei den H1299 Zellen (Abb. 2a). Die MDA-MB-468 Zellen reagierten mit einem geringeren Anstieg von ca. 10 % auf 18 % apoptotischer Zellen nach der Kombination aus Ad-p53 und C225 (Abb. 2b), jedoch wurde ein Arrest in der G1-Phase mit 71,5% der Zellen beobachtet.

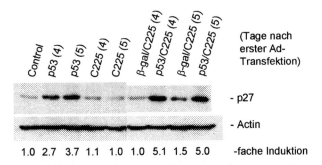

Abb. 1. Western Blot Analysen der p27^{KIP1} Expression nach Transfektion der H1299 Zellen mit Ad-p53 (MOI 0,5) oder C225 (30 nM) alleine oder in Kombination. Proteinvolumen: 100 µg. Actin: Kontrolle der gleichmäßigen Proteinladung. Zahlen in Klammern: Tage nach der ersten Ad-p53 Gabe. Die Intensität der Expression wurde densitometrisch ermittelt. Control: unbehandelte Zellen, p53: Ad-p53, *β*-gal: Ad-*β*-gal als Kontrollvektor

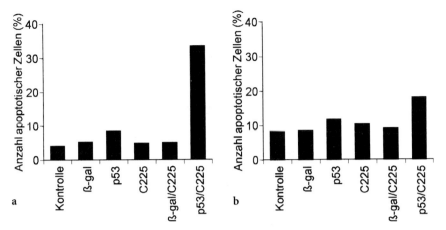

Abb. 2. Prozentueller Anteil apoptotischer Zellen, durchflußzytometrisch bestimmt. A: H1299 (Ad-MOI 0,5, C225 30 nM), B: MDA-MB-468 (Ad-1 MOI, C225 30 nM)

Diskussion

Die Wirksamkeit des adenoviral vermittelten Gentransfers, insbesondere des p53 Gens scheint erhöht zu sein, wenn es mit einem ergänzenden zweiten Agens kombiniert wird. So wurde die Wirkung von p53 mit Cis-Platin oder 2-Methoxyestradiol verstärkt [3, 4]. In der vorliegenden Studie wurde die Expression von p27^{KIP1} als gemeinsamer, sich ergänzender Faktor bei der Kombinationstherapie aus Ad-p53 und C225 untersucht. Der Grund für die beobachtete additive Wachstumshemmung durch Ad-p53 und C225 ist spekulativ. Es könnte einerseits von Bedeutung sein, daß der EGFR induziert wird, wodurch mehr C225 Moleküle einen Rezeptor finden und dadurch das Wachstum hemmen. Wahrscheinlicher ist die Induktion von p27^{KIP1} als entscheidender Mechanismus anzusehen. P53 induziert p27^{KIP1} zu einem gewissen Grad, was von C225 weiter angehoben wird und schließlich apoptotischen Zelltod auslöst. Die Untersuchungen mit der Durchflußzytometrie zeigten deutlich die Induktion der Apoptose, wenn p27^{KIP1} bei den H1299 Zellen überexprimiert war. Bei geringerer Expression entsteht lediglich ein Zellzyklusarrest, wie bei den MDA-MB-468 Zellen beobachtet, was jedoch offenbar auch eine signifikante Wachstumshemmung zur Folge hat. Unter Verwendung eines p27^{KIP1} exprimierenden Adenovirus konnte eine sehr hohe Expression und damit eine regelmäßige Induktion von Apoptose erzeugt werden, was die Bedeutung unserer Daten unterstreicht [5]. Diese Untersuchungen zeigen einen neuen wichtigen molekularen Mechanismus des p53 in der Zellzyklusregulation.

Zusammenfassung

Das Tumorsuppressorgen p27^{KIP1} kann Zellzyklusarrest und Apoptose induzieren. Molekulare Interaktionen mit anderen zellzyklusregulierenden Genen sind jedoch zu großen Teilen noch unbekannt. Wir untersuchten den Zusammenhang zwischen p53 und p27^{KIP1}. Wir transfizierten die nicht-kleinzellige Bronchial-Ca Zellinie H1299 (p53del) und die Mamma-Ca Zellinie MDA-MB-468 (p53mut) mit einem p53 exprimierenden adenoviralen Vektor (Ad-p53) mit 0,5 bzw. 1 MOI (Multiplicity of Infection). Desweiteren kombinierten wir Ad-p53 mit 30 nM des anti-EGF-Rezeptor mAb C225 und untersuchten den Effekt und Mechanismus der p27^{KIP1} Expression. Wir fanden, daß die Kombination aus p53 und C225 zu 55 % mehr Wachstumshemmung führte, als p53 oder C225 alleine. Die Expression von p27^{KIP1} war nach p53 Gabe um das 2,7fache erhöht, was sich auf das 5,1 fache durch Kombination mit C255 steigern ließ, wie in Western Blot Analysen deutlich wurde. Die Durchflußzytometrischen Untersuchungen ergaben, daß 33,4 % der Zellen aus der Kombination aus Ad-p53 und C225 apoptotischen Zelltod erlitten. Hingegen waren es nur 5 % bei Ad-p53 oder C225 alleine. Diese Ergebnisse zeigen einen neuen molekularen Mechanismen der p53 vermittelten Zellzyklusregulation.

Abstract

Background: The tumor suppressor gene p27^{KIP1} induces cell cycle arrest and apoptosis. However, many of the regulatory mechanisms are still unknown. We were interested to know whether there is a link to the major cell cycle regulator p53 or not.

Methods: We transfected the non-small cell lung cancer cell line H1299 (p53del) and the breast cancer cell line MDA-MB-468 (p53mut) with a p53 expressing adenoviral vector (Ad-p53) with 0.5 and 1 MOI (multiplicity of infection), respectively, and studied the expression of p27^{KIP1}. We combined 30 nM of the anti-EGF-receptor antibody C225 with Ad-p53, which can induce the expression of p27^{KIP1} by itself.

Results: We found that the combination of Ad-p53 and C225 caused 55 % more growth inhibition than Ad-p53 or C225 alone. Western Blot analysis showed that p53 induced p27^{KIP1} by 2.7fold, which was enhanced to 5.1 fold when Ad-p53 was combined to C225. Flow cytometry analysis revealed that the growth inhibition was, at least in part, caused by induction of apoptosis. 33.4 % of the H1299 cells underwent apoptosis in the combination group compared to 5 % in the single treatment groups.

Conclusion: These results show an important novel mechanism of cell cycle control by p53.

Literatur

1. Steeg SS, Abrams JS (1997) Cancer prognostics: Past, present and p27. Nat med 3 (2): 152–154
2. Peng D, Fan Z, Lu Y, DeBlasio T, Scher H, Mendelsohn J (1996) Anti-epidermal growth factor receptor monoclonal antibody 225 up-regulates p27[KIP1] and induces G1 arrest in prostatic cancer cell line DU145. Cancer Res 56: 3666–3669
3. Swisher SG, Roth JA, Lawrence DD, Kemp BL, Carrasco CH, Fossella FV, Glisson BS, Hong WK, Khuri JM, Nesbitt JC, Putnam JB, Schrump DS, Shin DM, Walsh GL (1997) Adenoviral mediated p53 gene transfer in patients with advanced non-small cell lung cancer (NSCLC). Proc Am Soc Clin Oncol 16: 437a
4. Kataoka M, Schumacher G, Cristiano RJ, Atkinson N, Roth JA (1998) An agent that increases tumor suppressor transgene product coupled with systemic transgene delivery inhibits growth of metastatic lung cancer *in vivo*. Cancer Res 58: 4761–4765
5. Katayose Y, Kim M, Rakkar ANS, Li Z, Cowan KH, Seth P (1997) Promoting apoptosis: A novel activity associated with the cyclin-dependent kinase inhibitor p27. Cancer Res 57: 5441–5445

Korrespondenzadresse: Dr. med. Guido Schumacher, Klinik für Allgemein-, Viszeral- und Transplantationschirurgie, Charité Campus Virchow Klinikum, Augustenburger Platz 1, 13353 Berlin

Additive Immuntherapie des Magenkarzinoms durch antikörpervermittelte Apoptoseinduktion

Additive immunotherapy of gastric cancer using antibody-induced apoptosis

W. Timmermann[1], A. Thiede[1], B. Illert[1], H. K. Müller-Hermelink[2], H. P. Vollmers[2], V. Krenn[2], L. Reindl[3], M. Wilhelm[4]

[1] Chirurgische Universitätsklinik Würzburg
[2] Pathologisches Institut der Universität Würzburg
[3] Missionsärztliche Klinik Würzburg
[4] Medizinische Poliklinik der Universität Würzburg

Einleitung

Nach den Ergebnissen einer deutschen Multicenter-Studie zur Prognose des Magenkarzinoms zeigt sich, daß nach R0-Resektion 40 % der Patienten bis zum 5. Jahr nach Operation ihres Tumors an einem Rezidiv verstorben sind. Insbesondere bei großen Tumoren und Lymphknotenbefall liegt diese Rate noch deutlich höher [1]. Ursache solcher Rezidive müssen isolierte, disseminierte Tumorzellen, die sog. „minimal residual disease" sein, die durch zusätzliche, nicht chirurgische Therapiemaßnahmen behandelt werden müssen [2]. Im Pathologischen Institut der Universität Würzburg wurde zu diesem Zweck ein Antikörper gegen ein tumorspezifisches Antigen von Magenkarzinomzellen gesucht und gefunden. Zur Gewinnung dieses Antikörpers wurden B-Zellen von Patienten mit Magenkarzinomen durch Elektrofusion mit humanen Myelom-Zell-Linien immortalisiert und die von diesen B-Zell-Klonen produzierten Antikörper auf ihre Bindung auf Magenkarzinom-Zell-Linien untersucht. So konnte ein Klon gefunden werden, der einen IG-M-Antikörper produziert, welcher Apoptose induziert. Dieser Antikörper wird als SC-1 bezeichnet. Das Besondere an der Wirkung von SC-1 ist, daß die Apoptose-Induktion allein durch die Bindung des AKs mit einem tumorspezifischen, membrangebundenen Rezeptor zustande kommt, also weder die Mitwirkung von Komplement noch von immunkompetenten Zellen des Patienten erforderlich ist. Immunhistochemisch reagieren ca. 70 % der Magenkarzinome vom diffusen Typ nach Lauren und 25 % der Magenkarzinome vom intestinalen Typ mit dem Antikörper, nicht jedoch gesundes humanes Gewebe. In vitro induziert SC-1 an rezeptorpositiven Zell-Linien Apoptose und an Tumortransplantaten im Nacktmausmodell Regression [3, 4, 5]. In einer Phase-II-Studie sollte nun überprüft werden, ob SC-1 bei klinischer Anwendung verträglich ist und ob die in vitro beobachteten Effekte, Apoptose-Induktion und Tumorregression, auch bei Anwendung von SC-1 am Menschen demonstrierbar sind.

Material und Methoden

Alle Patienten in deren präoperativer Biopsie ihres Magenkarzinoms eine Bindung mit SC-1 nachgewiesen werden konnte, wurden nach entsprechender Aufklärung und Einverständnis mit SC-1 behandelt. Die Applikation des AKs erfolgte 24 oder 48 Stunden präoperativ in einer Dosis von 20 oder 30 mg über 4 Stunden intravenös. Bei den Patienten erfolgte eine Gastrektomie mit systematischer Lymphadenektomie und anschließend eine histopathologische Vergleichsuntersuchung zwischen der präoperativen Biopsie und dem postoperativen Befund. Hierzu wurden Apoptose und Tumorregression semiquantitativ bestimmt. Die Apoptose wurde mittels des FragEL-Klenow DNA Fragmentation Kit (Calbiochem-Novabiochem, Bad Soden) nachgewiesen. Die Auswertung erfolgte semiquantitativ, 0 bedeutet keinen Unterschied zur prätherapeutischen Biopsie, 1 eine Zunahme der Apoptose um 30 %, 2 einer Zunahme der Apoptose um 60 %, 3 eine 60–100 %ige Apoptose. Die Apoptose-Induktion durch DNAse wurde als positive Kontrolle mit 100 % definiert. Die Tumorregressionsanalyse erfolgte lichtmikroskopisch an formalinfixierten Schnitten nach Färbung mit H&E sowie PAS. In die Analyse gingen als Kriterien Tumorzelldichte, Zahl pyknotischer Zellen sowie Grad der Infiltration durch inflammatorische Zellen ein. Diese Kriterien wurden semiquantitativ von 1 bis 3 von zwei Beobachtern bewertet, die Punktewerte addiert und die Punktzahl der präoperativen Biopsie von der Bewertung des postoperativ gewonnenen Tumorpräparates substrahiert. War die Differenz dieser Punktewerte unter 2, so wurde die Regression als gering Grad 0 eingestuft; bei einer Differenz von 2 oder 3 Punkten war die Beurteilung Grad 1, und bei einer Score-Differenz von 4 und mehr Grad 2. Bei insgesamt 20 Patienten konnte seit Juni 1997 bisher eine AK-Therapie mit SC-1 und postoperativer Evaluation vorgenommen werden.

Ergebnisse

Von den 20 Patienten zeigten 2 während der Infusionsphase von SC-1 reversible Episoden von Schüttelfrost und Fieber. Bei einem Patienten wurde nach 1-stündiger Pause die Infusion bei Normothermie fortgesetzt, bei einem anderen wurde sie beendet. In keinem Fall wurde die Operationsfähigkeit der Patienten durch die Infusion beeinträchtigt. Die histomorphologische Evaluation zeigte für die Apoptose bei 18 von 20 Patienten eine Zunahme im Vergleich zum Zustand vor AK-Gabe (8 mal Grad 1 und 10mal Grad 2) sowie eine Tumorregression in 12 von 20 Patienten (4mal Grad 1 und 8mal Grad 2) (Tabelle 1). 2 Patienten im UICC Stadium 4, bei denen keine R0-Resektion durchgeführt werden konnte, sind zwei Monate postoperativ verstorben, die restlichen Patienten sind derzeit rezidivfrei am Leben.

Diskussion

Die bisher vorgelegten Ergebnisse zeigen, daß der AK SC-1 mit geringem Risiko am Menschen anwendbar ist. Das Konzept der präoperativen individualspezifischen additiven Therapie durch Screening des Tumors auf ein relevantes immunologisches Target ist durchführbar, ohne die klassische Tumortherapie durch Operation in bisher

Tabelle 1. Patienten kollektiv, Applikationsweise und Effekt bei klinischer Anwendung von SC-1
Dosis = mg Antikörper, Intervall = Abstand zwischen Antikörpergabe und Tumoroperation

Alter	Geschl.	T	N	M	Grad.	UICC Stad.	Dosis	Inter-vall	Neben-wirkung	Regres-sion	Apop-tose
81	w	1	0	0	3	1A	20	48	n	0	1
47	w	1	0	0	3	1A	20	48	n	2	1
63	w	1	0	0	3	1A	20	48	n	2	2
67	w	1	0	0	3	1A	20	24	n	2	2
44	m	1	0	0	3	1A	20	48	n	2	2
63	m	1	0	0	3	1A	20	24	n	2	2
63	w	1	0	0	3	1A	20	48	n	2	2
74	m	2	0	0	3	1B	30	48	n	0	0
49	w	2	0	0	3	1B	20	48	j	0	1
62	w	2	0	0	3	1B	20	48	n	0	1
63	m	2	0	0	3	1B	20	48	n	2	2
55	m	2	1	0	3	2	20	48	n	0	2
68	m	2	1	0	3	2	20	48	n	2	0
59	m	2	2	0	3	3A	20	48	n	0	1
75	w	4	0	0	2	3A	20	24	j	0	2
65	w	2	2	0	3	3A	20	48	n	1	1
28	m	2	2	0	3	3A	30	48	n	1	1
87	w	3	2	0	3	3B	20	48	n	0	2
74	m	3	2	1	2	4	30	48	n	1	1
55	m	1	1	1	3	4	20	48	n	1	2

erkennbarer Form zu beeinträchtigen. Von besonderer Bedeutung ist, daß sich die im Experiment gesehenen Effekte des AKs, Apoptoseinduktion sowie Regression solider Tumoren, auch am Menschen produzieren lassen und damit das Konzept des Effektes des AKs realisierbar ist. Das hier gewählte Therapie-Regime ist offensichtlich nicht in der Lage, per se eine Magenkarzinomerkrankung zu heilen, wie dies die beiden Todesfälle der Patienten mit Residualtumoren erkennen lassen. Auch kann bisher keine Aussage darüber gemacht werden, ob durch die beschriebene Form der AK-Therapie ein Benefit in Bezug auf das Überleben für die Patienten resultiert. Wichtig ist aber, daß das zugrundeliegende Konzept der Tumortherapie durch Apoptose-Induktion, welche eine zunehmende Bedeutung bei der Behandlung der Tumoren beigemessen wird, hier erfolgreich verwirklicht wurde [6]. Weiterhin konnte gezeigt werden, daß es möglich ist, die natürlichen, im Körper gebildeten AK gegen Tumoren zur Therapie auszunutzen. SC-1 wurde nicht durch in vitro-Sensibilisierung von immunkompetenten Zellen mit Tumorgewebe gewonnen, sondern entstammt dem AK bzw. B-Zell-Pool eines Patienten, der sich bereits im Prozeß der immunologischen Tumorabwehr befand. Durch die in vitro-Produktion des AKs durch immortalisierte B-Zell-Linien [7, 8] können diese sowohl zum Screening auf das Vorhandensein des relevanten Targets auf Biopsien als auch zur Therapie in sehr hohen Dosen verwendet werden. Unter konsequenter Fortführung dieses Konzeptes scheint es daher realistisch, durch Gewinnung weiterer AK in Analogie zu SC-1 mehr Tools gegen das Magenkarzinom zu gewinnen, ebenso aber auch ähnlich wirkende AK gegen andere Tumorarten zu gewinnen.

540

Zusammenfassung

SC-1 ist ein monoklonaler humaner Antikörper der IgM-Klasse, der spezifisch an ein tumorspezifisches Antigen von Magenkarzinomzellen bindet. Die Wirkung des Antikörpers kommt durch Apoptoseinduktion über einen membrangebundenen tumorspezifischen Rezeptor zustande. SC-1 reagiert immunhistochemisch mit ca. 70% der Magenkarzinome vom diffusen Typ und mit ca. 25% der Tumoren vom intestinalen Typ. 20 Patienten, bei denen eine präoperative Biopsie ihres Magenkarzinoms eine Bindungsfähigkeit für SC-1 ergeben hatte, wurden 20 mg SC-1 48 h präoperativ über 4 h appliziert. Nach Gastrektomie und Lymphadenektomie erfolgte ein morphologischer Vergleich zwischen Tumorresektat und der Tumorbiopsie vor SC-1-Gabe. 18 von 20 Patienten tolerierten die Applikation von SC-1 ohne Nebenwirkungen, bei 2 Patienten kam es zu einer reversiblen Episode von Schüttelfrost. Die morphologische Analyse der Tumorresektate zeigte bei 18/20 Tumoren eine Zunahme der Apoptose und bei 12/20 Tumoren eine Regression des Tumors im Vergleich zur prätherapeutischen Biopsie. Somit steht ein neues attraktives Konzept für die additive Tumortherapie bei Magenkarzinom zur Verfügung.

Abstract

Background: SC-1 is a human monoclonal antibody specifically directed against a tumorspezific antigen on human gastric cancer. The effect of this antibody is mediated by induction of apoptosis via a membrane-linked tumorspecific receptor. Immunhistochemically SC-1 reacts with approximately 80% of diffuse-type cancers and 30% of intestinal-type carcinomas.

Methods: 20 patients which in preoperative biopsy demonstrated the SC-1 receptor on their tumors were treated with SC-1 (20 mg) 48 h preoperatively.

Results: After gastrectomy and lymphadenectony a significant induction of apoptotic activity (18/20) was measured as compared to preoperative biopsies and a significant regression of tumor mass could be determined histopathologically (12/20).

Conclusion: Thus application of antibodies with biological activity similar to SC-1 might present a completely new type of adjuvant cancer therapy.

Literatur

1. Roder JD, Böttcher K, Siewer JR, Busch R, Hermanek P, Meyer JH, German Gastric Carcinoma Study Group (1993) Prognostic factors in gastric carcinoma. Cancer 72 (7): 2089–2097
2. Nossal GJ, (1994) Minimal residual disease as the target for immunotherapy of cancer. Lancet 343:1172–1174
3. Vollmers HP, O'Connor R, Müller J, Kirchner T, Müller-Hermelink HK (1989) SC-1, a functional human monoclonal antibody against autologous stomach carcinoma cells. Cancer Res. 49:2471–2476
4. Vollmers HP, Hensel F, Hermann R, Dämmrich J, Wozniak E, Gessner P, Herrmann B, Zimmermann U, Müller Hermelink HK (1998) Tumor-specific apoptosis induced by the human monoclonal antibody SC-1: A new therapeutical approach for stomach cancer. Oncol Rep 5:35–40

5. Vollmers HP, Dämmrich J, Ribbert H, Wozniak E, Müller-Hermelink HK (1995) Apoptosis of stomach carcinoma cells induced by a human monoclonal antibody. Cancer 76(4): 550–558
6. Kerr JFR, Winterford CM, Harmon BV (1994) Apoptosis. Its significance in cancer and cancer therapy. Cancer 73: 2013–2026
7. Vollmers HP, von Landenberg P, Dämmrich J, Stulle K, Wozniak E, Ringdorfer C, Müller-Hermelink HK, Herrmann B, Zimmermann U (1993) Electroimmortalization of B-lymphocytes isolated from stomach carcinoma biopsy material. Hybridoma 12: 221–225
8. Faller G, Vollmers HP, Weiglein I, Marx A, Zink C, Pfaff M, Müller-Hermelink HK (1990) HAB-1, a new heteromyeloma for continuous production of human monoclonal antibodies. Br J Cancer 62: 595–598

Korrespondenzadresse: PD Dr. med. W. Timmermann, Chirurgische Universitätsklinik, Josef-Schneider-Str. 2, 97080 Würzburg, Telefon: 0931-201-3209

$p16^{INK4a}$-Alterationen in Gastrinomen und nicht-funktionellen neuroendokrinen Inselzellkarzinomen

$p16^{INK4a}$ alterations in gastrinomas and non-functioning islet cell carcinomas

D. Bartsch[1], M. Kersting[2], T. Schilling[1], A. Ramaswamy[3], B. Gerdes[1], D. Bastian[1], M. Schuermann[2], M. Rothmund[1]

[1] Klinik für Allgemeinchirurgie
[2] Hämatologie und Onkologie
[3] Zentrum für Pathologie der Philipps-Universität Marburg

Einleitung

Endokrine Pankreastumoren sind selten und machen etwa 1–5% aller Pankreastumoren aus. 90% der endokrinen Pankreastumoren, vor allem Insulinome und Gastrinome, sind durch eine extensive Hormonsekretion charakterisiert. Bei 10% der endokrinen Pankreastumoren handelt es sich um nicht-funktionelle Tumoren ohne Hormonsekretion [1]. Etwa 10–20% der endokrinen Pankreastumoren sind mit der autosomal dominant vererbten Multiplen Endokrinen Neoplasie Typ 1 assoziiert [2]. Das Wissen um genetische Veränderungen, die mit der Initiierung und Progression der Inselzelltumoren einhergehen, ist sehr beschränkt und die vorliegenden Daten basieren auf sehr kleinen Fallzahlen. Das $p16^{INK4a}$ Tumorsuppressorgen auf Chromosom 9p21 ist bei einer Vielzahl humaner Tumoren, einschließlich denen des exokrinen Pankreas, durch Mutation, homozygote Deletion oder aberrante Promotorhypermethylierung inaktiviert [3, 4]. Aufgrund der engen anatomischen Beziehung zwischen endokrinem und exokrinem Pankreas haben wir 10 nicht-funktionelle Inselzellkarzinome und 8 Gastrinome auf Alterationen im $p16^{INK4a}$ Tumorsuppressorgen untersucht.

Material und Methoden

Zehn nicht-funktionelle Inselzellkarzinome und 8 Gastrinome (5 maligne, 3 benigne) wurden einer Analyse des $p16^{INK4a}$ Gens zugeführt. Alle Tumoren, aus denen DNA isoliert wurde, hatten eine neoplastische Zellularität von mindestens 80% nach Mikrodissektion. Genomische DNA wurde mit dem QIAmp Tissue Kit (Qiagen, Hilden, Germany) entsprechend dem Herstellerprotokoll extrahiert. Die Tumor-DNA wurde auf $p16^{INK4a}$-Mutationen mittels SSCP und direkter Sequenzierung der Varianten untersucht [3]. Alle Tumorproben wurden in einer multiplexen PCR auf das Vorliegen einer homozygoten Deletion des $p16^{INK4a}$-Gens getestet. Exon 1 des K-ras Onkogens und Exon 4 des $TP53$ Tumorsuppressorgens wurden koamplifiziert, um die Integrität der DNA's zu prüfen. Um eine aberrante Methylierung der 5'CpG-Insel in der $p16$-

544

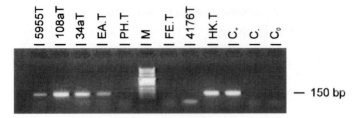

— 150 bp

Abb. 1. Methylierungs-spezifische PCR: Die PCR-Bande bei 150 bp signalisiert die Methylierung des p16^{INK4a} Promotors in den nicht-funktionellen Inselzellkarzinomen 5955T, 108aT, 34aT, HK.T und dem Gastrinomen Ea.T. Keine Promotorhypermethylierung zeigen die nicht-funktionellen Inselzellkarzinome 4176T und PH.T, sowie das Gastrinom FE.T; C$_+$-NSCLC Zelllinie U1752 als Positivkontrolle; C$_-$-Zellinie NHBE als Negativkontrolle; C0-Leerwert

Promoterregion nachzuweisen, wurde eine methylierungs-spezifische PCR, wie von Herman et al. beschrieben, durchgeführt [5].

Ergebnisse

Bei 6 der 10 (60 %) nicht-funktionellen Inselzellkarzinome konnte eine Inaktivierung des *p16^{INK4a}*-Gens durch Promotorhypermethylierung nachgewiesen werden (siehe Abb. 1). Ein weiteres nicht-funktionelles Inselzellkarzinom zeigte eine homozygote Deletion des *p16^{INK4a}*-Gens. Intragene Mutationen ließen sich in diesem Tumortyp nicht nachweisen. Somit war bei 70 % der nicht-funktionellen Inselzellkarzinome das *p16^{INK4a}*-Gen alteriert. Bei 2 (beide maligne) der 8 Gastrinome (25 %) fand sich ebenfalls eine aberrante Hypermethylierung der 5′CpG-Insel. Eines dieser beiden Gastrinome (E.A.T) zeigte zudem in der SSCP eine variante Bande in Exon 2. Deren Sequenzierung ergab eine G zu A Transition in Kodon 148, die eine Aminosäureänderung von Alanin zu Threonin zur Folge hatte. Diese Basenänderung fand sich auch in der Keimbahn der Patientin und ist ein bekannter Polymorphismus [3, 4]. Homozygote Deletionen oder intragene Mutationen wurden bei den Gastrinomen nicht identifiziert. Es war auffällig, daß alle Tumoren mit *p16^{INK4a}*-Alterationen einen malignen Phänotyp aufwiesen.

Diskussion

Die Kenntnis genetischer Veränderungen, die bei der Tumorgenese endokriner Pankreastumore involviert sind, ist beschränkt. Mutationen im *K-ras* Onkogen und *TP53* Tumorsuppressorgen scheinen keine Rolle zu spielen [6, 7]. Eine Inaktivierung des *DPC4/Smad4*-Gens durch Punktmutationen, kleine intragene Deletionen oder homozygote Deletionen wurde bei 55 % der nicht-funktionellen Inselzellkarzinome nachgewiesen [8]. Muscarella und Mitarbeiter fanden *p16^{INK4a}*-Alterationen bei 4 von 4 nicht-funktionellen Inselzelltumoren und 7 von 8 Gastrinomen (9), wobei wie in unserer Studie die p16-Promotormethylierung die prädominierende Veränderung war. Im Gegensatz zu uns fanden Muscarella und Mitarbeiter eine hohe Rate an homozygoten Deletionen bei Gastrinomen (37,5%) und nicht-funktionellen Inselzelltumoren (50%), während wir eine solche nur bei einem von 10 (10%) hormoninaktiven Inselzellkarzinomen nachweisen konnten. Diese Diskrepanz ist zwar bei den kleinen Studiengruppen statistisch nicht signifikant, jedoch auffällig. Da in beiden Studien zum Nachweis einer homozygoten Deletion lediglich semiquantitative PCR-basierte DNA-Tests verwendet wurden, ist deren wahre Rate noch unklar. Nur künftige Studien, die die p16-Expression mittels RNA-Analyse prüfen, können die Prävalenz homozygoter Deletionen bei endokrinen Pankreastumoren zuverlässig beantworten. Trotz dieser Unsicherheit steht es jedoch außer Zweifel, daß $p16^{INK4a}$-Alterationen, insbesondere die Hypermethylierung der Promotorregion, eine bedeutende Rolle in der Tumorgenese der nicht-funktionellen Inselzellkarzinome und malignen Gastrinome spielen.

Zusammenfassung

Hintergrund/Ziel der Studie: Die molekulargenetischen Veränderungen, die zur Entstehung und Progression neuroendokriner Pankreastumoren beitragen, sind noch weitgehend unbekannt. Daher wurde die Rolle des Tumorsuppressorgens $p16^{INK4a}$ für die Tumorgenese dieser seltenen Tumoren evaluiert.

Methoden: Zehn nicht funktionelle Inselzellkarzinome und 8 Gastrinome wurden mittels SSCP, multiplexer PCR und methylierungs-spezifischer PCR auf Alterationen im $p16^{INK4a}$ Tumorsuppressorgen untersucht.

Ergebnisse: Bei 7 (70%) nicht-funktionellen Inselzellkarzinomen und 2 malignen Gastrinomen (25%) fand sich eine Inaktivierung des $p16^{INK4a}$-Gens durch Hypermethylierung der Promotorregion oder homozygote Deletion.

Schlußfolgerungen: Alterationen des $p16^{INK4a}$-Gens spielen eine bedeutende Rolle bei der Tumorgenese der nicht-funktionellen Inselzellkarzinome und malignen Gastrinome.

Abstract

Background/Aim: Molecular mechanisms contributing to the tumorigenesis of neuroendocrine pancreatic tumors are still poorly understood. Therfore we evaluated the role of the $p16^{INK4}$ tumor suppressor gene for the genesis of these tumors.

Methods: Ten non-functioning islet cell carcinomas and 8 gastrinomas were analysed for alterations in the $p16^{INK4a}$ tumor suppressor gene by SSCP, PCR based deletion assay and a methylation-specific PCR.

Results: Seven (70%) non-functioning islet cell carcinomas and 2 malignant gastrinomas (25%) showed aberrant hypermethylation or homozygous deletion of the $p16^{INK4a}$ gene.

Conclusions: The $p16^{INK4a}$ tumor suppressor gene plays an important role in the tumorigenesis of non-functioning islet cell carcinomas and malignant gastrinomas.

Literatur

1. Trump D, Farren B, Wooding C, Pang JT, Besser GM, Buchanan KD (1996) Q J Medicine 89:653–669
2. Edis AJ, Grant CS, Egdahl RH (1984) Manual of endocrine surgery. Heidelberg: Springer-Verlag
3. Bartsch D, Shevlin DW, Tung WS, Kisker O, Wells SA Jr, Goodfellow PJ (1995) Frequent mutations of *CDKN2* in primary pancreatic adenocarcinomas. Genes Chromosom Cancer 14:189–195
4. Schutte M, Hruban RH, Hedrick L, Cho KR, Molnar G, Weinstein G, Bova S, Isaacs WB, Cairns P, Nawroz H, Sidransky D, Casero B, Meltzer PS, Hahn SA, Kern SE (1997) Abrogation of the *Rb/p16* tumor-supressive pathway in virtually all pancreatic carcinomas. Cancer Res 57:3126–3130
5. Herman JG, Graf JR, Myohanen S, et al. (1996) A novel PCR assay for methylation status of CpG islands. Proc Natl Acad Sci USA 93:9821–9826
6. Yashiro T, Fulton N, Hara H, Yasuda K, Montag A, Yashiro N, Strauss F, Ito K, Aiyoshi Y, Kaplan EL (1993) Comparison of mutations of ras oncogene in human pancreatic exocrine and endocrine tumors. Surgery 114:758–764
7. Yoshimoto K, Iwahana H, Fukuda A, Sano T, Katsuragi M, Saito S and Itakura M (1992) Role of *p53* mutations in endocrine tumorigenesis: mutation detection by polymerase chain reaction-single strand polymorphism. Cancer Res 53:1057–1062
8. Bartsch D, Hahn SA, Danichevski K, Ramaswamy A, Bastian D, Galehdari H, Barth P, Schmiegel W, Simon B, Rothmund M. Mutations of the *DPC4/Smad4* gene in neuroendocrine pancreatic tumors. Oncogene, im Druck
9. Muscarella P, Melvin S, Fisher WE, et al. (1998) Genetic alterations in gastrinoma and non-functioning pancreatic neuroendocrine tumors: an analysis of *p16/MTS1* tumor suppressor gene inactivation. Cancer Res 58:237–240

Danksagung: Diese Studie wurde unterstützt von der Else-Kröner Fresenius-Stiftung

Korrespondenzadresse: Dr. Detlef Bartsch, Klinik für Allgemeinchirurgie, Philipps-Universität Marburg, Baldingerstraße, 35033 Marburg, Telefon: 06421/286443, Fax: 06421/288995

Das proapoptotische Gen bak ist in mikrosatelliten-instabilen Tumoren seltener exprimiert als in stabilen Tumoren

Loss of BAK expression correlates with MSI in colon cancer

A. Beham, W. Dietmaier *, M. Vogel, M. Rentsch, St. Farkas, J. Rüschof *, K. W. Jauch

Chirurgische Klinik und Poliklinik der Universität Regensburg
* Institut für Pathologie Regensburg

Einleitung

Das kolorektale Karzinom ist die zweit häufigste Todesursache onkologischer Patienten. Etwa 15 % der Erkrankungen folgen einem hereditären Muster, wobei die erblichen kolorektalen Malignome in zwei Identitäten unterschieden werden können. Neben der familiären adenomatösen Polyposis stellt dabei die Gruppe der „hereditary non poyposis colon cancer" oder HNPCC die wichtigste Gruppe der erblichen Kolonkarzinomen dar [1]. Bei diesen Patienten kann eine Keimbahnmutation in einem von fünf bekannten DNA Reparaturenzymen nachgewiesen werden. Durch Mutationen in DNA Reparaturenzymen wird die Frequenz von nicht wieder hergestellten Mutationen in Genen erhöht, und folglich besteht eine Prädisposition zu einer Tumorerkrankung [2]. Ein Malignom entsteht erst durch Ansammlung genetischer Veränderungen, welche wiederum die Biologie der Zelle bezüglich des Proliferations-, Metastasierung- und Apoptoseverhalten verändert.

In der DNA existieren sich wiederholende Sequenzen, die aufgrund ihrer Struktur auch als Mikrosatelliten bezeichnet werden. In diesen Sequenzen kommt es besonders häufig zu Mutationen. Sind DNA Reparaturenzyme funktionsunfähig so werden die Mutationen in Mikrosatelliten nicht korrigiert, was in einer Mikrosatelliten-Instabilität resultiert. Selbige kann durch PCR mit beschriebenen Primern und Gelelektrophorse nachgewiesen werden [3]. Der Phänotyp dieser Zellen wird als „micro satellite instabil" oder MSI bezeichnet.

Zellen mit Mutationen in DNA Reparaturenzymen zeigen ohne weitere genetische Alternation ein normales Wachstum- und Sterbeverhalten. Erst durch eine Mutation in einem Gen, das den programmierten Zelltod oder Apoptose reguliert wird die Biologie der Zelle verändert. Eine Gruppe von Genen, die aufgrund ihrer strukturellen und sequenziellen Gemeinsamkeiten als Genfamilie zusammengefaßt wird, ist die bcl-2 Familie. Bcl-2 ist ein Protein welchen die Apoptose hemmt, also bei Überexpression ein Absterben einer Zelle verhindert. Neben einigen Familienmitgliedern wie bcl-xl oder bcl-w, die ebenfalls Apoptose hemmen, sind auch eine Reihe von Familiemitgliedern bekannt, die Apoptose einleiten [4]. Neben bax sind in den letzten Jahren sind weitere proapoptotische Familiemitglieder wie bak und bad identifiziert worden.

Kürzlich veröffentlichte Studien konnten bei MSI Kolonkarzinomen „Frameshift-mutationen" des proapoptotischen Genes bax nachweisen.

In dieser Studie untersuchten wir den Zusammenhang zwischen MSI und der Expression von Mitgliedern der bcl-2 Familie am Kolonkarzinom.

Material und Methoden

Zwischen 1992 und 1997 wurden an unserer Klinik 61 Patienten wegen eines Kolonkarzinoms rechtsseitig hemikolektomiert. Nach Einbettung der Tumoren in Formalin und anfertigen von 5 µm dicken Schnitten wurden mittels Mikrodissektion Tumorzellen gewonnen und die DNA wie beschrieben isoliert. Die DNA wurde mit dem First Choice Primer Pannel, National Cancer Institute Bethesta, untersucht. Tumore wurden als instabil gewertet wenn zwei oder mehr von fünf Primern eine Instabilität zeigten [3].

Von den Formalin fixierten Tumoren wurden von 5 µm dicke Schnitte angefertigt und auf Objektträger aufgebracht. Die Schnitte wurden entparaffiniert und mit 5 % BSE blockiert. Nach Inkubation mit den Primärantikörpern für eine Stunde wurden die Schnitte zweimal gewaschen. Anschließend wurde mit dem Sekundärantikörper für eine Stunde inkubiert. Die Entwicklung erfolgte mit dem DAKO System. Es wurden Antikörpern gegen bcl-2 (6-C8), bcl-xl (SantaCruz H-62), bcl-w (SantaCruz N-19) und bak (SantaCruz G-23) verwandt.

Ergebnisse

In unserem Patientengut waren 22,9 % der Tumore hoch instabil. Das proapoptotische Gen bak war in 56 % der instabilen Tumore und 32 % der stabilen Tumoren nicht exprimiert. Ein Unterschied in der Überexpression der antiapoptotischen Gene bcl-2 (14 % zu 12 %), bcl-xl (20 % zu 21 %) und bcl-w (0 % zu 0 %) war nicht festzustellen.

Diskussion

Mutationen in DNA Reparaturenzymen im Rahmen des HNPCC Syndroms lassen kolorektale Karzinome entstehen, die durch genomische Instabilität und Akkumulation von genomischen Schaden gekennzeichnet sind. Unter normalen Umständen werden Zellen mit entsprechender Schädigung der DNA durch p53 vermittelte Apoptose eliminiert. Typisch für Mutation bei HNPCC Tumoren sind „frame shift" Mutationen [2], wie sie z. B. für das proapoptotische Gen bax beschrieben sind [5]. Im Gegensatz zu bax ist aber das Tumorsuppressorgen p53 seltener in HNPCC Tumoren mutiert [5]. Da der bak Promoter ein „p53-response element" enthält kann spekuliert werden, daß p53 Mutationen, ähnlich wie bei bax, keinen Selektionsvorteil darstellen. p53 Mutationen wären in diesem Fall nicht relevant. Im Gegensatz zu den proapoptotischen Genen bax und bak, ist im Expressionsmuster der antiapoptotischen Gene bcl-2, bcl-xl und bcl-w kein Unterschied zwischen stabilen und instabilen Tumoren nachzuweisen. Eine Überexpression der antiapoptotischen Gene scheint also im Rahmen des HNPCC Syndroms keine andere Rolle in der Tumorprogression zu spielen als in stabilen Tumoren.

Zusammenfassung

In HNPCC Tumoren ist die Funktionsunfähigkeit von proapototischen Genen der bcl-2 Familie ein wichtiger Schritt in der Tumorprogression, und die tumorspezifische Wiederherstellung dieses Apoptose Signaltransduktionsweges könnte ein zentraler Schritt in der zukünftigen Therapie des kolorektalen Karzinoms sein.

Abstract

Background: Genomic mutations of DNA mismatch repair enzymes are associated with genomic instability and are a common denominator of cancer resulting in familiar clustering of colon cancer also known as HNPCC. The tumors exhibit paradoxical low incidence of somatic mutations in the p53 tumor suppresser gene but defects of DNA repair enzymes are associated with frameshift mutations of the proapoptotic gene bax. Bax is member of the bcl-2 family which can be broadly categorized as death antagonists and death agonists of programmed cell death.

Methods: To analyze expression of bcl-2 family members in the context of genomic instability samples of 61 patients with colon cancers were embedded in formalin. Expression of bcl-2 (6-C8), bcl-xl (SantaCruz H-62), bcl-w (SantaCruz N-19) and bak (SantaCruz G-23) were analyzed by immunohistochemistry. Further genomic instability was assessed by PCR with the reference panel of the American Joint Commission of Cancer.

Results: 22.9% of tumors showed evidence of genomic instability. No bak expression was seen in 56% of instable tumors and 32% of stable tumors. There was no difference in bcl-2 (14% vs. 12%) and bcl-w (0% vs. 0%) expression.

Conclusion: These data suggest that genomic instability is associated with loss of bak expression in colon cancer. The lack of death agonists but not the overexpression of death antagonists might contribute to tumor progression in colon cancer with genomic instability.

Literatur

1. Liu BP, Papadopoulos R, Nicolaides NC, Lynch HT, Watson P, Jass JR, Dunlop M, Wyllie A, Peltomaki P, de-la-Chapelle A, Hamilton SR, Vogelstein B, Kinzler KW (1996) Analysis of mismatch repair genes in hereditary non-polyposis colorectal cancer patients. Nat Med 2:169–174
2. Malkhosyan S, Rampino N, Yamamoto H, Perucho M (1996) Frameshift mutator mutations [letter]. Nature 382:499–500
3. Dietmaier W, Wallinger S, Bocker T, Kullmann F, Fishel R, Ruschoff J (1997) Diagnostic microsatellite instability: definition and correlation with mismatch repair protein expression. Cancer-Res 57:4749–4756

4. Chao DT, Korsmeyer SJ (1998) BCL-2 family: regulators of cell death. Annu-Rev-Immunol 16:395–419
5. Rampino N, Yamamoto H, Ionov Y, Li Y, Sawai H, Reed JC, Perucho M (1997) Somatic frameshift mutations in the BAX gene in colon cancer of the microsatelite mutator phenotype. Science 275:967–969
6. Kim H, Jen J, Vogelstein B, Hamilton SR (1994) Clinical and pathological characteristics of sporadic colorectal carcinomas with DNA replication errors in microsatellite sequences. Am-J-Pathol 145:148–156

Die potentielle Bedeutung von Agmatin für die Entstehung gastrointestinaler Läsionen

Potential relevance of agmatine for the genesis of gastrointestinal lesions

M. Burian[1], S. Menzel[2], D. W. Schröder[3], T. Minor[1], G. J. Molderings[2]

[1] Chirurgische Forschung – Klinik und Poliklinik für Chirurgie, S.-Freud-Str. 25, 53127 Bonn
[2] Institut für Pharmakologie und Toxikologie, Universität Bonn, Reuterstr. 2b, 53113 Bonn
[3] Evangelisches Krankenhaus, Abteilung für Chirurgie, Waldstr. 73, 53173 Bonn

Einleitung

Das Polyamin Agmatin ensteht im Organismus durch Decarboxylierung der Aminosäure L-Arginin mittels Arginindecarboxylase, und kann durch das Enzym Agmatinase zu Putrescin weiterverstoffwechselt werden. Während Agmatin im Säugetierorganismus erstmals 1994 nachgewiesen worden ist [1], ist es als Intermediärprodukt im Bakterienstoffwechel seit langem bekannt [2]. Im Säugetierorganismus sind sowohl der Ausgangsstoff Arginin als auch die Arginindecarboxylase ubiquitär vorhanden. Die komplette Sequenzierung des Genoms des magenpathogenen Keims Helicobacter pylori (H.p.) zeigte, daß auch dieses Bakterium sowohl das Enzym als auch ausreichend Arginin zur Synthese von Agmatin besitzt [3]. Da H.p. für die Entstehung gastroduodenaler Ulcera und für die Genese von Magenkarzinomen mitverantwortlich gemacht wird, der Wirkmechanismus aber bislang unbekannt ist, haben wir die Bedeutung von Agmatin für die Pathogenität des Keimes untersucht.

Patienten und Methodik

Die Patienten für diese Untersuchungen wurden gemäß den nachfolgend aufgeführten Kriterien ausgewählt. Eingeschlossen wurden nur solche Patienten, die vor der gastroskopischen Untersuchung in ihrer aktuellen Anamnese *keine* Medikamente eingenommen hatten, die einen Einfluß auf eine möglicherweise bestehende Helicobacter-pylori-Infektion besitzen (Histamin-H_2-Rezeptorenblocker, Protonenpumpenhemmer, Wismutpräparate, Antibiotika und Antacida). Zweites Einschlußkriterium war ein gastroskopisch gesicherter pathologischer Befund (Gastritis, Duodenitis, gastrische Läsionen, Ulcus ventriculi, Ulcus duodeni) oder aber ein fehlender pathologischer Befund in der gastroskopischen Untersuchung. Der Magensaft der Patienten wurde während der Gastroskopie beim ersten Absaugen in einem speziellen Behältnis aufgefangen und bis zur Analyse der Probe bei – 80 °C aufbewahrt.

Helicobacter pylori wurde aus den durch Gastroskopie gewonnenen Biopsiematerialien isoliert und auf Helicobacter pylori Agarplatten (BioMérieux, Esslingen, Germany) für 3 Tage bei 37 °C unter mikroaerophilen Bedingungen inkubiert. Die einzelnen Stämme wurden auf Agarplatten für weitere 2 Tage in einer Brucella-Lösung inokuliert, die 6 %iges fetales Kälberserum in Zellkulturflaschen von Becton Dickinson, Meylan, Frankreich, enthielt. Die Dichte der Bakterienkultur wurde mittels der optischen Dichte bei 546 nm im Spektrophotometer bestimmt. Anschließend wurden die Bakteriensuspensionen bei 3000 rpm für 10 min zentrifugiert und bis zur Analyse bei – 80 °C aufbewahrt. Die Agmatinkonzentration wurde mittels der HPLC in Anlehnung an die Bestimmungsmethode von Raasch [4] bestimmt.

Ergebnisse

In den Kulturmedien von 6 verschiedenen *Helicobacter-pylori-Kulturen* war Agmatin in hohen Konzentrationen bis zu 1500 ng/ml nachweisbar(~ 12 µM). Die Agmatinkonzentration im Kulturmedium nahm mit der Kulturdauer und damit mit der Dichte der Bakterien in der Kultur zu. Die Höhe der Agmatinkonzentration im Kulturmedium war abhängig vom jeweiligen Helicobacter-pylori-Stamm in der Kultur und differierte zwischen den Stämmen um bis zu 437 %.

In den *Magensaftproben* von nahezu allen untersuchten Patienten konnte Agmatin nachgewiesen werden. Die Agmatinkonzentration im Magensaft von H.p.-positiven Patienten (83,5 ± 29,7 ng/ml; n = 22) war signifikant höher als die im Magensaft von H.p.-negativen Patienten (46,8 ± 18,7 ng/ml; n = 35).

Diskussion

Da die systemische Gabe von Agmatin zu einer Steigerung der Magensäuresekretion über einen bislang unbekannten Mechanismus [5] führt, war es unter diesem Blickwinkel vorstellbar, daß Agmatin bei der Helicobacter-pylori-Infektion von wesentlicher Bedeutung für die Wechselwirkung zwischen dem Bakterium und dem Wirtsorganismus sein könnte, unter der Voraussetzung, daß Helicobacter pylori in der Lage ist, Agmatin zu bilden und freizusetzen.

So ist die basale Säuresekretion als auch die Säuresekretion nach Nahrungszufuhr bei einem Teil der mit Helicobacter-pylori-infizierten Patienten deutlich erhöht und normalisiert sich nach erfolgreicher Eradikation des Keimes [6].

In unserer Untersuchung konnten wir erstmalig zeigen, daß H.p. unter Kulturbedingungen tatsächlich Agmatin in beträchtlicher Menge produziert und in das Kulturmedium abgibt, und daß die freigesetzte Agmatinmenge parallel zur Bakteriendichte war. Schließlich war das Ausmaß der Agmatinproduktion von H.p. bei vergleichbarer Bakteriendichte (gemessen als optische Dichte der Bakteriensuspension) zwischen den einzelnen Bakterienstämmen, die aus den verschiedenen Magenbiopsien von Patienten gewonnen worden waren, deutlich unterschiedlich. Dieser Befund stimmt mit der Beobachtung überein, daß sich die Helicobakterien, mit denen die Patienten infiziert sind, erheblich voneinander unterscheiden können (one patient, one strain) [7].

Nachdem wir zeigen konnten, daß H.p. unter in vitro Bedingungen in der Lage ist, Agmatin zu produzieren und freizusetzen, war der nächste Schritt die Untersuchung der Frage, ob dies auch in vivo, d.h. im infizierten Magen geschieht. In nahezu allen Magensaftproben war Agmatin nachweisbar. Dabei fanden sich signifikant höhere Agmatinkonzentrationen im Magensaft von Patienten mit H.p.-Infektion als im Magensaft von nicht-infizierten Patienten. Der Unterschied in den Agmatinkonzentrationen war jedoch geringer als aufgrund der Agmatinproduktion durch H.p. in vitro zu erwarten war. Diese Diskrepanz zwischen erwartetem und beobachtetem Befund ist möglicherweise Folge einer Wiederaufnahme von Agmatin in die Zellen über einen spezifischen Aufnahmemechanismus, den Bakterien, aber auch viele Zellen des Säugetierorganismus besitzen [8]. Außerdem ist wahrscheinlich, daß die Agmatinkonzentration im Magensaft der H.p. infizierten Patienten jeweils abhängig vom Bakterium (wenig- und viel-Agmatinbildner) ist. Interessant war der Befund, daß Agmatin auch im Magensaft von den meisten Patienten ohne H.p. Infektion nachweisbar war. Es ist zu vermuten, daß in den Zellen des Magens, möglicherweise im Rahmen von Reparaturprozessen, Agmatin gebildet und in den Magensaft abgegeben wird. Die absolute Agmatinabgabe hängt dabei von individuellen, zur Zeit nicht faßbaren Faktoren ab und schwankt erheblich. Inwieweit endogenes bzw. von H.p. gebildetes Agmatin über den Polyaminstoffwechsel an der Entstehung von gastrointestinalen Tumoren beteiligt ist, soll in weiteren Untersuchungen geklärt werden.

Geht man davon aus, daß der erhöhte Gehalt an Agmatin im Magensaft von H.p.-positiven Patienten, und in dessen Folge eine gesteigerte Magensäuresekretion (s.o.), einen wichtigen Pathomechanismus in der Ulkusgenese darstellt, bleibt die Frage nach dem Mechanismus der Agmatin-induzierten Säuresekretionssteigerung zu beantworten. Eigene Untersuchungen zur Imidazolin-induzierten Säuresekretionssteigerung sprechen dafür, daß Agmatin als Guanidinderivat ebenso wie Clonidin, und andere Imidazolin- und Guanidinderivate Histamin aus den enterochromaffinähnlichen Zellen des Magens freisetzt, das dann zur erhöhten Säuresekretion führt. Für einen derartigen Mechanismus spricht auch die Beobachtung, das die so induzierte Säuresekretion durch Histamin-H_2-Rezeptorenblocker antagonisiert werden konnte [9].

Zusammenfassung

Das Polyamin Agmatin stimuliert die Magensäuresekretion. Wir untersuchten daher, ob Helicobacter pylori in der Lage ist Agmatin in-vitro und im Magensaft in-vivo zu produzieren und freizusetzen, und ob ein Zusammenhang zwischen der Agmatinkonzentration im Magensaft, der H.p.-Infektion und gastrischen Läsionen besteht. Agmatin wurde mittels HPLC bestimmt. Im Kulturmedium von H.p.-Kulturen wurde abhängig von der Bakteriendichte Agmatinkonzentrationen bis zu 1500 ng/ml gefunden. Die Agmatinkonzentration im Magensaft H.p.-positiver Patienten war signifikant höher als im Magensaft von nicht mit H.p.-infizierten Patienten. Diese Befunde sind mit der Vorstellung vereinbar, daß das von H.p. gebildete Agmatin einen Virulenzfaktor dieses Bakterium darstellt und an der Entstehung von gastroduodenalen Läsionen beteiligt sein könnte.

554

Abstract

Background: The polyamine agmatine increases gastric acid secretion. We investigated whether Helicobacter pylori is able to form and release agmatine in-vitro and in the human stomach in-vivo, and if so, whether a relationship exists between agmatine concentration in gastric juice, H. p. infection and gastroduodenal lesions.

Methods: Agmatine was determined by means of HPLC.

Results: In the supernatant of H. p. cultures, agmatine concentrations up to 1500 ng/ml were determined, depending on the number of the bacteria in the individual cultures. Agmatine concentration in gastric juice from H. p. positive patients was significantly higher than in that from h. p. negative patients.

Conclusion: Hence, agmatine produced by H. p. may be a virulence factor of this bacterium and may be involved in the pathogenesis of gastroduodenal lesions.

Literatur

1. Li G, Regunathan S, Barrow CJ, Eshragi J, Cooper R, Reis DJ (1994) Agmatine: An endogenous clonidine-displacing substance in the brain. Science (Wash DC) 180 : 966 – 969
2. Tabor C, Tabor H (1985) Polyamines in microorganisms. Microbiol Rev 49 : 81 – 99
3. Tomb JF, White O, Kerlavage AR, Clayton RA, Sutton GG, Fleischmann RD, Ketchum KA, Klenk HP, Gill S, Dougherty BA, Nelson K, Quackenbush J, Zhou L, Kirkness EF, Peterson S, Loftus B, Richardson D, Dodson R, Khalak HG, Glodek A, Mc Kenney K, Fitzgerald LM, Lee N, Adams MD, Hickey EK, Berg DE, Gocayne JD, Utterback TR, Peterson JD, Kelley JM, Cotton MD, Weidman JM, Fuji C, Bowman C, Watthey L, Wallin E, Hayes WS, Borodovsky M, Karp PD, Smith HO, Fraser CM, Venter JC (1997) The complete genome sequence of the gastric pathogen Helicobacter pylori. Nature 388 : 539 – 547
4. Raasch W, Regunathan S, Li G, Reis DJ (1995) Agmatine, the bacterial amine is widely distributed in mammalian tissues. Life Sci 56 : 2319 – 30
5. Glavin GB, Carlisle MA, Smyth DD (1995) Agmatine, an endogenous imidazoline receptors agonist, increases gastric secretion and worsens experimental gastric mucosal injury in rats. J Pharmacol Exp Ther 274 : 741 – 744
6. Laszewicz W, Zarembas-Woroniecka A, Gabryelewicz A (1997) Helicobacter pylori in fection and gastric secretion in duodenal and gastric ulcer patient – the effect of eradication after one year. J Physiol Pharmacol 48 : 353 – 364
7. Han SR, Schreiber Hj, Bhakdi S, Loos M, Maeurer MJ (1998) VacA Genotypes and genetic diversity in clinical isolates of Helicobacter pylori. Clin Diagn Lab Immunol 5 : 139 – 145
8. Sastre M, Regunathan S, Reis DJ (1997) Uptake of agmatine into rat brain synaptosomes: possible role of cation channels. J Neurochem 69 : 2421 – 2426
9. Houi N, Kamisaki Y, Itoh T (1987) Effects of histamine H2 receptor antagonists on acid secretion stimulated by imidazoline derivatives in isolated parietal cells. Eur J Pharmacol 144 : 67 – 76

Korrespondenzadresse: G. J. Molderings, Institut für Pharmakologie und Toxikologie, Reuterstr. 2b, D-53113 Bonn

Der Effekt einer Tumorzell – Redifferenzierung auf Invasion und Metastasierung am Beispiel des follikulären Schilddrüsencarcinoms

The effect of tumor cell redifferentiation on invasion and metastasis in follicular thyroid cancer

Th. Hölting, Ch. Herfarth

Chirurgische Universitätsklinik Heidelberg

Einleitung

Die Bedeutung des TSH-Rezeptors als Onkogen für Schilddrüsencarcinome ist kontrovers. Die Mehrzahl der differenzierten Schilddrüsencarcinome besitzt funktionstüchtige TSH-Rezeptoren, während dies nicht für undifferenzierte Carcinome gilt [1, 2]. Bei transfizierten FRTL-5 Zellen geht der Verlust des TSH-Rezeptors mit Einschränkungen von Zellwachstum und -funktionen einher [2]. Der klinische Einsatz von Thyroxin supprimiert die TSH-Expression und senkt so theoretisch das Rezidivrisiko differenzierter Schilddrüsencarcinome [3].

Ziel der vorliegenden Studie war, den Effekt einer Redifferenzierung der Tumorzellen durch Transfektion mit dem humanen TSH-Rezeptor (TSHr) (a) auf die Sensitivität invadierender Zellen gegenüber TSH und EGF und (b) auf die Metastasierung zu untersuchen.

Methodik

Das Tumormodell ist etabliert [4, 5] und beinhaltet drei follikuläre Schilddrüsencarcinom (FTC)-Zellinien von einem Patienten (FTC133: Primärtumor; FTC236: Lymphknoten- und FTC238: Lungenmetastase). Die Zellen wurden vor der Transfektion in serumfreiem, chemisch definiertem Medium (H5) kultiviert. Die Transfektion der FTC-Zellen mit humaner TSH-Rezeptor cDNA (TSHr) erfolgte nach der Lipofektion-Methode.

Meßgrößen waren Invasion und Metastasierung der transfizierten (FTC-TSHr) im Vergleich zu den parentalen FTC. *Invasion* war die Fähigkeit der Tumorzellen, Polycarbonat-Membranen mit 8 µm großen Poren, die mit rekonstituierter Basalmembran [Matrigel] beschichtet waren, in 72 Stunden zu durchdringen. *Metastasierung* war die chemotaktische Migration gegen Medien, die mit endothelialen Zellen von humanem Lungengewebe und cervikalen Lymphknoten konditioniert waren. Die Tumorzellen migrierten dabei durch die Polycarbonat-Membranen.

Die Zellen wurden auch vor den Versuchen in serumfreiem Medium (H5) kultiviert. Nach dreitägiger Serumkarenz wurden jeweils 10000 Tumorzellen in 100 µl des

H5-Mediums ausgesät (Triplikate). Nach 24 Stunden erfolgte die Inkubation mit Epidermal Growth Factor (EGF: 0,1, 1, 10, 100 und 1000 ng/ml) oder TSH (0,1, 1, 10 und 100 mU/mL). Invasion und Metastasierung wurden mit der MTT-Tetrazolium-Methode (kolorimetrische Messung) bestimmt.

Ergebnisse

Die parentalen Zellen exprimieren keinen TSH-Rezeptor und wachsen unabhängig von TSH. Sie besitzen jedoch differenzierte follikuläre Funktionen, exprimieren Thyreoglobulin und können durch TSH stimuliert werden [6]. Alle transfizierten FTC exprimierten TSHr-mRNA. Transfizierte Tumorzellen (FTC-TSHr) kumulierten im Radioimmunassay deutlich mehr markiertes TSH als parentale Zellen.

A. Effekte von TSH und EGF auf die Invasion: TSH hatte in niedriger Konzentration (1 mU/mL) einen stimulierenden Effekt auf die Invasion nicht transfizierter Tumorzellen (bis zu 21%; $p < 0,01$) während TSH in hoher Konzentration (100 mU/mL) die Invasion dieser Zellen hemmte (ebenfalls 21%; $p < 0,01$). EGF hatte bei 10 ng/ml den größten Effekt und stimulierte bei parentalen Tumorzellen die Invasion bis zu 42% ($p < 0,01$).

Nach TSHr-Transfektion war die Invasion stimulierter Tumorzellen (EGF, TSH-1 mU/mL) deutlich vermindert ($p < 0,001$; Tabelle 1). TSH (100 mU/mL) hatte keinen hemmenden Effekt mehr auf transfizierte FTC.

Tabelle 1. Invasion in Prozent gegenüber unstimulierten Tumorzellen

	TSH (1 mU/mL)	TSH (100 mU/mL)	EGF (10 ng/ml)
FTC 133	21%	−21%	42%
FTC-TSHr 133	*6%*	*5%*	*10%*
FTC 236	8%	−8%	8%
FTC-TSHr 236	*5%*	*5%*	*6%*
FTC 238	8%	−7%	9%
FTC-TSHr 238	*8%*	*6%*	*8%*

Tabelle 2. Migration in Prozent gegenüber unstimulierten Tumorzellen

	Lunge	Lymphknoten
FTC 133	11%	14%
FTC-TSHr 133	*3%*	*2%*
FTC 236	21%	20%
FTC-TSHr 236	*11%*	*9%*
FTC 238	25%	21%
FTC-TSHr 238	*10%*	*6%*

B. Effekt der Transfektion auf die Metastasierung: Die parentalen FTC migrierten präferentiell signifikant deutlicher versus konditionierte Medien aus humanen Lungen- und cervikalen Lymphknotengeweben (p < 0,001). Nach TSHr-Transfektion war die chemotaktische Migration aller FTC in die konditionierten Medien signifikant vermindert (p < 0,001; Tabelle 2).

Diskussion

Die Proliferation normaler Schilddrüsenzellen ist maßgeblich reguliert von Wachstumsfaktoren wie TSH oder Insulin. In unserem Modell wachsen und invadieren parentale FTC nach komplettem Entzug externer Substitution [7]. Sie exprimieren keinen TSHr, besitzen jedoch differenzierte follikuläre Funktionen, bilden Thyreoglobulin und können durch TSH stimuliert werden [6]. Parentale FTC zeigten dosisabhängig biphasische Reaktionen auf TSH. Wachstum und Invasion wurden durch geringe TSH-Konzentrationen stimuliert, während TSH in hoher Dosis zur Hemmung führte. Transfektion humaner TSH-Rezeptoren führte zur erheblichen Reduktion der Invasion der FTC. Zudem war die Sensitivität auf die getesteten Wachstumsfaktoren deutlich vermindert.

Das klinische Phänomen einer selektiven Organmetastasierung ist beim follikulären Schilddrüsencarcinom *in vitro* reproduzierbar. Parentale FTC metastasierten auch im Experiment bevorzugt in Lunge und cervikale Lymphknoten. Eine Redifferenzierung der FTC durch TSH-Rezeptor Transfektion hemmte auch ihre ihre metastatische Potenz. Diese Daten unterstreichen erneut die Theorie, daß differenzierte Schilddrüsencarcinome einer Kontrolle durch TSH unterliegen. Damit wird der Stellenwert einer TSH-Suppressionstherapie unterstrichen.

Zusammenfassung

Der TSH-Rezeptor gilt als wesentliche Regelgröße der Funktionen nicht nur der gesunden Schilddrüse, sondern auch ihrer Tumorzellen. In dieser Studie untersuchten wir den Effekt einer Redifferenzierung der follikulärer Schilddrüsencarcinom-Zellen (FTC) durch Transfektion mit dem humanen TSH-Rezeptor (TSHr) auf die Sensitivität invadierender Zellen gegenüber TSH und EGF und auf die Metastasierung. Das Tumormodell umfasst 3 FTC-Zellinien von einem Patienten (FTC133: Primärtumor; FTC236: Lymphknoten- und FTC238: Lungenmetastase). Parentale Zellen haben keinen TSH-Rezeptor, exprimieren aber Thyreoglobulin und werden durch TSH stimuliert. Alle transfizierten FTC exprimierten TSHr-mRNA und kumulierten mehr radioaktives TSH als parentale Zellen. EGF (10 ng/ml) stimulierte die Invasion parentaler FTC bis zu 42%, TSH (1mU/ml) bis zu 21% (p < 0,01). Nach TSHr-Transfektion war die Invasion stimulierter Tumorzellen deutlich vermindert (p < 0,001). Allerdings zeigten die Metastasen jeweils eine geringere Sensitivität gegenüber beiden Wachstumsfaktoren. Auch die chemotaktische Migration in die konditionierten Medien von Lunge und Lymphknoten war bei den transfizierten Tumorzellen signifikant vermindert (p < 0,001). Diese *in vitro*-Ergebnisse unterstreichen den Stellenwert des TSH-Rezeptors als wesentliche Regelgröße der menschlichen Schilddrüse.

558

Abstract

Background: The TSH-receptor is considered the major factor for growth and functions of normal and malignant thyroid cells.

Methods: We studied the effect of stably transfected human TSH receptor cDNA in follicular thyroid cancer cells compared to wild type FTC and analyzed sensitivity to EGF and TSH (invasion) and metastasis to human lung and cervical lymph nodes. Our model includes a primary (FTC133) and 2 metastatic lines from 1 patient (FTC236: lymph node-; FTC238: lung metastasis).

Results: Wild type FTC lack TSH receptors and do not depend on TSH for growth. All transfected FTC (FTC-TSHr) expressed the TSHr mRNA and cumulated more radioactive TSH compared to parental cells. EGF (10 ng/ml) stimulated invasion of wild type FTC by 42%, TSH (1mU/ml) by 21% (p < 0.01). Invasion of TSHr-transfected and stimulated tumor cells was inhibited (p < 0.001).

Also chemotactic migration towards conditioned media of human lung and lymph nodes was reduced in transfected FTC (p < 0.001).

Conclusion: These in vitro data underline the importance of the human TSH receptor as the main regulator of the thyroid.

Literatur

1. Clark OH, Gerend PL, Goretzki PE, Nissenson R (1983) Characterization of the thyrotropin receptor-adenylate cyclase system in neoplastic human thyroid tissue. J Clin Endocrinol Metab 57:140–146
2. Abe Y, Ichikawa Y, Muraki T, Ito, K, Homma M (1981) Thyrotropin (TSH) receptor and adenylate cyclase activity in human thyroid tumors: absence of high affinity receptor and loss of TSH responsiveness in undifferentiated thyroid carcinoma. J Clin Endocrinol Metab 52:23–28
3. Clark OH (1981) TSH suppression in the management of thyroid nodules and thyroid cancer. World J Surg 5:39–47
4. Demeure MJ, Damsky CH, Elfman F, Goretzki PE, Wong MG, Clark OH (1992) Invasion by cultured human follicular thyroid cancer correlates with increased beta1 integrins and production of proteases. World J Surg 16:770–76
5. Hoelting Th, Siperstein AE, Clark OH, Duh QY (1994) Epidermal growth factor enhances proliferation, migration and invasion in follicular and papillary thyroid cancer in vitro and in vivo. J Clin Endocrinol Metab 79:401–408
6. Goretzki PE, Frilling A, Simon D (1989) Growth regulation of human thyrocytes by thyrotropin, cyclic adenosin monophosphate, epidermal growth factor and insulin-like growth factor. In: Goretzki PE, Roeher HD, (eds) Growth regulation of thyroid gland and thyroid tumors Karger, Basel, 18:56–80
7. Hoelting Th, Zielke A, Clark OH, Duh QY (1994) Aberrations of growth factor control in metastatic follicular thyroid cancer in vitro. Clin Exp Metastasis 12:315–323

Korrespondenzadresse: PD Dr. Thomas Hölting, Chirurgische Universitätsklinik, Im Neuenheimer Feld 110, 69120 Heidelberg, Germany

Effekte von Paramunitätsinducern auf die Überlebensrate und Leukozyten/Endothel-Interaktion bei muriner Endotoxinämie

Effects of paramunity inducers on survival rate and leukocyte/endothelial cell interaction in murine endotoxinemia

D. Nolte[1,2], N. Stütz[2], H. Matzke[2], A. Mayr[3], C. Galanos[4], K. Meßmer[2]

[1] Klinik und Poliklinik für Mund-Kiefer-Gesichts-Chirurgie, Klinikum Innenstadt, LMU München
[2] Institut für Chirurgische Forschung, Klinikum Großhadern, LMU München
[3] Institut für Mikrobiologie, Infektions- und Seuchenmedizin, Veterinärmedizinische Fakultät, LMU München
[4] Max-Planck-Institut für Immunbiologie, Freiburg

Einleitung

Die Sequestration von Leukozyten in das perivaskuläre Gewebe wird über spezifische Adhäsionsmechanismen vermittelt [1]. Therapeutische Blockade der Adhärenz durch Antikörper gegen Integrine (CD11b/CD18) oder gentechnische Deletion von ICAM-1 konnten die Überlebensrate von Versuchstieren nach Endotoxinexposition signifikant verbessern [2,3].

Paramunitätsinducer (PINDs) werden in der Tiermedizin zur Stimulation der unspezifischen Infektabwehr bei infektiösen Erkrankungen erfolgreich eingesetzt [4, 5]. PINDs sind hochgereinigte Virushüllproteine, welche über eine Aktivierung des Monozyten-Phagozyten-Systems die endogene Zytokin-Freisetzung (TNF-α, Interleukin-1, Interleukin-2, Interferon-γ) modulieren [6,7].

Aufgrund der in der Literatur beschriebenen Eigenschaften von PINDs, regulierend in die Freisetzung und Wirkung der Zytokine TNF-α und IL-1,2 einzugreifen, überprüften wir in der vorliegenden Studie *erstmals* die Effekte eines Paramunitätsinducers („Conpind AO-02") 1) auf die Endotoxin-induzierte Leukozytenaktivierung und -adhäsion *in vivo* sowie 2) auf die Überlebensrate von BALB/c-Mäusen beim letal verlaufenden Endotoxinschock.

Methodik

Intravitalmikroskopie: Für die Untersuchungen der Effekte auf die intravitale Leukozytenadhäsion verwendeten wir das Rückenhautkammermodell bei der BALB/c Maus [8]. Den Tieren wurden in Allgemeinanästhesie (125 mg kg^{-1} Ketavest®; 15 mg kg^{-1} Rompun® i.p.) Titankammern in die Rückenhaut und Verweilkatheter in die

Vena jugularis implantiert. Das Modell erlaubt so die intravitalmikroskopische Analyse der Mikrozirkulation im quergestreiften Hautmuskel am wachen Versuchstier. Bei jedem Tier wurden 4–6 postkapilläre Venolen (20–60 μm Durchmesser) vor und nach Injektion von Endotoxin (1,25 mg kg^{-1} KG S. abortus-equi i.v.) an den identischen Gefäßabschnitten analysiert. Die mikroskopischen Bilder wurden auf Videoband aufgezeichnet und off-line mit Hilfe eines Computer gestützten Auswertesystems analysiert (CapImage®, Dr. Zeintl, D-Heidelberg). Adhärente Leukozyten sind angegeben als Zellen pro mm^2 Gefäßoberfläche; die mikrovaskuläre Blutzellgeschwindigkeit wurde mit Hilfe der Zwei-Fenster-Technik gemessen (CapImage®).

Endotoxinschock: Für die Untersuchung der Effekte beim letal verlaufenden Endotoxinschock wurde Endotoxin (S. abortus-equi) separaten Tieren einer Kontroll- sowie Behandlungsgruppe (je n = 6) in einer Dosis von 2,5 mg und 12,5 mg/kg KG intravenös injiziert.

Experimentelles Protokoll: Für die intravitalmikroskopischen Untersuchungen wurden 48–72 h nach Implantation der Kammern die Tiere willkürlich der Kontrollgruppe (n = 6) bzw. Behandlungsgruppe (n = 6) zugeteilt. Die Tiere der Behandlungsgruppe erhielten den Paramunitätsinducer „Conpind AO-02" (1280 IE i.m.) 5 Tage, 3 Tage, 1 Tag sowie 10 Minuten vor Injektion des Endotoxins. Kontrolltiere wurden dem gleichen Injektionsprotokoll mit 0,9%-iger NaCl-Lösung unterworfen. Die Leukozytenadhärenz wurde 15 min vor sowie 3 h, 8 h und 24 h nach Injektion des Endotoxins analysiert.

Für die Untersuchungen zum letal verlaufenden Endotoxinschock wurden die Tiere nach demselben Protokoll wie bei der intravitalen Mikroskopie mit Conpind AO-02 bzw. 0,9%-iger NaCl-Lösung vorbehandelt. Die Überlebenszeit der Tiere wurde in $^1/_2$-stündigen Abständen bis zum Todeseintritt kontrolliert.

Ergebnisse und Diskussion

Bei den Kontrolltieren bewirkte die intravenöse Injektion von Endotoxin einen signifikanten Anstieg der Leukozytenadhärenz von 32 ± 38 (basal) auf 379 ± 156 Zellen/mm^2 nach 3 h und 895 ± 164 Zellen/mm^2 nach 8 h. Dieser Anstieg war bei den mit Conpind-AO-02 behandelten Tieren nach 3 h auf Werte von 238 ± 115 Zellen/mm^2 (p < 0,05) und nach 8 h auf Werte um 221 ± 47 Zellen/mm^2 (p < 0,05) gegenüber den Kontrolltieren vermindert. Zu keinem der Untersuchungszeitpunkte waren Unterschiede in der lokalen Blutzellgeschwindigkeit zwischen den Versuchsgruppen nachweisbar.

Nach Injektion von 2,5 mg/kg KG S. abortus-equi Endotoxin i.v. waren sämtliche Tiere in der Kontrollgruppe (n = 8) nach 24 h verstorben, während 50% der mit Conpind AO-02 behandelten Tiere überlebten. Nach Injektion von 12,5 mg/kg KG S. abortus-equi Endotoxin i.v. waren sämtliche mit 0,9%iger NaCl-Lösung vorbehandelten Tiere (n = 8) nach 2 h verstorben. Vorbehandlung der Tiere mit Conpind AO-02 (n = 8) führte zu einer Verlängerung der Überlebenszeit auf 9 h bis zum Todeseintritt.

Die Ergebnisse der vorliegenden Studie haben *erstmals* den intravitalen Nachweis erbracht, daß der Paramunitätsinducer Conpind AO-02 die durch Endotoxin induzierte Adhärenz von Leukozyten in postkapillären Venolen effektiv vermindert. Diese Beobachtung in Zusammenhang mit den Befunden einer signifikanten Verbesserung sowohl der Überlebenszeit als auch Überlebensrate der Tiere beim letal verlaufenden Endotoxinschock stellen die intravitale Blockade der Leukozytenadhärenz als einen protektiven Effekt heraus. Als mögliche Mechanismen könnte die von anderen Untersuchern beschriebene Modulation der Wirkung und/oder Freisetzung der Zytokine TNF-α oder Interleukin-1 durch Paramunitätsinducer [6, 7] verantwortlich sein.

Zusammenfassung

Es wurde erstmals die Wirksamkeit einer prophylaktischen Injektion des Paramunitätsinducers „Conpind-AO-02" sowohl bei Endotoxinämie (1,25 mg/kg KG S. abortus-equi i. v.) in einem Mikrozirkulationsmodell als auch beim letal verlaufenden Endotoxinschock (2,5 mg und 12,5 mg/kg Endotoxin) bei der BALB/c Maus untersucht. Die Endotoxin-induzierte Akkumulation und Adhäsion von Leukozyten in postkapillären Venolen war in den mit Conpind-AO-02 behandelten Tieren gegenüber den mit 0,9 % NaCl behandelten Tieren signifikant vermindert. Die Überlebensrate im Endotoxinschock war bei den mit dem Inducer behandelten Tieren signifikant gegenüber den Kontrolltieren erhöht. Diese Ergebnisse belegen die protektiven Effekte des Paramunitätsinducers Conpind-AO-02 auf die intravitale Leukozytenadhäsion bei Endotoxinämie sowie die Überlebensrate der Tiere beim letal verlaufenden Endotoxinschock.

Abstract

Background: Paramunity inducers (PINDs) are successfully applied in veterinary medicine for stimulation of the non-specific immune system for treatment of infectious diseases. PINDs are highly purified proteins of the outer core of pox viruses which have been reported to modulate endogenous cytokine release (TNF-α, Interleukin-1, Interleukin-2, Interferon-γ) through activation of the monocyte-phagocyte system. To date, there are no in vivo investigations demonstrating the therapeutic efficacy of these immunomodulating drugs during endotoxinemia or indicating the potential underlying mechanisms of action. This study analyzes the influence of the paramunity inducer "ConPIND AO-02" on 1. survival rate of mice during lethal endotoxic shock and 2. leukocyte/endothelial cell interaction during endotoxinemia using intravital fluorescence microscopy.

Methods: After intravenous injection of a lethal dose of S. abortus-equi (12,5 mg/kg), survival of BALB/c mice (19–22 g body wt.) was assessed every thirty minutes until death. Using intravital fluorescence microscopy and the skin fold chamber model in the BALB/c mouse, the microcirculation of striated skin muscle was analyzed over an entire observation period of 24 hours regarding microvascular perfusion and leukocyte accumulation (leukocyte rolling and sticking) during endotoxinemia. Animals were treated with either "ConPIND AO-02" or equivalent volumes of the vehicle (NaCl 0,9 %) before administration of endotoxin.

Results: After injection of the lethal endotoxin dose, all animals of the control group (NaCl 0.9 %) (n = 8) died until 2 hrs post-injection. Pre-treatment of the animals with "ConPIND AO-02" (n = 8) prolonged survival time for up to 9 ± 1 hours

562

until death. Injection of 6,25 mg/kg endotoxin i. v. led to death after 11 hours in control animals (n = 8), while 50% of the "ConPIND AO-02" treated animals survived (n = 8). Microcirculation analysis, performed in separate animals, revealed a massive accumulation of leukocytes in postcapillary venules of striated muscle; this finding was significantly attenuated in mice treated with "ConPIND AO-02" (p < 0.05 vs. NaCl 0.9%, n = 6).

Conclusion: This study shows for the first time that intravenous prophylactic injection of a paramunity inducer improves survival time and rate during lethal endotoxic murine shock. The potential underlying mechanism may be attributed to the attenuation of intravasal leukocyte activation and adhesion.

Literatur

1. Butcher EC (1991) Leukocyte-endothelial cell recognition – three (or more) steps to specificity and diversity. Cell 67: 1033–1036
2. Burch RM, Noronhablob L, Bator JM, Lowe VC, Sullivan JP (1993) Mice treated with a leumedin or antibody to Mac-1 to inhibit leukocyte sequestration survive endotoxin challenge. J Immunol 150: 3397–3403
3. Xu H, Gonzalo JA, Stpierre Y, Williams IR, Kupper TS, Cotran RS, Springer TA, Gutierrezramos JC (1994) Leukocytosis and resistance to septic shock in intercellular adhesion molecule 1-deficient mice. J Exp Med 180: 95–109
4. Lindner A, von Wittke P, Thein P, Strube W (1993) [Effect of a paramunity inducer on the incidence of diseases and the plasma cortisol content in Thoroughbred foals before and after weaning] Einfluss eines Paramunitätsinducers auf die Inzidenz von Erkrankungen und die Plasmakortisolgehalte bei Vollblutfohlen vor und nach dem Absetzen. Tierärztl Prax 21: 47–50
5. Block A, Hartmann K, Lutz H, Kraft W (1997) [Placebo-controlled double-blind study on the efficacy of a paramunity inducer in the treatment of naturally FeLV-infected cats] Plazebokontrollierte Doppelblindstudie über die Wirksamkeit eines Paramunitäts-inducers bei naturlich FeLV-infizierten Katzen. Tierärztl Prax 25: 261–266
6. Ahne W, Mayr A (1997) Poxvirus preparation CONPIND initiates production of the major inflammatory mediators IL-1-alpha and TNF-alpha in human whole blood and in blood mononuclear cell cultures. Comp Immunol Microbiol Infect Dis 20: 139–145
7. Mayr B, Mayr A (1995) [Present state of preclinical research on the efficacy and safety of para immunity inducers from poxviruses. A study of the literature] Zum derzeitigen Stand der präklinischen Forschung über die Wirksamkeit und Unschädlichkeit von Paramunitatsinducern aus Pockenviren. Eine Literaturstudie. Tierärztl Prax 23: 542–552
8. Nolte D, Hecht R, Schmid P, Botzlar A, Menger MD, Neumueller C, Sinowatz F, Vestweber D, Messmer K (1994) Role of Mac-1 and ICAM-1 in ischemia-reperfusion injury in a microcirculation model of BALB/c mice. Am J Physiol 36: H1320–H1328

Korrespondenzadresse: Priv.-Doz. Dr. D. Nolte, Klinik und Poliklinik für Mund-, Kiefer- und Gesichtschirurgie, Klinikum Innenstadt, Lindwurmstr. 2 a, D-80337 München, Telefon: 0 89-51 60-34 36, nolte@icf.med.uni-muenchen.de.

Die prognostische Bedeutung von Interferon (IFN)-γ stimulierendem Faktor (Interleukin-18) im Rahmen der Sepsis

The prognostic importance of Interferon-γ-inducing factor (Interleukin-18) during severe sepsis

A. Oberholzer[1], U. Steckholzer[1], M. Kurimoto[2], W. Ertel[1]

[1] Klinik für Unfallchirurgie, Universitätsspital Zürich, Zürich, Schweiz
[2] Fujisaki Institute, Okayama, Japan

Einleitung

Interferon-γ stimulierender Faktor (IL-18) ist ein kürzlich sequenziertes Protein der proinflammatorischen Kaskade [1]. Es reguliert die Synthese von IFN-γ und Fas Ligand in T-Helfer-Zellen und natürlichen Killerzellen und spielt somit für die T-Helfer-Makrophagen-Interaktionen und die Regulation der Fas induzierten Apoptose eine wichtige Rolle [2, 3]. In dieser Studie wurde die Freisetzung von IL-18 bei Patienten mit Sepsis und dessen prognostische Bedeutung untersucht.

Methodik

Plasma von 20 septischen Patienten (APACHE II: 20,9 ± 1,8 Punkte) am Tag 1 nach Diagnosestellung (alle SIRS-Kriterien positiv und Keimnachweis) wurde mit Plasmaproben von schwerverletzten Patienten (Tag 1 nach Trauma; SIRS positiv, n = 30, ISS: 39,5 ± 4,2 Punkte) und gesunden Probanden (n = 30) verglichen. Folgende Foci wurden lokalisiert: Pneumonie: n = 11, Peritonitis: n = 5, Fasziitis: n = 3, Katheterinfektion: n = 1. Bei 11 Patienten wurden grampositive, bei 9 Patienten gramnegative Bakterien nachgewiesen. Elf Patienten (55%) wiesen einen septischen Schock [4] auf, 6 Patienten (30%) verstarben. IL-18 (pg/ml) wurde mit einem ELISA gemessen. Um die spezifische Freisetzung von IL-18 durch verschiedene Bakterien zu untersuchen, wurde Vollblut von gesunden Probanden (n = 6) entweder mit *Staphylococcus aureus* Cowan I (SAC; 0,075% wt/vol) oder Lipopolysaccharide (LPS; *E. coli*, 1 ng/ml) über 0, 2, 4, 8 und 24 Stunden inkubiert.

Tabelle 1. Sekretion von IL-18 in Vollblut von gesunden Probanden (n = 6) nach Stimulation mit LPS oder SAC.

	0 Std.	2 Std.	4 Std.	8 Std.	24 Std.
–	192 ± 37	196 ± 38	189 ± 34	202 ± 45	217 ± 51
+ LPS	–	208 ± 59	229 ± 65	228 ± 59	256 ± 68
+ SAC	–	239 ± 41	400 ± 60 [a, b]	467 ± 73 [a, b]	493 ± 70 [a, b]

Mittelwert ± SEM.
[a] p < 0,05 stimuliert versus unstimuliert.
[b] p < 0,05 LPS versus SAC; Wilcoxon Rank Sum test.

Ergebnisse

Patienten mit Sepsis (588 ± 83 pg/ml) zeigten im Vergleich mit schwerverletzten Patienten (182 ± 13 pg/ml) und gesunden Probanden (188 ± 10 pg/ml) signifikant erhöhte IL-18 Plasmaspiegel. Die höchsten Konzentrationen von IL-18 waren bei Patienten mit grampositiver Sepsis (761 ± 52 pg/ml, p < 0,05) nachweisbar. Hohe Plasmaspiegel von IL-18 fanden sich auch bei Patienten mit septischem Schock (958 ± 104 pg/ml) und bei denjenigen Patienten, die an der Sepsis verstarben (787 ± 133 pg/ml), während septische Patienten ohne Schock (480 ± 26 pg/ml, p < 0,05) und überlebende Patienten (555 ± 29 pg/ml, p < 0,05) signifikant niedrigere Werte aufwiesen. Die Stimulation von Vollblut mit LPS führte zu einer minimal erhöhten Freisetzung von IL-18 (+ 18% nach 24 Std.). Im Gegensatz hierzu wurde die Sekretion von IL-18 durch SAC um 127% (p < 0,05) gesteigert (Tabelle 1).

Zusammenfassung

Ziel/Hintergrund: Interferon-γ stimulierender Faktor (IL-18) ist ein kürzlich sequenziertes Protein der proinflammatorischen Kaskade. In dieser Studie wurde die Freisetzung von IL-18 bei Patienten mit Sepsis und dessen prognostische Bedeutung untersucht.

Methodik: Plasma von 20 septischen Patienten wurde mit Plasmaproben von schwerverletzten Patienten und gesunden Probanden (n = 30) verglichen.

Um die spezifische Freisetzung von IL-18 durch verschiedene Bakterien zu untersuchen, wurde Vollblut von gesunden Probanden entweder mit Staphylococcus aureus (SAC) oder Lipopolysaccharid (LPS) über 24 Stunden inkubiert.

Ergebnisse: Patienten mit Sepsis zeigten im Vergleich mit schwerverletzten Patienten und gesunden Probanden signifikant erhöhte IL-18 Plasmaspiegel. Die höchsten Konzentrationen von IL-18 waren bei Patienten mit grampositiver Sepsis nachweisbar. Hohe Plasmaspiegel von IL-18 fanden sich auch bei Patienten mit septischem Schock und bei denjenigen Patienten, die an der Sepsis verstarben, während septische Patienten ohne Schock und überlebende Patienten signifikant niedrigere Werte aufwiesen. Die Stimulation von Vollblut gesunder Probanden mit SAC führt zu einer Steigerung (p < 0,05) der IL-18 Produktion, während LPS keinen Effekt zeigte.

Schlußfolgerung: Interleukin-18 wird vor allem in der grampositiven Sepsis produziert und korreliert mit dem Sepsisschweregrad und der Letalität. Interleukin-18 scheint somit sowohl für die Differenzierung zwischen grampositiver und gramnegativer Sepsis, als auch für deren Prognose bedeutsam.

Abstract

Aim/Background: Interleukin-18 (IL-18), originally termed interferon (IFN) γ inducing factor, is a newly identified proinflammatory cytokine. As a first approach to the potential involvement of IL-18 in the pathogenesis of human sepsis, we studied its plasma concentrations in patients with severe sepsis.

Methods: Plasma levels of IL-18 were determined in 20 consecutive patients with clinical diagnosis of sepsis. Severely injured patients (n = 30) with systemic inflammatory response syndrome, but without evidence of infection, and healthy volunteers (n = 30) were studied as control groups. To confirm the specific response of IL-18 to gram positive bacteria, heparinized whole blood from healthy volunteers was incubated with either lipopolysaccharide (LPS) or Staphylococcus aureus (SAC).

Results: Median plasma concentrations of IL-18 were significantly increased in patients with gram-positive sepsis compared to patients with gram-negative infection, injured patients or healthy humans. Non-survivors and patients with septic shock revealed higher levels of IL-18 compared to survivors and septic patients without shock. While SAC markedly (p < 0.05) increased the release of IL-18 in whole blood, LPS was ineffective.

Conclusion: These data provide evidence that IL-18 is predominantly produced during gram positive sepsis. Interleukin-18 may represent the first proinflammatory cytokine which differentiates between gram positive and gram negative sepsis. Thus, IL-18 is a useful tool in evaluating diagnosis and prognosis of gram positive sepsis.

Literatur

1. Okamura H, Tsutsui H, Komatsu T, Yutsudo M, Hakura A, Tanimoto T, Torigoe K, Okura T, Nukada Y, Hattori K, Akita K, Namba M, Tanabe F, Konishi K, Fukuda S, Kurimoto M (1995) Cloninig of a new cytokine that induces IFN-γ production by T cells. Nature 378:88–91
2. Micallef MJ, Ohtsuki T, Kohno K, Tanabe F, Ushio S, Namba M, Tanimoto T, Torigoe K, Fujii M, Ikede M, Fukada S, Kurimoto M (1996) Interferon-γ-inducing factor enhances T-helper-1 cytokine production by stimulated human T cells: synergism with interleukin-12 for interferon-γ production. Eur J Immunol 26:1647–1651
3. Tsutsui H, Matsui K, Kawada N, Hyodo Y, Hayashi N, Okamura H, Higashino K, Nakanishi K (1997) IL-18 accounts for both TNF-α- and Fas ligand-mediated hepatotoxic pathways in endotoxin-induced liver injury in mice. J Immunol 159:3961–3967
4. Bone RC, Fisher CJ, Clemmer TP, Slotman GJ, Metz CA, Balk RA (1989) The methylprednisolone severe sepsis study group. Sepsis syndrome: a valid clinical entity. Crit Care Med 17:389 393

Korrespondenzadresse: Dr. med. Andreas Oberholzer, Klinik für Unfallchirurgie, Universitätsspital Zürich, Rämistrasse 100, CH-8091 Zürich,
Telefon/Fax: 0041-1-255-3657/4406

„Hitzeschock-Vorbehandlung" zur Vermeidung von postischämischen Mikrozirkulationsstörungen bei isolierter Hämoperfusion der Rattenleber

Attenuation of postischemic microvascular disturbances by heat shock preconditioning in an isolated rat liver perfusion model

H. Terajima[1], T. Kondo[1], G. Enders[1], C. Hammer[1], Y. Yamaoka[2], K. Meßmer[1]

[1] Institut für Chirurgische Forschung, Klinikum Großhadern, Ludwig-Maximilians-Universität München
[2] Department of Gastroenterological Surgery, Kyoto University Graduate School of Medicine, Kyoto, Japan

Einleitung

Der Ischämie-Reperfusionsschaden ist eines der perioperativen Hauptprobleme sowohl in der Leberchirurgie auch als in der Lebertransplantation. Um den hepatischen postischämischen Schaden zu vermindern, wurden verschiedene therapeutische Maßnahmen einschließlich der prä- oder intraoperativen Verabreichung von Medikamenten getestet [1, 2]. Im Gegensatz dazu besteht ein neues Konzept zur Reduktion des Ischämie-Reperfuionsschadens in der Aktivierung endogener Schutzsysteme gegen oxidativen Streß. Werden Zellen bzw. Gewebe nach einer subletalen Hyperthermie und der folgenden Erholungsphase, der sogenannten Hitzeschock-Vorbehandlung, ausgesetzt, dann kann die vom oxidativen Streß induzierte Schädigung der Leber vermindert werden [3]. Obwohl der Mechanismus des hepatischen Ischämie-Reperfusionsschadens nicht völlig geklärt ist, stellt die postischämische Mikrozirkulationsstörung einen ausschlaggebenden pathogenen Faktor dar. Ziel der vorliegenden Untersuchung war es, an einem isolierten Leberperfusionsmodell der Ratte die Rolle der zytoprotektiven Faktoren (Hitzeschockproteine, sogenannte HSP) bei der postischämischen Störung der mikrovaskulären Perfusion (Perfusionsversagen und Leukozyten-Endothel-Interaktion) mittels Intravitalmikroskopie zu untersuchen.

Methodik

Tiermodell: Die Versuche wurden an 200–250 g Sprague-Dawley Ratten durchgeführt. Nach der Narkose mit Pentobarbital (50 mg/kg KG: i. p.) und der Prämedikation mit Atropin (50 µg: i. m.) wurden die Lebern der Tiere mit kalter Ringer-Laktat Lösung durchgespült und im Anschluß in situ mit isogenem Rattenblut, dessen Hämatokrit mit 6% Hydroxyäthylstärke in isotonischer Natriumchloridlösung zu 28–30% verdunnt wurde, durch die Pfortader über einen geschlossenen Perfusionskreislauf für 120 min. bei konstanter Durchflußgeschwindigkeit (1,05 ± 0,8 ml/min/g Lebergewicht) perfundiert. Zur Auslösung eines Ischämie-Reperfusionsschaden wurden die Lebern nach der Durchspülung in der Peritonealhöhle 30 min. bei Normothermie belassen. Zur Induktion der Hitzeschock-Antwort wurden die Tiere in 42 °C Wasser für 15 min. unter Pentobarbital-Natrium Narkose (50 mg/kg KG: i.p.) und Atropin-Prämedikation (50 µg: i.m.) gehalten. Im Anschluß wurden sie komplett abgetrocknet, weil nach strengem Hitzestreß die normale Thermoregulation-Aktivität geschädigt ist und die Gefahr der Hypothermie besteht.

Versuchsprotokoll: Die Versuchstiere wurden in vier Gruppe eingeteilt. In der Kontrollgruppe (Kontrolle; n = 6) wurde die Leber ohne Ischämie-Periode unmittelbar nach der Durchspülung perfundiert. In der IR-Gruppe (n = 6) wurde die Leber einer 30 minütigen normothermen Ischämie unterzogen und danach perfundiert. In der HS-18 und der HS-48 Gruppen (jeweils n = 6) wurde die Leber demselben Ischämie-Protokoll wie in der IR-Gruppe nach einer 18 oder 48 stündigen Erholungsphase nach Hitzeschock unterzogen.

Experimentelle Parameter: Nach der Applikation von Fluoreszein-Natrium und Rhodamin-6G wurde die Lebermikrozirkulation zu drei verschiedenen Beobachtungszeitpunkten (10–30 min., 30–60 min., und 90–120 min. nach Reperfusion) durch ein Auflicht-Fluoreszenzintravitalmikroskop untersucht. Die mikrovaskulären Analysen beinhalteten die folgenden Parameter: (i) Sinusoidale Perfusionsrate (Verhältnis von perfundierten Sinusoiden zu gesamten sichtbaren Sinusoiden); (ii) Leukozytenstagnation in Sinusoiden (Anzahl der Leukozyten, die in einem Sinusoid lokalisiert waren und während einer Beobachtungszeit von 20 Sekunden keine Bewegung zeigten); (iii) Leukozytenadhäsion in postsinusoidalen Venolen (Anzahl der Leukozyten, die in einer postsinusoidalen Venole lokalisiert waren und während einer Beobachtungszeit von 20 Sekunden keine Ablösung von der Gefäßwand zeigten). Der Pfortaderdruck, die Galleproduktion, und die Freisetzung von Leberenzymen (GOT, GPT, LDH, und alpha Glutathione S-Transferase) wurden auch während der Perfusion gemessen. Der Pfortaderwiderstand wurde berechnet. Am Ende der Reperfusion wurde Lebergewebe für die histologische Auswertung entnommen. Die Expression von HSP70 und HSP32 (identisch mit Häm-Oxygenase-1) im Lebergewebe nach dem Hitzeschock wurde mittels Western-Blot verifiziert.

Statistik: Differenzen zwischen den Gruppen wurden mit dem nonparametrischen Kruskal-Wallis ANOVA on Ranks Test und dem Student-Newman-Keuls Test auf Signifikanz $p < 0,05$ überprüft.

Ergebnisse

Als Folge der präoperativen Hyperthermiebehandlung kam es zu einer deutlichen Expression von HSP70- und HSP32-Protein im Lebergewebe. Beide HSP waren 18 Stunden nach Hitzeschock maximal induziert und auch im weiteren Verlauf konnte noch eine anhaltende Expression beobachtet werden. Die intravitalmikroskopische Analyse ergab in den HS-Gruppen eine signifikante Verbesserung der mikrovaskulären Parameter im Vergleich zu der IR Gruppe (Tabelle 1). In Übereinstimmung damit wurden im Vergleich zu der IR-Gruppe in den HS Gruppen eine signifikante Abnahme des Pfortaderdrucks und des Pfortaderwiderstands ($p < 0,05$), eine Erhöhung der Galleproduktion während der Frühphase nach Reperfuison ($p < 0,05$) und eine signifikant geringere Freisetzung von Leberenzymen ($p < 0,05$) beobachtet. Die Histologie zeigte ödematöse Leberzellbälkchen und eine Abnahme der Durchmesser von Sinu-

Tabelle 1. Hepatische mikrovaskuläre Parameter (Mittelwert ± SD)

	10–30 min	30–60 min	90–120 min
Sinusoidale Perfusionsrate (%)			
Kontrolle	93,7 ± 3,7	94,7 ± 2,4	94,2 ± 2,4
IR	75,6 ± 9,3[a]	83,7 ± 3,1[a]	88,2 ± 2,2[a]
HS-18	89,7 ± 11,1[b]	92,2 ± 6,9[b]	97,6 ± 2,2[b]
HS-48	88,5 ± 7,7[b]	90,7 ± 4,9[b]	95,6 ± 1,6[b]
Leukozytenstagnation in Sinusoiden (Zellen/Leberläppchen)			
Kontrolle	17,3 ± 4,4	14,6 ± 3,4	10,9 ± 2,2
IR	30,6 ± 11,5[a]	25,6 ± 10,8[a]	28,8 ± 8,6[a]
HS-18	14,7 ± 7,9[b]	11,3 ± 4,4[b]	11,5 ± 6,8[b]
HS-48	19,6 ± 7,6[b]	17,2 ± 6,0[b]	15,0 ± 7,8[b]
Leukozytenadhäsion in postsinusoidalen Venolen (Zellen/mm² endovaskuläre Oberfläche)			
Kontrolle	37,2 ± 11,0	45,1 ± 26,4	59,1 ± 33,7
IR	114,7 ± 54,7[a]	108,6 ± 54,5	138,6 ± 31,8[a]
HS-18	42,8 ± 27,5[b]	43,2 ± 15,9	42,7 ± 16,2[b]
HS-48	37,4 ± 21,4[b]	42,8 ± 16,7	45,1 ± 18,9[b]

[a] p < 0,05 gegen Kontrolle.
[b] p < 0,05 gegen IR.

soiden in der IR Gruppe. In beiden HS Gruppen war die normale lobuläre Struktur jedoch erhalten.

Diskussion

Der Ischämie-Reperfusionsschaden der Leber ist nicht nur durch die Produktion von Sauerstoffradikalen, sondern auch durch sinusoidales Perfusionsversagen und Leukozyten-Endothel-Interaktion charakterisiert. Die Hitzeschock-Vorbehandlung kann die postischämischen Störungen des hepatischen Energiestoffwechsels und die zunehmende Freisetzung von Leberenzymen beeinflussen [3]. Unsere Untersuchung zeigt, daß die Hitzeschock-Vorbehandlung durch die Vermeidung der postischämischen Mikrozirkulationsstörung den hepatozellulären Schaden reduzieren kann. Der Hitzeschock induziert die Expression von HSP, die mit einem durch Streßbedingungen entfalteten und denaturierten Protein als molekulares Chaperon binden, so daß dieses beschädigte Protein einen ähnlichen Faltungsprozeß wie neugebildete Proteine durchlaufen kann. HSP70 rekonstruiert die Tertiärstruktur der durch oxidativen Streß beschädigten Proteine [4]. Bei der Hitzeschock-Antwort kann die Expression der Gene von Zytokinen und Adhäsionsmolekülen durch die Hemmung der Aktivierung eines Transkriptionsfaktors, NF-κB, verhindert werden [5]. Dies kann zum Ausbleiben der postischämischen Leukozyten-Endothel-Interaktion führen. HSP32 (Häm-Oxygenase-1) kann durch Hyperthermie oder Zytokine in der Leber induziert werden, und baut intrazelluläres Häm zu Bilirubin ab. Dabei entsteht endogenes Kohlenmonoxid, welches die sinusoidale Perfusion als ein Vasorelaxans beeinflussen

570

kann [6]. Der eindeutig gewebeprotektive Effekt der Hitzeschock-Vorbehandlung dürfte auf diese Wirkungen von HSP70 und HSP32 zurückzuführen sein.

Zusammenfassung

An einem isolierten Leberperfusionsmodell der Ratte sollte die Schutzwirkung der Hitzeschock-Vorbehandlung auf die postischämische Mikrozirkulationsstörung mittels Intravitalmikroskopie untersucht werden. Zur Auslösung eines Ischämie-Reperfusionsschadens wurden die Lebern von Sprague-Dawley Ratten nach der Durchspülung 30 min. bei Normothermie belassen und danach in situ mit isogenem Rattenblut für 120 min. perfundiert. Zur Induktion der Hitzeschock-Antwort wurden die Tiere in 42 °C Wasser für 15 min. gehalten, danach folgte eine 18 od. 48 stündige Erholungsphase. Als Folge der präoperativen Hyperthermiebehandlung kam es zu einer deutlichen Expression von HSP70 und HSP32 im Lebergewebe. Damit einhergehend ergab die intravitalmikroskopische Analyse eine signifikante Verbesserung der mikrovaskulären Parameter (sinusoidale Perfusionsrate, Leukozytenstagnation in Sinusoiden, und Leukozytenadhäsion in postsinusoidalen Venolen) ($p < 0{,}05$). Eine signifikante Abnahme des Perfusiondrucks ($p < 0{,}05$), eine Erhöhung der Galleproduktion und eine signifikant geringere Freisetzung von Leberenzymen ($p < 0{,}05$) wurden ebenfalls beobachtet. Hitzeschock-Vorbehandlung reduzierte nicht nur die postischämische hepatische Mikrozirkulationsstörung, sondern auch den hepatozellulären Schaden. Der eindeutige gewebeprotektive Effekt dürfte auf die Wirkung von HSP70 und HSP32 zurückzuführen sein.

Abstract

Background: Protective effects of heat shock (HS) preconditioning on postischemic hepatic microcirculatory disturbances were investigated by intravital fluorescence microscopy in an isolated liver perfusion model.

Methods: The livers of Sprague-Dawley rats were flow-constantly perfused *in situ* with isogeneic rat blood for 120 minutes. Normothermic ischemia was induced by 30 minutes of no blood flow after cold flushing of the liver graft. Heat shock preconditioning was induced by whole-body hyperthermia (42 °C for 15 minutes) and the subsequent 18 hours or 48 hours recovery.

Results: In accordance with the enhanced expression of heat shock protein (HSP) 70 and HSP32 in the liver tissue, the postischemic microvascular disturbance (decrease in the sinusoidal perfusion rate, and increase in the number of stagnant leukocytes in sinusoids and in the number of adherent leukocytes in postsinusoidal venules) were significantly attenuated by HS preconditioning ($p < 0.05$). The postischemic deterioration of bile production and elevation of liver enzyme release were also significantly reduced ($p < 0.05$).

Conclusion: These findings suggests that the cytoprotective effects of HS preconditioning against postischemic injury might be attributable to the induction of HSP70 and HSP32.

Literatur

1. Ino K, Manaka D, Washida M, Yokoyama T, Okamoto R, Yamaoka Y, Ozawa K (1993) Effects of triiodthyronine on canine hepatic ischemia caused by Pringle's maneuver. Surgery 113:669–675
2. Minor T, Chung CW, Yamamoto Y, Obara M, Saad S, Isselhard W (1992) Evaluation of anti-oxidant treatment with superoxide dismutase in rat liver transplantation after warm ischemia. Eur Sur Res 24:333–338
3. Saad S, Kanai M, Awane M, Yamamoto Y, Morimoto T, Isselhard W, Minor T, Troidl H, Ozawa K, Yamaoka Y (1995) Protective effect of heat shock pretreatment with heat shock protein induction before hepatic warm ischemic injury caused by Pringle's maneuver. Surgery 118:510–516
4. Becker J, Craig EA (1994) Heat-shock proteins as molecular chaperones. Eur J Biochem 219:11–23
5. Schöninger LO, Reilly PM, Bulkley GB, Buchman TG (1992) Heat-shock gene expression excludes hepatic acute-phase gene expression after resuscitation from hemorrhagic shock. Surgery 112:355–363
6. Suematsu M, Goda N, Sano T, Kashiwagi S, Egawa T, Shinoda Y, Ishimura Y (1995) Carbon monoxide: An endogenous modulator of sinusoidal tone in the perfused rat liver. J Clin Invest 96:2431–2437

Korrespondenzadresse: Dr. Hiroaki Terajima, Institut für Chirurgische Forschung, Klinikum Großhadern, Ludwig-Maximilians-Universität München, Marchioninistr. 15, D-81366 München

Einfluß von Iloprost auf die intestinale Perfusion und Energiebilanz im hyperdynamen septischen Schock beim Schwein

Effect of iloprost on intestinal perfusion and energy balance in porcine hyperdynamic septic shock

C. Zülke, K. Träger[1], M. Matejovic[1], M. Georgieff[1], K.W. Jauch, P. Radermacher[1]

Klinik und Poliklinik für Chirurgie, Universität Regensburg, 93053 Regensburg
[1] Sektion APV der Universitätsklinik für Anästhesiologie, 89070 Ulm

Einleitung

Das zunehmende Ungleichgewicht zwischen Sauerstoffangebot und -verbrauch im Splanchnicusgebiet stellt ein charakteristisches Merkmal des prolongierten septischen Schockes dar. In einem Kurzzeitmodell des endotoxin-vermittelten septischen Schockes beim Schwein konnte eine Verbesserung der Splanchnicusperfusion durch Vorbehandlung mit dem stabilen Prostacyclin-Analogon Iloprost (ILO) beobachtet werden [1]. Ziel der Arbeit war es den therapeutischen Effekt einer systemischen Applikation von Iloprost in klinisch relevanter Dosierung auf Sauerstofftransport und -utilisation im Splanchnicusbereich in einem Langzeitmodell des hyperdynamen septischen Schockes beim Schwein zu untersuchen.

Material und Methoden

Für die Versuche wurden 28 Schweine mit einem durchschnittlichen Gewicht von 46 kg verwendet. Die Tiere wurden nach Narkoseeinleitung unter kontinuierlicher EEG-Ableitung mit Nembutal (5 mg/kg/h) und Alloferin (0,3 mg/kg/h) sediert und relaxiert. Neben der Standardinstrumentierung zum invasiven Hämodynamikmonitoring, einschließlich COLD-Katheter und Durchführung der indirekten Kalorimetrie, erfolgte nach Laparotomie das Einbringen von Flußmeßsonden (Transonic Doppler Ultrasound) an die V. portae (PV) und A. hepatica (HA) sowie eines zusätzlichen Katheters in die V. portae. Eine Ileostomie wurde angelegt, um durch wiederholte Tonometrie eine Bestimmung der arteriell-intestinalen pCO_2-Differenz zur Beurteilung des intestinalen Energiestatus zu ermöglichen. Neben der Messung des portalvenösen Flows konnte anhand der Berechnung des portalvenösen Laktat/Pyruvat-Quotienten als Maßstab des zytosolischen Redoxpotentials Rückschlüsse auf den intestinalen Energiestatus gezogen werden. In den ersten zwölf Stunden nach Induktion des septischen Schockes, durch kontinuierlicher Gabe von Endotoxin (ETX) (8 ng/kg/min), wurde durch eine Basistherapie mit Hydroxyethylstärke (HES) ein MAP > 60 mmHg beibehalten. Nach Randomisierung wurde für weitere 12 h die Basistherapie mit HES (ETX-Gruppe n = 16) beibehalten oder durch eine zusätzliche kontinuierliche Gabe von Iloprost (10–40 ng/kg/min, ILO-Gruppe n = 12) erweitert (MAP > 60 mmHg).

Ergebnisse

Infolge Volumensubstitution mit Hydroxyethylstärke konnte in beiden Gruppen (ETX u. ILO) nach Induktion des septischen Schockes ein konstant hyperdynamer Kreislaufzustand mit signifikant erhöhten Herzminuten-volumina aufrechterhalten werden.

In beiden Gruppen kam es während des Therapieintervalls nur zu einem geringen Abfall des mittleren arteriellen Druckes um 19,3 % (ETX-Gruppe) und 14,1 % (ILO).

Gleichzeitig wurde in beiden Gruppen – in Übereinstimmung mit dem Herzminutenvolumen – ein Anstieg der portalvenösen Perfusion beobachtet.

Mittels Tonometrie konnte in der ILO-Gruppe zu jedem Zeitpunkt gegenüber der ETX-Gruppe eine verringerte, wenn auch nicht signifikante Erniedrigung der arteriell-intestinalen pCO_2-Differenz festgestellt werden.

Durch Iloprost-Therapie konnte die signifikante Verschlechterung des Laktat/Pyruvat-Quotienten von 29,1 [24,7; 36,3, (median und 25; 75 % Perzentile), 12 h] auf 42,1 [39; 51,4, 24 h] in der ETX-Gruppe verhindert werden mit einem Laktat/Pyruvat-Quotienten von 30 [26,9; 34,7, 12 h] und einem Endwert von 31,9 [29,2; 40].

Diskussion

Derzeit werden eine Vielzahl von vasoaktiven und immunmodulatorischen Substanzen hinsichtlich ihrer therapeutischen Eignung zur Verbesserung der Splanchnicusperfusion beim septischen Schock geprüft. Die Anwendung des potenten Vasodilatators PGI_2 stellt unter der Vorstellung einer Verbesserung der instestinalen Mikrozirkulation bei reduzierter endogener Prostaglandin-Freisetzung [2] ein mögliches Therapiekonzept des septischen Schockes dar [3, 4].

Die befürchtete Verschlechterung der systemischen Kreislaufparameter durch Iloprost im septischen Schock konnte im vorliegenden Versuchsmodell durch adäquate Volumensubstitution verhindert werden. Trotz unveränderter intestinaler Durchblutung konnte sowohl die intestinale Energiebilanz (pCO_2 Differenz) als auch das zytosolische Redoxpotential (Laktat/Pyruvat-Quotient) durch zusätzliche Iloprost-Gabe verbessert werden. Diese Verbesserung der metabolischen Stoffwechsellage könnte als Ausdruck einer verbesserten intestinalen Mikrozirkulation interpretiert werden.

Zusammenfassung

Die Therapie mit dem PGI_2-Analogon Iloprost in klinisch relevanter Dosierung in einem Langzeitmodell des hyperdynamen septischen Schockes beim Schwein führte zu keiner signifikanten Änderung der Durchblutung im Splanchnicusbereich. Dennoch konnte durch Iloprost die intestinale Energiebilanz (pCO$_2$-Differenz) nach Endotoxin-Gabe verbessert werden. Darüber hinaus wurde eine signifikante Verbesserung des zytosolischen Redoxpotentials (Laktat-Pyruvat-Quotient) als Maß für die intestinale Sauerstoffversorgung beobachtet werden.

Abstract

Introduction: The prostacyclin analog Iloprost has been shown to improve splanchnic perfusion in endotoxin mediated septic shock. Aim of this study was to evaluate the therapeutic effect of Iloprost on splanchnic oxygen transport and – utilization in a long-term model of septic shock in pigs.

Methods: In a long term model of hyperdynamic porcine endotoxin shock (8 ng/kg min) the pCO$_2$ gap was determined by tonometry and indirect calorimetry was performed. Further macrohemodynamic monitoring and hepatic blood flow were assessed via a COLD catheter and doppler ultrsound flow probes on hepatic artery and portal vein.

Results and Conclusion: Treatment with the PGI$_2$ analogue Iloprost in a clinically relevant dosage exerted no significant effect on intestinal perfusion. However, Iloprost lead to an improved intestinal energy balance, as indicated by the pCO$_2$-gap. Furthermore, a significant improvement of the cytosolic redox potential (lactat-pyruvate-ratio) was observed which could be interpreted as an improvement of intestinal oxygen supply.

Literatur

1. Manasia A, Kang H, Hannon E, Lu Y, Oropello J, Leibowitz A, Stein J, Benjamin E (1997) Effects of the stable analogue iloprost on mesenteric blood flow in porcine endotoxic shock. Crit Care Med 25:1222–1227
2. Radermacher P, Buhl R, Santak B, Klein M, Kniemeyer HW, Becker H, Tarnow J (1995) The effects of prostacyclin on gastric mucosal pH in patients with septic shock. Intensive Care Med 21:414–421
3. Scheeren T, Susanto F, Reinauer H, Tarnow J, Radermacher P (1994) Prostacyclin improves glucose utilization in patients with sepsis. J Crit Care 9:175–184
4. Iglesias JL, Turnage RH, Meng Y, Horton J, Myers SI (1998) The effect of sequential injuries on splanchnic perfusion and eicosanoid release. J Surg Res 78:148:154

Nuklear Faktor-κB (NF-κB) als zentraler Modulator der Stickoxid (NO) induzierten intestinalen Inflammation und Stase nach hämorrhagischem Schock

Nuclear factor-κB (NF-κB) regulates nitric oxide (NO) induced intestinal inflammation and stasis following hemorrhagic shock

C. Hierholzer[3,1], J. C. Kalff[1], B. Harbrecht[1], T. R. Billiar[1], A. J. Bauer[2], D. J. Tweardy[2], J. R. Siewert[3]

[1] Departments of Surgery and
[2] Medicine, University of Pittsburgh,
[3] Chirurgische Klinik und Poliklinik, Technische Universität München

Einleitung

Schwerer hämorrhagischer Schock (HS) ist von intestinaler Dysmotilität begleitet, die zur Darmatonie und funktionellem Ileus führt. Im HS trägt die erhöhte Zytokin Produktion zur intestinalen Inflammation und zur reduzierten Muskelkontraktilität durch die Rekrutierung von polymorphonuklearen Granulozyten (PMN) bei [1]. Wir haben nachgewiesen, daß HS zur erhöhten Expression der induzierbaren NO Synthase (iNOS) führt [2]. Während der Reperfusionsphase kann induziertes NO in einer cGMP unabhängigen, redox-sensitiven Signalkaskade zur Aktivierung des Transkriptionsfaktors NF-κB führen [3]. NF-κB induziert die Expression von Zytokinen, wie z. B. IL-6 und G-CSF, die NF-κB Bindungsstellen in ihrer Promoterregion besitzen. Die Aktivierung von NF-κB stellt daher einen wichtigen Regulator der inflammatorischen Antwort nach HS dar. Unter Verwendung des selektiven iNOS Inhibitors L-N6-(1-1minoethyl)-lysine (L-NIL) überprüften wir den Einfluß der NO induzierten NF-κB Aktivierung auf die inflammatorische Antwort und Dysmotilität nach HS.

Methodik

Die vorliegende Studie wurde von der Ethikkommission für Tierexperimente der Universität Pittsburgh genehmigt und ist in Übereinstimmung mit den Richtlinien für die Haltung und Verwendung von Labortieren des National Institutes of Health (USA). Sprague-Dawley Ratten (n = 5) wurden einem schweren hämorrhagischen Schock mit einem mittleren arteriellen Blutdruck von 40 mmHg für 2,5 Stunden ausgesetzt. Die Tiere wurden nach Volumensubstitution und Normalisierung des Blutdrucks nach 4 Stunden getötet und das Jejunum entnommen. Scheinoperierte Tiere dienten als Kontrollen. L-NIL (50 mg/kg Körpergewicht; Alexis Corp., Laufelfingen, Schweiz) wurde zu Beginn der Volumensubstitution über eine Stunde i. v. appliziert. Semiquantitative Reverse Transcriptase (RT) -PCR wurde zur Bestimmung von IL-6 mRNA in der Vollwand des Jejunums durchgeführt. Jejunale Segmente wurden in 2 Schichten, der Mucosa und Muskularis, mit chirurgischer Technik isoliert und für Histologie

(H + E und Myeloperoxidase (MPO) Färbung) und funktionellen Untersuchungen verwendet. Die Kontraktilität der intestinalen glatten Muskulatur wurde *in vitro* unter Verwendung des muskarinen Agonisten Bethanechol in steigender Konzentration (0,1–100 μM) bestimmt und in Gramm/mm^2/Sekunde berechnet [4]. Elektrophoretischer Mobilitäts Shift Assay (EMSA) wurde mit 20 μg jejunalem Proteinextrakt und radioaktiv markiertem hSIE (high-affinity serum-inducible element) Duplex Oligonukleotid und dem Duplex Oligonukleotid basierend auf der NF-κB Bindungsstelle upstream des murinen iNOS Promoters [5] durchgeführt.

Ergebnisse

Die selektive iNOS Inhibition im HS führt zur verminderten IL-6 mRNA Expression im Jejunum. IL-6 mRNA Spiegel wurden mit semiquantitativer RT-PCR bestimmt und mit PhophorImager Analyse quantifiziert. Die IL-6 mRNA Spiegel waren 3,4-fach in der Vollwand des Jejunums von Schocktieren im Vergleich zu scheinoperierten Tieren erhöht. L-NIL Behandlung führte zu einer Reduktion der IL-6 mRNA Spiegel in Schockratten um 57 % im Vergleich zu unbehandelten Schockratten.

Die selektive iNOS Inhibition im HS führt zur verminderten Aktivierung von NF-κB im Jejunum. Die Aktivierung von NF-κB wurde als Protein-NF-κB Komplex im EMSA Gelshift bestimmt. In Schocktieren wurde eine 3-fache Erhöhung der NF-κB Bindungsaktivität im Vergleich zu scheinoperierten Kontrolltieren beobachtet. In L-NIL behandelten Schocktieren kam es zu einer Reduktion der NF-κB Aktivierung um 57 %. Die Bindungsreaktion wurden zusätzlich mit spezifischen Antikörper gegen p50 oder p65 inkubiert, um die Identität des aktivierten Protein-DNA Komplexes zu konfirmieren. Diese Supershift Analysen zeigten, daß der aktivierte Komplex aus p50 und p65 bestand.

Die selektive iNOS Inhibition im HS führt zur verminderten Aktivierung von Stat3 im Jejunum. IL-6 führt zur intrazellulären Signalübertragung über die Aktivierung von STAT Proteinen, die der dualen Funktion der Signaltransduktion und Aktivierung von Transkription dienen. Die Aktivierung von Stat3 ist Konsequenz von lokaler IL-6 Produktion und Ausdruck einer lokalen Gewebeinflammation. Die Stat3 Aktivierung war in Schocktieren 4,5-fach im Vergleich zu Kontrolltieren erhöht. Die selektive iNOS Inhibition mit L-NIL führte zu einer Reduktion von 38 % in Schocktieren. Die verminderte Stat3 Aktivierung korrespondierte mit der beobachteten Reduktion der IL-6 mRNA Expression nach L-NIL Behandlung.

Die selektive iNOS Inhibition im HS verringert die intestinale Schädigung und führt zur Reduktion der PMN Infiltration in die Muskularis. Intestinale Schädigung und PMN Infiltration in die Muskularis wurde in histologischer Untersuchung an H + E und MPO gefärbten Präparaten bestimmt. Das Jejunum von Ratten mit HS zeigte die typischen Zeichen der akuten Organschädigung mit Verbreiterung intestinaler Villi, partieller Destruktion der Mucosa sowie Ödem und Infiltration von inflammatorischen Zellen in die Mucosa und Muskularis. In MPO Färbung wies die Muskularis eine 4-fache Zunahme von MPO-positiven PMN im Vergleich zu scheinoperierten Tieren auf. L-NIL Behandlung von Schockratten hatte einen protektiven Effekt und führte zur Wiederherstellung der mucosalen Architektur und Inhibition (58 % Reduktion) der PMN Infiltration in die Muskularis.

Die selektive iNOS Inhibition im HS verringert die kontraktile Dysfunktion der glatten Muskulatur des Jejunums. Die Muskelkontraktilität wurde in scheinoperierten Tieren und Schocktieren mit und ohne L-NIL Behandlung gemessen, um zu untersuchen, ob die reduzierte PMN Infiltration nach iNOS Inhibition zu einer verbesserten Muskelkontraktilität führte. Die mechanische Aktivität wurde *in vitro* durch Messung der zirkulären Muskelkontraktionen nach Gabe des muskarinen Agonisten Bethanechol in steigender Konzentration bestimmt (0,1–100 µM). HS führte zu einer 30–75 % Suppression der kontraktilen Kraft der zirkulären Muskelstreifen nach Gabe von 0,1 µM, 1 µM, 10 µM, und 100 µM Bethanechol im Vergleich zu scheinoperierten Tieren. L-NIL behandelte Schocktiere wiesen eine fast vollständig normalisierte kontraktile Funktion der glatten Muskulatur auf.

Diskussion

In dieser Studie weisen wir die inflammatorische Antwort und Organschädigung im Jejunum von Ratten mit schwerem HS nach und demonstrieren den protektiven Effekt von selektiver iNOS Inhibition mit L-NIL im HS. L-NIL behandelte Schocktiere zeigten eine signifikante Reduktion von IL-6 mRNA Expression sowie Reduktion der Aktivierung von Transkriptionsfaktoren NF-κB und Stat3. Die iNOS Inhibition resultierte in reduzierter PMN Infiltration und normalisierter Kontraktilität der glatten Muskulatur.

HS führt zur intestinalen Inflammation und zur eingeschränkten Motilität. Die induzierbare NO Synthase iNOS ist ein wichtiger Regulator der Funktion der glatten Muskulatur [4]. In vorangegangenen Studien wurde die erhöhte Expression von iNOS im HS nachgewiesen [2, 6]. iNOS kann die prolongierte Produktion von NO katalysieren. NO ist ein bioregulatives Molekül, das an redox-sensitiver, proinflammatorischer Signalübertragung in Zellen beteiligt ist und die intrazelluläre Aktivierung von NF-κB beinhaltet. Die NO vermittelte NF-κB Aktivierung umfaßt intermediäre Schritte, wie z.B. die Aktivierung von p21^{ras} und MAP Kinase p38 [3]. NF-κB führt zur erhöhten Expression von Zytokinen, die NF-κB Bindungsstellen in der Promoterregion besitzen und fungiert damit als zentraler Modulator der Entzündungsreaktion. Induziertes NO kann über die Aktivierung von NF-κB die inflammatorische Antwort nach HS initiieren. Wir zeigen in der vorliegenden Studie, daß iNOS abhängige NF-κB Aktivierung im Jejunum im HS signifikant zur inflammatorischen Antwort, eingeschränkter Organfunktion und Organschädigung beiträgt. Die Reduktion von induziertem NO und NF-κB Aktivierung durch selektive iNOS Blockade verminderte die inflammatorische Schädigung und hatte einen organprotektiven Effekt.

Aktivierte PMN sind die wichtigsten zellulären Elemente, die akute Entzündungsreaktion vermitteln und die in der Pathogenese der mikrovaskulären Schädigung nach Schock oder Sepsis eine entscheidende Rolle spielen. Die verminderte Kontraktilität der glatten Muskulatur 4 Stunden nach HS korrelierte mit dem frühen Einsetzen der Zytokininduktion und der PMN Infiltration in die intestinale Muskularis. Diese Ergebnisse zeigen, daß die inflammatorische Antwort mit Extravasation von PMN zur eingeschränkten Muskularis Funktion beiträgt. Eine Leukozyten induzierte Suppression der kontraktilen Funktion wurde ebenfalls in einem Ratten Modell nach Dünndarmtransplantation [7], nach chirurgischer Manipulation [8] und nach Sepsis [4] nachgewiesen.

580

Zusammenfassung

Hintergrund: Im hämorrhagischen Schock (HS) trägt die erhöhte Zytokin Produktion zur intestinalen Inflammation und zur reduzierten Muskelkontraktilität durch die Rekrutierung von polymorphonuklearen Granulozyten (PMN) bei. NO vermittelte Aktivierung von NF-κB kann zur Induktion von Zytokinen führen, die NF-κB Bindungsstellen besitzen. In dieser Studie bestimmten wir den Einfluß von induziertem NO auf intestinale Inflammation und Dysmotilität im HS.

Material und Methoden: SpragueDawley Ratten wurden einem schweren HS (mittlerer arterieller Blutdruck 40 mmHg für 2,5 Stunden mit Volumensubstitution und Tötung nach 4 Stunden) ausgesetzt. Der selektive iNOS Inhibitor L-NIL (50 mg/kg Körpergewicht) wurde i. v. während der Dekompensationsphase gegeben. IL-6 mRNA Spiegel wurden mit RT-PCR und die Aktivierung von NF-κB und Stat3 im EMSA Gelshift bestimmt. Die jejunale Schädigung wurde anhand von Histologie, PMN Infiltration und Kontraktilität der glatten Muskulatur bestimmt.

Resultate: In dieser Studie demonstrieren wir den protektiven Effekt von selektiver iNOS Inhibition mit L-NIL im Jejunum im HS. L-NIL behandelte Schocktiere zeigten eine signifikante Reduktion von IL-6 mRNA Expression (57 %), Reduktion der Aktivierung von Transkriptionsfaktoren NF-κB (57 %) und Stat3 (38 %), reduzierter PMN Infiltration (58 %) und Organschädigung sowie normalisierter Kontraktilität der glatten Muskulatur.

Schlußfolgerung: Die Aktivierung des Transkriptionsfaktors NF-κB ist zentraler Regulator der von NO initiierten Entzündungsreaktion. Diese Ergebnisse zeigen, daß die iNOS induzierte NF-κB Aktivierung zur Zytokinproduktion in der Darmwand mit nachfolgender PMN Rekrutierung und Motilitätsstörung führt. Die Reduktion der NO Bioverfügbarkeit im schweren HS kann daher die Darmschädigung durch eine Downmodulation von NF-κB vermindern.

Abstract

Background: In hemorrhagic shock (HS) increased cytokine production contributes to gut inflammation and impairment of smooth muscle function through the recruitment of PMN. NO-mediated activation of NF-κB can result in the induction of cytokines that contain NF-κB bindings sites. Experiments were performed to determine the contribution of induced NO to gut inflammation and dysmotility in HS.

Materials and Methods: Sprague-Dawley rats were subjected to severe HS (40 mmHg MAP for 2.5 hours) followed by resuscitation and sacrifice at 4 hours. The selective iNOS inhibitor L-NIL (50 mg/kg body weight) was administered intravenously during the decompensation phase. We determined IL-6 mRNA levels using RT-PCR and activation of NF-κB and Stat3 using EMSA gel shift. Jejunal damage was assessed using histology, PMN infiltration, and smooth muscle contractility.

Results: In this study we demonstrate an attenuated inflammatory response in the jejunum of animals subjected to severe HS and treated with L-NIL. L-NIL-treated animals demonstrated significant reduction in IL-6 mRNA expression (57 %), reduction in NF-κB (57 %) and Stat3 activity (38 %), reduction in PMN infiltration (58 %) and attenuated organ damage. Furthermore, muscle contractility was almost completely restored.

Conclusions: We propose that early upregulation of iNOS contributes significantly to the activation of NF-κB resulting in proinflammatory cytokine production in the gut wall ultimately leading to PMN recruitment and impaired motility. Thus, reducing induced NO bioavailability following severe HS may improve gut function through downmodulation of NF-κB.

Literatur

1. Bauer AJ (1996) Transplantation-induced injuries of the intestinal muscularis and its innervation: from preservation to chronic rejection. Transplantation Proceedings 28:2539–251
2. Kelly E, Hierholzer C, Harbrecht BG, Billiar TR, Peitzman AB (1996) Traumatic shock induces type 2 nitric oxide synthase mRNA expression in the human liver. Surg Forum 47:32–33
3. Lander HM, Hajjar DP, Hempstead BL, Mirza UA, Chait BT, Campbell S, Quilliam LA (1997) A molecular redox switch on p21(ras). Structural basis for the nitric oxide-p21(ras) interaction. Journal of Biological Chemistry 272:4323–4326
4. Eskandari MK, Kalff JC, Billiar TR, Lee KKW, Bauer AJ (1997) Lipopolysaccharide Activates the Muscularis Macrophage Network and Suppresses Circular Smooth Muscle Activity. American Journal of Physiology – Gastrointestinal & Liver Physiology 36: G727–G734
5. Hierholzer C, Harbrecht B, Menezes JM, Kane J, MacMicking J, Nathan CF, Peitzman AB, Billiar TR, Tweardy DJ (1998) Essential role of induced nitric oxide in the initiation of the inflammatory response following hemorrhagic shock. Journal of Experimental Medicine 187:917–928
6. Thiemermann C, Szabo C, Mitchell JA, Vane JR (1993) Vascular hyporeactivity to vasoconstrictor agents and hemodynamic decompensation in hemorrhagic shock is mediated by nitric oxide. Proceedings of the National Academy of Sciences of the United States of America 90:267–271
7. Kalff JC, Cicalese L, Exner B, Schraut WH, Bauer AJ (1998) Activation of muscularis macrophages, recruitment of leukocytes and impairment of motility following small bowel transplantation. Transplantation Proceedings 30:2568
8. Kalff JC, Schwarz NT, Walgenbach KJ, Hirner A, Schraut WH, Bauer AJ (1997) [Phagocyte activation, infiltration of smooth intestinal muscle and modification of intestinal motility after surgical manipulation]. Langenbecks Archiv für Chirurgie – Supplement – Kongressband 114:425–428

Korrespondenzadresse: Dr. Christian Hierholzer, Chirurgische Klinik und Poliklinik der Technischen Universität München, Klinikum Rechts der Isar, Ismaningerstr. 22, 81675 München

Unterstützt durch die Deutsche Forschungsgemeinschaft (DFG) HI 614/1-1.

Effektivitätssteigerung der laserinduzierten Thermotherapie von Lebermetastasen – Einfluß der selektiven arteriellen und portalvenösen Okklusion und passageren Mikroembolisation

Influence of selective arterial and venous hepatic perfusion on the effetivity of laserinduced thermotherapy of liver metastases

J. P. Ritz[1], C. T. Germer[1], C. Isbert[1], D. Albrecht[1], A. Roggan[2], J. Pelz[1], H. J. Buhr[1]

[1] Chirurgische Klinik I Viszeral-, Gefäß- und Thoraxchirurgie (Direktor: Prof Dr. H. J. Buhr)
[2] Abteilung für Medizinisch-technische Physik und Lasermedizin (Direktor Prof. Dr. G. Müller); Universitätsklinikum Benjamin Franklin der FU Berlin

Einleitung

Die laserinduzierte Thermotherapie (LITT) ist ein Verfahren, mit dessen Hilfe maligne Tumore der Leber zerstört werden können [4]. Durch die Zufuhr thermischer Energie über direkt im Tumorgewebe plazierte Laserfasern werden Koagulationsnekrosen induziert [1, 5–6]. Die sichere Behandlung von Lebertumoren mit einem solchen in situ Ablationsverfahren setzt die Induktion ausreichend großer thermischer Läsionen mit letaler intraläsionärer Zellschädigung voraus. Für die Ausdehnung des thermischen Läsionen stellt die lokale Durchblutung der Leber einen sigifikanten Einflußfaktor dar. In früheren Studien konnten wir zeigen, daß eine vollständige Unterbrechung der hepatischen Perfusion zu einer signifikanten Vergrößerung des Läsionsvolumens führt [2, 3].

Zielsetzung

Ziel der vorliegenden tierexperimentellen Studie war es, den Einfluss einer selektiven Okklusion der hepatischen Perfusion (arteriell, portalvenös, Mikroembolisation) auf Läsionsgröße und Tumorresponse zu untersuchen.

Material und Methode

Zur Induktion der Lebertumore wurde die Coloncarcinom-Zellinie CC-531 verwendet. Hierzu wurden insgesamt 75 Versuchstieren 10^6 Zellen/0,1 ml NaCl-Lsg. subcapsulär in die Leber appliziert. Nach 10-tägiger Latenzzeit betrug die Tumorgröße im Mittel

7 mm (± 1). Die Tiere wurden in eine Kontroll- und 4 Versuchsgruppen randomisiert. Die intersitielle LITT erfolgte mit einem Nd-YAG Laser (Wellenlänge 1064 nm) unter Verwendung eines Diffuser-tip Applikators mit einer Laserenergie von 1200 J. In den Versuchsgruppen wurde während der LITT jeweils die Arteria hepatica [LITT$_{Arterie}$ (n = 15)], bzw. die Vena portae [LITT$_{Portalvenös}$ (n = 15)] selektiv oder gemeinsam [LITT$_{Arterie + Portalvenös}$ (n = 15)] ausgeklemmt. In der vierten Versuchsgruppe [LITT$_{DSM}$ (n = 15)] erfolgte die Applikation von Stärkemikrospheren (Degradable Starch Microspheres, 12 mg) über die Arteria hepatica. In der Kontrollgruppe [LITT$_{Kontrolle}$ (n = 15)] erfolgte keine Unterbrechung der hepatischen Perfusion. 24 Stunden, 7 Tage und 21 Tage nach Behandlung wurden je 5 Tiere pro Gruppe getötet. Es erfolgte die Bestimmung der Läsionsvolumina. Die intraläsionäre Tumorresponse wurde immunhistologisch anhand der Bromdesoxyuridin-AK-Reaktion (BrdU) ermittelt.

Ergebnisse

Die prätherapeutischen erzielten Tumorvolumina unterschieden sich in den 5 Gruppen nicht signifikant. Im Vergleich zur Kontrollgruppe resultierten nach 24 Stunden mit Ausnahme der Gruppe LITT$_{DSM}$ in allen anderen Versuchsgruppen signifikant größere thermische Schädigungszonen. Makroskopisch und immunhistologisch zeigte sich nach 21 Tagen bei allen Tieren der Kontrollgruppe vitales Tumorgewebe. In den Gruppen LITT$_{Arterie}$ und LITT$_{Portalvenös}$ war bei jeweils 3 von 15 Tieren, beziehungsweise 6 von 15 Tieren noch vitales Tumorgewebe nachweisbar. Dagegen fanden sich in den Gruppen LITT$_{DSM}$ und LITT$_{Arterie + Portalvenös}$ lediglich bei einem Tier vitale Tumorreste (p < 0,01).

Diskussion

Zur Verbesserung der Effektivität der LITT wurden verschiedene Ansätze bezüglich Applikationssystemen und Applikationsmodus experimentell untersucht. Eine dieser Ansätze ist die temporäre Unterbrechung des hepatischen Blutflusses durch Abklemmen des hepatoduodenalen Bandes, um während der LITT dem sogenannten „cooling-effect" vorzubeugen. Dieser Eingriff erfordert eine Laparotomie oder zumindest Laparoskopie [3], während die LITT selbst percutan durchzuführen wäre. Durch den in der vorliegenden Studie überprüften Einsatz von Stärkemikrospheren ergibt sich eine neue Möglichkeit zur Effektivitätssteigerung der LITT.

Schlußfolgerung

1. Die selektive arterielle oder portalvenöse Okklusion der hepatischen Perfusion führt zu einer signifikanten Zunahme des Läsionsvolumen nach LITT, ist jedoch für eine sichere Tumorbehandlung nicht ausreichend.
2. Die Kombination aus LITT und passagerer Mikroembolisation durch Stärkemikrospheren besitzt bei nahezu vollständiger Tumorelimination und ausreichend großen Läsionsvolumina die grösste Effektivität.

3. Die signifikant kleineren Läsionsvolumina in der LITT$_{DSM}$-Gruppe im Vergleich zur vollständigen Okklusion (LITT$_{Arterie + Portalvenös}$) implizieren eine protektive Wirkung auf das gesunde hepatische Gewebe ohne Verlust an Effektivität.

Zusammenfassung

An einem Lebermetastasenmodell wurde der Einfluss der selektiven Okklusion der arteriellen und portalvenösen hepatischen Perfusion, sowie der passageren Mikroembolisation mittels Stärkemikrospheren (Spherex®) auf Läsionsgröße und Tumorresponse in der laserinduzierten Thermotherapie (LITT) überprüft. Die Läsionsvolumina nach LITT waren in allen Gruppen signifikant größer als das prätherapeutische Tumorvolumen. Vitales Tumorgewebe war bei allen Tieren der Kontrollgruppe nachzuweisen, dagegen nur bei je 1/15 Tieren in der mit Stärkemikrospheren behandelten Gruppe und der Gruppe mit kompletter arterieller und venöser Okklusion. Die Ergebnisse demonstrieren, daß die Applikation von Stärkemikrospheren zu einer signifikanten Steigerung des Effektes der LITT führt, die mit der kompletten Unterbrechung der hepatischen Perfusion vergleichbar ist.

Abstract

Background: This experimental study in an animal liver metastasis model (adenocarcinoma) investigated the influence of arterial and venous hepatic perfusion on the lesion size and tumor response in laserinduced thermotherapy of liver metastases (LITT).

Methods: An intrahepatic adenocarcinoma was implanted in 75 rats. The tumors were treated with LITT (Nd: YAG-Laser, 1064 nm, 1200 J) after selective occlusion of hepatic artery, portal vein or application of degradable starch microspheres.

Results: Tumor growth was found in all animals of the control group but in only 1/15 animals after application of starch microspheres and after complete interruption of hepatic perfusion (arterial and venous).

Conclusion: These results demonstrate that the application of starch microspheres led to a significant increase in the hyperthermic effect of LITT, comparable to the complete occlusion of hepatic perfusion.

Literatur

1. Germer CT, Albrecht D, Roggan A, Buhr HJ (1998)Technology for in situ ablation by laparoscopic and image-guided interstitial laser hyperthermia. Sem Lap Surg 5:195–203
2. Albrecht D, Germer CT, Isbert C, Ritz JP, Roggan A, Buhr HJ (199) Interstitial lasser coagulation (ILC): evaluation of the effect of normal liver perfusion and the application mode on lesion size. Lasers Surg Med 23:40–47
3. Germer CT, Albrecht D, Roggan A et al. (1997) An Experimental Study of laparoscopic laserinduced Thermotherapy treatment for liver tumours Br J Surg 84:317–320
4. Masters A, Steger AC, Lees WR et al. (1992) Inerstitial laser hyperthermia: a new approach for treating liver metastases Br J Cancer 66:518–522

5. Matthewson K, Colderidge-Smith P, O'Sullivan JP et al. (1987) Biological effects of intrahepatic Nd: YAG laser photocoagulation in rats. Gastroentorology 93 : 550 – 557
6. Vogl TJ, Mack MG, Straub R et al. (1997) Percutaneous MRI-guided laser-induced thermotherapy for hepatic metastases for colorectal cancer Lancet 350 : 29

Korrespondenzadresse: Dr. Jörg-Peter Ritz, Freie Universität Berlin, Universitätsklinikum Benjamin Franklin, Chirurgische Klinik I, Hindenburgdamm 30, D-12200 Berlin

Arterielle Gabe von 5-FU-MLV-PEG-Liposomen und Stärkemikrosphären als Drug Carrier bei der Therapie von Lebertumoren.

Eine tierexperimentelle Studie an CC 531- lebertumortragenden WAG/RIJ-Ratten

Arterial injection of 5-FU-MLV-PEG liposomes and starch microspheres as drug carriers in the therapy of liver tumors.

An experimental study in rats with CC 531 liver tumors

U. Pohlen[1], G. Berger[1], M. Binnenhei[1], R. Rezka[2], H. J. Buhr[1]

[1] Chirurgische Klinik I, Universitätsklinikum Benjamin Franklin, Berlin
[2] Max-Delbrück-Centrum, Abteilung Drug Targeting Berlin/Buch

Einleitung und Zielsetzung

Der Zytostatikaspiegel im Tumorgewebe ist der entscheidende Parameter für den Erfolg einer Chemotherapie. Einen vielversprechenden Ansatz stellt die regionale Chemotherapie dar. Hierbei wird ein Zytostatikum intraarteriell in die Zielregion appliziert. Gibt man zusätzlich Stärkemikrosphären hinzu, so verlangsamt sich der Blutfluß bei gleichzeitiger Erhöhung der Kontaktzeit des Zytostatikums mit dem Tumor. Eine weitere Konzentrationserhöhung kann durch liposomale Verkapselung der Zytostatika erreicht werden. In Vorversuchen wurden verschiedene Liposomenchargen getestet und PEG-MLV-Liposomen als geeignet befunden [2]. Ziel dieser Studie war die Konzentrationsbestimmung von regional appliziertem, liposomal verkapseltem 5-FU mit oder ohne Stärkemikrosphären im Vergleich zur regionalen Gabe der Monosubtanz und zur i.v.-Gabe.

Material und Methoden

Versuchstierpräperation: Männlichen WAG/RIJ-Ratten wurden 4×106 vitale Tumorzellen eines CC 531 Adenokarzinoms in den linken Leberlappen injiziert und gleichzeitig ein Mini-Port-System über die A. gastroduodenalis in die A. hepatica mit einer subcutanen Portkammer implantiert.

Kontrolle des Tumorwachstums mit der Magnetresonanztomographie (MRT): Die Tumorwachstumskontrolle erfolgte über die Magnetresonanztomographie an einem Bruker Biospec BMT 24/40 mit einer Spin-Echo-Sequenz (TR = 300 ms, TE = 15 ms, FOV = 15 cm, Schichtdicke 5 mm, Anzahl der Akkumulationen = 2). Bei einer Tumorgröße > 1 cm wurden die Tiere in 6 Gruppen randomisiert und je nach Gruppenzugehörigkeit therapiert.

Liposomenpräperation: 5-FU (10mg/ml) wurde in MLV-PEG Liposomen der Zusammensetzung hydriertes Soja-Phosphatidylcholin (HSPC 50 mg/ml), molares Verhältnis (1:1:0,1) verkapselt. Die Präperation erfolgte durch Vereinigung der in Chloroform gelösten Lipide (Rundkolben) und anschließende Herstellung eines

Lipidfilmes durch Abdampfen des Lösungsmittels unter Vakuum (Rotationsverdampfer). Durch Zugabe des in Phosphatpuffer gelösten 5-FU und nachfolgendes Schütteln (24 h) dispergiert man den Lipidfilm. Auf die Abtrennung des nicht verkapselten 5-FU wurde verzichtet und das Zytostatikum per HPLC bestimmt. Die Größenbestimmung dieser Vesikel erfolgte auf Grundlage der quasielastischen Lichtstreuung am Coulter Counter N4+.

Therapiegruppen: Die Tiere wurden in 6 Gruppen randomisiert:

Gruppe 1: 10 mg 5-Fu i.v. (n = 15)
Gruppe 2: 10 mg 5-FU-MLV-PEG-Liposomen i.v. (n = 20)
Gruppe 3: 10 mg 5-Fu regional i.a. (n = 20)
Gruppe 4: 10 mg 5-FU mit Stärkemikrosphären (Stä) regional i.a. (n = 20)
Gruppe 5: 10 mg 5-FU-MLV-PEG-Liposomen regional i.a. (n = 30)
Gruppe 6: 10 mg 5-FU-MLV-PEG-Liposomen mit Stärkemikrosphären (Stä) regional i.a. (n = 50)

Je nach Gruppenzugehörigkeit erfolgte die Gabe von 10 mg 5-FU intaarteriell über die A. hepatica oder i.v. über die Schwanzvene. Zu definierten Zeitpunkten (15, 30, 60, 120 min., 4, 8, 12, 24, 48 und 72 h) wurden die Tiere nach Applikation getötet und die Konzentration von 5-FU mittels HPLC in verschiedenen Organen bestimmt (Leber, Tumor, Tumorrandsaum, Milz, Nieren, Pankreas, Peritoneum, Magen, Lunge und Serum).

Statistik: Die Konzentrationsverteilung im Gewebe wurde als Konzentrations-Zeit-Kurve (AUC) nach der Trapezoid-Regel ermittelt. Die Einzelmeßwerte für die Gewebekonzentration wurden nach dem Mann-Whitney-Test für ungekoppelte Paare analysiert.

Ergebnisse

Gruppe 1: Nach i.v. Bolusinjektion von 10 mg 5-FU zeigte sich eine meßbare Tumorkonzentration nur bis 20 min. nach Applikation. AUC (30 min) 35 µg/g. Im Tumorrandsaum ergab sich eine AUC von 362 µg/g. Die AUC Leberparenchym betrug 366 µg/g.

Gruppe 2: Nach i.v. Bolusinjektion von 10 mg MLV-PEG-5 FU-Liposomen zeigte sich eine meßbare Tumorkonzentration über 120 min. AUC (120 min.) 820 µg/g. AUC für den Tumorrandsaum 723 µg/g. Die AUC Leberparenchym betrug 105 µg/g.

Gruppe 3: Regionale Injektion von 10 mg 5-FU ergab eine meßbare Tumorkonzentration über 240 min. AUC (240 min) 655 µg/g. AUC für den Tumorrandsaum 1610 µg/g. Die AUC Leberparenchym betrug 1705 µg/g.

Gruppe 4: Regionale Injektion von 10 mg 5-Fu + Stärkemikrosphären zeigte sich eine meßbare Tumorkonzentration über 4 Stunden. AUC (4 Std.) 62655 µg/g. AUC für Tumorrandsaum 19787 µg/g. Die AUC Leberparenchym betrug 27822 µg/g.

Gruppe 5: Regionale Injektion von 10 mg MLV-PEG-5-FU-Liposomen zeigte sich eine meßbare Tumorkonzentration über 24 Stunden. AUC (24 Std.) 2889 µg/g. AUC für Tumorrandsaum 2051 µg/g. Die AUC Leberparenchym betrug 501 µg/g.

Gruppe 6: Reginale Injektion von 10 mg MLV-PEG-5-FU-Liposomen + Stärkemikrosphären zeigte eine meßbare Tumorkonzentration über 72 Stunden. AUC (72 Std.)

Tabelle 1. AUC (µg/g × min) von 5-FU im Tumor, Tumorrandsaum und Leber nach unterschiedlichen Applikationsformen

AUC (µg/g × min) MW ± SD	Tumor	Tumorrandsaum	Leber
I 5-FU i.v.	35,57+14,33	362,7 ± 43,8	366,9 ± 32,8
II 5-FU-MLV-PEG i.v.	820,6 ± 75,6	723 ± 22,6	105,3 ± 16,9
III 5-FU i.a.	655,4 ± 35,1	1610 ± 122,7	1705 ± 154,7
IV 5-FU + Stä. i.a.	62655 ± 5177	19787 ± 988	27822 ± 1028
V 5 FU PEG-MLV i.a	2889 ± 172,5	2051 ± 183,6	501,6 ± 124,6
VI 5-FU-MLV-PEG + Stä. i.a	131897 ± 1776	58322 ± 2124	649 ± 143,9

131 897 µg/g. AUC für Tumorrandsaum 58 322 µg/g. Die AUC Leberparenchym betrug 649 µg/g.

Die regionale Gabe von 5-FU-MLV-Liposomen in Kombination mit Stärkemikrosphären führt zu einer Konzentrationserhöhung um den Faktor 4000 im Vergleich zur i. v.-Applikation. Die Leberbelastung erhöht sich um den Faktor 2.

Diskussion

MLV-PEG-Liposomen haben nach unserer Studie einen Carriereffekt für Zytostatika. Sie erhöhen schon bei i. v.-Gabe die intratumorale Konzentration um den Faktor 25. Werden diese Liposomen i. a. gegeben und zusätzlich mit Stärkemikrosphären kombiniert, so kommt es zu einer Steigerung um den Faktor 4000. PEG-Liposomen haben den Vorteil, länger zu zirkulieren als andere Liposomen und auf Grund Ihrer Polyethylenglykol-Hülle vom RES nicht erkannt werden [1]. Sieht man sich den Tumorrandsaum an, so zeigt sich dort eine Erklärungsmöglichkeit für diese Konzentrationssteigerung. Scheinbar bleibt das Konstrukt aus Liposomen und Stärkemikrosphären im Tumorkapilarnetz liegen und gelangt sukzessive in den Tumor. Des weiteren scheinen sich MLV-PEG-Liposomen nach einer zweiten und dritten Zirkulationsphase erneut im Tumor anzureichern. Die tumoraffinen Eigenschaften verstärken sich durch Stärkemikrosphären. Dieser Effekt der Konzentrationserhöhung im Tumorgewebe geht über eine Flußverlangsamung durch Stärkemikrosphären hinaus und muß auf eine Adhärenz zwischen dem Liposomen-Stärkemikrosphärenkomplex und Tumorzellen zurückgeführt werden.

Zusammenfassung

Die Therapie bei inoperablen Lebermetastasen kolorektalen Ursprungs ist nach wie vor umstritten. Einen vielversprechenden Ansatz stellt die regionale Chemotherapie dar. Unter regionaler Chemoherapie konnte in verschiedenen klinischen Studien eine Steigerung der Überlebenszeit von wenigen Monaten gezeigt werden. In dieser Studie wurde durch Modifikation eine Konzentrationssteigerung im Tumor der systemischen und der regionalen Therapie durch liposomale Verkapselung des am häufigsten

590

verwendeten Zytostatikums 5-Fluouracil überprüft. Das in MLV-PEG-Liposomen verkapselte 5-FU zeigte bei der systemischen Therapie eine Konzentrationserhöhung um den Faktor 25, bei der regionalen Therapie um den Faktor 85. Wurde zusätzlich bei der regionalen Therapie mit liposomal verkapseltem 5-FU eine Flußverzögerung mit Stärkemikrosphären durchgeführt so stieg die Konzentration von 5-FU im Tumor um den Faktor 4000.

Abstract

Background: Controversy still exists for therapy of inoperable colorectal liver metastases. Regional therapy has been considered a promising approach because several clinical studies demonstrated prolonged survival.

Methods: The aim of this study investigates tumor targeting of the most frequently used cytostatic 5-fluouracil by modifying systemic and regional therapy by liposome encapsulation.

Results and conclusion: Our results demonstrate that encapsulation of 5-FU in MLV-PEG liposomes increased tumor concentration by the factor 25 fold with systemic and factor 85 with regional therapy. Reduction of blood flow by starch microspheres during regional chemotherapy with lipoosome-encapsuled 5-FU resulted in an additional 4000 fold increase in 5-FU tumor concentration

Literatur

1. Berger G, Pohlen U, Reszka R, Lippmann M, Päuser S, Buhr HJ (1996) Pharmakokinetik von liposomal verkapselten Carboplatin. Vergleich verschiedener lokoregionärer Anwendungen. Eine tierexperimentelle Studie am VX-2 Lebertumor. Langenbecks Arch Chi Suppl I: 533–536
2. Päuser S, Wagner S, Lippmann M, Pohlen U, Reszka R, Wolf KJ, Berger G (1996) Evaluation of Efficient Chemoembolisation by Magnetic Resonance Imaging Therapy Monitoring: An Experimental Study on the VX-2 Tumor in rabbit liver. Cancer Research 56:1863–1867

Korrespondenzadresse: Dr. med. Uwe Pohlen, Chirurgische Klinik I, Universitätsklinikum Benjamin Franklin, Hindenburgdamm 30, 12200 Berlin, Telefon: 0 30/84 45-25 43, Fax-Nr.: 0 30/84 45-27 40

Überexpression von FLIPs ein möglicher Schutzmechanismus vor Fas/FasL induzierter Apoptose in kolorektalen Karzinomen und ihren Lebermetastasen

FLIPs overexpression in colorectal carcinomas and their liver metastases a possible protective mechanism to escape Fas/FasL induced apoptosis

E. Riede[1], B. Mann[1], A. Gratchev[2], C. Hanski[2], H. J. Buhr[1]

[1] Chirurgische Klinik I
[2] Gastroenterologische Klinik, UKBF Berlin

Einleitung

FasL exprimierende kolorektale Karzinomzellen können *in vitro* in T-Zellen Apoptose auslösen („counterattack-Hypothese") [1]. *In vivo* können sowohl aktivierte tumorinfiltrierende Lymphozyten (TILs) als auch epitheliale Tumorzellen als Effektor- und Zielzellen bei der Fas/FasL induzierten Apoptose agieren. Es wird vermutet, daß die FasL-Bindung an Fas-positive Zellen zwei alternative apoptotische Signaltransduktionswege aktivieren kann, die durch „FLICE-inhibiting proteins" (FLIPs) bzw. bcl-2 blockiert werden können [2]. Die Hemmung der Apoptose durch FLIPs wurde in mit γ-Herpesviren infizierten Wirtszellen beschrieben [3]. Ein Zusammenhang zwischen FLIPs-Expression und Karzinogenese konnte für Melanome und Melanomzellinien aufgezeigt werden, die im Gegensatz zu Melanozyten eine hohe Konzentration an FLIPs aufwiesen [4].

Ziel unserer Untersuchung war es, die „counterattack"-Hypothese *in vivo* zu überprüfen und zu analysieren, ob im kolorektalen Karzinomen Inhibitoren der Fas/FasL induzierten Apoptose überexprimiert werden.

Material und Methoden

Mittels semiquantitativer RT-PCR wurde die mRNA-Expression von Fas, FasL, FLIPs und bcl-2 in der Normalmukosa (N), den Primärtumoren (T) und den Lebermetastasen (M) von 9 Patienten mit kolorektalen Karzinomen im UICC-Stadium IV analysiert. In den gleichen Gewebeproben wurde die Menge an aktivierten TILs durch die Detektion der CD25 mRNA-Expression untersucht. Die statistische Auswertung erfolgte mittels Paardifferenztest nach Wilcoxon.

Ergebnisse

Fas konnte in allen untersuchten Gewebeproben mit Ausnahme einer N-Probe detektiert werden und somit fand sich kein signifikanter Unterschied in der Fas-Expression

Tabelle 1. Expression von FasL, CD25, FLIPs und bcl-2 mRNA in N, T und M. Die Detektion erfolgte mittels semiquantitativer RT-PCR

Pat.	N				T				M			
	FasL	CD25	FLIPs	Bcl-2	FasL	CD25	FLIPs	Bcl-2	FasL	CD25	FLIPs	Bcl-2
201	–	±	–	–	–	++	+	+	+	–	–	–
209	±	–	–	–	–	++	++	+	++	±	+	++
214	+	+	–	+	+	+	+	–	++	+	+	+
223	±	–	+	++	–	++	+	+	±	–	++	++
229	+	–	+	++	–	++	++	+	++	–	+	++
232	–	–	+	++	–	++	+	+	–	+	+	++
233	–	–	–	–	±	++	–	–	++	–	++	+
234	–	–	++	++	–	++	–	–	±	–	–	–
238	–	+	–	–	+	++	++	+	++	±	+	++
Tot.	4/9	3/9	4/9	5/9	3/9	9/9	7/9	6/9	8/9	4/9	7/9	7/9

im Verlauf der Kolonkarzinogenese. Im Gegensatz dazu ließ sich FasL-mRNA signifikant häufiger im Metastasengewebe nachweisen als in den primären Kolonkarzinomen ($p < 0,01$) und der Normalmukosa ($p < 0,01$) (Tabelle 1).

Der Nachweis von CD25-mRNA wurde als Maß für die Anwesenheit aktivierter TILs gewertet. CD25-mRNA fand sich signifikant häufiger im Tumorgewebe als in der Normalmukosa und den Lebermetastasen ($p < 0,01$).

Ein möglicher Schutzmechanismus kolorektaler Karzinomzellen vor Fas/FasL induzierter Apoptose könnte eine Überexpression von FLIPs und/oder bcl-2 sein. FLIPs ließen sich im Tumor- und Metastasengewebe häufiger detektieren als in der Normalmukosa ($p < 0,05$). Im Gegensatz dazu zeigte sich kein Unterschied in der bcl-2-Expression (Tabelle 1).

Diskussion

In der vorliegenden Arbeit untersuchten wir die „counterattack"-Hypothese in vivo. Im Gegensatz zu anderen Autoren fanden wir keinen Unterschied in der Fas-Expression in N, T und M [5]. Die FasL-Expression fand sich im Metastasengewebe kolorektaler Karzinome signifikant häufiger als im Tumorgewebe und in der Normalmukosa, während die Anzahl der aktivierten TILs im Metastasengewebe geringer war als im Tumorgewebe. Es kann also davon ausgegangen werden, daß die häufigere Detektion von FasL im Metastasengewebe nicht durch TILs, sondern durch FasL exprimierende Tumorzellen hervorgerufen wird. Dies spricht für die „counterattack"-Hypothese *in vivo*.

FLIPs ließen sich im Tumor- und Metastasengewebe häufiger nachweisen als im Normalgewebe. Bei einzelner Betrachtung der Patienten zeigte sich ein Anstieg der FLIPs-Expression entweder bereits im Tumorgewebe oder aber erst im Metastasengewebe bei 7 von 9 Patienten. Diese Ergebnisse könnten ein Hinweis dafür sein, daß Tumorzellen über FLIPs vor Fas/FasL-induzierter Apoptose durch TILs geschützt sind.

Ein Unterschied in der bcl-2-Expression konnte nicht nachgewiesen werden und dieses Molekül scheint somit keinen Einfluß auf die Kolonkarzinogenese im Sinne einer Hemmung der Apoptose zu haben.

Zusammenfassung

FasL exprimierende kolorektale Karzinomzellen können *in vitro* in T-Zellen Apoptose auslösen („counterattack"-Hypothese). In der vorliegenden Arbeit untersuchten wir diese Hypothese in vivo und überprüften die Expression möglicher Apoptoseinhibitoren in normaler kolorektaler Mukosa, kolorektalen primären Karzinomen und deren Lebermetastasen.

Es fand sich ein signifikant häuigerer Nachweis der FasL-Expression im Metastasengewebe gegenüber dem Normal- und Tumorgewebe. In den gleichen Proben ließ sich ein signifikanter Abfall der CD25-Expression als Marker für die Anwesenheit aktivierter TILs nachweisen. Diese Ergebnisse sprechen für die „counterattack"-Hypothese *in vivo*.

In 7 von 9 Patienten wurde ein Anstieg der FLIPs-Expression in Tumor- (5 von 9) und Metastasengewebe (2 von 9) detektiert. Dies könnte ein möglicher Mechanismus sein, der die Tumorzellen vor Fas/FasL induzierter Apoptose schützt.

Abstract

Background: FasL expressing colorectal carcinoma cells are in vitro able to induce apoptosis in T-cells (counterattack-hypothesis).

Methods: In this investigation we tested this hypothesis *in vivo* and analyzed the expression of possible apoptosis inhibitors in normal mucosa of the colon, colorectal carcinomas and metastases.

Results: We found a significant increase in FasL expression in metastatic tissue in contrast to normal mucosa and primary carcinomas. In the same tissues we found a marked decrease in CD25 expression as a marker of activated TILs in metastatic tissue.

Conclusion: These results support the counterattack-hypothesis *in vivo*.

In 7 of 9 patients we found a increase on FLIPs expression in tumor (5 of 9) and metastatic tissue (2 of 9). This observation reveals a possible mechanism to protect tumor cells from Fas/FasL induced apoptosis.

Literatur

1. O'Connell J, Sullivan GC, Collins JK (1996) The Fas counterattack: Fas-mediated T-cell killing by colon cancer cells expressing Fas-Ligand. J Exp Med 184:1075–1082
2. Strasser A, O'Connor (1998) Fas ligand caught between Scylla and Charybdis. Nature Medicine 4:21–22
3. Thome M, Schneider P, Hofmann K, Fickenscher H, Meinl E, Neipel F, Mattmann C, Burns K, Bodmer JL, Schröter M, Scaffidi C, Krammer PH, Peter ME, Tschopp J (1997) Viral FLICE-inhibitory proteins (FLIPs) prevent apoptosis induced by death receptors. Nature 386:517–521

4. Irmler M, Thome M, Hahne M, Schneider P, Hofmann K, Steiner V, Bodmer JL, Schröter M, Burns K, Mattmann C, Rimoldi D, French LE, Tschopp J (1997) Inhibition of death receptor signals by cellular FLIP. Nature 388:190–195
5. Möller P, Koretz K, Leihäuser F, Brüderlein S, Henne C, Quentmeier A, Krammer PH (1994) Expression of APO-1 (CD95), a member of the NGF/TNF receptor superfamily, in normal and neoplastic colon epithelium. Int J Cancer 57:371–377

Korrespondenzadresse: E. Riede, Abteilung für Allgemein-, Gefäß- und Thoraxchirurgie, Universitätsklinikum Benjamin Franklin, Hindenburgdamm 30, 12200 Berlin, Fax-Nr.: 030-84452470

Laserinduzierte Thermotherapie (LITT) experimenteller Lebertumoren – Energie- und Temperaturfindung zur vollständigen in-situ-Ablation und Dedektion residualen Tumors mittels Gd:DTPA-unterstützter Magnetresonanztomographie (MRI)

Laser-induced thermotherapy (LITT) of experimental liver tumors – Energy and temperature determination for complete in situ ablation and residual tumor detection by Gd:DTPA-supported magnetic resonance imaging (MRI)

C. T. Germer[1], C. Isbert[1], J. P. Ritz[1], A. Schilling[2], A. Roggan[3], K. J. Wolf[2], H. J. Buhr[1]

[1] Chirurgische Klinik I, Abteilung für Visceral-, Gefäß- und Thoraxchirurgie
[2] Klinik für Radiologie
[3] Institut für Medizinisch/Technische Physik und Lasermedizin Universitätsklinikum Benjamin Franklin, Freie Universität Berlin

Einleitung

Die laserinduzierte Thermotherapie (LITT) ist ein in-situ Ablationsverfahren zur Behandlung von Lebermetastasen, wobei mittels Quarzfasertechnik und diffus abstrahlender Applikationssysteme Laserenergie unmittelbar in das Zentrum der Tumoren mit dem Ziel einer vollständigen Thermokoagulation geleitet wird [5, 6]. Ziel dieser Studie war es an einem Lebertumormodell, die für eine vollständige Tumordestruktion notwendige Laserenergie und steady-state-Temperatur bei definiertem Tumorvolumen und definierter Applikationszeit zu evaluieren und parallel die Sensitivität (SE), Spezifität (SP) und Treffsicherheit (TR) der Gd-DTPA unterstützten Magnetresonaztomographie (Gd:DTPA-MRI) bei der Dedektion residualen Tumors zu überprüfen.

Material und Methode

Als Versuchstiere dienten 85 weibliche Chinchilla-Bastard-Kaninchen, bei denen durch subkapsuläre Injektion einer Tumorzellsuspension ($1-2 \times 10^7$ Zellen/0,2 ml) der Zellreihe VX-2 (DKFZ, Heidelberg) ein Lebertumor induziert wurde. 14 Tage nach der Tumorinokulation wurden die Tiere relaparotomiert und die Tumorvolumina bestimmt. Die Laser-induzierte Thermotherapie (LITT) erfolgte mit einem Nd:YAG-Laser (Medilas 2, MBB-Medizintechnik, München) ($\lambda = 1064$ nm/cw-Modus) über eine 600 µm Quarzfaser und einen Diffuser-Tip-Applikator [techn. Details. 3], der lotrecht zur größten Achse des Tumors in dessen Zentrum eingebracht wurde. Die LITT erfolgte mit 1 6 Watt über ein eigens entwickeltes temperaturgesteuertes feed-back System (LMTB, Berlin). Die intrahepatische Temperaturmessung erfolgte mittels flexiblen Nickel-Chrom-Nickel-Thermoelementen (Philips, Holland) am peripheren Tumorrand. Die magnetresonanztomographischen Untersuchungen erfolgten mit einem Magnetom GBS 2, (1,5 Tesla) (Siemens, Erlangen). Als Kontrastmittel wurde Gadolinium-DTPA (Magnevist®, Schering, Berlin) verwendet. Alle Untersuchungen erfolgten mit T1-gewichtete Spin-Echo-Sequenzen mit 10 transversalen Schichten (Schichtdicke 5 mm, schichtangrenzend; FOV 150 × 150 mm; Matrix 256 × 256 Bildpunkte; Repititionszeit 300 ms; Echozeit 15 ms). Die Signalintensitäten (SI's) an ausgewählten korrespondierenden Schnitten wurde vor und nach intravenöser Gabe von Gadolinium-DTPA im Tumorgewebe, am Tumorrand und im Zentrum der laserinduzierten Läsionen gemessen. Darüberhinaus wurden die Signalintensitäten (SI's) der Zentral-, Übergangs- und Referenzzone der induzierten Läsionen gemessen und die relativen Signalintensitäten (SI$_{rel}$) errechnet. Die Tiere wurden nach einem Zufallsprinzip einer von 4 Versuchsgruppen [VX-2 (45°), VX-2 (50°), VX-2 (55°), VX-2 (60°)] bestehend aus je 20 Tieren und 5 Tiere einer scheintherapierten Kontrollgruppe [VX-2 (0)] zugeordnet, die sich hinsichtlich der steady-state-Temperatur, die für eine Applikationsdauer von 600 sec konstant gehalten wurde, unterschieden. Zu den Zeitpunkten 0 h, 24 h, 96 h und 14 d nach LITT erfolgten Gd:DTPA-MRI-Untersuchungen sowie von jeweils 5 Versuchstieren jeder Behandlungsgruppe die Entnahme der tumortragenden Lebern, die Bestimmung der Läsionsvolumina und eine histologische Korrelationsanalyse (H&E, NADPH-Dehydrogenase-Reaktion).

Ergebnisse

Die zum Erreichen der steady-state-Temperaturen notwendige Lasernergie, die Gesamt-Energiemengen, die Läsionsvolumina und die Anzahl der Tiere mit Tumorprogress sind in Tabelle 1 dargestellt. Die Gd:DTPA-MRI-Dedektion von Rezidivtumoren erfolgte auf Grundlage errechneter SI$_{rel}$ von >2 oder <2. 24 h nach LITT errechnete sich für die ÜZ eine SE von 92%, eine SP von 100% und eine TR von 100%.

Tabelle 1. Dargestellt sind die prätherapeutischen Tumorvolumina, die Laserenergie, die bis zum Erreichen der steady-state Temperaturen appliziert wurde, die Gesamt-Laserenergie zur Aufrechterhaltung der steady-state Temperatur für 600 sec. und die erzielten Läsionsvolumina sowie die Häufigkeit des Tumorprogresses in den verschiedenen Versuchsgruppen. Gruppenbezeichnung entsprechend der vorgewählten steady-state Temperatur (45 °C/50 °C/55 °C/60 °C). Die Werte werden als Mittelwerte ± SEM angegeben.

Geamtzahl n = 85	VX-2 (0)	VX-2 (45 °C)	VX-2 (50 °C)	VX-2 (55 °C)	VX-2 (60 °C)
Tumorvolumina vor LITT [mm³]	2191 ± 223	2102 ± 254	2205 ± 305	2233 ± 293	2102 ± 242
Energie bis steady-state Temperatur [Joule]	–	410 ± 28	923 ± 98	1497 ± 100	3210 ± 212
Gesamt Energie [Joule]	–	1380 ± 77	2224 ± 180	3657 ± 203	6198 ± 255
Läsionsvolumina post LITT [mm³]	–	1774 ± 205*	2829 ± 438*	3780 ± 334*	4190 ± 347
Progress/kein Progress [n/n]	5/5	20/0	16/4	10/10	1/19

* = P < 0,05 Kruskal-Wallis-Test.

In der RZ betrug die SE 0%, SP 100% und TR 45%. 96 h nach LITT errechnete sich für die ÜZ eine SE von 92%, eine SP von 0% und eine TR von 55%. 14 d nach LITT errechnete sich für die ÜZ eine SE von 100%, SP von 11% und TR von 60%. In der RZ betrug die SE 100%, SP 89% und TR 95%. Histologisch ließen sich prinzipiell zwei unterschiedliche Rezidivmuster differenzieren. Einerseits fanden sich vitale Tumorzellen 96 h und 14 d nach LITT angrenzend an den nicht durchbrochenen Bindegewebesaum der Übergangszone. Als zweite Form des Tumorprogresses ließen sich vitale Tumorzellformationen innerhalb der eigentlichen Läsion zwischen den avitalen, thermisch geschädigten Tumorzellen der Zentralzone nachweisen.

Diskussion

Trotz der wiederholt belegten erhöhten Thermosensititvität maligner Zellen gegenüber Wärmeexposition existieren nur unzureichend Daten zur Erfassung geeigneter Kombinationen von Temperatur und Einwirkzeit zur thermischen Behandlung solider Tumore in-vivo. Die zur Verfügung stehenden Daten beziehen sich nahezu ausschließlich auf die relativ milden Temperaturerhöhungen von 42°–44°C der klassischen Hyperthermie und sind nur bedingt auf thermische Laseranwendungen zur Gewebekoagulation übertragbar [2]. Die Ergebnisse dieser Studie zeigen, daß die Steigerung der steady-state-Temperaturen bei der LITT zu einer stetigen Zunahme der laserinduzierbaren Läsionsvolumina führt. Die Steigerung der steady-state-Temperatur von 55°C auf 60°C führte allerdings nicht mehr zu einer Größenzunahme des Läsionsvolumens obwohl nahezu doppelt so viel Laserenergie zur Aufrechterhaltung der steady-state-Temperatur appliziert werden mußte. Im Gegensatz zu dem beobachteten Plateaueffektes in der Läsions-Energie-Kurve zeigte sich im Hinblick auf das Ziel einer vollständigen Tumorablation zwischen den Gruppen ein signifikanter Unterschied (Tabelle 1). So erlitt nur 1 von 19 Tieren aus der Gruppe VX-2 (60°C) einen Progress, dagegen 10 von 20 in der Gruppe VX-2 (55°C). Unter den gewählten Versuchsbedingungen mußte demnach zur vollständigen Tumorablation die zugeführte Laserenergiemenge nach Erreichen des Plateaus in der Läsions-Energie-Kurve um das 1,7fache gesteigert werden. Als Ursache eines extraläsionären Tumorprogresses ist eine Persistenz von primär nicht letal geschädigten Satelitenmetastasen außerhalb des eigentlichen Behandlungsareals anzunehmen. Die histologischen Befunde 24 h post LITT legen nahe, daß intraläsionärer Tumorprogress dagegen seinen Ursprung in einer Tumorzellpersistenz im Bereich vaskulärer Strukturen (Zentralvenen und Periportalfelder) nimmt. Diese Beobachtung wird durch einen Kühleffekt des Blutstromes erklärbar, der zu einer inhomogenen Wärmeverteilung innerhalb des thermierten Areals führt [7]. Aus diesen Rezidivmustern lassen sich für die klinische Anwendung der laserinduzierten Thermotherapie zur Behandlung von Lebermetastasen zwei prinzipielle Forderungen ableiten: Bei einem definierten Tumorvolumen von 2000 mm³ ist die Applikation einer Energie von mind. 6000 Joule notwendig um eine komplette lokale Tumorkontrolle zu erzielen. Zur Verhinderung intraläsionärer Rezidive sollte, wenn immer möglich, die interstitielle Laserapplikation mit einer temporären Unterbrechung der hepatischen Perfusion kombiniert werden [1]. Bezüglich der Treffsicherheit der Gd:DTPA-MRI zur Dedektion von Tumorrezidiven waren Intensität und Lokalisation des Kontrasmittelenhancements entsprechend der an anderer Stelle bereits publizierten zonalen Gliederung der laserinduzierten Läsion entscheidend [4]. So waren die relativen Signalintensitäten der Übergangszone unmittelbar und 24 Stunden nach LITT der Gruppe VX-2 (45 °C) signifikant höher als in der Referenzzone. Dagegen waren die relativen Signalintensitäten der Übergangszone der Gruppe VX-2 (60 °C) signifikant niedriger als die im gesunden Lebergewebe. Entsprechend dem histologisch nachgewiesenen Rezidivmuster wurde die Erhöhung der relativen Signalintensitäten der Übergangszone 24 Stunden nach LITT durch residualen Tumor hervorgerufen. Nach diesen Ergebnissen beträgt die Treffsicherheit, mit der die Gadolinium-DTPA verstärkte Magnetresonanztomographie in der Lage ist residualen Tumor in der Übergangszone 24 Stunden nach LITT zu dedektieren 95%. Dagegen waren 96 Stunden nach LITT die relativen Signalintensitäten der Übergangszone in den Gruppen VX-2 (45 °C) und VX-2 (60 °C) gleich hoch und bei beiden Gruppen höher als in der Referenzzone, obwohl sich histologisch in der erstgenannten Gruppe bei allen Tieren, in der zweiten Gruppe dagegen bei keinem Tier residualer Tumor zeigte. Bedingt durch ein physiologisches Enhancement, welches durch die an anderer Stelle [4] bereits beschriebene zu diesem Zeitpunkt einsetzende mesenchymale Proliferation des perilesionären Lebergewebes hervorgerufen wird, ist die Dedektion residualen Tumors 96 Stunden nach LITT in der Übergangszone bei einer Treffsicherheit von 55% erheblich erschwert.

Zusammenfassung

Hintergrund: Ziel der Studie war es, die für eine vollständige Tumorablation von Lebertumoren mittels laserinduzierter Thermotherapie (LITT) notwendige Energiemenge und Temperatur zu evaluieren, und parallel die Sensitivität (SE), Spezifität (SP) und Treffsicherheit (TR) der Gd-DTPA unterstützten Magnetresonanztomographie (Gd:DTPA-MRI) bei der Dedektion residualen Tumors zu überprüfen.

Methoden: 80 VX-2 Lebertumor-tragende Kaninchen dienten als Versuchstiere. Die LITT wurde mit einem Nd:YAG-Laser (1064 nm, 4–6 Watt, 600 sec) durchgeführt. Es wurden 4 Versuchsgruppen (n = 20) und eine Kontrollgruppe (n = 5) gebildet, die sich hinsichtlich der Zieltemperatur am peripheren Tumorrand unterschieden [VX-2 (45 °C), VX-2 (50 °C), VX-2 (55 °C) und VX-2 (60 °C)]. Zu den Zeitpunkten 0 h, 24 h, 96 h und 14 d nach LITT erfolgten Gd:DTPA-MRI-Untersuchungen mit Berechnung der relativen Signalintensitäten (SI's) der Läsionen (Übergangszone [ÜZ], Referenzzone [RZ]) und Tumoren sowie eine histologische Korrelationsanalyse (H&E, NADPH-Dehydrogenase).

Ergebnisse und Schlußfolgerungen: 1) Zur Erzielung einer vollständigen Tumorablation unter angegebenen Bedingungen war die Applikation einer Energie von mind. 3 Joule/mm^3 Tumorvolumen und die Induktion einer Temperatur von mind. 60 °C am Tumorrand über 10 Minuten notwendig. 2) Die Gd:DTPA-MRI detektiert intralesionäres Tumorrezidiv und extralesionäres Tumorrezidiv mit einer TR von 95% und muß 24 h, 96 h und 14 d nach LITT durchgeführt werden.

Abstract

Background/Aim: The aim of this study was to determine the energy (J/mm³ tumor volume) and temperature required for a complete in-situ-ablation of experimental liver tumors. Futhermore the aim of the study was to examine the sensitivity (SE), specificity (SP) and accuracy (AC) of Gd-DTPA-enhanced MRI (Gd:DTPA-MRI) in the detection of residual tumors after LITT.

Methods: LITT was performed in VX-2 tumor-bearing rabbits using Nd-YAG-Laser (1064 nm). The animals were randomized into 4 groups (n − 20) that differed in the target temperature at the tumor border [45 °C, 50 °C, 55 °C and 60 °C]. Gd:DTPA-MRI and histological examination were carried out at 0 h, 24 h, 96 h and 14 days after LITT.

Results/Conclusions: For complete in situ-ablation of liver tumors by laser-induced thermotherapy (LITT) requires a minimum energy of 3 J/mm³ tumor volume and a steady-state temperature of at least 60 °C with an application time of 600 sec. GD:DTPA-MRI showed a 95 % accuracy in detecting intra- and extralesional residual tumor. The most favorable times for residual tumor disclosing were found to be 24 h, 96 h and 14 d after LITT.

Literatur

1. Albrecht D, Germer CT, Isbert C, Ritz JP, Roggan A, Müller G, Buhr HJ (1998) Interstitial laser coagulation (ILC): Evaluation of the effect of normal liver perfusion and the application mode on lesion size. Lasers Surg Med 23:40–47
2. Armour E., McEachern D, Wang Z, Corry PM, Martinez A (1993) Sensitivity of human cells to mild hypertermia. Cancer Res 53:2740–2744
3. Germer CT, Albrecht D, Isbert C, Ritz J, Roggan A, Buhr HJ (1999) Diffusing fiber tip for the minimal-invasive treatment of liver tumors by interstitial laser coagulation (ILC) an experimental ex-vivo study. Lasers Med Sci 13: im Druck
4. Germer CT, Isbert C, Albrecht D, Ritz JP, Schilling A, Roggan A, Wolf KJ, Müller G, Buhr HJ (1998) Laser-induced thermotherapy (LITT) for the treatment of liver metastasis – Correlation of gadolinium-DTPA-enhanced MRI with histmorphological findings to determine for follow-up monitoring. Surg Endosc 12:1317–1325
5. Ravikumar TS (1996) Interstitial therapies for liver tumors. Surg Oncol Clin North Am 2:365–377
6. Vogl TJ, Mack MG, Straub R (1997) Percutaneous MRI-guided laser-induced thermotherapy for hepatic metastases for colorectal cancer. Lancet 350:29
7. Whelan WM, Wyman DR (1995) Investigations of large vessels cooling during interstitial laser heating. Med Phys 22:105–115

Korrespondenzadresse: Dr. med. C.T. Germer, Chirurgische Klinik I, Abt. für Visceral-, Thorax- und Gefäßchirurgie, Universitätsklinikum Benjamin Franklin, Freie Universität Berlin, Hindenburgdamm 30, 12200 Berlin

Einfluß von MIA auf die Lebermetastasierung von A-mel 3 Melanomzellen

MIA enhances liver metastasis of A-mel 3 melanoma cells

M. Guba[1], A.-K. Bosserhoff[2], M. Steinbauer[1], C. Abels[3], M. Anthuber[1], R. Büttner[2], K.-W. Jauch[1]

[1] Klinik und Poliklinik für Chirurgie der Universität Regensburg
[2] Institut für Pathologie der Universität Regensburg
[3] Klinik und Poliklinik für Dermatologie der Universität Regensburg

Einleitung

MIA (melanoma inhibitory activity), ein 11 kD Protein, wird von malignen Melanomen (MM) sezerniert. Bisher konnte eine relevante MIA Expression in malignen Tumoren und differenzierten Chondrozyten gezeigt werden [1, 2]. Die biologische Funktion von MIA in Bezug auf die Tumorprogression und Metastasierung maligner Melanome ist zum gegenwärtigen Zeitpunkt unklar, ein Einfluß auf die Invasion und Migration von Melanomzellen wird diskutiert.

Ziel der Studie war es daher den Einfluß von MIA auf die Tumorzellextravasation und Lebermetastasierung von Melanomzellen zu untersuchen.

Methodik

A-mel 3 Zellklone (amelanotisches Hamstermelanom) mit hoher und niedriger MIA Expression wurden durch stabile Transfektion mit humaner MIAcDNA (sense und antisense) bzw. Kontroll cDNA (neomycin) hergestellt. Die MIA Expression wurde durch einen MIA ELISA (Boehringer) bzw. durch Western Blot mit spezifischem anti-MIA Antikörper im Zellkulturüberstand bestimmt. Für die nachfolgenden Versuchsreihen fanden Klone mit einer Überexpression (200%) von rhMIA (MIA^+), reduzierter (50%) MIA Expression (MIA^-) und Kontrollklone (MIA_{neo}) Verwendung. Um einen Einfluß der Transfektion auf das Wachstumsverhalten auszuschließen, wurde die Proliferationsgeschwindigkeit der verschiedenen Zellulose mittels BrdU Einbau bestimmt. In methodischer Anlehnung an A.C. Groom et al. [3] untersuchten wir intravitalmikroskopisch die Extravasation der Melanomzellen. Dazu wurden zunächst MIA^+, MIA^- und MIA_{neo} Zellen mit fluoreszenten Mikrosphären gefärbt und Hamstern (10^6 Zellen/Tier) intaportal injiziert und über 2 h das Verhalten in den Tumorzellen in der Mikrozirkulation der Leber beobachtet. Nach 24 h wurde in vivo die Extravasation der Tumorzellen in das Leberparenchym quantifiziert. Die Metastasierung von MIA^+, MIA^- und MIA_{neo} Zellen in die Leber wurde ebenfalls nach intraportaler Injektion von 10^6 Zellen 20 Tage nach Tumorzellinjektion durch Auszählen oberfächlicher Tumorknoten bestimmt.

Ergebnisse

Nach der Transfektion mit rhMIA-sense cDNA zeigten MIA$^+$ Klone eine 200% gesteigerte, mit rhMIA-antisense cDNA eine um 50% reduzierte MIA Expression im Vergleich zu Kontrollzellen. In ihrem Wachstumsverhalten unterschieden sich die generierten A-mel 3 Klone gemessen am BrdU Einbau in vitro nicht. Mit Hilfe der so gewonnenen Zellen konnten wir den Effekt von MIA auf das Metastasierungsverhalten maligner Melanomzellen in vivo untersuchen. In den ersten 2 h nach intraportaler Injektion wurden weder die Lokalisation des initialen Tumorzellarrests in der Zone 1 der Leber, noch das Verhalten in der Mikrozirkulation (Zelldeformation, Zellvitalität) durch die Expression von MIA beeinflußt.

Hingegen extravasierten 24 h nach Injektion MIA$^+$ A-mel 3 ($54 \pm 2\%$; $p < 0{,}001$) signifikant schneller als MIA$^-$ ($27 \pm 2\%$) und MIA$_{neo}$ Zellen ($32 \pm 2\%$) aus dem Gefäßsystem in das umliegende Leberparenchym.

Um die Relevanz der beschleunigten Extravasation von MIA$^+$ Zellen auf den Metastasierungsvorgang zu untersuchen, bestimmten wir das Metastasierungspotential der verschiedenen Zellklone 20 Tage nach intraportaler Injektion. Analog zur Extravasation bildeten A-mel 3 MIA$^+$ Zellen (38 ± 4 foci/Leber) signifikant mehr Lebermetastasen, im Vergleich zu MIA$^-$ (3 ± 1 foci/Leber) und MIA$_{neo}$ Klonen (14 ± 3 foci/Leber).

Diskussion

In der vorliegenden Arbeit verwendeten wir einen intravital-mikroskopischen Versuchsaufbau in Kombination mit einem Metastasierungsmodell nach intraportaler Injektion, um den Einfluß von MIA auf mobilitätsabhängige Schritte der Metastasierung zu untersuchen. Im Gegensatz zu Blesch et al. [1], der in der ersten Charakterisierung des MIA Proteins einen wachstumshemmenden Effekt auf Melanomzellen in vitro beobachten konnte, hatte die Transfektion von rhMIAcDNA in A-mel 3 keinen Einfluß auf das Wachstum in vitro.

Exemplarisch für die Mobilitätsprozesse bei der Metastasierung maligner Melanome untersuchten wir die Extravasation von MIA über-exprimierenden versus MIA deprimierten Zellklonen. Dabei konnten wir für MIA einen förderlichen Einfluß auf die Extravasationsgeschwindigkeit in vivo nachweisen. Die Relevanz der beschleunigten Migration auf den Prozeß der Metastasierung maligner Melanome wurde durch die Lebermetastasierung, der in ihrer MIA Sekretion unterschiedlichen A-mel 3 Zellen, gezeigt. Entsprechend zeigten MIA$^+$ Zellklone eine deutlich höhere Metastasierungsrate in die Leber als MIA$^-$ Zellen.

Die Extravasation- und Migrationsfähigkeit der Tumorzellen ist entscheidend für das Erreichen wachstumsbegünstigter Gewebeorte und beeinflußt somit die Anzahl und Ausbildung von Metastasen. MIA fördert diese Migrationsbewegung über die Inaktivierung von Zell-Matrix Kontakten durch Maskierung von $\alpha 4\beta 1$ und $\alpha 5\beta 1$ Bindungsstellen [4]. Die aufgrund ihrer MIA Sekretion mobileren Tumorzellen extravasieren schneller aus dem Gefäßsystem, bei der intraparenchymalen Migration erleichtert die Sekretion von MIA die Migration in die für das Tumorwachstum bevorzugten Regionen der Leber.

Zusammenfassung

In der vorliegenden Untersuchung wurde der Einfluß von melanoma inhibitory activity (MIA) auf die Metastasierung maligner Melanome mit Hilfe der Transfektion von A-mel 3 Zellen mit rhMIA untersucht. Die Überexpression von MIA führte zu einem Anstieg der Lebermetastasierung. Ursächlich dafür scheint eine, durch die MIA Sekretion verstärkte Zellmobilität und Migrationsfähigkeit von Melanom-zellen zu sein.

Abstract

Introduction: Melanoma inhibitory activity (MIA) a 11 KD Protein expressed by melanoma cells is proposed to affect migration and invasion of melanoma cells. We therefore further investigated the role of MIA in the metastatic process of A-mel 3 melanoma cells.

Methods: A-mel 3 cells with different levels of MIA expression were established by stable transfection with rhMIAcDNA. Tumor cell attachment, extravasation and metastasis were assessed by means of intravital microscopy. Liver metastasis after intraportal injection of variant A-mel 3 subclones was determined by counting superficial tumor nodes.

Results: Overexpression of rhMIA in A-mel 3 melanoma cells enhanced extravasation and liver metastasis of A-mel 3 cells in vivo.

Conclusion: We therefore conclude, that MIA promotes liver metastases by facilitating extravasation and migration of melanoma cells in the liver.

Literatur

1. Blesch A, Bosserhoff AK, Apfel R, Behl C, Hessdörfner B, Schmitt A, Jachimczak P, Lottspeich F, Büttner R, Bogdahn U (1994) Cloning of a novel malignant melanoma derived growth reulatory protein, MIA. Cancer Res 54 : 5695 – 5701
2. Bosserhoff AK, Kaufmann M, Kaluza B, Bartke I, Zirngibl H, Hein R, Stolz W, Büttner R (1997) MIA, a novel serum marker for progression of malignant melanoma. Cancer Res 57 : 3149 – 3153
3. Morris VL, MacDonald IC, Koop S, Schmidt EE, Chambers AF, Groom AC (1993) Early interactions of cancer cells with the microvasculature in mouse liver and muscle during hematogenous metastasis: videomicroscopic analysis. Clin Exp Metastasis 11 (5): 377 – 390
4. Bosserhoff AK et al. (personal communication)

Enterale oder vesicale Drainage des exokrinen Pankreassekrets – Gibt es eine Standardtechnik der Pankreastransplantation?

Enteral or bladder drainage of the exocrine pancreas – Is there a standard technique for pancreas transplantation?

W. O. Bechstein[1], A. Kahl[2], A. R. Müller[1], K.-P. Platz[1], U. Frei[2], P. Neuhaus[1]

[1] Klinik für Allgemein-,Viszeral- und Transplantationschirurgie, Charité, Campus Virchow-Klinikum, Berlin
[2] Klinik für Innere Medizin mit Schwerpunkt Nephrologie und Internistische Intensivmedizin, Charité, Campus Virchow-Klinikum, Berlin

Einleitung

Während sich die Transplantation des gesamten Pankreas mit anhängendem Duodenalsegment gegenüber der Pankreassegmenttransplantation weltweit durchgesetzt hat, wird die Drainagetechnik des exokrinen Pankreas noch kontrovers diskutiert. Die vesikale Drainage des exokrinen Pankreas geht einher mit chronischem Bikarbonatverlust, möglicher Dehydrierung, Cystitis und Harnwegsinfekten und erfordert in bis zu 32 % der Fälle eine Konversion zu enteraler Drainage [6]. Demgegenüber ist die immunologische Überwachungsmöglichkeit des enteral drainierten Pankreastransplantats durch fehlende Urinamylaseausscheidung eingeschränkt.

Methodik

Von April 1995 bis Oktober 1998 wurden 50 simultane Pankreas-Nierentransplantation bei 50 Patienten mit Diabetes mellitus Typ 1 durchgeführt (22 Männer, 28 Frauen, mittleres Alter 41 ± 8 Jahre (25 – 59 Jahre), Diabetesdauer 27 ± 7 Jahre (14 – 47 Jahre), mittlere Dialysedauer $18 + 18$ Monate (0 – 84 Monate)). Eine Patientin war bereits zuvor einmal nierentransplantiert worden, bei 5 Patienten lag eine beidseitige Amaurosis vor, bei 3 Patienten waren bereits Extremitätenamputationen vorgenommen worden und ein Patient hatte zuvor eine koronare Revaskularisationsoperation erfahren. In 20 Fällen erfolgte eine Duodenocystostomie (BD) zur Ableitung des exokrinen Sekrets in die Harnblase. In 30 Fällen erfolgte eine enterale Drainage (ED) durch Anlage einer seit-zu-seit Duodenojejunostomie. Bis auf eine Ausnahme mit portalvenöser Drainage erfolgte bei allen übrigen Patienten eine systemisch-venöse Drainage. Die arterielle Anastomosierung erfolgte in der Regel durch Rekonstruktion mit Iliakalarterieninterponaten des Organspenders [1].

Ergebnisse

Alle Patienten überlebten die Transplantation mit einer mittleren Nachbeobachtungszeit von 14 ± 10 Monaten (1–43 Monate). Alle Patienten sind dialysefrei mit guter Nierenfunktion. Bei einem Patienten der BD-Gruppe mußte das Pankreastransplantat am 3. POD wegen schwerster Reperfusionspankreatitis entfernt werden. Bei einem Patienten der ED-Gruppe trat in der 6. postoperativen Woche eine Arrossionsblutung aus dem Iliacalarterieninterponat aufgrund einer klinisch und laborchemisch inapparenten Transplantatpankreatitis auf, so daß ebenfalls eine Transplantatpankreatektomie erforderlich wurde. Die übrigen 48 Patienten sind insulinfrei bei guter Transplantatfunktion. Operative Revisionen in der BD-Gruppe betrafen: laparoskopische Cholecystektomie bei acalculöser Cholecystitis (n = 1), Umwandlungsoperation zur enteralen Drainage nach einem Jahr (n = 1), und Ureteropyelostomie bei Spät-Striktur des Transplantatureters (n = 1). Revisionsoperationen in der ED-Gruppe wurden erforderlich als Hämotomausräumung (n = 4) und zur Adhäsiolyse bei mechanischem Ileus (n = 2). Intraabdominelle Abszesse oder Insuffizienz der duodenalen Anastomose traten in keinem Fall auf, weder in der BD noch in der ED-Gruppe.

Diskussion

Die Blasendrainagetechnik des exokrinen Pankreas wurde bis vor kurzem als sicherste Technik der Pankreastransplantation angesehen [7]. Allerdings wurden wegen der bekannten Nachteile Konversionsraten von 18,7% [2], 24% [8], und bis zu 32% [6] in grösseren Serien angeben. In jüngster Zeit wird zunehmend die enterale Drainagetechnik propagiert [3, 4, 7]. Allerdings wurden auch hierbei Anastomosen-bedingte Komplikationen in bis zu 8% der Fälle mit späten Leckagen und Striktur beschrieben [7]. Der Vermeidung chirurgisch-technischer Komplikationen kommt eine nicht zu unterschätzende Bedeutung für die Ergebnisse der Pankreastransplantation zu. In einer retrospektiven Analyse der Erfahrung in Minneapolis mit 441 Pankreastransplantationen wurde bei 32% der Patienten eine Revisionslaparotomie erforderlich, die damit verbundene perioperative Letalität betrug 9% [10]. Ähnlich waren in einer Serie von 196 Pankreastransplantationen der University of Tennessee 6 von 22 Todesfällen mit chirurgischen Komplikationen assoziiert [9]. In der eigenen Erfahrung wurden Komplikationen, die eine operative Revision erforderten, in 4/20 Fällen der BD Gruppe (20%) beobachtet, meist im längeren Verlauf, während bei 7/30 Fällen mit ED (23%) meist frühzeitig eine operative Revision notwendig wurde. Da zudem die Blasendrainage des exokrinen Pankreas zu einer Besserung der arteriellen Hypertension führt [5], ist unserer Sicht eine endgültige Bewertung der besten Technik zur Drainage des exokrinen Pankreassekrets derzeit noch nicht möglich.

Zusammenfassung

Hintergrund: Während die Daten des internationalen Pankreastransplantatregisters immer noch weltweit bessere Ergebnisse der Pankreastransplantation bei Verwendung der Blasendrainagetechnik zeigen, wird heute in Deutschland nahezu ausschließlich die enterale Drainage verwendet.

Methodik: Von April 1995 bis Oktober 1998 wurden 50 konsekutive Pankreas-Nierentransplantationen durchgeführt. Empfänger waren 50 Typ 1 Diabetiker (mittleres Alter 41 ± 8 Jahre). Die mittlere Diabetesdauer betrug 27 ± 7 Jahre, die mittlere Dialysedauer 18 ± 18 Monate. In 20 Fällen erfolgte eine Duodenocystostomie (BD) zur Ableitung des exokrinen Sekrets in die Harnblase. In 30 Fällen erfolgte ein enterale Drainage (ED) durch Anlage einer seit-zu-seit Duodenojejunostomie.

Ergebnisse: Alle Patienten überlebten die Transplantation mit einer mittleren Nachbeobachtungszeit von 14 Monaten (1–43 Monate). Alle Nierentransplantate weisen Funktion auf. Bei einem Patienten der BD-Gruppe mußte das Pankreastransplantat am 3.POD wegen schwerster Reperfusionspankreatitis entfernt werden. Bei einem Patienten der ED-Gruppe trat in der 6. postoperativen Woche eine Arrossionsblutung aus dem Iliacalarterieninterponat aufgrund einer klinisch und laborchemisch inapparenten Transplantatpankreatitis auf, so daß ebenfalls eine Transplantatpankreatektomie erforderlich wurde. Die übrigen 48 Patienten sind insulinfrei bei guter Transplantatfunktion. Operative Revisionen in der BD Gruppe betrafen: laparoskopische Cholecystektomie bei acalculöser Cholecystitis (n = 1), Umwandlungsoperation zur enteralen Drainage nach einem Jahr (n = 1), und Ureteropyelostomie bei Spät-Striktur des Transplantatureters (n = 1). Revisionsoperationen in der ED-Gruppe wurden erforderlich als Hämatomausräumung (n = 4) und zur Adhäsiolyse bei mechanischem Ileus (n = 2). Intraabdominelle Abszesse oder Insuffizienz der duodenalen Anastomose traten in keinem Fall auf, weder in der BD noch in der ED-Gruppe.

Schlußfolgerung: Mit beiden Techniken konnten gute Ergebnisse erzielt werden. Allerdings wurden bei Verwendung der enteralen Drainage früh-postoperative Komplikationen durch Nachblutungen bzw. Adhäsionsileus beobachtet, die bei Verwendung der Blasendrainage in keinem Fall auftraten. Eine endgültige Bewertung der besten Technik zur Drainage des exokrinen Pankreassekrets erscheint daher derzeit noch nicht möglich.

Abstract

Background: While data from the International Registry for Pancreas Transplantation still show better results for pancreas grafts with bladder drainage, enteric drainage is now being used almost exclusively in Germany. Single center results with both techniques are being reported.

Methods: From April 1995 until October 1998 50 consecutive simultaneous pancreas kidney transplants (SPK) were performed in 50 patients with IDDM type 1 (mean age 41 ± 8 years). Duration of diabetes was 27 ± 7 years, duration of dialysis 18 ± 18 months. In 20 cases bladder drainage (BD) of the exocrine pancreas was performed while 30 patients underwent enteric anastomosis (ED).

Results: All patients survived. Two pancreas grafts were removed because of early acute pancreatitis and graft failure (POD 3) and arrosion bleeding of the reconstructed arterial vessels after 6 weeks in another patient. 48/50 patients are insulin-free. All patients are free from dialysis with functioning kidney grafts. Reoperations were

608

necessary in 4/20 patients from the BD group (graft pancreatectomy, laparoscopic cholecystectomy, conversion to enteric drainage, ureteropyelostomy [one each]). In the ED group 7/30 patients required reoperations (graft pancreatectomy (n = 1), removal of hematoma (n = 4), ileus (n = 2). Intraabdominal abscess formation or duodenal leaks did not occur. Conclusion: Satisfactory results could be achieved with both techniques. However, in the ED group early surgical complication were observed more often then in the BD group, while late complications prevailed in the BD group. Based on current data, no clear superiority of either technique can be demonstrated.

Literatur

1. Bechstein WO, Kahl A, Mueller AR, Platz KP, Settmacher U, Berweck S, Frei U, Neuhaus P (1998) Pancreas transplantation facilitated by routine use of iliac interposition grafts. Hepato-Gastroenterology 45 (Suppl II): 173
2. Bloom RD, Olivares M, Rehman L, Raja RM, Yang S, Badosa F (1997) Long-term pancreas allograft outcome in simultaneous pancreas-kidney transplantation: a comparison of enteric and bladder drainage. Transplantation 64 : 1689–1695
3. Büsing M, Martin D, Schulz T, Helmes M, Klempnauer J, Kozuschek W (1998) Pankreastransplantation in der Blasen- und Darmdrainagetechnik mit systemischvenöser und erste Erfahrungen mit der portalvenösen Ableitung. Welche Technik kann heute empfohlen werden? Chirurg 69 : 291–297
4. Feitosa Tajra LC, Dawhara M, Benchaib M, Lefrancois N, Martin X, Dubernard JM (1998) Effect of surgical technique on long-term outcome of pancreas transplantation. Transpl Int 11 : 295–300
5. Kahl A, Lorenz F, Pohle C, Berweck S, Kampf D, Bechstein WO, Müller A, Neuhaus P, Frei U (1998) Besserung der arteriellen Hypertonie nach kombinierter Nieren- und Pankreastransplantation (NTX/PTX) mit Blasendrainagetechnik. TxMed (Suppl): 28–29
6. Kaplan AJ, Valente JF, First MR, Demmy AM, Munda R (1998) Early operative intervention for urologic complications of kidney-pancreas transplantation. World J Surg 22 : 890–894
7. Nyman T, Shokouh-Amiri MH, Elmer DS, Stratta RJ, Gaber AO (1997) Diagnosis, management, and outcome of late duodenal complications in portal-enteric pancreas transplantation: case reports. J Am Coll Surg 185 : 560–566
8. Sollinger HW, Odorico JS, Knechtle SJ, D'Allessandro AM, Kalyoglu M, Pirsch JD (1998) Experience with 500 simultaneous pancreas-kidney transplants. Ann Surg 228 : 284–296
9. Stratta RJ (1988) Mortality after vascularized pancreas transplantation. Surgery 124 : 823–830
10. Troppmann C, Gruessner AC, Dunn DL, Sutherland DE, Gruessner RW (1998) Surgical complications requiring early relaparotomy after pancreas transplantation: a multivariate risk factor and economic impact analysis of the cyclosporine era. Ann Surg 227 : 255–268

Korrespondenzadresse: PD Dr. W. O. Bechstein, Klinik für Allgemein-, Viszeral- und Transplantationschirurgie, Charité, Campus Virchow-Klinikum, Augustenburger Platz 1, 13353 Berlin, Telefon 0 30-45 05 22 03, Fax 0 30-45 05 29 00, e-mail: Wolf.Bechstein@charite.de

Konservierung des Pankreas mit HTK-Lösung beim Schwein

Preservation of the porcine pancreas with HTK solution

U. J. Hesse, R. Troisi, B. Jacobs, L. Maene

Chirurgische Universitätsklinik Gent, De Pintelaan 185, 9000 Gent, Belgium

Einleitung

Die University of Wisconsin (UW) Lösung wurde ursprünglich am Hundemodell für das Pankreas entwickelt [9]. Gegenwärtig wird die Lösung sowohl für Pankreas und Leber als auch für Nieren mit großem klinischen Erfolg eingesetzt [3, 4].

Die HTK-Lösung (Histidin Tryptophan-Ketoglutarat) von Bretschneider [1] wurde bisher vor allem zur Herzkonservierung, Leber- [3, 6] und Nierenkonservierung [2, 4] eingesetzt. Zur Pankreastransplantationen bestehen keine relevanten klinischen oder experimentellen Daten.

Es war das Ziel in der vorliegenden Studie HTK und UW Lösung zur 24, 48 und 72 Stunden Kaltkonservierung des Pankreas vor Autotransplantation am Schwein zu erproben.

Material und Methoden

Nach Genehmigung der Ethischen Kommission der Universität Gent wurden insgesamt 59 Hausschweine mit einem Gewicht von 35 bis 44 kg in die Studie einbezogen. In allgemeiner Narkose wurde nach Laparotomie eine linksseitige Hemipankreatektomie durchgeführt, inklusive dem Truncus Coeliacus, der Arteria Splenica und der proximalen Arteria Hepatica Communis um einen adäquaten arteriellen Gefäßstiel zur Organperfusion zur erhalten. Die arterielle Rekonstruktion in Höhe des Truncus Coeliacus wurde durch ein autologes Transplantat aus der Arteria iliaca rekonstruiert [8]. Der arterielle Gefäßstiel wurde dann mit HTK Lösung oder UW Lösung perfundiert (50 bis 100 ml bis der venöse Ausfluß klar war mit einem Perfusionsdruck von 60 cm H_2O). Hiernach wurden die Transplantate bei 4 °C gelagert. Zur Induktion des Diabetes wurde der rechte Lappen des Pankreas vollständig reseziert unter Erhalt der duodenalen Arkade. Nach 24, 48 und 72 Stunden wurden die Tiere relaparotomiert und das Transplantat in die linke Fossa iliaca der Tiere implantiert mit einer End-zu-Seit Anastomose der Vena lienalis auf die Vena iliaca und eine End-zu-End Anastomose des Truncus Coeliacus des Transplantes an die Arteria iliaca interna.

Tabelle 1. Funktion der Pankreastransplantate nach Kalt-Konservierung und Autotransplantation

	24 H	48 H	72 H	total pankreatektomiert	nicht operierte Kontrollen
UW	6/6	1/11	0/3		
gemittelter K-Wert	– 1,30 ± 0,81	–	–	– 0,52 ± 19	– 1,53 ± 0,81
HTK	10/10	4/17	0/3		
gemittelter K-Wert	– 1,25 ± 0,46	– 1,23 ± 0,23			

Postoperativ wurden täglich Blutzuckerspiegel gemessen. Innerhalb der ersten Woche wurde ein intravenöser Glukosetoleranztest durchgeführt zur Bestimmung der K-Werte. Zur Kontrolle wurden 7 Tiere total pankreatektomiert und nicht transplantiert. Zwei nicht operierte Tiere dienten als metabolische Kontrollen bei der Bemessung der täglichen Nüchtern-Blutzuckerwerte und der K-werte (% Glukose-Abfall) während der intravenösen Glukosetoleranzteste.

Ergebnisse

Nach 24stündiger Konservierung waren 100 % der Transplantate funktionstüchtig sowohl in der Gruppe, die mit HTK konserviert wurde also auch in der Gruppe, die mit UW konserviert wurde. Nach 48 Stunden reduzierte sich der Anteil der funktionierenden Transplantate auf 23,5 bzw. 11,1 %. Nach 72 Stunden funktionierte keines der Transplantate, unabhängig von der gebrauchten Lösung (Tabelle 1).

Diskussion

HTK wurde ursprünglich für die Kardioplegie und schließlich für die Konservierung von Herztransplantaten entwickelt und verwendet [1]. Für die abdominalen Organe wie Leber und Niere wurde diese Lösung adaptiert und in experimentellen und klinischen Studien zwischenzeitlich auch klinisch routinemäßig eingesetzt [3, 4]. Für das Pankreas jedoch gab es bisher keine zuverlässigen experimentellen Daten. Lediglich in vitro wurde die Lösung experimentell untersucht [7]. Bei der UW Lösung, die ursprünglich am Hundemodell für das Pankreas entwickelt wurde [9] handelt es sich um eine auf Hydroxylethylstärke und Lactobionaat basierte Konservierungslösung, die klinisch mit großem Erfolg in der Leber- [3, 6] und Nierentransplantation [3, 4] eingesetzt wird. Da nun vor allem in Europa und im Eurotransplantverband zunehmend auch HTK für Leber- und Nierentransplantate eingesetzt wird, erscheint zur weiteren Verwendung von HTK bei Multiorganspendern die Erprobung von HTK für das Pankreas unerläßlich [5, 7]. Dies hätte zudem den Vorteil, daß gegebenenfalls eine einzige Konservierungslösung für alle Organe beim Multiorganspender inklusive der Herz-Thoraxorgane eingesetzt werden kann. UW wird nur in Ausnahmefällen zur Herzkonservierung verwendet. Die vorgestellte Studie zeigt, daß die HTK Lösung wie die UW Lösung für das Pankreas bis zur einer Konservierungszeit von 24 Stunden eingesetzt werden kann. Hieran sollten sich nun klinische prospective Studien zur Überprüfung der experimentellen Daten anschließen.

Zusammenfassung

Histidin Tryptophan Ketoglutarat (HTK) wird zur experimentellen und klinischen Herz-, Nieren- und Leberkonservierung und Transplantation verwendet. Bei der Pankreastransplantation wird diese Lösung nicht routinemäßig eingesetzt aufgrund fehlender experimenteller Daten. Es war der Zweck der vorliegenden Studie HTK zur 24, 48 und 72 Stunden Kaltkonservierung zu verwenden mit anschließender Transplantation und die Ergebnisse mit denen von UW zu vergleichen.

Material und Methoden: Hierzu wurden Hausschweine (35–45 kg) verwendet. Nach Laparotomie wurde das linke Hemipankreas arteriell gespült mit 50 bis 100 ml der entsprechenden Lösung (Perfusionsdruck 60 cm H_2O) und bei 4 °C konserviert. Nach 24, 48 oder 72 Stunden wurde eine Relaparotomie durchgeführt und das Pankreas in die Fossa iliaca transplantiert. Die exokrinen Sekrete wurden frei in die Bauchhöhle drainiert. Unbehandelte Schweine dienten als normale Kontrollen und totalpankreatektomierte nichttransplantierte Schweine als diabetische Kontrollen. Intravenöse Glucosetoleranzteste wurden innerhalb von 7 Tagen nach der Transplantation durchgeführt mit einer intravenösen Injektion von 0,5 g/ kg Glucose und Messungen bei 0-1-3 5-10-20-30-60-90 und 180 Minuten nach der Injektion. Hieraus wurden die K-Werte kalkuliert. Zur statistischen Auswert wurde der Student-T-Test gebraucht. P war signifikant wenn < 0,05.

Resultate: Nach 24 Stunden HTK Konservierung (GI) waren 10/10 Tiere normoglykämisch nach der Transplantation. Der gemittelte K-Wert betrug – 1,25 ± 0,46. Glukosurie war nicht zu beobachten. Nach 24 Stunden UW Konservierung (GII) waren 6/6 Tiere normoglykämisch. Der gemittelte K-Wert betrug 1,3 ± 0,81 (pvs GI 0,45). Die K-Werte totalpankreatektomierter Tiere betrugen gemittelt – 0,52 ± 0,19 (p < 0,008 gegenüber den funktionierenden Transplantaten). Die Glukosurie war maximal. Die Veränderung im Feuchtgewicht des Pankreas betrug 2,22 ± 2,84 g in GI und – 1,4 ± 2,70 g in GII (p = 0,034). Nach 48 Stunden HTK Konservierung funktionierten 4/17 Transplantate und 1/11 nach UW Konservierung. Alle Transplantate, die 72 Stunden konserviert wurden (HTK und UW) versagten.

Schlußfolgerung: Die 24 Stunden Kaltkonservierung (4 °C) des Pankreas mit HTK beim Schwein ermöglicht eine zuverlässige (100%) Funktion nach Transplantation, wie dies mit UW-Lösung erreicht werden kann. HTK und UW Konservierung für 48 Stunden ist möglich. Die Erfolgsrate ist jedoch mit beiden Lösungen gleichermaßen reduziert (23,5% bzw 9%, p = ns). 72 Stunden Konservierung (HTK und UW) führt zum Transplantatversagen.

Abstract

Histidine Tryptophan Ketoglutarate (HTK) has been used for experimental and clinical cardiac, renal and liver transplantation in particular in the Eurotransplant setting. There is no data available for experimental or clinical pancreas transplantation. In the present study HTK was used for cold storage of pancreatic grafts and the results were compared to those obtained with UW solution.

Methods: In a porcine model segmental pancreatic autografts were stored for 24, 48 or 72 hours in cold HTK or UW (University of Winsconsin) at 4 °C and then grafted into pancreatectomized diabetic recipients.

Results: Landrace pigs (weighing 35–45 kg) were used for the study. Under general anesthesia a duodenum preserving total pancreatectomy was performed. The left hemipancreas was flushed through the aterial vascular pedicle with HTK or UW solution (50–100 cc, perfusion pressure of 60 cmH$_2$O). Following storage of the graft for 24, 48 or 72 hours at 4 °C relaparotomy was performed and a heterotopic transplantation was performed to the iliac artery and vein. A total of 10/10 landrace pigs receiving a graft stored with HTK solution for 24 hours and 6/6 animals receiving a graft stored with UW solution for 24 hours were normoglycemic (i.e. bloodglucose < 150 mg/dl) and glucosuria was absent. Intravenous glucose tolerance tests (IVGTT) were comparable to 2 unoperated controls. Seven totally pancreatectomized not transplanted diabetic controls exhibited daily hyperglycemia, glucosuria (i.e. > 1000 mg/dl) and highly impaired IVGTTs (mean K-values – 0.52 ± 0.19 vs – 1.25 ± 0.46 for HTK, – 1.30 ± 0.81 for UW and – 1.53 ± 0.81 for controls, p vs diabetic < 0.01). The changes in wet weight between flushing and reperfusion were + 2.22 ± 2.84 g for HTK and – 1.40 ± 2.70 g for UW stored grafts (p = 0.034). Following 48 hours storage with HTK 4/17 grafts were functioning and 1/11 recipients of grafts stored with UW were normoglycemic. All grafts stored for 72 h in either HTK (n = 3) or UW (n = 3) uniformely failed to render the recipients normoglycemic.

Conclusions: Preservation of segmental pancreatic autografts for 24 hours with HTK solution provides reliable graft function as does preservation with UW solution associated with an increase in wet weight following HTK preservation. Cold preservation with HTK and UW is feasable for 48 hours, however the successrate is equally reduced with HTK (23,5%) and UW (9%, p = ns) solution. 72 hours cold storage in either HTK or UW solution is resulting in uniform graft failure in this model.

Literatur

1. Bretschneider HJ (1980) Myocardial protection. Thorac Cardiovasc Surg 28 : 285
2. de Boer J, Smits MJA, De Meester J, Van der Velde O, Bok A, Persijn GG, Ringe B (1999) A randomized multicenter study on kidney preservation comparing HTK with UW, In: Current status of the clinical use and experimental studies of HTK and UW solution for organ preservation (U.J. Hesse, editor). Pabst Science Publishers – Lengerich, New York i. Druck
3. Erhard J, Lange R, Scherer R (1994) Comparison of histidine-tryptophan-ketoglutarate HTK) solution versus University of Wisconsin (UW) solution for organ preservation in human liver transplantation: a prospective randomized study. Transplant Int 7 (3): 177
4. Groenewoud AF, Buchholz B, Gubernatis F (1990) First results of the multicenter study of HTK protection for kidney transplants. Transplant Proc 22 (5): 2212
5. Hesse UJ, Troisi R, Jacobs B, Berrevoet F, De Laere S, Vanden Broucke C, de Hemptinne B (1998) Cold Preservation of the Porcine Pancreas with Histidine-Tryptophan-Ketoglutarate Solution. Transplantation 66 (9): 1132
6. Lange R, Mühlbacher F, Steininger R, Margreiter R, Ringe B, Erhard J, Friedrich F (1999) HTK solution for liver preservation – a prospective multicenter study. In: Current status of the

clinical use and experimental studies of HTK and UW solution for organ preservation (U.J. Hesse, editor). Pabst Science Publishers – Lengerich, New York i. Druck

7. Leonhardt U, Tytko A, Exner B (1993) The effect of different solutions for organ preservation on immediate postischemic pancreatic function in vitro. Transplantation 93; 55 (1): 11
8. Troisi R, Jacobs B, Berrevoet F, Vereyken R, de Hemptinne B, Hesse UJ (1997) The role of hepato-coeliac arterial reconstruction in porcine segmental pancreatic autotransplantation. Transplant Proc 29:3629
9. Wahlberg JA, Love R, Landegaard L, Southard JH, Belzer FO (1987) 72-Hour preser-vation of the canine pancreas. Transplantation 43 (1): 5

Korrespondenzadresse: Prof. U.J. Hesse, Chirurgische Universitätsklinik Gent, De Pintelaan 185, B-9000 Gent, Telefon: +32-9-2405562, Fax: +32-0-2403891

Verschlechterung der Frühfunktion von Pankreastransplantaten durch Desmopressin – Optimierung der Applikation vor Organspende

Impairment of early graft function by desmopressin in pancreatic transplantation – Optimization of application preceeding organ harvesting

T. Keck, R. Banafsche, J. Werner, M. M. Gebhard [1], Ch. Herfarth, E. Klar

Chirurgische Klinik (Direktor: Prof. Dr. Ch. Herfarth) und
[1] Abteilung für Experimentelle Chirurgie (Direktorin: Prof. Dr. M.M. Gebhard) der Universität Heidelberg

Einleitung

Das Mißverhältnis zwischen Bedarf und Verfügbarkeit von Spenderorganen führt zunehmend zur Transplantation auch marginaler Organe. Eine Optimierung des intensivmedizinischen Managements hirntoter potentieller Organspender gewinnt somit große Bedeutung. 77–84 % dieser Organspender entwickeln einen zentralen Diabetes insipidus (CDI) [2]. Desmopressin (dDAVP) wird routinemäßig intensivmedizinisch eingesetzt um Hypovolämie, Hyponatriämie und Hypotension zu vermeiden [1]. Gleichzeitig jedoch vebessert Desmopressin die Koagulabilität während operativer Eingriffe und wird heute vielfach als hämostatisches Medikament eingesetzt [7].

Ziel dieser Studie war es, die Wirkungen von Desmopressin auf die Mikrozirkulation des Spenderpankreas und die frühe Transplantatfunktion nach Pankreastransplantation zu evaluieren. Als Organspender dienten männliche homozygote (di/di) Brattleboro (BR) Ratten, die aufgrund eines Gendefektes für die Produktion von Vasopressin (ADH) das ideale Modell für die standardisierte Evaluierung des CDI beim hirntoten Organspender darstellen.

Material und Methodik

Pankreastransplantation: Die Organspender, 40 männliche (di/di) BR Ratten (275 g ± 17 g) und die Empfängertiere 16 männliche syngene Tiere ohne den beschriebenen Gendefekt, Long Evans (LE) (290 g ± 22 g), wurden von Harlan Breeding Laboratories (Harlan, Borchen) bezogen. Die Narkose erfolgte mit Pentobarbital (10 mg/kgKG) i.p. und Ketamin (40 mg/kgKG) i.m. und wurde durch Infusion von Pentobarbital (8 mg/kg/h) und Ketamin (4 mg/kg/h) aufrechterhalten. Unmittelbar vor Durchführung der Transplantation wurde jeweils bei den Spender- und Empfängertieren ein weicher Polyethylenkatheter (Silastic, Innendurchmesser 0,02 inches, Dow Corning, Midland, MI 48640) in die rechte V. jugularis eingebracht. Ein weiterer Katheter (Intramedic, Innendurchmesser 0,023 inches, Clay Adams, Parsippany, NJ 07054) wurde in die linke A. carotis zur Entnahme von Blutproben und zum intraoperativen Monitoring eingeführt. Die Pankreastransplantation erfolgte nach einer modifizierten Technik nach Lee [6] als syngene pankreatikoduodenale Transplantation. Das Pankreas wurde in standardisierter Weise nach Perfusion mit Ringer Lösung entnommen und in $+4\,°C$ kalter Ringer Lösung aufbewahrt. Nach einer definierten kalten Ischämiezeit von 60 min erfolgte die Implantation. Nach Rinsing des Transplantates wurde die infrarenale mikrochirurgische vaskuläre Reanastomosierung als aortoaortale und portocavale End-zu-Seit Anastomose sowie die Anlage einer duodenovesikalen Anastomose durchgeführt. Das Abdomen wurde nach dem Eingriff schichtweise verschlossen.

Desmopressinapplikation: Desmopressin (Minirin® Ferring, Kiel, Deutschland) wurde in einer Dosis von 1 µg/kg KG appliziert. Die Mikrozirkulation im Spenderpankreas (n = 24) wurde ohne Vorbehandlung (S1), direkt nach einmaliger i.v. Applikation (S2), 12 h nach sechsmaliger s.c. Applikation alle (q) 12 h über drei Tage (S3) und nach sechsmaliger s.c. Applikation q 12 h und einmaliger i.v. Gabe während der Untersuchung (S4) mittels Intravitalmikroskopie (IVM) evaluiert. In den Transplantationsgruppen dienten unvorbehandelte (T1) oder nach dem Schema von S3 vorbehandelte BR Ratten (T2) als Organspender (Tabelle 1).

Intravitalmikroskopie (IVM): Die Mikrozirkulation wurde sowohl isoliert im Spenderpankreas (S1–S4) als auch 1 h (T1) bzw. 6 h (T2) nach Reperfusion im Empfängerpankreas mittels IVM basal, zu 30 min und zu 60 min gemessen. Dazu wurde die Ratte nach der Narkose laparotomiert und auf die linke Seite auf eine speziell konstruierte beheizbare Tierbühne gelagert. Die mesenteriale Seite des duodenalen C von Spenderpankreata bzw. Transplantaten wurde mit 5–7 Fäden (Prolene 5–0) im Abstand von ca. 7 mm fixiert und spannungsfrei in ein bei 37 °C temperaturkontrolliertes Immersionbad horizontal vor dem Körper ausgelagert. Anschließend wurde das Tier auf der Bühne zur IVM unter das Fluoreszenzmikroskop (Spezialanfertigung Fa. Leika, Wetzlar, Deutschland) verbracht. Unter dem Mikroskop wurden 4–10 Beobachtungsfelder ausgewählt. Nach einer Stabilisationszeit von 15 min wurden frisch vorbereitete autologe FITC-markierte Erythrozyten (1 ml/kg KG, Hkt 50%) und Rhodamin 6G (selektive Färbing der Leukozyten) intravenös injiziert. Die Mikrozirkulation wurde in

Tabelle 1. Versuchsgruppen und Applikationsform von Desmopressin

Grupppe	Applikation
S1 (Kontrolle)	keine Applikation
S2 (1mal)	1 µg/kg KG i.v. nach basaler IVM
S3 (6mal)	Vorbehandlung 6 mal 1 µg/kg KG s.c. q 12 h IVM 12h nach letzter Applikation
S4 (6 + 1mal)	Vorbehandlung 6 mal 1 µg/kg KG s.c. q 12 h IVM 12 h nach 6. Applikation und letzte Applikation 1 µg/kg KG i.v. nach basaler IVM
T1 (Transplantation Kontrolle)	keine Applikation
T2 (Transplantation Spender 6 + 1mal)	Spendervorbehandlung 6 mal 1 µg/kg KG s.c. q 12 h und letzte Applikation 1 µg/kg KG i.v. 1 h vor Explantation

mindestens 5 Kapillarfeldern und 3 postkapillären Venolen (20–40 µm Durchmesser) zu jedem Zeitpunkt über eine lichtempfindliche Videokamera (CF 8/1, Kappa GmbH, Gleichen, Deutschland) übertragen und auf Videoband aufgezeichnet. Die Auswertung der Erythrozytengeschwindigkeit und der Leukozyten-Endothel-Interaktion erfolgte mittels einer computergestützten Auswertungssoftware (Capimage®, Fa. Zeintl GmbH, Heidelberg, Deutschland). Fest >30 sec an der Gefäßwand adhärente Leukozyten wurden als Sticker, diejenigen mit einer Geschwindigkeit <60% der Erythrozyten als Roller identifiziert. MCEV (mittlere kapilläre Erythrozytengeschwindigkeit) und MVEV (mittlere venöse Erythrozytengeschwindigkeit), venöser Durchmesser und Shear Rate wurden nach Standardverfahren ermittelt.

Hämodynamische und biochemische Parameter: Um den erhöhten Flüssigkeitsbedarf der unbehandelten BR Ratten (Flüssigkeitsbedarf 80% des KG/24h) auszugleichen erhielten diese während der geamten Meßzeit eine Infusion von 33 ml/kgKG/h Ringer Lösung, die vorbehandelten Tiere 8 ml/kgKG/h. Zu jedem Meßzeitpunkt erfolgte eine sychrone Blutdruck- und Pulsmessung über den einliegenden arteriellen Katheter. Basal und nach Abschluß der IVM erfolgte weiterhin eine arterielle Bestimmung der Blutgase sowie die Bestimmung des Hämatokrit und der Urinosmolarität.

Histologie: Nach Beendigung der Messung wurden die Tiere euthanasiert und die Pankreata zur Histologie entnommen.

Ergebnisse

Die Tiere unterschieden sich während der Versuchsdauer nicht signifikant in Blutdruck, Herzfrequenz und Hämatokrit. Die i.v. Applikation von Demopressin während der IVM (S2 und S4) führte zu keiner signifikanten Veränderung der Urinosmolarität im Meßzeitraum.

Tabelle 2 gibt die Veränderung der MCEV und der permanent adhärenten Leukozyten (Sticker) im Zeitverlauf wieder. MVEV und Roller verhalten sich tendentiell analog.

Tabelle 2. Spender

	Gruppe	0 min	30 min	60 min
MCEV mm/s	S1	0,96 ± 0,08	0,99 ± 0,08	0,91 ± 0,11
	S2	0,89 ± 0,10	0,43 ± 0,07[a]	0,77 ± 0,16
	S3	0,88 ± 0,16	0,85 ± 0,15	0,91 ± 0,14
	S4	0,64 ± 0,18	0,35 ± 0,06[a]	0,34 ± 0,11[a]
Sticker	S1	2,27 ± 0,93	2,28 ± 0,93	3,12 ± 0,74
	S2	2,72 ± 0,58	8,23 ± 2,63[a]	4,39 ± 0,43
	S3	2,64 ± 0,59	2,98 ± 0,99	3,50 ± 1,08
	S4	3,09 + 0,89	7,89 ± 1,98[a]	10,39 ± 1,86[a]

MCEV (mittlere kapilläre Erythrozytengeschwindigkeit) und Sticker im Zeitverlauf. Statistische Evaluation mit Mann-Whitney-U-Test.
[a] Die signifikantesten Unterschiede zur Kontrolle findet man reversibel nach 30 min in Gruppe S2 und irreversibel im Beobachtungszeitraum in Gruppe S4.

618

Tabelle 3. Transplantierte Tiere 6 h nach Reperfusion

	Gruppe	0 min	30 min	60 min
MCEV mm/s	T1	0,59 ± 0,08	0,53 ± 0,07	0,57 ± 0,05
	T2	0,31 ± 0,04	0,33 ± 0,05	0,30 ± 0,02
Sticker	T1	6,83 ± 0,78	7,31 ± 1,16	8,59 ± 1,72
	T2	12,41 ± 1,95	13,86 ± 1,08	13,15 ± 1,22

MCEV und Sticker im Zeitverlauf. Statistische Evaluation mit Mann-Whitney-U-Test: signifikant verschlechterte Mikrozirkulation und erhöhte Leukozyten-Endothel-Interaktion zu allen Beobachtungszeitpunkten bei mit Desmopressin vorbehandlten Spendern nach Transplantation

In den Transplantationsgruppen zeigten sich *1 h* nach Reperfusion keine signifikanten Unterschiede in den beobachteten mikrozirulatorischen Parametern. Tabelle 3 zeigt MCEV und Sticker im Zeitverlauf *6 h* nach Reperfusion mit signifikanten Unterschieden.

Histologisch zeigte S1 vs. S4 reduzierte Ödembildung (p < 0,05), weniger Entzündung (n. s.), Nekrosen und Vakuolen (p < 0,05).

Diskussion

In der vorliegenden Studie konnte gezeigt werden, daß eine Desmopressinapplikation innerhalb einer Stunde vor Organtransplantation die Transplantatqualität entscheidend gefährdet. Die Ischämie-Reperfusion spielt eine entscheidende Rolle in der Pathogenese der akuten Pankreatitis [4]. Auch im Auftreten der frühen Transplantatpankreatitis und dem konsekutiven Transplantatversagen scheint die Mikrozirkulationsstörung im Rahmen des Reperfusionsschadens des Pankreas die zentrale Rolle zu spielen [8]. Die Leukozyten-Endothel-Interaktion als eine Hauptdeterminante der Mikroperfusion ist nach Applikation von Desmopressin 60min vor Organentnahme reversibel gesteigert. Die Leukozytenadhärenz hoher Affinität war irreversibel verstärkt bei Empfängern von Organen, die kumulativ mit Desmopressin vorbehandelt waren. Primäres Transplantatversagen bei mit Desmopressin vorbehandelten Nierentransplantaten wurde von Hirschl et al. [1] mit bis zu 48 % gegenüber 23 % in der Kontrollgruppppe beschrieben. Ob die erhöhte Leukozytenmargination und -extravasation im Pankreas P-Selektin abhängig ist, wie als Effekt des Desmopressin am Mesenterium publiziert [3], oder ob die Ursache der Mikrozirkulationsstörung in einer von Willebrand Faktor abhängigen Aktivierung des Gerinnungssystems [9] zu suchen ist, muß noch evaluiert werden. Desmopressin ist ein hochspezifischer, äußerst potenter Vasopressin-V_2-Rezeptor Agonist. Im Vergleich zum Analogon Vasopressin besitzt Desmopressin keinen oder nur sehr geringem Einfluß auf die Vasopressin-V_1-Rezeptor vermittelten Funktionen, wie besonders die Vasokonstriktion [5]. Trotz der geringen vasopressorischen Komponente führt die wiederholte Applikation von Desmopressin im Modell des Organspenders mit CDI bei zu geringem zeitlichen Abstand der letzten Applikation zur Organspende (60 min) zur Mikrozirkulationsstörung des

Transplantates. Die Pankreasperfusion ist in diesem Falle sowohl bei Beginn der Organkonservierung, als auch nach Reperfusion signifikant reduziert.

Zusammenfassung

Hintergrund: 40–80% aller hirntoten potentiellen Organspender entwickeln einen zentralen Diabetes insipidus (CDI). Desmopressin (dDAVP) wird routinemäßig intensivmedizinisch eingesetzt um Hypovolämie, Hyponartriämie und Hypotension zu vermeiden.

Ziel dieser Studie war es die Wirkungen von Desmopressin auf die Mikrozirkulation in Spenderorganen und die frühe Transplantatfunktion nach Pankreastransplantation zu evaluieren.

Methodik: 30 männliche Brattleboro Ratten mit vererblichem CDI dienten als Modell des Organspenders mit CDI. Eine Evaluation mikrozirkulatorischer Parameter erfolgte im Spendermodell und 1 h sowie 6 h nach Reperfusion nach autologer Pankreastransplantation.

Ergebnisse: In den Spendergruppen zeigten die Gruppen mit kurzfristiger i.v. Desmopressin Vorbehandlung 60 min nach Applikation erhöhtes Rolling ($1694 \pm 351/mm^2$) und eine verminderte kapilläre Erythrozytengeschwindigkeit ($0,34 \pm 0,11$ mm/s) gegenüber der Kontrolle ($491 \pm 227/mm^2$ bzw. $0,91 \pm 0,11$ mm/s). Nach Transplantation vorbehandelter Spender zeigten sich 6 h nach Reperfusion reduzierte erythrozytäre Flußgeschwindigkeiten sowie erhöhtes Rolling und Sticking ($p < 0,05$).

Schlußfolgerungen: Desmopressin führt bei Mehrfachapplikation und Applikation im Modell des Organspenders mit CDI eine Stunde vor Explantation zur Verschlechterung der Mikrozirkulation und zur gesteigerten Leukozyten-Endothelinteraktion beim Spender sowie 6 h nach Reperfusion. Die Effekte von Desmopressin erklären sich über gesteigerte Vasokonstriktion, P-Selektinausschüttung aus den Weibel Palade Bodies und Aktivierung von Thrombozyten. 60 min vor Organexplantation muß die Indikation zur Applikation von Desmopressin strenger gestellt werden.

Abstract

Background: 40–80% of brain-dead potential organ donors develop a central diabetes insipidus (CDI). Desmopressin (dDAVP) is conventionally used in intensive care units to prevent hypovolemia, hyponatriemia and hypotension.

Aim of this study was to evaluate the effects of desmopressin on microcirculation in donor organs and early allograft function after pancreas transplantation.

Methods: 30 male Brattleboo rats with hereditary CDI served as model of the organ donor. An evaluation of microcirculatory parameters was performed in organ donor model and 1 h and 6 h after reperfusion after autologous pancreas transplantation.

Results: In organ donor groups those pretreated with i.v. desmopressin showed increased rolling ($1694 \pm 351/mm^2$) and a reduced capillary erythrocyte velocity (0.34 ± 0.11 mm/s) compared to controls ($491 \pm 227/mm^2$ or 0.91 ± 0.11 mm/s) 60 min after application. After transplantation pretreated donors showed reduced erythrocyte blood flow velocities as well as increased rolling and sticking ($p < 0.05$).

Conclusion: Desmopressin in repeated application and application in the model of organ donor with CDI one hour before explantation leads to impairment of microcirculation and increased leucocyte endothelial interaction in donor and 6 h after reperfusion. The effects of desmopressin can be expained by increased vasoconstriction, p-selectin liberation out of weibel palade bodies and activation of thrombocytes. 60 min before organ explantation indication for application of desmopressin has to be questioned.

Literatur

1. Hirschl MM, Matzner MP, Huber WO, Binder M, Röggla M, Derfler K (1996) Effect of desmopressin substitution during organ procurement on early renal allograft function. Nephrol Dial Transplant 11:173–176
2. Howett TA, Keogh AK, Perry L, Touzel R, Rees LH (1989) Anterior and posterior pituitary function in brain-stem-dead donors. Transplantation 47 (5): 828–834
3. Kanwar S, Woodman RC, Poon MC, Murohara T, Lefer AM, Davenpeck KL, Kubes P (1995) Desmopressin induces endothelial p-selectin expression and leukocyte rolling in postcapillary venules. Blood 86 (7): 2760–2766
4. Klar E, Messmer K, Warshaw AL, Herfarth C (1990) Pancreatic ischemia in experimental acute pancreatitis: mechanisms, significance and therapy. Br J Surg 77:1205–1210
5. Laycock JF (1994) Desamino-8D-arginine vasopressin treatment of Brattleboro rats: effect on sensitivity to pressor hormones. Eur J Pharmacol 271:193–199
6. Lee S, Tang KS, Koopmans H, Chandler JG, Orloff MJ (1972) Pancreaticoduodenal transplantation in the rat. Transplantation 13:421–425
7. Lethagen S. (1997) Desmopressin – a haemostatic drug: state-of-the-art review. Eur J Anaesth 14 (Suppl. 14): 1–9
8. Preissler G, Massberg S, Waldner H, Leiderer R, Messmer K (1997) Analyse der Mikrozirkulation des transplantierten Pankreas der Ratte. Langenbecks Arch Chir Suppl Kongressbd 114: 211–214
9. Tsai H-M, Sussman II, Nagel RL Kaul DK (1990) Desmopressin induces adhesion of normal human erythrocytes to the endothelial surface of a perfused microvascular preparation. Blood 75 (1): 261–265

Korrespondenzadresse: Dr. med. Tobias Keck, Chirurgische Universitätsklinik, Im Neuenheimer Feld 110, 69120 Heidelberg, Telefon (06221) 566110, Fax (06221) 565781

Organferne ischämische Präkonditionierung: Einfluß kontrollierter Extremitätenischämie auf die Mikrozirkulation der Rattenleber nach warmer Ischämie

Remote ischemic preconditioning: Influence of standardized limb ischemia on rat liver microcirculation after warm ischemia

L. Günther, R. Banafsche, M. M. Gebhard[1], C. Herfarth, E. Klar

Chirurgische Klinik (Direktor: Prof. Dr. med. Christian Herfarth) und
[1] Abteilung für Experimentelle Chirurgie (Direktorin: Prof. Dr. med. M. M. Gebhard)
der Universität Heidelberg

Einleitung

Der Ischämie-Reperfusionsschaden nach Leberresektion und Lebertransplantation bedingt Leberdysfunktion oder Leberversagen [1]. Die Entwicklung effektiver Methoden zur Erhöhung der Ischämietoleranz der Leber ist ein fundamentaler Ansatz chirurgischer Forschung. Der Begriff „ischämische Präkonditionierung" beschreibt einen Prozeß, bei dem kurze ischämische Perioden ein Stadium der Protektion gegenüber einer subsequenten längeren Ischämiephase vermitteln. Neue Untersuchungen zur Ischämietoleranz des Herzens weisen darauf hin, daß eine ischämische Präkonditionierung eines Organs nicht nur durch temporäre Ischämie des eigenen Stromgebietes erzeugt werden kann, sondern auch durch ischämische Perioden anderer Gewebe oder Organe [2,3]. Ziel der vorliegenden Arbeit war es, die Technik einer organfernen ischämischen Präkonditionierung der Leber im Tiermodell zu evaluieren sowie deren Einfluß auf den Ischämie-Reperfusionsschaden mittels Intravitalmikroskopie zu quantifizieren.

Methodik

Bei 20 männlichen Wistar-Ratten (KG = 268 ± 19 g) wurde die Wirkung einer vorangestellten Extremitätenischämie auf die Effekte einer 60-minütigen warmen Ischämie des linken Leberlappens untersucht. In kombinierter Pentobarbital- (25mg/kg) Ketamin- (20 mg/kg) Narkose und nach Katheterisierung der rechten Vena jugularis interna und Arteria carotis erfolgte eine quere Oberbauchlaparatomie und Dissektion der perihepatischen Verwachsungen. Danach wurde der Hilus des linken Leberlappens dargestellt. Die Ischämie wurde durch Setzen eines mikrovaskulären Clips vom Typ Yasargil (Aesculap; Tuttlingen) auf den Hilus des linken Leberlappens erzeugt. In der Therapiegruppe (n = 10) wurde 40 Minuten vor Beginn der Leberischämie eine kontrollierte Skelettmuskelischämie (10 Minuten) der rechten hinteren Extremität mittels Tourniquet appliziert. Es erfolgte ein Monitoring von intramuskulärem pO_2 und Temperatur mit Hilfe eines Licox®-Meßkanals (GMSmbH; Kiel). In der Kontrollgruppe (n = 10) wurde ausschließlich eine Ischämie des linken Leberlappens gesetzt. 60, 90 und 120 Minuten nach Beginn der Reperfusion erfolgte eine intravitale Video-floureszenzmikroskopie der Ventralfläche des linken Leberlappens nach Auslagerung auf eine Spezialvorrichtung und kontinuierlicher Superfusion mit Ringer-Lösung (37 °C). Dazu erfolgte eine intravenöse Applikation von Rhodamin-6G (0,1 µmol/kg) zur Kontrastierung der Leukozyten sowie FITC-markierten Erythrozyten (1 ml/kg) zur Bestimmung der Flußparameter. Es wurden azinäre und sinusoidale Perfusions-raten, Erythrozytengeschwindigkeiten sowie die Anzahlen temporär (< 30 sec) ad-härenter Leukozyten (Roller) und permanent adhärenter (> 30 sec) Leukozyten (Sticker) in postsinusoidalen Venolen bestimmt. 180 Minuten nach Reperfusion der Leber wurden Blut- und Gewebsproben entnommen und die Tiere euthanasiert. Die Meßergebnisse werden als Mittelwert (M) ± Standardfehler des Mittelwertes (SEM) angegeben. Zur Signifikanzanalyse wurde der Mann-Whitney-U-Test herangezogen ($p < 0,05$).

Ergebnisse

In der Therapiegruppe fand sich im Vergleich zur Kontrollgruppe eine erhöhte azinäre Perfusionsrate ($88,3 \pm 2,5\%$ vs. $78,1 \pm 3,1\%$; $p < 0,01$) sowie eine verbesserte sinusoidale Perfusion ($85,2 \pm 2,7\%$ vs. $73,9 \pm 2,0\%$; $p < 0,01$). Die Flußgeschwindig-keit zentral fließender Erythrozyten in postsinusoidalen Venolen zeigte ebenfalls sig-nifikante Unterschiede ($0,75 \pm 0,03$ mm/s in der Therapiegruppe vs. $0,58 \pm 0,02$ mm/s in der Kontrollgruppe; $p < 0,05$). Die Anzahl temporär adhärenter Leukozyten (Roller) in postsinusoidalen Venolen war in der Therapiegruppe niedriger als in der Kontroll-gruppe (572 ± 117 mm^{-2} vs. 978 ± 80 mm^{-2}; $p < 0,05$). Hinsichtlich permanent ad-härenter Leukozyten (Sticker) in postsinusoidalen Venolen zeigte sich ebenfalls ein signifikanter Unterschied zwischen den Untersuchungsgruppen (421 ± 61 mm^{-2} in der Therapiegruppe vs. 681 ± 80 mm^{-2} in der Kontrollgruppe; $p < 0,01$). Die Enzym-aktivität der Glutamat-Pyruvat-Transaminase (GPT) im Serum war nach 180 Minu-ten Leberreperfusion in der Therapiegruppe deutlich niedriger als in der Kontroll-gruppe (476 ± 114 U/l vs. 777 ± 97 U/l; $p < 0,01$).

Diskussion

Es konnte in der vorliegenden Studie gezeigt werden, daß eine kurzzeitige definierte Extremitätenischämie unter Monitoring von intramuskulärem pO_2 und Temperatur standardisiert durchführbar ist. Die einer hepatischen Ischämie vorgeschaltete Extre-mitätenischämie resultiert in einer verbesserten hepatischen Mikrozirkulation bei reduzierter Leukozyten-Endothel-Interaktion und in verminderter hepatozellulärer Schädigung nach Reperfusion der Leber. Weiterhin wird unterlegt, daß die Effekte ei-ner ischämischen Präkonditionierung zwischen verschiedenen Geweben oder Orga-nen potentiell übertragbar sind. Durch direkte ischämische Präkonditionierung der Leber konnte experimentell bereits eine Erhöhung der Ischämietoleranz nachgewiesen werden [4, 5]. Jedoch erscheint die Praktikabilität einer klinischen Umsetzung in den Zeitrahmen einer Multiorganexplantation fraglich. Bei Nachweis vergleichbarer protektiver Effekte in anderen parenchymatösen Organen wäre die organferne ischämische Präkonditionierung ideal zur Konditionierung aller Spenderorgane einsetzbar.

Zusammenfassung

Zur Erhöhung der Ischämietoleranz der Leber wurde die Technik einer organfernen ischämischen Präkonditionierung im Rattenmodell evaluiert. Dabei wurde die Wirkung einer kurzzeitigen kontrollierten Ischämie der rechten hinteren Extremität auf die Mikrozirkulation der Leber nach warmer Ischämie mittels Intravitalmikroskopie untersucht. Es zeigte sich eine verbesserte hepatische Mikrozirkulation bei reduzierter Leukozyten-Endothel-Interaktion und eine verminderte hepatozelluläre Enzymliberation nach Reperfusion der Leber. Dies führte zu einer Reduktion des Ischämie-Reperfusionsschadens. Eine organferne ischämische Präkonditionierung ließe sich bei Übertragbarkeit des Effektes auf andere transplantable Organe effizient vor Multiorganentnahme einsetzen.

Abstract

Background: A technique of remote ischemic preconditioning was evaluated in a rat model in order to increase the ischemic tolerance of the liver during resection and transplantation.

Methods: The impact of a short standardized ischemia of the right lower limb on liver microcirculation after warm ischemia was studied by intravital flourescence microscopy.

Results: Improved microcirculation, reduced leukocyte-endothelial-interaction and decreased liver-enzyme-liberation were detected resulting in a reduction of ischemia-reperfusion injury.

Conclusion: If this effect was reproducible in other transplantable organs the remote ischemic preconditioning could easily be applied before multi organ harvesting.

Literatur

1. Lemasters JJ, Thurman GG (1995) The many facets of reperfusion injury. Gastroenterology; 108 (4): 1317–1320
2. Gho BCG, Schoemaker RG, van den Doel MA, Duncker DJ, Verdouw PD (1996) Myocardial protection by brief ischemia in noncardiac tissue. Circulation; 94:2193–2200
3. Oxman T, Arad M, Klein R, Avazov N, Rabinowitz B (1997) Limb ischemia preconditions the heart against reperfusion tachyarrhthmia. Am J Physiol; 273 (42): H1707–12
4. Kume M, Yamamoto Y, Saad S, Gomi T (1996) Ischemic preconditionig of the liver in rats: implications of heat shock protein induction to increase tolerance of ischemia-reperfusion injury. J Lab Clin Med; 128:251–8
5. Peralta C, Hotter G, Closa D, Gelpi E, Bulbena O, Rosello-Catafau J (1997) Protective effect of preconditioning on the injury associated to hepatic ischemia-reperfusion in the rat: role of nitric oxide and adenosine. Hepatology; 25:934–93/

Korrespondenzadresse: Dr. med. Lukas Günther, Chirurgische Klinik der Universität Heidelberg, Im Neuenheimer Feld 110, 69120 Heidelberg, Tel: +49-6221-56-6111, Fax: +49-6221-56-5781, e-mail: lukas.guenther@urz.uni-heidelberg.de

Gefäßkomplikationen im Bereich der Vena cava inferior nach orthotoper Lebertransplantation

Vascular complications of the vena cava inferior after orthotopic liver transplantation

M. Glanemann, R. Haase, E. Lopez-Häninnen, *P. Neuhaus, U. Settmacher

Klinik für Allgemein-, Viszeral- und Transplantationschirurgie*, Klinik für Radiologie und Strahlentherapie, Charité, Humboldt Universität, Berlin

Einleitung

Gefäßkomplikationen betreffen zumeist das arterielle oder das portalvenöse Stromgebiet, seltener ist die Vena cava inferior (VCI) involviert [1, 2].

Im Bereich der abfließenden Strombahn der VCI wurden Gefäßkomplikationen in nur 1–2% der Fälle beschrieben. In der überwiegenden Zahl handelte es sich hier um Stenosen und thrombotische Verschlüsse. Die Therapie bestand in der Regel in einer Reoperation oder einer Retransplantation [1]. Da die Diagnose häufig erst spät gestellt und die Patienten einer Therapie zugeführt werden konnten, betrug die Mortalität annähernd 66% [3]. Wir berichten im folgenden über die Häufigkeit von postoperativen Verschlüssen der VCI nach orthotoper Lebertransplantation (OLT) in unserem Patientengut. Es wird eingegangen auf die Symptomatik, die diagnostischen Verfahren, sowie die möglichen Therapieoptionen.

Methodik

Zwischen 09/88 und 04/98 wurden an unserer Klinik 1000 OLT bei 911 Patienten durchgeführt. In einer retrospektiven Analyse wurden die klinischen Verläufe auf das Auftreten von VCI-Verschlüssen untersucht.

Die Transplantationen bei Erwachsenen wurden in Standardtechnik unter Verwendung eines veno-venösen Bypass durchgeführt. Die supra- und infrahepatische VCI wurden in End-zu-End-Technik mit monofiler, fortlaufender, oben mitunter evertierender Naht anastomosiert. Erst nach simultaner Freigabe des Blutstroms aus der Arteria hepatica und der Vena portae und nach Ablassen von etwa 500 ml Perfusat wurde die Naht der infrahepatischen VCI-Anastomose geknüpft.

Während des postoperativen Aufenthaltes wurden routinemäßig bei allen Patienten mehrfach dopplersonographische Untersuchungen des Transplantats durchgeführt. Bei Verdacht auf das Vorliegen eines VCI-Verschlusses wurde eine Computertomographie (CT) des Abdomens, eine Magnet Resonanztomographie (MRT) oder eine Cavographie durchgeführt.

Langenbecks Arch Chir I (Forumband 1999)

Ergebnisse

Es wurden 5 von 1000 Patienten mit einem gesicherten Verschluß der VCI ermittelt. Betroffen waren zwei Frauen und drei Männer. Die zur OLT führenden Indikationen waren Budd-Chiari Syndrom, Gallengangsatresie, PSC, alkoholtoxische Leberzirrhose und HCC. Die mittlere Operationszeit war 6 Stunden und 43 Minuten.

Postoperativ fanden wir einen infrahepatischen und zwei suprahepatische VCI-Verschlüsse. Bei einer Patientin mit Budd-Chiari-Syndrom waren sowohl die Vv. hepaticae als auch die VCI thrombosiert. Bei einem Patienten mit HCC und bereits präoperativ bestehender, rekanalisierter VCI-Thrombose fand sich postoperativ erneut eine Thrombose der VCI mit zusätzlicher Thrombose der V. iliaca rechts und der V. renalis rechts.

Die Symptomatik der VCI-Verschlüsse bestand bei drei der fünf Patienten in einem therapierefraktären Aszites. Zusätzlich hatte sich bei diesen Patienten eine Niereninsuffizienz eingestellt. Hiervon waren zwei Patienten dialysepflichtig. Periphere Ödeme und Pleuraergüsse beidseits wurden ebenfalls beobachtet. Unspezifische, epigastrische Beschwerden waren die Hauptsymptome bei zwei anderen Patienten.

Die Diagnose eines VCI-Verschlusses konnte mittels CT bei vier Patienten gestellt werden. Bei einem Patienten wurde der klinische Verdacht auf einen VCI-Verschluß mittels MRT erhärtet und mittels Cavographie bestätigt.

Therapeutisch wurde in einem Fall eines infrahepatischen VCI-Verschlusses frühzeitig eine Resektion der unteren Cava-Anastomose durchgeführt und ein PTFE-Interponat angelegt. Ein Patient mit suprahepatischem VCI-Verschluß wurde am 5. postoperativen Tag reoperiert und die obere Cava-Anastomose neu angelegt. Wegen eines Leberausfalls postoperativ erfolgte hier im Anschluss eine Re-OLT. Ein weiterer Patient mit suprahepatischem VCI-Verschluß wurde zunächst zweimal ballondilatiert, mußte jedoch ebenfalls im Anschluß retransplantiert werden. Eine Patientin mit Budd-Chiari Rezidiv wurde direkt retransplantiert. Insgesamt mußten vier Patienten reoperiert werden, drei davon wurden retransplantiert.

Es verstarben im postoperativen Verlauf zwei der fünf Patienten. Beschwerdefrei und klinisch unauffällig waren zwei Patienten nach 7 bzw. 7,5 Jahren. Bei einem weiteren Patienten kam es 1,5 Jahre nach Transplantation zu einem Rezidiv der Grunderkrankung eines HCC.

Diskussion

Verschlüsse der Vena cava inferior stellen ein seltenes Ereignis nach OLT dar. Die Häufigkeit dieser Komplikation wird in der Literatur mit weniger als 2% angegeben [1]. In unserem Patientengut fanden wir 5 Verschlüsse. In drei der fünf Fälle konnte diese Komplikation als chirurgisch-technisch bedingt erklärt werden.

In diesem Zusammenhang erscheint uns die Verwendung eines nur kurzen supra- und infrahepatischen Cava-Segments zur Anastomosierung als die wichtigste Maßnahme zur Vermeidung des Abknickens der VCI und damit zur Gewährleistung eines ungestörten Blutstroms.

Bei einem Patienten blieb die Ätiologie des VCI-Verschlusses letzlich unklar, wobei hier bereits präoperativ pathologische Veränderungen an der VCI vorhanden waren. In solchen Fällen wäre eine frühzeitige Antikoagulation mit Heparin- oder Cumarin-

Derivaten zu diskutieren. Bei einer anderen Patientin mit Budd-Chiari Syndrom kam es postoperativ zu einem Rezidiv der Grunderkrankung. Dieser Umstand unterstreicht die Bedeutung der Antikoagulation zur Rezidivprophylaxe [4].

In Anbetracht der hohen Mortalität dieser Komplikationsform sollte bei Vorliegen eines therapierefraktären Aszites mit begleitender Niereninsuffizienz stets auch an einen Verschluß der Vena cava inferior gedacht werden. Zur diagnostischen Abklärung bietet sich die Computertomographie des Abdomens an. In vier von fünf Fällen ließ sich der VCI-Verschluß in unserem Patientengut mittels Computertomographie diagnostizieren. Bei Vorliegen eines frühen VCI-Verschlusses sollte eine Reoperation mit Neuanlage der Cava-Anastomose erfolgen. Bei jedoch schlechter Leberfunktion wäre primär eine Re-OLT zu erwägen. Bei späten symptomatischen VCI-Verschlüssen kommt in der Regel nur die Re-OLT in Frage. Unsere Erfahrungen mit der Ballondilatation und der Stent-implantation beschränken sich bislang auf die Therapie von VCI-Stenosen.

Zusammenfassung

Einführung: Verschlüsse der Vena cava inferior (VCI) sind eine seltene Komplikation nach orthotoper Lebertransplantation. In der Regel ist eine Reoperation oder eine Retransplantation die Folge. Die Mortalität dieser Komplikation beträgt annähernd 66%, da die Diagnose häufig erst spät gestellt wird. Wir berichten im folgenden über die Symptomatik, die diagnostischen Verfahren, sowie die möglichen Therapieoptionen bei VCI-Verschluß in unserem Patientengut.

Material/Methoden: Die klinischen Verläufe von 1000 zwischen 9/88 und 4/98 durchgeführten Lebertransplantationen wurden retrospektiv auf das Auftreten eines VCI-Verschlusses untersucht.

Resultate: Nach OLT traten 5 VCI-Verschlüsse auf, ein infrahepatischer und zwei suprahepatische Verschlüsse, eine Thrombose der VCI und der Vv. hepaticae, sowie eine Thrombose der VCI, der V. iliaca dextra und der V. renalis dextra. Bei drei Patienten war der VCI-Verschluß chirurgisch-technisch bedingt, wohingegen ein anderer Patient ein Rezidiv der Grunderkrankung eines Budd-Chiari Syndroms entwickelt hatte. Bei einem Patienten blieb die Ätiologie letzlich unklar. Die Hauptsymptome waren therapierefraktärer Aszites, Niereninsuffizienz, periphere Ödeme, abdominelle Beschwerden oder Pleuraergüsse. Therapeutisch wurden als operative Verfahren die Neuanlage der Cava-Anastomose oder die Retransplantation durchgeführt. Insgesamt wurden vier der fünf Patienten einer operativen Therapieform zugeführt, drei davon wurden retransplantiert. Zwei Patienten verstarben während des späteren postoperativen Verlaufs.

Schlußfolgerung: Bei Vorliegen eines refraktären Aszites oder einer Niereninsuffizienz nach OLT sollte ein Verschluß der VCI in Betracht gezogen werden. Bei diesen Patienten sollte umgehend eine Reoperation durchgeführt werden. Bei bereits schlechter Transplantatfunktion wäre die Retransplantation das Verfahren der Wahl.

628

Abstract

Background: Obstruction of the inferior vena cava (IVC) is a rare complication after orthotopic liver transplantation usually requiring reoperation or retransplantation. The mortality reaches up to 66%, because the diagnosis is often difficult to determine due to the variety of clinical presentation. We herein report on the incidence, symptoms, and therapeutic options of IVC obstruction in our patients.

Materials/Methods: The medical records of 1000 liver transplants which were performed between 9/88 and 4/98 were retrospectively reviewed with special regard to the appearence of postoperative IVC obstruction.

Results: A total of 5 cases of IVC obstruction were observed, one infrahepatic and two suprahepatic obstructions, one case of thrombosis of the IVC and Vv. hepaticae, as well as one case of thrombosis of IVC, V. iliaca dextra, and V. renalis dextra. In three patients, IVC obstruction was caused by the surgical procedure, whereas one patient suffered from recurrent Budd-Chiari syndrome. In one patient, the etiology remained unclear. The main symptoms were refractory ascites, renal insufficiency, peripheral edema, abdominal pain, or pleural effusion. Therapeutic options consisted of operative procedures like removal of the vena cava anastomosis or retransplantation. In summ, four of five patients required operative therapy, and three of these underwent retransplantation. Two patients died in the later postoperative course.

Conclusion: In case of refractory ascitis or renal insufficiency occurring in the postoperative period after OLT, IVC obstruction should be suspected. In these patients, immediate reoperation might be performed. In case of already deteriorated liver graft function, retransplantation should become the treatment of choice.

Literatur

1. McDonald M, Perkins JD, Ralph D, Carithers RL (1995) Postoperative Care: Immediate. In: Maddrey WC, Sorrell MF (Hrsg) Transplantation of the liver. Appleton & Lange, Norwalk, Connecticut, S. 367–398
2. Langnas AN, Marujo W, Stratta RJ, Wood RP, Shaw BW (1991) Vascular complications after orthotopic liver transplantation. Am J Surg 161:76–83
3. Boillot O, Sarfati PO, Bringier J, Moncorge C, Houssin D, Chapuis Y (1990) Orthotopic liver transplantation and pathology of the inferior vena cava. Transplant Proc 22:1567–1568
4. Halff G, Todo S, Tzakis AG, Gordon RD, Starzl TE (1990) Liver transplantation for the Budd-Chiari syndrome. Ann-Surg 211:43–49

Korrespondenzadresse: Dr. med. Matthias Glanemann, Klinik für Allgemein-, Viszeral- u. Transplantationschirurgie, Charité, Virchow-Campus, Humboldt-Universität zu Berlin, Augustenburger Platz 1, 13353 Berlin, Deutschland

Minimierung postischämischer Mikrozirkulationsstörungen nach warmer hepatischer Ischämie durch den Einsatz von C1-Esterase-Inhibitor

Complement inhibition by C1-Esterase-inhibitor reduces microcirculatory disturbances after warm hepatic ischemia.

T. G. Lehmann[1], M. Heger[1], S. Münch[1], M. Kirschfink[2], E. Klar[1]

[1] Chirurg. Universitätsklinik, Abtlg. Allgemeinchirurgie, Kirschnerstraße 1, 69120 Heidelberg
[2] Inst. f. Immunologie der Universität Heidelberg, Im Neuenheimer Feld 305, 69120 Heidelberg

Einleitung

Der postischämische Reperfusionsschaden ist wesentlich für die postoperative Mal- oder Nonfunktion von Lebern nach warmer Ischämie im Rahmen von ausgedehnter Resektionen oder aber Lebertransplantationen verantwortlich. Es konnte nachgewiesen werden, daß Mikrozirkulationsstörungen die postischämische Leberfunktion ganz entscheidend beeinflussen [1]. Im Rahmen des pathophysiologischen Prozesses der Reperfusion eines ischämischen Organes kommt es zur Auslösung inflammatorischer Prozesse, welche durch Entzündungsmediatoren initiiert und gesteuert werden. Das Komplementsystem steht dabei als der wichtigste Mediator im Mittelpunkt dieses Geschehens, wobei eine Aktivierung sowohl über den klassischen als auch den alternativen Weg erfolgt [2]. Die Anaphylatoxine C3a und C5a, als potente Entzündungsmediatoren, initieren in der Leber pathophysiologisch bedeutsame Prozesse, wie die Aktivierung und Akkumulation von Leukozyten [3], die Kontraktion von glatter Muskulatur [2], die Steigerung der Permeabilität der Gefäßwände, sowie die Aktivierung von Kupffer Zellen [4]. Komplement initiiert die Aktivierung von Endothelzellen, was zu Fibrinanlagerung, Thrombozytenaggregation und anlagerung sowie zur Adhäsion von Leukozyten führt. Diese durch Komplementaktivierung hervorgerufenen pathophysiologischen Prozesse werden für einen verminderten, eventuell bis zum Stillstand reduzierten mikrokulatorischen Blutfluß in der postischämischen Reperfusionsphase der Leber verantwortlich gemacht [1]. Mikrozirkulationsstörungen sind ja wie beschrieben eine wesentliche Determinante der postischämischen Leberfunktion [1]. In verschiedenen Arbeiten konnte gezeigt werden, daß die Blockierung des Komplementsystemes z.B. durch den löslichen Komplementrezeptor 1 zu einer signifikanten Reduzierung von postischämischen Mikrozirkulationsstörungen und Organfunktionen sowohl nach warmer Ischämie, als auch nach Transplantation der Leber führt [5,6]. C1-Esterase-Inhibitor (C1-INH) ein weiterer, bereits in der Klinik eingeführter Komplementregulator, wurde in ersten Studien im Rahmen des Angioödemes eingesetzt (im Überblick siehe [7]). C1-INH hemmt den klassischen Weg der Komplementaktivierung. Der potentiell therapeutische Einsatz dieses Präparates ist im Hinblick auf postischämische Mikrozirkulationsstörungen unseres Wissens nach noch nicht untersucht worden.

Ziel dieser Studie war es, durch Komplementinhibition mittels C1-INH eine Verminderung postischämischer Mikrozirkulationsstörungen nach warmer Ischämie der Leber an der Ratte herbeizuführen und hiermit eine neue Therapieoption aufzuzeigen.

Methodik

Es wurden männliche, 200–250 g schwere Wistar Ratten benutzt. Alle Experimente wurden gemäß gültiger Tierschutzgesetze durchgeführt. Als C1-INH wurde das im Handel verfügbare Präparat Berinert® der Firma CENTEON, Marburg benutzt. Die gewählte Dosierung orientiert sich an der für die Anwendung am Menschen vorgesehenen Höchstdosis.

Chirurgisches Verfahren: In Nembutal/Ketanest Anästhesie wurden bei den Ratten Katheter in die rechte V. jugularis und A. carotis zur Verabreichung von Farbstoffen und C1-INH sowie zur kontinuierlichen Blutdruckmessung eingebracht. Nach querer Oberbauchlaparotomie wurde die Leber aus ihren ligamenteren Strukturen gelöst. Sodann wurde der große linke Leberlappen an seinem Stiel mit den zu- und abführenden Gefäßen mittels eines temporären Mikrogefäßclips nach Yasagil abgeklemmt. Nach 70 min wurde der Blutstrom wieder freigegeben. 1 min vor Reperfusion erhielten die Kontrolltiere (n = 12) 0,5 ml NaCl 0,9% intravenös appliziert, die behandelten Tiere (n = 12) erhielten C1-INH (100 i.E./kg KG in 0,5 ml NaCl 0,9%).

Intravitalmikroskopie: 20 min nach Reperfusion wurde der linke Leberlappen auf einer speziellen Lagerungsvorrichtung so plaziert, daß die kaudale Oberfläche in Epiillumination intravitalmikroskopisch untersucht werden konnte. Die Untersuchung begann 30 min nach Reperfusion. Das Untersuchungsverfahren der Intravitalmikroskopie der Rattenleber selbst einschließlich der azinären, sinusoidalen Perfusion und der Leukozyten-Endothel Interaktion, sowie der Videobildanalyse ist ein standardisiertes Verfahren, welches in der Literatur detailliert beschrieben ist [5, 8]. Nach Abschluß der Intravitalmikroskopie wurden Blutproben und Lebergewebe zu weiteren Untersuchungen gewonnen und die Tiere mit einer letalen Dosis von Nembutal versehen. Lebertransaminasen wurden in automatischen Analysegeräten spektrophotometrisch bestimmt. Die statistischen Berechnungen wurden mittels multivariater Varianzanalyse vorgenommen.

Ergebnisse

Die Anwendung des C1-INH blieb ohne Einfluß auf die Makrohämodynamik, der mittlere arterielle Blutdruck war in beiden Gruppen identisch. Hämatologische Untersuchungen von Hämatokrit, Erythrozyten- und Leukozytenanzahl, sowie der Gesamteiweißgehalt wiesen keine Unterschiede zwischen beiden Gruppen auf. Die azinäre und sinusoidale Perfusion hingegen zeigten statistisch signifikante Unterschiede mit einer deutliche Verbesserung der Mikroperfusion nach Komplementinhibition (siehe Tabelle). Auch die Adhärenz von Leukozyten (WBC) an das Endothel von Sinusoiden und Venolen konnte nach Komplementinhibition eine signifikanten Verminderung stationär und temporär adhärierender Leukozyten aufzeigen (siehe Ta-

Tabelle 1.

(alle Werte: MW ± SEM)	Ringer-Kontrolle	C1-INH	P-Wert
nicht perfundierte Azini (%)	32,5 ± 2,0	11,8 ± 0,7	< 0,001
sinusoidale Perfusion (% aller Sinusoide)	71,9 ± 3,3	90 ± 2,2	< 0,001
WBC-Adhärenz sinusoidal (/mm² Leberoberfläche)	198,8 ± 20	96,5 ± 13,7	< 0,001
WBC-Adhärenz in Venolen (/mm² Endothel)	366,1 ± 31,9	129,4 ± 12,2	< 0,001
WBC-Rolling in Venolen (% aller fließenden WBC)	27,4 ± 1,5	17,7 ± 1,1	< 0,001
GOT (i. U./l) (MW ± SD)	1069 ± 303	305 ± 102	< 0,001
GPT (i. U./l) (MW ± SD)	719 ± 205	206 ± 65	< 0,001
LDH (i. U./l) (MW ± SD)	9756 ± 4083	1459 ± 496	< 0,001

belle). Die Lebertransaminasen waren nach Anwendung von C1-INH signifikant reduziert (siehe Tabelle 1).

Diskussion

Die Ergebnisse dieser Studie belegen, daß dem Komplementsystem bei der Pathogenese des Ischämie/Reperfusionsschadens nach warmer Leberischämie eine bedeutende Rolle zukommt. Diese Aussage wird durch die deutliche Verbesserung mikrozirkulatorischer Parameter und durch eine drastische Verminderung adhärierender Leukozyten nach Komplementinhibition belegt. Die entscheidend verminderten Serumspiegel der hepatozellulären Enzyme stützen diese Feststellung.

Als Grund für den verbesserten mikrozirkulatorischen Blutfluß kommen sowohl das verminderte interstitielle Ödem, als auch das reduzierte Anschwellen von Endothelzellen, welche jeweils die Passage von Blutbestandteilen behindern würden [9], in Frage. Weiterhin sind eine verminderte Fibrin-Ablagerung wie auch eine gehemmte Aggregation von Thrombozyten und Leukozyten in Betracht zu ziehen. Damit wird eine mechanische Blockade von Sinusoiden mit nachfolgender Unterbrechung der azinären Perfusion und dem daraus resultierenden verstärkten Parenchymschaden verhindert. Insgesamt läßt sich aus unseren Ergebnissen folgern, daß die Hemmung des Komplementsystemes zu einer Verbesserung der Mikroperfusion führt. Eine verbesserte Mikroperfusion bedingt einen verminderten Organschaden während der Reperfusionsphase und damit eine optimierte Organfunktion.

Die Leukozytenakkumulation und adhäsion am Endothel in postischämischen Organen führt zu einem verstärkten Gewebeschaden, da es vor allem zur Freisetzung von zytotoxischen Sauerstoffradikalen und Zytokinen kommt [10]. Die Leukozyten-Endothel Interaktion wird über verschiedene Adhäsionsmoleküle vermittelt, welche insbesondere von C5a hochreguliert werden. In unserer Studie konnten wir nachweisen, daß temporäre und dauerhafte Adhäsionen von Leukozyten am Endothel durch

632

den Einsatz von C1-INH signifikant reduziert werden können. Eine komplette Blockade ist jedoch nicht zu erreichen, was dafür spricht, daß auch andere Mediatoren an diesem pathophysiologischem Geschehen beteiligt sind. Die Leukozytenadhäsion an sinusoidale Endothelien wird als ein mechanisches Geschehen angesehen, da das essentielle P-Selektin nicht vom sinusoidalen Endothel exprimiert wird. Deutlich verminderte Transaminasen sprechen dafür, daß eine gesteigerte Mikroperfusion und eine verminderte Leukozyten-Endothel Interaktion zu einem verminderten Parenchymschaden und folglich zu verbesserter Organfunktion führen.

C1-INH sollte hinsichtlich seiner protektiven Wirkung nach Organischämie in klinischen Studien untersucht werden.

Zusammenfassung

Das Komplementsystem spielt eine Schlüsselrolle bei der Pathogenese des Ischämie/ Reperfusionsschadens nach warmer oder kalter Organischämie. Ziel dieser Studie war es, mittels Intravitalmikroskopie den Einfluß der Komplementinhibition durch C1-Esterase-Inhibitor auf mikrozirkulatorische Parameter nach warmer Ischämie der Rattenleber zu untersuchen. Nach 70 min warmer Ischämie des linken Leberlappens wurde dieser intravitalmikroskopisch in Bezug auf mikrovaskuläre Perfusion und Leukozyten-Endothel Interaktion untersucht. Dabei zeigten sich eine deutlich verbesserte Mikroperfusion und eine verminderte Leukozytenadhärenz nach Komplementinhibition. Signifikant reduzierte Lebertransaminasen unterstreichen die protektiven Wirkung dieser Therapie. Hepatische Mikrozirkulationsstörung im Rahmen des Reperfusionsschadens postischämischer Lebern können durch Komplementinhibition bei daraus resultierender, gleichzeitiger Organprotektion bedeutsam reduziert werden.

Abstract

Background: Recent observations provide evidence that the complement system is involved in the pathophysiology of ischemia/reperfusion injury.

Methods: In this study we assessed the impact of complement inhibition on hepatic microcirculation by in vivo microscopy (IVM) using a rat model of warm hepatic ischemia. Therefore the left liver lobe was clamped for 70 min. 12 animals received the physiological complement regulator C1-Esterase-Inhibitor (C1-Inh) intravenously 1 min prior to reperfusion. This component blocks the classical pathway of the complement cascade. First clinical trials showed a beneficial effect in cases of capillary leak syndromes, especially angioedema. Controls received an equal amount of Ringer's solution (n = 12). Microvascular perfusion and leukocyte-endothelial cell interaction were studied 30 to 100 min after reperfusion by IVM.

Results: Microvascular perfusion in hepatic sinusoids was improved in the C1-Inh group ($90\% \pm 2.2$ vs. $71.9\% \pm 3.3$; $p < 0.001$). The number of adherent leukocytes was reduced in sinusoids (96.5 ± 13.7 vs. 198.8 ± 20 [adherent leukocytes per mm^2 liver surface]; $p < 0.001$) as well as in postsinusoidal venules after sCR1 treatment (129.4 ± 12.2 vs. 366.1 ± 31.9 [adherent leukocytes per mm^2 endothelial surface]; $p < 0.001$).

Plasmatic liver enzyme activity was decreased significantly upon C1-Inh treatment, indicating reduced parenchymal cell injury.

Conclusion: Our results provide further evidence that the complement system plays a decisive role in hepatic ischemia/reperfusion injury. Based on our results we conclude that complement inhibition by C1-Inh represents an effective treatment to prevent reperfusion injury in warm organ ischemia not restricted to the liver.

Literatur

1. Vollmar B, Glasz J, Leiderer R, Post S, Menger MD (1994) Hepatic microcirculatory perfusion failure is a determinant of liver dysfunction in warm ischemia-reperfusion. Am J Pathol 145:1421–31
2. Baldwin WM, Pruitt SK, Brauer RB, Daha MR, Sanfilippo F (1995) Complement in organ transplantation. Contributions to inflammation, injury and rejection. Transplantation 59:797–808
3. Konteatis ZD, Siciliano SJ, van Riper G, Molineaux CJ, Pandya S, Fischer P, Rosen H, Mumford RA, Springer MS (1994) Development of C5a receptor antagonists: differential loss of functional responses. J Immunol 153:4200–4205
4. Jaeschke H, Farhood A, Bautista AP, Spolarics Z, Spitzer JJ (1993) Complement activates Kupffer cells and neutrophils during reperfusion after hepatic ischemia. Am J Physiol 264:G801–809
5. Lehmann TG, Koeppel TA, Kirschfink M, Gebhard M-M, Herfarth Ch, Otto G, Post S (1998) Complement inhibition by soluble complement receptor type 1 improves microcirculation after rat liver transplantation. Transplantation 68:717–722
6. Morgan BP (1995) Complement regulatory molecules: application to therapy and transplantation. Immunol Today 16:257–259
7. Kirschfink M (1997) Controlling the complement system. Immunpharmacol 38:207–213
8. Menger MD, Lehr HA (1993) Scope and perspectives of intravital microscopy – bridge over from *in vitro* to *in vivo*. Immunol Today 14:519–22
9. Vollmar B, Menger MD, Glasz J, Leiderer R, Messmer K (1994) Impact of leukocyte-endothelial cell interaction in hepatic ischemia-reperfusion injury. Am J Physiol 267:G786–793
10. Granger DN (1988) Role of xanthine oxidase and granulocytes in ischemia-reperfusion injury. Am J Physiol 255:H1269–275

Korrespondenzadresse: Dr. Thorsten G. Lehmann, Chirurgische Universitätsklinik Heidelberg, Kirschnerstr. 1, 69120 Heidelberg, bzw. im Jahre 1999: Dept. of Pharmacology, University of North Carolina at Chapel Hill, 1124 Mary Ellen Jones Building, Chapel Hill, NC 27599-7365, USA

Der Einfluß von low potassium dextran (Perfadex®) auf den Ischämie-Reperfusionsschaden nach experimenteller und klinischer Lungentransplantation

The influence of low potassium dextran (Perfadex®) on ischemia-reperfusion injury in experimental and clinical lung transplantation

Ch. Müller[1], H. Hoffmann[1], F. Kur[2], H. Fürst[1], Munich Lung Transplant Group

[1] Chirurgische Klinik (Direktor: Prof. Dr. Dr. h.c. F.W. Schildberg)
[2] Herzchirurgische Klinik (Direktor: Prof. Dr. B. Reichart) der Ludwig-Maximilians-Universität, Marchioninistraße 15, 81377 München

Einleitung

Die Bemühungen der Organkonservierung zielen auf eine Reduktion des zellulären Energiestoffwechsels. Als effektive Verfahren erwiesen sich hierbei die Hypothermie und Anwendung cytoplegischer Lösungen [1]. Die Lunge deckt ihren Energiebedarf vorwiegend über aeroben Stoffwechsel [3] und ist das einzige Organ, welches während Ischämie mit einer Sauerstoffreserve versorgt werden kann. Bisher ungeklärt ist die Frage, ob durch alleinige hypotherme Lagerung der Erhalt energiereicher Phosphatverbindungen ausreichend gewährleistet ist oder ob eine pulmoplegische Lösung angewendet werden muß. In der vorliegenden Studie sollte untersucht werden, ob unter Anwendung der heute geübten Explantationstechnik die hypotherme Lagerung als Konservierungsmaßnahme ausreicht und welchen Stellenwert die Anwendung einer Lösung zur Flush-Perfusion mit intra- (EG) oder extrazellulärem (low-potassium dextrane: LPD) Elektrolytmuster hat.

Material und Methodik – Experimentell

In Vollnarkose wurden bei 12 Hausschweinen nach intravenöser Gabe von Heparin (10000 U/l) und Epoprostenol (200 µg) beide Lungen mit gekühlter Euro-Collins Lösung (EG: n = 6; 150 ml/kgKG) oder low potassium dextran (LPD; n = 6, 150 ml/kgKG) unter kontinuierlicher Ventilation (FiO_2 = 1,0) mit einem Druck von 50 cm H_2O perfundiert und anschließend explantiert. Alle Lungen wurden in insuffliertem Zustand (FiO_2 = 1,0) bei 4°C in Ringer-Lösung gelagert.

Nach 18 h Ischämie erfolgte bei 12 Schweinen die linksseitige Einzellungentransplantation. Eine Gruppe Schein-operierter Tiere (n = 6) diente als Kontrolle. Die Messung der Zielparameter paO_2, $paCO_2$ und PVR (pulmonal-vaskulärer Widerstand) erfolgte vor Transplantation und stündlich nach Beginn der Reperfusion an der Transplantatlunge nach Ausklemmen der nativen rechten Lunge von Perfusion und Ventilation. Die Bestimmung von Metaboliten des Adenininnukleotid- (ATP, SAN: Summe der Adenininnukleotide ATP + ADP + AMP; ECP: energy charge potential (ATP

+ 0,5 ADP/SAN) und Phosphokreatinsystems (PKr: Phosphokreatin; GKr: Gesamt-kreatin Freies Kreatin + PKr) erfolgte an schockgefrorenem und gefriergetrocknetem Gewebe. An Biopsien aus vier Arealen wurde die Endothelzelleintegrität zwischen 0 (normale Struktur) und 5 (deutliche Endothelschädigung mit Abschilferung der Endothelzellen) graduiert. Die Probenentnahmen erfolgten aus normalen Lungen (A: linke Lunge Empfänger vor Pneumonektomie), nach Ischäme (B: rechte Lunge Spender) und am Ende der Reperfusion (C: Transplantat).

Ergebnisse

Tabelle 1. Endothelstruktur und Metabolitgehalte von normalen Lungen (A), nach Ischämie (B) und nach Reperfusion (C)

	A		B		C	
	(n = 12)	EC (n = 6)	LPD (n = 6)	Schein (n = 6)	EC (n = 6)	LPD (n = 6)
Endothel	1,7 ± 0,2	3 ± 0,3 [a]	1,8 ± 0,4	3,7 ± 0,3 [e]	4 ± 0,4 [e, c]	3,7 ± 0,2 [e, f]
ATP µmol/gTg	9,4 ± 0,4	6,8 ± 1,6	8,2 ± 1,1	7,2 ± 0,7	7,6 ± 2,0	6,0 ± 1,0
ECP	0,82 ± 0,02	0,69 ± 0,06 [d]	0,75 ± 0,03	0,85 ± 0,02	0,72 ± 0,06	0,74 ± 0,02
Glukose µmol/gTg	23,9 ± 1,8	133 ± 33 [e]	3,7 ± 0,6	13,3 ± 2,7	33 ± 4 [h]	16,2 ± 4
Laktat µmol/gTg	14,4 ± 1,4	48,8 ± 6,1 [e]	23,5 ± 2,2	20,8 ± 3,9	33,6 ± 7,2 [g]	25,6 ± 5,2

[a] $p < 0,05$ vs A.
[b] $p < 0,001$ vs A.
[c] $p < 0,05$ vs B.
[d] $p < 0,01$ vs A.
[e] $p < 0,0001$ vs A.
[f] $p < 0,001$ vs B.
[g] $p < 0,05$ vs A und B.
[h] $p < 0,001$ vs B;
ATP: Adenosintriphosphat; ECP: Energy Charge Potential; EC: Euro-Collins-Lösung®; LPD: low potassium dextran.

Tabelle 2. Oxygenierung und pulmonale Hämodynamik während Einzellungenmessung

	prä Tx	nach 1 h Reperfusion			nach 6 h Reperfusion		
	(n = 24)	Schein (n = 6)	EG (n = 4)	LPD (n = 6)	Schein (n = 6)	EC (n = 6)	LPD (n = 6)
pO$_2$ mmHg		478 ± 38	374 ± 99	325 ± 75	492 ± 43	276 ± 81 [c, d]	436 ± 47
PVR	387 ± 30	445 ± 28	2056 ± 1092 [a, b]	830 ± 118	748 ± 63	1787 ± 380 [c]	1670 ± 177 [c]

[a] $p < 0,05$ vs LPD.
[b] $p < 0,01$ vs Schein.
[c] $p < 0,05$ vs LPD.
[d] $p < 0,01$ vs Schein.
Tx: Transplantation; EG: Euro-Gollins-Lösung®; LPD: low potassium dextran; PVR: Pulmonalvas-kulärer Widerstand.

Patienten und Methode

Im Zeitraum zwischen August 1991 und Juli 1998 wurden bei 73 Patienten eine hypotherme Lungenkonservierung nach Perfusion der Spenderorgane mit Euro Collins- (n = 48) oder LPD (n = 25) Lösung durchgeführt, woran sich eine Einzel- (EC: n = 31; LPD: n = 11) oder Doppellungentransplantation (EC: n = 17; LPD: n = 14) anschloß. Zielparameter zur Beurteilung der Transplantatfunktion waren ein Reperfusion injury score (IRIS), die Dauer der Beatmung und der Aufenthalt auf der Intensivstation.

Die Einteilung des RIS erfolgte anhand klinischer und radiologischer Parameter: Grad 1 entsprach interstitieller Zeichnungsvermehrung im Röntgenbild. Grad 2 lag vor, wenn aufgrund des Reperfusionsödems eine maschinelle Beatmung > 3 Tage indiziert war. Bei Grad 3 mußte zur Behandlung des Reperfusionsödems NO oder Prostacyclin ventiliert werden. Grad 4 entsprach Tod des Patienten aufgrund Reperfusionsödem.

Ergebnisse

Tabelle 3. Inzidenz und Schwere des Reperfusionsödems

RIS (Grad)	EC (n)	LPD (n)
I	13	9
II	8	1
III	7	3
IV	3	0
RIS/Gesamt	31/48	13/25

RIS: reperfusion injury score.

Tabelle 4. Postoperativer Verlauf

	EC (n = 48)	LPD (n = 25)	p
Beatmung (Tage)	21 ± 46	9 ± 13	ns
Intensivstation (Tage)	31 ± 47	22 ± 29	ns

mean ± SD.

Diskussion

Die Entwicklung eines Organversagens in Folge eines Reperfusionsschadens nach erfolgter Lungentransplantation stellt eines der schwerwiegendsten Probleme während der frühen postoperativen Phase dar. Die Standardkonservierung besteht in der intravenösen Gabe von Heparin und vasodilatatorischer Medikamente, woran sich die flush-Perfusion mit einer gekühlten Perfusionslösung anschließt. Von den meisten Arbeitsgruppen wird EC-Lösung verwendet. Nach Anwendung dieser Lösung wird in über 50 % ein Reperfusionsödem beobachtet, welches in etwa 5 % zum Transplantatversagen führt [1]. Als zugrundeliegender Mechanismus für die Ausbildung eines IRS wird ein direkter Effekt der hohen Kaliumkonzentration der Euro Collins®-Lösung auf die Endothelzellen der Pulmonalgefäße angesehen [4]. Ein stets beobachteter Anstieg des pulmonalvaskulären Widerstandes wird auf einen indirekten Effekt der EC-Lösung auf die perivaskulären glatten Muskelzellen zurückgeführt, der über eine Verminderung der endotheliaren NO-Synthese in einer Veränderung der vaskulären Relaxationskapazität resultiert [2, 5].

In experimentellen Untersuchungen an isolierten Pulmonalarteriensegmenten führte die Anwendung von low potassium dextran (LPD: Perfadex®), einer Lösung mit extrazellulärer Elektrolytkonzentration, im Vergleich zu Euro Collins® zu einer signifikant besseren induzierten Vasokonstriktion und Vasorelaxation [3].

In Transplantationsexperimenten ließen sich diese Ergebnisse reproduzieren [6, 7, 9, 10]. An einem Modell der orthotopen Lungentransplantation am Schwein konnte unsere Arbeitsgruppe durch Anwendung von LPD gegenüber EC eine signifikante Reduktion der Lipidperoxidation nachweisen, die sich in einer deutlichen Verminderung des klinisch dokumentierten IRS manifestierte [8]. Aufgrund dieser Ergebnisse und vor dem Hintergrund einer Reperfusionsödemrate von 60% im eigenen Patientengut wurde in der Folge LPD in der klinischen Lungentransplantation eingeführt. Der Austausch von EC gegen LPD stellte hierbei die einzige Änderung in der klinischen Explantationspraxis dar. Wie gezeigt werden konnte, resultierte daraus bei längeren Ischämiezeiten eine geringere Rate und Schwere der beobachteten IRS. Trotz der bis jetzt geringen Fallzahl sind die Resultate befriedigend. Die Nachbetreuung der Patienten wird zeigen, ob neben dem Effekt auf die unmittelbare Transplantfunktion ein Langzeiteffekt zu beobachten sein wird.

Zusammenfassung

Hintergrund: Der Ischämie-Reperfusionsschaden stellt mit einer Inzidenz von über 50% und einer Letalität von 5% die wesentliche Frühkomplikation nach Lungentransplantation dar. Als eine Ursache wird die Kalium-Konzentration der Konservierungslösung angenommen.

Material und Methode: Am Modell der linksseitigen Lungentransplantation wurde an 30 Schweinen (Spendertiere n = 12; Empfängertiere n = 12) der Einfluß der Flush-Perfusion mit Euro-Collins- (EC) oder low potassium dextran-Lösung (LPD) untersucht. Eine Gruppe Schein-operierter Tiere (n = 6) diente als Kontrolle. Zielparameter waren Metabolite des zellulären Energiestoffwechsels, Endothelveränderungen und die Transplantatfunktion nach Reperfusion.

In einer klinischen Studie wurden Patienten nach Einzel- (single-SLTx) oder Doppel- (double-DLTx) Lungentransplantation untersucht. Die Spenderorgane wurden mit EC (n = 48) oder LPD (n = 25) perfundiert, mit O_2 (FiO_2 = 1,0) insuffliert und hypotherm gelagert. Die Dauer der Ischämie, Beatmungsdauer und Dauer des Aufenthaltes auf der Intensivstation wurden errechnet. Der Ischämie-Reperfusionsschaden (IRS) wurde anhand klinischer Parameter klassifiziert.

Resultate: Experimentell: Nach 18 h Ischämie war der Gewebe-ATP-Gehalt in der EC Gruppe erniedrigt ($p < 0,01$ vs Ausgangswert und LPD-Gruppe), der Endothelscore zeigte eine deutliche Schädigung ($p < 0,05$ vs Ausgangswert). Nach 6 h Reperfusion war der paO_2 erniedrigt ($p < 0,05$ vs LPD).

Klinisch: Die Ischämiezeiten der 1. und 2. Lunge waren in der LPD-Gruppe länger (p < 0,05 vs EC). In der LPD-Gruppe war eine geringere Inzidenz (56% vs EC: 66%, ns.), und Schwere des IRS (LPD: Grad I: n = 12; II: n = 1; III: n = 1; EC: Grad I: n = 13; II: n = 8; III: n = 7; IV: n = 3) zu beobachten.

Schlußfolgerung: Die experimentelle Lungenkonservierung mit LPD führte zu signifikant besseren metabolischen, morphologischen und funktionellen Ergebnissen. Nach Konservierung humaner Lungen mit LPD konnte eine Reduktion von Inzidenz und Schwere des IRS beobachtet werden.

Schlüsselwörter: Lungenkonservierung, experimentell, klinisch, LPD, EC.

Abstract

Background: With an incidence of 50% and a mortality rate of 5%, ischemia-reperfusion injury represents a serious early complication following lung transplantation. As a possible cause, the potassium content of the preservation solution is discussed.

Material and Methode: In a pig-model of left-sided single lung transplantation (30 animals; donors n = 12; recipients n = 12, sham-operated animals n = 6) we investigated the influence of flush-perfusion, using Euro-Collins- (EC) or low potassium dextran (LPD)-solution. A group of sham-operated animals served as control. Metabolic parameters, endothelial integrity and transplant function during reperfusion were evaluated.

In a clinical study, patients following single-(SLTx) or double lung transplantation (DLTx) were investigated. Donor organs were flushed with EC (n = 48) or LPD (n = 25), insufflated with oxygen ($FiO_2 = 1,0$) and stored at 4 °C. Duration of ischemia, duration of ventilation and stay on intensive care unit were calculated. Ischemia-reperfusion injury was classified according to clinical parameters.

Experimental results: After flush with EC and 18 h ischemia, a reduction of the tissue ATP content (p < 0.01 vs initial value and LPD) was noted. Endothelial damage was severe (p < 0.05 vs initial value), paO_2 was decreased.

Clinical results: A decreased incidence (56% vs EC: 66%, ns.) and severity of IRI (LPD: Grad I: n = 12; II: n = 1; III: n = 1; EC: Grad 1: n = 13; II: n = 8; III: n = 7; IV: n = 3) was observed.

Conclusion: In experimental lung preservation, flush perfusion with LPD led to significant improved metabolical, morphological and functional results. Preservation of human lungs with LPD. A reduction of incidence and severity of IRI was observed.

Key-words: Lungpreservation, hypothermic storage, LPD, EC.

Literatur

1. Keenan RJ, Armitage JM, Griffith BP, Hardesty RL, Kormos RL (1991) Increased perioperative lung preservation injury with lung procurement by Euro-Collins solution flush. J Heart Lung Transplant 10 (5 Pt 1): 650–655
2. Kimblad PO, Steen S (1994) Eliminating the strong pulmonary vasoconstriction caused by Euro-Collins solution. Ann Thorac Surg 58 (3): 728–733
3. Kimblad PO, Sjoberg T, Steen S (1994) Pulmonary vascular resistance related to endothelial function after lung transplantation. Ann Thorac Surg 58 (2): 416–420

640

4. Kimblad PO, Massa G, Sjoberg T, Solem JO, Steen S (1991) High potassium contents in organ preservation solutions cause strong pulmonary vasocontraction. Ann Thorac Surg 52 (3): 523–528
5. Kimblad PO, Massa G, Sjoberg T, Steen S (1993) Endothehum-dependent relaxation in pulmonary arteries after lung preservation and transplantation. Ann Thorac Surg 56 (6): 1329–1333
6. Keshavjee SH, Cardoso PF, Cooper JD, McRitchie DI, Patterson GA, Yamazaki F (1989) A method for safe twelve-hour pulmonary preservation. J Thorac Cardiovasc Surg 98 (4): 529–534
7. Steen S, Ingemansson R, Kimblad PO, Lindberg L, Massa G, Sjoberg T (1994) Sate lung preservation for twenty-four hours with Perfadex. Ann Thorac Surg 57 (2): 450–457
8. Sakamaki F, Dienemann H, Hoffmann H, Messmer K, Müller C, Schildberg FW (1997) Reduced lipid peroxidation and ischemia-reperfusion injury after lung transplantation using low-potassum dextran solution for lung preservation. Am J Respir Crit Care Med 156 (4 Pt 1): 1073–1081
9. Yamazaki F, Cardoso PF, Miyoshi S, Keshavjee SH, Patterson GA, Slutsky AS, Yokomise H (1990) The superiority of an extracellular fluid solution over Euro-Collins' solution for pulmonary preservation. Transplantation 49 (4): 690–694
10. Izumi S (1993) Successfull canine bilateral single lung allotransplantation after 21-hours lung preservation with low potassium dextran glucose (LPDG) solution. Nippon Kyobu Geka Gakkai Zasshi 41 (7): 1163–1171

Gefördert durch die Sander Stiftung. Sponsored by Sander Foundation.

Korrespondenzadresse: PD Dr. Ch. Müller, Chirurgische Klinik und Poliklinik, Klinikum Großhadern, Ludwig-Maximilians-Universität, Marchioninistraße 15, 81377 München, Tel.: (089) 7095-2663, Fax: (089) 7095-8893

Anionische Polysaccharide verhindern Gewebsödem konservierter Lebern effektiver als Laktobionat

Anionic polysaccharides prevent tissue edema in preservered livers

M. K. Schilling, Ch. Fukuda, C. Redaelli, Y. H. Tian, M. W. Büchler

Klinik für Viszerale- und Transplantationschirurgie, Universität Bern, Inselspital, Bern, Schweiz

Einleitung

Unter den multiplen Komponenten der University of Wisconsin Lösung wurden impermeable Anione, Glutathion, Hydroxyethylstärke (HAES) sowie Adenosin als für die Konservierungsqualität essentielle Komponenten identifiziert [1–3]. Laktobionat sollte als hochmolekulares Anion Cl⁻ in der Konservierungslösung ersetzen und so während der Konservierungsphase den elektrochemischen Cl⁻-gradienten aufheben. HAES, ein Polysaccharid sollte als Kolloid den kolloidosmotischen Druck in der Konservierungslösung aufrecht erhalten und so ebenfalls zur Verhinderung des Reperfusionsödems beitragen. In vorliegender Studie wurde die antiödematöse Wirkung eines Moleküls, welches strukturelle Ähnlichkeiten sowohl mit Laktobionat als auch mit der Hydroxyäthylstärke hat – polysulfatierte anionische Polysaccharide (SAP) in einem isoliert perfundierten Rattenkonservierungsmodell untersucht werden.

Material und Methoden

Männliche Wistarratten (250–320 g) wurden in Pentobarbitalnarkose laparotomiert. Nach Abklemmen der Aorta wurden Lebern über die Pfortader mit 10 ml kalter Testlösung (Tabelle 1, je n = 6) ausgespült und für 24 Stunden konserviert. Lebern wurden anschließend in einem geschlossen Reperfusionsmodell für 1 Stunde mit 37 °C warmer Krebs-Henselite-Pufferlösung reperfundiert [4]. Das Zellödem (gemessen als total tissue water), Elektrolytaufnahme sowie Enzymfreisetzung (LDH, ASAT) wurden gemessen.

Rattenlebern welche mit 0,9% NaCl ausgepült wurden dienten als Kontrolle (n = 6).

Tabelle 1. Zusammensetzung von Na$^+$-LB- und Na$^+$-SAP-lösungen. Die Osmolarität wurde mit Mannitol (90 mM) auf ~ 300 mOsm, der pH auf 7,35–7,45 eingestellt. Puffer: 10 mM KH$_2$PO$_4$

	Kontrolle	LB			SAP		
		100	66	33	100	66	33
LB$^-$ (mM)	0	100	66	33	0	0	0
SAP (mM)	0	0	0	0	100	66	33
Cl$^-$ (mM)	100	0	33	66	0	33	66

Ergebnisse

Eine 24-stündige Konservierung in 0,9%-iger Kochsalzlösung führte zu einem ausgeprägten Gewebsödem unmittelbar nach Reperfusion sowie eine Stunde nach isolierter Perfusion. Der Ersatz von Cl$^-$ in der Konservierungslösung durch Laktobionat, führte zu einer konzentrationsabhängigen Reduktion des Reperfusionsödems (Abb. 2). Der Ersatz des Cl$^-$ durch SAP führte zu einer deutlichen und konzentrationsunabhängigen Reduktion des Reperfusionsödems. Als Ausdruck des cytoprotektiven Effektes der SAP-Lösungen war die Freisetzung von LDH und ASAT in SAP-konservierten Lebern signifikant niedriger (Tabelle 2). Der portalvenöse Fluß in Lebern, welche in niedrig konzentrierten LB-Lösungen konserviert wurden war signifikant höher als in equimolar-SAP-konservierten Lebern.

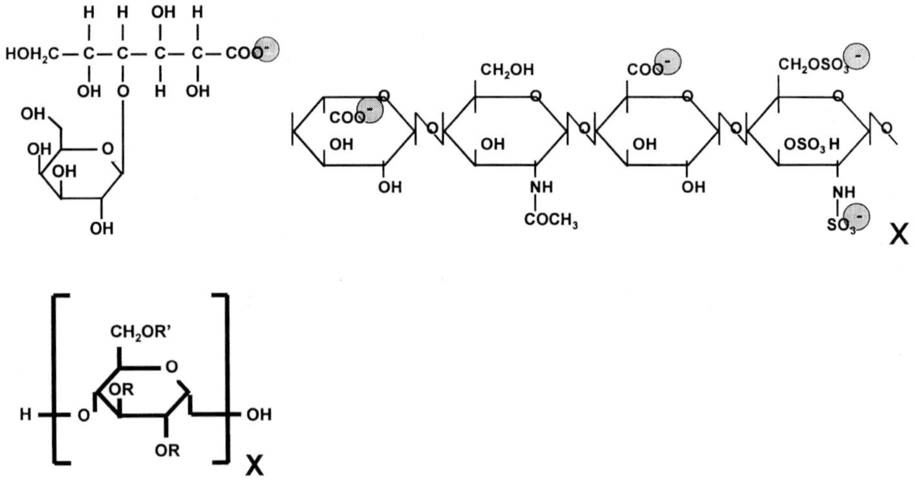

R, R' = H, CH$_2$CH$_2$OH

Abb. 1. Strukturformel von Lactobionat (links oben), HAES (rechts oben) und SAP (links unten)

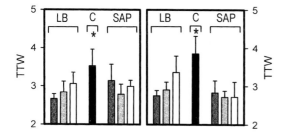

Abb. 2. Gewebsödem (gemessen als total tissue water) nach Konservierung in NaCl 0,9 % (C) oder 100 mM (dunkelgrau) LB bzw. SAP Lösung, 66 mM (hellgrau) LB bzw. SAP Lösung und 33 mM (weiß) LB bzw. SAP Lösung

Tabelle 2. Elektrolytaufnahme (mmol/g DW, µmol/g DW for K$^+$) und Enzymfreisetzung während der Reperfusionsphase

	Kontrolle	LB			SAP		
		100	66	33	100	66	33
Na$^+$	1,9 ± 1,5	1,5 ± 0,1	1,5 ± 1,1	1,2 ± 0,4	1,6 ± 0,5	0,5 ± 0,3	0,4 ± 0,5
K$^+$	107 ± 76	75 ± 18	61 ± 21	54 ± 15	63 ± 40	22 ± 17	18 ± 15
LDH	266 ± 219	8,7 ± 2,3	32 ± 22	58 ± 56	6,8 ± 1,4	7,9 ± 4,3	6,1 ± 3
ASAT	74 ± 16	8,3 ± 2,8	16,4 ± 7,2	19,2 ± 4,8	2,6 ± 3,4	3,4 ± 2,5	2,6 ± 1,7

Diskussion

Mit Einführung der University of Wisconsin Lösung wurde das Problem der Organkonservierung von vielen als gelöst angesehen. Trotzdem führen initial poor function und initial non function nach Lebertransplantation ähnlich häufig zum Transplantatverlust wie früh-immunologische Faktoren [5]. Die Effektivität der UW-Lösung beruht auf der Addition von Impermeablen sowie zytoprotektiven Substanzen, welche das Reperfusionsödem und Sauerstoffradikalschäden reduzieren sollte. In dieser Studie ersetzen wir Laktobionat, eine Monocarbohydrat, mit einer aliphatischen Seitenkette und einem Molekulargewicht von 356 durch polysulfonierte anionische Polysaccharide mit einem Molekulargewicht zwischen 3′000 und 5′000 Dalton. Der equimolare Ersatz von Laktobionat durch SAP konnte konzentrationsunabhängig (bis zu einer Konzentration von 33 Millimolar) das Reperfusionsödem verhindern. Die Tatsache, daß SAP-Lösungen das Reperfusionsödem trotz Cl$^-$-konzentrationen von 66 mM verhindern konnte deutet daraufhin, dass SAP zusätzlich zu den impermeablen Effekten additive antiödematöse Effekte haben muss, welche möglicherweise auf die kolloidale Struktur des Moleküls zurückzuführen sind. Der ausgeprägte antiödematöse Effekt war mit einem zytoprotektiven Effekt derartig assoziiert, dass während der Reperfusionsphase deutlich weniger hepatozelluläre Enzyme in das Perfusat freigesetzt wurden. Interessanterweise war der portalvenöse Fluß in SAP-konservierten Lebern niedriger als in Kontrollebern und laktobionat-konservierten Lebern (Ergebnisse nicht gezeigt). Dies könnte auf direkt vasokonstriktive Wirkung von SAP zurückzuführen sein oder auf eine indirekte vasokonstriktive Wirkung,

644

welche durch eine reduzierte Freisetzung von vasodilatativen Substanzen aus Hepatozyten zur Folge hat. Zusammengefaßt läßt sich sagen, daß SAP-basierte Konservierungslösungen das Reperfusionsödem sowie den hepatozellulären Reperfusionsschaden langzeitkonservierter Lebern effektiver verhindern kann als Laktobionat.

Zusammenfassung

Die antiödematöse Wirkung eines Moleküls, welches strukturelle Ähnlichkeiten sowohl mit dem impermeablen Anion Laktobionat als auch mit der Hydroxyäthylstärke hat, wurde in einem isoliert perfundierten Rattenkonservierungsmodell untersucht: polysulfatierte anionische Polysaccharide (SAP) verhindern das Gewebsödem effektiver als Laktobionat und reduzieren den hepatozellulären Schaden. Gleichzeitig erhöhen sie jedoch den portalvenösen Widerstand.

Abstract

We here studied the antiedematous effects of a molecule with structural homology to lactobionate and hydroxyethylstarch in a model of isolated perfusionof rat livers: polysulfated anionic polysaccharides prevented reperfusion edema and LDH release more effectively than lactobionate.

Literatur

1. Southard JH, Belzer FO (1995) Organ preservation. Annu Rev Med 46:235–247
2. Belzer FO, Southard JH (1988) Principles of solid organ transplantation by cold storage. Transplantation 45:673–676
3. Sumimoto R, Jamieson NV, Kamada N (1990) Examination of the role of the impermeants lactobionate and raffinose in a modified UW solution. Transplantation 50 (4): 573–576
4. Tian YH, Fukuda Ch, Schilling M (1998) Interstitial accumulation of Na^+ and K^+ during flush out and cold storage of rat livers: implications for graft survival. Hepatology 28:1327–1331
5. Ploeg RJ, D'Alessandro AM, Knechtle SJ, Stegall MD, Pirsch JD, Hoffmann RM, Sasaki T, Sollinger HW, Belzer FO, Kalayoglu M (1993) Risk factors for primary dysfunction after liver transplantation – amultivariate analysis. Transplantation 55(4): 807–813

Korrespondenzadresse: PD Dr. Martin K. Schilling, Klinik für Viszerale- und Transplantationschirurgie, Universität Bern, Inselspital, Bern, Schweiz,
Telefon: ++41-31-6322117, Fax: ++41-31-6329723, E-mail: martin.schilling@insel.ch

Auxiliäre, heterotope Lebertransplantation mit arterialisierter Pfortader in der Therapie des akuten Leberversagens bei der Ratte

Auxiliary, heterotopic rat liver transplantation with arterialized portal vein in acute hepatic failure

K. Schleimer[1], R. Lange[2], U. Rauen[3], K. TE. Beckurts[1], J. Erhard[4], A. H. Hölscher[1]

[1] Klinik und Poliklinik für Visceral- und Gefäßchirurgie, Universität Köln
[2] Klinik und Poliklinik für Allg. Chirurgie, Universität Essen
[3] Inst. für Physiologische Chemie, Universität Essen
[4] Abteilung für Allgemeine Chirurgie, St. Barbara-Hospital Gladbeck

Einleitung

Im akuten Leberversagen stellt die auxiliäre Lebertransplantation zunehmend eine interessante therapeutische Option dar. Bei den bisher angewandten auxiliären Verfahren stehen Komplikationen wie Nachblutungen aus den ausgedehnten Resektionsflächen (APOLT-Methode, 4) und Pfortaderthrombosen sowie Platzmangel im Abdomen [6] im Vordergrund. Diese Probleme können durch den Anschluß der Transplantat-Pfortader an das arterielle Stromgebiet vermieden werden. Es wird eine heterotope, vom Pfortaderanschluß unabhängige Plazierung des Transplantates ermöglicht, ausgiebige Resektionen der Eigen- und Transplantatleber sind nicht erforderlich. Erste klinische Erfahrungen zeigen, daß mit diesem Verfahren eine durchaus suffiziente Leberfunktion erzielt werden kann [2, 3]. In dieser tierexperimentellen Studie sollte im Langzeitverlauf die Auswirkung der arterialisierten Pfortader des im akuten Leberversagen auxiliär implantierten Transplantates auf das Überleben, die Funktion beider Lebern und die Regeneration der Eigenleber untersucht werden.

Methodik

Lewis-Ratten mit einem Körpergewicht von 250–350 g wurden in Äthernarkose operiert. In der *Versuchsgruppe* (n = 12) erfolgte eine 85-%ige Resektion der Eigenleber mit nachfolgender auxiliärer Lebertransplantation: Ein zu 70 % reseziertes Transplantat wurde in das rechte Nierenlager des Empfängers implantiert: Die infrahepatischen Vv. cavae wurden End-zu-Seit anastomosiert, die Pfortader in Splint-Technik über die rechte A. renalis arterialisiert, der D. choledochus in das Duodenum implantiert. In der *Kontrollgruppe* (n = 10) erfolgte lediglich eine 85-% Resektion zur Induktion des akuten Leberversagens. 1, 5, 10 Tage, 3, 4, 6 und 12 Wochen postoperativ wurde die Prothrombinzeit bestimmt. Nach 3 Monaten erfolgte die Sektion, wobei die Lebergewichte ermittelt wurden. Bei 3 Tieren pro Versuchsgruppe wurden hepatobiliäre Sequenzszintigraphien im zeitlichen Verlauf durchgeführt.

Ergebnisse

In der *Versuchsgruppe* war die 3-Monate-Überlebensrate 10/12; 2 Tiere starben in der ersten postoperativen Woche an einer galligen Peritonitis aufgrund einer Leckage der Choledochoduodenostomie. In der *Kontrollgruppe* war die Überlebensrate 2/10. Die Tiere starben am 2., bzw. 3. postoperativen Tag im akuten Leberversagen. In der *Versuchsgruppe* stieg die Prothrombinzeit am 1. postoperativen Tag signifikant von 29 ± 1 s auf 38 ± 2 s, am 5. postoperativen Tag fiel sie signifikant auf 30 ± 1 s. Im weiteren Verlauf lagen die Werte im Normbereich. In der *Kontrollgruppe* stieg die Prothrombinzeit am 1. postoperativen Tag auf 66 ± 6 s. Die transplantierten Tiere verloren in der ersten postoperativen Woche im Mittel 50 g Körpergewicht. Danach nahm das Körpergewicht stetig zu, nach 3 Monaten lag es mit im Mittel 420 g signifikant über dem Ausgangsgewicht. Die hepatobiliäre Sequenzszintigraphie am 2. postoperativen Tag zeigte eine gute Funktion des Transplantates bei deutlich reduzierter Funktion der Eigenleber. Im zeitlichen Verlauf erholte sich die Funktion der Eigenleber. Zum Sektionszeitpunkt waren die Tiere in einem guten Allgemeinzustand. Die A. renalis-V. portae-Anastomose war bei allen Tieren durchgängig. Es waren keine Aneurysmabildungen im Bereich der V. portae aufgetreten. Während der Transplantation betrug das errechnete Eigenlebergewicht ca. 0,5% des Körpergewichtes, das Transplantatgewicht lag bei $0,9 \pm 0,1\%$. Zum Sektionszeitpunkt betrug das Eigenlebergewicht 2,5% des Körpergewichtes, die verbliebenen Leberlappen waren hypertrophiert, während das Transplantat mit einem Gewicht von 0,6% des Körpergewichtes atrophiert war. Das Gesamtlebergewicht lag mit 3,1% des Körpergewichtes im Normbereich.

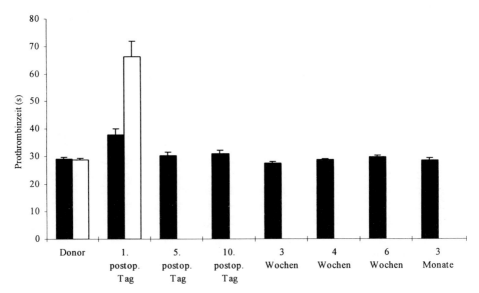

Abb. 1. Prothrombinzeit im zeitlichen Verlauf in der Versuchsgruppe (schwarz) und in der Kontrollgruppe (weiß)

Diskussion

Die Überlebensrate und die biochemischen Ergebnisse dieser Studie zeigen: Durch die auxiliäre Lebertransplantation mit arterialisierter Pfortader wird in der Phase des akuten Leberversagens die Leberfunktion aufrecht erhalten und das Überleben der Tiere gesichert. Im zeitlichen Verlauf regeneriert die Eigenleber, das Transplantat atrophiert. Eine mögliche Ursache hierfür ist die Kompetition zwischen beiden Lebern und der Standortvorteil der Eigenleber mit anatomiegerechter Positionierung im abdominellen Situs. Dieses neue Modell der auxiliären LTX im akuten Leberversagen bei der Ratte ist geeignet, die Regeneration der Eigenleber und die Kompetition zwischen beiden Lebern zu untersuchen. Es bietet die erforderliche Grundlage für weiterführende Experimente.

Zusammenfassung

Die Auswirkung der Pfortaderarterialisierung des im akuten Leberversagen heterotop auxiliär implantierten Transplantates auf das Überleben, die Leberfunktionen und die Regeneration der Eigenleber wurde untersucht. In der Kontrollgruppe (n = 10 Lewis-Ratten) wurde durch eine ca. 85 %ige Resektion ein akutes Leberversagen induziert. In der Versuchsgruppe (n = 12 Lewis-Ratten) erfolgte daraufhin nach einer rechtsseitigen Nephrektomie die auxiliäre Transplantation einer um ca. 70 % resezierten Leber in das rechte Nierenlager: Die V. portae wurde über die A. renalis dextra arterialisiert, die infrahepatischen Vv. cavae End-zu-Seit anastomosiert, der Ductus choledochus in das Duodenum implantiert. Die 3-Monate-Überlebensrate betrug in der Versuchsgruppe 10/12 (Kontrollgruppe: 2/10). Die Prothrombinzeit stieg in der Versuchsgruppe am 1. postoperativen Tag von 29 ± 1 s auf 38 ± 2 s (Kontrollgruppe am 1. postop. Tag: 66 ± 6 s); er erreichte am 5. postoperativen Tag mit 30 ± 1 s Normwerte. Die initiale hepatobiliäre Sequenzszintigraphie ergab eine gute Funktion des Transplantates bei deutlich reduzierter Funktion der Eigenleber. Im zeitlichen Verlauf erholte sich die Funktion der Eigenleber. Nach 3 Monaten war die Transplantatleber atrophiert (0,6 % des Körpergewichtes), während die Eigenleber hypertrophiert war (2,5 % des Körpergewichtes). Die auxiliäre, heterotope Lebertransplantation mit Pfortaderarterialisierung ist geeignet, die Leberfunktion im akuten Leberversagen aufrecht zu erhalten. Im weiteren Verlauf kommt es zu einer Regeneration der Eigenleber, während das Transplantat atrophiert.

Abstract

Background: The aim of our work was to examine the effect of the portal vein arterialization of an auxiliary liver graft on survival, liver function and regeneration of the native liver suffering from induced acute hepatic failure.

Methods: Lewis rats were operated on under ether inhalation anesthesia: in the control group (n = 10) an acute hepatic failure was induced by liver resection of about 85 %. After a right side nephrectomy the auxiliary transplantation of a liver graft (resected by about 70 %) into the right upper quadrant of the abdomen was performed (trial group, n = 12). The portal vein was completely arterialized via the A. renalis dextra. The infrahepatic Vv. cavae were anastomosed end-to-side and the bile duct was implanted into the duodenum.

Results: Survival rate in the trial group was 10/12 (control group 2/10). The prothrombin time in the trial group rose up to 38 ± 2 s on day 1 postoperatively (control group: 66 ± 6 s); on day 5 postoperative it reached standard values of 30 ± 1 s. The initial hepatobiliary scan demonstrated a good uptake of the liver graft as sign of normal liver function, whereas the function of the native liver was distinctly reduced. Over the time course the function of the native liver recovered again. After three months the transplanted liver had atrophied (0,6 % of body weight), whereas the native liver had hypertrophied (2,5 % of body weight) – with a standard total weight of the liver of 3,1 % of the body weight.

Conclusion: The auxiliary liver transplantation with arterialized portal vein secures survival of the animals in the phase of acute liver failure. In the further course the native liver regenerates, whereas the liver graft atrophies.

Literatur

1. Boudjema K, Cherqui D, Jaeck D, Chenard-Neu MP, Steib A, Freis G, Becmeur F, Brunot B, Simeonie U, Bellocq JP, Tempe JD, Wolf P, Cinqualbre J (1995) Auxiliary liver transplantation for fulminant and subfulminant hepatic failure. Transplantation 59 : 218 – 223
2. Erhard J, Lange R, Giebler R, Rauen U, de Groot H, Eigler FW (1995) Arterialization of the portal vein in orthotopic and auxiliary liver transplantation. Transplantation 60 : 877 – 879
3. Erhard J, Lange R, Rauen U, Scherer R, Friedrich J, Pietsch M, de Groot H, Eigler FW (1998) Auxiliary liver transplantation with arterialization of the portal vein for acute hepatic failure. Transpl Int 11 : 266 – 271
4. Gubernatis G, Pichlmayr R, Kemnitz J, Gratz K (1991) Auxiliary partial orthotopic liver transplantation (APOLT) for fulminant hepatic failure: first successful report. World J Surg 15 : 660
5. Schleimer K, Lange R, Rauen U, Erhard J. Auxiliary liver transplantation in acute liver failure in the rat – an illustrated description of a new surgical approach. Accepted for publication in Langenbeck's Archives of Surgery
6. Terpstra OT (1993) Auxiliary liver grafting: a new concept in liver transplantation. The Lancet 342 : 758

Korrespondenzadresse: Dr. med. Karina Schleimer, Klinik und Poliklinik für Visceral- und Gefäßchirurgie der Universität zu Köln, Joseph-Stelzmann-Str. 9, 50931 Köln

L-Arginin vermindert den mikrovaskulären Ischämie-Reperfusionsschaden bei Pankreastransplantation

L-arginine reduces microvascular ischemia-reperfusion injury in pancreatic transplants

B. Wolf, B. Vollmar, J. Janata, M. D. Menger

Institut für Klinisch-Experimentelle Chirurgie, Universität des Saarlandes, Homburg/Saar

Einleitung

Trotz zunehmend besserer Ergebnisse stellt die Behandlung exokriner Komplikationen nach Pankreastransplantation in der klinischen Praxis weiterhin eine Herausforderung dar. Die Pathogenese der Pankreatitis nach Transplantation beinhaltet den mikrovaskulären Ischämie-Reperfusionsschaden mit sowohl inflammatorischer Antwort als auch einem Mißverhältnis zwischen vasokonstringierenden und vasodilatierenden Mediatoren, z. B. Endothelinen und Stickstoff-Monoxid [1, 2]. Hierbei wird in Sonderheit eine reduzierte Freisetzung von Stickstoff-Monoxid ursächlich für die mikrovaskuläre Dysfunktion diskutiert [3]. Um die Bedeutung des Vasodilators Stickstoff-Monoxid zu bestimmen, untersuchten wir die Effektivität von L-Arginin, einem Stickstoff-Monoxid-Donor, den mikrovaskulären Reperfusionsschaden nach Pankreastransplantation zu verhindern.

Methodik

Für die Untersuchungen wurde bei spontanatmenden, Chloralhydrat-anästhesierten Sprague-Dawley Inzuchtratten nach 16 h Organ-Konservierung in 4 °C kalter HTK eine heterotope, syngene Pankreastransplantation entsprechend der von Benetti und Mitarbeitern [4] beschrieben Technik in modifizierter Weise durchgeführt. Direkt vor Reperfusion wurde bei fünf Tieren L-Arginin (Sigma, Deisenhofen) als Bolus (50 mg/kg) sowie über die ersten 30 min Reperfusion als Infusion (100 mg/kg) verabreicht. Weitere fünf transplantierte Tiere verblieben ohne Behandlung (Injektion vergleichbarer Mengen 0,9 % NaCl). Nicht-transplantierte Tiere dienten als Kontrolle (n = 5). Zur Beurteilung der Mikrozirkulation wurden die funktionelle Kapillardichte und die Kapillardurchmesser mittels intravitaler Fluoreszenzmikroskopie (Axiotech; Zeiss, Jena) und Computer-assistierter Bildanalyse (CapImage; Zeintl, Heidelberg) bestimmt [5, 6]; die Beurteilung der inflammatorischen Antwort erfolgte über Analyse der Leukozyten-Infiltration und der Ödemausbildung [7].

Ergebnisse

Konservierung des Pankreas für 16 h mit anschließender Transplantation bewirkte nach 120 min Reperfusion eine signifikante Reduktion (p < 0,05) der funktionellen Kapillardichte (226,9 ± 31,1 cm^{-1}) sowie eine massive Leukozyten-Infiltration (51 ± 13 per HPF) und Ödemausbildung (41 ± 1%) im Vergleich zu nicht-transplantierten Kontrollen (392,0 ± 8,1 cm^{-1}; 3 ± 2 per HPF; 5 ± 2%). Bei Behandlung der transplantierten Tiere mit L-Arginin war demgegenüber die Beeinträchtigung der funktionellen Kapillardichte signifikant geringer ausgeprägt (313,7 ± 11,5 cm^{-1}; p < 0,05 vs. unbehandelten Transplantaten) sowie zusätzlich die Leukozyten-Infiltration (17 ± 7 per HPF; p < 0,05 vs. unbehandelten Transplantaten) und die Ödem-Ausbildung (26 ± 2%; p < 0,05 vs. unbehandelten Transplantaten) vermindert. Auffälligerweise waren die Kapillardurchmesser des exokrinen Pankreas bei L-Arginin-Behandlung (6,8 ± 0,2 µm) im Vergleich zu nicht-behandelten, transplantierten Tieren (5,2 ± 0,1 µm) aber auch gegenüber nicht-transplantierten Kontrollen (5,4 ± 0.2 µm) deutlich dilatiert (p < 0,05).

Schlußfolgerung

Wir schließen aus unseren Untersuchungen, daß L-Arginin den mikrovaskulären Ischämie-Reperfusionsschaden des transplantierten Pankreas nach 16 h Konservierung in HTK signifikant vermindert. Die Wirkmechanismen beinhalten für die Verbesserung der kapillaren Perfusion wohl eine Stickstoff-Monoxid-vermittelte kapillare Dilatation, für die Reduktion der inflammatorischen Antwort eine Verminderung der mikrovaskulären Leukozyten-Endothelzell-Interaktion. Die Reduktion der Leukozyten-Endothelzell-Interaktion nach Pankreastransplantation durch den Stickstoff-Monoxid-Donor L-Arginin unterstützt bisherige Untersuchungsergebnisse, welche in anderen Ischämie-Reperfusionsmodellen eine zentrale Bedeutung von Stickstoff-Monoxid für die mikrovaskuläre Leukozyten-Endothelzell-Interaktion nachweisen konnten [8, 9].

Zusammenfassung

Unter Verwendung des Modells der Pankreas-Transplantation an der Ratte konnten wir mit Hilfe der intravitalen Fluoreszenzmikroskopie zeigen, daß die intravenöse Applikation von L-Arginin den mikrovaskulären Reperfusionsschaden, einschließlich Leukozyten-Akkumulation, Ödemausbildung und kapillarem Perfusionsversagen („no-reflow"), signifikant reduziert.

Abstract

Using a rat model of pancreas transplantation and intravital fluorescence microscopy, we demonstrate that application of L-arginine is effective to significantly reduce microvascular ischemia/reperfusion injury, including the events of leukocyte accumulation, edema formation and, finally, perfusion failure of nutritive capillaries ("no-reflow").

Literatur

1. Lüscher TF, Boulanger CM, Yang Z, Noll G, Dohi Y (1993) Interactions between endothelium-derived relaxing and constricting factors in health and cardiovascular disease. Circulation 87 (Suppl 1): 36–45
2. Kurose I, Wolf R, Grisham MB, Granger DN (1994) Modulation of ischemia/ reperfusion-induced microvascular dysfunction by nitric oxide. Circ Res 74:376–382
3. Sawatari K, Kadoba K, Bergner KA, Daitch JA, Mayer JE Jr (1991) Influence of initial reperfusion pressure after hypothermic cardioplegic ischemia on endothelial modulation of coronary tone in neonatal lambs. Impaired coronary vasodilator response to acetylcholine. J Thorac Cardiovasc Surg 101:777–782
4. Benetti L, Bassi C, Zamboni G, Radin S, Falconi M, Girelli R, Elio A, Briani GF, Cavallini G, Pederzoli P (1989) Pancreaticoduodenal graft in the rat: an original microsurgical technique. Eur Surg Res 21:162–167
5. Vollmar B, Preissler G, Menger MD (1994) Hemorrhagic hypotension induces arteriolar vasomotion and intermittent capillary perfusion in rat pancreas. Am J Physiol 267: H1936–H1940
6. Menger MD, Vollmar B (1996) In vivo documentation of an arterio-venous shunt in rat pancreatic acinar tissue. Pancreas 13:125–129
7. Menger MD, Bonkhoff H, Vollmar B (1996) Ischemia-reperfusion-induced pancreatic microvascular injury: An intravital fluorescence microscopic study in rats. Dig Dis Sci 41:823–830
8. Kubes P, Suzuki M, Granger DN (1991) Nitric oxide: an endogenous modulator of leukocyte adhesion. Proc Natl Acad Sci USA 88:4651–4655
9. Kurose I, Kubes P, Wolf R, Anderson DC, Paulson J, Miyasaka M, Granger DN (1993) Inhibition of nitric oxide production. Mechanisms of vascular albumin leakage. Circ Res 73:164–171

Korrespondenzadresse: Beate Wolf, Institut für Klinisch-Experimentelle Chirurgie, Universität des Saarlandes, D-66421 Homburg/Saar

Bedeutung der warmen Ischämiezeit und der Perfusionsbedingungen für die Konservierung von Lebern nicht-herzschlagender Spender

Relevance of warm ischemia time and perfusion conditions for the preservation of livers of non-heart beating donors

Jun-ichiro Yamauchi[1], S. Richter[1], B. Vollmar[1], T. Minor[2], M. D. Menger[1]

[1] Institut für Klinisch-Experimentelle Chirurgie, Universität des Saarlandes, 66421 Homburg/Saar
[2] Chirurgische Forschung der Chirurgischen Klinik, Universität Bonn, 53127 Bonn

Einleitung

Das Modell des nicht-herzschlagenden Spenders, d.h. der Organentnahme im Kreislaufstillstand, stellt ein vielversprechendes Vorgehen dar, um den aktuellen Mangel an Transplantaten zu reduzieren [1–3]. Im Falle der Lebertransplantation besteht jedoch noch immer Unklarheit über das Ausmaß des mikrovaskulären Schadens nach unterschiedlichen Zeiten von warmer Ischämie, welcher gegebenenfalls die Qualität des Transplantates entscheidend beeinflußt [4]. Damit verbunden ist die Kontroverse bezüglich des optimalen Vorgehens, das Spenderorgan mit Konservierungslösung freizuspülen. Einerseits besteht das Konzept, Nieren und Leber lediglich über einen in die Aorta abdominalis eingeführten Katheter mit Konservierungslösung zu spülen, was durch einen vergleichsweise geringen operativen Aufwand und somit Zeitersparnis gekennzeichnet ist [5]. Zum anderen wird für die Konservierung der Leber die Methode der zusätzlichen portalvenösen Perfusion favorisiert, wobei dies jedoch einen deutlich größeren operativen Aufwand erfordert, welcher wiederum eine längere warme Ischämiezeit des Organs bedeuten kann [6]. Ziel der vorliegenden Studie war somit, das Ausmaß des mikrovaskulären Leberschadens nach 30 und 60 Minuten warmer Ischämie mittels Fluoreszenzmikroskopie zu quantifizieren, wobei eine ausschließlich aortale Perfusion der Konservierungslösung mit einer dualen Perfusion über Pfortader und Aorta verglichen wurde.

Material und Methoden

Sprague-Dawley-Ratten (267,6 ± 7,5 g Körpergewicht) wurden nach Injektion einer letalen Dosis Pentobarbital (Narcoren®, > 50 mg/kg KG) phrenotomiert und die thorakale Aorta ligiert, um einen schnellen Kreislaufstillstand zu induzieren. Nach Kanülierung der abdominalen Aorta mit einem großlumigen Katheter wurde der linke Leberlappen zur intravitalen Mikroskopie ausgelagert, und nach 30 Minuten (n = 6) bzw. 60 Minuten (n = 6) warmer Ischämie die Eröffnung der thorakalen V. cava sowie die Organperfusion mit HTK-Lösung (100 ml Custodiol®, 100 cm H_2O Perfusionsdruck; 4 °C) durchgeführt. In einer zweiten Versuchsreihe wurde die Leber zusätzlich über einen portalvenösen Katheter mit Konservierungslösung gespült (20 cm H_2O Perfusionsdruck und 30 Minuten (n = 4) bzw. 60 Minuten (n = 5) warme Ischämie; 40 cm H_2O Perfusionsdruck und 30 Minuten (n = 6) bzw. 60 Minuten (n = 6) warme Ischämie). Während der Perfusionsphase wurde die hepatische Mikrozirkulation unter Verwendung eines modifizierten Zeiss-Mikroskops in Epi-Illuminationstechnik (Blaufilter-System, Anregungswellenlänge: 450–490 nm/Emmissionswellenlänge > 515 nm) unter Kontrastverstärkung mittels 5 % Fluoreszein-Isothiozyanat (FITC)-Dextran 150000 (0,5 ml als Zusatz zur Perfusionslösung) visualisiert [7]. Die mikroskopischen Bilder wurden mit Hilfe einer hochempfindlichen CCD (charge-coupled-device)-Videokamera aufgezeichnet und zu einem späteren Zeitpunkt (off-line) unter Verwendung eines computergestützten Video-Analyse-Systems (Cap-Image) ausgewertet. Die dabei erhobenen Parameter umfassten mikrovaskuläre Perfusion (helle Areale/Gesamtfläche eines Gesichtsfeldes mittels Grauwertanalyse) und funktionelle Sinusoiddichte (perfundierte Sinusoide/200 µm Rasterline). Zusätzlich wurde aus dem jeweiligen Mittelwert und der zugehörigen Standardabweichung (SD) der Variationskoeffizient (VC) der mikrovaskulären Perfusion und der funktionellen Sinusoiddichte als Maß ihrer Heterogenität bestimmt. Zum Vergleich zwischen den einzelnen Versuchsgruppen wurde ein one-way-ANOVA und Student-Newman-Keuls-Test durchgeführt.

Ergebnisse

Nach 30minütiger Ischämie und rein aortaler Perfusion wurden 60,7 ± 7,6 % der Mikrozikulation durch die Konservierungslösung freigespült, die funktionelle Sinusoiddichte betrug 3,1 ± 0,3/200 µm. Zusätzliche Pfortaderperfusion mit 20 cm H_2O Perfusionsdruck ergab eine deutliche Verbesserung (80,9 ± 12,5 % mikrovaskuläre Perfusion; funktionelle Sinusoiddichte 4,0 ± 0,9/200 µm), die sich durch Erhöhung des portalen Perfusionsdrucks auf 40 cm H_2O signifikant (p < 0,05) gegenüber rein aortaler Perfusion steigern ließ (97,7 ± 1,3 % mikrovaskuläre Perfusion; funktionelle Sinusoiddichte 4,9 ± 0,2/200 µm). Nach 60 Minuten warmer Ischämie und rein aortaler Perfusion betrug die mikrovaskuläre Perfusion lediglich 22,4 ± 4,8 %, die funktionelle Sinusoiddichte nur 1,4 ± 0,3/200 µm. Gleichzeitige Pfortaderperfusion bewirkte wiederum eine deutliche (bei 20 cm H_2O) bzw. signifikante Zunahme (bei 40 cm H_2O; p < 0,05) der mikrovaskulären Perfusion (40,4 ± 9,1 % bzw. 56,7 ± 8,2 %) und der funktionellen Sinusoiddichte (1,6 ± 0,1/200 µm bzw. 2,5 ± 0,3/200 µm).

Schlußfolgerung

Die vorliegende Untersuchung zeigt, daß bereits nach 30 Minuten warmer Ischämie und aortaler Perfusion der Konservierungslösung ausgeprägtes Perfusionsversagen innerhalb der hepatischen Mikrozirkulation auftritt. Durch zusätzliche Organperfusion über die Pfortader läßt sich der mikrovaskuläre Leberschaden jedoch deutlich reduzieren; dabei kann insbesondere durch einen portalvenösen Druck von 40 cm H_2O eine mikrovaskuläre Perfusion von nahezu 100 % erreicht werden. 60 Minuten warme Ischämie mit alleiniger aortaler Perfusion der Konservierungslösung führt zu einer massiven Beeinträchtigung der hepatischen Mikrozirkulation, wobei zwar durch zusätzliche portalvenöse Katheterisierung (mit 40 cm H_2O Druck) wiederum eine deutlich verbesserte mikrovaskuläre Perfusion erzielt werden kann, der Perfusionsausfall innerhalb der Mikrozirkulation jedoch noch immer 40% beträgt. Unsere Ergebnisse unterstützen damit das Konzept der dualen aortal-portalvenösen Organperfusion für die Konservierung von Lebern nicht-herzschlagender Spender, jedoch ist auch hierbei eine möglichst kurze Dauer warmer Ischämie (30 Minuten) anzustreben.

Zusammenfassung

Im Falle der Leberentnahme beim nicht-herzschlagenden Spender besteht noch immer Unklarheit über den Einfluß von warmer Ischämiezeit und einer optimalen Methode zur Konservierung des Transplantates. Mit Hilfe der Echtzeit-Fluoreszenzmikroskopie wurde die hepatische Mikrozirkulation während der Organperfusion nach verschiedenen Ischämiezeiten und unterschiedlicher Applikation der Konservierungslösung untersucht. Sowohl bei einer warmen Ischämiezeit von 30 Minuten als auch nach 60 Minuten bewirkte eine zusätzliche portalvenöse Perfusion mit der Konservierungslösung im Vergleich zu alleiniger aortaler Perfusion eine signifikante Verbesserung der mikrovaskulären Konservierung. Hierbei war die warme Ischämiezeit zusätzlich von entscheidender Bedeutung, da, unabhängig von der Art der Perfusion, die Beeinträchtigung der mikrovaskulären Konservierung nach 30 Minuten signifikant geringer im Vergleich zu 60 Minuten ausgeprägt war.

Abstract

Background: In case of liver harvesting from non-heart beating donors the influence of warm ischemia time and the optimal method for transplant preservation is still unknown.

Methods: With the use of real-time fluorescence microscopy, the hepatic microcirculation was studied during organ perfusion after different times of warm ischemia and different application of the preservation solution.

Results: Our study demonstrates that after both 30 and 60 minutes of warm ischemia, additional porto-venous perfusion of the preservation solution significantly improves microvascular perfusion/preservation when compared with that after solely aortal perfusion.

Conclusion: We demonstrate that warm ischemia time is an essential factor for liver harvesting from non-heart beating donors, since deterioration of microvascular preservation was found significantly reduced after 30 minutes when compared with 60 minutes of warm ischemia, independent of the mode of perfusion.

Literatur

1. Kootstra G, Wijnen R, van Hooff JP, van der Linden CJ (1991) Twenty percent more kidneys through a non-heart beating program. Transplant Proc 23:910–911
2. Orloff MS, Reed AI, Erturk E, Kruk RA, Paprocki SA, Cimbalo SC, Cerilli GJ (1994) Nonheart-beating cadaveric organ donation. Ann Surg 220:578–585
3. D'Alessandro AM, Hoffmann RM, Knechtle SJ, Eckhoff DE, Love RB, Kalayoglu M, Sollinger HW, Belzer FO (1995) Controlled non-heart beating donors: A potential source of extrarenal organs. Transplant Proc 27:707–709
4. Rapaport FT, Anaise D (1993) Technical aspects of organ procurement from non-heart beating cadaver donor for clinical transplantation. Transplant Proc 25:1507–1508
5. Garcia-Rinaldi R, Lefrak EA, Defore WW, Feldman L, Noon GP, Jachimzyk JA, DeBakey ME (1975) In situ preservation for cadaver kidneys for transplantation: Laboratory observations and clinical application. Ann Surg 182:576–584
6. Casavilla A, Ramirez C, Shapiro R, Nghiem D, Miracle K, Bronsther O, Randhawa P, Broznick B, Fung JJ, Starzl T (1995) Experience with liver and kidney allografts from non-heart beating donors. Transplantation 59:197–203
7. Menger MD; Lehr HA (1993) Scope and perspectives of intravital microscopy-bridge over from in vitro to in vivo. Immunol Today 14:519–522

Korrespondenzadresse: Dr. med. Jun-ichiro Yamauchi, Institut für Klinisch-Experimentelle Chirurgie, Universität des Saarlandes, 66421 Homburg/Saar

Schmerzintensität als Zielkriterium klinischer Studien – Welche Schmerzreduktion ist für den Patienten relevant?

Pain as outcome variable in clinical trials – what reduction in pain is relevant to the patient?

S. Sauerland[1], E. Rodriguez-Fischer[1], S. Stock[1], M. Lempa[2], E. A. M. Neugebauer[1]

[1] Biochemische und Experimentelle Abteilung und
[2] Chirurgische Klinik Köln-Merheim, II. Lehrstuhl für Chirurgie, Universität zu Köln

Einleitung

Die Prophylaxe und Therapie postoperativer Schmerzen sind ein zentrales Anliegen chirurgischen Handelns und „Forschens" [1]. Die Schmerzmessung insbesondere mit der Visuellen Analog-Skala (VAS) ist daher ein wichtiges und weitverbreitetes Zielkriterium klinischer Studien [2]. Wenn für eine neue Therapie eine „statistisch signifikante" Reduktion von Schmerzen gezeigt werden kann, wird jedoch oft zu voreilig daraus abgeleitet, daß dieser Unterschied auch klinisch relevant sei. Es gibt aber bisher keine Untersuchungen darüber, welche Schmerzreduktion auch vom Patienten subjektiv als solche wahrgenommen wird. Diese Änderungssensitivität zu kennen, ist nicht nur bei der Planung und Interpretation von klinischen Studien wichtig [3], sondern auch hilfreich bei der Bewertung täglicher Routine-Schmerzmessungen am Krankenbett. Wir haben im Rahmen einer Reliabilitätstestung einer modifizierten VAS überprüft, wie groß der Unterschied zwischen zwei postoperativen Schmerzwerten sein muß, damit der Patient ihn auch subjektiv als Unterschied erkennt.

Methodik

Insgesamt 98 Patienten wurden zu 5 verschiedenen Meßzeitpunkten gebeten, Ihre Schmerzen mithilfe der VAS zu quantifizieren. Zusätzlich sollten sie bei einer Messung am 1. postoperativen Tag angeben, ob sich ihr Schmerz gegenüber der Vormessung vor einer Stunde gebessert, verschlechtert oder nicht verändert habe. Wir verglichen die VAS-Differenz zwischen aktueller und vorangegangener Schmerzmessung mit den Patientenangaben über eine eventuelle Besserung bzw. Verschlechterung der Schmerzen. Ob die Veränderung der Schmerzen durch externe Einflüsse (z. B. Analge-

658

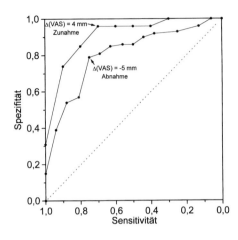

Abb. 1. Receiver-Operating-Characteristics (ROC)-Kurven für Schmerzzunahme und -abnahme. Die als optimal ausgewählten Grenzwerte („Cut-off-Punkte") sind markiert

tika) oder den Spontanverlauf verursacht war, blieb hierbei außer Betracht. In der Analyse verwendeten wir die Receiver-Operating-Characteristic-Kurve (ROC-Kurve) und berechneten die Sensitivitäten und Spezifitäten der gefundenen Grenzwerte [4].

Ergebnisse

Die primär in Ruhe empfundenen Schmerzen lagen im Median bei 25 (25–75%-Perzentile: 17–30 mm). Von den 98 Patienten verspürten 15 eine Linderung und 10 eine Verstärkung ihrer Schmerzen gegenüber der Vormessung. Dieser Unterschied betrug im Median 8 bzw. 12,5 mm VAS. Die ROC-Kurve (Abb. 1) zeigte, daß Schmerzdifferenzen von 5 bzw. 4 mm bereits als Linderung bzw. Verschlechterung wahrnehmbar waren. Die Sensitivität und Spezifität der VAS für diese beiden Grenzwerte betrug 75 und 79% bzw. 70 und 94%.

Diskussion

Die VAS besitzt eine gute Änderungssensitivität, die es erlaubt, auch geringfügige, aber für den Patienten spürbare Veränderungen seiner Schmerzsituation sicher zu erfassen. Für mittlere Schmerzintensitäten beträgt dieser minimal nachweisbare Unterschied 5 bzw. 4 VAS-Punkte. Ferner scheinen Patienten eine Schmerzzunahme eher wahrzunehmen als eine -abnahme, vielleicht weil sie ein Abklingen als normal antizipieren.

Eine kürzlich publizierte Studie [5] hatte ergeben, daß Patienten mit initialen Schmerzen von 25 mm im Durchschnitt eine Reduktion von 12 mm als relevant empfinden. Hierbei waren jedoch die Patienten nach rein hypothetischen Schmerzreduktionen befragt worden, so daß hier der Wunsch der Patienten nach deutlicherer Schmerzlinderung im Vordergrund gestanden haben dürfte.

Unsere Ergebnisse deuten an, daß andere gröber skalierte Meßinstrumente, wie z.B. die 11-Punkte Numerische Ratingskala, die hier gemessenen Differenzen nicht erfassen hätten können. Auch andere Untersucher empfehlen daher mindestens 11 oder 21 Skalenschritte [6, 7]. Den Patienten direkt zu fragen, ob sich sein Schmerz verändert habe, ist dagegen nicht empfehlenswert, da die Erinnerungsfähigkeit des Patienten an vergangene Schmerzzustände stark durch die aktuelle Situation beeinflußt wird [8, 9].

Da nach unserer Meinung jegliche spürbare Schmerzlinderung auch klinisch relevant ist, bieten unsere Ergebnisse eine bessere Datengrundlage bei der Planung klinischer Studien und der Interpretation täglicher VAS-Schmerzmessungen am Krankenbett.

Zusammenfassung

Achtundneunzig postoperative Patienten wurden gebeten ihren Schmerz auf einer 100 mm-Visuellen Analog-Skala (VAS) anzugeben. Nach einer Stunde wurde die Messung wiederholt und die Patienten wurden gefragt, ob der Schmerz gebessert, verschlechtert, oder konstant sei. Mithilfe der Receiver-Operating-Characteristics (ROC) Kurve untersuchten wir die Änderungssensitivität der VAS. Eine Abnahme bzw. Zunahme der Schmerzen von 5 bzw. 4 mm war wahrnehmbar. Sensitivität und Spezifität lagen dabei jeweils bei etwa 80 %. Die VAS ist ein hochsensitives Meßinstrument, das es ermöglicht, bereits minimale, aber patienten-relevante Schmerzdifferenzen zu erkennen.

Abstract

Background and Methods: Ninety-eight postoperative patients were asked to indicate their actual pain levels on a 100 mm visual analogue scale. One hour later, the measurements were repeated, and the patients were asked whether their pain had become better, worse or was unchanged. We plotted receiver-operating-characteristics (ROC) curves to determine the VAS's sensitivity to changes.

Results: A reduction resp. increase of pain levels of 5 resp. 4 mm was found to be perceivable. Sensitivity and specificity was around 80 % for both results.

Conclusion: The VAS is a highly sensitive tool for pain intensity measurements. Its use enables surgeons to detect even minimal, but patient-relevant changes in pain intensity.

Literatur

1. Wulf H, Neugebauer E, Maier C (1997) (Hrsg) Die Behandlung akuter perioperativer und posttraumatischer Schmerzen. Empfehlungen einer interdisziplinären Expertenkommission. Thieme, Stuttgart
2. Troidl H, Neugebauer E (1990) Akuter Schmerz in der Chirurgie. Klinische Bedeutung, Meßmethoden und Therapie. Chirurg 61 : 485–493
3. Guyatt G, Walter S, Norman G (1987) Measuring change over time: assessing the usefulness of evaluative instruments. J Chron Dis 40 : 171–178
4. Deyo RA, Centor RM (1986) Assessing the responsiveness of functional scales to clinical change: an analogy to diagnostic test performance. J Chron Dis 39 : 897–906

5. Campbell WI, Patterson CC (1998) Quantifying meaningful changes in pain. Anaesthesia 53:121–125
6. Jensen MP, Turner JA, Romano JM (1994) What is the maximum number of levels needed in pain intensity measurements? Pain 58:387–392
7. Bolton JE, Wilkinson RC (1998) Responsiveness of pain scales: a comparison of three pain intensity measures in chiropractic patients. J Manipulative Physiol Ther 21:1–7
8. Kohlmann T, Raspe H (1998) Zur Messung patientennaher Erfolgskriterien in der medizinischen Rehabilitation: Wie gut stimmen „indirekte" und „direkte" Methoden der Veränderungsmessung überein? Rehabilitation 37 (Suppl. 1): S30–S37
9. Kastner S, Basler HD (1997) Messen Veränderungsfragebögen wirklich Veränderungen? Untersuchungen zur Erfolgsbeurteilung in der psychologischen Schmerztherapie. Schmerz 11:254–262

Korrespondenzadresse: Dr. med. Stefan Sauerland, Biochemische und Experimentelle Abteilung, II. Chirurgischer Lehrstuhl, Universität zu Köln, Ostmerheimer Str. 200, D-51109 Köln, Telefon: 02 21-98 95 70, Fax: 02 21-89 38 64, E-Mail: S.Sauerland@uni-koeln.de

Prospektiv-randomisierter Vergleich zur Evaluation der Lebensqualität nach partieller Pankreatoduodenektomie nach Whipple und pyloruserhaltender Pankreatoduodenektomie nach Longmire-Traverso bei periampullärem Karzinom

Prospective randomized study to evaluate quality of life after partial pancreatoduodenectomy according to Whipple versus pylorus preserving pancreatoduodenectomy according to Longmire-Traverso for periampullary carcinoma

C. Bloechle[1], D. C. Broering[1], C. Latuske[1], M. Latuske[1], T. v. Schrenck[2], J. R. Izbicki[1]

[1] Chirurg. Klinik und
[2] Med. Klinik, UK Eppendorf, Martinistr. 52, 20246 Hamburg

Einleitung

Überleben und Lebensqualität der Patienten sind die entscheidenden Endpunkte in der Therapie eines malignen Tumorleidens. Beim periampullären Karzinom wird neben der klassischen partiellen Pankreatoduodenektomie nach Kausch-Whipple (PD) auch die pyloruserhaltende Variante nach Longmire-Traverso (PPPD) propagiert [2, 4, 6]. Während der klassischen PD eine größere Radikalität zugesprochen wird [3, 5], wird nach PPPD eine höhere Lebensqualität durch Erhalt des Magens und der Pars I des Duodenums angenommen [7]. Ziel dieser Studie war es, die Lebensqualität der Patienten mit der Diagnose eines periampullären Karzinoms nach kurativer chirurgischer Therapie (R0) durch entweder PD oder PPPD zu vergleichen.

Patienten und Methodik

In einer prospektiv-randomisierten Studie wurden Patienten mit periampullären Karzinom der Stadien cT1-4, cN0-1, cM0 entweder der PD und der PPPD zugeführt (Tabelle 1). Das klinische Staging beinhaltete eine transabdominellen und eine endo-

Tabelle 1. Klinisches Staging der Patienten mit periampullärem Karzinom

		PD	PPPD
Alter (Median, Spanne)		67 (43–78)	69 (47–76)
Geschlecht (w/m)		12/8	14/9
Tumorstadium	T1	2/21	3/23
	T2	4/21	5/23
	T3	11/21	12/23
	T4	4/21	3/23
	N0	7/21	10/23
	N1	14/21	13/23
	M0	0/21	0/23

skopische Sonographie, ein Computertomogramm und eine indirekte Spleno-Mesenteriko-Portographie. Mit dem oralen Glukosetoleranztest (oGTT) bzw. einem Pankreolauryltest wurden die endokrine und exokrine Pankreasfunktion evaluiert. Die Lebensqualität wurde mit dem EORTC-Fragebogens erfasst [1] (Tabelle 2 und 3). Die mediane Nachbeobachtungszeit betrug 18 Monate (Spanne 12 bis 30).

Tabelle 2. Lebensqualität – Symptomskalen (0 – 100 P.)

Symptom		PD		PPPD	
		präop. (n = 21)	Follow-up (n = 18)	präop. (n = 23)	Follow-up (n = 19)
Müdigkeit	(Median)	25,0	75,0[b]	25,0	75,0[b]
Übelkeit, Erbrechen	(Median)	50,0	0[a]	50,0	0[a]
Schmerz	(Median)	0	0 ns	0	0 ns
Appetitlosigkeit	(Median)	66,7	33,3[a]	66,7	16,7[b,c]
Dyspnoe	(Median)	0	0 ns	0	0 ns
Schlaflosigkeit	(Median)	33,3	33,3 ns	33,3	33,3 ns
Konstipation	(Median)	0	33,3 ns	33,3	33,3 ns
Diarrhoe	(Median)	33,3	0[a]	33,3	0[a]
Finanzielle Belastung	(Median)	0	0 ns	0	0 ns
Gewichtsverlust	(Median)	66,7	33,3[a]	66,7	16,7[a,c]
Fieber	(Median)	0	0 ns	0	0 ns
Ikterus	(Median)	66,7	0[d]	66,7	0[d]
Meteorismus	(Median)	33,3	33,3 ns	33,3	33,3 ns
Durst	(Median)	0	0 ns	0	0 ns
Pruritus	(Median)	0	0 ns	0	0 ns
Behandlungsbelastung	(Median)	28,6	71,4[b]	28,6	71,4[b]
Hoffnung	(Median)	71,4	85,7 ns	71,4	85,7 ns

Follow-up Werte verglichen mit präoperativen Werten: Wilcoxon Rank Test,
[a] P < 0,05.   [c] p < 0,001.
[b] p < 0,01.   [d] Pd vs. PPPD: p < 0,05.

Tabelle 3. Lebensqualität – Funktionsskalen (0 – 100 P.)

Funktion		PD		PPPD	
		präop. (n = 21)	Follow-up (n = 18)	präop. (n = 23)	Follow-up (n = 19)
Physischer Status	(Median)	70,0	50,0 ns	60,0	50,0[a]
Arbeitsfähigkeit	(Median)	50,0	30,0[a]	50,0	30,0[a]
Kognitive Funktion	(Median)	70,0	50,0 ns	80,0	60,0 ns
Emotionale Funktion	(Median)	70,0	40,0[a]	70,0	50,0[a]
Soziale Funktion	(Median)	80,0	30,0[b]	80,0	40,0[b]
Lebensqualität	(Median)	70,0	50,0 ns	80,0	40,0 ns

Follow-up Werte verglichen mit präoperativen Werten: Wilcoxon Rank Test,
[a] P < 0,05.   [b] p < 0,01.

Ergebnisse

44 Patienten konnten in die Studie eingeschlossen werden (PD: n = 21; PPPD: n = 23). Die mittlere Operationsdauer betrug 285 ± 91 min nach PD und 239 ± 79 min nach PPPD (p < 0,05). Der Blutverlust und der Transfusionsbedarf war nicht signifikant verschieden. Die Krankenhausletalität war null in beiden Gruppen. Die Morbiditätsrate betrug 33 % in der PD- gegenüber 48 % in der PPPD-Gruppe. Nach PPPD war eine verzögerte Magenentleerung gehäuft zu beobachten (8/23 gegenüber 2/21 Pat.). Eine endokrine Insuffizienz trat postoperativ neu bei 4 von 21 Pat. nach PD und bei 5 von 23 Pat. nach PPPD auf. Eine exokrine Insuffizienz war postoperativ bei 13 von 21 Pat. nach PD und bei 14 von 23 Pat. nach PPPD zu beobachten. Bis auf Inappetenz und Gewichtsverlust, die nach PPPD als weniger belastend empfunden wurden, gab es keinen signifikanten Unterschied zwischen PD und PPPD (Tabelle 2). Die Lebensqualität-assoziierten Funktionen (Physis, Arbeitsfähigkeit, kognitive, emotionale und soziale Funktion, und globale Lebensqualität) unterschieden sich nicht signifikant (Tabelle 3).

Diskussion

Die globale Lebensqualität, die Lebensqualität-assoziierten Funktionsparameter und Symptome bis auf Inappetenz und Gewichtsverlust unterschieden sich nach den Ergebnissen dieser prospektiv randomisierten Untersuchung nicht signifikant zwischen PD und PPPD bei Patienten mit periampullärem Karzinom. Eine Verbesserung der Lebensqualität durch Erhalt des Magens und der Pars I des Duodenums ist somit kein Argument für die PPPD.

Zusammenfassung

Überleben und Lebensqualität der Patienten sind die entscheidenden Endpunkte in der Therapie eines malignen Tumorleidens. Um die Bedeutung des chirurgischen Operationsverfahrens auf die Lebensqualität zu untersuchen, wurden in einer prospektiv-randomisierten Studie 44 Patienten mit periampullären Karzinom der Stadien cT1-4, cN0-1, cM0 entweder der klassischen partiellen Pankreatoduodenektomie nach Whipple (PD) oder der pyloruserhaltenden Pankreatoduodenektomie nach Longmire-Traverso (PPPD) zugeführt Hauptzielparameter war die Lebensqualität, die mit Hilfe des EORTC-Fragebogens erfasst wurde. Während der medianen Nachbeobachtungszeit von 18 Monaten (Spanne 12 bis 30) gab es bis auf die Symptome Inappetenz und Gewichtsverlust, die nach PPPD als weniger belastend empfunden wurden, keinen signifikanten Unterschied zwischen PD und PPPD. Insbesondere unterschieden sich die Funktionen Physis, Arbeitsfähigkeit, kognitive, emotionale und soziale Funktion, und globale Lebensqualität nicht signifikant. Eine Verbesserung der Lebensqualität durch Erhalt des Magens und der Pars I des Duodenums ist somit kein Argument für die PPPD.

Abstract

Background: Survival and quality of life of patients are the decisive endpoints in the treatment of malignant disease.

Methods: In a prospective randomized trial 44 patients with periampullary carcinoma of stages cT1-4, cN0-1, cM0 were assigned to either classic partial pancreatoduodenectomy according to Whipple (PD) or to pylorus preserving pancreatoduodenectomy according to Longmire-Traverso (PPPD), in order to evaluate the impact of the surgical procedure on quality of life. Main endpoint of this study was quality of life, which was assessed with the EORTC-questionnaire.

Results: Except for loss of appetite and loss of body weight, which was felt less incommodating after PPPD, no significant differences were observed between the groups during median follow-up of 18 months (12 to 30). Especially physis, ability to work, cognitive, emotional and social functioning did not differ significantly.

Conclusion: Improvement of quality of life due to preservation of the stomach and proximal duodenum is not an argument in favor of PPPD.

Literatur

1. Aaronson NK, Ahmedzai S, Berman B, Bullinger M, Cull A, Duez NJ, Filiberti A, Flechtner H, Fleishman SB, DeHaes JC, Kaasa S, Klee M, Osoba D, Razavi D, Belrofe P, Schraub S, Sneeuw K, Sullivan M, Takeda F (1993) The European organization for research and treatment of cancer QLQ-C30: A quality-of-life instrument for use in international clinical trials in oncology. J Natl Cancer Inst 85:365–376
2. Mosca F, Giulianotti PC, Balestracci T, Di Candio G, Pietrabissa A, Sbrana F, Rossi G (1997) Long-term survival in pancreatic cancer: Pylorus-preserving versus Whipple pancreatoduodenectomy. Surgery 122:553–566
3. Patel AG, Toyama MT, Kusske AM, Alexander P, Ashley SW, Reber HA (1995) Pylorus-preserving Whipple resection for pancreatic cancer. Arch Surg 130:838–843
4. Roder JD, Stein HJ, Huettl W, Siewert JR (1992) Pylorus-preserving versus standard pancreaticoduodenectomy: an analysis of 110 pancreatic and periampullary carcinomas. Br J Surg 79:152–155
5. Sharp KW, Ross CB, Halter SA, Morrison JG, Richards WO, Williams LF, Sawyers JL (1989) Pancreatoduodenectomy with pyloric preservation for carcinoma of the pancreas: A cautionary note. Surgery 105:645–653
6. Traverso LW, Longmire WP (1978) Preservation of the pylorus in pancreaticoduodenectomy. Surg Gynecol Obstet 146:959–962
7. Tsao JI, Rossi RL, Lowell JA (1994) Pylorus preserving pancreatoduodenenctomy – Is it an adequate cancer operation? Arch Surg 129:405–412

Korrespondenzadresse: Prof. Dr. med. J. R. Izbicki, Abt. für Allgemeinchirurgie, Chirurgische Klinik, Universitätskrankenhaus Eppendorf, Universität Hamburg, Martinistr. 52, 20246 Hamburg

Diagnosekriterien des chronisch funktionellen Kompartmentsyndroms

Klinisch experimentelle Untersuchungen zum intrakompartimentellen Druck im *musculus tibialis anterior* während einer standardisierten Belastung auf dem Laufband

Criteria for the diagnosis of chronic compartment syndrome
Clinical investigation of intracompartmental pressure in tibial anterior muscle during muscular activity on the treadmill

J. Sterk, H.-U. Völker, H. Gerngroß, C. Willy

Bundeswehrkrankenhaus Ulm, Abteilung Chirurgie, Oberer Eselsberg 40, 89081 Ulm

Einleitung

Die definitive Diagnose des chronisch-funktionellen Kompartmentsyndroms des *musculus tibialis anterior* basiert heute übereinstimmend neben der Anamneseerhebung und körperlichen Untersuchung auf der invasiven Messung des intrakompartimentellen Druckes [2–4,6]. Kontrovers wird in der Literatur jedoch die diagnostische Aussagekraft der aus Muskeldruckverlaufskurven abgeleiteten Diagnosekriterien diskutiert [8]. Die Diskrepanz beruht auf dem Einsatz vollkommen verschiedener Provokationstests und der Anwendung unterschiedlicher, teilweise obsoleter oder ungeeigneter Meßtechnik. Diese uneinheitlichen Untersuchungsbedingungen führten dazu, daß sich die eine Arbeitsgruppe bei der Diagnosefindung auf Ruhedruckmessungen stützte, die andere auf während der Belastung gemessene Druckwerte, während wieder andere Autoren sich in ihrer Entscheidung auf die Druckwerte der Erholungsphase konzentrierten. Darüber hinaus differierte auch die Höhe der empfohlenen Druckwerte. So schwanken die in den letzten beiden Jahrzehnten publizierten Richtwerte sowohl bei Probanden, als auch bei Patienten in einem so ausgeprägten Maße, daß bei kritischer Betrachtung keine eindeutige Empfehlung abgeleitet werden kann [8]. Einigkeit bestand bisher nur darin, daß bei Patienten mit einem chronisch funktionellen Kompartmentsyndrom während muskulärer Beanspruchung infolge einer Muskelvolumenvermehrung vergleichsweise hohe Druckwerte auftreten [3, 5–7]. Die belastungsinduzierte Erhöhung des Gewebedruckes reduziert im betroffenen Kompartment die Gewebeperfusion und führt über eine nachfolgende Permeabilitätsstörung und interstitiellem Ödem zur Verminderung der Gewebeoxygenierung und funktioneller Einschränkung der nutritiv-abhängigen Strukturen.

Material und Methodik

Von März 1996 bis Oktober 1998 wurden 50 Patienten mit einem chronisch funktionellen Kompartmentsyndrom (CCS-Patienten) untersucht. Als Kontrollgruppe dienten 20 gesunde männliche Probanden. Die Einverständniserklärung für die Untersuchung wurde schriftlich gegeben (Ethikkommission: LÄK 138/98). Für die Untersuchung wurden drei Druckmeßsonden in unterschiedlicher Höhe im *musculus tibialis anterior* in LA über drei 14-Gauge ($\varnothing$ 2,1 mm)-PTFE-Venenverweilkanülen möglichst parallel zum Verlauf der Muskelfasern in das Kompartment eingeführt. Die intramuskuläre Druckmessung erfolgte mit einen computergesteuerten Druck-Meß-System (ARGUS®, MIPM GmbH, Hauptstr. 3 a, D-82285 Hattenhofen). Die verwendeten Druckaufnehmer arbeiten auf piezoresistiver Basis [1, 9] und erlauben eine Messung im Bereich von ± 350 mm Hg bei einer Auflösung von ± 1 mm Hg. Meßfrequenz 50 Hz. Die Druckmessung erfolgte im Verlauf einer standardisierten Gehbelastung auf dem Laufband (3 Stufen: 10 Minuten 6 km/h bei 0 %-Steigung, 10 Minuten 6 km/h bei 10 %-Steigung, 10 Minuten 8 km/h bei 10 %-Steigung). Meßparameter: Mittlerer Druckwert im Liegen; Mittelwert, Maximum und Muskelrelaxationsdruck der Druckwerte; Ruhedruckwert in der Erholungsphase im Liegen über einen Zeitraum von 20 Minuten. Zudem wurde die Zeitdauer/Gehsekunde, in der der Muskel während der Belastung den intrakompartimentellen Druckwert von 0, 10, 20, 30, 40, 50, …, 240, 250 mm Hg überschritt (angegeben in ms/Gehsekunde) sowie die Spezifität und Sensitivität der Meß-Parameter, die als relevant für die Diagnose „chronisch funktionelles Kompartmentsyndrom" angesehen wurden, berechnet. Hierfür wurde die Rate falsch-positiver, falsch-negativer, richtig-positiver und richtig-negativer Meßergebnisse für jede mögliche *cut-off-point*-Konstellation berechnet (Kombination aus Meßzeitpunkt, Druckbereich (von > 0 mm Hg bis > 250 mm Hg) und Zeitdauer dieses Druckbereiches (von > 5 ms bis > 995 ms/Gehsekunde)). Die erhobenen Daten wurden mit handelsüblicher Tabellenkalkulations-Software und der Statistik-Software STATVIEW (Version 4.55, ABACUS Concepts, Inc., UK) ausgewertet. Die Berechnung des Signifikanzniveaus erfolgte mit dem nonparametrischen Kruskal-Wallis-Test für unverbundene Stichproben mit Bonferroni-Korrektur bei multiplen Tests innerhalb der gleichen Stichprobe.

Ergebnisse

In der vorliegenden Studie hat sich das gewählte Untersuchungsregime mit einem standardisierten Drei-Stufen-Provokationstest im klinischen Routinealltag bewährt. Kein Proband jedoch 47 der 50 Patienten brachen die Belastung ab. Die eingesetzte Meßtechnik, die auf dem piezoresistiven Widerstandsprinzip basiert, erlaubte eine dynamische Messung des intrakompartimentellen Druckes mit sehr hoher zeitlicher Auflösung (Abb. 1). Übereinstimmend mit der Literatur zeigten Patienten mit einem chronisch funktionellen Kompartmentsyndrom erheblich höhere intrakompartimentelle Druckwerte als beide Kontrollgruppen. So zeigten Probanden mittlere Druckweite von 51,7 mm Hg ($Q_{25\%}/Q_{75\%}$: 42,5/61,8) bis 83,4 mm Hg ($Q_{25\%}/Q_{75\%}$: 65,5/92,1) am Ende der Belastung, Patienten zwischen 87,8 mm Hg ($Q_{25\%}/Q_{75\%}$: 79,1/108,1) und 116,1 mm Hg ($Q_{25\%}/Q_{75\%}$: 108,2/124,3; *versus* Probanden: p < 0,001). Im Gegensatz zu den bisher veröffentlichten Studien zeigten sich erheblich höhere Druckamplituden. So zeigten Probanden Muskelkontraktionswerte (Maximalwerte) bis zu ca. 180 mm Hg (Median: 127,4 mm Hg, $Q_{25\%}/Q_{75\%}$: 109,1/156,3; am Ende der Belastung: 186,0 mm Hg, $Q_{25\%}/Q_{75\%}$: 159,1/212,4). Patienten zeigten Werte zwischen

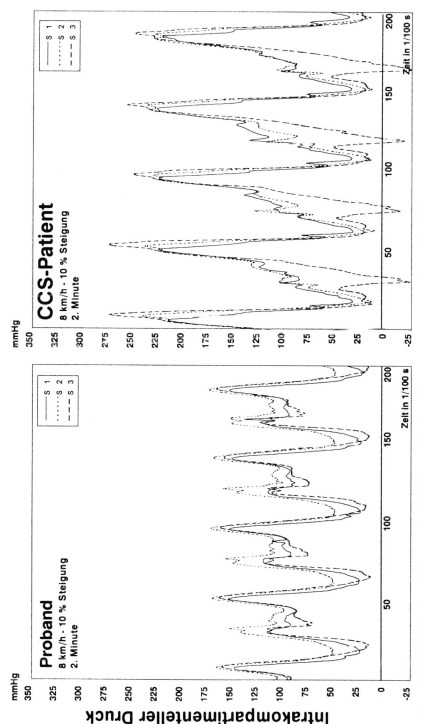

Abb. 1. Beispiel-Originalgraph des Druckverlaufes bei Proband und bei Patient mit einem chronischen funktionellen Kompartmentsyndrom (CCS-Patient). Messung mit 3 Sonden intrakompartimentell im m. tibialis anterior während einer standardisierten Laufband-Gehbelastung bei 8 km/h-10%-Steigung in der 2. Minute. S1: proximale, S2: mittlere; S3: distale Meßsonde (Meßfrequenz: 50 Hz)

201,1 mm Hg ($Q_{25\%}/Q_{75\%}$: 173,9/227,5) und 249,4 mm g ($Q_{25\%}/Q_{75\%}$: 219,1/291,9; *versus* Probanden p <0,001). Statische Parameter wie Ruhewert und Werte in der Erholungsphase eigneten sich zur Unterscheidung der Kollektive infolge nur tendentieller Unterschiede und einer ausgeprägten interindividuellen Variabilität nicht als diagnoseweisende Parameter. Trotz der hochsignifikanten Gruppen-Unterschiede der während der Gehbelastung registrierten Drucke erscheint das Ausrichten eines Diagnosekriteriums allein an einem fixen Druckwert (z. B. Werte >150 mm Hg) als nicht geeignet, sondern nur in Kombination mit der Zeitdauer dieses Druckbereiches (z. B. Werte > 150 mm Hg für > 600 ms/Gehsekunde). Die Berechnung der diagnostischen Valenz zeigte, daß sowohl für die Frühphase der Laufbandgehbelastung als auch für den Zeitpunkt des Belastungsabbruchs die höchsten Werte für Spezifität und Sensitivität berechnet werden konnten. So konnte beispielsweise zum Zeitpunkt des Abbruchs der Belastung für den Druckbereich >180 mm Hg mit der Zeitdauer von > 55 ms/Gehsekunde eine Spezifität von 100 % werden (95 %-Konfidenzintervall von 66 % – 100 %) und eine Sensitivität von 89 % berechnet werden (95 %-Konfidenzintervall von 76 % – 96 %).

Diskussion

Ziel der vorliegenden Studie war, den intramuskulären Druckverlauf bei Patienten mit chronisch-funktionellem Kompartmentsyndrom im Verlauf einer standardisierten Gehbelastung auf dem Laufband mit einer neuen hochreagiblen Meßtechnik zu untersuchen und aus den Meßergebnissen ein aussagekräftiges Diagnosekriterium abzuleiten. Untersuchungen, die dieser Fragestellung nachgehen, liegen bisher nicht vor [8]. Die bisher angegebenen, kontrovers diskutierten Diagnosekriterien können ausnahmslos nicht empfohlen werden. Absolute Druckwerte allein ermöglichen ohne Kenntnis der Dauer dieser Drucke keine Aussage über eine ggf. bestehende Einschränkung der Perfusion. Die Aussagekraft der intrakompartimentellen Druckmessung unter Laufbelastung ist mit einer Spezifität von 100 % und einer Sensitivität von 89 % sehr hoch. Wünschenswert sind jedoch differenziertere Einblicke in die physiologischen Phänomene der Oxygenation und Perfusion des arbeitenden Muskelgewebes und den Einfluß des hydrostatischen Druckes auf die Mikrozirkulation am gehenden Menschen. Diese gewonnene Information könnte dann die Basis sein, aufgrund detaillierterer Kenntnis der Pathophysiologie gezielt ausgewählte kritische Druckgrenzen als einfache Meßparameter für eine klinische Routinemessung zu empfehlen.

Zusammenfassung

Einleitung: Die definitive Diagnose des chronisch-funktionellen Kompartmentsyndroms des *musculus tibialis anterior* basiert übereinstimmend neben der Anamneseerhebung und körperlichen Untersuchung auf der invasiven Messung des intrakompartimentellen Druckes (ICP). Kontovers wird die diagnostische Aussagekraft der aus Muskeldruckverlaufskurven abgeleiteten Diagnosekriterien diskutiert. Die Diskrepanz beruht auf verschiedenen Provokationstests und unterschiedlicher, teilweise ungeeigneter, Meßtechnik.

Methodik: In der vorliegenden Studie wurde mittels eines standardisierten Untersuchungsprotokolls (30minütige Laufbandbelastung mit 6 km/h bis 8 km/h) an 50 Patienten und 20 Probanden vor, während und nach der Übung der ICP gemessen. Die eingesetzte Meßtechnik, die auf dem piezoresistiven Widerstandsprinzip basiert (PiCo-Catheter), erlaubte eine dynamische Messung mit hoher zeitlicher Auflösung (50 Hz). Statistik; Kruskal-Wallis-Test und Bonferroni-Korrektur.

Ergebnisse: Patienten zeigten höhere intrakompartimentelle Druckwerte als die Kontrollgruppe: So zeigten Probanden mittlere Druckwerte von 51,7 mm Hg ($Q_{25\%}/Q_{75\%}$: 42,5/61,8) bis 83,4 mm Hg ($Q_{25\%}/Q_{75\%}$: 65,5/92,1) am Ende der Belastung, Patienten zwischen 87,8 mm Hg ($Q_{25\%}/Q_{75\%}$: 79,1/108,1) und 116,1 mm Hg ($Q_{25\%}/Q_{75\%}$: 108,2/124,3; *versus* Probanden: p < 0,001). Muskelkontraktionswerte (Maximalwerte) bei Probanden; 127,4 mm Hg ($Q_{25\%}/Q_{75\%}$: 1/156,3) bis 186,0 mm Hg ($Q_{25\%}/Q_{75\%}$: 159.1/212.4) und bei Patienten zwischen 201,1 mm Hg ($Q_{25\%}/Q_{75\%}$: 173,9/227,5) und 249,4 mm Hg ($Q_{25\%}/Q_{75\%}$: 219,1/291,9; *versus* Probanden p < 0,001). Die Aussagekraft der ICP unter Laufbelastung ist mit einer Spezifität von 100% und einer Sensitivität von 89% hoch. Statische Parameter wie Ruhewert, Druck im Stehen und in der Erholungsphase eigneten sich infolge nur tendentieller Unterschiede und ausgeprägter interindividueller Variabilität nicht als diagnoseweisende Parameter.

Schlußfolgerung: Im Gegensatz zu den bisher veröffentlichten Studien zeigten sich erheblich höhere Druckamplituden und zu Beginn des Provokationstests negative Druckwerte. Die bisher angegebenen Diagnosekriterien können nicht empfohlen werden. Trotz der hochsignifikanten Unterschiede sollten Diagnosekriterien nicht allein an einem fixen Druckwert, sondern an der Kombination aus Zeitdauer und Druck ausgerichtet werden. Differenziertere Einblicke in die physiologischen Phänomene der nutritiven Perfusion des arbeitenden Muskelgewebes und den Einfluß des hydrostatischen Druckes auf die Mikrozirkulation sind erforderlich.

Abstract

Background: The chronic compartment syndrome (CCS) of the musculus tibialis anterior is thought to be responsible for a major part of complaints of the lower leg among active men. There is an important role of intracompartmental pressure (ICP) measurement in diagnosing CCS. However, there is a controversial debate about the relevant parameters. Analysis of literature shows that there has been no standardization concerning the type of muscular exertion and measurement technique. There are considerable variations up to 500% regarding the recommended parameters. No uniform recommendation for parameters of diagnostic relevance can be derived.

Methods: ICP was measured in 50 patients and 20 probands before, during and after exertion (30 minutes treadmill). The applied measurement technique was based on the piezoresistive technique (PiCo-Catheter, frequency: 50 Hz). Statistics: Kruskal-Wallis-test.

Results: Since there are only slight differences and a distinct interindividual variability regarding the pressure values in rest and recovery phase, these parameters are unsuitable. CCS-patients show considerably higher intracompartmental values of pressure than the control group. Mean values in probands increased during the 30-minutes treadmill test from 51.7 mm Hg ($Q_{25\%}/Q_{75\%}$: 42.5/61.8) to 83.4 mm Hg

($Q_{25\%}/Q_{75\%}$: 65.5/92.1), in patients from 87.8 mm Hg ($Q_{25\%}/Q_{75\%}$: 79.1/108.1) to 116.1 mm Hg ($Q_{25\%}/Q_{75\%}$: 108.2/124.3) (p < 0.001). Maximal pressure values in probands from 127.4 mm Hg ($Q_{25\%}/Q_{75\%}$: 109.1/156.3) to 186.0 mm Hg ($Q_{25\%}/Q_{75\%}$: 159.1/212.4), in patients from 201.1 mm Hg ($Q_{25\%}/Q_{75\%}$: 173.9/227.5) to 249.4 mm Hg ($Q_{25\%}/Q_{75\%}$: 219.1/291.9) (p < 0.001).

Conclusion: Definitive diagnosis of the CCS is based on invasive measurement of the ICP in addition to history and physical examination. The recommended criterions for diagnosis are unsuitable. Despite highly significant differences between patients and probands it doesn't seem appropriate to adjust a criterion of diagnosis only to a fixed value of pressure. It should rather be combined with the length of time of this pressure.

Key-words: Chronic compartment syndrome, intracompartmental pressure measurement, musculus tibialis anterior.

Literatur

1. Gerngroß H, Rosenheimer M, Becker HP (1991) Invasive Messung des Kompartmentdruckes auf piezoresistiver Basis. Chirurg 62 : 832 – 833
2. Hargens AR (1998) Pressure and time thresholds for acute compartment syndromes. In: Willy C, Sterk J, Gerngroß H (Hrsg) Das Kompartmentsyndrom. Hefte zur Zeitschrift: Der Unfallchirurg H. 267. Springer-Verlag Berlin Heidelberg New York, S. 154 – 163
3. Mubarak SJ (1981) Exertional compartment syndromes. In: Mubarak SJ, Hargens AR (eds) Compartment syndromes and Volkmann's contracture. Saunders Monographs In Clinical Orthopaedics Vol III. WB Saunders Company Philadelphia London Toronto Tokyo, S. 209 – 226
4. Pedowitz RA, Hargens AR, Mubarak SJ, Gershuni DH (1990) Modified criteria for the objective diagnosis of chronic compartment syndrome of the leg. Am J Sports Med 18 : 35 – 40
5. Styf JR, Crenshaw A, Hargens AR (1989) Intramuscular pressure during exercise: Comparison of measurement with and without infusion. Acta Orthop Scand: 593 – 596
6. Styf J (1998) Diagnosis of chronic compartment syndrome in the leg by history, signs and intramuscular pressure recordings. In: Willy C, Sterk J, Gerngroß H (Hrsg) Das Kompartmentsyndrom. Hefte zur Zeitschrift: Der Unfallchirurg H. 267. Springer-Verlag Berlin Heidelberg New York, S. 277 – 281
7. Styf JR (1995) Intramuscular pressure measurements during exercise. Operative Techn Sports Med 3 : 243 – 249
8. Willy C, Sterk J, Völker HU, Benesch S, Gerngroß H (1999) Die Bedeutung intrakompartimenteller Druckwerte für die Diagnose des chronisch funktionellen Kompartmentsyndroms – Eine Metaanalyse von Studien des Druckverlaufes im M. tibialis anterior während einer Übungsbelastung. Unfallchirurg, in press
9. Willy C, Gerngross H, Sterk J (1999) Intracompartmental pressure measurement. A new electronic transducer-tipped catheter system based on piezoresistive principle. J Bone Joint Surg (Am), in press

Korrespondenzadresse: Dr. med. Christian Willy, Chirurgische Abteilung, Bundeswehrkrankenhaus Ulm, Akademisches Krankenhaus der Universität Ulm, Oberer Eselsberg 40, 89081 Ulm, Telefon (07 31) 1 71-20 20, Fax (07 31) 55 31 00; e-mail: christian.willy@extern.uni-ulm.de

Einfluß von Kontrastmittel und Octreotid auf die Nekrose-Entwicklung bei der akuten Pankreatitis

Influence of contrast medium and octreotide on course and outcome of severe acute pancreatitis

W. Uhl[1], G. Mai[1], H. G. Beger[2], G. Adler[3], W. Gaus[4], P. Malfertheiner[5], S. E. Anghelacopoulos[1], M. W. Büchler[1]

[1] Klinik für Viszerale und Transplantationschirurgie, Universitätsklinik Bern, Schweiz
[2] Chirurgische Klinik I, Universitätsklinik Ulm, Deutschland
[3] Innere Medizin, Universitätsklinik Ulm, Deutschland
[4] Abteilung für Biometrie und Med. Dokumentation, Universität Ulm, Deutschland
[5] Innere Medizin, Universitätsklinik Magdeburg, Deutschland

Einleitung

Die akute ödematöse Pankreatitis ist in der Regel eine selbst-limitierende Erkrankung mit einer niedrigen Morbidität. Die Letalität dieser klinisch milden Verlaufsform beträgt ca. 1%, verglichen mit einer Sterblichkeitsrate bis zu 40% bei der akuten nekrotisierenden Pankreatitis [1]. Die Therapie und Prognose der schweren akuten Pankreatitis sind im Wesentlichen von dem Schweregrad der Erkrankung abhängig. Daher ist die frühzeitige Differenzierung zwischen einer ödematösen und einer nekrotisierenden Pankreatitis von entscheidender Bedeutung. Patienten mit einer milden Pankreatitis können symptomatisch stationär unter oraler Nahrungskarenz, Analgesie und einer Infusionstherapie behandelt werden. Bei Verdacht auf das Vorliegen einer nekrotisierenden Pankreatitis erfolgt eine engmaschige Monitorisierung auf der Intensivstation mit Einsatz von Antibiotika und der Therapie auftretender Organinsuffizienzen.

Es konnte gezeigt werden, dass bei Patienten mit schwerer akuter Pankreatitis sich die Nekrosen innerhalb den ersten 96 Stunden nach Erkrankungsbeginn entwickeln [2]. Aufgrund der hohen Treffsicherheit bei der Diagnose und der Lokalisation von Pankreasnekrosen und extrapankreatischen Flüssigkeitsansammlungen hat sich die kontrastmittel-verstärkte Computertomographie (CT) des Pankreas als „Gold-Standard" etabliert [1, 3, 4]. Im Rahmen tierexperimenteller Untersuchungen an Ratten wurden aber negative Auswirkungen auf den Verlauf der akuten Pankreatitis bei Kontrastmittelgabe (KM) sowie bei der Applikation von Octreotid nachgewiesen. Diese Ergebnisse am Modell der akuten Pankreatitis sollen durch eine Kontrastmittel- bzw. Octreotid-verursachte Beeinflussung der Mikrozirkulationsstörung bedingt sein [5, 6, 7].

Im Rahmen der deutschen Multizenterstudie zur Evaluierung der Rolle des Octreotids konnten beide Wirkungen (Octreotid und Kontrastmittel) bei Patienten mit akuter Pankreatitis prospektiv mitbeurteilt werden.

Tabelle 1. Befunde in der Kontrastmittel-verstärkten Computertomographie bei Studieneinschluß im Gesamtkollektiv (n = 302) der Octreotid-Multizenterstudie (in Klammern Punktesystem)

Normales Pankreas (Scorepunkt 0)	1 (0,3%)
Ödem (1)	22 (7%)
Ödem und Exsudat (2)	133 (44%)
Nekrose < 30% (3)	70 (23%)
Nekrose >30% < 50% (4)	26 (9%)
Nekrose > 50% (5)	12 (4%)
Kein CT	38 (13%)

Material und Methoden

Die doppelblinde, Plazebo-kontrollierte, randomisierte Multizenterstudie wurde von November 1993 bis April 1996 durchgeführt [8]. Von insgesamt 32 teilnehmenden Zentren wurden 302 Patienten mit mittelschwerer bis schwerer akuter Pankreatitis eingeschlossen (198 männlich, 104 weiblich). Das mittlere Alter der Patienten betrug 50 Jahre (18–93 Jahre).

Der Einfluß von KM und Octreotid auf die Entwicklung der Nekrosen bei der akuten Pankreatitis wurde wie folgt ermittelt: Die CT-Befunde bei Studieneinschluss und die schlechtesten Befunde im Verlauf (innerhalb 21 Tagen) wurden anhand eines Score-Systems ausgewertet: unauffällige Darstellung des Pankreas 0, Ödem 1, Ödem und Exsudat 2, Nekrose ≤30% 3, Nekrose > 30% bis ≤50% 4, Nekrose >50% 5 Scorepunkte (Tabelle 1). Der Score im Verlauf wurde vom Initialscore subtrahiert, wobei positive Resultate eine Verbesserung und negative Werte eine Verschlechterung im Verlauf bedeuten. Im weiteren erfolgte die Beurteilung nach dem Verlauf von Laborparametern (z. B. C-reaktives Protein) und dem Neuauftreten von Komplikationen sowie der Letalität.

Statistik

Der Chi-Quadrat-Test wurde für qualitative Variablen, der Mann-Whitney U Test für quantitative Variablen ($p < 0,05$) verwendet.

Ergebnisse

Bei 126 (41,7%) der 302 Patienten mit akuter Pankreatitis lag ein übermäßiger Alkoholkonsum in der Anamnese zugrunde, 111 Patienten (36,7%) litten an einer Gallenstein-assoziierten Pankreatitis. Eine Kombination beider aetiologischer Faktoren (Alkohol und Gallensteine) wiesen 4 Patienten (1,3%) auf. Bei 59 Patienten (19,5%) lagen andere Ursachen zugrunde. Die durchschnittliche Zeit zwischen Auftreten der Symptome und Studieneinschluß betrug im Mittel 44 Stunden (0–96 Stunden). 103 Patienten wurden mit Placebo (P), 98 bzw. 101 Patienten mit 3 × 100 µg (O100) bzw. 3 × 200 µg Octreotid (O200) pro Tag für 1 Woche behandelt.

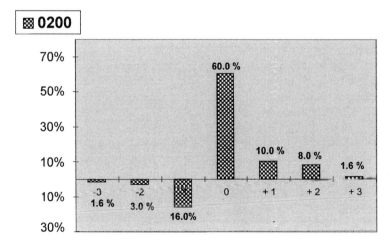

Abb. 1. Verlaufs-Resultate in den Kontrastmittel-verstärkten Computertomographien (die Scorepunkte im Verlauf wurden vom initialen Score subtrahiert). O100: Niedrigdosis, O200: Hochdosis-Octreotidgruppe

Bei 264 der 302 Patienten (87%) wurde innerhalb 96 Stunden ein kontrastmittel-verstärktes CT durchgeführt. 38 Patienten (13%) hatten bei Studieneinschluß kein CT. In 133 der 264 Fälle (44%) zeigte sich ein Ödem des Pankreas mit exsudativen Veränderungen. Verschiedene Ausdehnungen der Pankreasnekrosen zeigten sich bei 108 Patienten (36%) (Tabelle 1).

In der Placebo-Gruppe zeigten 44% (28/63) der Patienten einen unveränderten Befund (0 Scorepunkte) zum Aufnahme-CT (Abb. 1). Bei 16% (10/63) wurde eine Verschlechterung um 1, bei je 6 Patienten (9,5%) um 2 und 3 Scorepunkte festgestellt. Demgegenüber hatten insgesamt 14% (9/63) und 6% (4/63) eine Verbesserung um 1 bzw. 2 Punkte. Innerhalb den Octreotidgruppen wiesen 65% O100: 41/63) bzw. 60% (O200: 37/62) keine Veränderung im Verlauf auf. Eine Verschlechterung in den bildgebenden Verfahren um 1 und 2 Stufen wurde bei 17% (O100: 11/63) bzw. 16% (O200: 10/62) und bei je 3% (O100: 2/63 und O200: 2/62) beobachtet. Bei 1 Patienten im Hochdosis-Octreotid-Kollektiv trat eine Verschlechterung um 3 Punkte ein. Eine Verbesserung um 1 Scorepunkt zeigten 6% (O100: 4/63) und 10% (O200: 6/62) der Patienten, um 2 Punkte 6% (O100: 4/63) und 8% (O200: 5/62), und um 3 Punkte je 1 Patient in den beiden Octreotid-Gruppen.

Insgesamt sind 43 der 302 Patienten in der Multizenterstude gestorben, entsprechend eine Gesamtletalität von 14%. Die Letalität war in den 3 Gruppen nicht unterschiedlich (P 16%, O100 15% und O200 12%). Auch die Komplikationen und die Laborparameter zu Beginn und im Verlauf der Hospitalisation zeigten in den Kollektiven keine Unterschiede.

Diskussion

Die computertomographische Untersuchung des Pankreas hat sich aufgrund der hohen Treffsicherheit speziell für den Nachweis von Pankreasnekrosen als „Gold-Standard" für die Diagnose der schweren akuten Pankreatitis etabliert. Der entscheidende Vorteil dieses bildgebenden Verfahrens liegt in der Beurteilung von Ausmass und Lokalisation vorhandener Nekrosen bei intravenöser Kontrastmittelgabe sowie der vom Untersucher unabhängigen Beurteilung der Befunde. Mit der dynamischen kontrastmittel-verstärkten CT-Untersuchung kann eine nekrotisierende Pankreatitis mit einer Treffsicherheit von 95% nachgewiesen werden [2, 4].

Tierexperimentelle Untersuchungen ergaben beim Modell der akuten Pankreatitis eine reduzierte Durchblutung sowie eine Verminderung der Oxygenierung des Pankreas, was den Schluss nahelegte, dass die Ischämie einen entscheidenden Faktor oder zumindest Co-Faktor bei der Entwicklung der nekrotisierenden Pankreatitis darstellt. Infolgedessen ist die Applikation durchblutungsvermindernder Substanzen zu vermeiden. Neben den Katecholaminen sowie anderen vasoaktiven Substanzen wird den intravenös verabreichten, wasserlöslichen Kontrastmitteln ein potenziell negativer Effekt auf die Mikrozirkulation im Bereich des Pankreas zugeschrieben, möglicherweise bedingt durch eine Blutzell-Aggregation oder Änderung der Morphologie der Erythrocyten [5, 6, 9]. Neuere tierexperimentelle Untersuchungen haben eine signifikant geringere Kapillardurchblutung sowie eine vermehrte Entwicklung von Zellnekrosen nach KM-Gabe gezeigt, was bedeuten könnte, dass KM-Applikationen in der Frühphase einer schweren Pankreatitis die Umwandlung von grenzwertig durchblutetem pankreatischen Gewebe in Nekrosen initieren und/oder beschleunigen kann. Aus diesen experimentellen Daten wurde gefolgert, daß kontrastmittel-verstärkte Computertomographien zu vermeiden sind bzw. eine klare Indikationsstellung in der Frühphase der akuten Pankreatitis gegeben sein muß. Diesen Forderungen ist aber entgegenzuhalten, daß weder bei anderen Tierarten [10] noch in der vorliegenden Octreotid-Multizenterstudie diese Ergebnisse human bestätigt werden konnten. Unseren Ergebnissen zufolge hatte die Applikation von KM innerhalb den ersten 96 Stunden nach Krankheitsbeginn, das heißt auch in der besonders „vulnerablen" Phase, keinen negativen Einfluß auf die Nekroseentwicklung bei der akuten Pankreatitis beim Menschen.

Seit 1992 wird das Somatostatin-Analogon, Octreotid, zur Hemmung der exokrinen Pankreassekretion in der Pankreaschirurgie eingesetzt, was zu einer deutlichen Verminderung der postoperativen Komplikationsrate führte [1]. In diesem Zusammenhang wurden in der Literatur aber auch mögliche negative Auswirkungen auf den Verlauf der akuten Pankreatitis unter Anwendung von Octreotid beschrieben [7]. Im Gegensatz dazu konnte in der Multizenterstudie kein derartiger Effekt nachgewiesen werden.

Zusammenfassend erbrachte die vorliegende Octreotid-Multizenterstudie in der Nebenanalyse weder einen negativen noch einen positiven Effekt von Kontrastmittel oder Octreotid auf den klinischen Verlauf der akuten Pankreatitis beim Menschen. Die kontrastmittel-verstärkte CT-Untersuchungen bei schwerer akuter Pankreatitis ist daher nach wie vor das bildgebende Verfahren der Wahl zum Staging dieser Erkrankung.

Zusammenfassung

Hintergrund/Ziel: Bei der akuten Pankreatitis wurden in tierexperimentellen Studien negative Effekte einer Kontrastmittelgabe und einer Octreotidapplikation beschrieben. Im Rahmen der Multizenterstudie zur Evaluierung der Rolle des Octreotids konnten beide Wirkungen (Octreotid und Kontrastmittel) bei Patienten mit akuter Pankreatitis untersucht werden.

Patienten und Methoden: Bei 302 Patienten mit mittelschwerer bis schwerer akuter Pankreatitis (198 Männer, 104 Frauen, Durchschnittsalter 50 Jahre mit Range von 18–93 J.) wurden die computertomographischen Befunde bei Studieneinschluß sowie die schlechtesten Befunde im Verlauf anhand eines Scores ausgewertet.

Ergebnisse: Bei 90 der 103 Patienten in der Placebogruppe wurde innerhalb 96 Stunden nach Schmerzbeginn ein kontrastmittel-verstärktes Computertomogramm durchgeführt, wobei 79 Patienten (88%) einen Score > 2 Punkte aufwiesen. Bei 63 Patienten wurde ein Verlaufs-CT durchgeführt: 28 Patienten (44%) hatten einen unveränderten Befund, 22 Patienten (35%) zeigten im Vergleich zum Ausgangs-CT eine Befundverschlechterung (bei jeweils 6 Patienten um 3 und 2 Scorepunkte, bei 10 Patienten um einen Punkt). Eine Verbesserung konnte in 13 Fällen (21%) nachgewiesen werden (bei 4 Patienten um 2 Scorepunkte, bei 9 Patienten um einen Punkt). Innerhalb der Octreotidgruppen lagen die CT-Befunde und Veränderungen in gleicher Größenordnung.

676

Schlußfolgerung: Weder Kontrastmittel noch Octreotid zeigten einen negativen Effekt auf den Verlauf der akuten Pankreatitis. Das kontrastmittel-verstärkte CT ist deshalb nach wie vor der „Gold-Standard" zum Staging dieser Erkrankung.

Abstract

Background/aim: In experimental acute pancreatitis, a negative effect of both contrast medium and octreotide on the progress of pancreatic necrosis has been described. In the randomised controlled trial using octreotide in acute pancreatitis this effect was analysed.

Patients and methods: Between 11/93 and 4/96 a total of 302 patients from 32 centers with moderate to severe acute pancreatitis were included (198 male, 104 female, mean age 50 years, range 18–93 years). CT findings at the time of inclusion to the study and the worst findings during hospitalisation were recorded based on the following score: normal pancreas 0 score points, edema 1, edema plus exudation 2, necrosis $\leq 30\%$ 3, necrosis $> 30 - \leq 50\%$ 4, necrosis $> 50\%$ 5. Patients received either placebo or 3×100 μg or 3×200 μg octreotide for 7 days and they were followed for a total of 30 days.

Results: A contrast-enhanced CT-scan was performed in the placebo group (n = 103) in 90 patients within 96 hours after onset of symptoms. Out of these patients, 79 patients (88%) were considered to have ≥ 2 score points corresponding findings of severe acute pancreatitis. In 63 cases, a follow-up CT was done and 28 patients (44%) showed no change of the findings, a deterioration was found in 22 patients (35%), (3 and 2 score points in 6, one score point in 10 patients). An improvement in the CT findings has been revealed in 13 patients (21%), (2 score points in 4, 1 score point in 9 cases). These figures were similar in both octreotide groups receiving 3×100 μg and 3×200 μg per day.

Conclusion: Neither contrast medium nor octreotide in the human situation showed a negative influence on the clinical course and outcome of acute pancreatitis. Therefore, contrast enhanced CT-scanning is not harmful and should still considered as "gold standard" for the staging of this disease, especially in clinical trials.

Literatur

1. Büchler MW, Uhl W, Malfertheiner P (1996) Pankreaserkrankungen, Karger Verlag
2. Isenmann R, Büchler MW, Uhl W, Malfertheiner P, Martini M, Beger HG (1993) Pancreatic necrosis develops within 96 hours. Pancreas 8:358–361
3. Bradley EL, Murphy F, Ferguson C (1989) Prediction of pancreatic necrosis by dynamic pancreatography (1989) Ann Surg 210:495–504
4. Block S, Maier W, Bittner R, Büchler MW, Malfertheiner P, Beger HG (1986) Identification of pancreas necrosis in severe acute pancreatitis. Imaging procedures versus clinical staging. Gut 27:1035–1042
5. Foitzik Th, Bassi DG, Schmidt J, Lewandrowski KB, Fernández-del Castillo C, Rattner DW, Warshaw AL (1994) Intravenous contrast medium accentuates the severity of acute necrotizing pancreatitis in the rat. Gastroenterology 106:207–214
6. Foitzik Th, Bassi DG, Fernández-del Castillo C, Rattner DW, Warshaw AL (1994) Intravenous contrast medium impairs oxygenation of the pancreas in acute necrotizing pancreatitis in the rat. Arch Surg 129:706–711

7. Herzog L, Ryschich E, Schmidt J, Gebhard M, Herfarth C, Klar E (1997) Octreotide reduces blood flow in ischemic areas of the pancreas in acute pancreatitis. Langenbecks Arch Suppl Kongress 114:407–411
8. Uhl W, Büchler MW, Malfertheiner P, Beger HG, Adler G, Gaus W and the German Pancreatitis Study Group (1999) A randomized, double-blind, multicenter trial of octreotide in moderate to severe acute pancreatitis. Gut 1999 in press
9. Aspelin P (1978) Effect of ionic and non ionic contrast media on whole blood viscosity, plasma viscosity and hematocrit in vivo. Acta Radiol Diagn 19:977–989
10. Kaiser A, Terrance G, Gerdes D, Saluja M, Steer M (1995) Intravenous contrast medium does not increase th severity of acute necrotizing pancreatitis in the opossum. Dig Dis Sci 40, 7:1547–1553

Korrespondenzadresse: PD. Dr. med. Waldemar Uhl, Klinik für Viszerale- und Transplantationschirurgie, Universitätsklinik Bern, CH-3010 Bern, Schweiz, Telefon +41 31 632 24 03, Fax: +41 31 632 97 23, E-mail: waldemar.uhl@insel.ch

Quantitative Bestimmung des regionalen hepatischen Blutflusses mit [15O] H2O und [15O] CO Positronen Emissions Tomographie (PET) beim Schwein

Quantitative measurement of regional porcine hepatic blood flow by [15O]H2O and [15O]CO positron emission tomography (PET)

H. Fischer[1], M. Piert[1], G. Becker[2], H.-J. Machulla[2], M. Patt[2], W. Lauchart[1], H. D. Becker[1]

[1] Abteilung Allgemeine Chirurgie und
[2] Nuklearmedizinische Abteilung der Universität Tübingen

Einleitung

Eine nicht invasive Methode zur quantitativen Bestimmung der parenchymatösen Leberdurchblutung ist wegen der doppelten Blutversorgung der Leber über die A. hepatica und V. portae und der Unzugänglichkeit der Vena portae bisher nicht verfügbar. Verfügbare Methoden (Geschwindigkeits- und Dilutionsmethoden) sind entweder unpraktikabel (Wasserstoff-Gas Methode), hoch invasiv (Oberflächenkontaktmethoden) oder, wie die als Referenzmethode geltende Mikrosphärenmethode, gar gewebedestruierend. Die Positronen-Emissions-Tomographie (PET) mit dem frei diffusiblen Tracer [15O]H2O erlaubt prinzipiell die quantitative Analyse der Durchblutung parenchymatöser Organe auf regionaler Ebene. [15O]H2O PET wird seit Beginn der achtziger Jahre für die Bestimmung der zerebralen und myokardialen Durchblutung eingesetzt [1, 2]. In der vorliegenden Studie wurden die Einsatzmöglichkeiten von [15O]H2O PET zur Bestimmung des hepatischen parenchymatösen Blutflusses in einem weiten Flußbereich untersucht. Um die Validität von [15O]H2O PET auch unter pathologischen Flußverhältnissen zu überprüfen, wurden im rechten oder linken Leberlappen einzelne Äste der A. hepatica ligiert, während der Blutfluß über die V. portae nicht mechanisch beeinträchtigt wurde.

Material und Methoden

Die Leberdurchblutung wurde in sieben weiblichen deutschen Hausschweinen (Gewicht 26,0 ± 1,4 kg) gemessen. Die Versuchstiere hatten bei freiem Zugang zu Wasser zuvor 24 Stunden keine Nahrung zu sich genommen. Nach Prämedikation mit 120 mg Azaperon, 2 mg Flunitrazepam, 200 mg Ketamin und 1 mg Atropinsulfat intramuskulär wurde die Narkose mittel Maskenbeatmung eingeleitet und dann endotracheal intubiert und kontinuierlich mit O_2, N_2O und 0,8–1,2% Isofluran beatmet (FiO$_2$ = 0,67). Die Körpertemperatur wurde mittels einer Heizmatte bei 36 °C konstant gehalten. Das EKG und der arterielle Blutdruck wurden kontinuierlich aufgezeichnet. Während der PET-Untersuchungen wurde die Narkose mittels repetitiver Gabe von Midazolam und Ketamin aufrecht erhalten, wobei die Tiere mit Raumluft beatmet wurden.

Nach Eröffnung des Abdomens wurden Katheter in beide Aa. iliacae (Katheterspitzen in thorakaler Aorta und distaler abdomineller Aorta) sowie Vv. iliacae, in eine Mesenterialvene (Kolon), Milzvene und in die Portalvene plaziert. Durch Ligatur eines Astes oder mehrerer Äste der A. hepatica wurden mehr oder weniger ausgeprägte segmentale Perfusionsdefekte induziert. Die portalvenöse Durchblutung wurde nicht mechanisch beeinträchtigt. Die PET-Untersuchung wurden 2–3 Std. nach arterieller Okklusion durchgeführt (Advance, General Electric Medical Systems, USA). Die Schwächungskorrektur erfolgte nach einer 20-minütigen Transmissionsmessung mit einer rotierenden ^{68}Ge-Quelle. Mit der i. v.-Gabe von 0,8–2,2 GBq [^{15}O] H$_2$O wurde eine 10-minütige dynamische PET-Untersuchung gestartet. Während der Untersuchung wurde diskontinuierlich arterielles und portalvenöses Blut entnommen und dessen ^{15}O-Aktivität bestimmt. Unmittelbar nach Abschluß des [^{15}O] H$_2$O PET-Scans wurde die arterielle und portalvenöse Durchblutung mit Referenzmethoden gemessen. Die Bestimmung der regionalen arteriellen Durchblutung erfolgte mittels der Mikrosphärenreferenzmethode nach Heymann [3], während die portalvenöse Durchblutung in modifizierter Form nach Greenway bestimmt wurde [4]. Zur Bestimmung der arteriellen Durchblutung wurden 15 μm ^{51}Cr-markierte Mikrosphären in die Aorta thoracalis injiziert und die Referenzprobe aus der distalen abdominellen Aorta entnommen, während zur portalvenösen Durchblutungsmessung ^{99m}Tc-markiertes Makroalbumin in eine distale Mesenterialvene injiziert und die Referenzprobe aus dem Stamm der V. portae entnommen wurde. Anschließend wurde in 4 Experimenten nach Inhalation von ca. 3 GBq [^{15}O] CO ein 10-minütiger PET-Scan gestartet. In 3 Experimenten wurde ein zweiter [^{15}O] H$_2$O PET-Scan durchgeführt, um die Reproduzierbarkeit der gemessenen Flüsse zu überprüfen.

Zur Berechnung der regionalen Durchblutung auf Mikrosphärenbasis wurden nach Abschluß des Experimentes multiple Gewebeproben aus allen Teilen der Leber entnommen und die ^{51}Cr- und ^{99m}Tc-Radioaktivität in einem Multikanal-Szintillationszähler bestimmt. Eine Zuordnung zu den in PET-Bildern definierten „Regions of Interest" (ROI) wurde durch eine standardisierte und kartographierte Gewebeprobenentnahme erzielt. Zur Auswertung der PET-Bilder wurden axiale und koronare Schnittbilder generiert. Bis zu 10 standardisierte 2 cm^2 große ROI wurden in jeder Leber definiert. Die kinetischen Parameter wurden durch Bestimmung der Radioaktivität im Gewebe und in den Blutproben unter Zugrundelegung eines für die doppelte Blutversorgung der Leber modifizierten Ein-Kompartment-Modells [5] berechnet („Dual Input Modell"). Die statistischen Auswertungen (lineare Regressionsanalysen) erfolgten mit Sigma Stat® Version 2.0.

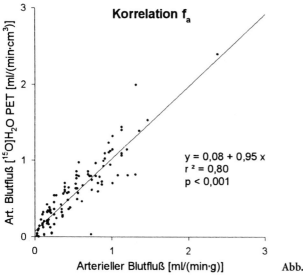

Abb. 1

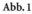

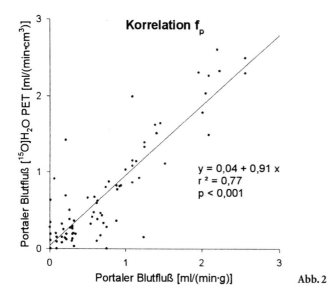

Abb. 2

Ergebnisse

Die Abbildungen 1 und 2 zeigen die Beziehung des arteriellen (f_a) bzw. portalvenösen (f_p) Blutflusses gemessen mittels der Mikrosphären-Referenzmethoden (x-Achse) und [^{15}O]H$_2$O PET (y-Achse). Zwischen den beiden arteriellen Blutflußbestimmungen bestand eine hoch signifikante lineare Korrelation ($y = 0{,}08 + 0{,}95\,x$; $r^2 = 0{,}8$; $n = 111$; $p < 0{,}001$; Abb. 1). Der portalvenöse Blutfluß (f_p) konnte mit [^{15}O]H$_2$O PET in

Regionen, in denen die Gewebekurve von der portalvenösen Zeitaktivitätskurve nennenswert abwich, mit hoher Genauigkeit geschätzt werden ($y = 0{,}04 + 0{,}91\,x$; $r^2 = 0{,}77$; $n = 77$; $p < 0{,}001$; Abb. 2). In der Minderheit der Fälle (34 von 111 Fällen) war der portalvenöse Blutfluß aufgrund der durch die Gleichartigkeit der Zeitaktivitätskurven der V. portae und der Gewebekurve auftretenden mathematischen Identifizierbarkeitsproblemen nicht mit ausreichender Genauigkeit schätzbar. Diese Regionen konnten als solche durch statistische und visuelle Inspektionen der Zeitaktivitätskurven eindeutig identifiziert werden.

Zwischen den durch direkte Blutabnahmen aus der V. portae bestimmten Zeitaktivitätskurven und denen nach [^{15}O]CO PET auf ROI-Basis erhaltenen Zeitaktivitätskurven bestanden hohe Übereinstimmungen, weshalb die direkte Kanülierung der V. portae für die Anwendung beim Menschen entfallen kann. Doppelbestimmungen von f_a und f_p in 3 Experimenten ergaben jeweils hoch signifikante Korrelationen zwischen den Flußergebnissen zweier unmittelbar hintereinander durchgeführter [^{15}O]H$_2$O PET-Scans (f_a: $r^2 = 0{,}95$; f_p: $r^2 = 0{,}79$; $p < 0{,}001$).

Die Abb. 1 zeigt die Korrelation der Meßergebnisse des arteriellen Blutflusses (f_a) ermittelt (a) nach arterieller Injektion von ^{51}Cr-markierten Mikrosphären in post mortem gewonnenen Gewebeproben und (b) mittels der „Dual Input" Methode in vivo mittels [^{15}O]H$_2$O PET. Die Abb. 2 zeigt die Korrelation der Meßergebnisse für den portalvenösen Blutfluß (f_p) ermittelt (a) nach mesenterialer Injektion von ^{99m}Tc-markiertem Makroalbumin in post mortem gewonnenen Gewebeproben und (b) mittels der „Dual Input" Methode in vivo mittels [^{15}O]H$_2$O PET.

Diskussion

Die Leber erhält etwa ein Viertel des Herzzeitvolumens, wobei unter den Bedingungen des Fastens jeweils etwa die Hälfte des Blutvolumens über die A. hepatica und V. portae in die Leber gelangen [6]. Sowohl die arterielle wie auch die portalvenöse Durchblutung sind dabei erheblichen physiologischen Schwankungen unterworfen [7]. In der vorliegenden Studie wurde die arterielle Durchblutung auf regionaler Ebene durch Ligatur zuführender Segmentarterien komprimittiert, was im abhängigen Stromgebiet zu einem Absinken des arteriellen Flusses führte. Ebenso wurden jedoch auch Veränderungen des portalvenösen Blutflusses induziert, wobei in der überwiegenden Zahl der untersuchten ROI im Zusammenhang mit dem Abfall des arteriellen Blutflusses infolge der arteriellen Okklusion auch eine Verminderung des portalvenösen Flusses ausgelöst wurde. Entsprechend der „Adenosin-Washout"-Theorie [8] reagiert die Leber auf eine Abnahme der portalvenösen Durchblutung mit einer Dilatation der arteriellen Sphinkteren, was mit einer Zunahme des arteriellen hepatischen Blutflusses beantwortet wird. Dieser Kompensationsmechanismus kann nach arterieller Okklusion naturgemäß nicht greifen. Im gleichen Tiermodell konnte in einer vorausgegangenen Studie gezeigt werden, daß eine arterielle Okklusion im Zusammenhang mit der sich ausbildenden Gewebshypoxie zu intra- und extrazellulären Ödemen und Permeabilitätsstörungen führt, welche u. U. auch zu einer sinusoidalen Stase führen können [9]. Dadurch erklären sich die zum Teil deutlichen Reduktionen des portalvenösen Blutflusses nach arterieller Okklusion in flußkomprimittierten Arealen.

Fazit: Mittels [^{15}O]H$_2$O PET können f_a und f_p mit hoher Präzision bestimmt werden, wobei jedoch f_p nur dann korrekt bestimmt wird, sofern der Aktivitätsverlauf in Gewebe und portalvenösem Blut unterschiedlich ist, was einfach zu überprüfen ist. [^{15}O]CO PET erlaubt die portalvenöse Zeitaktivitätskurve nicht invasiv zu erhalten, was eine Vorbedingung zum klinischen Einsatz der Methodik ist. Vielfache Anwendungsmöglichkeiten ergeben sich in der Transplantationsmedizin, Zirrhoseforschung und in der Indikationsstellung bei Lebermalignomen.

Zusammenfassung

Hintergrund: Aufgrund der zweifachen Blutversorgung der Leber existiert bislang keine klinisch einsetzbare Methode zur quantitativen Analyse der hepatischen Mikrozirkulation. Prinzipiell erlaubt die Positronen Emissions Tomographie (PET) mit dem frei diffusiblen Tracer [^{15}O]H$_2$O die Quantifizierung des arteriellen (f_a) und portalvenösen (f_p) Blutflusses der Leber auf regionaler Ebene.

Methoden: Der Blutfluß der Leber wurde bei 7 Hausschweinen untersucht. Um die Zuverlässigkeit der Flußberechnungen mit [^{15}O]H$_2$O PET in einem weiten Flußbereich überprüfen zu können, wurden durch Okklusionen von Ästen der Arteria hepatica Zirkulationsstörungen induziert. Nach i.v. Bolusinjektion von ca. 2 GBq [^{15}O]H$_2$O wurden 10-minütige dynamische PET-Scans vorgenommen. In flußkompromittierter und normal perfundierter Leber wurden „Regions of Interest" (ROIs) definiert und entsprechende Zeitaktivitätskurven generiert. Aus dem Zeitaktivitätsverlauf in ROIs und in arteriellem und portalvenösem Blut wurden die kinetischen Flußparameter nach einem für „Dual Input" modifizierten Kety-Schmidt-Modell bestimmt. Die PET-Ergebnisse wurden mit Flußberechnungen von arteriell (^{51}Cr) und portalvenös (^{99m}Tc) injizierten radioaktiv markierten Mikrosphären verglichen.

Ergebnisse: Zwischen dem mittels [^{15}O]H$_2$O PET und Mikrosphären gemessenem f_a bestand eine hoch signifikante lineare Korrelation ($r^2 = 0,8$; $p < 0,001$). Mit [^{15}O]H$_2$O PET konnte f_p in Regionen, in denen die Gewebekurve hinreichend von der portalvenösen Zeitaktivitätskurve abwich, mit hoher Genauigkeit geschätzt werden ($r^2 = 0,77$; $p < 0,001$). In der Minderheit der Fälle war der portalvenöse Blutfluß aufgrund der durch die Gleichartigkeit der Zeitaktivitätskurven der V. portae und der Gewebekurve auftretenden mathematischen Identifizierbarkeitsproblemen nicht mit ausreichender Genauigkeit schätzbar. Diese Regionen konnten als solche durch statistische und visuelle Inspektionen eindeutig erkannt werden. Zwischen den direkt in der V. portae bestimmten Zeitaktivitätskurven und denen nach [^{15}O]CO PET auf ROI-Basis erhaltenen Kurven bestanden hohe Übereinstimmungen, wodurch die direkte Kanülierung der V. portae überflüssig wird. Serielle Bestimmungen von f_a und f_p in 3 Experimenten ergaben jeweils hoch signifikante Korrelationen zwischen den Flußergebnissen der unmittelbar aufeinander folgenden 2 [^{15}O]H$_2$O PET-Scans (f_a: $r^2 = 0,95$; f_p: $r^2 = 0,79$; $p < 0,001$).

Folgerungen: Mittels [^{15}O]H$_2$O PET können f_a und f_p mit hoher Präzision bestimmt werden, wobei jedoch f_p nur dann korrekt bestimmt wird, sofern der Aktivitätsverlauf in Gewebe und portalvenösem Blut unterschiedlich ist, was einfach zu überprüfen ist. [^{15}O]CO PET erlaubt die portalvenöse Zeitaktivitätskurve nicht invasiv zu erhalten, was eine Vorbedingung zum klinischen Einsatz der Methodik ist. Die vorgestellte

684

PET-Methode erlaubt erstmals nicht invasive, quantitative Analysen der hepatischen Mikrozirkulation auf regionaler Basis. Vielfache Anwendungsmöglichkeiten ergeben sich in der Transplantationsmedizin, Zirrhoseforschung und in der Indikationsstellung bei Lebermalignomen.

Abstract

Background: Due to the dual blood supply of the liver, to date no satisfactory method has been available for the quantitative in vivo measurement of hepatic hemodynamics. This study was undertaken to evaluate $[^{15}O]H_2O$ PET in the analysis of liver hemodynamics. In principle, the freely diffusible tracer $[^{15}O]H_2O$ allows the determination of the arterial and portal venous blood flow. $[^{15}O]CO$ allows the determination of the localization of larger vessels within the field of view.

Methods: Liver blood flow was investigated in 7 anaesthetized pigs. To investigate the reliability of $[^{15}O]H_2O$ PET measurements over a wide flow range, segmental arterial flow reductions were induced by occlusions of several branches of the hepatic artery. After bolus injection of $[^{15}O]H_2O$, liver blood flow was measured by a 10-min. dynamic PET scan, followed by a 10-min. $[^{15}O]CO$ PET scan in 4 experiments. Kinetic parameters for arterial and portal venous blood flow were estimated from tissue, arterial and portal venous blood activity curves using an extended one tissue compartment model to account for the dual blood supply. The resulting flow estimates were then compared with microspheres reference blood flow measurements obtained from multiple liver tissue samples.

Results: A highly significant positive correlation between regional arterial blood flow measurements using PET and microspheres was found ($r^2 = 0,80$; $p < 0,001$). As long as the shape of the portal venous blood activity curve was different from the tissue response curve, portal venous blood flow could be predicted from $[^{15}O]H_2O$ PET with high accuracy ($r^2 = 0,77$; $p < 0,001$). The portal vein was easily identified in $[^{15}O]CO$ PET images, which allowed to define regions of interest within the portal vein in order to obtain the portal input function non-invasively. Repeated $[^{15}O]H_2O$ PET scans in 3 experiments revealed a highly significant correlation between measurements of f_a and f_p (f_a: $r^2 = 0,95$; f_p: $r^2 = 0,79$; $p < 0,001$).

Conclusion: The arterial liver blood flow can be estimated precisely with $[^{15}O]H_2O$ PET. $[^{15}O]H_2O$ PET can address portal venous blood flow, as long as the shape of the portal venous blood activity curve differs from the tissue response curve (which can easily be checked). Additional $[^{15}O]CO$ PET eliminates the need to catheterize the portal vein for portal venous blood flow estimation, which is a precondition for clinical applications of the method in transplantation dysfunctions, liver cirrhosis and malignancies.

Literatur

1. Raichle ME (1983) The pathophysiology of brain ischemia. Ann Neurol 13:2–10
2. Bergmann SR, Fox KAA, Rand AL et al. (1984) Quantification of regional myocardial blood flow in vivo with $H_2^{15}O$. Circulation 70:724–733
3. Heymann M, Payne B, Hoffman J, Rudolph A (1977) Blood flow measurements with radio-nuclide-labeled particles. Prog Cardiovasc Dis 20:55–79
4. Greenway CV, Oshiro G (1972) Intrahepatic distribution of portal and hepatic arterial blood flows in anaesthetized cats and dogs and the effects of portal occlusion, raised venous pressure and histamine. J Physiol 227:473–485
5. Kety SS, Schmidt CF (1948) The nitrous oxide method for the quantitative determination of cerebral blood flow in man: theory, procedure and normal values. J Clin Invest 27:476–483
6. Karran S, McLaren M (1992) Physical aspects of hepatic regeneration. In: G.H. Millward-Sadler, R. Wright, M.J.P. Arthur, 3. edition (Eds): Whight's liver and biliary disease. Pathophysiology, diagnosis and management. Saunders, London 245–257
7. Zwissler B, Schlosser R, Weiss C, Iber V, Schwickert C, Spengler P, Messmer K (1991) Methodological error and spatial variability of organ blood flow measurements using radiolabeled microspheres. Res Exp Med Berl 191:47–63
8. Lautt WW, Legare DJ (1985) The use of 8-phenyltheothylline as a competitive antagonist of adenosine and an inhibitor of the intrinsic regulatory mechanism of the hepatic artery. Can J Physiol Pharmacol 63:717–722
9. Piert M, Machulla H-J, Becker G, Stahlschmidt A, Patt M, Aldinger P, Dißmann PD, Fischer H, Bares R, Becker HD, Lauchart W (1999) Introducing [18F]Misonidazole PET for Localization and Quantification of Pig Liver Hypoxia. Accepted for publication in Eur J Nucl Med

Korrespondenzadresse: Dr. Hans Fischer, Abteilung Allgemeine Chirurgie und Poliklinik, Universität Tübingen, Hoppe-Seyler Str. 3, D-72076 Tübingen

Einfluß von ACE und AT_1-Rezeptor Inhibition auf die postischämische Leukozyten-Adhärenz

Influence of ACE and AT_1-receptor inhibition on the ischemia/reperfusion induced leukocyte adherence

M. Steinbauer, M. Guba, M. Büchner, D. Fröhlich[1], S. Farkas[2], K.-W. Jauch, M. Anthuber

Klinik und Poliklinik für Chirurgie, Universität Regensburg
[1] Klinik für Anästhesiologie, Universität Regensburg
[2] Chirurgische Forschung, Klinik und Poliklinik für Chirurgie, Universität, Regensburg

Einleitung

Für die ACE Hemmung mit Enalapril konnte eine Verminderung des Ischämie/Reperfusionsschadens (I/R) und insbesondere der postischämischen Leukozyten-Adhärenz bei experimenteller Lebertransplantation gezeigt werden [1]. Als Ursachen für diese Wirkungen werden neben der Hemmung der Angiotensin-II-Bildung, eine Modulation des Bradykinin/NO Stoffwechsels und ein direkter, pharmakologischer Effekt auf das Endothel diskutiert. Um den Einfluß der AT_1-Rezeptoraktivierung auf den I/R Schaden zu untersuchen und Mechanismen der Enalapril-Wirkung aufzuklären, führten wir eine kombinierte in vivo und in vitro Studie mit Enalapril und dem AT_1-Rezeptor Inhibitor Losartan durch.

Material und Methoden

Mittels Intravitaler Fluoreszenzmikroskopie wurde am Modell der transparenten Rückenhautkammer des Syrischen Goldhamsters die postischämische Leukozyten-Adhärenz nach 4 stündiger Tourniquet-Ischämie unter Behandlung mit dem ACE-Hemmer Enalapril und dem AT_1-Rezeptor-Antagonisten Losartan untersucht. Hierzu wurde nach Implantation der transparenten Rückenhautkammer [2] und eines arteriellen und venösen Katheters die Leukozyten-Adhärenz (Fluoreszenzfarbstoff: Rhodamin 6G) 0,5, 2 und 4 h nach Reperfusion untersucht. Die Injektion von 5 mg/kg Enalapril (MSD, Haar, BRD) (n = 6), 5 mg/kg Losartan (MSD) (n = 6) und NaCl (Sham, n = 6) erfolgte 15 min vor Reperfusion. Der mittlere arterielle Druck und die Herzfrequenz wurden kontinuierlich überwacht.

Im in vitro Ansatz erfolgte die Bestimmung der Leukozyten-Adharenz und Adhäsionsmolekülexpression (ICAM-1, VCAM-1) nach 2 stündiger Hypoxie und 4 stündiger Reoxygenierung an HUVEC (human umbilical vein endothelial cells) Zellen mittels eines statischen Leukozyten-Adhärenzassays und der Durchflußzytometrie.

688

Ergebnisse

Enalapril führte im Vergleich zur Kontrollgruppe und im Gegensatz zur AT_1-Rezeptor Hemmung zu einer signifikanten Reduktion der postischämischen Leukozyten-Adhärenz. Hämodynamische Effekte konnten als Ursache ausgeschlossen werden.

In vitro verminderte Enalapril (50 µM), im Gegensatz zu Losartan (1 mM), sowohl die Leukozyten-Adhärenz (50% vs. Sham, NaCl) als auch die endotheliale ICAM-1 und VCAM-1 Expression (67% bzw. 68% Inhibition) auf Hypoxie stimulierten HU-VEC.

Diskussion

Da in unseren Versuchen weder makrohämodynamische Effekte noch eine Vasodilatation in der Mikrozirkulation beobachtet wurden, konnte für die in unseren Versuchen verwendete Konzentration von Enalapril ein erhöhter Bradykinin- bzw. NO-Spiegel als Ursache für die reduzierte postischämische Leukozyten-Adhärenz [3] ausgeschlossen werden. Auch eine verminderte Angiotensin-II-Produktion mit nachfolgender reduzierter AT_1-Rezeptor Aktivierung ist nicht für die beobachteten Effekte verantwortlich. Zum einen führte eine selektive AT_1-Rezeptor Inhibition mit Losartan zu keiner Verminderung der postischämischen Leukozyten-Adhärenz. Zum anderen reduzierte Enalapril auch im in vitro- HUVEC-System in Abwesenheit von Angiotensinogen und Kallikreinogen die Leukozyten-Adhäsion.

In der verwendeten Dosierung weisen diese Befunde auf einen spezifischen Effekt von Enalapril hin. Enalapril inhibiert die NF kappa B regulierte IL-1beta und TNF alpha Produktion [4, 5] von neutrophilen Granulozyten nach Hypoxie wie auch die – ebenfalls NF kappa B abhängige endotheliale VCAM-1 Expression nach Hypoxie [6, 7]. Die Reduzierung der ICAM-1 und VCAM-1 Expression durch Enalapril und die Ergebnisse der postischämischen Leukozytenadhärenz der in vivo und in vitro Versuche legen deshalb einen spezifischen, inhibitorischen Effekt von Enalapril auf die postischämischen Leukozyten-Adhärenz nahe. Ursache hierfür könnte eine pharmakologische Wirkung auf die NF kappa B regulierte Expression von leukozytären Zytokinen und endothelialen Adhäsionsmolekülen sein.

Zusammenfassung

In einem Modell der 4 h Tourniquet-Ischämie an der transparenten Rückenhautkammer des Syrischen Goldhamsters führt ACE-Hemmung im Gegensatz zur AT_1-Rezeptor Inhibition zur Reduktion der postischämischen Leukozyten-Adhärenz am quergestreiften Muskel. Aufgrund der Ineffektivität der AT_1-Rezeptor Hemmung und einer in vitro (HUVEC) reduzierten postischämischen Leukozyten-Adhärenz und verminderten endothelialen ICAM-1- und VCAM-1-Expression nach Enalaprilgabe scheint die positive Wirkung von Enalapril nicht auf die Verminderung von Angiotensin II zurückzuführen sein. Als möglicher Mechanismus kommt ein pharmakologischer Effekt von Enalapril mit Wirkung auf die NF-kappa B regulierte Genexpression von Zytokinen und endothelialen Adhäsionsmoleküle in Betracht.

Abstract

Introduction: Enalapril has been shown to attenuate I/R injury. Aim of this study is to characterize the role and possible mechanisms of ACE and AT_1 receptor inhibition in I/R injury.

Methods: Using intravital microscopy in a model of a 4 h tourniquet ischemia in the hamster dorsal skinfold chamber leukocyte endothelium interaction after application of 5 mg/kg Enalapril or Losartan was examined. Furthermore leukocyte adhesion and ICAM-1/VCAM-1 expression on HUVECs after hypoxial/reoxygenation was determined.

Results: We could demonstrate that ACE inhibiton by enalapril – in contrast to AT_1-receptor inhibiton – reduced the postischemic leukocyte adhesion. Furthermore Enalapril inhibited the hypoxia induced endothelial ICAM-1 and VCAM-1 expression and leukocyte adherence in a HUVEC model in the absence of Angiotensinogen.

Conclusion: Taken together this suggests a pharmacologic effect of Enalapril on the NF-kappa B regulated neutrophil cytokine and endothelial adhesion molecule expression.

Literatur

1. Anthuber M, Farkas S, Rihl M, Menger MD, Schildberg FW, Jauch KW, Messmer K (1997) Angiotensin-converting enzyme inhibition by enalapril: a novel approach to reduce ischemia/reperfusion damage after experimental liver transplantation. Hepatology 25:648–651
2. Endrich B, Asaishi K, Götz A, Messmer K (1980) Technical report – a new chamber technique for microvascular studies in unanesthetized hamsters. Res Exp Med Berl 177:125–134
3. Massoudy P, Becker BF, Gerlach E (1995) Nitric oxid accounts for postischemic cardioprotection resulting from angiotensin-converting enzyme inhibition: indirect evidence for a radical scavenger effect in isolated guinea pig heart. J Cardiovasc Pharmacol 25:440 447
4. Schindler R, Dinarello CA, Koch KM (1995) Angiotensin converting enzyme inhibitors suppress synthesis of tumour necrosis factor and interleukin 1 by human peripheral blood mononuclear cells. Cytokine 7:526–533
5. Muraoka K, Shimizu K, Sun X, Zhang YK, Tani T, Hashimoto T, Yagi M, Miyazaki I (1997) Hypoxia, but not reoxygenation, induces interleukin 6 gene expression through NF-kappa B activation. Transplantation 63:466–470
6. Morrissey JJ and Klahr S (1997) Enalapril decreases nuclear factor kB activation in the kidney with urethral obstruction. Kidney Int 52:926–933
7. Morrissey JJ and Klahr S (1998) Differential effects of ACE and AT1 receptor inhibition on chemoattractant and adhesion molecule synthesis. Am J Physiol 274:F580–F586

Diese Arbeit wurde unterstützt durch Fa. MSD.

Korrespondenzadresse: Dr. Markus Steinbauer, Klinik und Poliklinik für Chirurgie, Universität Regensburg, Franz-Josef-Strauss-Allee 11, 93042 Regensburg, Telefon 0941/9446980, Fax 0941/9446802, e-mail: markus.steinbauer@klinik.uni-regensburg.de

In vivo Messung von Radikalen und deren Folgeprodukten – Eine neue Methode zur Analyse des Reperfusionsschadens nach pulmonaler Ischämie

In-vivo measurement of free radicals – A new technique for direct analysis of reperfusion mechanism after lung ischemia

F. M. Wagner[1], A. Weber[1], K. Plötze[1], F. Schubert[1], S. Pfeiffer[1], S. Albrecht[2], V. Gulielmos[1], S. Schüler[1]

[1] Herz- und Kreislaufzentrum Dresden, Technische Universität Dresden, Fetscherstr. 76, 01307 Dresden
[2] Klinik für Geburtshilfe und Frauenheilkunde, TU Dresden

Einleitung

Die gesteigerte Produktion von Sauerstoffradikalen (OFR) mit der daraus folgenden Lipidperoxidation und der Störung der vaskulären und parenchymalen Homeostase wird für den Reperfusionsschaden nach pulmonaler Ischämie und Transplantation verantwortlich gemacht. Diesen Zusammenhang untersuchten wir erstmalig an einem in vivo Schweinemodell. Dazu diente die direkte Messung von Sauerstoffradikalen, Stickstoffmonoxid (NO) und der Lipidperoxidation mittels Chemilumineszenz, wodurch erstmals eine direkte Analyse der oxidativen Prozesse vor und während Ischämie bzw. Reperfusion möglich ist.

Methodik

Für diese Studie dienten Hausschweine mit einem Gewicht von 25–30 kg. Nach Einleitung der Narkose mit Stresnil, Rompun und Atropin i.m. wurde die weitere Anästhesie durch kontinuierliche Gabe von i.v. Methohexital (2–3 mg/kg/h) und Fentanyl (0,005–0,01 mg/kg/h) aufrecht erhalten. Nach Trachetomie, Intubation und Einbringen eines zentralvenösen Katheters in die V. jugularis interna sowie eines Katheters in die A. carotis communis erfolgte eine linkslaterale Thorakotomie im 5. ICR. Nach Präparation des pulmonalen Hilus wurde bei 6 Tieren eine 90 min pulmonale, warme Ischämie durch Abklemmen des linken pulmonalen Hilus induziert (Ischämiegruppe). An 6 weiteren Tieren erfolgte die gleiche chirurgische Manipulation, jedoch ohne pulmonale Ischämie (Kontrollgruppe). Vor der Reperfusion wurde ein zusätzlicher Katheter in die V. pulmonalis inferior sinistra plaziert.

Blutproben aus der V. pulmonalis und dem rechten Atrium wurden nach Narkoseeinleitung, Hiluspräparation, Ischämie sowie stündlich während der Reperfusion entnommen. In diesen wurde die Konzentrationen von OFR, NO und den Hydroperoxidgruppen von HDL (high density lipoprotein) bzw. LDL (low density lipoprotein) bestimmt. Die Messung der basalen sowie nach einer Stimulation vorliegenden freien Sauerstoffradikalkonzentration erfolgte mittels lucigenin- bzw. luminolverstärkter

Chemilumineszenz im Luminometer (Clinilumat LB9503, Berthold, Deutschland). EDTA-Vollblut (1:100 verdünnt) wurde mit Zymosan stimuliert. Zur OFR-Messung wurde Luminol, spezifisch für H_2O_2, oder Lucigenin, spezifisch für O_2^--Radikale, hinzu gegeben [1]. Die Bestimmung der NO-Konzentration erfolgte unmittelbar aus verdünntem Lithium-Plasma (1:9) mittels NO-Reagenz [2]. Die Oxidation von Seitenketten der Lipoproteine kann mit Hilfe einer luminolverstärkten Chemilumineszenz nachgewiesen werden. Reagenzröhrchen werden mit kommerziell verfügbaren HDL bzw. LDL spezifischen Antikörpern (Boehringer, Deutschland) beschichtet, verdünntes Serum hinzugefügt, 24 h inkubiert und anschließend das Chemilumineszenzsignal nach Verstärkung mit Luminol gemessen (Clinilumat LB9503, Berthold, Deutschland). Die gemessenen relativen Lichteinheiten (RLU) spiegeln den Grad der Oxidation wieder [3].

Es erfolgte weiterhin ein kontinuierliches invasives Monitoring der hämodynamischen Parameter, des Gasaustausches, sowie der pulmonalen Compliance. Zur statistischen Auswertung wurde der Wilcox-Rank-Test herangezogen.

Ergebnisse

Alle Tiere der Ischämiegruppe zeigten ein deutliches pulmonales Ödem. Nach 5 stündiger Reperfusion zeigten diese Tiere eine signifikante Reduktion des $p_{art}O_2$ von 224 ± 29 auf 125 ± 32 mm Hg ($p < 0,05$), wogegen der $p_{art}O_2$ der Kontrollgruppe nach Beendigung der chirurgischen Manipulation einen nahezu konstanten Verlauf hatte (Abb. 1). In der OFR-Produktion konnten 2 Gipfel beobachtet werden: zum einen 60 bis 90 min nach Beendigung der chirurgischen Manipulation und nach Rückkehr zum Basiswert einen zweiten prominenten Gipfel 2 bis 3 h nach der Reperfusion (Abb. 2). Jeweils 30 bis 60 min nach diesen Gipfeln fand sich auch ein deutlicher Anstieg der HDL- und auch der LDL-Peroxidation (Abb. 3). Die freie NO-Konzentration im arteriellen Blut stieg unmittelbar nach der Reperfusion signifikant an, fiel dann unter das Ausgangsniveau ab, um nach 3 h einen weiteren Gipfel zu erreichen (jeweils $p < 0,05$ prä- vs. postpulmonal). Im venösen Blut wurde eine geringere NO-Konzentration gemessen (Abb. 4). In der Kontrollgruppe wurde nur ein geringer Anstieg der OFR Produktion nach Beendigung der chirurgischen Manipulation beobachtet, die anderen Veränderungen blieben aus.

Diskussion

Mit dem hier vorgestellten in vivo Modell ist es möglich kontinuierlich den Verlauf der Radikalfreisetzung zu analysieren. An Hand der Ergebnisse läßt sich zeigen, daß während der Reperfusion nach pulmonaler Ischämie ein Anstieg der OFR folgt. Dies bestätigt die bisher hauptsächlich in vitro durchgeführten Messungen [4,5]. Die Freisetzung von Radikalen führt u.a. zu einer Peroxidation von Lipidgruppen [6]. Die gemessene verstärkte Oxidation der Lipoproteine kann somit durchaus als Reaktion auf die OFR-Bildung gesehen werden.

NO wird u.a. durch Endothelzellen produziert und dient zusammen mit dem Antagonisten Endothelin der Regulation der vaskulären Homöostase [7]. Nach Ischä-

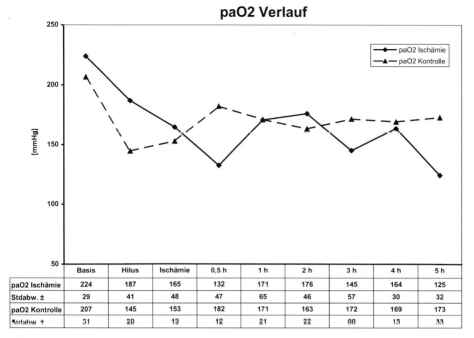

paO2 Verlauf

	Basis	Hilus	Ischämie	0,5 h	1 h	2 h	3 h	4 h	5 h
paO2 Ischämie	224	187	165	132	171	176	145	164	125
Stdabw. ±	29	41	48	47	65	46	57	30	32
paO2 Kontrolle	207	145	153	182	171	163	172	169	173
Stdabw. ±	51	20	19	12	21	22	00	15	33

Abb. 1. Zeigt den Verlauf der Mittelwerte des paO_2 (mm Hg) im Vergleich zwischen Tieren der Ischämiegruppe und Tieren der Kontrollgruppe. Die Werte der durchgezogenen Linie entsprechen der Ischämiegruppe, die geschrichelte Linie entspricht der Kontrollgruppe

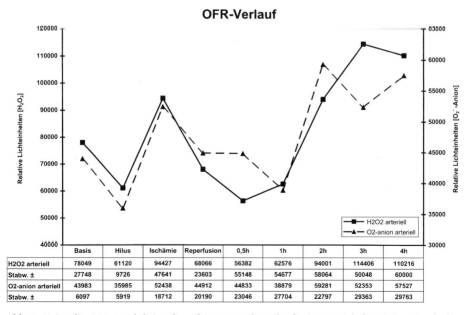

OFR-Verlauf

	Basis	Hilus	Ischämie	Reperfusion	0,5h	1h	2h	3h	4h
H2O2 arteriell	78049	61120	94427	68066	56382	62576	94001	114406	110216
Stabw. ±	27748	9726	47641	23603	55148	54677	58064	50048	60000
O2-anion arteriell	43983	35985	52438	44912	44833	38879	59281	52353	57527
Stabw. ±	6097	5919	18712	20190	23046	27704	22797	29363	29763

Abb. 2. Zeigt die OFR-Produktion [RLU] im Versuchsverlauf. Die gestrichelte Linie spiegelt die freie O_2^--Konzentration gemessen über die lucigeninverstärkte Chemilumineszenz wieder. Die durchgezogene Linie zeigt den Verlauf der H_2O_2-Konzentration

694

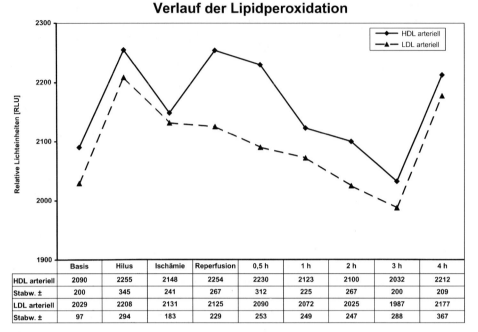

Verlauf der Lipidperoxidation

	Basis	Hilus	Ischämie	Reperfusion	0,5 h	1 h	2 h	3 h	4 h
HDL arteriell	2090	2255	2148	2254	2230	2123	2100	2032	2212
Stabw. ±	200	345	241	267	312	225	267	200	209
LDL arteriell	2029	2208	2131	2125	2090	2072	2025	1987	2177
Stabw. ±	97	294	183	229	253	249	247	288	367

Abb. 3. Zeigt den Verlauf der Lipidperoxidation im arteriellen Blut. Die Werte der gestrichelten Linie entsprechen den Meßwerten für das LDL, die durchgezogene Linie den Meßwerten für HDL

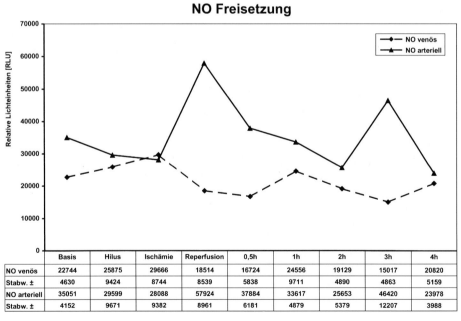

NO Freisetzung

	Basis	Hilus	Ischämie	Reperfusion	0,5h	1h	2h	3h	4h
NO venös	22744	25875	29666	18514	16724	24556	19129	15017	20820
Stabw. ±	4630	9424	8744	8539	5838	9711	4890	4863	5159
NO arteriell	35051	29599	28088	57924	37884	33617	25653	46420	23978
Stabw. ±	4152	9671	9382	8961	6181	4879	5379	12207	3988

Abb. 4. Zeigt den Verlauf der NO-Freisetzung [RLU] im Vergleich zwischen arteriellem (gestrichelte Linie) und venösem (durchgezogene Linie) Blut

mie kommt es zu einer reaktiven Hyperämie, so daß die erhöhte NO-Freisetzung als Ausdruck einer physiologischen pulmonalen Vasomotorik zu interpretieren ist. Dies wird besonders durch die transpulmonale Differenz der gemessenen arteriellen und venösen NO-Konzentrationen unterlegt.

Der erste Gipfel in allen chemilumoniometrisch bestimmten Parametern deutet auf eine Radikalbildung aufgrund der chirurgischen Manipulation, mit den beschriebenen Auswirkungen auf Lipidperoxidation, NO-Freisetzung und Gasaustausch, hin, da er in vergleichbarem Ausmaß auch in der Kontrollgruppe beobachtet werden kann. Wohingegen der zweite Gipfel nur bei den Messwerten der Ischämiegruppe in Erscheinung tritt und somit eindeutig in Zusammenhang mit den ischämischen und den Ereignissen während der Reperfusion steht.

Zusammenfassung

Durch die Reperfusion der ischämischen Lunge kommt es zu einer deutlich erhöhten OFR-Produktion. Dieser folgt in einem vergleichbaren Muster die Lipoprotein-Peroxidation. Jedoch scheint auch das chirurgische Trauma eine Freisetzung von OFR zu bedingen. Die gesteigerte OFR-Produktion scheint – vor allem im Lungengewebe – eine vermehrte Bildung von NO zu induzieren. Dieses neue Modell erlaubt durch Einsatz einer in vivo Messung der OFR Aktivität, der folgenden Lipidperoxidation und der NO-Produktion eine direkte Untersuchung des Reperfusionsschadens nach pulmonaler Ischämie und wird in weiteren Modellen der Effektivität verschiedener protektiver Maßnahmen zur pulmonalen Konservierung eingesetzt werden.

Abstract

Introduction: Increased oxygen free radical (OFR) production with disruption of vascular and parenchymal homeostasis is assumed to cause reperfusion injury after lung transplantation. Up to now direct measurement of this reaction in an in vivo model has not been introduced. In an in vivo pig model of warm pulmonary ischemia followed by reperfusion levels of OFR, NO and peroxidation of serum lipids were determined by chemiluminescent measurements (CM).

Methods: After anesthesia ventilated animals underwent left lateral thoracotomy and dissection of the left pulmonary hilum. Two groups were studied: in Group I (n = 6) left lung warm ischemia was maintained for 90 min after clamping of the hilum and flushing of the PA with ringers lactate followed by a 4 hour reperfusion period. In Group II (control; n = 6) animals underwent surgery without clamping. Hemodynamics and gas exchange were assessed during the whole study period. CM measurements were performed in whole blood samples taken hourly from the pulmonary artery and left atrium.

Results: All animals in group I showed a statistically significant decrease in Pa O_2 and developed a variant degree of pulmonary edema during reperfusion. In this group two peaks of OFR production were observed: one at 2 hours after hilum dissection, followed by second peak that occurred 120 to 180 min after initiation of reperfusion. 30 to 60 min after these time points an increase of lipid peroxidation of

696

HDL/LDL as well as of NO production was measured. In the control group no changes of lipid peroxidation and NO levels occurred, however, one similar first peak of OFR was observed.

Conclusion: We conclude that reliable detection of OFR activity, subsequent lipid peroxidation and NO production as a result of pulmonary reperfusion injury in an in vivo model is feasible and should allow further analysis of the pathophysiology of reperfusion injury after lung transplantation. Although surgery alone seems to induce production of OFR.

Literatur

1. Zimmermann T, Albrecht S, Schuster R, Lauschke G, Kopprasch S, Kühne A, Trausch M (1991) Chemiluminescence response of whole blood and preparated blood cells in case of experimentally induced pancreatitis; Annal Chem Acta, 255:373–381
2. Albrecht S, Zimmermann T, Freidt T, Saeger H-D, Distler W (1997) Interaction of NO, endothelin and oxalate in patients with systemic inflammatory response syndrome (SIRS); Biomed Chromatogr 11:77–78
3. Albrecht S, Zimmermann T, Halm M, Trausch M, Freidt T, Jaross W (1993) Chemilumnometric detection of oxidatively modified LDL; Bioluminescence and Chemiluminescence, ed. Szalay A, Kricka L, Stanley P 503–507, John Wiley & Sons Ltd.
4. Zweier JL, Kuppusamy P, Thomson-Gorman S, Klunk D, Lutty GA (1994) Measurement and characterisation of free radical generation in reoxygenated human endothelial cells; Am J Physiol 266:C700–C708
5. Lucchesi BR, Werns SW, Fantone JC (1989) The role of the neutrophil and free radicals in ischemic myocardial injury; J Mol Cell Cardiol 21:1241–1251
6. Inauen W, Payne KD, Kvietty PR, Granger DN (1990) Hypoxya/Reoxygenation increases the permeability of endothelial cell monolayers: Role of oxygen radicals; Free Radic Biol & Med): 219–223
7. Vanhoutte PM, Mombouli JV (1996) Vascular endothelium: Vasoactive mediators; Prog Cardiovasc Diseases 3:229–238

Korrespondenzadresse: Dr. Florian Wagner, Herz- und Kreislaufzentrum Dresden, TU Dresden, Fetscherstr. 76, 01307 Dresden, Telefon 0351-450-0, Fax 0351-450-1512

Hemmung der Kaspase-Aktivität verhindert das Fas-vermittelte Mikrozirkulationsversagen der Leber und die Reduktion der Clearance-Funktion von Kupfferzellen (KC)

Inhibition of caspase activity prevents Fas-mediated hepatic microcirculatory failure and Kupffer cell dysfunction

G. A. Wanner, L. Mica, H. Hentze *, O. Trentz, W. Ertel

Klinik für Unfallchirurgie, Universitätsspital Zürich, Zürich, Schweiz
* Biochemische Pharmakologie, Universität Konstanz, Konstanz, Deutschland

Einleitung

Die Aktivierung von Fas durch agonistische anti-Fas-Antikörper führt im murinen Modell durch die Apoptose von Hepatozyten innerhalb von Stunden zu einer fulminaten Hepatitis mit akutem Leberversagen [1, 2]. Die Fas-induzierte Apoptose wird dabei über eine intrazelluläre Kaskade von Aspartat-spezifischen Cysteinproteasen (Kaspasen) vermittelt, die über die transmembranäre „death domain" von Fas aktiviert wird [3, 4]. Jüngste Studien zeigen, daß neben Hepatozyten auch die sinusoidalen Zellen (Kupfferzellen (KC) und Endothelzellen) Fas exprimieren [5]. Es war deshalb Ziel dieser Studie, die Bedeutung der Fas-induzierten Aktivierung von Kaspasen für die Mikrozirkulation der Leber und die Clearancefunktion von KC zu untersuchen.

Methoden

C3H/HeN Mäusen wurde der spezifische agonistische anti-Fas Antikörper (Ak) Jo2 (10 µg/Maus in 0,9% NaCl) intravenös appliziert. Kontrolltiere erhielten IgG (10 µg/Maus). Weitere Tiere wurden nach Injektion von Jo2 mit dem Kaspase-Inhibitor Z-VAD-fmk (Z-Val-Ala-DL-Asp-fluoromethyl-keton) nach folgendem Schema behandelt: 0,25 mg Z-VAD-fmk i.v. 5 Minuten nach anti-Fas Injektion sowie 0,1 mg nach 1, 2 und 3 Stunden. Nach zwei und nach sechs Stunden wurden die Tiere (n = 6/Gruppe) laparotomiert (Anästhesie mit Rompun/Ketanest, 90/25 mg/kg KG intraperitoneal) und der linke Leberlappen ausgelagert. Die Mikrozirkulation der Leber wurde mittels intravitaler Fluoreszenzmikroskopie [6] untersucht. Dies umfaßte die quantitative Analyse der sinusoidalen Perfusion (Natrium-Fluoreszein) und die Kinetik der Phagozytoseaktivität von Kupfferzellen (FITC-markierte Latexpartikel, $\varnothing$ 1,1 µm). Am Versuchsende wurden Blutproben zur Messung der Transaminasen und Lebergewebe zur Messung der Kaspasen-Aktivität (fluorometrische Messung der DEVD-afc Spaltung) sowie für histologische Untersuchungen (H & E-Färbung, TUNEL-Methode) gewonnen. Die Ergebnisse sind als Mittelwerte ± SEM dargestellt.

One-way ANOVA und Student-Newman-Keuls Test; das Signifikanzniveau wurde bei p < 0,05 festgelegt.

Ergebnisse

Sechs Stunden nach Jo2-Applikation war eine Letalität von 40% zu verzeichnen. Die Mikrozirkulation der Leber nach Jo2-Applikation war durch eine signifikante Reduktion der sinusoidalen Perfusion nach zwei und sechs Stunden gekennzeichnet (Jo2: $33,5 \pm 0,5\%$ und $36,4 \pm 10,4\%$ nicht-perfundierter Sinusoide versus Kontrolle: $5,8 \pm 1,8\%$ und $4,2 \pm 1,5\%$; p < 0,01). Die Phagozytoseaktivität der Kupfferzellen war signifikant (p < 0,05) gehemmt (Anzahl nicht-adhärenter Latexpartikel 2 Stunden nach Jo2-Applikation und 5 Minuten nach intraarterieller Injektion der Partikel: $17,0 \pm 5,1\%$ versus Kontrolle: $6,8 \pm 4,0$). Die höchste Kaspasenaktivität im Lebergewebe wurde nach 2 Stunden verzeichnet und konnte durch Behandlung der Tiere mit Z-VAD-fmk vollständig gehemmt werden. Sämtliche Tiere der Z-VAD-fmk Gruppe überlebten, wobei die Transaminasen im Normbereich waren. Die sinusoidale Perfusion war signifikant verbessert ($17,3 \pm 3,8\%$ (2 Std.) und $8,3 \pm 1,4\%$ (6 Std.) nicht-perfundierte Sinusoide), die Kupfferzellfunktion weitgehend wiederhergestellt ($11,2 \pm 2,1\%$ nicht-adhärente Partikel 2 Stunden nach Jo2-Applikation und 5 Minuten nach Injektion der Partikel). Histologisch zeigte sich 2 Stunden nach anti-Fas Injektion fokal eine hepatozelluläre Apoptose bei erhaltener Mikroarchitektur der Leber. Nach 6 Stunden wurden sowohl eine massive hepatozelluläre Apoptose, als auch ausgedehnte hämorrhagische Nekrosen beobachtet. Tiere, die mit Z-VAD-fmk behandelt waren, wiesen eine normale Struktur der Leber bei fehlender Apoptose von Hepatozyten auf.

Zusammenfassung

Hintergrund/Ziel: Aktivierung von Fas durch anti-Fas-Antikörper (Ak) führt im murinen Modell zu einer fulminaten Hepatitis. Die Fas-induzierte Apoptose von Hepatozyten wird dabei über Kaspasen vermittelt. Ziel dieser Studie war, die Bedeutung der Fas-induzierten Aktivierung von Kaspasen für die Mikrozirkulation der Leber und die Clearancefunktion von Kupfferzellen (KC) zu untersuchen.

Methodik: C3H/HeN Mäusen wurde der agonistische anti-Fas-Ak Jo2 (10 µg i.v.) appliziert. Kontrolltiere erhielten IgG. Weitere Tiere wurden nach Injektion von Jo2 mit dem Kaspase-Inhibitor Z-VAD-fmk behandelt. Nach 2 und 6 Std. wurde die Mikrozirkulation der Leber mittels intravitaler Fluoreszenzmikroskopie (sinusoidale Perfusion, Phagozytoseaktivität von KC) untersucht. Im Plasma wurden die Transaminasen bestimmt, im Lebergewebe die Kaspasen-Aktivität.

Resultate: Sechs Stunden nach Jo2-Applikation war die Letalität 40%. Jo2 bewirkte eine drastische (p < 0,01) Reduktion der sinusoidalen Perfusion nach 2 und 6 Std. und eine signifikante (p < 0,05) Hemmung der Phagozytoseaktivität von KC. Die maximale Kaspasenaktivität wurde nach 2 Std verzeichnet und wurde durch Z-VAD-fmk vollständig gehemmt. Sämtliche Tiere der Z-VAD-fmk-Gruppe überlebten, wobei die Transaminasen im Normbereich waren. Die sinusoidale Perfusion war signifikant (p < 0.01) verbessert, die Clearancefunktion der KC wiederhergestellt.

Schlußfolgerung: Aktivierung des Fas-Systems führt zu einem Kaspase-vermittelten Perfusionsversagen der Lebermikrozirkulation und zu einer reduzierten Clearancefunktion der KC. Die Hemmung der Kaspaseaktivität mit synthetischen Peptiden wie Z-VAD-fmk stellt möglicherweise ein neues therapeutisches Konzept für die Behandlung des aktuen Leberversagens dar.

Abstract

Background/Aim: Activation of Fas by anti-Fas antibodies (Ab) results in fulminant hepatitis in mice. Herein, Fas-induced apoptosis of hepatocytes is mediated by caspases. The aim of this study was to investigate the signifcance of Fas induced activation of caspases for hepatic microcirculation and clearance capacity of Kupffer cells (KC).

Methods: C3H/HeN mice were i.v. injected the agonistic anti-Fas Ab Jo2 (10 µg) or IgG (control) in the presence or absence of the caspase inhibitor Z-VAD-fmk. Hepatic microcirculation was analyzed using intravital fluorescence microscopy after 2 and 6 hours (sinusoidal perfusion, phagocytic activity of KC). Liver enzymes were determined in plasma samples, caspase activity was measured in liver tissue specimens.

Results: Mortality rate was 40% 6 hours after Jo2 administration. Jo2 induced a severe ($p < 0.01$) reduction of sinusoidal perfusion after 2 and 6 hours and a significant ($p < 0.05$) inhibition of phagocytic activity of KC. Caspase activity was most pronounced after 2 hours and was completely inhibited by Z-VAD-fmk. All animals in the Z-VAD-fmk group survived while liver enzymes were within the normal range. Sinusoidal perfusion was significantly ($p < 0.01$) improved and clearance capacity of KC was restored using Z-VAD-fmk.

Conclusion: Activation of the Fas-system leads to a caspase-mediated hepatic microvascular perfusion failure and reduced clearance capacity of KC. Inhibition of caspase activity using synthetic peptides such as Z-VAD-fmk may represent a new therapeutic concept for the treatment of acute liver dysfunction.

Literatur

1. Kondo T, Suda T, Fukuyama H, Adachi M, Nagata S (1997) Essential roles of the Fas ligand in the development of hepatitis. Nature Medicine 3: 409–413
2. Ogasawara J, Watanabe-Fukunaga R, Adachi M, Matsuzawa A, Kasugai T, Kitamura Y, Itoh N, Suda T, Nagata S (1993) Lethal effect of the anti-Fas antibody in mice. Nature 364: 806–809
3. Cohen GM (1997) Caspases: the executioners of apoptosis. Biochem J 326:1–16
4. Thornberry NA, Lazebnik Y (1998) Caspases: Enemies within. Science 281:1312–1316
5. Müschen M, Warskulat U, Douillard P, Gilbert E, Häussinger D (1998) Regulation of CD95 (Apo-1/Fas) receptor and ligand expression by lipopolysaccharide and dexamethasone in parenchymal and nonparenchymal rat liver cells. Hepatology 27: 200–208
6. Vollmar B, Messner S, Wanner GA, Hartung T, Menger MD (1997) Immunomodulatory action of G-CSF in a rat model of endotoxin-induced liver injury: an intravital microscopic analysis of Kupffer cell and leukocyte response. J Leukoc Biol 62:710–718

Korrespondenzadresse: Dr. med. Guido A. Wanner, Klinik für Unfallchirurgie, Universitätsspital Zürich, Rämistr. 100, CH-8091 Zürich, Schweiz, Telefon 0041-1-255-3657, Fax 0041-1-255-4406, e-mail: guido.wanner@chi.usz.ch;

Prognostische Bedeutung des Tumorzellnachweises mittels CK 20 RT-PCR bei Patienten mit kolorektalen Karzinomen und Magenkarzinomen

Prognostic impact of disseminated tumor cells detected by CK 20 RT-PCR in patients with colorectal and gastric carcinoma

I.Vogel, E. Soeth, H. Kalthoff, D. Henne-Bruns

Klinik für Allgemeine Chirurgie und Thoraxchirurgie, Universität Kiel

Einleitung

Lokalrezidive oder Fernmetastasen gastrointestinaler Karzinome limitieren die Prognose von Patienten nach kurativer Resektion des Primärtumors. Gegenstand der Forschung ist derzeit noch, inwieweit disseminierte Tumorzellen, die sich zum Zeitpunkt der Operation des Primärtumors nachweisen lassen, für die im weiteren Verlauf auftretende Metastasierung verantwortlich sind. Für die Detektion disseminierter Tumorzellen in der Bauchhöhle durch Immunzytologie konnte eine prognostische Wertigkeit bei Patienten mit kolorektalem Karzinom und Magenkarzinom gezeigt werden [1]. Die vorliegende Arbeit untersucht die prognostische Wertigkeit der Detektion von disseminierten Tumorzellen im Knochenmark und Blut von Patienten mit kolorektalen und Magenkarzinomen durch die von uns etablierte Cytokeratin 20 (CK 20) RT-PCR [2, 3].

Patienten und Methoden

Im Zeitraum vom März 1992 bis Dezember 1997 wurde bei insgesamt 152 Patienten mit kolorektalen Karzinomen (n = 74; 61 Knochenmarkproben (KM), 50 Blutproben (BL)) und Magenkarzinomen (n = 78; 58 KM, 46 BL) direkt präoperativ 8–10 ml Knochenmark aspiriert und 20 ml zentralvenöses Blut entnommen. Zusätzlich wurde eine Kontrollgruppe von 38 Patienten (32 KM, 28 BL) mit nicht malignen Erkrankungen und 30 gesunden Probanden (30 BL) untersucht. Die Studie wurde von der Ethikkommission der Universität Kiel genehmigt, eine schriftliche Einverständnis der Patienten lag vor.

Die Analyse mittels CK 20 RT-PCR erfolgte wie publiziert [2, 3]. Eine klinische Nachuntersuchung wurde alle 3 Monate durchgeführt. Die mittlere Nachbeobach-

tungszeit betrug 21 Monate (3–55 Monate). Die statistische Analyse erfolgte mittels Kaplan-Meier Berechnung und Kurvenvergleich mit dem log-rank test. Perioperativ verstorbene Patienten (n = 3) und Patienten mit anderen Todesursachen (n = 3) wurden von der Analyse ausgeschlossen.

Ergebnisse

Kontrollgruppe: In der Kontrollgruppe wurden 32 Knochenmarkproben und 58 Blutproben von Patienten mit nicht malignen Erkrankungen untersucht. Dabei fanden sich insge-samt vier positive Proben. Bei einer Patientin mit einem Leberadenom von 1,5 kg ließ sich sowohl im Knochenmark als auch im Blut CK 20 mRNA nachweisen. Bei einem weiteren Patienten mit einer familiären Polyposis coli fand sich ein positiver Knochenmarkbefund. Die Blutprobe eines Patienten mit einer chronischen Pankreatitis war ebenfalls CK 20 positiv. Alle 30 gesunden Probanden waren im Blut CK 20 negativ.

Kolorektales Karzinom: Ausgewertet wurden 61 Knochenmarkproben und 50 Blutproben von 74 Patienten.

Die Gesamtdetektionsrate lag bei 27,9 % (17/61) im Knochenmark und 16 % (8/50) im Blut. Dabei zeigte sich eine Stadienabhängigkeit in beiden Kompartimenten. Im Knochenmark fanden sich im UICC-Stadium I 12,5 % (1/8) positive Ergebnisse, im Stadium II 9,5 % (2/21), im Stadium III 27,3 % (3/11) und im Stadium IV 52,4 % (11/21). Im Blut gelang kein positiver Nachweis im Stadium I und II, im Stadium III lag die Detektionsrate bei 11,1 % (1/9), im Stadium IV bei 41,2 % (7/17). Außerdem fand sich im Knochenmark eine Korrelation zwischen Detektionsrate und Grading.

Die Überlebenszeitberechnungen nach Kaplan-Meier ergaben für das Knochenmark (n = 61) eine signifikant kürzere Überlebenszeit für Patienten mit CK 20 Nachweis (n = 17) im Vergleich zu den negativ getesteten Patienten (n = 44; p = 0,0001; Abb. 1a). Auch bei der separaten Analyse der Patienten, die kurativ (R0) reseziert wurden, wurde dieses Ergebnis bestätigt (p = 0,003). Die Analyse der Blutbefunde ergab einen hoch signifikanten Unterschied (p = < 0,0001), wobei keiner der positiv getesteten Patienten kurativ reseziert werden konnte.

Magenkarzinom: Insgesamt konnten 58 Knochenmark und 46 Blutproben von 78 Patienten mit einem Magenkarzinom untersucht werden. Die Gesamtdetektionsrate lag im Knochenmark bei 20,7 % (12/58) und im Blut bei 15,2 % (7/46). Auch bei dieser Patientengruppe zeigte sich eine Stadienabhängigkeit der Detektion (Knochenmark: Stadium I: 0 % (0/15), Stad. II: 20 % (1/5), Stad. III: 21,1 % (4/19), Stad. IV: 36,8 % (7/19); Blut: Stadium I: 16,7 % (2/12), Stad. II: 14,3 % (1/7), Stad. III: 10 % (1/10), Stad. IV: 17,6 % (3/17)). Alle Patienten, die in ihrer Blutprobe CK 20 positiv getestet wurden, wiesen histologisch ein Karzinom vom diffusen Typ nach Lauren auf.

Die Kaplan-Meier Analysen ergaben einen signifikanten Unterschied für das Knochenmark (p = 0,0091; Abb. 1b), aber keinen signifikanten Unterschied für das Blut (p = 0,9263).

Überlebensrate %

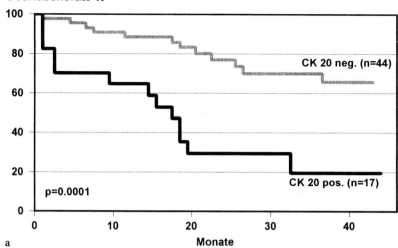

p=0.0001

a

Überlebensrate %

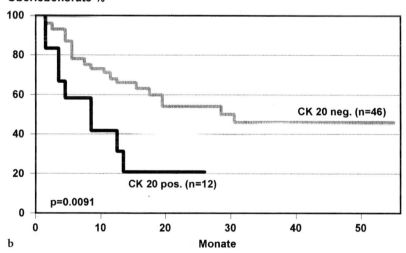

p=0.0091

b

Abb. 1. a Überlebenszeitberechnung nach Kaplan-Meier für Patienten mit einem kolorektalen Karzinom. Vergleich zwischen Patienten mit CK 20 positiven (CK 20 pos.) und CK 20 negativen (CK 20 neg.) Knochenmarkproben. **b** Überlebenszeitberechnung nach Kaplan-Meier für Patienten mit einem Magenkarzinom. Vergleich zwischen Patienten mit CK 20 positiven (CK 20 pos.) und CK 20 negativen (CK 20 neg.) Knochenmarkproben

Diskussion

Trotz der Fortschritte in der Behandlung gastrointestinaler Karzinome, insbesondere durch radikalere chirurgische Therapien, werden die Überlebenszeiten der Patienten durch das Auftreten einer hämatogenen und/oder lymphatischen Metastasierung limitiert. Mittels immunzytologischer und molekularbiologischer Nachweistechniken sind inzwischen eine Reihe von Markern für die Detektion von disseminierten Tumorzellen verschiedener Karzinome eingesetzt worden, deren Ergebnisse hinsichtlich der prognostischen Relevanz unterschiedlich sind [4–10]. CK 20, als ein Strukturelement vorwiegend gastrointestinaler epithelialer Zellen, eignet sich aufgrund seiner hohen Expressionsrate bei kolorektalen Karzinomen und der im Vergleich etwas geringeren Expression auch für das Magenkarzinom [10]. Wir konnten zeigen, daß die Detektion disseminierter Tumorzellen durch die CK 20 RT-PCR sensitiv und spezifisch erfolgt [2, 3].

Die in der Kontrollgruppe positiv getesteten Patienten litten an unterschiedlichen Erkrankungen, deren Abgrenzung zum Karzinom auch klinisch schwierig ist. Keiner der gesunden Probanden wurde CK 20 positiv getestet.

Für die Detektion disseminierter Tumorzellen im Knochenmark von Patienten mit kolorektalem Karzinom durch Immunzytologie mit einem Cytokeratinantikörper konnte bereits eine prognostische Relevanz gezeigt werden [6]. Lindemann et al. fanden bei 32% der untersuchten Patienten Cytokeratin 18 exprimierende Zellen im Knochenmark. Diese Detektionsrate ist mit unseren Ergebnissen (27,9%) vergleichbar.

Auch bei Magenkarzinomen wurde mittels des Cytokeratinantikörpers eine prognostische Relevanz gefunden [7]. Im Vergleich zu diesen immunzytologischen Untersuchungen ist unsere Gesamtdetektionsrate mit der CK 20 RT-PCR von 20,7% niedriger, erscheint aber durch die geringere Anzahl von Patienten im Stadium IV in unseren Kollektiv erklärbar.

Unsere Studie zeigt erstmalig, daß die Detektion von disseminierten Tumorzellen mittels CK 20 RT-PCR im Knochenmark in der univariaten Analyse bei Patienten mit kolorektalem oder Magenkarzinom eine prognostische Relevanz besitzt.

Eine größere Zahl von Proben in Kombination mit einem verlängerten Follow-up wird die Durchführung einer multivariaten Analyse erlauben, die klären kann, ob die Detektion von disseminierten Tumorzellen mittels dieser Methode einen unabhängigen prognostischen Faktor darstellt.

Die regelhafte Durchführung dieser präoperativen Untersuchung von Patienten mit kolorektalen und Magenkarzinomen ermöglicht somit die Identifizierung von Patienten, die ein erhöhtes Risiko für eine Metastasierung haben. Bei diesen Patienten sollte auch in frühen Tumorstadien die Durchführung von adjuvanten Therapien erwogen werden.

Zusammenfassung

Einleitung: Disseminierte Tumorzellen können mittels Cytokeratin 20 (CK 20) RT-PCR bei Patienten mit gastrointestinalen Karzinomen in allen Tumorstadien nachgewiesen werden. Die vorliegende Arbeit untersucht die prognostische Relevanz der präoperativen Detektion disseminierter Tumorzellen im Knochenmark und venösem Blut von Patienten mit kolorektalem Karzinom bzw. Magenkarzinom.

Methoden: Knochenmark und venöse Blutproben von 74 Patienten mit kolorektalem Karzinom und 78 Patienten mit einem Magenkarzinom wurden mit der durch uns etablierten CK 20 RT-PCR untersucht. Die klinische Nachbeobachtungszeit der Patienten betrug im Mittel 21 Monate (3–55 Monate).

Ergebnisse: Patienten mit *kolorektalem Karzinom:* In 27,9% (17/61) wurden disseminierte Tumorzellen im Knochenmark (KM) und in 16% (8/50) im venösen Blut (VB) der Patienten nachgewiesen. Die Detektionsrate war in beiden Kompartimenten mit dem UICC Stadium korreliert. Die Überlebenszeitanalysen nach Kaplan-Meier ergaben eine sigknifikant kürzere Überlebenszeit für Patienten mit positiven Ergebnissen im Knochenmark und auch im venösen Blut im Vergleich zu negativ getesteten Patienten (KM: p = 0,0001, VB: p = < 0,0001).

Patienten mit *Magenkarzinom:* In 20,7% (12/58) wurden disseminierte Tumorzellen im Knochenmark und in 15,2% (7/46) im venösen Blut nachgewiesen. Die Detektionsrate korrelierte mit dem UICC Tumorstadium. Die Überlebenszeitanalysen nach Kaplan-Meier ergaben einen signifikanten Unterschied im Vergleich von Patienten mit positivem CK 20 Nachweis und negativ getesteten Patienten im Knochenmark (p = 0,0091), aber keinen signifikanten Unterschied im venöse Blut (p = 0,9263).

Schlußfolgerung: Die Detektion von disseminierten Tumorzellen mittels CK 20 RT-PCR im Knochenmark von Patienten mit kolorektalem Karzinom und Magenkarzinom ist von prognostischer Relevanz. Die Wertigkeit der Detektion im Blut bei insgesamt niedrigerer Detektionsrate kann zur Zeit insbesondere bei Patienten mit Magenkarzinom noch nicht gesichert werden.

Abstract

Background: Disseminated tumor cells can be detected in patients with gastrointestinal carcinomas by Cytokeratin 20 (CK 20) RT-PCR in all tumor stages. This study analysed the prognostic relevance of the preoperative detection of disseminated cells in the bone marrow and venous blood of patients with colorectal or gastric carcinoma.

Methods: Bone marrow and blood of 74 patients with colorectal and 78 patients with gastric carcinoma were analysed by our established CK 20 RT-PCR. Patients were followed up for a mean time of 21 months (3–55 months).

Results: Patients with *colorectal carcinoma:* In 27.9% (17/61) disseminated tumor cells were detected in bone marrow (BM) and 16% (8/50) in venous blood (VB). The detection rate increased with the UICC tumor stage in both compartments. Survival analyses according to Kaplan-Meier revealed a significant shorter survival for patients with positive results in the bone marrow and also in the venous blood compared to negative tested patients (BM: p = 0.0001, VB: p = < 0.0001).

Patients with *gastric carcinoma:* In 20.7% (12/58) disseminated tumor cells were found in the bone marrow and in 15.2% in the venous blood (7/46). The detection rate increased in both compartments with the UICC tumor stage. Survival analyses showed a significant difference for positive compared to negative tested patients in the bone marrow (p = 0.0091), but no difference for the venous blood (p = 0.9263).

706

Conclusion: The detection of disseminated tumor cells by CK 20 RT-PCR in the bone marrow of patients with colorectal carcinoma and gastric carcinoma is therefore of prognostic relevance. Due to the lower detection rates the prognostic impact of the detection in venous blood particular in gastric cancer patients has to be proven by additional analyses.

Literatur

1. Schott A, Vogel I, Krüger U, Kalthoff H, Schreiber HW, Schmiegel W, Henne-Bruns D, Kremer B, Juhl H (1998) Isolated tumor cells are frequently detectable in the peritoneal cavity of gastric and colorectal cancer patients and serve as a new prognostic marker. Ann Surg 227:372–379
2. Soeth E, Röder C, Juhl H, Krüger U, Kremer B, Kalthoff H (1996) The detection of disseminated tumor cells in bone marrow from colorectal-cancer patients by a Cytokeratin-20-specific nested reverse-transcriptase-polymerase-chain reaction is related to the stage of disease. Int J Cancer 69:278–282
3. Soeth E, Vogel I, Röder C, Juhl H, Marxsen J, Krüger U, Henne-Bruns D, Kremer B, Kalthoff H (1997) Comparative analysis of bone marrow and venous blood isolates from gastrointestinal cancer patients for the detection of disseminated tumor cells using reverse transcription PCR. Cancer Res 57:3106–3110
4. Schlimok G, Funke I, Pantel K, Strobel F, Lindemann F, Witte J, Riethmüller G (1991) Micrometastatic tumour cells in bone marrow of patients with gastric cancer: methodological aspects of detection and prognostic significance. Eur J Cancer 27:1461–1465
5. Johnson PWM, Burchill SA, Selby PJ (1995) The molecular detection of circulating tumor cells. Br J Cancer 72:268–276
6. Lindemann F, Schlimok G, Dirschedl P, Witte J, Riethmüller G (1992) Prognostic significance of micrometastatic tumor cells in bone marrow of colorectal cancer patients. Lancet 340:685–689
7. Jauch KW, Heiss MM, Grützner U, Funke I, Pantel K, Babic R, Eissner HJ, Riethmüller G, Schildberg FW (1996) Prognostic significance of bone marrow micrometastases in patients with gastric cancer. J. Clin Oncol 14:1810–1817
8. Gerhard M, Juhl H, Kalthoff H, Schreiber HW, Wagener C, Neumaier M (1994) Specific detection of carcinoembryonic antigen-expressing tumor cells in bone marrow aspirates by polymerase chain reaction. J Clin Oncol 12:725–729
9. Burchill SA, Bradbury MF, Pittman K, Southgate J, Smith B, Selby P (1995) Detection of epithelial cancer cells in peripheral blood by reverse transcriptase-polymerase chain reaction. Br J Cancer 71:278–281
10. Moll R, Löwe A, Laufer J, Franke WW (1992) Cytokeratin 20 in human carcinomas. A new diagnostic marker detected by monoclonal antibodies. Am J Pathol 40:427–447

Korrespondenzadresse: Dr. Ilka Vogel, Klinik für Allgemeine Chirurgie und Thoraxchirurgie, Universität Kiel, Arnold-Heller-Str. 7, D-24105 Kiel, Telefon 0431-597-4481, Fax 0431-597-1939

Der Verlust der HLA Klasse I Antigen Expression auf disseminierten Tumorzellen im Knochenmark von Mammakarzinom-Patientinnen ist prognostisch ungünstig

Loss of HLA class I antigen expression on disseminated tumor cells in bone marrow of breast cancer patients relates to poor prognosis

I. Funke, A. Zia, C. Gabka, R. G. H. Baumeister, F. W. Schildberg

Chirurgische Klinik und Poliklinik; Klinikum Großhadern der Ludwig-Maximilians-Universität München, Marchioninistraße 15, 81377 München

Einleitung

Der immunzytochemische oder molekularbiologische Nachweis einzelner disseminierter Tumorzellen im Knochenmark von Karzinompatienten gewinnt zunehmend klinische Bedeutung als Indikator für die Generalisierung der Erkrankung. Gegenwärtig werden Studien durchgeführt, deren Zielsetzung es ist die Prävalenz dieser „mikrometastatischen Zellen" und ihre Korrelation zu etablierten klinisch-pathologischen Parametern bei verschiedenen Primärtumoren zu erarbeiten und mit einem aussagefähigen Nachbeobachtungszeitraum gegebenenfalls die unabhängige prognostische Relevanz dieses Parameters zu belegen. Neben diesen klinisch orientierten Fragestellungen wird intensiv an der Verbesserung der Sensitivität und Spezifität der Nachweisverfahren und ihrer Standardisierung für die routinemäßige Anwendung gearbeitet [1]. Durch geeignete Doppelfärbungstechniken ist auch die Phänotypisierung der disseminierten Tumorzellen möglich, d. h. es kann analysiert werden, welche tumorbiologisch interessanten Antigene sie exprimieren [2]. Gegenstand der vorliegenden Untersuchung ist die Analyse der HLA Klasse I Antigen Expression auf disseminierten Tumorzellen im Knochenmark von Mammakarzinom-Patientinnen und die prognostische Bedeutung dieses Phänotyps.

Methodik

Bei 99 Patientinnen mit einem primären Mammakarzinom wurden mit dem gegen die Zytokeratinkomponenete Nr. 18 gerichteten Antikörper CK2 in der APAAP-Färbung intraoperativ entnommene Knochenmarkaspirate gefärbt. Für jede Patientin wurden 1×10^6 aus dem Knochenmark isolierte Zellen analysiert. Bei den Präparaten mit einem CK2 positiven Knochenmarkstatus wurde in einer Doppelfärbung (APAAP/Immunogold) die Expression von HLA Klasse I Antigenen unter Verwendung des monoklonalen Antikörpers W6/32 untersucht. Die Auswertung erfolgte lichtmikroskopisch durch zwei unabhängige Untersucher mit folgender Klassifizierung: CK2+/W6/32pos; CK+/W6/32neg; CK2+/W6/32pos-neg. (d. h bei individuellen

Patienten gibt es sowohl W6/32 positive wie auch W6/32 negative disseminierte Tumorzellen im Knochenmark).

Ergebnisse

Präparate mit CK2 positiven Zellen, die auch in der Doppelfärbung mit dem monoklonalen Antikörper W6/32 eindeutig auswertbar waren, wurden in 35 Fällen gefunden (35/99; 35%). In 20 Fällen (57,1%) waren alle disseminierten Tumorzellen HLA Klasse I positiv, 8 Fälle zeigten einen vollständigen Verlust der HLA Klasse I-Antigen-Expression (22,9%) und 7 Fälle (20%) wiesen eine heterogene HLA Klasse I-Antigen-Expression auf. Zwischen dem Verlust von HLA Klasse I-Antigenen und konventionellen Prognosefaktoren wurde keine statistisch signifikanten Korrelationen gefunden. In die Auswertung der Follow-Up Daten gingen nur Patientinnen mit dem Status R0, M0 (n = 30) ein, also nur diejenigen Patientinnen bei denen der Terminus der *minimal* residualen Erkrankung auch gerechtfertigt ist. In dieser Untergruppe wurde ein Verlust von HLA Klasse I Antigenen häufiger bei Patientinnen mit undifferenzierten Tumoren gefunden (G1/2 vs. G3, p $\leq$ 0,05). Interessanterweise starb in der Gruppe mit einem CK2+/W6/32positiven Phänotyp bis zum jetzigen Zeitpunkt keine Patientin, während in der Gruppe CK2+/W6/32negativ 3 von 14 Patientinnen verstorben sind. In der univariaten Analyse geht der HLA Klasse I Verlust auf disseminierten Tumorzellen mit einer kürzeren Überlebenszeit einher (Kaplan Meier log rank p $\leq$ 0,05; mediane Beobachtungszeit 26,4 Monate; range 1 bis 98 Monate).

Diskussion

Es wird diskutiert, daß HLA Klasse I Antigene eine wichtige Rolle bei den zellulären Mechanismen der „Immunsurveillance" spielen. Verschiedene Arbeitsgruppen konnten zeigen, daß ein Verlust von Histokompatibilitätsantigenen der Klasse I bei unterschiedlichen Primärtumortypen eine prognostisch ungünstige Bedeutung hat und auch das disseminierte Tumorzellen im Knochenmark eine reduzierte HLA-Klasse I Antigen-Expression aufweisen können [3].

Dies ist die erste Studie, die eine Bedeutung des HLA Klasse I Antigenverlustes auf disseminierten Tumorzellen als möglichen Prognosefaktor zeigt. Die Ergebnisse könnten die Hypothese unterstützen, daß HLA Klasse I Antigen-negative Tumorzellen einen Selektionsvorteil bei der Metastasierung haben, da sie von immunkompetenten Zellen (z. B. NK-Zellen; zytotoxische T-Zellen) nicht erkannt werden. Natürlich müssen diese Ergebnisse an größeren Kollektiven und mit einer längeren Nachbeobachtungszeit bestätigt werden. Therapeutische Ansätze, die eine Hochregulation der HLA Klasse I Antigenexpression bewirken, könnten in der Situation der minimal residualen Tumorerkrankung an Bedeutung gewinnen. Darüberhinaus ist der prädiktive Wert einer weitergehenden Phänotypisierung der disseminierten Tumorzellen im Knochenmark möglicherweise zukünftig interessant, um diejenigen Patienten sinnvoll zu selektionieren die einer bestimmten adjuvanten Therapie zugeführt werden [4, 5, 6].

Zusammenfassung

Einleitung: Möglicherweise ist nicht der Nachweis einzelner disseminierter Tumorzellen im Knochenmark per se prognostisch relevant, sondern vielmehr ein bestimmter Phänotyp dieser Zellen. Gegenstand dieser Untersuchung war die Analyse des
HLA-Klasse I-Antigen-Expressionsmusters auf disseminierten Tumorzellen von
Mamma-Karzinompatientinnen, da diese Antigene eine Rolle bei den Mechanismen
der Immunsurveillance spielen.

Methodik: Mit einer immunzytologischen Doppelfärbung (APAAP/Immunogold)
unter Verwendung der monoklonalen Antikörper CK2 und W6/32 wurde das intraoperativ entnommene Knochenmarkaspirat nach Ficoll-Dichtegradientenzenti-
fugation analysiert. Pro Patientin wurden 1×10^6 Zellen untersucht. Die Auswertung
erfolgte lichtmikroskopisch durch zwei unabhängige Untersucher.

Ergebnisse und Diskussion: Bei 35 Mamma-Karzinompatietinnen mit einem CK2
positiven Knochenmark-Status wurde das HLA-Klasse I-Antigen-Expressionsmuster
mit dem monoklonalen Antikörper W6/32 analysiert. In 57,1% der Patienten waren
alle disseminierten Tumorzellen im Knochenmark HLA Klasse I positiv, während sich
bei 42,9% der Fälle ein partieller oder vollständiger Verlust der HLA Klasse I-Antigen-Expression auf diesen Zellen nachweisen ließ. In der univariaten Analyse (Kaplan
Meier log rank p ≤ 0,05; mediane Beobachtungszeit 26,4 Monate) hatten die Patientinnen mit einem W6/32 negativen Phänotyp ein kürzere Überlebenszeit. Bislang
wurde bei verschiedenen Primärtumortypen gezeigt, daß der Verlust von Antigenen
der HLA-Klasse I ein prognostisch ungünstiger Faktor ist. In der vorliegenden Arbeit
wird erstmals gezeigt, daß dies auch für die minimal residuale Tumorerkrankung zutreffen könnte.

Abstract

Background: Not only presence or abscense of micrometastatic cells in bone marrow,
but also a certain phenotype of these cells might be relevant for the prognosis of the
patients. As histocompatibility antigens are involved in the mechanism of immun-
surveilance, this study investigated HLA-class I antigen expression pattern on disseminated tumor cells in breast cancer patients and its prognostic impact.

Methods: A double staining procedure combining APAAP staining and immuno-
gold labelling was applied using the monoclonal antibodies CK2 and W6/32. 1×10^6
cells per patient were analysed after intraoperative bone marrow aspiration. Slights
were examined under light microscopy by two independent observers.

Results and Conclusion: 35 breast cancer patients with CK2 positive cells in bone
marrow were analysed for HLA class I antigen expression using mab W6/32. In 57.1%
of the cases all disseminated cells were W6/32 positive and 42.9% of the patients
revealed a partiell or complete loss of HLA class I antigen expression on micrometastatic cells in bone marrow. In univariate analyses this corresponds to poor survival in patients with a loss of HLA class I antigen expression (Kaplan Meier log rang
p ≤ 0.05; median follow-up 26.4 month). Several studies revealed an unfavourable prognostic impact of loss of HLA class I antigen expression in various primary tumours.
This is the first study demonstrating a possible prognostic impact also for minimal

residual disease. Therapeutic strategies aiming at upregulation of HLA-class I antigen expression might be useful in this situation.

Literatur

1. Funke I, Schraut W (1998) Meta-analyses of studies on bone marrow micrometastases: an independent prognostic impact remains to be substantiated. J Clin Oncol 16:557–566
2. Riesenberg R, Oberneder R, Kriegmair M, Epp M, Bitzer U, Hofstetter A, Braun S, Riethmüller G, Pantel K (1993) Immunocytochemical double staining of cytokeratin and prostate specific antigen in individual micrometastatic carcinoma cells . Histochemistry 99:61–66
3. Pantel K, Schlimok G, Kutter D, Schaller G, Genz T, Wiebecke B, Backmann R, Funke I, Riethmüller G (1991) Frequent-down regulation of major histocompatibility class I antigen expression on individual micrometastatic carcinoma cells. Cancer Res 51:4712–4715
4. Schlimok G, Pantel K, Loibner H, Fackler-Schwalbe I, Riethmüller G (1995) Reduction of metastatic carcinoma cells in bone marrow by intravenously administered monoclonal antibody: towards a novel surrogate test to monitor adjuvant therapies of solid tumours. Eur J Cancer 31A: 1799–1803
5. Pantel K, Schlimok G, Braun S, Kutter D, Lindemann F, Schaller G, Funke I, Izbicki JR, Riethmüller G (1993) Differential expression of proliferation – associated molecules in individual micrometastatic carcinoma cells. J Natl Cancer Inst 85:1419–1424
6. Schlimok G, Riethmüller, G (1995) Monoclonal antibodies in the therapy of minimally residual solid tumors. Onkologie 18:403–408

Korrespondenzadresse: Dr. med. Ilona Funke, Chirurgische Klinik und Poliklinik, Klinikum Großhadern der LMU-München, Marchioninistraße 15, D-81377 München

Parathyroid Hormone-related Protein (PTHrP) beim Mammakarzinom: Ein auto-/parakriner Wachstumsfaktor?

Zellbiologische Untersuchungen im Knochenmark-Mikromilieu

Parathyroid hormone-related protein (PTHrP) in breast cancer: An auto-/paracrine growth factor?

Studies on cells of the bone marrow microenvironment

T. Liersch[1], H. Siggelkow[3], M. Hüfner[3], B. Wörmann[2], H. Becker[1], G.G. Wulf[2]

[1] Abt. Allgemeinchirurgie,
[2] Abt. Hämato-/Onkologie,
[3] Abt. Gastroentero-/Endokrinologie, Universitätsklinikum Göttingen, Robert-Koch-Str. 40, 37075 Göttingen

Einleitung

Parathyroid Hormone-related Protein (PTHrP), ein funktionelles Analogon zum Parathormon, ist in 63 % der primären Mammakarzinome [1] und in 92 % der ossären Mammakarzinom-Metastasen nachweisbar [2]. Bisherige Untersuchungen zeigten, daß der Grad der PTHrP-Expression mit der Inzidenz ossärer Filialisierung korrelierte [3]. In einer prospektiven Studie [4] wurde zum Nachweis minimaler Tumorzelldissemination mittels Reverse-Transkription/Polymerase-Kettenreaktion-(RT/PCR)-Technik bei n = 71 primären Mammakarzinom-Patientinnen (Pat.) das PTHrP im Knochenmark (KM) und im peripheren Blut (PB) untersucht. Im Nachbeobachtungszeitraum von 27 Monaten (Median) bestätigte sich bei 7/17 Pat. mit initial positivem PTHrP-Nachweis im PB und/oder KM das potentiell erhohte Rezidivrisiko durch das Auftreten von 4 lokalen und 3 ossären Rezidiven. Aufgrund der Ergebnisse dieser fortgesetzten Studie sollte in zellbiologischen Untersuchungen am Tumorgewebe von Pat. mit einem primären Mammakarzinom, an Tumorzell-Linien, im KM-Mikromilieu und an CD34[+] hämatopoetischen Vorläuferzellen aus PB geklärt werden, ob PTHrP ein für die Tumorzellproliferation verantwortlicher autokriner/parakriner Wachstumsfaktor ist.

Methoden

Das Tumorgewebe von 49 Pat. (Alter: 36–88 Jahre, Median: 62 Jahre) mit primärem Mammakarzinom (Stadium I-III) wurde mittels PCR-Techniken untersucht. Dabei erfolgten die RNA-Extraktionen, die RT/PCR und Gelelektrophorese nach Standardprotokollen [5,6]. Die Qualität der RNA-Extraktion und RT wurde durch eine PCR für β-Actin überprüft. Die Sequenzen waren:

β-Actin upstream:	5'-TGACCCAGATCATGTTTGAGA-3'
β-Actin downstream:	5'-ACTCCATGCCCAGGAAGGA-3'
PTHrP upstream 1:	5'-GACTGGTTCAGCAGTGGAGC-3'

PTHrP downstream 1: 5′-ATCGAGCTCCAGCGACGTTGT-3′
PTHrP upstream 2: 5′-TGTTCCTGCTGAGCTACGC-3′
PTHrP downstream 2: 5′-TACCCCACTCCCAGTCACT-3′

Zum Nachweis des PTH/PTHrP-Rezeptors wurde ein PCR-Assay nach Standardproto-kollen etabliert [7–9], wobei als positive Kontrollen sowohl RNA-Proben von norma-lem humanen Nierengewebe als auch von der Nierenkarzinomzell-Linie 786,0 (Dr. Strewler, Yale University, USA) dienten. Die Primersequenzen waren:

Rezeptor upstream: 5′-GCAGATGACGTCATGACTAAAG-3′
Rezeptor downstream: 5′-ACGGTACCTGCTGCCAGTGG-3′

Der potentielle autokrine Proliferationseffekt von PTHrP wurde in vitro in Serum-freien Zellkulturen mit Hilfe des synthetischen N-terminalen PTHrP-Fragments hPTHrP(1-40) (Sigma, FRG), einem Liganden des PTH/PTHrP Rezeptors, an den Mammakarzinomzell-Linien MCF-7, MDA-MB-231, MDA-MB-468, SK-BR-3 und DU 4475 (American Type Culture Collection) geprüft. Bei allen 5 Zell-Linien war vorab eine Koexpression des PTHrP und des PTH/PTHrP-Rezeptors ermittelt wor-den. In den sich anschließenden Inhibitionsassays wurde der murine monoklonale Antikörper (moAk) Ab-1 (Oncogene Science, USA) als neutralisierender moAk über 96h gegen die N-Determinante von PTHrP eingesetzt. Nach der Ab-1-Exposition er-folgte in weiteren Untersuchungen die Zugabe von 100 ng/ml hPTHrP(1-40) (eben-falls über 96 h). Als negative Kontrolle diente ein muriner Ak gegen „rabbit"-Immun-globulin. Die jeweilige Zellproliferation im Assay wurde mit dem MTT-Test („tetrazolium dye colorimetric test") nach der Methode von Denizot et al. [10] photo-metrisch bestimmt.

Ein möglicher parakriner Effekt von PTHrP im KM-Mikromilieu wurde an ange-reicherten CD34$^+$ hämatopoetischen Vorläuferzellen des PB (PBSC) geprüft. Die PBSC stammten zum einen aus Leukapheraten von Mammakarzinom-Pat., gewonnen im Rahmen einer Hochdosis-Chemotherapie (VIPE-Schema) unter G-CSF Stimula-tion (35 PBSC von 21 Pat.), zum anderen aus Leukapheraten von gesunden Spendern. Diese Normalspender (n = 10) standen im Rahmen allogener Stammzelltransplanta-tionen zum Zeitpunkt der Leukapherese ebenfalls unter G-CSF-Stimulation. Die An-reicherung der hämatopoetischen Vorläuferzellen wurde über ein magnetisch akti-viertes Zell-„sorting" (MACS) mit moAk gegen CD34$^+$ durchgeführt.

Die Auswirkungen von hPTHrP(1-40) auf Osteoblasten wurde an primären Kultu-ren osteoblastenähnlicher Zellen aus dem KM gesunder Spender untersucht. Das KM war im Rahmen osteosynthetischer/-plastischer Operationen gewonnen worden. Als weiteres in-vitro-Modell diente die Osteosarkomzell-Linie H0S58. Für beide Popula-tionen wurde von uns die Expression von PTHrP per RT/PCR und per Immunzytolo-gie unter Einsatz des Ak Ab-2 gegen PTHrP („rabbit polyclonal antibody"; Oncogene Science, USA) nachgewiesen.

Ergebnisse und Diskussion

Bei 49 primären Mammakarzinomen wurde mittels PCR-Technik in 48 Fällen PTHrP im Tumorgewebe und in 42/48 Fällen eine Koexpression des PTH/PTHrP-Rezeptors detektiert. Eine derartige Koexpression von PTHrP und PTH/PTHrP-Rezeptoren wurde von uns erstmalig auch an den Mammakarzinomzell-Linien MDA-MB-468, DU 4475 und SK-BR-3 nachgewiesen. In den Literatur bereits vorbeschrieben war die ermittelte Koexpression von PTHrP und PTH/PTHrP bei den Mammakarzinomzell-Linien MCF-7 und MDA-MB-231. Das synthetische hPTHrP(1-40), ein Ligand des PRH/PTHrP-Rezeptors, stimulierte das Wachstum der Mammakarzinomzell-Linien MCF-7, DU 4475 und MDA-MB-468. Das Wachstum der MDA-MB-231-Zell-Linie, das gegenüber einer exogenen PTHrP-Stimulation unempfindlich war, sowie das von MCF-7 und MDA-MB-468 ließ sich durch den PTHrP-neutralisierenden moAk Ab-1 in seiner Proliferationskapazität reduzieren. Unter den das KM-Mikromilieu konstituierenden Zellpopulationen konnte eine Expression von PTHrP in humanen osteoblastären Zellen und in angereicherten CD34$^+$ hämatopoetischen Vorläuferzellen mittels RT/PCR und in-situ-Hybridisierung nachgewiesen werden. Zudem wurde für beide Populationen die simultane Expression von PTHrP per RT/PCR und per Immunzytologie unter Einsatz des Ak Ab-2 gegen PTHrP („rabbit polyclonal antibody") demonstriert.

Die dargestellten in-vitro-Untersuchungen zeigten einen autokrinen Effekt von PTHrP auf die Proliferation von Mammakarzinomzellen und lassen eine parakrine Beeinflussung durch Osteoblasten und hämatopoetische Progenitorzellen in der Frühphase der Knochenmetastasierung vermuten.

Zusammenfassung

Mammakarzinome exprimieren Parathyroid Hormone-related Protein (PTHrP), wobei die vorliegenden Studien eine Korrelation der PTHrP-Expression mit der Inzidenz ossärer Metastasen nachwiesen. Bei der Gewebeanalyse von 49 primären Mammakarzinomen mittels RT/PCR-Methoden fanden wir bei 48/49 Patientinnen (Pat.) eine PTHrP-Expression und bei 42 Pat. eine Koexpression des PTH/PTHrP-Rezeptors. Eine derartige Koexpression von PTHrP und seinem Rezeptor war für die Mammakarzinomzell-Linien MCF-7 und MDA-MB-231 bekannt und wurde von uns auch für MDA-MB-468, DU 4475 und SK-BR-3 detektiert.

Folglich wurden bei der Suche nach einer autokrinen Wachstumsstimulation von PTHrP diese Mammakarzinomzell-Linien als in-vitro-Modell eingesetzt. Dabei ließen sich die Zell-Linien MCF-7 und MDA-MB-468 ebenso wie die durch exogene hPTHrP(1-40)-Zufuhr nicht stimulierbare Linie MDA-MB-231 durch neutralisierende monoklonale Antikörper (moAk) gegen PTHrP in ihrer Proliferationskapazität hemmen. Bei allen 5 Mammakarzinomzell-Linien führte die Inkubation mit PTHrP zu einer Senkung der PTHrP-Expression, wohingegen die Expression des PTH/PTHrP-Rezeptorkomplexes unbeeinflußt blieb.

Auf der Suche nach einem parakrinen Effekt von PTHrP im Knochenmark (KM) und peripheren Blut (PB) von Normalspendern untersuchten wir hämatopoetische Vorläuferzellen (CD34$^+$) und Osteoblasten. Durch PCR-Analyse, in-situ-Hybridisierung und Immunzytologie von CD34$^+$ Zellfraktionen aus peripheren Stammzellseparaten (PBSC) von gesunden allogenen Spendern sowie auf der Ebene sehr unreifer hämatopoetischer Progenitorzellen (CFU-A) in Stammzell-Assays wurde eine Expression von PTHrP festgestellt. In humanen Osteoblastenkulturen von Nor-

714

malspendern und in Osteoblasten-ähnlichen Osteosarkomzell-Linien konnte ebenfalls eine PTHrP-Expression mittels PCR am 1. und 32. Tag der Zell-Kultur entdeckt werden.

Zusammenfassend zeigten die dargestellten Untersuchungen einen autokrinen Effekt von PTHrP auf die Proliferation von Mammakarzinomzellen und lassen eine parakrine Beeinflussung durch Osteoblasten und hämatopoetische Progenitorzellen (CD34⁺) in der Frühphase der Knochenmetastasierung vermuten.

Abstract

Background: Breast cancer tissues express parathyroid hormone-related protein (PTHrP) and as shown in previous studies the level of PTHrP expression in the primary tumor correlates with the incidence of bone metastasis.

Methods/Results: Analysing 49 primary breast cancer tissues by reverse transcription based RT/PCR methods we found an expression of PTHrP in 48/49 patients with a coexpression of the PTH/PTHrP receptor in 42 patient samples. Coexpression of PTHrP and its receptor was also shown in all of five breast cancer cell lines MCF-7, MDA-MB-231, MDA-MB-468, DU 4475 and SK-BR-3.

Looking for an autocrine growth modulating loop of PTHrP in breast cancer these cell lines were used as in vitro models for growth stimulation with hPTHrP(1-40). The growth of MCF-7 and MDA-MB-468 as well as the cell line MDA-MB-231, which was unresponsive to exogenous PTHrP, was reduced by a neutralizing monoclonal antibody against PTHrP. In all of the five breast cancer cell lines incubation with hPTHrP(1-40) led to a decrease in PTHrP expression, whereas the expression of the PTH/PTHrP receptor was unchanged.

Looking for paracrine sources of PTHrP in normal human bone marrow (bm) and peripheral blood (PB) we investigated hematopoietic and osteoblast cells. In hematopoietic cells only a low-level expression of PTHrP was detected by PCR analysis, by in situ hybridisation and immunocytology in the CD34⁺ fraction of peripheral blood stem cell harvests of healthy allogeneic stem cell donors and on the level of early hematopoietic progenitors in stem cell assays (CFU-A). In normal human osteoblast cells and cells of the osteoblast-like osteosarcoma cell line H0S58 expression of PTHrP was found by PCR both on day 1 and on day 32 of cell culture.

Conclusion: In conclusion we documented an autocrine growth modulating loop for breast cancer cells by PTHrP, which might be fueled in a paracrine fashion by osteoblasts and hematopoietic progenitor cells (CD34⁺) in the early phase of breast cancer metastasis to the bone.

Literatur

1. Liapis H, Crouch EC, Grosso LE, Kitazawa S, Wick MR (1993) Expression of parathyroidlike protein in normal, proliferate and neoplastic human breast tissues. Am J Pathol 143: 1169–1178
2. Bouizar Z, Spyratos F, Deytieux S, Vernejoul MC de, Jullienne A (1993) Polymerase chain reaction analysis of parathyroid hormone-related protein gene expression in breast cancer patients and occurrence of bone metastases. Cancer Res 53:5076–5078

3. Powell GJ, Southby J, Danks JA, Stillwell RG, Hayman JA, Henderson MA, Bennett RC, Martin TJ (1991) Localization of parathyroid hormone-related protein in breast cancer metastases: increased incidence in bone compared with other sites. Cancer Res 51 : 3059–3061

4. Liersch T, Gatzemeier W, Scharnberg P, Jürgens B, Wörmann B, Becker H, Rauschecker HF, Hiddemann W, Wulf GG (1998) Nachweis disseminierter Karzinomzellen im Knochenmark und peripheren Blut beim primären Mammakarzinom mittels RT/PCR des Parathyroid Hormone-related Proteins (PTHrP). Langenbecks Arch Chir I (Forumband 1998): 277–280

5. Saiki RK, Gelfand DH, Stoffel S, Scharf SJ, Higuchi R, Horn GT, Mullis KB, Erlich HA (1988) Primer-directed enzymatic amplification of DNA with a thermostable DNA polymerase. Science 239 : 487 491

6. Wulf GG, Jürgens B, Liersch T, Gatzemeier W, Rauschecker H, Buske C, Hüfner M, Hiddemann W, Wörmann B (1997) Reverse transcriptase/polymerase chain reaction analysis of parathyroid hormone-related protein for the detection of tumor cell dissemination in the peripheral blood and bone marrow of patients with breast cancer. J Cancer Res Clin Oncol 123 : 514–521

7. Schimpani E, Weinstein LS, Bergwitz C, Lida-Klein A, Kong XF, Stuhrmann M, Kruse K, Whyte MP, Murray T, Schmidtke J, Van Dop C, Brickman AS, Crawford JD, Pott JT, Kronneberg HM, Abou-Samra AB, S'gre GV, Jueppner H (1995) Pseudohypoparathyreoidismus is not caused by mutations in the coding exons of the human parathyroid hormone PTH)/PTH-related peptide receptor gene. J Clin Endocrinol Metab 80 : 1611–1621

8. Wulf GG, Jahn H, Hiddemann W, Wörmann B (1997) Expression of PTHrP and the PTHrP receptor in human breast cancer. Proceedings AACR 38, 115

9. McCuaig KA, Lee HS, Clarke JC, Assar H, Horsford J, White JH (1995) Parathyroid hormone/parathyroid hormone receptor gene transcripts are expressed from tissue-specific and ubiquitous promoters. Nucleic Acids Research 23 : 1948–1955

10. Denizot F, Lang R (1986) Rapid colorimetric assay for cell growth and survival. J Immunol Meth 89 : 271–277

Evaluierung der laparoskopischen Fluoreszenzvisualisierung von Peritonealkarzinosen unter Verwendung von δ-Aminolävulinsäure (ALA)

Evaluation of laparoscopic fluorescencevisualization of peritoneal carcinosis with δ-aminolevulinic acid (ALA)

J. Gahlen, H.-H. Laubach, J. Stern, M. Pietschmann, Ch. Herfarth

Chirurgische Universitätsklinik Heidelberg, Kirschnerstraße 1, D-69120 Heidelberg

Einleitung

Das Vorhandensein einer Peritonealkarzinose hat auf die adäquate Therapie gastrointestinaler Karzinome entscheidenen Einfluß [1, 2]. Die Diagnose ist jedoch an die makroskopische Erkennung mit anschließender histologischer Verifizierung der Probeentnahme gebunden. Bei der Fluoreszenzdiagnostik können makroskopisch nicht sichtbare Tumore durch tumorspezifische Anreicherung sogenannter Fluoreszenzmarker (FM) und geeigneter Lichtanregung visualisiert werden [3, 4]. Bei der endogenen Photosensibilisierung des Tumors wird dazu das exogen zugeführte Substrat δ-Aminolävulinsäure (ALA) im Tumor vermehrt zu Protoporphyrin IX (PpIX) umgewandelt. PpIX selbst ist der letzte Schritt in der Hämbiosynthese und kann mit Licht einer definierten Wellenlänge zur Fluoreszenz angeregt werden. Die optimale Anregungswellenlänge richtet sich nach dem jeweiligen Absorptionsspektrum des verwendeten FM. Die zu beobachtende Fluoreszenz bei PpIX liegt im sichtbaren roten und für Porphyrine typischen Spektralbereich (635 nm) [4, 5]. Ziel dieser Untersuchung war es, die exakte Ausdehnung einer Peritonealkarzinose laparoskopisch und fluoreszenzoptisch möglichst einfach zu visualisieren und zu verbessern, indem im Vergleich zur konventionellen Laparoskopie mehr intraabdominelle Tumore diagnostiziert werden können. Eine mögliche systemische Photosensibilisierung sollte abgeschätzt werden.

Material und Methodik

Die Peritonelakarzinose wurde bei WAG Rij Ratten durch eine multifokale laparoskopisch kontrollierte intraperitoneale Tumorzellimplantation induziert (1,5 ml RPMI, 1×10^6 1,2-dimethylhydrazin induzierte Kolonkarzinomzellen). Nach 12 Tagen Tumorwachstum wurden die Versuchstiere mittels einer Peritoneallavage (n = 6) mit einer ALA Lsg. lokal photosensibilisiert. Nach 4 Stunden Inkubationszeit erfolgte die laparoskopische Fluoreszenzdiagnostik mit Blaulichtanregung (380–440 nm, D-Light, Fa. Storz) und anschließender Bildverarbeitung über eine CCD Kamera. Sämtliche detektierte Tumore wurden histologisch aufgearbeitet.

718

Zur Einschätzung der systemischen Belastung des photoaktiven PpIX wurden choromatographische Bestimmungen von ALA und dem Stoffwechselprodukt PBG (Porphobilinogen) im Urin durchgeführt.

Ergebnisse

Nach 12 Tagen Tumorwachstum entwickelten die Versuchstiere (n = 6) eine multifokale Peritonealkarzinose mit Tumoren von 0,1 cm bis 2 cm im Durchmesser. Unter der konventionellen laparoskopischen Untersuchung mit Weißlichtausleuchtung der Peritonealhöhle konnten 142 einzelne Tumore erkannt werden. Unter Verwendung von Blaulichtanregung und Exploration mit Hilfe eines speziellen Filters in der Optik des Laparoskopes fluoreszierten alle 142 konventionell detektierten Tumore im roten Spektralbereich und ließen sich gut gegen das normale Peritoneum, welches aufgrund der Anregungswellenlänge Blau erscheint, abgrenzen. Zusätzlich ließen sich unter Blaulichtanregung jedoch 30 weitere Tumore detektieren, welche der konventionellen Weißlichtlaparoskopie entgangen waren. Alle 30 zusätzlich detektierten Tumore waren kleiner als 1 mm. Die gesamten 172 detektierten Tumore konnten in der anschließenden histologischen Aufarbeitung (HE Färbung) als Kolonkarzinome verifiziert werden.

Die Peritoneallavage mit ALA führte zu einer systemischen Belastung mit PpIX und somit zu einer generalisierten Photosensibilisierung des Organismus. Sowohl ALA (2806,25 mg/l) als auch PBG (666,67 mg/l) waren im Urin der Versuchstiere 4 Stunden nach ALA Lavage signifikant über der Norm (2,35 mg/l; 2,63 mg/l) erhöht (Abb. 1).

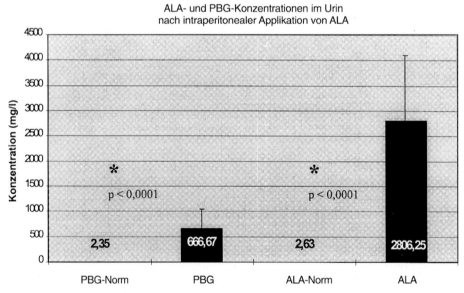

Abb. 1. Urinkonzentrationen von ALA (δ-Aminolävulinäure) und PBG (Porphobilinogen) 4 Stunden nach intraperitonealer Applikation von ALA Lsg. (5 ml, 3 %; 0,17 M NaHCO$_3$) im Vergleich zu nicht behandelten Kontrollgruppen (PBG Norm, ALA Norm)

Diskussion

Die laparoskopische Fluoreszenzdiagnostik führt unter Verwendung einer Peritoneallavage mit einer ALA Lsg. zur tumorspezifischen Fluoreszenz bei anschließender Blaulichtanregung. Die tumorspezifische Rot-Fluoreszenz kann bei Verwendung eines Filters in der Optik aufgrund der Differenzierung zum blauen Hintergrund gut beobachtet werden. Zusätzlich zur konventionellen Weißlicht-Laparoskopie können zuvor nicht erkennbare, kleinste Tumorherde unter Blaulichtanregung detektiert werden. Das intraoperative Tumorstaging wird dadurch erheblich verbessert. In diesem Tiermodell war die Weißlichtlaparoskopie nicht in der Lage das volle Ausmaß der Peritonealkarzinose zu diagnostizieren. Aufgrund der sofortigen und klaren optischen Differenzierung zwischen malignem Tumor und normalem Gewebe sind gezielte fluoreszenzoptisch gesteuerte Biopsien laparoskopisch möglich. Analog zu diesem Tiermodell ist eine ALA-induzierte Akkumulation von PpIX in vielen gastrointestinalen Tumoren experimentell und klinisch beschrieben, so daß eine Fluoreszenzlaparoskopie auch bei Magen- und Pankreaskarzinomen sinnvoll erscheint [6–8].

Die Peritoneallavage mit ALA führt neben der lokalen Photosensibilisierung zu einer systemischen Belastung mit entsprechender systemischer Erhöhung von photoaktiven Porphyrinen (Abb. 1). Es ist bei dieser diagnostischen Methode von einer generalisierten Photosensibilisierung mit entsprechenden möglichen Nebenwirkungen wie erhöhte Tageslichtempfindlichkeit auszugehen.

Zusammenfassung

Einleitung: Eine ausgedehnte Lymphknotenmetastasierung oder eine bestehende Peritonealkarzinose hat bei gastrointestinalen Karzinomen unmittelbare Konsequenzen für eine adäquate Tumortherapie. Trotz verbesserter bildgebender Diagnostik ist das exakte präoperative Tumorstaging nur begrenzt möglich. Kleinste intraabdominelle Tumorabsiedlungen können sogar einer explorativen Laparotomie entgehen. Die endogene und tumorspezifische Protoporphyrin IX (PpIX) Konzentration ist durch δ-Aminolävulinsäure (ALA) Zufuhr steigerbar. PpIX kann durch Anregung mit geeignetem Licht zur Fluoreszenz angeregt werden

Material und Methodik: Eine multifokale Peritonealkarzinose wurde durch laparoskopisch kontrollierte intraabdominelle Tumorzellapplikation induziert (CC 531). Nach Tumorwachstum wurden die Versuchstiere (n = 6) über eine intraperitoneale Lavage mit einer δ-Aminolävulinsäure Lösung (3%, ALA) lokal photosensibilisiert. Anschließend (4 h) erfolgte die explorative Laparoskopie mit konventionellem Weißlicht und blauem Fluoreszenzlicht (D-Light, Fa. Storz). Die Tumorfluoreszenz wurde mit einer modifizierten Optik und CCD Kamera observiert.

Ergebnisse: Sowohl ALA (2806,25 mg/l) als auch PBG (666,67 mg/l) waren im Urin der Versuchstiere 4 Stunden nach ALA Lavage signifikant über der Norm (2,35 mg/l; 2,63 mg/l) erhöht. Die Laparoskopie mit konventionellem Weißlicht zeigte eine multifocale Peritonealkarzinose mit Tumore von 0,1 bis 2 cm im Durchmesser. Nach Fluoreszenzanregung mit Blaulicht waren alle konventionell detektierbaren Tumore auch fluoreszenzpositiv. Zusätzlich ließen sich jedoch 30 weitere, zuvor nicht erkennbare Tumore, fluoreszenzoptisch darstellen.

720

Schlußfolgerung: Nur mit der laparoskopischen Fluoreszenzdiagnostik war das gesamte Ausmaß der intraperitonealen Metastasierung zu dianostizieren. Die laparoskopische Fluoreszenzdiagnostik führt unter Verwendung einer Peritoneallavage mit einer ALA Lsg. zur tumorspezifischen Fluoreszenz bei anschließender Blaulichtanregung. Zusätzlich können makroskopisch nicht erkennbare, kleinste Tumorherde detektiert werden. Das intraoperative Tumorstaging wird dadurch erheblich verbessert. Die intraperitoneale Lavage mit ALA führt zu einer systemischen Photosensibilisierung.

Abstract

Background: The existence of lymphnode metastases and peritoneal carcinosis in gastrointestinal cancer has conciderable consequences for an adequate therapy. Although the preoperative diagnostic techniques are improving constantly, it is not always possible to diagnose the whole extent of the tumor disease. Small micrometastases can be missed in laparoscopic or open surgery. The endogenous and tumor-specific Protoporphyrin IX (PpIX) concentration can be increased by δ-aminolevulinic acid (ALA) application. PpIX itself is an fluorescent agent when stimulated with adequate light.

Methods: Peritoneal carcinosis was induced by laparoscopically controlled intraperitoneal multifocal tumorcell implantation (CC 531). After tumor growth, the animals (n = 6) underwent peritoneal lavage for local photosensitization with an δ-aminolevulinic (ALA) solution (3%). Laparoscopic fluorescence diagnosis was subsequently (4 h) performed with white and blue light (D-Light, Fa. Storz) and fluorescence was detected with a modified laparoscope and CCD camera.

Results: The peritoneal lavage with ALA (5 ml, 3%) lead to a significant higher systemic Pp IX concentration than in normal controls. 4 hours after intraperitoneal ALA application the ALA urine concentration was 2806,25 mg/l and the PBG urine concentration 666.67 mg/l and significantly higher (p < 0.0001) than in control groups (ALA 2.35 mg/l; PBG 2,63 mg/l). Laparoscopy with conventional white light showed peritoneal carcinoma foci from 0.1 to 2 cm in diameter. All macroscopically visible tumors (n = 142) were fluorescence positive after laparoscopic blue light excitation. In addition, 30 laparoscopic non-visible (white light) tumors showed red fluorescence.

Conclusion: Laparoscopic fluorescence diagnosis with blue light excitation after intraperitoneal lavage with d-aminolevulinic acid is an adequate method to detect the whole extent of peritoneal colonic carcinoma metastases because of a higher rate of cancer foci detection. The peritoneal lavage with an ALA solution lead to a systemic photosensitization.

Literatur

1. Hallissey MT, Allum WH, Roginski C, Fielding JWL (1988) Palliative surgery for gastric cancer. Cancer 62:440–444
2. Warshaw AL, Gu Z, Wittenberg J, Waltmann AC (1990) Preoperative staging and assessment of resectability of pancreatic cancer. Arch Surg 125:230
3. Gahlen J, Pressmar J, Stern J, Boehm J, Sinn HJ, Born A, Holle R, Herfarth Ch (1997) Different PS application methods for laserlight induced fluorescence diagnostics (LIFD) of dysplasia and early cancer of the colon. Proceedings of medical applications of lasers., SPIE 3192:263–268
4. Kriegmair M, Baumgartner R, Knüchel R, Stepp H, Hofstädter F, Hofstädter (1996) Detection of early bladder cancer by 5-aminolevulinic acid induced porphyrin fluorescence. A J Urol 155:105–110
5. Loh CS, MacRobert AJ, Bedwell J, Regula J, Krasner N, Bown SG (1993) Oral versus intravenous administration of 5-aminolevulinic acid for photodynamic therapy. Br J Cancer 68:41–51
6. Fromm D, Kessel D, Webber J (1996) Feasibility of photodynamic therapy using endogenous photosensitization for colon cancer. Arch Surg 131:667–669
7. Loh CS, Bedwell J, MacRobert AJ, Krasner N, Phillips D, Bown SG (1992) Photodynamic therapy of the normal rat stomach: a comparative study between di-sulphonated aluminium phtalocyanine and 5-aminolaevulinic acid. Br J Cancer 66:452–462
8. Gossner L, Stolte M, Sroka R, May H, Hahn EG, Ell C (1998) Photodynamische Therapie von Plattenepithelfrühkarzinomen und schweren plattenepithelialen Dysplasien der Speiseröhre mit 5-Aminolaevulinsäure. Z Gastroenterol 36:19–26

Korrespondenzadresse: Dr. med. Johannes Gahlen, Chirurgische Universitätsklinik Heidelberg, Kirschnerstraße 1, D-69120 Heidelberg, Telefon (06221) 566110, Fax (06221) 565450, E-mail: johannes_gahlen@med.uni-heidelberg.de

Neue Strategien zur Verminderung des Ischämie-/Reperfusionsschadens nach Lungenallotransplantation durch Substitution des NO/cGMP-Syntheseweges

New strategies to reduce ischemia/reperfusion injury following lung allotransplantation by substitution of the NO/cGMP pathway

S. Hillinger[1], R. A. Schmid[1], P. Sandera[1], U. Stammberger[1], G. Schoedon[2], W. Weder[1]

[1] Dep. Chirurgie, Abt. Thoraxchirurgie
[2] Dep. Innere Medizin, Med. Klinik B, Abt. Klinische Forschung, Universitätsspital Zürich, Rämistrasse 100, CH-8091 Zürich

Einleitung

Die endotheliale Dysfunktion steht im Zentrum des Ischämie-/Reperfusionsschadens nach Organtransplantation. Diese Schädigung resultiert unter anderem in einer verminderten Stickstoffmonoxid (NO)-Produktion. Eine Reihe von Arbeiten zeigen, daß die Erhöhung der lokalen NO-Spiegel zu einer Verbesserung der Organfunktion nach Lungentransplantation führt [1–3]. NO wurde in experimentellen Studien oder in der Klinik durch die exogene Zufuhr von L-Arginin [4], die Gabe von NO-Donoren [5], und die direkte NO-Inhalation [6, 7] substituiert. Die klinische Applikation dieser Methoden ist jedoch wenig praktikabel oder wenig effektiv. Dies erfordert die Entwicklung neuer Wege zur Substitution des NO-Syntheseweges bei möglichst gleichzeitiger Reduktion der Nebenwirkungen. Tetrahydrobiopterin (BH4) ist ein essentielles Koenzym der NO-Synthase, 8-Br-cGMP ist ein membran-permeables Analogon des cGMP, des „second messenger" von NO. Wir evaluierten den Effekt und verschiedene Applikationsarten dieser beiden Substanzen auf den Ischämie-/Reperfusionsschaden nach Lungenallotransplantation im Großtiermodell.

Methodik

Bei 25 Hausschweinen (23–31 kg) wurde eine unilaterale linksseitige Lungentransplantation durchgeführt [8]. Die Spenderlungen wurden mit 1,5 Liter kalter LPD-Lösung perfundiert und für 20 Stunden (4 °C) präserviert. Fünf Gruppen (n = 5) wurden untersucht: In Gruppe I und II wurde dem Empfängertier eine einmalige Kurzinfusion BH4 appliziert (20 mg/kg i. v., 30 min, Start 15 min vor Reperfusion). Den Tieren von Gruppe II wurde zusätzlich zur Kurzinfusion eine kontinuierliche Dosis

BH4 von 10 mg/kg i. v. über den gesamten Beobachtungszeitraum (5 Std nach Reperfusion) verabreicht. In Gruppe III wurde 8-Br-cGMP (1 mg/kg) als Additiv zur Präservationslösung gegeben, in Gruppe IV als kontinuierliche Infusion (0,2 mg/kg/Stunde i. v.) über fünf Stunden mit Beginn 15 Minuten vor Reperfusion. Die Tiere der Gruppe V dienten als Kontrolle. Bei allen Transplantationen außer in Gruppe III wurden, wie klinisch gebräuchlich, unmittelbar vor der Perfusion der Spenderlunge 250 µg PGE1 direkt in die Arteria pulmonalis injiziert. Eine Stunde nach Reperfusion wurden Pulmonalarterie und Bronchus der Gegenseite ligiert, um nur die isolierte Graftfunktion zu messen. Während eines fünfstündigen Beobachtungszeitraums nach Reperfusion wurden stündlich extravaskulärer Lungenwasserindex (EVLWI), als Maß für das Reperfusionsödem, sowie hämodynamische Parameter (systemisch arterieller Druck, pulmonal arterieller Druck, pulmonal vaskulärer Widerstand, Herzzeitvolumen) gemessen. Zudem erfolgte zu diesen Zeitpunkten eine arterielle Blutgasanalyse und eine Bestimmung der cGMP-Spiegel im pulmonalvenösen, sowie im zentralvenösen Blut. Am Ende jedes Experimentes wurden Gewebeproben der Transplantatlunge asserviert, um den Schaden durch freie Radikale über die Lipidperoxidation (Thiobarbitursäure-reaktiver-Substanz (TBARS)) zu bestimmen, sowie die Neutrophilenmigration in den Allograft (Myeloperoxidase (MPO)-Aktivität) zu messen.

Ergebnisse

Die deutlichste Verminderung des Ischämie-/Reperfusionsschadens wurde durch kontinuierliche Gabe von BH4, bzw. 8-Br-cGMP als Additiv zur Perfusionslösung erreicht. Die Ergebnisse am Ende des Experiments, fünf Stunden nach Reperfusion, sind in Tabelle 1 aufgezeigt. Die Behandlung mit BH4 als Kurzinfusion resultierte in einem Anstieg der cGMP-Werte im pulmonalvenösen Blut bis auf 23 ± 1 pmol/ml fünf Stunden nach Reperfusion, bei den kontinuierlich behandelten Tieren bis auf 40 ± 1 pmol/ml (Abb. 1). Im zentralvenösen Kreislauf blieben die Werte in beiden BH4-Gruppen sowie der Kontrollgruppe unverändert niedrig (7–8 pmol/ml). Die Gabe von 8-Br-cGMP in der Perfusionslösung führte lediglich zu einem leichten Anstieg

Tabelle 1. Extravaskuläres Lungenwasser als Maß für das Reperfusionsödem, Neutrophilenmigration (Myeloperoxidaseaktivität, MPO) und Lipidperoxidation (Thiobarbitursäure-reaktive-Substanz, TBARS) im Transplantatgewebe, sowie cGMP-Werte im pulmonalvenösen Blut fünf Stunden nach Reperfusion

Gruppe	I (BH4 Bolus)	II (BH4 Kont.)	III (cGMP Flush)	IV (cGMP Kont.)	V (Kontrolle)
EVLWI (ml/kg)*	$8,4 \pm 0,9$	$7,0 \pm 0,5^c$	$6,7 \pm 1,0^c$	$8,2 \pm 0,3^c$	$10,1 \pm 0,6$
MPO (ΔOD/mg/min)	$1,1 \pm 0,2$	$1,0 \pm 0,1$	$0,9 \pm 0,1^c$	$1,0 \pm 0,2$	$1,7 \pm 0,3$
TBARS (pmol/g)	$68,2 \pm 11,3^b$	$65,7 \pm 7,9^a$	$65,6 \pm 10,0^a$	$61,8 \pm 12,3^b$	$120,8 \pm 7,2$
cGMP (pmol/ml)	23 ± 1^a	40 ± 1^a	10 ± 1	127 ± 24^a	6 ± 1

[a] $p < 0,005$.
[b] $p < 0,01$.
[c] $p < 0,05$ vs, Gruppe V (Kontrolle), Werte: Mittelwerte ± Standardfehler.
* Zwei Stunden nach Reperfusion.

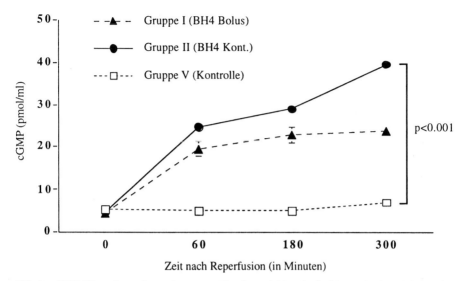

Abb. 1. cGMP-Werte im pulmonalvenösen Blut der mit Tetrahydrobiopterin (BH4) behandelten Tiere im Vergleich zur Kontrollgruppe im zeitlichen Verlauf

der cGMP-Werte nach Reperfusion (max. 21 ± 5 pmol/ml), während durch die kontinuierliche Gabe in Gruppe IV die Werte in beiden Kreisläufen bis 142 ± 19 pmol/ml anstiegen. Die gemessenen hämodynamischen Parameter sowie der Gasaustausch zeigten keinen signifikanten Unterschied zwischen den Gruppen.

Diskussion

Stickstoffmonoxid (NO) ist essentiell für zahlreiche endothelabhängige Mechanismen wie Vasodilatation, Modulation der Neutrophilenadhäsion und Thrombozytenaggregation, sowie für die Erhaltung der endothelialen Grenzfunktion [1]. Während Ischämie und Reperfusion ist die NO-Synthese vermindert und der fehlende protektive Effekt des NO verstärkt den Gewebeschaden im Organ. Die direkte Verabreichung von NO ist durch die Bildung von hochtoxischen Sauerstoffradikalen (Peroxynitrite) einerseits oder das Auftreten unerwünschter systemischer Nebenwirkungen (Hypotonie) andererseits limitiert. Die NO-Inhalation ist zudem im klinischen Gebrauch aufwendig und störungsanfällig.

Die untersuchten Substanzen wurden aufgrund folgender theoretischer Überlegungen appliziert. Während der Perfusion mit kalter Präservationslösung sinkt die Temperatur rasch ab und die Stimulation der NO-Synthese mit Substraten der NO-Synthase (NOS) scheint wenig sinnvoll. Vielmehr spielt zur Erhaltung der endothelialen Grenzfunktion der „second messenger" cGMP eine wichtige Rolle. Das cGMP wirkt sofort und schnell und wäre auch im klinischen Gebrauch bei der Organentnahme einfach in der Präservationslösung zu applizieren. Durch die Gabe von BH4 wird die NO-Synthese gesteigert, unterliegt jedoch der endogenen Regulation. Somit können die Nebenwirkungen von exogen zugeführtem NO vermieden werden. Aufgrund der langen Halbwertszeit und der äußerst niedrigen Toxizität [9] eignet sich BH4 ebenfalls für die klinische Anwendung.

Während der Reperfusion führte in unseren Experimenten die kontinuierliche Gabe von BH4 (Gruppe II) zu einer deutlichen Verminderung des Reperfusionsschadens. Die kontinuierliche Infusion von 8-Br-cGMP nach Reperfusion (Gruppe IV) zeigte einen weniger ausgeprägten Effckt. Möglicherweise liegt hier ein gegenregulatorischer Mechanismus zugrunde (evtl. Endothelin-1). In der klinischen Lungentransplantation wird in vielen Zentren Prostaglandin E1 (PGE1), bzw. Prostazyklin in Kombination mit Euro-Collins-Lösung eingesetzt. PGE1 wirkt über einen ähnlichen Mechanismus, der in einer Erhöhung des intrazellulären cAMP resultiert. Im vorliegenden Experiment war jedoch im direkten Vergleich die Substitution des NO/cGMP- der Substitution des PGE1/cAMP-Syntheseweges überlegen.

Unsere Resultate zeigen zusätzlich, daß die Verabreichung von BH4 bzw. 8-Br-cGMP neben der Reduktion des pulmonalen Oedems auch die Migration der neutrophilen Granulozyten ins Transplantat und den Gewebeschaden durch freie Radikale vermindert. Zusammenfassend stellen wir fest, daß der Zusatz des schnell und direkt wirksamen „second messenger" cGMP zur Präservationslösung der Applikation von PGE1 überlegen ist, und daß unter Berücksichtigung der Pharmakologie der Einzelsubstanzen und der vorliegenden Resultate die Gabe von cGMP zur Präservation und BH4 während der Reperfusion die ideale Kombination für die klinische Anwendung zu sein scheint.

Zusammenfassung

Die Substitution des NO/cGMP Syntheseweges führt zu einer Verbesserung der pulmonalen Funktion nach Transplantation. In der vorliegenden Studie wurde der Effekt von Tetrahydrobiopterin (BH4), Koenzym der NO-Synthase, und 8-Br-cGMP, einem membranpermeablen Analogon des „second messenger" cGMP, auf den Ischämie-/Reperfusionsschaden nach linksseitiger Lungenallotransplantation und prolongierter Präservation im Großtiermodell untersucht. In Gruppe I wurde eine einmalige Dosis BH4 vor Reperfusion, in Gruppe II zusätzlich eine kontinuierliche Dosis über einen fünfstündigen Beobachtungszeitraum verabreicht. In Gruppe III wurde 8-Br-cGMP als Additiv zur Perfusionslösung, und in Gruppe IV 8-Br-cGMP als kontinuierliche Infusion beim Empfänger appliziert. Gruppe V diente als Kontrolle. Extravaskuläres Lungenwasser sowie hämodynamische Parameter und Gasaustausch wurden regelmäßig während fünf Stunden nach Reperfusion gemessen. Neutrophilenmigration und Lipidperoxidation im Transplantatgewebe wurden untersucht. Die deutlichste Verminderung des Reperfusionsschadens wurde in den Gruppen II und III erzielt. Die Gabe von 8-Br-cGMP zur Flushlösung und die Gabe von BH4 während der Reperfusion scheint eine vielversprechende Strategie zur Verminderung des Ischämie-/Reperfusionsschadens nach Lungentransplantation.

Abstract

Background: Impairment of the NO/cGMP pathway accelerates ischemia/reperfusion injury following lung transplantation (LTPL). Direct application of NO is not ideal because of its short half-life and toxic side effects. Tetrahydrobiopterin (BH4) is the essential coenzyme of the NO synthase. 8-Br-cGMP is a membrane permeable analogue of cGMP, second messenger of NO. We evaluated the effect and several treatment modalities with these compounds on post-transplant lung ischemia/reperfusion injury in a large animal model.

Methods: Unilateral left LTPL was performed in 25 weight matched outbred pigs (all groups n = 5). Donor lungs were flushed with 1.5 l cold LPD solution and preserved for 20 h at 1 °C. In group I and II recipients were treated with a bolus of BH4 (20 mg/kg) over 30 min, starting 15 min before reperfusion. In group II an additional continuous dose of BH4 (10 mg/kg) was given over the entire observation period. In group III 8-Br-cGMP (1 mg/kg) was added to the flush solution and in group IV 8-Br-cGMP was given as continuous infusion (0.2 mg/kg/h) over 5 h starting 15 min before reperfusion. Group V served as control. All donors (except group III) received 250 µg PGE1 injected into the pulmonary artery prior to flush. One hour after reperfusion the recipient contralateral right pulmonary artery and bronchus were ligated to assess graft function only. Extravascular lung water index (EVLWI) and hemodynamic parameters (PAP, PVR, CO) were assessed during a five hour observation period. Lipid peroxidation (TBARS) and neutrophil migration to the allograft (MPO activity) were measured at the end of the assessment. cGMP levels were determined in the pulmonary venous and arterial blood in all animals.

Results: EVLWI (2 h after reperfusion), MPO, TBARS and cGMP at the end of the assessment are summarized below.

group	I (BH4 bolus)	II (BH4 cont.)	III (cGMP flush)	IV (cGMP cont.)	V (control)
EVLWI (ml/kg)	8.4 ± 0.9	7.0 ± 0.5^c	6.7 ± 1.0^c	8.2 ± 0.3^c	10.1 ± 0.6
MPO (ΔOD/mg/min)	1.1 ± 0.2	1.0 ± 0.1	0.9 ± 0.1^c	1.0 ± 0.2	1.7 ± 0.3
TBARS (pmol/g)	68.2 ± 11.3^b	65.7 ± 7.9^a	65.6 ± 10.0^a	61.8 ± 12.3^b	120.8 ± 7.2
cGMP (pmol/ml)	23 ± 1^a	40 ± 1^a	10 ± 1	127 ± 24^a	6 ± 1

[a] $p < 0.005$.
[b] $p < 0.01$.
[c] $p < 0.05$ vs. group V (control), Values given as mean $\pm$ SEM.

No effect on pulmonary and systemic hemodynamic parameters with either treatment could be detected.

Conclusions: Our results show that substitution of the NO pathway by BH4 or 8-Br-cGMP respectively reduces post-transplant pulmonary edema, neutrophil migration, and lipid peroxidation in the allograft. Addition of 8-Br-cGMP to the flush solution is superior to PGE1. Based on pharmacologic considerations of both substances and the presented results, administration of cGMP in the flush solution and BH4 during reperfusion seems to be very promising.

Literatur

1. Pinsky DJ, Naka Y, Chowdhury NC, Liao H, Oz MC, Michler RE, Kubaszewski T, Stern D (1994) The nitric oxide/cyclic GMP pathway in organ transplantation: a critical role in successful lung preservation. Proc Natl Acad Sci USA 91:12086–12090
2. Naka Y, Chowdhury NC, Oz MC, Smith CR, Yano OJ, Michler RE, Stern DM, Pinsky DJ (1995) Nitroglycerin maintains graft vascular homeostasis and enhances preservation in an orthotopic rat lung transplant model. J Thorac Cardiovasc Surg 109:206–211
3. Bacha EA, Sellak H, Murakami S, Mazmanian GM, Detruit H, Demontpreville V, Chapelier AR, Libert JM, Darteville PG, Herve P (1997) Inhaled nitric oxide attenuates reperfusion injury in non heartbeating donor lung transplantation. Transplantation 63:1380–1386
4. Shiraishi Y, Lee JR, Laks H, Waters PF, Meneshian A, Blitz A, Johnson K, Lam L, Chang PA (1996) L-arginine administration during reperfusion improves pulmonary function. Ann Thorac Surg 62:1580–1587
5. Yamashita M, Schmid RA, Ando K, Cooper JD, Patterson GA (1996) Nitroprusside ameliorates lung allograft reperfusion injury. Ann Thorac Surg 62:791–797
6. Okabayashi K, Triantafillou AN, Yamashita M, Aoe M, DeMeester SR, Cooper JD, Patterson GA (1996) Inhaled nitric oxide improves lung allograft function after prolonged storage. J Thorac Cardiovasc Surg 112:293–299
7. Date H, Triantafillou AN, Trulock EP, Pohl MS, Cooper JD, Patterson GA (1996) Inhaled nitric oxide reduces human lung allograft dysfunction. J Thorac Cardiovasc Surg 111:913–919
8. Schmid RA, Zollinger A, Singer T, Hillinger S, Leon-Wyss JR, Schöb OM, Høgåsen K, Zünd G, Patterson GA, Weder W (1998) Effect of soluble complement receptor type 1 (sCR1) on reperfusion edema and neutrophil migration following lung allotransplantation in swine. J Thorac Cardiovasc Surg 116:90–97
9. Walter R, Blau N, Schaffner A, Schneemann M, Speich R, Stocker R, Naujeck B, Schoedon G (1997) Inhalation of the nitric oxide cofactor tetrahydrobiopterin in healthy volunteers. Am J Respir Crit Care Med 156:2006–2010

Korrespondenzadresse: PD Dr. Ralph A. Schmid, Abteilung für Thoraxchirurgie, Departement Chirurgie, Universitätsspital Zürich, CH-8091 Zürich, Schweiz, Telefon +41-1-255-3147, Fax +41-1-255-4617

Immunhistochemischer Nachweis nervaler Strukturen in Meniskusersatzgewebe

Immunohistochemical proof of nerval tissue in meniscal substitutes

G. Metak[1], K. Stoffel[2], M. A. Scherer[3]

[1] Abteilung für Allgemein- und Unfallchirurgie, Städt. Krankenhaus München-Bogenhausen, Englschalkinger Str. 77, D-81925 München
[2] Institut für Experimentelle Chirurgie der Technischen Universität München
[3] Abteilung für Unfallchirurgie, Chirurgische Klinik, Klinikum rechts der Isar der Technischen Universität München

Einleitung

Die sensible Innervation des Meniskus und deren Bedeutung für die Kinästhesie des Kniegelenkes werden kontrovers diskutiert. Es stellt sich die Frage nach Reinnervation von Meniskusregeneraten und -ersatz. Dies wurde bisher nicht untersucht.

Zielsetzung

In der vorliegenden Studie soll erstmals Meniskusregeneratgewebe und transplantiertes Gewebe zum Meniskusersatz hinsichtlich Vorhandensein, Häufigkeit und Lokalisation von Nervengewebe histologisch untersucht werden, um indirekte Hinweise auf dessen Funktion zu gewinnen.

Material und Methoden

Bei 7 weiblichen Merinoschafen wurde in Intubationsnarkose der li. Innenmeniskus entfernt, bei 7 weiteren zusätzlich das vordere Kreuzband durchtrennt. Je 9 Tiere erhielten einen Meniskusersatz aus autogener Patellarsehne mit Umhüllung durch Fascia lata entweder primär oder 6 Monate verzögert. Die Tiere wurden im Freilaufstall ohne postoperative Ruhigstellung gehalten.

Nach 12 Monaten wurden die spontan entstandenen Meniskusregenerate, die Meniskusrekonstrukte, der Außenmeniskus und die Menisci der Gegenseite auf Nervengewebe untersucht. Bezüglich Lokalisation wurde in äußeres, mittleres und inneres Drittel unterschieden, ferner nach Vorderhorn, pars intermedia und Hinterhorn. Quantitativ wurde nach Auffinden von Nervengewebe und der Anzahl von Nervenanschnitten, qualitativ nach Nervenfasern und Nervenendigungen unterschieden.

Es erfolgte eine immunhistochemische Färbung nach der Avidin-Biotin-Komplexmethode gegen Neurofilament 200 KD mit Substanzen der Fa. DAKO Diagnostika GmbH [2].

Ergebnisse

Insgesamt wurden 801 Schnitte beurteilt.

Dabei gelang der Nervennachweis in genuinen Menisken zu 17% der Schnitte allein im äußeren Drittel bei annähernd gleichmäßiger Verteilung vom Vorder- bis zum Hinterhorn. Bei fast allen Meniskuspräparaten ist zusätzlich im perimeniskalen Bereich Nervengewebe vorhanden. Nerven und einzelne Nervenfasern liegen fast ausschließlch in der Nähe von Gefäßen. Lediglich die freien Nervenendigungen sind auch frei im Meniskusgewebe zu finden. Bei der Auszählung der Nervenanschnitte pro Präparat mit positivem Nervennachweis liegt die Anzahl der Nervenfaserquer- und -längsschnitte im Meniskusstroma immer zwischen 1 und 5.

Die Regenerate nach Meniskektomie waren in 68% der Schnitte positiv, 2/3 davon auch im mittleren Drittel. Die Regenerate in der Gruppe mit zusätzlicher Durchtrennung des vorderen Kreuzbandes waren kleiner, die Schnitte zeigten in 43% Nervengewebe, aber nur zu 1/3 im mittleren Bereich. In den Regeneratgruppen sind bei Auftreten von Nervengwebe im mittleren Drittel auch immer im äußeren Drittel Nerven zu finden. Nervale Rezeptoren wurden in den Regeneratgruppen zu 2% bzw 0% gefunden. Wie in den Menisken liegen auch in den Regeneraten die nachgewiesenen Nervenstrukturen fast ausschließlich in der Nähe von Gefäßen. Lediglich die gefundene freie Nervenendigung ist ohne Gefäßkontakt frei im Stroma gelegen.

Beim primären Meniskusersatz sind 56% der Schnitte positiv. Das enspricht der Häufigkeit bei nativem Patellarsehnengewebe (55%). Bei 71% konnte Nervengewebe bis ins mittlere Drittel nachgewiesen werden. Beim sekundären Ersatz ist die Reinnervation noch ausgeprägter: 82%, davon 91% bis zur mittleren Zone. Nervale Rezeptoren wurden beim primären Ersatz zu 6% und beim sekundären zu 11% gefunden (native Menisci 2%).

Tabelle 1. Nervengewebsnachweis in den verschiedenen Gruppen mit Lokalisation nach Meniskuszonen und Rezeptorennachweis

Präparate	Anzahl Schnitte	positiver Nervennachweis	davon positiv äußeres Drittel	mittleres	Rezeptoren-nachweis
Menisken	426	17%	100%	0	2% $3 \times F, 3 \times R$)
Regenerat nach Meniskektomie	50	68%	100%	65%	2% $(1 \times F)$
Regenerat nach Meniskektomie + VKB-Resektion	28	43%	100%	33%	0
Meniskusersatz sofort	62	56%	100%	71%	6% $(2 \times F, 1 \times P, 1 \times R)$
Meniskusersatz 6 Mo verzögert	159	82%	100%	91%	11% $(12 \times F, 4 \times R, 1 \times P)$
Patellarsehne	76	55%	gleichmäßige Verteilung		0

F: freie Nervenendigung, R: Ruffini-Körperchen, P: Vater-Pacini-Körperchen).

Tabelle 2. Dichte des aufgefundenen Nervengewebes in den verschiedenen Gruppen nach Nervengewebsanschnitten pro Schnitt

Präparate	Anzahl Schnitte	positiv gesamt	über 10/Schnitt	6 bis 10/Schnitt	bis 5/Schnitt
Menisken	426	17%	0	0	17%
Regenerat nach Meniskektomie	50	68%	28%	12%	28%
Regenerat nach Meniskektomie + VKB-Resektion	28	43%	14%	14%	14%
Mcniskusersatz sofort	62	56%	16%	16%	24%
Meniskusersatz 6 Mo verzögert	159	82%	41%	33%	9%
Patellarsehne	76	55%	0	55%	0

Tabelle 3. Verteilung des nachgewiesenen Nervengewebes auf die verschiedenen Regionen

Präparate	Anzahl Schnitte	positiv gesamt	Vorderhorn	Mitte	Hinterhorn
Menisken	426	17%	19%	15%	15%
Innenmeniskus	104	16%	17%	18%	14%
Außenmeniskus	322	17%	20%	14%	15%
Regenerat nach Meniskektomie	50	68%	86%	50%	83%
Regenerat nach Meniskektomie + VKB-Resektion	28	43%	50%	67%	0
Meniskusersatz sofort	62	56%	50%	74%	47%
Meniskusersatz 6 Mo verzögert	159	82%	95%	33%	67%

In den Patellarsehnen liegen die Nervenfasern immer zwischen den Sehnenfasern in der Nähe von Gefäßen. Sie sind gleichmäßig über den gesamten Schnitt verteilt. In keiner der untersuchten Patellarsehnen konnten Nervenendigungen nachgewiesen werden. In allen positiven Patellarsehnenschnitten finden sich mindestens 5 bis 10 Anschnitte von Nerven oder Nervenfasern pro Präparat.

Die Ergebnisse sind in den Tabellen 1 bis 3 zusammengefasst.

Diskussion

Die Innervation des Meniskus wurde bisher kontrovers diskutiert. Schulz [7], welcher als erster Mechanorezeptoren in den Kreuzbändern beschrieb, konnte bis auf Nervenendigungen im perimeniskalen Gewebe keine Nerven im Meniskus selbst finden. Day [3] konnte im perimeniskalen Gewebe zahlreiche Axone entdecken, welche zirkulär verliefen und radiär z.T. gefäßassoziiert in das periphere Drittel des Meniskus einstrahlten. Im Bereich der Vorder- und Hinterhörner waren sie zahlreicher und reichten zusammen mit Blutgefäßen bis ins innere Drittel des Meniskus. Assimakopoulos [1] konnte 1992 diese Erkenntnisse erweitern: Er fand auch im mittleren Drittel freie Nervenenden, die allerdings gegenüber dem äußeren Drittel an der Zahl geringer waren und im inneren Drittel ganz fehlten. Im Bereich der Vorder- und Hinterhörner wurden Mechanorezeptoren der 3 Typen I (Ruffini), II (Vater Pacini) und III (Golgi) von ihm gefunden. Dabei sind Ruffini-Körperchen als Dehnungsrezeptoren, Vater Pacini-Körperchen als Druck- und Vibrationsrezeptoren und Golgi-Körperchen als Dehnungsrezeptoren und Vermittler von Lage- Sinnesempfindungen zu bezeichnen [6].

Die Angaben in der Literatur, daß sich im Vorder- und Hinterhorn des Meniskus mehr Nervenfasern aufzeigen lassen als in seinen mittleren Anteilen, konnte in dieser Studie nicht belegt werden.

Bei der nervalen Versorgung der Menisci gibt es Parallelen zur Blutversorgung. So werden Nervenfasern, die dem stark innervierten perimeniskalen Gewebe entspringen, vor allem im äußeren Drittel der Menisci gefunden. In der Regel verlaufen die Nervenfasern entlang der Gefäße [3]. Dies entspricht den eigenen Beobachtungen.

Geschlechtsspezifische Unterschiede wurden nicht gefunden, ebenso keine zwischen dem lateralen und medialen Meniskus. Jedoch zeigte sich bei 60- bis 70-jährigen Patienten ein Verlust der Nervenendigungen um etwa 70% gegenüber einem jüngeren Patientenkollektiv [1].

Aufgrund der vorliegenden Befunde kann angenommen werden, daß der Meniskus eine propriozeptive Funktion hat. Er kann somit zur Aufrechterhaltung des Muskeltonus und der Bewegungskoordination beitragen [1]. Die Lokalisation der Mechanorezeptoren in den Vorder- und Hinterhörnern der Menisci paßt insbesondere gut zu der Vorstellung, daß bei Kompression des Kniegelenkes die Menisci durch Umwandlung von Druck in Zugspannung Kräfte aufnehmen. Es kommt also zu einer Zugspannung im Meniskus, die von den Mechanorezeptoren im Bereich der Meniskusfixation registriert und weitergeleitet wird. Bisher wurde allerdings nicht untersucht, inwiefern der Verlust oder eine Verletzung des Meniskus die hier diskutierten Aufgaben beeinflußt.

Die zum Teil sehr unterschiedlichen Ergebnisse verschiedener Studien können auf mehrere Ursachen zurückgeführt werden: unterschiedliche Spezies, voneinander abweichende Färbemethoden, divergierende Angaben zur Zuordnung. Auch fallen fehlende Angaben zur Nachweishäufigkeit und zur Anzahl der Präparate auf.

Immunhistologische Untersuchungen über die Innervation des Meniskus liegen derzeit in der Literatur nur wenige vor. Immunhistologisch konnten die Neuropeptidsubstanz P und Kephaline im Meniskus nachgewiesen werden, Substanzen, die eine Rolle bei der Schmerzverarbeitung spielen und somit indirekt den Rückschluß auf das Vorhandensein von Schmerzrezeptoren im Meniskus zulassen [4]. Die in dieser Arbeit verwendete Avidin-Biotin-Komplexmethode kommt hierbei erstmals zum Einsatz.

Die Reinnervation von Regeneratgewebe oder transplantiertem Gewebe zum Meniskusersatz wird in dieser Arbeit zum ersten Mal histologisch untersucht.

Die gesehene überschießende Innervation kann Ausdruck eines noch nicht abgeschlossenen Remodellings (siehe Transplantatgruppen 12 versus 6 Monate), aber auch Ausdruck eines wenig differenzierten Bindegewebes (Nerven parallel zu einsprossenden Gefäßen) sein.

Die sowohl zahlenmäßig als auch flächenmäßig merklich verstärkte Innervation der Regenerate nach alleiniger Meniskektmie paßt zu der Feststellung, daß die Meniskusregenerate nach zusätzlicher Läsion des vordern Kreuzbandes kleiner sind. Anscheinend behindert die dadurch entstandene vermehrte Instabilität des Kniegelenkes die Ausbildung eines Regenerates. Die im Vergleich zum Meniskusgewebe höhere Nachweishäufigkeit nervaler Strukturen und die flächenmäßig stärkere Durchdringung mit Nervenfasern im Regeneratgewebe ist mit dem noch nicht abgeschlossenen Regenerations- und Umbauprozeß zu erklären, demzufolge sie auch mit einem sehr deutlichen Gefäßreichtum einhergeht.

Beim primären Meniskusersatz bleibt die Nachweisrate von Nervengwebe im Vergleich zum Ausgangsmaterial Patellarsehne konstant, wenngleich die Verteilung sich verändert hat. Während sich die Patellarsehne durch ein gleichmäßiges Verteilungsmuster von Nerven und auch Gefäßen auszeichnet, kommen die Transplantate der Nervenverteilung im Meniskus näher, allerdings finden sich auch noch im mittleren Drittel nervale Stukturen. Als Analogon drängt sich die embryonale Blutversorgung des Meniskus auf, wo die Gefäße noch bis in den inneren Bereich reichen und sich beim Erwachsenen bis ins äußere Drittel zurückgezogen haben. Die überschießende Innervation kann also Ausdruck eines noch nicht abgeschlossenen Remodellings sein. Dazu paßt, daß in der Gruppe mit verzögertem Meniskusersatz eine noch höhere Innervationsrate gefunden wurde. Andererseits sind durch den verzögerte Ersatz bereits degenerative Veränderungen des Gelenkknorpels bis zur Meniskusrekonstruktion aufgetreten, die wiederum vermehrte Schäden an den Transplantaten verursacht haben. Somit war eine regelrechte Ausdifferenzierung behindert und die hohe Nachweisrate von Nervengewebe kann auch Ausdruck eines wenig differenzierten Bindegewebes mit parallelem Einsprossen von Gefäßen und Nerven im Sinne einer Narbe sein.

Analog zu den Untersuchungsergebnissen von Grüber [5], der einen vorderen Kreuzbandreflex als Schutzmechanismus für das Kniegelenk postuliert, könnte auch der Meniskus zur Tiefensensibilität und somit zur reflektorischen Stabilisierung des Gelenkes beitragen. Inwieweit die in Regenerat- oder Transplantatgewebe enthaltenen nervalen Strukturen dieser Aufgabe gerecht werden ist unklar.

Schlußfolgerung

In der vorliegenden Studie konnte nachgewiesen werden, daß sowohl in den vom Körper spontan ausgebildeten Meniskusregeneraten als auch in Meniskusersatz aus Patellarsehne eine Reinnervation stattfindet, wobei die Innervation des Ersatzgewebes die der unbehandelten Kontrollmenisken bei weitem übersteigt. Das Gewebe befindet sich 1 Jahr postoperativ offensichtlich noch in einem kontinuierlichen Umbauprozeß.

Allerdings kann von Ausbildung und Form nervaler Strukturen nicht auf deren tatsächliche Funktion geschlossen werden. Das heißt, der in dieser Arbeit beschriebene Nachweis von Nervengewebe und -rezeptoren reicht nicht aus, um Aussagen über deren Funktionsfähigkeit und funktionelle Bedeutung für das Kniegelenk zu treffen.

734

Abstract

Background: The purpose of this study is to find out the distribution of nerval tissue in regenerated meniscal tissue and in autogenic patellar tendon grafts working as a meniscal substitute, in comparison to the normal nerve supply of the meniscus.

Methods: In 7 merino sheep the medial meniscus of the left knee was removed, in 7 others additionally the anterior cruciate ligament was cut off. In two other groups of 9 sheep each a meniscus replacement with an autogenic patellar tendon graft was done immediately or 6 months delayed. One year after the first operation the animals were sacrified and the meniscus regenerates, the meniscus grafts as well as all other menisci were prepared for histological evaluation. The staining was done immuno-histochemically with the Avidin-Biotin- complex method against neurofilament 200.

Results: In 17% of the 426 dissections of the menisci neurofilament could be detected. Three free nerve endings and three Ruffini endings were identified. In 78 dissections of meniscal regenerates nerval structures could more often be found in the meniscectomized group (68%) than in the group with additional ACL lesion (43%).

In the 221 dissections of reconstructed menisci by patellar tendon grafts nerval tissue was detected in 56% after immediate and in 82% after delayed meniscal replacement. In this groups 14 free nerve endings, 5 Ruffini and 2 Vater Pacini corpuscules were identified.

In meniscus regenerates and meniscus substitutes a reinnervation can be found, what is far more extensive than the amount of nerval tissue in untreated menisci. Whether the nerval structures in the regenerated or transplanted tissue can take over the function of those of the menisci remains open to question.

Literatur

1. Assimakopoulos AP, Katonis PG, Agapitos M, Exarchou EI (1992) The innervation of the human meniscus. Clin Orthop 275: 232–236
2. Dako, Diagnostik GmbH (1989) Handbuch immunchemischer Färbemethoden II. Dako Co-orporation, 6392 Via Real, Carpinteria, CA 93 013, USA
3. Day B, Mackenzie WG, Shim SS, Leung G (1985) The vascular and nerve supply of the human meniscus. Arthroscopy 1 (1): 58–62
4. Grönblad M, Korkala O, Liesi P, Karaharju E (1985) Innervation of synovial membrane and meniscus. Acta Orthop Scand 56: 282–486
5. Grüber J, Wolter D, Lierse W (1986) Der vordere Kreuzbandreflex (LCA-Reflex). Unfallchirurg 89: 551–554
6. Leonhardt H (1985) Histologie, Zytologie und Mikroanatomie des Menschen. Georg Thieme Verlag Stuttgart
7. Schultz RA, Miller DC, Kerr CS, Micheli L (1984) Mechanoreceptors in the human cruciate ligaments. J Bone Joint Surg 66 A: 1072–1076

Korrespondenzadresse: Gerhard Metak, Priv.-Doz. Dr. med., Abteilung für Allgemein- und Unfallchirurgie, Städt. Krankenhaus München-Bogenhausen, Englschalkinger Str. 77, 81925 München, Telefon 089/9270-2011, Fax -2016

Das NSAID Sulindac steigert die Apoptose und hemmt die intestinale Kanzerogenese in Apc-Gen-defekten Mäusen

The NSAID Sulindac increases apoptosis activity and inhibits intestinal carcinogenesis in Apc-gene defect mice

K. Schmehl[1], S. Florian[1], G. Jacobasch[1], H. J. Buhr[2]

[1] Deutsches Institut für Ernährungsforschung Arthur-Scheunert-Allee 114-116, 14558 Bergholz-Rehbrücke

[2] Chirurgische Klinik Universitätsklinikum Benjamin Franklin, Hindenburgdamm 30, 12200 Berlin

Einleitung

In klinischen Studien und am Tiermodell konnte gezeigt werden, daß nichtsteroidale Antiphlogistika (NSAIDs) die Inzidenz kolorektaler Karzinome senken können [1–3]. Als potentieller Mechanismus wird eine Inhibition der zwei Isoformen der Cyclooxygenase, COX-1 (konstitutiv im Kolon exprimiert) und COX-2 (im Kolonkarzinom induziert) diskutiert [4, 5]. Die Überexpression von COX-2 in Kolonkarzinomzellen korreliert positiv mit dem Entdifferenzierungsgrad und scheint gleichzeitig zu einer Hemmung der Apoptose zu führen [6, 7]. Sowohl unspezifische COX-Inhibitoren wie Aspirin, Piroxicam und Sulindac als auch NSAIDs mit einem besonderen Wirkungsspektrum gegen COX-2 könnten durch die Aufrechterhaltung der Apoptoseaktivität eine antikanzerogene Wirkung in kolorektalen Tumorzellen haben.

Ziel der vorliegenden Studie war, den Effekt einer Sulindac-Therapie in Apc-Gen-defekten Mäusen klinisch, histologisch und immunhistochemisch, unter besonderer Beachtung des Apoptosestatus, zu untersuchen.

Methodik

20 weibliche, 30 d alte C57/BLG/6J-Min/+ Mäuse, getestet auf Geschlecht und Heterozygotie, mit einem Defekt des Apc-Gens wurden unter Beobachtung mit einer semisynthetischen, isokalorischen Diät gefüttert. 2 Gruppen (n = 5) wurden mit in Trinkwasser gelöstem Sulindac in unterschiedlichen Konzentrationen gegen eine Kontrollgruppe (Tab. 1) behandelt. Nach 60 d wurden die Tiere ätheranästhesiert und lege artis getötet. Das Gesamtkörpergewicht sowie das Gewicht der einzelnen Organe wurden ermittelt. Das entnommene Intestinum wurde längs geöffnet, in PBS gespült, in 3–4 cm lange Abschnitte geteilt, auf Filterpapier gespannt und in 4% Paraformaldehyd fixiert. Nach Wässerung wurde das Gewebe luminal mit Hämatoxylin gefärbt, über aufsteigende Alkoholkonzentrationen entwässert und in Entellan® auf Objektträger montiert. Die Präparate wurden mit dem Stereomikroskop und lichtmikroskopisch auf Neoplasien untersucht. Alle Neoplasien wurden statistisch erfaßt und grob-

morphologisch nach ihrer Größe und Oberflächenbeschaffenheit gruppiert. Die Präparate wurden über Toluol und absteigenden Alkohol wieder ausgedeckt. Mindestens 10 Tumore jeder Gruppe wurden herausgeschnitten und jeweils eine Probe nicht befallener Dünn- und Dickdarm, über aufsteigende Alkoholkonzentrationen und Toluol, in Histoplast® eingebettet. 5 µm dicke Mikrotom-Schnitte wurden entparaffiniert und Hämatoxylin/Eosin(HE)-gefärbt oder für die Immunhistochemie vorbereitet. Die entnommenen Neoplasien aus allen Darmabschnitten wurden anhand der HE-Präparate histologisch klassifiziert. Die apoptoseassoziierten Proteine bax, bcl-2, p53 und das Enzym COX-2 wurden indirekt immunhistochemisch untersucht. Vorkommen und Verteilung proliferierender (in-vivo-BrdU-Labeling) und apoptotischer (in-situ-KLENOW/TUNEL-Technik) Zellen wurden analysiert.

Ergebnisse

Es kam zu einer signifikanten, dosisabhängigen Reduktion der polypösen Tumoren in den Sulindac-behandelten Tieren (Tab. 1). In der Versuchsgruppe mit hochdosierter Sulindacgabe fanden sich im Gegensatz zur Kontrollgruppe und der Gruppe mit niedrigerer Sulindacdosis keine Karzinome. In der Gruppe mit hoher Sulindac-Dosis kam es zu einem deutlichen Anstieg der Apoptoseaktivität und einer gleichzeitigen Reduktion der Immunoreaktivität gegen COX-2 und bcl-2. Die Verteilungsmuster von p53 und bax zeigten dagegen keine Veränderungen (Tab. 2).

Tabelle 1. Tumoranzahl und -größe in Abhängigkeit von der Sulindac-Dosis

Gruppe	n	Sulindac/ Trinkwasser	Trinkwasser ml/d	Sulindac mg/d	mg/kg/d	Polypenzahl
Kontrolle	10	0	2–3	0	0	58,3 ± 20,04
I	5	180	2–3	0,36–0,54	18–27	49,9 ± 40,19
II	5	270	2–3	0,54–0,81	27–40	5,4 ± 2,88

Tabelle 2. Schematische Übersicht der semiquantitativen Beurteilung nachgewiesener spezifischer Immunoreaktivität (IR)

Gruppe	Apoptose			COX-2			bcl-2			bax			p53		
	M	A	K	M	A	K	M	A	K	M	A	K	M	A	K
Kontrolle	+	++	(+)	+	++	+++	+	++	++	+	+	(+)	+	+	(+)
I	+	++	(+)	+	++	+++	+	++	++	+	+	(+)	+	+	(+)
II	+++	+++	kK	+	+	kK	+	+	kK	+	+	kK	+	+	kK

(o – keine IR ++++ – sehr starke IR.
M – nicht veränderte Mukosa; A – Adenom; K – Karzinom; kK – kein Karzinom).

Diskussion

Die antinkanzerogene Wirkung von Sulindac in Apc-Gen-defekten Mäusen ist dosisabhängig und ist mit einer konstanten Erhöhung der Apoptoseaktivität im intestinalen Gewebe assoziiert. Die therapeutische Gabe von COX-Hemmern im Frühstadium des Apc-Gen-Defektes hemmt die weitere Entdifferenzierung und Adenombildung und verhindert die Entstehung von intestinalen Karzinomen. Es kommt zu einem Abfall der erhöhten Expression von COX-2 sowie des Apoptoseinhibitors bcl-2. Veränderungen der Verteilungsmuster für p53 und bax waren nicht zu beobachten, so daß von einem p53 unabhängigen antikanzerogenen Wirkmechanismus der NSAIDs ausgegangen werden kann.

Die Gabe von Cyclooxygenasehemmern im frühen Stadium der FAP ist ein vielversprechender Therapieansatz zur Konservierung der apoptotischen Aktivität und damit zur Hemmung der Gewebsentdifferenzierung im Kolorektum und sollte daher in klinischen Studien an FAP-Patienten weiter analysiert werden.

Zusammenfassung

Hintergrund: Als potentieller Mechanismus der karzino-protektiven Effekte der nichtsteroidalen Antiphlogistika (NSAIDs) wird eine Inhibition der zwei Isoformen der Cyclooxygenase, COX-1 und COX-2, diskutiert. NSAIDs mit einem besonderen Wirkungsspektrum gegen COX-2 könnten durch die Reetablierung der Apoptoseaktivität eine antikanzerogene Wirkung in kolorektalen Tumorzellen haben.

Material und Methode: Apc-Gen-defekte Mäuse wurden mit Sulindac, einem COX-Inhibitor, in 2 verschiedenen Dosen (180/270 mg/l Trinkwasser) behandelt. Die kolorektalen Tumoren wurden entnommen, gezählt, histologisch klassifiziert und immunhistochemisch untersucht.

Ergebnisse: Es fand sich eine dosisabhängige Reduktion der kolorektalen Neoplasien bezüglich ihrer Anzahl und Größe. In der Gruppe mit höher dosiertem Sulindac konnten, im Gegensatz zu den anderen Gruppen, keine Karzinome mehr nachgewiesen werden. Die Tumoren und die normale Mucosa der hochdosiert behandelten Tiere zeigten eine Steigerung der Apoptoseaktivität und gleichzeitig einen Abfall der COX-2 und bcl-2 Expression, während die Verteilungsmuster von p53 und bax keine Veränderungen aufwiesen.

Schlußfolgerungen: Die Gabe von nichtsteroidalen Antiphlogostika scheint die Onkogenese im Kolorektum durch eine p53-unabhängige Steigerung der Apoptoseaktivität zu inhibieren und die Progression zum Karzinom verhindern zu können. Diese vielversprechenden Ergebnisse sollten in klinischen Studien an FAP Patienten weiter verfolgt werden.

Abstract

Background: The inhibition of the two isoenzymes of cyclooxygenases, COX-1 and COX-2, is discussed as the basic mechanism of carcino-protective effects of nonsteroidal anti-inflammatory drugs (NSAIDs). NSAIDs with a special affinity to COX-

738

2 may be able to be anticarcinogenic by re-establishment of apoptosis activity in colorectal carcinoma cells.

Methods: Apc-gene-defect mice were treated with the COX inhibitor Sulindac in two different concentrations (180/270 mg/l drinking water). The colorectal neoplasias were counted, classified histologically, and investigated immunohistochemically.

Results: A dose-dependent reduction of the colorectal tumor number and size was found. In contrast to the other groups, no single carcinoma was detected under high-dosed Sulindac treatment. Using immunohistochemical techniques, both the tumors and the normal mucosa of high-dosed treated animals showed an increase in apoptosis activity accompanied by a decrease in COX-2 as well as bcl-2 expression. At the same time, the pattern of p53 and bax didn't change.

Conclusions: NSAIDs seem to inhibit the oncogenesis in the colorectum by a p53-independent increase of apoptosis activity, and to prevent carcinoma progression. These promising data should be evaluated in further clinical studies in FAP patients.

Literatur

1. Thun MJ, Namboodiri BS, Heath CW (1991) Aspirin use and reduced risk of fatal colon cancer. New Engl J Med 325:1593–1596
2. Matsuhashi N, Nakajima A, Fukushima Y, Yazaki Y, Oka T (1997) Effects of sulindac on sporadic colorectal adenomatous polyps. Gut 40:344–349
3. Mamhmoud NN, Boolbol SK, Dannenberg AJ, Mestre JR, Bilinski RT, Martucci C, Newmark HL, Chadburn A, Bertagnolli MM (1998) The sulfide metabolite of sulindac prevents tumors and restores enterocyte apoptosis in a murine model of familial adenomatous polyposis
4. Eberhart CE, Coffey RJ, Radhika RJ, Giardiello FM, Ferrenbach S, DuBois RN (1994) Up-regulation of cyclooxygenase 2 gene expression in human colorectal adenomas and adenocarcinomas. Gastroenterology 107:1183–1188
5. Jacobasch G, Jacobasch KH (1997) Molekulare Ursachen kolorektaler Kanzerogenese, klinische Manifestation und Therapie. Z ärztl Fortbild Qual sich 91:125–133
6. Morin PJ, Vogelstein B, Kinzler KW (1996) Apoptosis and APC in colorectal tumorigenesis. Proc Natl Acad Sci USA 93:7950–7954
7. Weiß H, Jacobasch KH, Haensch W, Streller B, Hieke B (1997) Significance of apoptosis in the process of tumorigenesis in colorectal mucosa and adenomas in FAP patients. Anal Cell Pathol 14:61–73

Korrespondenzadresse: Dr. med. Katrin Schmehl, Deutsches Institut für Ernährungsforschung (Abt. PML), Arthur-Scheunert-Allee 114–116, 14558 Bergholz-Rehbrücke, e-mail: schmehl@www.dife.de

Spezifische Toleranzinduktion nach Empfängerkonditionierung mit Spenderstammzellen: Ein Klinik-relevantes Modell für die Lebendorganspende solider Organe

Specific tolerance induction after recipient conditioning with donor stem cells: A relevant clinical model of living-organ donation for solid organs

F. Fändrich[1], M. Schlemminger[1], B. Glass[2], M. Suttorp[3], D. Henne-Bruns[1], B. Kremer[1]

[1] Klinik für Allgemeine und Thoraxchirurgie,
[2] II. Medizinische Klinik und
[3] Klinik für Allgemeine Pädiatrie der Christian-Albrechts-Universität Kiel

Einleitung

Trotz der verbesserten Überlebensrate der Dünndarmtransplantatempfänger seit Einführung von Tacrolimus (anstatt Cyclosporin A) als Basisimmunsuppressivum besitzt das Ziel einer spenderspezifischen Toleranzinduktion nach wie vor größte klinische Relevanz. Die aus dem hämatologischen Fachgebiet vorliegenden Daten zeigen in diesem Zusammenhang erstmals einen gangbaren Weg für die klinisch bereits etablierte Methode der Organspende von Verwandten. Durch vorherige Bestimmung der HLA-Kompatibilität ist es möglich, nach entsprechender myeloablativer Therapie des Empfängers, sein hämatopoetisches System mit peripheren Blutstammzellen des zur Verfügung stehenden Spenders zu rekonstituieren [1]. Die hierbei immer zu erwartende Transplantat-gegen-Wirt (GvH) Reaktion und/oder Erkrankung kann durch entspechende Depletion der T-Zellpopulation weitgehend eliminiert werden [2]. Ein stabiler Chimerismus zwischen Spender und Empfänger stellt jedoch eine Grundvoraussetzung für die Etablierung einer spenderspezifischen Toleranzinduktion dar, wie die Arbeiten von Medawar, Sachs und Sykes in vielen unterschiedlichen Tierspezies gezeigt haben [3, 4]. Die Gefahr der GvHD nach zweizeitiger Dünndarmtransplantation in entsprechend konditionierte Empfänger kann trotz stabilem Chimerismus nicht vollständig ausgeschlossen werden, auch wenn erste experimentelle Daten in gemischt chimären Mäusen dies vermuten lassen [5]. Die vorliegende experimentelle Studie untersuchte daher die Möglichkeit der Toleranzinduktion durch myeloablative Empfängekonditionierung und Rekonstitution des hämatopoetischen Empfängergewebes mit Spenderstammzellen und zweizeitiger Dünndarmtransplantation (DDTx).

Methodik

Die heterotope DDTx erfolgte an männlichen Inzuchtratten für folgende Tiergruppen (n = 4–8): (i) DA (RT1.^{av1}) → LEW (RT1.^{l}); unbehandelt, (ii) DA → LEW; myeloablative Chemotherapie (mChT), Stammzelltransplantation (SZTx) und DDTx), (iii)

DA → LEW; SZTx und DDTx, (iv) LEW → LEW unbehandelt, (v) LEW → LEW; mChT, SZTx und DDTx), (vi) LEW → LEW; mChT, SZTx), (vii) DA → LEW; mChT, SZTx und CAP (RT1.^{c})-DDTx., (viii) CAP → LEW; unbehandelt. Die myeloablative Chemotherapie der Empfängertiere erfolgte durch die intravenöse Gabe von 2×90 mg/kgxKG Cyclophosphamid (Tag -2 und -1) und der i.v.-Gabe von Busulfan (35 mg/kgKG) an Tag -1 vor SZTx-Transfer ($1-5 \times 10^8$ Spenderzellen, die aus Humerus- und Femorknochen der DA-Spenderratten isoliert und anschließend mit anti-CD2 Dynal-beads aufgereinigt wurden). Zur Kontrolle der CD2-Aufreinigung erfolgte die durchflußzytometrische Bestimmung der T-, B-, und NK-Zellfraktion, die nicht höher als der Grenzmeßbereich von $< 0,8\%$ liegen durfte. Als Endpunkte dieser Experimente diente das Überleben der Tiere. Die DDTx erfolgte 4 Wochen nach SZTx in Tiere, die 100% donorchimär waren, was zuvor durch entsprechende Haplotyp-spezifische Antikörper durchflußzytometrisch aus peripheren Blutproben validiert wurde. Hierzu wurde nach Ficoll-Auftrennung der Lymphozytenfraktion eine direkte Konjugation mit Fitc- und PE-gekoppelten F(ab)$_2$-monoklonalen Antikörpern (mAk) vorgenommen. Der mAk Ox-3 wurde eingesetzt, um LEW-MHC-Klasse-II spezifische Zellen (Empfängerzellen) zu detektieren, wogegen der mAk MN4 spezifisch alle MHC-Klasse I$^+$ Zellen des DA-(Spenderstamms) erkennt. Ox-27 mAk wurde zur spezifischen Markierung der MHC-Klasse I$^+$ Zellen auf CAP (RT1.^{c}) Spendertiere eingesetzt.

Ergebnisse

Zunächst war die Frage der Mortalitätsrate der nach obigem Konditionierungsschema behandelten syngenen LEW Empfängerratten zu beantworten. Die alleinige Verabreichung von Cyclophosphamid und Busulfan in der genannten Dosierung führte zum Versterben konditionierter Tiere nach durchschnittlich $6,7 \pm 1,0$ Tagen. Hingegen konnte die zusätzliche Gabe aufgereinigter CD2-depletierter Spenderstammzellen diese myelotoxische Wirkung reversieren und führte zur hämatopoetischen Rekonstitution entsprechend behandelter LEW-Empfängertiere, wie in Abb. 1 dargestellt. Die zusätzliche Übertragung eines syngenen Dünndarmtransplantates, 4 Wochen nach erfolgreicher SZTx, hatte in diesem Zusammenhang keinen Einfluß auf das Langzeitüberleben.

Aufbauend auf diesen Ergebnissen sollte dann die Tolerogenität dieses Protokolls für den vollallogenen Ansatz (DA → LEW) überprüft werden. Hierzu wurden LEW Empfängerratten zunächst myeloablativ konditioniert (s. oben), dann mit einer Dosis von 5×10^8 DA-abgeleiteten Stammzellen rekonstituiert und erhielten dann 4 Wochen später, bei Nachweis eines fast 100% Donorchimerismus, ein DA-Dünndarmtransplantat. Dieses Behandlungsprotokoll erzielte in 8/8 LEW-Ratten Langzeitüberleben > 100 Tage. Überraschender Weise induzierte die zweizeitige Dünndarmtransplantation trotz der großen Menge mittransplantierter Lymphozyten keine akute oder chronische GvH-Erkrankung. Unbehandelte LEW-Empfängertiere verstarben in dieser DA → LEW-Stammkombination dagegen nach $11,5 \pm 0,8$ Tagen, wie in Tabelle 1 angeführt. Für eine zweite allogene Stammkombination (CAP → LEW) konnte die analoge Toleranz durch vorab mChT und SZTx erzielt werden, wogegen unbehandelte LEW-Tiere durch die Abstoßung des CAP-Dünndarmtransplantates

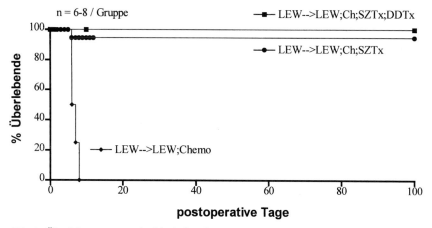

Abb. 1. Überlebensrate myeloablativ konditionierter syngener LEW-Empfängertiere (n = 6), die mit Cyclophosphamid und Busulfan vorbehandelt wurden, siehe Methodik. Die mittlere Überlebenszeit dieses letalen Konditionierungsprotokolls betrug 6,7 ± 1,0 Tage. Dagegen überlebten 7/8 LEW Ratten, wenn ihnen zusätzlich zu dieser Konditionierung 5 × 10^8 CD2-depletierte Spenderzellen (DA) verabreicht wurden. Die zusätzliche syngene Dünndarmtransplantation, 4 Wochen nach erfolgreicher Stammzelltransplantation, hatte keinen Einfluß auf das Langzeitüberleben, da 8/8 Empfängertiere diese Therapie tolerierten

Tabelle 1. Spezifitätsprüfung des Toleranzprotokolls in den allogenen Stammkombination (DA → LEW oder CAP → LEW)

Stammkombination	Behandlungsprotokoll	Überlebensrate (Tage)	Mittel ± SD
DA → LEW	DDTx, unbehandelt	10, 11, 12, 12, 12, 12	11,5 ± 0,8
DA → LEW	SZTx, DDTx	10, 11, 11, 12, 12, 14	11,7 ± 1,4
DA → LEW	mCHT[a], SZTx, DDTx	8 × > 100	> 100
DA → LEW	mCHT, SZTx, *CAP*-DDTx[b]	12, 12, 13, 14	12,8 ± 1,0
CAP → LEW	DDTx, unbehandelt	98, 10, 11, 12	10,5 ± 1,3
CAP → LEW	mCHT, SZTx[c], DDTx	6 × > 100	> 100
DA → LEW	mCHT, SZTx, DDTx, *DA*-Haut[d]	4 × > 100	> 100

[a] Die myeloablative Therapie (mChT) wurde wie im Methodikteil beschrieben mittels Cyclophosphamid und Busulfan an den Tagen – 2, – 1, respektive – 1 vor SZTx durchgeführt.

[b] Dieser Ansatz entspricht der Drittstammkontrolle, da DA-Stammzell-konditionierte LEW-Empfängerratten CAP-Dünndarmtransplantate erhielten.

[c] Die Stammzelltransplantation (SZTx) erfolgte für die jeweilige Stammkombination entweder mit DA oder CAP CD2-depletierten Zellen (5 × 10^8) am 0.

[d] Tiere, die bereits über 60 Tage ein stabiles Transplantatergebnis nach DDTx zeigten wurden dann sekundär hauttransplantiert.

bereits nach 10,5 ± 1,3 Tagen verstarben. Die erzielte Toleranz war aus zweierlei Gründen spezifisch: (i) zum einen wurden in der DA → LEW-Kombination CAP-Drittstamm Dünndarmtransplantate von LEW-Empfängerratten abgestoßen, die nach mChT mit *DA-Stammzellen* rekonstituiert worden waren und zum anderen (ii) wurden in der DA → LEW-Kombination nach entsprechender mChT und SZTx *Drittstamm (CAP)-*

Vollhauttransplantate abgestoßen, dagegen Spenderstamm isogene Vollhaut toleriert. Der zweizeitige Transfer von DA-Hauttransplantate auf konditionierte und DA-Dünndarmtransplantierte LEW-Empfängertiere wurde gleichfalls toleriert.

Diskussion

Die allogene Blutstammzelltransplantation als Alternative zur Knochenmarktransplantation hat seit ihrer Erstbeschreibung 1993 weltweit eine breite Akzeptanz erfahren [6]. Der Anteil der Blutstammzellübertragungen an sämtlichen allogenen Transplantationen hämatopoetischen Gewebes stieg in Europa von weniger als 0,5 % im Jahr 1993 auf nahezu 15 % im Jahr 1995. Obwohl die definitiven Ergebnisse prospektiv randomisierter Studien noch ausstehen, lassen sich derzeit keine relevanten Unterschiede zwischen Knochenmark- und PBSC-Transplantationen im Hinblick auf GVH-Reaktivität feststellen, während aber die hämatopoetische und immunologische Rekonstitution nach PBSCT schneller vonstatten zu gehen scheint [7]. Dank der Verfügbarkeit von Immunoselektionsverfahren zur Isolierung hämatopoetischer Progenitorzellen (sog. CD34-positiver Zellen) lassen sich auch große Zellmengen, wie sie in einem PBSC-Transplantat enthalten sind, effektiv von unerwünschten Zellen, wie z.B. T-Lymphozyten, befreien. Die bei allogenen Transplantaten erreichbare T-Depletion beträgt bei Verwendung konventioneller CD34-Selektion ca. 3 – 4 log, was einem residuellen T-Zellgehalt des Transplantates von $1 \times 10^5 - 1 \times 10^6$ CD3-positiver Zellen pro kg Empfängergewicht entspricht [8]. Dennoch war die GVHR-Inzidenz nach allogener Transplantation derart manipulierter PBSC-Produkte selbst in HLA-identischen Konstellationen noch hoch, wogegen die zweizeitige Transplantation von Dünndarmtransplantaten kein derartiges GvH-Risiko für den Empfänger darzustellen scheinen. Unsere Ergebnisse weisen damit auf einen möglichen Weg der spezifischen Toleranzentwicklung für solide Organsysteme hin, die in der Klinik durch die Umsetzung dieser bereits bei Patienten mit hämatologischen Grunderkrankungen gemachten Erfahrungen auch zukünftig für die Lebendspende ihre berechtigte Anwendbarkeit finden dürften.

Zusammenfassung

Hintergrund: Die hohe Sterbe- und Organfunktionsverlustrate nach allogener Transplantation von Intestinalorganen stellt weiterhin eine strenge Notwendigkeit zur Entwicklung klinisch applikabler Toleranzstrategieen dar. Diese experimentelle Studie untersuchte daher in einem klinisch angenäherten Modell, durch myeloablative Therapie und anschließende Stammzelltransplantation CD2-depletierten Knochenmarks im allogenen Empfänger spezifische Toleranz zu induzieren.

Methodik: Nach myeloablativer Therapie mittels Cyclophosphamid, i.v., (2×90 mg/kgKG, Tag – 2 und – 1) und Busulfan, i.v., (35 mg/kg KG, Tag – 1) erfolgte am Tag 0 die Rekonstitution mit 5×10^8 CD2-depletierten Stammzellen des Spenders. Nach durchflußzytometrisch gesicherter Rekonstitution (100%-Donorchimerismus) wurde 4 Wochen später eine zweizeitige vollallogene Dünndarmtransplantation (DDTx) vorgenommen.

Ergebnisse: Das angegebene myeloablative Protokoll benötigte den Stammzell-transfer, um im syngenen Ansatz ein Versterben der Empfänger zu verhindern und die hämatopoetische Rekonstitution zu gewährleisten. Im vollallogenen Ansatz (DA → LEW und CAP → LEW) führte die erfolgreiche Etablierung des Spenderchimerismus zum Langzeitüberleben und zur Spenderspezifischen Toleranz für Dünndarm- und Hauttransplantate ohne Zeichen der akute GvHD.

Schlußfolgerung: Unsere Ergebnisse zeichnen einen vielversprechenden Weg auf, zukünftig auch im klinischen Alltag in der Lage zu sein, für die Lebendspende solider Organe eine spezifische am Spender orientierte Toleranz nach entsprechender Empfängerkonditionierung zu etablieren.

Abstract

Background: High mortality and graft loss rates after allogeneic transplantation of intestinal organs are the main reasons for the strong efforts to induce tolerance strategies which bear clinical relevance. The presented experimental study investigated the possibility to induce donor-specific tolerance by use of myeloablative therapy (mTh) in conjunction with donor stem cell transplantation (SCTx), hereby chosing a model with clinical applicability for the transplantation setting of living-related donor donation.

Methods: mTh was performed by administration of cyclophosphamid, i. v. (90 mg/kg body weight, on days – 2 and – 1) together with i. v.-injection of busulfan (35 mg/kg b. w., on day – 1). Hereafter, hematopoietic reconstitution of the recipient (LEW) rat was achieved by transplantation of 5×10^8 CD2-depleted donor (DA) bone marrow stem cells. After establishment of 100 percent donor chimerism (as validated by flow cytometry), a secondary small bowel allograft was transferred.

Results: The described protocol achieved full donor-chimeric reconstitution of hematopoietic tissues in syngeneic recipients which otherwise died. In the high-responder strain combination DA → LEW or CAP → LEW all recipient demonstrated specific tolerance and long-term graft acceptance of small bowel and skin grafts without signs of acute graft-versus-host disease.

Conclusions: These findings indicate the possibility to achieve the goal of donor-specific tolerance induction in the clinical setting of living-donation with appropriate conditioning of recipients by the use of peripheral stem cell transplantation.

Literatur

1. Dreger P, Glass B, Uharek L, Zeis M, Schmitz N (1997) Allogeneic transplantation of mobilized peripheral blood progenitor cells: towards tailored cell therapy. Int J Hematol 66:1–11
2. Aversa F, Tabilio A, Terenzi A, Velardi A, Falzetti F, Giannoni C, Iacucci R, Zei T, Martelli MP, Gambelunghe C (1994) Successful engraftment of T-cell-depleted haploidentical "three-loci" incompatible transplants in leukemia patients by addition of recombinant human granulocyte colony-stimulating factor-mobilized peripheral blood progenitor cells to bone marrow inoculum. Blood 84:3948–3955
3. Sykes M, Szot GL, Swenson KA, Pearson DA (1997) Induction of high levels of allogeneic hematopoietic reconstitution and donor-specific tolerance without myelosuppressive conditioning. Nature Med 3:783–787

4. Sharabi Y, Sachs DH (1989) Mixed chimerism and permanent specific transplantationtolerance induced by a non-lethal preparative regimen. J Exp Med 169:493–502
5. Sykes M, Eisenthal A, Sachs DH (1988) Mechanism of protection from graft-vs-host disease in murine mixed allogeneic chimeras. I. Development of a null cell poulation suppressive of cell-mediated lympholysis responses and derived from the syngeneic bone marrow component. J Immunol 140:2903–2911
6. Dreger P, Apperley J, Glass B, Uharek L, Zeis M. Schmitz N (1996) Allogeneic transplantation of mobilized peripheral blood progenitor cells. Blood 87:51–58
7. Ottinger HD, Beelen DW, Scheulen B, Schaefer UW, Grosse-Wilde H (1996) Improved immune reconstitution after allotransplantation of peripheral blood stem cells instead of bone marrow. Blood 88:2775–2779
8. Corringham RET, H AD (1995) Rapid and sustained allogeneic transplantation using immuno-selected CD34-selected peripheral blood progenitor cells mobilized by recombinant granulocyte- and granulocyte-macrophage colony-stimulating factors. Blood 86:2052–2054

Korrespondenzadresse: Priv.-Doz. Dr. med. F. Fändrich, Klinik für Allgemeine und Thoraxchirurgie, Universität Kiel, Arnold-Heller-Str. 7, 24105 Kiel,
Telefon: 04 31-5 97-18 08, Fax: 04 31-5 97-45 86,
e-mail: ffaendrich@allg-thorax-chir.uni-kiel.de

Nerve Growth Factor (NGF) steuert das Nervenwachstum und die Schmerzsymptomatik bei chronischer Pankreatitis

Nerve growth factor (NGF) regulates nerve growth and pain in chronic pancreatitis

H. Friess[1], Z. Zhu[1], M.E. Martignoni[1], P. Berberat[1], A. Zimmermann[2], M.W. Büchler[1]

[1] Klinik für Viszerale und Transplantationschirurgie, Universität Bern, Inselspital, CH-3010 Bern
[2] Institut für Pathologie, Universität Bern, Inselspital, CH-3010 Bern

Einleitung

Neben der Destruktion des Pankreasparenchyms, mit nachfolgender exokriner Pankreasinsuffizienz, sind chronische Oberbauchschmerzen ein zweites klinisches Leitsymptom der chronischen Pankreatitis (CP). In der Schmerzgenese bei chronischer Pankreatitis werden Nervenveränderungen eine zunehmende Bedeutung beigemessen [1-4]. Bei chronischer Pankreatitis ist die Anzahl der Pankreasnerven erhöht, der Nervendurchmesser deutlich vergrößert, und das Perineurium weist deutliche Schädigungen auf [2]. Weiterführende Untersuchungen zeigten, dass die Pankreasnerven aktiv wachsen, und daß das Nervenwachstum und die perineurale Entzündungszellinfiltration mit der Oberbauch-Schmerzintensität der CP Patienten korrelieren [4].

Nerve Growth Factor (NGF) ist ein Mitglied der Neurotrophin(NT)-Familie, zu der auch Brain-derived Neurotrophic Factor (BDNF), NT-3, NT-4, NT-5 und NT-6 gehören [5, 6]. NGF bindet hochaffin an einen transmembranösen Tyrosin-Kinase-Rezeptor (TrkA), welcher die intrazelluläre Signaltransduktion vermittelt [5]. NGF und TrkA spielen bei der Entwicklung des Nervensystems, dessen Differenzierung und beim Nervenwachstum eine wichtige Rolle. Daneben stellen sie wichtige Modulatoren bei der Schmerzvermittlung dar [7].

Ziel unserer Untersuchungen war es das Nervenwachstum bei chronischer Pankreatitis weiter zu untersuchen und den Einfluss von NGF und TrkA im Proliferationsprozess der Pankreasnerven und beim Schmerzsyndrom zu analysieren.

Patienten und Methoden

Patienten und Gewebeaufarbeitung: Chronisches Pankreatitisgewebe wurde von 3 Frauen und 21 Männern (medianes Alter 46 Jahre, Range: 27–64 Jahre) gewonnen. Bei allen Patienten wurde eine Pankreaskopfresektion (duodenum-erhaltende Pankreaskopfresektion oder pylorus-erhaltende Whipple-Operation) vorgenommen. Zum Zeitpunkt der Operation wiesen alle Patienten eine schwere exokrine

Pankreasinsuffizienz auf; die Ätiologie der chronischen Pankreatitis war ethyltoxischer Genese. Normales Pankreasgewebe von 20 zuvor gesunden Multiorganspendern (8 Frauen, 12 Männer) mit einem medianen Alter von 39 Jahren (Range: 18–57 Jahren) diente als Kontrollgewebe. Von jedem Gewebepräparat wurde ein Teil in Bouinscher Lösung oder 4% Paraformaldehyd für 12–24 Stunden fixiert und nachfolgend in Paraffin eingebettet. Daneben wurde Pankreasgewebe von CP Patienten und gesunden Organspendern in flüssigem Stickstoff schockgefroren und bei –80 °C bis zur weiteren Aufarbeitung gelagert. Die Studie wurde von der Ethikkommission der Universität Bern begutachtet und genehmigt.

Northern Blot Analyse: Nach Extraktion von totaler RNA mit der Guanidinium-Isothiocyanat-Methode erfolgte die elektrophoretische Auftrennung von 20 µg totaler RNA auf Agarosegelen mit nachfolgendem RNA-Transfer auf Nylonmembranen. Für die RNA Hybridisation wurde eine Digoxigenin (DIG) markierte NGF cRNA Sonde verwendet [8]. Im Falle von TrkA erfolgte die Hybridisation mit einer ^{32}P-markierten cRNA Sonde. Alle Membranen wurden nachfolgend noch mit einer 7 S cDNA Sonde rehybridisiert (^{32}P-markiert), um quantitative RNA Auftragungsunterschiede bei der Gelelektrophorese auszuschliessen [8]. Die Intensität der erzielten Autoradiographiebanden wurde mittels Laserdensitometrie quantifiziert und das Verhältnis der optischen Dichte zwischen den spezifischen NGF bzw. TrkA Hybridisationsbanden und dem 7S-Signal für jede Gewebeprobe errechnet.

In situ Hybridisation: 3–4 µm dicke Paraffinschnitte wurden bei 50 °C für mindestens eine Stunde vorhybridisiert und nachfolgend mit spezifischen, Digoxigeninmarkierten Antisense cRNA Sonden für NGF bzw. TrkA hybridisiert [8]. Die Spezifität der in situ Hybridisationssignale konnte durch die Vorbehandlung der Schnitte mit RNAse oder durch die Inkubation der Gewebeschnitte mit der korrespondierenden Sense cRNA Sonde gesichert werden. Die Quantifizierung der Ergebnisse erfolgte semiquantitativ durch zwei unabhängige Pathologen.

Immunhistochemie: Für die immunhistochemische Evaluation wurde in Paraffin eingebettetes Pankreasgewebe verwendet. Hierbei wurden polyklonale Antikörper verwendet, deren Spezifität in früheren Untersuchungen bereits dokumentiert wurde: NGF (Serotec, UK); TrkA (Santa Cruz Biotechnology, USA); und PGP 9.5 (Ultraclone, UK). 3–5 µm dicke, konsekutive Paraffinschnitte wurden mit den einzelnen Antikörpern bei 4 °C für 18 Stunden inkubiert und die Antigen-Antikörper-Reaktion nach mehrmaligem Waschen in Tris-gepufferter Kochsalzlösung (TBS) mit einem Biotinmarkierten Zweit-Antikörper und dem Streptavidin-Peroxidasekomplex und Diaminobenzidin-Tetra-Hydrochlorid visualisiert [8].

Ergebnisse

Northern Blot Analysen: Im gesunden Pankreas konnte eine schwache NGF mRNA Bande in 5 von 20 (25%) Geweben nachgewiesen werden, während in den verbleibenden Pankreata kein NGF mRNA Signal nachweisbar war. Im Gegensatz hierzu war NGF mRNA in 16 von 24 (67%) CP Geweben detektierbar und in 10 von 24 Geweben (42%) fand sich eine starke Überexpression (p < 0,01) gegenüber dem Kontrollgewebe.

TrkA mRNA war im gesunden Pankreas in 16 der 20 (80%) untersuchten Gewebe auffindbar. Alle CP Gewebe wiesen TrkA mRNA Signale auf und in 13 der 24 CP (54%) Gewebe war eine deutliche Überexpression vorhanden. Wurden alle CP Gewebe mit dem Normalgewebe verglichen betrug die Überexpression für NGF das 7,5fache und für TrkA das 3,4fache. Wurden nur CP Gewebe mit erhöhter Expression berücksichtigt fand sich eine 13,1fache Zunahme von NGF mRNA und eine 5,5fache Zunahme von TrkA mRNA ($p < 0,01$) verglichen mit dem Kontrollgewebe.

In situ Hybridisation: Gangzellen exprimierten NGF mRNA mit moderater Intensität und in einzelnen Azinuszellen war ein schwaches NGF mRNA Signal im normalen Pankreas auffindbar. Nerven waren negativ für NGF mRNA. Gewebeareale mit normaler Pankreastextur von CP Patienten wiesen eine NGF mRNA Färbung in vergleichbarer Intensität und Verteilung wie normales Kontrollgewebe auf. In CP Arealen mit deutlicher Gewebedestruktion waren hohe NGF mRNA Signale in metaplastischen Gangzellen, degenerierenden Azinuszellen und in Azinuszellen, die in tubuläre Strukturen differenzierten, nachweisbar. Nerven waren für NGF mRNA auch im CP Gewebe negativ.

TrkA mRNA konnte im gesunden Pankreas im Perineurium aufgefunden werden. Bei CP fand sich eine ähnliche Distribution, jedoch war die Signalintensität im Perineurium der vergrößerten Pankreasnerven deutlich höher als im Kontrollpankreas. NGF und TrkA mRNA konnte auch in Blutgefässen nachgewiesen werden, wobei die Intensität der in situ Hybridisationssignale zwischen CP und Normalgewebe vergleichbar war.

Immunhistochemie: Um Nerven im gesunden Pankreas sicher zu identifizieren, wurden alle Gewebeschnitte zusätzlich mit einem anti-PGP9.5 Antikörper (spezifischer panneuronaler Marker) gefärbt. Die immunhistochemische Verteilung und die Intensität der Immunreaktion von NGF und TrkA war mit den Befunden der in situ Hybridisation vergleichbar mit dem Unterschied, dass Nervenfasern im gesunden Pankreas schwach positiv für NGF und Nervenfasern in CP Geweben eine mäßiggradige Immunoreaktivität für NGF zeigten.

Assoziation von NGF und TrkA mRNA Expression mit klinischen und histopathologischen Befunden: Die Höhe der NGF mRNA Spiegel bei CP Patienten korrelierte positiv ($p < 0,05$) mit dem Ausmaß der Pankreasfibrose ($r = 0,64$), und der Azinuszelldestruktion ($r = 0,74$). Keine Beziehung war zwischen NGF mRNA und der Krankheitsdauer, der Schmerzintensität und Schmerzfrequenz nachweisbar. Im Gegensatz hierzu korrelierten die TrkA mRNA Spiegel positiv mit der Schmerzintensität ($r = 0,84$, $p < 0,01$), nicht jedoch mit der Schmerzfrequenz und anderen klinisch/histopathologischen Parametern.

Diskussion

Wenngleich Alkohol in den westlichen Industriestaaten der wichtigste ätiologische Faktor für die Entwicklung einer chronischen Pankreatitis (CP) ist, wissen wir über die Pathophysiologie dieser Erkrankung wenig. Bisherige pathophysiologische Konzepte wie beispielsweise die Lithostatin (früher als Pancreatic Stone Protein bezeichnet)-Hypothese, bei welcher die verminderte Sekretion von Lithostatin als Ursache für die erhöhte Lithogenität des Pankreassaftes angesehen wird, werden zunehmend in Frage gestellt [9]. Aber auch das auf morphologischen Untersuchungen basierende Nekrose/Fibrose Konzept, die Erhöhung von freien Radikalen im Pankreas und direkt toxische Schädigungen von Azinus- und Gangzellen durch Alkohol können die pathophysiologischen Veränderungen bei der chronischen Pankreatitis nicht konklusiv erklären. Neuere molekularbiologische und histomorphologische Studien zeigen, daß der Aktivierung von zytotoxischen Entzündungszellen im Krankeitsprozess der chronischen Pankreatitis eine Schlüsselrolle zuzukommen scheint und daß von Entzündungszellen freigesetzte Mediatoren wie beispielsweise Perforine exokrines Pankreasparenchym direkt schädigen und zu dessen Untergang beitragen [9].

Neben dem fortschreitenden Verlust von funktionellem Pankreasgewebe kommt es bei der chronischen Pankreatitis auch zu starken Oberbauchschmerzen, die mit Nervenveränderungen in Zusammenhang gebracht wurden. Hierzu zählt Nervenwachstum, die perineurale Infiltration von Entzündungszellen und die Zunahme der Neurotransmitter Substanz P (SP) und Calcitonin Gene-related Peptide (CGRP) in vergösserten Pankreasnerven bei CP [3].

In unseren Untersuchungen fand sich eine deutliche Zunahme von NGF und TrkA bei Patienten mit chronischer Pankreatitis im Vergleich zu einem gesunden Kontrollkollektiv. Die Erhöhung von NGF war mit dem Grad der Pankreasdestruktion und die von TrkA mit der Schmerzintensität der CP Patienten assoziiert.

Da NGF über eine Aktivierung seines Rezeptors TrkA das Nervenwachstum stimulieren kann, liegt die Vermutung nahe, dass die Nervenproliferation im Pankreas von CP-Patienten über diese Signalkaskade mitgesteuert wird. Die Wirkung von NGF/TrkA ist jedoch sicherlich nicht nur auf die Nervenproliferation beschränkt. Neuere tierexperimentelle und humane Studien deuten darauf hin, dass beide Faktoren auch bei der Schmerzentstehung eine Rolle spielen [7]. Exogen verabreichtes NGF führt beim Menschen und Tier zu Schmerzen und die Mutation des TrkA Gens mit konsekutivem Verlust von funktionellen TrkA Rezeptoren bei 4 Patienten mit Anhidrose ist mit einer chronischen Schmerzinsensitivität vergesellschaftet [10]. Ob die Beeinflussung von Schmerzen durch NGF/TrkA auf direkten oder indirekten Mechanismen beruht kann momentan nicht konklusiv beantwortet werden. Tierexperimentelle Studien deuten darauf hin, dass die Neutralisation von NGF über NGF-bindende Antikörper zu einer Verminderung der sensorischen Neurotransmitter SP und CGRP führt. Weitergehende Untersuchungen sind notwendig, um die funktionelle Bedeutung des NGF/TrkA Signalweges bei CP weiter aufzuklären.

Zusammenfassung

Im Rahmen unserer Studie wurde Nerve Growth Factor (NGF) und sein hochaffiner Rezeptor (TrkA) im gesunden Pankreas und bei chronischer Pankreatitis untersucht.

Es fand sich eine 7,5fach erhöhte NGF mRNA Expression ($p < 0,01$) in den untersuchten chronischen Pankreatitisgeweben. TrkA mRNA war bei chronischen Pankreatitis 3,4fach überexprimiert ($p < 0,01$). Diese Überexpression war für NGF mRNA in metaplastischen Gangzellen, degenerierenden Azinuszellen und Azinuszellen, welche in tubuläre Strukturen differenzieren, vorhanden. TrkA mRNA fand sich nur im

Perineurium der Nerven und in den Wänden von Blutgefässen, wobei sie vor allem bei vergrösserten Pankreasnerven aufzufinden war. Immunhistochemisch fand sich für NGF und TrkA die gleiche Distribution wie bei der in situ Hybridisation. Die Korrelation der molekularen Daten mit den klinischen Befunden zeigte eine signifikante positive Beziehung zwischen NGF und dem Ausmass der Pankreasfibrose (r = 0,64) sowie dem Grad der Azinuszellschädigung (r = 0,74) und zwischen TrkA und der Schmerzintensität (r = 0,84). Diese Resultate deuten darauf hin, daß die NGF/TrkA Signalkaskade eine Rolle bei der Nervenproliferation und beim Schmerzsyndrom bei chronischer Pankreatitis spielen könnte.

Abstract

Background and Methods: In the present study nerve growth factor (NGF) and its high affinity receptor (TrkA) were analyzed in the normal pancreas and in chronic pancreatitis.

Results: There was a 7.5fold increase of NGF mRNA and a 3.4 fold increase in TrkA mRNA expression in chronic pancreatitis in comparison with normal controls (p < 0.01). Enhanced expression of NGF mRNA was present in metaplastic ductal cells, degenerating acinar cells and in acinar cells dedifferentiating into tubular structures. TrkA mRNA expression was found in the perineurium in the normal pancreas and to a higher degree in the enlarged nerves of CP tissues. Immunohistochemistry demonstrated the respective proteins in the same tissue structures. There was a significant positive relationship between NGF and the degree of pancreatic fibrosis (r = 0.64), the degree of acinar cell damage (r = 0.74), and between TrkA and pain intensity (r = 0.84).

Conclusions: These findings suggest a role of the NGF/TrkA pathway in nerve proliferation and in the pain syndrome in chronic pancreatitis.

Literatur

1. DiMagno EP (1993) A short, eclectic history of exocrine pancreatic insufficiency and chronic pancreatitis. Gastroenterology 104:1255–1262
2. Bockman DE, Büchler MW, Malfertheiner P, Beger HG (1988) Analysis of nerves in chronic pancreatitis. Gastroenterology 94:1459–1469
3. Büchler MW, Weihe E, Friess H, Malfertheiner P, Bockmann DE, Müller S, Nohr D, Beger HG (1992) Changes in peptidergic innervation in chronic pancreatitis. Pancreas 7:183–192
4. Di Sebastiano P, Fink T, Weihe E, Friess H, Innocenti P, Beger HG, Büchler MW (1997) Immune cell infiltration and growth-associated protein 43 expression correlate with pain in chronic pancreatitis. Gastroenterology 112:1648–1655
5. Barbacid M (1995) Neurotrophic factors and their receptors. Current Opinion in Cell Biol 7:148–155
6. Levi-Montalcini R, Skaper SD, Dal Toso R, Petrelli L, Leon A (1996) Nerve growth factor: from neurotrophin to neurokine. Trends Neurosci 19:514–520
7. McMahon SB (1996) NGF as a mediator of inflammatory pain. Philos Trans R Soc Lond B Biol Sci 351:431–440

8. Friess H, Yamanaka Y, Büchler MW, Hammer K, Kobrin MS, Beger HG, Korc M (1994) A subgroup of patients with chronic pancreatitis overexpress the c-erbB-2 protooncogene. Ann Surg 220:183–192
9. Hunger R, Müller Ch, Zgraggen K, Friess H, Büchler MW (1997) Cytotoxic cells are activated in cellular infiltrates of alcoholic chronic pancreatitis. Gastroenterology 112:1656–1663
10. Petty BG (1994) The effect of systemically administered recombinant human nerve growth factor in healthy human subjects. Ann Neurol 36:244–246

Korrespondenzadresse: PD Dr. med. H. Friess, Klinik für Viszerale und Transplantationschirurgie, Universität Bern, Inselspital, CH-3010 Bern, Telefon +41-31-632-9578, Fax +41-31-632-9732, e-mail: helmut.friess@insel.ch

Quantitative Bestimmung des regionalen hepatischen Sauerstoffverbrauchs mit [^{15}O]H$_2$O, [^{15}O]CO und [^{15}O]O$_2$ PET: Beziehung zwischen lokaler Gewebsoxygenierung und Sauerstoffverbrauch

Quantification of the hepatic oxygen consumption by [^{15}O]H$_2$O, [^{15}O]CO and [^{15}O]O$_2$ PET: Relationship between tissue oxygenation and oxygen consumption

M. Piert[1], G. Becker[2], H. Fischer[1], H.-J. Machulla[2], W. Lauchart[1], R. Bares[2], H. D. Becker[1]

[1] Abteilung Allgemeine Chirurgie und
[2] Nuklearmedizinische Abteilung der Universität Tübingen, D-72076 Tübingen

Einleitung

Bei zahlreichen Lebererkrankungen (Leberzirrhose, primäre und sekundäre Lebertumoren) und Zustandsbilder des Postaggressionsstoffwechsels (Lebertransplantatdysfunktion, Sepsis, Schock) wird davon ausgegangen, daß die Oxygenierung des Lebergewebes für die Prognose und Therapie dieser Erkrankungen von wesentlicher Bedeutung ist. Daher ist Kenntnis der Beziehung zwischen Sauerstoffversorgung (DO$_2$) und Sauerstoffverbrauch (VO$_2$) von großer Bedeutung für das Verständnis der betreffenden Erkrankungen. Obwohl aussagekräftige klinische Verfahren wie die Leberfunktionsszintigraphie, die Doppler-Flowmetrie und die selektive Leberarterienangiographie zur qualitativen Bestimmung der Leberdurchblutung existieren, ist die exakte Quantifizierung des regionalen hepatischen Blutflusses als Voraussetzung für die Bestimmung des hepatischen VO$_2$ bis dato weder experimentell-invasiv noch klinisch verfügbar gewesen.

Zu Bestimmung des VO$_2$ mittels PET sind etablierte Auswerteverfahren verfügbar [1], welche jedoch wegen der doppelten Gefäßversorgung (A. hepatica, V. portae) nicht ohne Modifikation auf die Leber übertragbar sind. Das Ziel dieser Studie war daher nach Umsetzung der notwendigen Modifikationen den hepatischen Sauerstoffverbrauch mittels PET zu bestimmen und die Ergebnisse soweit möglich zu validieren. Um deutliche regionale Änderungen der O$_2$-Zufuhr zu induzieren, wurden Äste der A. hepatica okkludiert, was regionale Zirkulationsstörungen hervorrief, welche durch vor und nach Okklusion vorgenommene arterielle Flußbestimmungen auf Mikrosphärenbasis (^{141}Ce und ^{51}Cr) belegt wurden. Die Lebergewebsoxygenierung (TPO$_2$) wurde zudem direkt invasiv mittels PO$_2$-Histographie in normaler und zirkulationsgestörter Leber bestimmt und in Beziehung zum regionalen DO$_2$ und VO$_2$ gesetzt.

Methoden

Bei 6 Hausschweinen (17–33 Kg) wurde in Intubationsnarkose mit N$_2$O:O$_2$ Beatmung (FiO$_2$ = 0,67) das Abdomen eröffnet. Um nachfolgende Blutabnahmen und Mikrosphäreninjektionen durchführen zu können, erfolgten arterielle, portalvenöse und zentralvenöse Katheterimplantationen. Zur Bestimmung der regionalen arteriellen Leberdurchblutung wurden vor arterieller Flußkompromittierung ^{51}Cr-markierte Mikrosphären ($\varnothing\,15 \pm 0,5\,\mu m$) in die Aorta thoracica injiziert und die regionale arterielle Leberdurchblutung nach der Referenzmethode von Heymann [2] berechnet. Zusätzlich wurde vor und nach arterieller Okklusion eines oder mehrerer Segmentäste der A. hepatica der Gewebe-pO_2 in normal und flußkompromittierten Leberregionen mittels pO_2-Histographie (pO_2-Histograph, Eppendorf, Germany) direkt invasiv gemessen. Der portalvenöse Blutfluß wurde nicht mechanisch beeinträchtigt.

Im Anschluß an eine 20-minütige Transmissionsmessung erfolgten unter Raumluftbeatmung und wiederholten i.v.-Gaben von Rohypnol® und Ketanest® an einem Advance® PET-Scanner (General Electrics, USA) insgesamt 3 dynamische PET-Scans: ein [^{15}O]H_2O (i.v.-Bolusinjektion), ein [^{15}O]O_2 (Tubusinhalation) und ein [^{15}O]CO-Scan (Tubusinhalation). Aufgrund der kurzen Halbwertzeit von [^{15}O]-markiertem Sauerstoff (2 Minuten) konnten diese 3 PET-Scans in unmittelbarer Folge vorgenommen werden, so daß zeitliche Änderungen der Durchblutung und der Oxygenierung des Blutes keine größere Rolle spielen konnten. Zu definierten Zeiten während der PET-Scans und während der Mikrosphäreninjektionen wurden arterielle, portalvenöse und zentralvenöse Blutgasanalysen abgenommen und das Herz-Zeit-Volumen nach der Thermodilutionsmethode bestimmt. Außerdem wurde eine kontinuierliche Überwachung des arteriellen Blutdrucks und der Herzfrequenz vorgenommen. Während der 3 PET-Scans wurden diskontinuierlich zu definierten Zeitpunkten arterielle und portalvenöse Blutproben über die zuvor implantierten Katheter entnommen und hinsichtlich ihrer Tracerkonzentration in einem Wizzard® Wellcounter (Wallac, Finnland) und einem GEMS® „Fluid Radioactivity Quantifier" (General Electric, USA) gemessen. Für den [^{15}O]O_2-Scan wurde zudem die Relation von markiertem O_2 und sich daraus bildendem markiertem H_2O durch rasche Zentrifugation des arteriellen und portalvenösen Blutes und Bestimmung des Radioaktivitätsanteiles in Plasma und Vollblut bestimmt. Anschließend wurden ^{141}Ce-markierte Mikrosphären ($\varnothing\,15 \pm 0,5\,\mu m$) wiederum über die thorakale Aorta injiziert, um die Änderung der arteriellen Durchblutung der Leber nach arterieller Okklusion zu bestimmen. Die regionale arterielle (f_a) und portalvenöse (f_p) Leberdurchblutung wurde aus Blut- und Gewebeaktivitätskurven nach einem für „Dual-Input" erweiterten Kety-Schmidt-Modell [3] bestimmt. Nach Beendigung der 3 PET-Scans wurde die pO_2-Histographie in den zuvor gemessenen Leberarealen wiederholt. Die Versuchstiere wurden durch Injektion von T61® getötet und zahlreiche Gewebsproben aus allen Leberregionen entnommen und hinsichtlich ihrer ^{51}Cr- und ^{141}Ce-Aktivitäten gemessen. Zusätzlich wurden aus okkludierten und nicht-okkludierten Leberregionen Gewebeproben entnommen und histologisch untersucht.

Das hepatische O_2-Angebot (DO_2) wurde als Produkt des regionalen arteriellen (f_a) und portalvenösen (f_p) Blutflusses und dem O_2-Gehalt des zuführenden Blutes (O_2-Gehalt in aortalem (c_a) und portalvenösem (c_p) Blut) auf der Ebene von „Regions of Interest" (ROI) in flußreduzierten und normal perfundierten Leberarealen nach folgender Formel bestimmt:

$$DO_2 = f_a \cdot c_a + f_p \cdot c_p \tag{1}$$

Die Verteilung von $[^{15}O]O_2$ und dessen Umsetzung zu $[^{15}O]H_2O$ wurde mittels eines 2-Kompartmentsystems beschrieben, woraus sich die unidirektionale O_2-Extraktionsfraktion E berechnen ließ. Der regionale Sauerstoffverbrauch (VO_2) wurde anschließend wie folgt berechnet:

$$VO_2 = E \cdot DO_2 . \tag{2}$$

$[^{15}O]CO$ bindet fest an Hämoglobin und ermöglicht so die visuelle Darstellung größerer Gefäße, insbesondere der ansonsten nur invasiv zugänglichen Portalvene, was die nicht invasive Erstellung einer Zeitaktivitätskurve aus der V. portae auf ROI-Basis erlaubt.

Die Produktion von $[^{15}O]O_2$ erfolgte über die $^{14}N(d, n)$ Kernreaktion mit 8 MeV Deuteronen. $[^{15}O]CO$ wurde über die gleiche Kernreaktion mit anschließender Reduktion an Aktivkohle bei 950 °C erzeugt. $[^{15}O]H_2O$ wurde durch katalytische Umsetzung von $[^{15}O]O_2$ mit Wasserstoff hergestellt.

Ergebnisse

In Tabelle 1 sind die Ergebnisse der Studie getrennt für normal perfundierte und minderperfundierte Leberareale dargestellt. Der regionale VO_2 der Leber wurde in flußgeminderten Regionen mit $0,048 \pm 0,03$ und in normal perfundierten Regionen mit $0,08 \pm 0,021$ [ml O_2/(min × cm³)] bestimmt (Mittelwert ± Standardabweichung). Bei stark erniedrigtem Sauerstoffangebot wurde eine hohe O_2-Extraktion nahe 1 festgestellt. In minderperfundierten, hypoxischen Regionen (TPO_2: $6,4 \pm 3,9$ mmHg) wurde eine mittlere O_2-Extraktion von $0,79 \pm 0,17$ bestimmt. Mit steigender DO_2 stieg der VO_2 nicht in gleichem Maße an, d.h. in normal perfundierter normoxischer Leber (TPO_2: $23,8 \pm 6,7$ mmHg) sank die O_2-Extraktion auf einen Mittelwert von $0,4 \pm 0,13$. Der VO_2 strebte einem Grenzwert VO_2^{max} zu, welcher nach der Formel

$$VO_2 = VO_2^{max} \cdot DO_2/(K + DO_2) \tag{3}$$

mit $0,135 \pm 0,014$ (Schätzwert ± Standardfehler) bestimmt wurde. Der Parameter K wurde durch nicht-lineare Anpassung mit $0,123 \pm 0,028$ bestimmt ($r^2 = 0,65$; $p < 0,001$). Zwischen der O_2-Extraktion und dem TPO_2 bestand eine signifikante negative lineare Korrelation ($y = -37,8 \cdot + 38,4$; $r^2 = 0,69$; $p < 0,001$). In arteriell okkludierten Arealen wurde neben der erwarteten Reduzierung des art. DO_2 auch ein deutlicher Rückgang der portalvenöse DO_2 beobachtet.

Die Tabelle 1 zeigt für normal und minderperfundierte Leber den Gewebe-pO_2 (TPO_2) sowie die arterielle und portalvenöse O_2-Zufuhr (DO_2), den O_2-Verbrauch

Tabelle 1. (Zusammenstellung der Ergebnisse)

Gewebe-Art	N	TPO_2 [mmHg]	Art. DO_2 [ml/(min·cm³)]	Port. DO_2 [ml/(min·cm³)]	VO_2 [ml/(min·cm³)]	O_2-Extraktion
Normal	6	$23,8 \pm 6,7$	$0,081 \pm 0,053$	$0,134 \pm 0,078$	$0,080 \pm 0,021$	$0,40 \pm 0,13$
Minderperfundiert	6	$6,4 \pm 3,9$	$0,034 \pm 0,02$	$0,027 \pm 0,021$	$0,048 \pm 0,03$	$0,79 \pm 0,17$

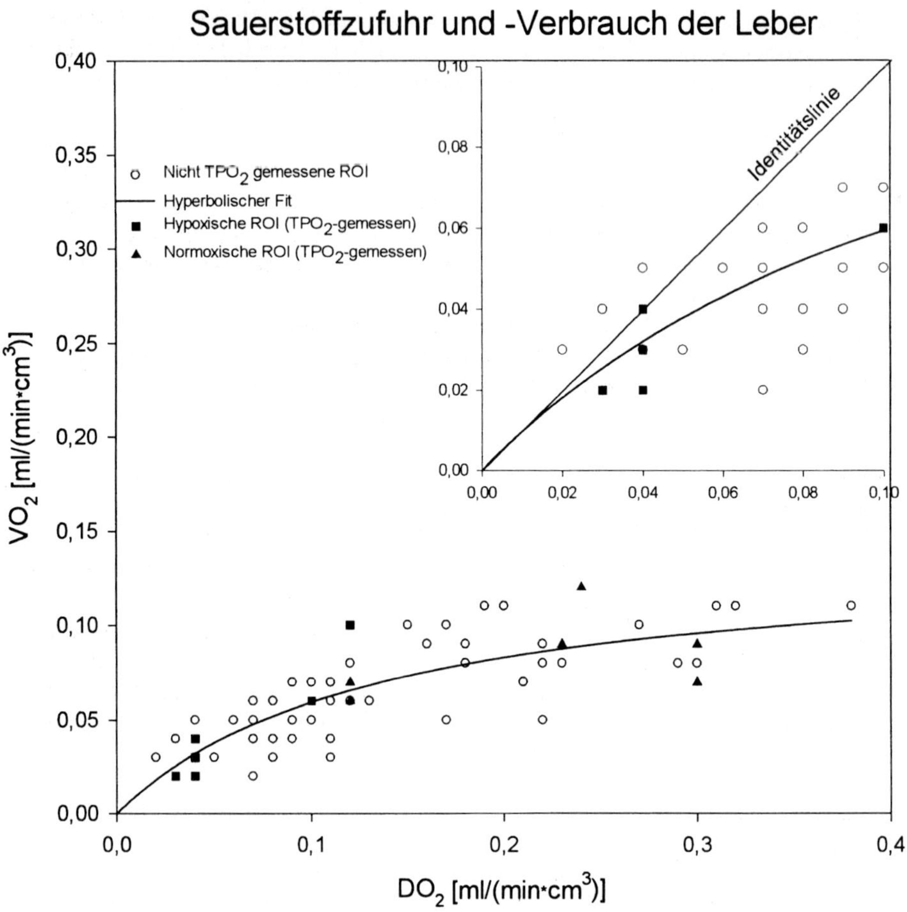

Abb. 1. Beziehung zwischen Sauerstoffzufuhr (DO$_2$) und Sauerstoffverbrauch (VO$_2$) in der Leber. Die Ausschnittsgraphik verdeutlicht, daß bei geringem DO$_2$ eine Sauerstoffextraktion von nahe 100% besteht (dargestellt anhand der Identitätslinie). Bei einer den O$_2$-Bedarf übersteigender DO$_2$ steigt der VO$_2$ nicht in gleichem Maße an, sondern die Beziehung der beiden Parameter geht in eine Sättigungskinetik über (s. Text). Hypoxische TPO$_2$-gemessene „Regions of Interest" (ROI) sind als schwarze Quadrate, normoxische ROI als schwarze Dreiecke dargestellt. Diejenigen ROI, in denen der TPO$_2$ nicht direkt bestimmt wurde, sind als weiße Kreise dargestellt

(VO$_2$) sowie die daraus resultierende O$_2$-Extraktion (Mittelwert ± Standardabweichung).

Diskussion

Die Leber extrahiert unter normalen Bedingungen des Fastens etwa 40% des antransportierten Sauerstoffs. Weil arterielles und portalvenöses Blut in den Sinusoiden gemeinsam einströmen und sich vermischen, ist es für die O$_2$-Versorgung des Lebergewebes dabei unerheblich, aus welchem Gefäßsystemarm (Arterie oder Portalvene) der notwendige Sauerstoff antransportiert wird. Die in der vorliegenden Arbeit dargestellte Beziehung zwischen DO_2 und VO_2 spiegelt die für das Gesamtorgan bekannten physiologischen Verhältnisse auf regionaler Ebene wider. Während bei ausreichend hohem O_2-Angebot der O_2-Verbrauch unabhängig vom O_2-Angebot ist, zeigt sich bei niedrigem DO_2 – trotz eines dramatischen Anstieges der O_2-Extraktion – ein Absinken des VO_2. Dabei konnte die Steigerung der O_2-Extraktion nicht verhindern, daß es in minderperfundierten Arealen zu einer Gewebeshypoxie kam, wie durch die gleichzeitige pO_2-Histographie in dieser wie auch in einer größeren Versuchsserie [4] nachgewiesen werden konnte. Aus der in Abb. 1 dargestellten Beziehung zwischen DO_2 und VO_2 geht hervor, daß bei einem kritischen Absinken der O_2-Zufuhr der O_2-Verbrauch durch die O_2-Zufuhr limitiert wird und damit nicht mehr den metabolischen Erfordernissen genügt. Zur Deckung des zellulären Energiebedarfs wird in diesen hypoxischen Regionen auf eine anaerobe Glykolyse umgeschaltet.

Die vorgestellte PET-Methodik ist die erste Meßmethode, welche es erlaubt die Sauerstoffversorgung und den Sauerstoffverbrauch der Leber auf regionaler Ebene zu bestimmen. Pathophysiologische Aspekte der DO_2-VO_2-Relation können ohne größere Invasivität in der Sepsis, im akuten Leber(transplantat)versagen tierexperimentell untersucht werden. Insbesondere können pharmakologische Beeinflussungen der DO_2-VO_2-Relation in kurzer zeitlicher Folge auf regionaler Ebene vorgenommen werden, wobei die methodische Schwächen der Thermodilutionskatheter-basierten Meßmethoden [5] umgangen werden. Die Methode ist jedoch aufgrund ihrer methodischen Komplexität nur eingeschränkt geeignet im Rahmen akuter Leberfunktionsstörungen unter klinischen Bedingungen eingesetzt zu werden.

Zusammenfassung

Hintergrund: Die Kenntnis der Beziehung zwischen Sauerstoffversorgung (DO_2) und Sauerstoffverbrauch (VO_2) der Leber ist von großer Bedeutung für das Verständnis von Leberfunktionsstörungen im Postaggressionsstoffwechsel. Die Positronen-Emissions-Tomographie (PET) erlaubt prinzipiell durch Verwendung der frei diffusiblen Tracer $[^{15}O]H_2O$ und $[^{15}O]O_2$ die Quantifizierung des arteriellen (f_a) und portalvenösen (f_p) Blutflusses sowie des VO_2 der Leber auf regionaler Ebene. $[^{15}O]CO$ bindet fest an Hämoglobin und ermöglicht so die visuelle Darstellung größerer Gefäße, insbesondere der ansonsten nur invasiv zugänglichen Portalvene. Die Studie diente der Validierung der PET-Methodik zur Vorbereitung einer Anwendung beim Menschen.

Methoden: Sechs Hausschweine wurden in Intubationsnarkose mit Rohypnol/Ketanest-Sedierung untersucht. Die hepatische DO_2 wurde als Produkt des regionalen f_a und f_p (gemessen mittels $[^{15}O]H_2O$ PET) und dem O_2-Gehalt des zuführenden Blutes (O_2-Gehalt in aortalem und portalvenosem Blut) auf der Ebene von „Regions of Interest" (ROI) bestimmt. Um segmentale Lebergewebshypoxien zu erzeugen, wurden operativ durch Okklusion einzelner Äste der Arteria hepatica segmentale oder lobuläre Zirkulationsstörungen induziert und vor und nach Okklusion durch parallele Flußbestimmungen auf Mikrosphärenbasis (^{141}Ce und ^{51}Cr) belegt. Der portalvenöse Blutfluß wurde nicht mechanisch beeinträchtigt. Die Lebergewebsoxygenierung (TPO_2) wurde zudem direkt mittels PO_2-Histographie in normaler und zirkulationsgestörter Leber bestimmt und in Beziehung zum DO_2 und VO_2 gesetzt. f_a und f_p wurden mittels 10-min dynamischer PET-Scans nach i. v. Bolusinjektion von ca. 2,2 GBq [^{15}O] H_2O (HWZ 2 Min.) bestimmt. Unmittelbar anschließend wurde der hepatische [^{15}O] O_2-Uptake nach Inhalation von ca. 3 GBq [^{15}O] O_2 im Rahmen eines zweiten Scans verfolgt. Aus Zeitaktivitätskurven der ROI und des arteriellen und portalvenösen Blutes wurden kinetische Flußparameter und der O_2-Uptake des Lebergewebes bestimmt. Ein ebenfalls 10-min [^{15}O] CO Scan folgte zur Lagebestimmung der V. portae.

Ergebnisse: Der regionale VO_2 der Leber wurde in flußgeminderten Regionen mit 0,048 ± 0,03 und in normal perfundierten Regionen mit 0,08 ± 0,021 [ml O_2/ (min · cm^3)] bestimmt (MW ± Standardabw). Zwischen DO_2 und VO_2 wurde eine hoch signifikante hyperbolische Beziehung festgestellt ($r^2 = 0,65$; $p < 0,001$), welche die für das Gesamtorgan bekannten physiologischen Verhältnisse widerspiegelt. In minderperfundierten, hypoxischen Regionen (TPO_2 6,4 ± 3,9 mm Hg) stieg die mittlere O_2-Extraktion auf 79% an, während in normal perfundierten Arealen (TPO_2 23,8 ± 6,7 mm Hg) eine O_2-Extraktion von 40% bestimmt wurde.

Folgerungen: [^{15}O] H_2O und [^{15}O] O_2 PET erlaubt mit hinreichender Präzision den regionalen hepatischen VO_2 zu bestimmen. Mit [^{15}O] CO PET kann die V. portae leicht dargestellt werden und eine portalvenöse Zeitaktivitätskurve ohne Kanülierung der V. portae erfaßt werden, was Vorbedingung zum klinischen Einsatz der Methodik ist. Die vorgestellte Methodik ist das erste Verfahren zur Bestimmung des regionalen hepatischen Sauerstoffverbrauchs. Damit können erstmals pathophysiologische Aspekte des VO_2 im Rahmen des Leberversagens (Schock, Sepsis, Zirrhose, Transplantatdysfunktion) und deren pharmakologische Beeinflussungen in rascher zeitlicher Folge untersucht werden.

Abstract

Background: The knowledge of the relationship between oxygen delivery (DO_2) and oxygen consumption (VO_2) of the liver is of major importance to understand liver dysfunction in postaggression metabolism. Using the freely diffusible tracers [^{15}O] H_2O and [^{15}O] O_2 in combination with the Positron Emission Tomography (PET), it is possible to quantify the arterial (f_a) and portal venous (f_p) hepatic blood flow as well as the VO_2 on a regional basis. [^{15}O] CO binds to hemoglobin with high affinity and, therefore, labels red blood cells. In combination with PET, [^{15}O] CO allows the localization of larger vessels, especially the portal vein, within the field of view. This study was performed to explore the potential of [^{15}O] H_2O, [^{15}O] O_2 and [^{15}O] CO PET in the measurement of the hepatic oxygen consumption.

Methods: Liver blood flow and oxygen uptake was investigated in 6 anaesthetized pigs. The hepatic DO_2 was calculated as the product of the regional f_a and f_p (measured by [^{15}O] H_2O PET) and the O_2-content of the arterial and portal venous blood. To investigate the reliability of this PET method over a wide flow range, segmental arterial flow reductions were induced by occlusions of several branches of the hepatic artery of varying size and localization yielding different degrees of arterial flow impairment. The portal venous blood flow was not mechanically impaired. Before and after arterial occlusion, the liver tissue's oxygenation (TPO_2) was measured directly using a needle electrode system (Eppendorf pO_2-Histograph) to allow comparisons with the regional DO_2 and VO_2. After bolus injection of approx. 2.2 GBq [^{15}O]H_2O, f_a and f_p were measured by a 10-min dynamic PET scan. The oxygen uptake was determined after inhalation of 3 GBq [^{15}O]O_2. After inhaltation of 3 GBq [^{15}O]CO, a 10-min PET scan followed to localize the portal vein. Kinetic parameters for f_a, f_p and oxygen uptake were estimated from tissue, arterial and portal venous blood activity curves using an extended one tissue compartment model to account for the dual blood supply. The resulting flow estimates were then compared with microspheres reference blood flow measurements obtained from multiple liver tissue samples (post mortem).

Results: The regional VO_2 of the liver was determined as 0.048 ± 0.03 und in occluded and 0.08 ± 0.021 in normally perfused regions [ml O_2/(min · cm³)] (mean ± SD). A highly significant hyperbolic relationship was found between DO_2 and VO_2 ($r^2 = 0.65$; $p < 0.001$), reflecting the well known relation of these parameters for the liver as a whole. In hypoxic arterially occluded regions (TPO_2 6.4 ± 3.9 mm Hg), the mean oxygen extraction increased to 79 %, while in normally perfused regions (TPO_2 23.8 ± 6.7 mm Hg), the O_2-extraction was found to be 40 %.

Conclusion: Combining [^{15}O]H_2O, [^{15}O]O_2 and [^{15}O]CO PET allows the estimation of the hepatic VO_2 on a regional basis. For the first time, it is possible to investigate pathophysiological aspects of the oxygen consumption during liver failure (i.e. shock, sepsis, cirrhosis, transplant dysfunction) including possible pharmacological influences.

Literatur

1. Huang S-C, Feng DaGab, Phelps ME (1986) Model dependency and estimation reliability in measurement of cerebral oxygen utilization rate with oxygen-15 and dynamic positron emission tomography. J Cereb Blood Flow Metabol 6:105–119
2. Heymann M, Payne B, Hoffman J, Rudolph A (1977) Blood flow measurements with radionuclide-labeled particles. Prog Cardiovasc Dis 20:55–79
3. Fischer H, Piert M, Becker G, Machulla H-J, Lauchart W, Patt M, Becker HD (1999) Quantitative Bestimmung des regionalen hepatischen Blutflusses mit [^{15}O]H_2O und [^{15}O]CO Positronen Emissions Tomographie (PET) beim Schwein. Langenbeck's Archives of Surg Suppl 679–685
4. Piert M, Machulla H-J, Aldinger P, Dißmann P, Becker G, Fischer H, Lauchart W, Bares R, Becker HD (1999) Localization and Quantification of Liver Hypoxia by [^{18}F]Misonidazole and PET. Accepted by Eur J Nucl Med
5. De Backer D, Berre J, Moraine JJ, Melot C, Vanfraechem J, Vincent JL (1996) Effects of dopamine on the relationship between oxygen consumption and delivery in healthy volunteers: comparison with sodium nitroprusside. Clin Sci Colch 90:105-111

Korrespondenzadresse: Morand Piert, Abteilung Allgemeine Chirurgie und Poliklinik, Universität Tübingen, Hoppe-Seyler Str. 3, D-72076 Tübingen

Einfluß ionisierender Strahlung auf vaskuläre glatte Muskelzellen und Matrix: Implikationen zur Restenosehemmung nach Gefäßinterventionen

Effects of ionizing irradiation on vascular smooth muscle cells and matrix: Implications for inhibiting post-interventional restenosis

J. Heckenkamp[1,2], Th. Schmitz-Rixen[3], F. Adili[1], D. Leszczynski[2], G. M. LaMuraglia[2]

[1] Klinik und Poliklinik für Visceral- und Gefäßchirurgie der Universität zu Köln
[2] Wellman Laboratories of Photomedicine, Department of Surgery, Division of Vascular Surgery, Massachusetts General Hospital, Harvard Medical School, Boston, USA
[3] Schwerpunkt für Gefäßchirurgie, Johann Wolfgang Goethe Universität, Frankfurt am Main

Einleitung

Die Entwicklung hämodynamisch signifikanter Gefäßstenosen nach Operation oder Angioplastie durch Intimahyperplasie und „Constrictive Remodeling" stellt ein wesentliches Hindernis für befriedigende Langzeitfunktionsraten dar. Intimahyperplasie ist definiert als Migration und Proliferation glatter Muskelzellen und Myofibroblasten in den subintimalen Raum, sowie die überschießende Bildung extrazellulärer Matrix [1]. Im weiteren Verlauf der Wundheilungsantwort auf eine Gefäßintervention spielen Remodelingprozesse eine wichtige Rolle. Diese können entweder zu einer fibrotischen Kontraktion mit Abnahme des Gesamtdurchmessers („Constrictive Remodeling") oder aber auch zu einer kompensatorischen Dilatation führen [2]. Diese multifaktoriellen Vorgänge in der Gefäßwand werden u.a. durch das Immun- und Gerinnungssystem, lokale parakrine Faktoren und Zytokine initiiert und moduliert. Das Zusammenspiel dieser Prozesse definiert das Ausmaß postinterventioneller Restenosen.

Klinische Studien deuten auf eine Restenosehemmung durch den adjuvanten Einsatz ionisierender Strahlung hin [3]. Die zugrundeliegenden Mechanismen sind jedoch bisher nur unvollständig bekannt. Die vorliegende Arbeit untersucht daher den unterschiedlichen Einfluß von γ-Strahlung (γ-ST) auf Proliferation, Metabolismus und Funktion glatter Gefäßmuskelzellen (SMC) sowie auf bioregulatorische Matrixmoleküle.

Methodik

Bovine aortale Gefäßmuskelzellen (Passage $2-5$, 1×10^5 Zellen/cm^2) wurden mit einer ^{137}Cäsium Quelle mit klinisch verwendeten Dosen von 10 und 20 Gy bestrahlt (2,54 Gy/min).

Es wurde die metabolische Aktivität, basierend auf der mitochondrialen Bioreduktion von Tetrazolium-Salzen, gemessen. Die Proliferation wurde 24 Stunden nach Bestrahlung mit der Inkorporation von ^{3}H-Thymidin bestimmt, die mRNA Kollagen-I Expression glatter Muskelzellen mit der Reverse-Transkriptase-PCR erfaßt und die Kollagenproduktion mit dem Einbau von ^{3}H-Prolin bestimmt (24 Stunden und 7 Tage nach Bestrahlung). Um die postinterventionelle *in vivo* Situation in der Gefäßwand mit erhöhten Wachstumsfaktortitern zu simulieren, wurden diese Experimente mit und ohne Zellstimulation mit 100% Kalbsserum durchgeführt [4].

In einem seperaten Experiment wurde nach 24 Stunden die Proliferation von SMC auf mit gleichen Dosen bestrahlter Matrix und nach Inkubation mit konditioniertem Kulturmedium bestrahlter SMC untersucht. Für die Präparation von konditioniertem Medium wurden bestrahlte Zellen mechanisch verletzt und mit 0,5% Kalbsserum Medium für 5 Stunden inkubiert. Anschließend wurden subkonfluente unbehandelte SMC mit diesem Medium kultiviert.

Die statistische Auswertung der dargestellten Ergebnisse (Mittelwert ± Standard-abweichung, n = 10/Gruppe) erfolgte anhand des ANOVA und Tukey's HSD post hoc Test.

Ergebnisse

γ-Bestrahlung von SMC verringerte die Zellproliferation auf 24% ± 2,7 (10 Gy) und 31% ± 3,0 (20 Gy), Kontrollen: 100% ± 5,3; p < 0,0001. Eine Inkubation mit Kalbsserum führte nicht zu einem signifikanten Anstieg der Proliferationsrate nach Bestrahlung (Abb. 1 a).

γ-Bestrahlung beeinflußte nicht die metabolische Aktivität (109% ± 5,5 (10 Gy) und 107% ± 11,0 (20 Gy), Kontrollen: 100% ± 6,3). Eine Zellstimulation mit Kalbsserum führte zur Aktivierung der mitochondrialen Enzymaktivität (162% ± 8,3 (10 Gy) und 150% ± 9,7 (20 Gy); p < 0,0001, Abb. 1 b).

Die Kollagen-I mRNA Expression änderte sich nach γ-ST nicht signifikant. Die Kollagensynthese zeigte nach 24 Stunden keine Unterschiede, verringerte sich jedoch 7 Tage nach Bestrahlung mit 20 Gy (55% ± 5,5, Kontrollen: 100% ± 8,4) und ließ sich ebenfalls stimulieren (81% ± 5,8: p < 0,001).

Konditioniertes Medium von bestrahlten Zellen führte zu keiner signifikanten Veränderung der SMC Proliferatioin (90% ± 22,4 (10 Gy), 80% ± 16,4 (20 Gy), Kontrollen: 100% ± 14,8). Als negative Kontrolle diente das Medium mechanisch unverletzter Zellen (0% ± 1,3, Abb. 2 a).

Matrixassoziierte Wachstumsfaktoren wurden durch γ-ST in therapeutischen Dosen nicht alteriert. Es fand sich sowohl bei 10 Gy und auch bei 20 Gy keine signifikante Minderung der SMC Proliferation, verglichen mit unbestrahlter Matrix (90% ± 8,3 (10 Gy), 84% ± 12,4 (20 Gy), Kontrollen: 100% ± 17,2). Als negative Kontrolle dienten Zellkulturplatten ohne Matrix (0% ± 1,3, Abb. 2 b).

Diskussion

Die Wirkmechanismen von γ-ST auf Faktoren, die bei der Restenoseentwicklung eine wesentliche Rolle spielen, sind bisher noch weitgehend unbekannt. Diskutiert wird die Bildung einer mechanischen Barriere für Zellmigration durch strahleninduzierte

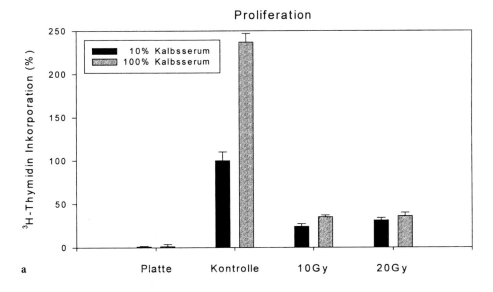

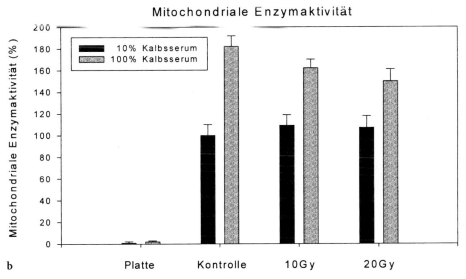

Abb. 1 a, b. Effekt von γ-Bestrahlung auf Proliferation (**a**) und mitochondriale Enzymaktivität (**b**) glatter Gefäßmuskelzellen mit und ohne Stimulation mit Kalbsserum

fibrotische Umbauprozesse oder auch zytotoxische Wirkungen auf mitotische Zellen, was zu einer Verminderung der regenerierten Zellzahl führt [5]. In der vorliegenden Arbeit konnte eine Zytostase von SMC nach γ-ST gezeigt werden. In den klinisch angewendeten Dosen nahm die metabolische Aktivität dieser Zellen jedoch nicht ab und ließ sich durch Inkubation mit Kalbsserum stimulieren. SMC bleiben somit potentielle Modulatoren von Intimahyperplasie und „Constrictive Remodeling". Weitere *in*

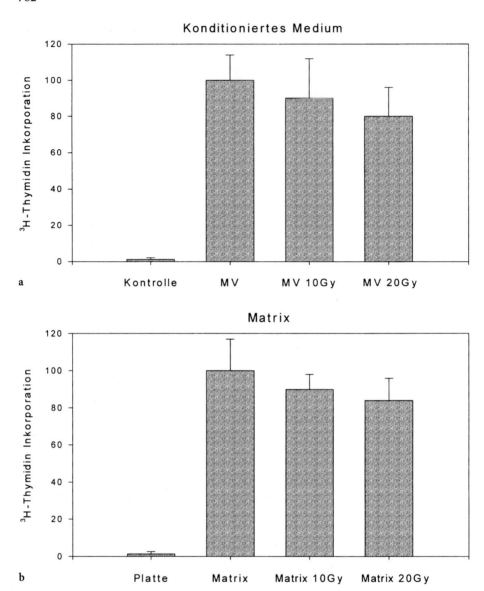

Abb. 2a, b. Effekt von γ-Bestrahlung von konditioniertem Medium mechanisch verletzter Zellen (MV, **a**) und Matrix (**b**) auf die Proliferation von glatten Muskelzellen

vivo Untersuchungen sind notwendig, um die klinische Relevanz dieser Beobachtungen einzuordnen.

Ebenso konnte die Kollagensynthese, die eine erhebliche Rolle bei der Entwicklung einer Intimahyperplasie und fraglich auch bei Remodelingprozessen spielt, nach Stimulation mit Kalbsserum gesteigert werden. Die mRNA Expression von Kollagen-I änderte sich trotz unterschiedlicher Produktion von Kollagen nicht signifikant, was die komplexe Regulation der Genexpression von glatten Muskelzellen in Kultur unterstreicht. Andere Autoren konnten zeigen, daß sowohl prä- als auch posttranskriptionelle Prozesse hier wesentlich sind [6].

Zell- und matrixassoziierte Zytokine und Wachstumsfaktoren spielen bei der Restenoseentwicklung ebenfalls eine wichtige Rolle. Es konnte gezeigt werden, daß konditioniertes Medium von bestrahlten Zellen weiterhin biologisch aktive Faktoren enthält, dies trifft ebenso auf bestrahlte Matrix zu.

Zusammenfassung

Die Ergebnisse dieser Studie deuten darauf hin, daß die klinisch nachgewiesene Restenosehemmung nach γ-ST durch eine Zytostase erreicht wird. Hierbei kommt es jedoch möglicherweise nicht zur irreversiblen Hemmung von Zellmetabolismus und Kollagensynthese. Die biologische Aktivität matrix- und zellassoziierter Wachstumsfaktoren wird durch γ-ST in klinischen Dosen möglicherweise nicht beeinflußt.

Abstract

Background: Ionizing irradiation (γ-RT) has been shown to inhibit post-interventional vascular restenosis but there is limited understanding about the underlying mechanisms.

Methods: γ-RT (10, 20 Gy) were applied to vascular smooth muscle cells (SMC) in vitro and to cell culture plates coated with extracellular matrix. Cell viability (tetrazolium salt), proliferation (^{3}H-thymidine), collagen synthesis (^{3}H-proline), collagen I mRNA expression (RT-PCR) and conditioned media experiments were used to asses γ-RT effects on the vascular fibroproliferative response.

Results: γ-RT reduced cellular proliferation to 24% ± 2.7 (10 Gy) and 31% ± 3.0 (20 Gy), controls: 100% ± 5.3; $p < 0.0001$, but did not affect metabolic activity. Stimulation with calf serum increased mitochondrial activity (162% ± 8.2 (10 Gy) and 150% ± 9.7 (20 Gy); $p < 0.0001$). Collagen synthesis decreased after 7 days (55% ± 5.5, controls: 100% ± 8.4), but was also stimulable with calf serum (81% ± 5.8; $p < 0.001$). Collagen I mRNA expression did not change in all groups. γ-RT did not affect cell and matrix associated growth factors.

Conclusions: These data suggest that γ-RT may inhibit restenosis by inducing growth arrest of smooth muscle cells. However, irradiated cells continue to respond to growth factor stimulation and can increase their collagen production. γ-RT with in vivo used doses does not interfere with growth factors leading to the vascular fibroproliferative response.

764

Literatur

1. Davies MG, Hagen PO (1994) Pathobiology of intimal hyperplasia. Br J Surg 81:1254–1269
2. Post MJ, Borst C, Pasterkamp G, Haudenschild CC (1995) Arterial remodeling in atherosclerosis and restenosis: a vague concept of a distinct phenomen. Atherosclerosis 118:S115–S123
3. Teirstein PS, Massullo V, Jani S, Popma JJ, Mintz GS, Russo RJ, Schatz RA, Guarneri EM, Steuterman S, Morris NB, Leon MB, Tripuraneni P (1997) Catheter-based radiotherapy to inhibit restenosis after coronary stenting. N Engl J Med 336:1697–1703
4. Clunn GF, Lymn JS, Schachter M, Hughes AD (1997) Differential effects of lovastatin on mitogen induced calcium influx in human cultured vascular smooth muscle cells. Br J Pharmacol 121:1789–1795
5. Shimotakahara S, Mayberg MR (1994) Gamma Irradiation Inhibits Neointimal Hyperplasia in rats After Arterial Injury. Stroke 25:424–428
6. Stepp MA, Kindy MS, Franzblau C, Sonenshein GE (1986) Complex regulation of collagen gene expression in cultured bovine aortic smooth muscle cells. J Biol Chem 261 (14): 6542–6546

Korrespondenzadresse: Dr. J. Heckenkamp, Klinik und Poliklinik für Visceral- und Gefäßchirurgie der Universität zu Köln, Joseph-Stelzmann-Str. 9, 50931 Köln (DFG Stipendiat He 2926/1-1), z. Zt. Wellman Laboratories of Photomedicine, Department of Surgery, Massachusetts General Hospital BHX-630, Harvard Medical School, 55 Fruit Street, Boston, MA 02114, USA

Immunologische Reaktion nach endovaskulärer und konventioneller Therapie von Aortenaneurysmata

Immunologic reaction after endovascular versus conventional therapy of aortic aneurysm

R. I. Rückert[1], W. D. Döcke[2], H. D. Volk[2], M. Walter[1], J. M. Müller[1], V. v. Baehr[2]

[1] Klinik für Allgemein-, Gefäß-, Thorax- und Viszeralchirurgie
[2] Institut für Medizinische Immunologie, Universitätsklinikum Charité Campus Mitte, Humboldt-Universität zu Berlin, Schumannstr. 20/21, D-10117 Berlin

Einleitung

Mit der endovaskulären Implantation eines Stentprothesensystems (EA) steht eine gegenüber der konventionellen Ausschaltung (CA) alternative Methode zur Behandlung des Aortenaneurysmas zur Verfügung, deren kurz- und mittelfristige Ergebnisse bei entsprechender Indikationsstellung überzeugend erscheinen [1]. Obwohl die EA gegenüber der CA als minimal invasiv gilt, ist die als „Postimplantationssyndrom" (PI) bekannte unspezifische entzündliche Reaktion nach EA mit grippeähnlichen Symptomen, Fieber und Leukozytose häufig. Das PI ist trotz verschiedener Versuche bisher unvollständig charakterisiert und nicht hinreichend erklärt [2–6]. Mit der vorliegenden Studie sollte eine genauere Charakterisierung des PI erreicht und der Versuch einer Erklärung für die Entstehung des PI unternommen werden.

Patienten und Methoden

In einer prospektiven, nicht-randomisierten Studie wurden jeweils 8 Patienten mit EA und CA hinsichtlich der Alteration des Immunsystems untersucht. Prä-, intra- und postoperativ (nach Narkoseeinleitung, nach Hautschnitt/Implantation der Femoralisschleusen, nach Clamping der Aorta/Balloninflation, unmittelbar und 1 h nach Declamping/Ballondeflation, 4 h, 24 h, 3 und 7 d postop., entsprechend den Zeitpunkten 1–9, Tabelle 1) erfolgten Blutentnahmen. Mittels ELISA wurden die folgenden Parameter quantitativ analysiert: Tumornekrosefaktor (TNF)-α, Interleukin (IL)-6, IL-10, IL-1-Rezeptorantagonist (IL-1RA), Cortisol, Procalcitonin (PCT), löslicher IL-2-Rezeptorantagonist (sIL-2RA) und Elastase polymorphkerniger Leukozyten (PMN-E). Die in-vitro-Zytokin-Sekretionskapazität von Monozyten wurde durch Stimulation von Vollblutkulturen mittels Lipopolysaccharid (LPS) (100 ng/ml) getestet. Im Überstand wurden TNF-α und IL-1β bestimmt. Die in-vitro-Sekretionskapazität für PMN-E wurde analog nach Stimulation mit Phorbolmyristatacetat (PMA) (100 ng/ml) untersucht. Die statistische Analyse erfolgte mittels Mann-Whitney Test für den Vergleich von EA und CA und Wilcoxon Test für den Vergleich innerhalb der Gruppen.

Tabelle 1. Immunologische Parameter im peri- und postoperativen Verlauf nach endovaskulärer (EA) und konventioneller (CA) Ausschaltung eines Bauchaortenaneurysmas. Darstellung der Daten als Median (Range)

Parameter	Gruppe	Zeitpkt. 1	Zeitpkt. 2	Zeitpkt. 3	Zeitpkt. 4
TNF-α im Plasma	EA	10,2 (10,7)	9,65 (109,6)	9,85 (459,4)	9,3 (408,8)
(pg/ml)	CA	11,6 (22,8)	12,8 (19,6)	9,9 (57,7)	28,0 (76,7)
IL-6 im Plasma	EA	19,5 (84,0)	8,05 (63,0)[b]	5,0 (460,0)[a]	3,9 (484,0)[a]
(pg/ml)	CA	19,8 (153,0)	23,95 (211,6)	25,8 (174,4)	43,5 (311,3)
IL-10 im Plasma	EA	0,8 (5,7)	0,8	0,8	0,8
(pg/ml)	CA	0,8	0,8	0,8	0,8
IL-1RA im Plasma	EA	468,5 (590,0)	390,0 (555,2)	301,9 (4001,2)	360,0 (5796,0)
(pg/ml)	CA	350,0 (538,0)	354,0 (823,0)	344,0 (347,6)	340,0 (597,4)
Cortisol im Serum	EA	24,25 (19,8)	8,4 (20,8)[b]	5,8 (22,0)[b]	7,8 (20,1)[b]
(μg/dl)	CA	19,35 (12,0)	12,1 (13,0)[b]	11,4 (14,9)[b]	7,8 (13,7)[b]
PCT im Plasma	EA	112,5 (73,0)	92,0 (350,0)	125,5 (243,0)	125,0 (112,0)
(pg/ml)	CA	128,0 (169,0)	100,5 (303,0)	96,5 (141,0)	101,0 (164,0)
SIL-2RA im Plasma	EA	504,0 (822,0)[a]	382,0 (417,0)[a,b]	403,0 (339,0)[a,b]	345,0 (501,0)[b]
(U/ml)	CA	719,5 (628,0)	651,5 (956,0)	643,5 (490,0)[b]	420,0 (445,0)[b]
TNF-α in 4h LPS-	EA	3850,0 (7145,0)			
Kultur (pg/ml)	CA	3510,0 (4770,0)			
IL-1β in 4h LPS-	EA	749,5 (1455,0)			
Kultur (pg/ml)	CA	501,5 (2029,0)			
PMN-Elastase	EA	107,5 (63,4)			
im Plasma (ng/ml)	CA	118,65 (128,5)			
PMN-Elastase in 4 h	EA	1040,0 (1511,0)	1306,5 (1608,0)[b]	1372,0 (1755,0)[b]	1512,0 (1834,0)
PMA-Kultur (ng/ml)	CA	1147,0 (2168,0)	1444,5 (1971,0)	1210,5 (2250,0)	1420,0 (1993,0)

[a] $p < 0,05$ (EA vs. CA).
[b] $p < 0,05$ (Zeitpkt. 2–9 vs. Zeitpkt 1).

Ergebnisse

Die beiden Patientengruppen (EA, CA) unterschieden sich nicht hinsichtlich epidemiologischer Daten, präoperativer ASA-Klassifikation oder Narkoseform. Eine zusammenfassende Darstellung der Ergebnisse enthält Tabelle 1. PCT, IL-6 und TNF-α waren nach EA und CA, IL-6 (intraop.) und TNF-α (7 d postop.) bei CA gegenüber EA signifikant erhöht. SIL-2RA war, trotz intraop. Abfall und postop. Anstieg (1d-3d) in beiden Gruppen, bei CA (intraop.-4 h postop., 7 d postop.) gegenüber EA signifikant erhöht. Obwohl die anti-inflammatorischen Zytokine IL-10 und IL-1RA intra- und postop. signifikante Anstiege bei EA und CA zeigten, war deren Plasmakonzentration,

Zeitpkt. 5	Zeitpkt. 6	Zeitpkt. 7	Zeitpkt. 8	Zeitpkt. 9
10,65 (283,4) 15,3 (41,9)	14,5 (113,7)[b] 21,5 (156,2)[b]	12,0 (26,4) 15,5 (114,2)	15,0 (10,7) 20,5 (50,0)	11,3(11,5)[a] 20,0 (97,0)[b]
14,55 (320,6) 106,5 (149,5)	146,0 (284,5) 309,0 (340,0)	181,5 (429,0)[b] 319,5 (957,0)[b]	34,5 (379,0) 66,0 (634,0)	23,0 (70,0) 72,0 (260,0)
0,8 6,95 (20,5)[b]	0,8 1,5 (8,3)[b]	6,15 (18,8)[b] 2,39 (11,6)[b]	0,8 0,8 (11,6)	0,8 0,8 (6,5)
453,0 (5814,4) 650,5 (1099,6)[b]	1293,0 (5579,2)[b] 2174,0 (5368,0)[b]	831,0 (1602,0)[b] 758,0 (5670,0)[b]	513,1 (5626,0) 906,0 (5796,0)[b]	453,2 (495,9) 692,0 (5976,0)[b]
6,55 (12,3)[b] 9,05 (13,8)[b]	13,2 (18,7)[b] 22,15 (24,4)	17,75 (33,6) 19,3 (25,9)	27,0 (25,6) 30,6 (37,2)	18,6 (13,1) 22,9 (20,0)
131,0 (141,0) 107,0 (187,0)	135,0 (265,0) 128,0 (302,0)	266,5 (479,0)[b] 284,0 (2333,0)[b]	252,5 (319,0)[b] 530,0 (4746,0)[b]	134,0 (181,0)[b] 203,0 (4495,0)
387,0 (505,0)[a,b] 513,0 (462,0)[b]	428,0 (480,0) 535,5 (573,0)[b]	638,5 (644,0) 916,5 (1406,0)	978,5 (470,0)[b] 1418,5 (1897,0)[b]	791,0 (348,0)[a,b] 1262,0 (3033,0)[b]
4305,0 (6094,0)[a] 886,5 (3625,0)[b]	2970,0 (7284,0) 1260,0 (3188,0)[b]	2435,5 (7230,0) 1750,0 (4399,0)	3625,0 (4580,0) 2480,0 (3822,0)[b]	2770,0 (6630,0) 3340,0 (9040,0)
441,5 (1360,0) 257,0 (1408,0)[b]	220,0 (1405,0) 214,0 (338,0)[b]	421,0 (3490,0) 438,5 (777,0)	548,0 (4512,0) 541,5 (1338,0)	929,0 (5379,0) 810,0 (3178,0)
71,025 (89,9)[a] 145,85 (111,8)	118,5 (182,35)[b] 142,15 (115,8)	163,95 (1002,4)[b] 140,1 (132,5)	139,3 (73,6)[b] 138,85 (177,1)	119,45 (73,6) 124,85 (82,8)
1269,5 (1808,0)[a] 2023,5 (1823,0)[b]	1380,0 (2341,0) 832,5 (1726,0)	1787,5 (2831,0)[b] 1966,5 (2499,0)	1365,5 (1918,0) 1909,5 (1678,0)	1770,0 (984,0)[b] 2010,0 (2203,0)

ebenso wie die von Cortisol bei EA in der Tendenz niedriger als bei CA. Dementsprechend war die in-vitro-Zytokin-Sekretionskapazität der Monozyten bei CA, nicht jedoch bei EA, mit signifikant niedrigeren Konzentrationen von TNF-α (1 h post Clamping, 4 h und 3 d postop.) und IL-1β (1 h post Clamping, 4 h postop.) deutlich vermindert. Die PMN-E im Plasma war ausschließlich in der EA-Gruppe (4 h–3 d postop.) signifikant gegenüber dem Ausgangswert erhöht, dabei aber 1 h nach Ballondeflation/Declamping (Zeitpkt. 5) signifikant gegenüber CA erniedrigt. Korrespondierend war die PMA-stimulierte PMN-E bei EA intra- und postop., bei CA dagegen nur 1 h nach Clamping signifikant erhöht, jedoch hier auch gegenüber EA.

Diskussion

Die Charakterisierung der EA als minimal invasiv gegenüber der CA beruht auf der bei EA fehlenden Laparotomie mit Eventration der Viszera, dem nicht erforderlichen Aortenclamping und der damit verbundenen weniger ausgeprägten mesenterialen Ischämie oder Beeinträchtigung der pulmonalen Funktion, sowie auf der in aller Regel kürzeren Ischämiezeit der unteren Extremitäten [5, 6]. Die in dieser Studie vorgenommenen Konzentrationsbestimmungen immunologisch relevanter Parameter hatten zunächst das Ziel, das relative Gleichgewicht von pro- (TNF-α, IL-6, PCT, sIL-2RA) und anti-inflammatorischen Mediatoren (IL-1RA, IL-10, Cortisol) während EA und CA vergleichend zu untersuchen.

Die Ergebnisse der Studie (Tabelle 1) zeigten eine in beiden Gruppen vorhandene, jedoch bei CA deutlich stärkere systemische inflammatorische Reaktion als bei EA. Diese Daten wurden durch die Bestimmungen der PMN-E im Plasma und in vitro nach PMA-Stimulation gestützt. Auch anhand dieser Parameter der granulozytären Aktivierung erwies sich die EA im Vergleich zur CA als weniger invasiv. Auffällig war die bei EA gegenüber CA teilweise signifikant niedrigere Konzentration der anti-inflammatorischen Mediatoren, obwohl innerhalb der Gruppen ein Konzentrationsanstieg mit Maximalwerten 4 h postoperativ erkennbar war. Das Verhalten der anti-inflammatorischen Gegenregulation erklärt, warum trotz insgesamt geringerer Inflammation auf Plasma-Zytokin-Ebene bei der EA, nicht aber bei der CA, häufig ein PI auftritt. Bei der CA steht einer starken Inflammation eine adäquate Anti-Inflammation gegenüber. Letztere fällt bei der EA deutlich schwächer aus, was an den Plasma-Konzentrationen von IL-10 und IL-1RA, noch deutlicher aber an der hier nahezu unbeeinflußten LPS-induzierten monozytären Sekretionskapazität für inflammatorische Zytokine erkennbar ist.

Einen weiteren möglichen pathogenetischen Mechanismus des PI im Zusammenhang mit EA stellt die Aktivierung von Adhäsionsmolekülen dar, da vor allem bei EA von einer massiven Endothelzellaktivierung auszugehen ist [3].

Die Patientenzahl in dieser Studie war noch zu gering, um endgültige Schlußfolgerungen ziehen zu können, so daß eine vorsichtige Interpretation der Daten ratsam erschien. Die Darstellung der Meßwerte als Median (Range) zeigte bisher noch eine große Spannweite inklusive Extremwerten (Tabelle 1). Dennoch nachweisbare Unterschiede sind jedoch möglicherweise umso relevanter.

Zusammenfassend könnte der minimal-invasive Charakter der EA mit Fehlen einer anti-inflammatorischen Gegenreaktion und Immundepression gegenüber der CA die Klinik des „Postimplantationssyndroms" nach EA erklären. Die Durchführung weiterer, von den hier vorliegenden Ergebnissen ausgehender Untersuchungen, erscheint aussichtsreich.

Zusammenfassung

Einleitung: Obwohl die endovaskuläre Ausschaltung (EA) von Aortenaneurysmata gegenüber der konventionellen Methode (CA) als minimal invasiv gilt, ist die als „Postimplantationssyndrom" bekannte unspezifische entzündliche Reaktion nach EA nicht selten und bisher ungenügend erklärt.

Methodik: In einer prospektiven, nicht-randomisierten Studie wurden jeweils 8 Patienten mit EA und CA hinsichtlich der Alteration des Immunsystems untersucht. Prä-, intra- und postoperativ erfolgten Blutentnahmen. Mittels ELISA wurden die folgenden Parameter quantitativ analysiert: Tumornekrosefaktor (TNF)-α, Interleukin (IL)-6, IL-10, IL-1-Rezeptorantagonist (IL-1RA), Cortisol, Procalcitonin (PCT), löslicher IL-2 Rezeptorantagonist (sIL-2RA) und Elastase polymorphkerniger Leukozyten (PMN-E). Die in-vitro-Zytokin-Sekretionskapazität von Monozyten wurde durch Stimulation von Vollblutkulturen mit LPS und Bestimmung von TNF-α und IL-1β getestet. Die in-vitro-Sekretionskapazität für PMN-E wurde nach Stimulation mit PMA untersucht. Die statistische Analyse erfolgte mittels Mann-Whitney Test für den Vergleich von EA und CA und Wilcoxon Test für den Vergleich innerhalb der Gruppen.

Ergebnisse: PCT, IL-6 und TNF-α waren nach EA und CA, IL-6 (intraop.) und TNF-α (7 d postop.) bei CA gegenüber EA signifikant erhöht. SIL-2RA war trotz intraop. Abfall und postop. Anstieg (1d–3d) in beiden Gruppen bei CA (intraop.-4 h postop., 7 d postop.) gegenüber EA signifikant erhöht. Bei signifikantem Anstieg der anti-inflammatorischen Zytokine IL-10 und IL-1RA intra- und postop. bei EA und CA war deren Plasmakonzentration, ebenso wie die von Cortisol, bei EA tendenziell niedriger als bei CA. Die in-vitro-Sekretionskapazität der Monozyten war bei CA, nicht jedoch bei EA, für TNF-α (1 h postclamp., 4 h und 3 d postop.) und IL-1β (1 h postclamp., 4 h postop.) signifikant vermindert. Die Plasma- (4 h–3 d postop.) und PMA-stimulierte (intra- und postop.) PMN-E waren bei EA signifikant erhöht.

Schlußfolgerung: Der minimal-invasive Charakter der EA mit Fehlen einer anti-inflammatorischen Gegenreaktion und Immundepression gegenüber CA könnte die Klinik des „Postimplantationssyndroms" nach EA erklären.

Abstract

Background: Endovascular repair (ER) of aortic aneurysm, though being considered minimally invasive, may be associated with a nonspecific inflammatory reaction known as "post-implantation syndrome". The aim of the study was to compare the immunologic responses to ER and conventional repair (CR).

Methods: A prospective, non-randomized study included 8 patients each with ER and CR. Blood samples were taken pre-, intra- and postoperatively. The following parameters were analyzed quantitatively using ELISA: tumor necrosis factor (TNF)-α, interleukin (IL)-6, IL-10, IL-1 receptor antagonist (IL-1 RA), cortisol, procalcitonin (PCT), soluble IL-2 receptor (sIL-2R) and polymorphonuclear leucocyte elastase (PMN-E). To test the in vitro secretory capacity of monocytes, TNF-α and IL-1β were measured in whole blood cultures after stimulation with LPS. Secretory capacity of PMN leucocytes was measured after stimulation with PMA. Statistical analysis was performed using the Mann-Whitney test for comparison of ER and CR groups and Wilcoxon's test for comparison of values within each group.

Results: There were significant elevations of PCT, IL-6, and TNF-α after ER and CR with significantly higher values of IL-6 (intraop.) and TNF-α (7 d postop.) in CR as compared to ER. SIL-2R was significantly elevated (intraop.-4 h postop., 7 d postop.) in CR versus ER despite an intraoperative decrease in both ER and CR. Though anti-inflammatory cytokines IL-10 and IL-1RA showed significant intra- and post-operative increases in ER and in CR, both IL-1RA and IL-10 as well as cortisol demonstrated lower plasma concentrations in ER as compared to CR. Accordingly, in CR but not in ER, there was a marked suppression of in vitro secretion capacity of monocytes with significantly lower concentrations of TNF-α (1 h post clamp., 4 h and 3 d postop.) and IL-1β (1 h post clamp., 4 h postop.). Plasma (4 h–3 d postop.) and PMA-stimulated (intra-, postop.) PMN-E were significantly higher with EA.

Conclusion: Moderate inflammation and lacking immunodepression with minimally invasive ER might fail to induce a relevant anti-inflammatory response. This might explain the presence of clinical symptoms associated with the "post-implantation syndrome" in ER.

Literatur

1. Blum U, Voshage G, Lammer J, Beyersdorf F, Töllner D, Kretschmer G, Spillner G, Polterauer P, Nagel G, Hölzenbein T, Thurner S, Langer M (1997) Endoluminal stent-grafts for infrarenal abdominal aortic aneurysms. N Engl J Med 336:13–20
2. Swartbol P, Norgren L, Albrechtsson U, Cwikiel W, Jahr J, Jonung T, Parsson H, Ribbe E, Thorne J, Truedsson L, Zdanowski Z (1996) Biological responses differ considerably between endovascular and conventional aortic aneurysm surgery. Eur J Vasc Endovasc Surg 12:18–25
3. Schumacher H, Huber FX, Aulmann M, Kallinowski F, Allenberg JR (1997) Einfluß der endovaskulären Chirurgie infrarenaler Aortenaneurysmen auf zirkulierende endotheliale Adhäsionsmoleküle, Zytokine und Protease-inhibitoren. Langenbecks Arch Chir Suppl I (Kongreßbd.) 114:15–19
4. Zimmer S, Heiss MM, Schardey HM, Weilbach C, Faist E, Lauterjung L (1998) Inflammatorisches Syndrom nach endovaskulären Aortenstent-implantationen Eine vergleichende Studie. Langenbecks Arch Chir Suppl I (Forumband) 115:13–17
5. Mickley V, Gallmeier U, Galster A, Scharrer-Pammler R, Brückner UB, Sunder-Plassmann L (1998) Monitoring des Ischämie-/Reperfusionssyndroms beim Bauuchaortenaneurysma Konventionelle Operation versus Stentimplantation. Langenbecks Arch Chir Suppl I (Forumband) 115:7–11
6. Syk I, Brunkwall J, Ivancev K, Lindblad B, Montgomery A, Wellander E, Wisniewski J, Risberg B (1998) Postoperative fever, bowel ischemia and cytokine response to abdominal aortic aneurysm repair a comparison between endovascular and open surgery. Eur J Vasc Endovasc Surg 15:398–405

Korrespondenzadresse: Dr. med. Ralph I. Rückert, Klinik für Allgemein-, Gefäß-, Thorax- und Viszeralchirurgie, Universitätsklinikum Charité Campus Mitte, Humboldt-Universität zu Berlin, Schumannstr. 20/21, 10117 Berlin

Chirurgisches Forum 2000

Berlin, 117. Kongreß, 02.05.–06.05.2000

Vortragsanmeldungen

Die Sitzungen des FORUMs für experimentelle und klinische Forschung sind ein fester Bestandteil im Gesamtkongreßprogramm. Sie bestehen aus 8-Minuten-Vorträgen mit 6-minütiger Diskussionszeit über Ergebnisse aus der experimentellen und klinischen Forschung. Zur Beteiligung sind bevorzugt der chirurgische Nachwuchs, aber auch junge Forscher aus anderen medizinischen Fachgebieten zur Pflege interdisziplinärer Kontakte aufgefordert. Verhandlungssprachen sind Deutsch und Englisch.

Als Leitthemen der einzelnen Sitzungen sind vorgesehen: Viszeralchirurgie; Laparoskopische Chirurgie; Onkologie und onkologische Molekularbiologie; Sepsis, Schock, perioperative Pathophysiologie; Organtransplantation; Endokrinologie; klinische Studien; Traumatologie; Herzchirurgie; Thorax- und Gefäßchirurgie; Plastische Chirurgie; Kinderchirurgie; Laserchirurgie.

Die Auswahl der Sitzungstitel für das endgültige Programm richtet sich nach dem zahlenmäßigen Überwiegen der eingereichten Beiträge zu den verschiedenen Themenkreisen auf der Basis der Qualitätsbewertung.

Bedingungen für die Anmeldungen

1. Für die Anmeldung von Beiträgen zum CHIRURGISCHEN FORUM ist eine Kurzfassung in **einfacher Ausfertigung** bis spätestens **30. September 1999** einzusenden:

   Sekretariat „Chirurgisches FORUM"
   Chirurgische Universitätsklinik
   Steinhövelstraße 9

   D-89075 Ulm/Donau

   Bereits veröffentlichte Arbeiten dürfen nicht eingesandt werden, dies entspricht den Richtlinien der s.g. „Ingelfinger rule". Konkret beinhaltet dies Arbeiten die über eine ISBN-Nummer abrufbar sind.
   (Angelik, M., J.P. Kassirer: The Ingelfinger rule revisited. New Engl. J. Med. 325 (1991), 1371).

2. Der Erstautor bestätigt durch seine Unterschrift, daß die gesetzlichen Bestimmungen des Tierschutzes bei tierexperimentellen Untersuchungen eingehalten worden sind.

3. Grundsätzlich ist die Anmeldung mehrer verschiedener Beiträge möglich. Die Nennung als Erstautor ist nur einmal möglich.

4. Die Anmeldung eines Beitrages zum FORUM schließt die Anmeldung eines Vortrages mit dem gleichen Grundthema für eine andere Kongreßsitzung aus.

Kurzfassung

5. Die Kurzfassung soll in klarer Gliederung ausschließlich objektive Fakten über die Zahl der Untersuchungen oder Experimente, die angewandten Methoden und endgültigen Ergebnisse enthalten. Ausführliche Einleitungen, historische Daten und Literaturübersichten sind zu vermeiden. Nur Mitteilungen von wesentlichem Informationswert ermöglichen eine sachliche Beurteilung durch die Mitglieder des wissenschaftlichen Beirates.

6. Auf dem Formblatt (Beilage in den MITTEILUNGEN, ansonsten über die Deutsche Gesellschaft für Chirurgie oder Sekreteriat „Chirurgisches FORUM" erhältlich) sind die Namen der Autoren, beginnend mit dem Vortragenden, Anschrift der Klinik oder des Institues und der Arbeitstitel einzutragen.

7. Da sich die Deutsche Gesellschaft für Chirurgie einer „Empfehlung über die Begrenzung der Autorenzahl" angeschlossen hat (siehe MITTEILUNGEN Heft 4/1975, Seite 140), können einschließlich des Vortragenden nur 4 Autoren genannt werden. Lediglich bei interdisziplinären Arbeiten aus 2 Instituten sind insgesamt 6 Autorennamen möglich, bei Arbeiten aus 3 oder mehr Instituten ist die Nennung von max. 8 Autoren möglich.
Die Richtlinien zur Koautorenschaft beinhalten, daß nur der Koautor sein kann, der einen substantiellen Beitrag zu Konzeption, Design, Analyse oder Interpretation der Untersuchung geleistet hat, oder das Manuskript miterarbeitet bzw. die Endfassung kritisch durchgesehen und gebilligt hat. (Anderson, C.: Writer's cramp. Nature (Lond.) 355 (1992), 101).
Seniorautoren sollten nur als Autoren erscheinen, wenn sie die Entstehung des Manuskriptes von der Erarbeitung der Daten bis zur Abfassung kennen und es auch gelesen haben. Ein grundsätzliches Erscheinen auf sämtlichen Publikationen aus einer Klinik oder einem Institut führt gelegentlich zu einer enormen Zahl von Publikationen pro Zeiteinheit, so daß der Eindruck von Unseriosität entsteht. (M. Rothmund: Qualitätssicherung bei Publikationen. Dtsch. med. Wschr. 117 (1992), 1854–1858).

8. Dem Text der Kurzfassung wird nur der Arbeitstitel ohne Autorennamen vorausgestellt, damit eine anonyme Weiterbearbeitung gesichert ist. Der Umfang darf das angegebene Feld nicht überscheiten. Die eigene Klinik (Institut) darf im Text nicht erwähnt oder zitiert werden. Der Erstautor (bitte korrekte Anschrift!) erhält vom Forumsekretariat eine Bestätigung des Eingangs der Kurzfassung.

9. Jeder Beitrag soll vom Autor durch Ankreuzen für eines der oben angegebenen Leitthemen vorgeschlagen werden.

10. Bitte schicken Sie mit ihrer Kurzfassung noch *keine* Diskette.

Anonyme Bearbeitung

11. Vor der Sitzung des FORUM-Ausschusses werden die Beiträge anonym (ohne Nennung der Autoren und der Herkunft) zur Beurteilung an die Mitglieder des wissenschaftlichen Beirats und die externen Fachgutachter versandt. (Bestimmung für den FORUM-Ausschuß, siehe MITTEILUNGEN, Heft 5/1990, Seite 24.)

12. Die Autoren der Beiträge werden bis Mitte November des Vorjahres vor dem Kongreß verständigt, ob ihr Beitrag angenommen wurde. Bei Annahme muß ein Manuskript erstellt werden (s. u.).

Manuskript

13. Das Manuskript ist in doppelter Ausfertigung mit folgender Gliederung einzureichen:

- deutscher und englischer Titel
- sämtliche Autoren
- beteiligte Institutionen und Kliniken
- Einleitung, Methodik, Ergebnisse, Diskussion
- Abstract in Englisch mit folgender Gliederung „Background, Methods, Results, Conclusion"
- Zusammenfassung in Deutsch, gegliedert wie „Abstract"
- Literaturangaben (max. 10)
- vollständige Korrespondenzadresse des Erstautors mit Fax, e-mail

Zusätzlich muß eine Diskette (MS Word 6.0 für Windows oder Mac) dem Manuskript beiliegen. Ein identischer Ausdruck ist ebenfalls mitzusenden.

Wenn keine Bilder oder Tabellen eingereicht werden, darf das gesamte Manuskript **maximal 5¹/₂ Schreibmaschinenseiten** (bei 4 cm Rand allseitig, maximal 35 Zeilen pro Seite bei 1¹/₂-zeiligen Abstand) umfassen.

Jede Schwarzweiß-Abbildung (schematische Strichabbildung) oder Tabelle verkürzt den zulässigen Schreibmaschinentext mindestens um ¹/₂ Textseite. Es werden Positivabzüge (tiefschwarz) in Endgröße erbeten. Abbildungen und Tabellen sind arabisch zu numerieren, die Abbildungen sind mit einer Überschrift zu versehen. Für jede Abbildung oder Tabelle ist eine prägnante Legende auf gesondertem Blatt erforderlich, dabei müssen die Autoren darauf achten, daß sämtliche in den Abbildungen oder Tabellen vorkommenden Abkürzungen in der Legende erklärt werden. Halbtonbilder oder Röntgenbilder werden nicht angenommen, Strichabbildungen, die mit einem PC erstellt werden, müssen über Laserdrucker ausgegeben werden (kein Nadeldrucker).

Das Literaturverzeichnis darf 10 Zitate nicht überschreiten. Es sind 1. sämtliche Autorennamen mit den Initialen der Vornamen (grundsätzlich nachgestellt); 2. Jahreszahl in Klammer; 3. vollständiger Titel der zitierten Arbeit (abgekürzter Titel der Zeitschrift nach dem Index medicus); 4. Bandzahl (arabische Ziffern); 5. Anfang- und Endseitenzahl der Arbeit anzugeben; z. B.:

Sawasti P, Watsnabe M, Weronawatti T (1979) Gallensteine in Asien. Chirurg 50 : 57 – 64.

Bei Büchern sollten 1. sämtliche Autorennahmen mit den Initialen der Vornamen (grundsätzlich nachgestellt) und 2. Titel des Kapitels; 3. Erscheinungsjahr; 4. vollständiger nicht abgekürzter Buchtitel; 5. Namen der Herausgeber (Initialen des Vornamens nach den Herausgebern gestellt); 6. Verlag; 7. Verlagsort; 8. Anfangs- und Endseitenzahl des zitierten Kapitels; z. B.:

Enke A, Hanisch E (1990) Management inklusive intensivmedizinischer Überwachung und Therapie bei gastointestinaler Blutung. In: Häring R (Hrsg) Gastrointestinale Blutung. Blackwell Überreuter, Berlin, S. 39 – 43.

13. Die redaktionellen Vorschriften sind sorgfältig zu beachten. Gelegentlich trotzdem erforderlich werdende redaktionelle Änderungen im Rahmen der gegebenen Vorschriften behält sich die Schriftleitung vor.

14. Das Manuskript wird nach Korrektur der Druckfahnen mit Unterschrift vom Erstautor zum Druck freigegeben.

15. Das Manuskript wird in einem zitierfähigen FORUM-Band als Supplement von Langenbeck's Archives of Surgery vor dem nächsten Kongreß gedruckt vorliegen.

Einsendeschluß

16. Manuskripte, die nicht termingerecht eingehen, können im FORUM-Band nicht berücksichtigt werden und **schließen eine Aufnahme in das endgültige Kongreßprogramm aus**.

17. Die Prüfung der Druckfahnen erfolgt durch den Erstautor, ein nachträglicher Wechsel in der Autorenfolge ist nicht zulässig.

18. Lieferung von Sonderdrucken nur bei sofortiger Bestellung nach Aufforderung durch den Verlag und gegen Berechnung.

Wissenschaftlicher Beirat im FORUM-Ausschuß der Deutschen Gesellschaft für Chirurgie

H. G. Beger, Ulm
Vorsitzender des Beirats

D. Birk und L. Staib, Ulm
Für das FORUM-Sekretariat

Druck: Saladruck, Berlin
Verarbeitung: Buchbinderei Lüderitz & Bauer, Berlin